Franz Sitzmann (Hrsg.)

Pflegehandbuch Herdecke

Springer-Verlag Berlin Heidelberg GmbH

Franz Sitzmann (Hrsg.)

Pflegehandbuch Herdecke

3., vollständig überarbeitete und erweiterte Auflage

Mit 90 Abbildungen und 35 Tabellen

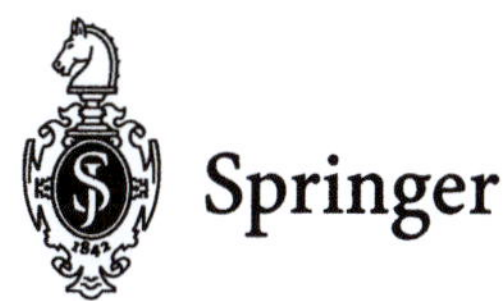

Springer

Franz Sitzmann

Gemeinschaftskrankenhaus Herdecke
Beckweg 4
D-58313 Herdecke

Die Deutsche Bibliothek – CIP-Einheitsaufnahme
Pflegehandbuch Herdecke : 35 Tabellen / Hrsg.: Franz Sitzmann. – 3., vollst. überarb. und erw. Aufl. – Berlin ; Heidelberg ; New York ; Barcelona ; Budapest ; Hongkong ; London ; Mailand ; Paris ; Singapur ; Tokio : Springer, 1998

ISBN 978-3-662-09248-4 ISBN 978-3-662-09247-7 (eBook)
DOI 10.1007/978-3-662-09247-7

Herstellung: PRO EDIT GmbH, D-69126 Heidelberg
Umschlaggestaltung: de'blik Berlin
Titelfoto: Petra Böttcher, Herdecke
Satzherstellung: STORCH GmbH, D-97353 Wiesentheid

SPIN: 10544828 23/3134-5 4 3 2 1 0 – Gedruckt auf säurefreiem Papier

Vorwort zur 3. Auflage

Die Möglichkeit, das „Pflegehandbuch Herdecke" in der 3. Auflage (das ist seit 1981 die 7. *hausinterne* Auflage) völlig neu bearbeiten zu können, zeigt die Rasanz, in der Entwicklung in der Pflege geschieht. Dies kann auch aus den erweiterten Inhalten des „Pflegehandbuches Herdecke" abgeleitet werden. Erfreulicherweise war das Interesse an der vollständigen Neubearbeitung des Pflegehandbuches sehr groß, so daß eine ganze Reihe neuer Mitautoren mit ihren Beiträgen gewonnen werden konnte.

Dynamische Methoden der Qualitätsentwicklung gehen von der Annahme aus, daß nur ein aktives Einbeziehen aller Pflegenden, insbesondere der „change agents" (d.h. der „Veränderungs-Motoren", Zegelin 1997) einer Station oder Abteilung die Qualität über eine Identifikation der Beteiligten verbessern kann. Weiterhin bringt die Fortführung der exemplarischen Bearbeitung qualitätsrelevanter Themen bessere Resultate als eine krankenhausübergreifende, „Gesamtprobleme" lösen wollende Bearbeitung des Themas Pflegequalität (Francois-Kettner 1996). Die große Zahl von Mitautoren gibt Hinweise auf Prozesse zur Qualitätsverbesserung, zum einen zunächst monodisziplinär (nur bezogen auf die *Pflege* des Kindes und Erwachsenen), zum anderen in der berufsübergreifenden Methode der stationsgebundenen Qualitätssicherung.

Eine Gefahr aller arbeitsorganisatorischen Optimierungen (z.B. bei der Entwicklung einengender Pflegestandards) ist, daß die Begegnung der Menschen dem Ideal des Automatentums geopfert wird. In einer Phase der Ökonomisierung therapeutischen Handelns müssen unbedingt die Grenzen der Berechtigung gewisser automatisch ablaufender Prozesse und Standardisierung von Tätigkeiten bedacht werden.

Auch personelle Veränderungen machen einen Hinweis erforderlich. Während die Erarbeitung der ursprünglichen Auflagen in der langjährigen Leitungsverantwortung der beiden Mitarbeiter in der Geschäftsführung für den Pflegebereich, Marga Nicolay und Franz Sitzmann, erstellt wurde, nimmt die Leitungsaufgabe des Pflegebereiches inzwischen Hildegard Vornweg zusammen mit ihren Mitarbeitern in der Funktion der Pflegerischen Bereichsleiter wahr. Auch das ist eine Frucht des vor 10 Jahren begonnenen „Entwicklungsprozesses Pflege", der neben der Formulierung und wiederholten Arbeit an einem Leitbild, der Erarbeitung des Pflegesystems Bezugspflege ebenso strukturelle Elemente umfaßte. Die Inhalte des Buches, insbesondere die auf organisatorische Aspekte und Mitarbeiterentwicklung bezogenen, sind mit diesen Verantwortlichen abgestimmt.

Aus Gründen der besseren Lesbarkeit wurde für verschiedene geschlechtsspezifi-

---

Eine auf die Organisationsentwicklung des Gesamtkrankenhauses bezogene Begriffsdefinition bringt Ebner und Heimerl-Wagner P (1996): „OE-Berater (Organisations-Entwickler) fühlen sich in erster Linie für Veränderungen verantwortlich („change agents"). Er ist Promotor und Prozeßberater mit eher nicht direktiven Verhaltensweisen."

sche Begriffe (Krankenschwester, Patientin, Apothekerin, Pflegerische Bereichsleiterin, Pflegende in Ausbildung, Musiktherapeutin usw.) die maskuline oder neutrale (die Pflegenden, der Patient, die Mitarbeiter der Apotheke, die pflegerische Bereichsleitung, die Musiktherapeuten) Schreibweise gewählt. Dies erfolgte nicht mit Diskriminierungsabsicht. Der Herausgeber ist sich vielmehr der Bedeutung unserer Alltagssprache in Beruf und Gesellschaft bewußt und „sorgt" sich um den „Pflege-Jargon".

Herzlichen Dank möchte ich aussprechen für

- viele Hinweise von Mitarbeitern und Lesern aus anderen Krankenhäusern, Altenheimen, ambulanter Pflege usw.; Anregungen und Kritik sowie Fragen zur Ausführung stehen wir offen gegenüber und bitten weiterhin darum;
- sorgfältiges Korrekturlesen und möchte ihn richten an die C. Degenhardt, Dr. A. Portsteffen, Dr. C. Schikarski;
- eine Menge ergänzender oder korrigierender Hinweise von Mitarbeitern des Gemeinschaftskrankenhauses Herdecke, insbesondere von Vera Baumeister und Maria grosse Kohorst sowie G. Hoffmann und Privatdozent Dr. W. Rimpau.

Sommer 1998 Franz Sitzmann

Vorwort zur 2. Auflage

Qualitätsentwicklung ist eine immer deutlichere Forderung im Krankenhaus zur Verbesserung der Sicherheit des Patienten und zur Förderung der beruflichen Sinnfindung. Sofort stehen ergänzend interdisziplinäre und interprofessionelle Zusammenarbeit im Blickpunkt sowie eine Erweiterung des pflegerischen Aufgabenfeldes über die eingeschränkt somatische und naturwissenschaftlich begründete Perspektive hinaus.

Das pflegerische und therapeutische Repertoire findet durch einen anthroposophischen Hintergrund eine Erweiterung im Bereich verschiedener Ebenen in unterschiedlicher und individueller Weise. Die Intentionalität (also das zielgerichtete Verhalten), die seelische Stimmung, biologische Rhythmen und Abläufe sowie physikalisch-chemische Reaktionen sind mit der zwischenmenschlichen Begegnung von Patient und Pflegendem eng verbunden. Dabei sind Selbstbestimmungskräfte zu stärken, so daß möglichst wenig Fremdbestimmung beim Patienten erforderlich ist.

Das „Pflegehandbuch Herdecke" hat sich – seit seiner Entstehung 1981/82 in ursprünglich noch sehr einfachen Ausgabeformen – die Förderung dieses Qualitätsgedankens und die Zusammenarbeit der Pflegenden untereinander, mit Therapeuten und anderen Mitarbeitern zur Aufgabe gemacht. In kurzer Zeit ist ein Nachdruck der ersten Ausgabe, die der Öffentlichkeit vorgestellt wurde, erforderlich geworden. Das zeigt, daß diese Ideen auch Pflegende anderer Krankenhäuser und Einrichtungen des Gesundheitswesens ansprechen. Für dieses Interesse und den Dialog darüber danken wir herzlich.

Pflege des Kranken sowie des Menschen in hilfsbedürftiger Lage entwickelt sich sehr intensiv in einer Quantität des Wissens sowie Kurzfristigkeit des Zeithorizontes. Deshalb wird an einer ständigen Weiterentwicklung des Hintergrundes unserer Berufsarbeit gearbeitet werden müssen. Für die Möglichkeit der intensiven Einbeziehung in diesen Prozeß durch die Veröffentlichung des „Pflegehandbuches Herdecke" dankt der Herausgeber und hofft auf weiteren fruchtbaren Austausch mit der Fachöffentlichkeit.

Herdecke, im Januar 1995 Franz Sitzmann

Inhaltsverzeichnis

Mitarbeiter der 3. Auflage

Bartsch, Johannes, Leiter Personalwesen
Baumeister, Vera, Krankenschwester
Baumgardt, Gaby, Lehrerin für Pflegeberufe
Becher, Andreas, Dr. med., Arzt
Bertram, Mathias, Dipl. Med. Päd., Lehrer für Pflegeberufe
Böhm, Udo, Küchenleiter
Boesten, Rosemarie, Dr. med., Ärztin
Brinkkemper, Eva-Maria, stellv. Hauswirtschaftsleiterin
Brinkmöller, Gabriele, Masseurin/Med. Bademeisterin
Brun, Maria, Kinderkrankenschwester
Buchholz, Michaela, Krankenschwester
Bülbring, Brigitte, Krankenschwester
*Camps, Annegret, Krankenschwester**
Detert, Enno, Pflegerische Bereichsleitung, Krankenpfleger
Dickmann, Eberhard, Ltd. Arzt
Dickmann, Wilhelm, Pflegerische Bereichsleitung, Krankenpfleger
Dressler, Thomas, Krankenpfleger
Fischer, Heinz, Küchenleiter
Fischer, Klaus, Dr. med., Ltd. Arzt
Fischer, Ulrich, Leiter Finanzabteilung
Frensch-Pomsel, Petra, Hippotherapeutin
Freyer, Angela, Kunsttherapeutin
Gieß, André, Krankenpfleger
Grüning-Molls, Corina, Kinderkrankenschwester
Grüttgen †, Gabriele, Krankenschwester
*Gustorff, Dagmar, Dr., Musiktherapeutin**
*Henneberg, Jörg, Dr. med., Ltd. Arzt**
Höhne, Holger, Bettenzentrale
*Hoffmann, Peter, Musiktherapeut**
Irion, Bärbel, Dr. med., Ltd. Ärztin
Jörn, Christian, Ergotherapeut
Joosten, Marly, Krankenschwester
Jorge, Silvia, Krankenschwester
Jung, Rita, Krankenschwester
Junge, Kirsten, Krankenschwester
Kaeder, Mette, Dr. med., Ärztin
*Kaliparambil, Teresa, Krankenschwester**
Kalter, Ingeborg, Krankenschwester
Kindel, Rudi, Mitarbeiter Haus- und Betriebstechnik
Kleinrath, Ulrich, Kunsttherapeut
Kneissl, Manfred, Krankenpfleger
Kohorst, Maria grosse, Krankenschwester
Koll, Burkhard, Dr. med., Arzt
Kortenbusch, Theresia, Krankenschwester
Krankengymnasten (Mitarbeitergruppe)
Krause, Monika, Krankenschwester
Krusche, Herbert, Dipl. Sozialarbeiter, Diakon
Lamfried, Karin, Kinderkrankenschwester
*Ledwig, Almut, Krankenschwester**
*Liebig, Ute, Altenpflegerin**
Lösch, Ellen, Heileurythmistin
Lühr, Birgit, Kunsttherapeutin
Malitz, Elke, Krankenschwester
*Maurer, Sabine, Krankenschwester**
Moebius, Joachim, Dr. med., Ltd. Arzt
Montanus, Thorsten, Student der Medizin
*Müller-Busch, Ulrike, Logopädin**
*Nicolay, Marga, Kinderkrankenschwester**
Nockemann, Klaus, Dipl.-Ingenieur, Leiter Haus- und Betriebstechnik
Oster, Winfried, Dr. med., Ltd. Arzt
*Pätzold, Elisabeth, Kinderkrankenschwester**
Paulsen, Elke, Dipl. Sozialarbeiterin, Krankenschwester

Peters, Rolf, Arzt
Portsteffen, Andreas, Dr. rer. nat., Apotheker
*Pütz, Karl-Heinz, Krankenpfleger**
Pyka, Joachim, Leiter Medizintechnik
Rehm, Christoph, Dipl.-Biochemiker, Laborleiter
*Rimpau, Wilhelm, Priv.-Doz. Dr. med., Ltd. Arzt**
*Risse, Martin, Krankenpfleger**
*Risse, Michael, Krankenpfleger**
Rumselke, Cornelia, Pflegerische Bereichsleitung, Krankenschwester
Rupprecht, Holger, Krankenpfleger
Selberg-Dasher, Eva, Hauswirtschaftsleiterin
*Simon, Ludger, Dr. med., Arzt**
Sitzmann, Franz, Krankenpfleger
Stahlberg, Peter, Arzt
*van der Star, Ada, Krankenschwester**
Schmidt, Franziska, Ärztin
Schneider, Dagmar, Krankenschwester
Schnürer, Christoph, Dr. med., Ltd. Arzt
Schnur, Michael, Arzt
Schreiber, Wolfgang, Leiter Hol- und Bringedienst
Schultz, Britta, Krankenschwester
Schunck, Rainer, Dr. med., Arzt
*Tackenberg, Peter, Krankenpfleger**
Trapp-Hoyer, Barbara, Heileurythmistin
Uhlmann, Bärbel, Krankenschwester
*Vermaasen, Wilhelm, Arzt**
Vornweg, Hildegard, Geschäftsführerin, Kinderkrankenschwester
Weber, Gabriele, Lehrerin für Pflegeberufe, Leiterin Ausbildungsinstitut für Krankenpflege
Winkler, Dietrich, Dr. med., Ltd. Arzt
Wippermann, Wolfgang, Pflegerische Bereichsleitung, Sozialpädagoge
Zanker, Susanne, Kunsttherapeutin
Zellmer, Eike, Ltd. Arzt
Zerm, Christoph, Dr. med., Ltd. Arzt

*Überwiegend handelt es sich um Autoren aus der klinischen Arbeit des Gemeinschaftskrankenhauses Herdecke, die mit * gekennzeichneten Autoren sind ehemalige Mitarbeiter.*

Einführung

1

Inhaltsübersicht

1.1 Das Leitbild der Krankenpflege im Gemeinschaftskrankenhaus Herdecke

Die Unterstützung des kranken Menschen in der Auseinandersetzung mit seinem kranken Leib, seinem Schicksal und der Umwelt kann Hilfe bei der Verwirklichung seiner individuellen Möglichkeiten bedeuten.

Um dieser Aufgabe gerecht zu werden, bedarf es der Ausübung einer fachlich fundierten Pflege, die sich in ständiger Entwicklung befindet. Eine Erweiterung erfährt die Pflege, wenn sich der einzelne Erkenntnisinhalte der Anthroposophie erarbeitet, durch eine christliche Haltung im Sinne der Evangelien und in der verständnisvollen Begegnung mit Konfessionen und Weltanschauungen. Je mehr sich der Pflegende innerhalb einer Pflegegruppe für einen kranken Menschen verantwortlich fühlt, desto umfassender kann dieser in all seinen leiblichen, seelischen und geistigen Belangen wahrgenommen und unterstützt werden.

Begegnungen, die sich auszeichnen durch bewußtes Wahrnehmen und gegenseitiges Anerkennen, fördern einen souveränen Umgang miteinander und die Zusammenarbeit zwischen Patienten und Pflegenden sowie Pflegenden und anderen Mitarbeitern. Erst wenn der Pflegende aus einer freien inneren Entscheidung heraus Verantwortung übernimmt, wird Beständigkeit und Entwicklung des einzelnen und der Krankenpflege möglich. Verantwortung in diesem Sinne meint, Einsicht in Bedeutung, Notwendigkeit und Folgen der eigenen Handlung zu haben und Selbsterkenntnis zu entwickeln. Das führt zum Akzeptieren der auf Erfahrung begründeten Kompetenz und dazu, dem Lernenden durch Weitergabe eigener Erfahrungen beizustehen.

Eine so ausgeübte Krankenpflege trägt zum Entstehen einer sozialen Gemeinschaft bei.

Erarbeitet im Dezember 1987.

1.2 Pflege auf dem Weg in die Profession – Zur Absicht des Pflegehandbuchs Herdecke

Mathias Bertram

Die Pflege des Menschen ist ein verhältnismäßig junges Element in der Kulturentwicklung der Menschheit. Noch in der griechischen Antike widmete man sich in der Regel nur so lange der Pflege, wie Hoffnung auf Heilung bestand. Erst im Christentum verlor die Pflege diese Zweckbestimmung und wurde ein Dienst aus Mitleid, der an keine Bedingungen geknüpft war.

Dies wird besonders deutlich im mittelalterlichen Christentum. Die finsteren Vorstellungen von Zwang und Fron, die man heute oft mit dieser Zeit verknüpft, geben nur ein verkürztes Bild wieder. Gerade im 12. und 13. Jahrhundert wurden Alltag und Mentalität der Menschen noch von ganz anderen Kräften bestimmt. So heißt es in einem zeitgenössischen Zitat:

> Wer hat jemals ähnliches gesehen oder gehört, daß mächtige Fürsten der Welt, (sonst) aufgebläht von Reichtum und Ehren, daß selbst Frauen von edler Geburt ihre Häupter gebeugt und gleich Zugtieren sich an Karren gespannt haben, um Wein, Getreide, Öl, Kalk, Steine, Holz den Werkleuten einer Kirche zuzuführen? (Richter 1982)

Das Christentum war Volksreligion geworden und beeinflußte in dieser Zeit die Menschen durch alle Stände hindurch. Die Pflege des kranken Menschen wurde zu einem religiösen Dienst, der gleichzeitig persönlicher Schulungsweg war. Hier, im Christentum des Hochmittelalters, liegt der Ursprung der Profession als einem Bekenntnis zum Dienen aus innerer Freiheit. Erst im Laufe der folgenden Jahrhunderte wurden Begeisterung und Spiritualität zunehmend durch Zwang und Dogmen ersetzt.

Die Säkularisierung der Gesellschaft, die bereits in der Renaissance einsetzte, und die Entwicklung einer bürgerlichen Kultur seit der frühen Neuzeit änderten das Bild der Pflege nachhaltig. Im 18. und 19. Jahrhundert entwickelte sich aus dem vorindustriellen Hospital das moderne Krankenhaus, das durch eine medizinische Zielsetzung und eine komplexe Organisation gekennzeichnet ist. Der früher enge Zusammenhang von ärztlicher und pflegerischer Arbeit, von heilender und fürsorgender Tätigkeit, wurde hier zugunsten einer fachlichen Differenzierung aufgegeben. Weltliche Pflegegemeinschaften entstanden, in denen nun fast ausschließlich Frauen tätig waren. Zu dieser Zeit bildete sich eine Arbeitsteilung zwischen den Geschlechtern aus, die den Berufsstand der Pflegenden bis heute prägt: Den Frauen fiel die dienende, pflegerische Rolle zu, während die Männer die technischen und medizinisch-naturwissenschaftlichen Aufgabenfelder übernahmen. In diesem Zusammenhang gewannen die Ärzte weitgehende Definitionsmacht über Ziele und Inhalte der Pflege, die in erster Linie als ein Instrument der medizinischen Therapie begriffen wurde.

So ist, anders als in den USA, die berufliche Pflege in Deutschland in eine bis heute wirksame Abhängigkeit geraten. Sie entwickelte sich zu einem *Heil-Hilfsberuf.* Bäcker (1990) charakterisiert die Situation folgendermaßen:

> Diese geschlechtsspezifische Berufsorientierung entspricht der weiblichen Haushalts- und Familienarbeit, die in die Berufstätigkeit hinein verlängert wird. (...) Schlechte Arbeitsbedingungen und hohe Arbeitsbelastungen werden als normal empfunden; sie werden so akzeptiert oder geduldet, wie die einseitige Belastung der Frauen durch Haus- und Familienarbeit.

Dieser Umstand hat die Erarbeitung der tatsächlichen Inhalte und Aufgaben pflegerischer Handlungskompetenz sehr erschwert. So hat Florence Nightingales Aussage aus dem letzten Jahrhundert an Gültigkeit wenig eingebüßt: Entgegen der landläufigen Meinung habe nicht jede Mutter die Begabung zur Krankenschwester, vielmehr seien die eigentlichen Elemente der Pflege selbst noch völlig unbekannt (Seidler 1993).

Seit den 80er Jahren hat nun auch in Deutschland eine Welle der Professionalisierung eingesetzt. Auf breiter Basis ist Pflegenden deutlich geworden, daß natürliche Begabung und medizinisches Wissen allein nicht ausreichen, um berufliche Handlungsfähigkeit zu erlangen. Es sind Kompetenzen erforderlich, die über reines Faktenwissen weit hinausreichen. Und es ist eine Philosophie erforderlich, die Aussagen zuläßt über das der Pflege zugrundeliegende Menschenbild, über moralische Aspekte der Pflege und über die Möglichkeiten pflegerischer Erkenntnis. Denn nur so kann der Rahmen abgesteckt und begründet werden, in dem Pflege ihre Aufgaben findet und wahrnimmt.

Vor diesem Hintergrund wurde inzwischen eine breite Palette wissenschaftlicher Studiengänge mit den Schwerpunkten Pflegepädagogik, Pflegemanagement und Pflegewissenschaft/Pflegeforschung aufgebaut. Pflegende sind in Deutschland damit erstmals in der Lage, den Gegenstand ihrer Tätigkeit selbst erforschen und bestimmen zu können. Es ist abzusehen, daß das Repertoire der Pflege einen tiefgreifenden Wandel erfahren wird: Unfruchtbare Traditionen, „Pflegerituale", werden der Forschung zum Opfer fallen, während die Leistungsfähigkeit produktiver Maßnahmen, wie etwa des neuen Berufsfelds der Pflegeüberleitung, empirisch belegbar wird (vgl. z.B. Studien über den positiven Effekt rehabilitativer Pflege).

Von ähnlich grundlegender Bedeutung ist die Entwicklung eines neuen Pflegeverständnisses in den deutschsprachigen Ländern, das sich mit dem Begriff der *Anwaltschaft für den Patienten* charakterisieren läßt. Käppeli (1994) unterscheidet in ihrem humanistischen Modell den biomedizinischen von dem sozial-geisteswissenschaftlichen Aspekt der Pflege. Dort geht es *um Befunde* (z.B. medizinische Parameter), hier um das individuelle *Befinden* (z.B. Krankheitsbewältigung) des Patienten. Dort ist die Pflegekraft Expertin, hier ist es der Patient. Die Pflegende bemüht sich aufgrund ihrer Beziehungskompetenz, den Patienten bei der Entwicklung seiner individuellen Ressourcen zu unterstützen.

Bei Houssaye (1988) finden sich bereits 1980 die Kategorien *Versorgen, Vermitteln, Begleiten* in ihrem anthroposophischen Modell der Pflege. Beziehung schaffen und Beziehung pflegen *(Vermitteln)* ermöglicht z.B. das Herausfinden des *individuellen Bedarfs* an Körperpflege, Ernährung, Ruhe *(Versorgen)* und die notwendige Hilfe bei der Krankheitsbewältigung *(Begleiten)*.

Auch in Herdecke hat sich der *Beziehungsaspekt* als zentrale Kategorie aller pflegerischen Aktivität erwiesen. Vor diesem Hintergrund wurde das Organisationsmodell der *Bezugspflege* entwickelt. So können die Pflegenden dem Auftrag des Trägervereins des Krankenhauses besser gerecht werden:

Unterstütze den kranken Menschen darin, seine individuellen Möglichkeiten zu verwirklichen und in der Auseinandersetzung mit seinem kranken Leib, seinem Schicksal und der Umwelt neue Verwirklichungsmöglichkeiten zu erlangen. (NN 1989)

Pflege, verstanden als eine Kultur der Mitmenschlichkeit, zielt auf die Unterstützung des individuellen Menschen bei seiner Suche nach neuen Verwirklichungsmöglichkeiten und deren Umsetzung.

Das Motiv der christlichen Nächstenliebe kann hier wieder aufleben; allerdings nicht als Akt der dienenden Selbstaufgabe, sondern der zur Profession erhobenen Beziehungsgestaltung. Pflege ist Gestaltungsaufgabe, deren Wert nicht nur in der Anwendung spezieller Techniken liegt, sondern v.a. in ihrer generellen Präsenz, Ansprechbarkeit und Anwaltschaft. Die pflegerische Beziehung ist dabei geprägt durch die bewußt gestaltete Gleichzeitigkeit von Empathie und therapeutischer Distanz. Erst dadurch werden Pflegende fähig, trotz der großen Nähe zu helfen, ohne am Mitleid krank zu werden.

Pflegende sind in diesem Prozeß selten die Spezialisten, sie schlagen jedoch die Brücken zu den Spezialisten und helfen so dem hilfsbedürftigen Menschen durch seinen Alltag. Ein hohes Maß an Umsicht, Wachheit, Urteilsfähigkeit, sozialer Kompetenz und Geistesgegenwart, aber auch an Selbstbewußtsein und Standvermögen sind dazu erforderlich.

Zu diesem generalistischen Anspruch der Pflege gehört also keineswegs, jederzeit alles zu wissen oder zu können. Pflegende müssen jedoch erkennen, was ihnen im Einzelfall an Kompetenz und Wissen fehlt. Nur so können sie dem Patienten immer wieder Wege bahnen, die ihm die Bewältigung seines Alltags ermöglichen oder seiner Therapie dienen. Das kann die Frage nach der Adresse einer Selbsthilfegruppe sein; es kann die Frage nach der Durchführung einer Isolierungsmaßnahme, einer Operationsrasur oder einer äußeren Anwendung sein. In all diesen Fällen bietet das Pflegehandbuch Herdecke kompetente Unterstützung. Es leistet damit einen wesentlichen Beitrag zur Sicherung der Qualität in der pflegerischen Versorgung. Es kann jedoch selbstverständlich kein Lehrbuch anthroposophischer Plegepraxis sein. Hier muß auf die einschlägige Literatur verwiesen werden (Camps u. Star 1993; Heine u. Bay 1995; Houssaye 1988 u.a.).

1.3 Krankenpflege und Anthroposophie im Gemeinschaftskrankenhaus – Was kann die Pflege durch Anthroposophie gewinnen?

ANNEGRET CAMPS und ADA VAN DER STAR

Der Alltag in der Krankenpflege sieht heute fast durchgehend so aus, daß die examinierten Pflegenden damit beschäftigt sind, Apparate zu bedienen, Medikamente zu applizieren, eine ausgedehnte Administration zu versorgen und ein Heer von stets wechselndem, ungeschultem oder halbgeschultem Personal – vom Praktikanten über den Pflegenden in Ausbildung, Studenten bis hin zum Zivildienstleistenden, mancherorts sogar bis zur ungelernten „Waschfrau" – bei ihren Reinigungs- und Versorgungsarbeiten zu überwachen.

Dabei ist die examinierte Krankenschwester zu einer Art medizinischem Mechaniker, zur Ausführenden der ärztlichen Verordnung geworden, deren eigentlicher Auftrag, die Pflege und Betreuung von Patienten, durch Laien und Halblaien übernommen worden ist. Durch diese Arbeitsverteilung ist im Krankenhausbetrieb der Raum für die eigentliche Aufgabe der Pflege, dem Patienten *versorgend, vermittelnd und begleitend* bei der Bewältigung seines Zustandes tatkräftig beizustehen, verschwunden. „Pflege" reduziert sich auf Reinhaltung und Fütterung des Patienten durch Laien. Dabei muß die gezielte Beobachtung des Kranken während der Pflege entfallen; es findet keine geschulte Wahrnehmung seines geistig-seelischen Anteils statt. Diese Beobachtungen könnten aber den Ärzten wesentliche Informationen liefern für die Einschätzung des Krankheitsbildes und die Festlegung der Heilmethoden.

---

* Durch den Herausgeber ergänzter Beitrag aus: Informationsschrift des Verbandes der gemeinnützigen Krankenhäuser für anthroposophisch erweiterte Medizin e.V., Filderstadt.

Es ist die paradoxe Situation entstanden, daß der Pflegende einerseits wegen seiner Position als Verlängerungsarm des Arztes von seiner eigentlichen Aufgabe abgehalten wird, er durch diese Verhinderung aber gerade die berufsspezifische Hilfe, die er dem Arzt geben könnte, nicht leisten kann.

Das Sterben eines Patienten wird in den Krankenhäusern meistens noch als Mißgeschick angesehen. Obwohl eine im wachsenden Umfang vorhandene Literatur über Sterben und Tod heute versucht, Fragen in dieser Richtung zu klären, sieht es in der Praxis weitgehend so aus, daß der Sterbende in der Werkstatt der Ärzte keinen Platz hat, ja daß der Arzt „im hoffnungslosen Fall" selbst völlig hilflos ist. Wenn nicht auf einer Intensivstation noch letzte Versuche gemacht werden, die menschliche Maschinerie in Gang zu halten oder durch Apparatur zu ersetzen, muß der Arzt seine Aufgabe am Patienten als erledigt betrachten. Dem Pflegenden bleibt nur noch, die erlaubten Schmerz- und Betäubungsmittel zu verabreichen, damit der Patient von seinem eigenen Sterbeprozeß möglichst nichts mitbekommt und ihm das Erlebnis seines Todesmomentes „erspart" wird. Die umstrittene und ungelöste Frage nach der Sterbehilfe ist hier in greifbarer Nähe.

Diese Gegebenheiten führen mit Recht zu großer Unzufriedenheit unter den ausgebildeten Krankenschwestern und -pflegern, deren Vorstellungen über ihren Beruf eher auf den Umgang mit Kranken, deren Begleitung, Versorgung und Betreuung, also auf eine wirkliche und verantwortliche Beziehung von Mensch zu Mensch gerichtet waren. Ein Abwandern aus dem Beruf und das Fehlen von Nachwuchs sind die Folgen. Dieser Zustand wird heute als ein äußerer Mangel, als Pflegenotstand bezeichnet. In Wirklichkeit ist er aber Ausdruck eines inneren Mangelerlebnisses, weil die Sinnfrage unbeantwortet geblieben ist, d. h. die Frage nicht nur nach dem Sinn von Krankheit, Heilung und Tod, sondern insbesondere nach dem Sinn der pflegerischen Tätigkeit selbst.

Aus diesen Defiziten heraus stellen Pflegende Fragen an Mitarbeiter des Gemeinschaftskrankenhauses:

- Sind in Herdecke die institutionellen Bedingungen so gestaltet, daß ich eine umfassende Pflege des Patienten ausführen kann?
- Welche Unterstützung kann ich dem Menschen in der Krankheit geben?
- Wie ist die Stellung des Pflegenden in der Zusammenarbeit der am Patienten tätigen Therapeuten?
- Finde ich als Pflegender Entwicklungsmöglichkeiten zur Persönlichkeitsfindung und Förderung meines Berufes?

Oft münden diese Aspekte ein in die Frage:

- Was kann nun die Pflege durch Anthroposophie gewinnen?

Anthroposophie, die Erkenntnis des Menschen auf geisteswissenschaftlicher Grundlage, gibt ein differenziertes Bild des Menschen, einerseits in der Vielschichtigkeit seines Werkes, andererseits im Zusammenhang mit der ganzen Welt- und Menschheitsentwicklung, in deren Strom die Schicksale der Menschen sich einschreiben (s. hierzu grundlegende Schriften von Rudolf Steiner, z.B. Theosophie, Geheimwissenschaft im Umriß).

Aus dem Studium dieses Menschenbildes ergeben sich neue Erkenntnisse und Ziele für die Pflege. Unter Berücksichtigung der Mehrschichtigkeit des Menschenwesens bekommt die Frage nach der Pflegequalität eine neue, greifbare Dimension. Der Pflegende kann seine Handlungen dahingehend differenzieren, daß er die verschiedenen Schichten des Menschenwesens unterschiedlich anzusprechen lernt. Ausgangspunkt ist der Gedanke der Viergliederung des Menschen.

Die Viergliederung des Menschen in der Anthroposophie (Tabelle 1.1)

1. Der physische Leib

Die Erforschung des physischen Leibes als sichtbarer Anteil des Menschen ist nach naturwissenschaftlicher Methode ausführlich geleistet worden und hat in der Gegenwart einen nie gekannten hohen Stand erreicht. Die Ergebnisse bilden eine Grundlage für die äußere Arbeit am kranken Menschen. Der Pflegende bewegt sich hier im Bereich der reinen Körperpflege, die oben als das an die Laien übergebene Tätigkeitsfeld bezeichnet wurde und in dessen Rahmen vornehmlich das zu leisten wäre, was man Krankenbeobachtung nennt. Einer Pflege auf rein naturwissenschaftlicher Grundlage wird das Vermeiden und die Beseitigung von Defekten am physischen Leib ein Hauptanliegen sein. Die Naturwissenschaft wird von der Anthroposophie voll anerkannt und als notwendige Voraussetzung für alle Erweiterungen be-

Tabelle 1.1. Übersicht zur Viergliederung des Menschen, bezogen auf Zuständigkeiten der Pflege (Sitzmann, mod. nach Bott 1982)

Viergliedrigkeit des Menschenwesens und ihre Werte	Beispielhafte Aufgabengebiete der Pflege	Wesensglieder des Menschen
Sicherheit (Professionaliät) in der sachgerechten Ausführung	- Beobachtung des Patienten (Puls, Blutdruck, Gewicht, Atmung usw.) - Beobachtung der Ausscheidung - Sicherheit in der Ausführung der pflegerischen Aufgaben	*Physischer Leib*
Gesunde *Routine*	- Gute Gewohnheiten - Rhythmus der Tagesgestaltung - Berücksichtigung der Chronobiologie - Sorge um Schlaf und Eßgewohnheiten - Hygienisch-prophylaktische Maßnahmen (z.B. Mundpflege, Lagerung) - Körperwaschung	*Lebensleib* oder Ätherleib
Harmoniestreben Innere Beweglichkeit	- Wie fühlt sich der Kranke? - Menschliche Zuwendung geben - Gestaltungsaufgaben der Pflege (Patientenumgebung, Atmosphäre des beruflichen Miteinanders u.a.)	*Seelische Organisation* oder Astralleib
Die menschliche Individualität und das *Interesse = Aufmerksamkeit*	- Fragen nach dem Sinn von Krankheit, Sterben und Tod (Biographie) - Grundsätze einer individuellen Pflege - Aufheben von Anonymität	Das *Ich* des Menschen oder der menschliche Geist

trachtet. Sie findet selbstverständlich ihre Berücksichtigung. Berufsausübung auf hohem Erfahrungsniveau und umfassendem, begründbarem Wissen ist eine wesentliche Voraussetzung für Pflege im Gemeinschaftskrankenhaus.

2. Der Lebensleib oder Ätherleib

Über das rein Physische hinaus führt ein weiteres Wesensglied des Menschen, das der unmittelbar sinnlichen Wahrnehmung zwar bereits entzogen ist, dessen Auswirkungen jedoch gerade für Pflegende stark erlebbar werden können. Dies ist der Lebensleib oder Ätherleib, den man auch als die Gesamtheit der Lebensfunktionen bezeichnen könnte. Dieser Lebensleib ist dieselbe Kraft, die die Pflanzen über ein rein mineralisches Dasein hinaushebt und lebendig erhält. Im Hinblick auf den kranken Menschen ist es der Bereich, dem die Pflege sich ganz besonders anzunehmen hat, ist er doch die Quelle, aus der Regeneration und Genesung hervorgehen können.

Der Pflegende, der die Kräfte des Lebensleibes fördern will, wird bemüht sein, die Lebensfunktionen in ihrer Gesamtheit zu beobachten, zu unterstützen und zu aktivieren. Äußere Anwendungen wie Wickel, Auflagen, Bäder und ganz besonders rhythmische Einreibungen helfen hier, Unregelmäßigkeiten und Schwächen auszugleichen. Unter diesem Gesichtspunkt ergeben sich neue, gezielte Indikationen für diese Behandlungen, die sich dadurch als begründete Maßnahmen erweisen und somit über das bloße „Aufwärmen" alter Hausrezepte hinausgehen.

Eine rhythmische Tagesgestaltung und regelmäßig durchgeführte Prophylaxen fördern ebenfalls die Lebenskräfte; z.B. wird eine Ganzwaschung unter diesem Aspekt nicht einfach als eine Reinigungsmaßnahme, sondern im Sinne einer Belebung des kranken Organismus durchgeführt.

3. Der Seelenleib

Das Seelenleben des Menschen als 3. Wesensglied ist vom physischen Leib und Lebensleib zu unterscheiden. Der Seelenleib ist das Wesensglied, das wir auch beim Tier finden als die Kraft, die ihm über ein rein vegetatives Dasein hinaus ein Innenleben ermöglicht. Die Seele steht in Wechselwirkung mit der Außenwelt, von der sie Sinneseindrücke empfängt und auf die sie durch Handlungen zurückwirken kann. In seiner Innenwelt erlebt der Mensch Gefühle, die zwischen Freude und Leid, Schmerz und Wohlbefinden schwingen, kurzum Sympathie und Antipathie. Ein sehr großer Teil menschlichen Verhaltens resultiert aus dem Hin und Her zwischen Sympathie und Antipathie.

In der Psychologie und insbesondere in der Psychosomatik findet man heute immer mehr Ansatzpunkte dafür, daß auch das Seelenleben Auslöser von Krankheitszuständen sein kann. Die daraus resultierende Therapie beruht häufig auf einem „Herauslassen" dessen, was dem Menschen antipathisch ist. In diesem „Herauslassen", dem Sichbefreien von dem, was Angst macht, bedruckt etc., wird oft schon eine Heilung der Seele gesehen.

Eine Schulung des Seelenlebens im Sinne einer Klärung, Durchstrukturierung und Erweiterung der Seelenkräfte findet man fast nur in Bereichen der Meditation und der Religion, also in Kulturfeldern, die in der naturwissenschaftlichen Medizin noch fast keinen Platz haben. In seinen Büchern und Vorträgen hat Rudolf Steiner eine Fülle von Angaben über die Vielfalt der menschlichen Seele und deren gezielte Schulung gemacht (s. z.B. „Wie erlangt man Erkenntnisse höherer Welten?").

Gerade auf künstlerischem Gebiet hat er viele Hinweise gegeben, wie Qualitäten von Bewegung, Klang, Ton, Farbe, Raum etc. in der Therapie fördernd und heilend einsetzbar sind. In der durch Anthroposophie erweiterten Medizin finden wir diese Anregungen in den künstlerischen Therapien aufgegriffen. Dabei unterstützt der Pflegende den Patienten, indem er die angeregten Prozesse fördert, begleitet und in ihren Auswirkungen beobachtet.

Eine besondere Aufgabe der Pflege auf seelischem Gebiet liegt in der Aufmerksamkeit gegenüber Stimmungen, Gefühlen, Schmerzen, Krisen und dem Wechsel von Anspannung und Lösung. Die Bemühungen um Herstellung und Erhaltung einer therapeutischen Atmosphäre, in der auch der seelischen Entwicklung im Krankheitsprozeß Raum gegeben wird, äußern sich z. B. in der Gestaltung der Umgebung des Kranken (Einrichtung des Patientenzimmers, Farbgestaltung des Zimmers, Gegenstände, die ihn umgeben, Bilder an der Wand etc.) sowie des Tagesablaufs (gesunder Wechsel von Ruhe und Aktivität), aber auch in der Art und Weise, wie man als Pflegender auftritt: ob man dem Patienten mehr aktivierend und fordernd oder eher führend und beruhigend begegnen soll, ob Heiterkeit oder Ernst gefragt ist; das kann von Mensch zu Mensch und von Moment zu Moment stark wechseln. Im Hinblick auf die seelische Verfassung des Patienten und sein Krankheitsbild sind differenzierte Beobachtungen möglich, aus denen sich stets neue Verhaltensweisen ergeben.

4. Die menschliche Individualität

So wie die Seele einerseits in Wechselwirkung mit der Außenwelt steht, von der sie Sinneseindrücke empfängt und auf die sie durch Handlungen zurückwirken kann, so richtet sie sich andererseits auf eine höhere Ordnung, aus der sie die Inspiration für das Handeln empfangen kann. Mit dieser höheren Ordnung ist die geistige Welt gemeint. Die Instanz in der Seele, die die Aufmerksamkeit auf die geistige Welt richtet und die Entschlüsse für die Handlungen faßt, also auch die Verantwortung dafür trägt, ist die *menschliche Individualität*, das *Ich*. Durch dieses 4. Wesensglied unterscheidet sich der Mensch von Mineral, Pflanze und Tier. Jedes menschliche Ich ist ein ganz persönliches, eigenständiges und hat nicht seinesgleichen. Es allein durch Erbfaktoren und Umwelteinflüsse zu erklären widerspräche jeglicher Selbsterfahrung, kann also nicht ausreichen. Jedoch können Vererbung und Milieu als Elemente angesehen werden, mit denen das Ich sich auseinanderzusetzen hat. Gerade der durch Unglück, Mißbildung, Armut, Mißerfolg und Krankheit betroffene, im Krankenhaus schlichtweg der als „Patient“ bezeichnete Mensch stellt die Frage: Warum gerade ich?

Diese Frage, eine der großen Menschheitsfragen, deutet darauf, daß der Mensch sich selbst keineswegs nur als ein Produkt von genetischer Erbfolge und Umwelt fühlt, sondern sich mit den Gedanken beschäftigt, aus welchen Gründen sein eigener Wesenskern sich in diese Situation begeben hat.

Vom Gesichtspunkt der eigenständigen Individualität wird ein neues Licht geworfen auf das Schicksal des Krankseins, des Andersseins, des Herausfallens aus der Norm, des Abweichens von dem, was die Naturwissenschaft mit Recht als normale Vorgänge beschreibt. Die Frage „Warum ich?“ weist darauf hin, daß jeder Mensch sich nicht nur auf seine ganz eigene Art in der physischen Materie, in seinem Leibe darstellt, sondern sich selbst auch ganz individuell fühlen und führen kann. Damit begibt er sich auf die Ebene der höheren Ordnung, die ihm von höherer Warte aus Richtung geben kann. Hochaktuelle gesellschaftliche Fragen nach dem Lebensrecht und -wert des Menschen finden aus dieser Sicht eine Hilfe zur verantwortlichen Beantwortung. Sie werden gestellt:

- zu Beginn seiner leiblichen Existenz,
- zur behinderten Form menschlichen Lebens,
- zum Sinn einer Behandlung und
- zum Lebensende.

Dem Patienten auch auf dieser Ebene gerecht zu werden ist wohl die schwerste Anforderung an den Pflegenden, die er vielleicht nie im vollen Maße erfüllen kann, um die er sich aber stets bemühen sollte:

- ein vollwertiger Partner zu sein,
- Interesse zu zeigen für den individuellen, einmaligen Menschen und seine Biographie,
- die Balance zu finden zwischen notwendiger Führung und dem Recht auf Selbstbestimmung des Patienten,
- wach zu sein für alle Ebenen des Menschenwesens in seiner Gesamtheit,
- die Bereitschaft, offen zu sein und zu erkennen, daß wir alle – Patienten, Pflegende und Therapeuten – Lernende sind.

An die Welt des Geistes heranzureichen, etwas von ihr zu erfahren verlangt viel Eigenarbeit. Im therapeutischen Arbeitsumfeld und im Einzelgespräch kann man versuchen, sich ihr zu nähern.

Die Fragen – Woher bin ich geboren? Wohin sterbe ich? Wie finde ich im Leben die Kraft, meinen Zielen näherzukommen? – können Marksteine auf dem Weg sein. Sie weisen auf die Sphäre hin, aus der die Heilung kommen kann, die wir durch unsere Arbeit nie selber bewirken, für die wir aber in täglicher Bemühung die Voraussetzungen schaffen können. Anthroposophische Pflege als solche gibt es also nicht, es gibt aber Pflegende, die über das allgemeine Verständnis des Menschen hinaus darum bemüht sind, Erkenntnisse aus der Anthroposophie in die praktische Arbeit einfließen zu lassen.

So findet der in Herdecke Arbeitende nicht ein Eldorado zum Ausleben eigenbestimmter Vorstellungen und Möglichkeiten, jedoch eine Atmosphäre, die berufliche Entwicklung und Initiative ermöglicht, aber Beharrlichkeit und schöpferische Unduldsamkeit erfordert. Kennzeichnend ist ein freiheitlicher Rahmen zur Gestaltung eines verantwortlichen Pflegestils, der um die menschenwürdige Pflege aus der Individualität des Patienten bemüht ist.

Zur Organisation des Pflegebereichs

2

Die in diesem Kapitel behandelten Aspekte wurden mit der Mitarbeiterin in der Geschäftsführung für den Pflegebereich, Frau Hildegard Vornweg, abgestimmt.

Inhaltsübersicht

2.1 Inhaltliche und organisatorische Aspekte der Pflegeentwicklung

Enno Detert

Seit der Gründung des Krankenhauses Herdecke befindet sich der Pflegebereich in stetiger Entwicklung. Dieser Prozeß ist nur noch für ganz wenige Mitarbeiter in seiner Ganzheit nachvollziehbar. Jeder neue Mitarbeiter wird die Situation, die er vorfindet, als selbstverständlich annehmen. Dieses Kapitel will Hilfe geben, alle Mitarbeiter in den Prozeß der Pflegeentwicklung einzubeziehen.

2.1.1 Die Pionierphase (1969–1983)

Unter denjenigen Krankenhäusern, die aus einem ideellen Impuls eingerichtet wurden, stellt das Gemeinschaftskrankenhaus Herdecke eine vergleichsweise junge Gründung dar. Während viele konfessionelle Einrichtungen auf ein über 100jähriges Bestehen zurückblicken können, ist das Gemeinschaftskrankenhaus erst Ende der 60er Jahre entstanden. Die treibende Kraft in dieser Neugründungszeit war die Begeisterung, die Phantasie, die Improvisation und das ideelle Ziel, etwas ganz Neues aufzubauen. Wichtige Ideengeber waren das anthroposophische Menschenbild und die sich daraus ableitende Medizin, Pflege und Sozialgestaltung, aber auch der soziale, antiautoritäre Impuls der „68er Phase".

Ganz wichtig war die Entscheidung, kleine Pflegegruppen mit einer überschaubaren Patientenanzahl und einer kleinen, autonom organisierten Mitarbeiteranzahl zu planen. Im Mittelpunkt der Organisation standen Persönlichkeiten, nicht Organisationsstrukturen!

Im Krankenhaus Herdecke entwickelten sich so viele Konzepte und Stile, wie es Pflegegruppen gab. Mit für heutige Vorstellungen unvorstellbar knappen Personalressourcen und ohne Blick auf eine tarifliche Arbeitszeit wurde sehr viel ausprobiert, entwickelt und erneuert. Heute noch kann man in den älteren Fachabteilungen Wurzeln dieser Gründungszeit nachspüren. Schriftliche Konzepte, Qualitätsanforderungen, Dokumentationen usw. sucht man jedoch vergebens. Schon von Beginn an gab es eine pflegerische Bildungsarbeit mit Fortbildungsangeboten, Seminaren und Jahreskursen. Das heutige Fort- und Weiterbildungsinstitut für Pflegeberufe in Unterlengenhardt hat seine Wurzeln in Herdecke.

Der Gründungsimpuls wurde durch die bis in die 80er Jahre andauernden Erweiterungsmaßnahmen und immer neue Abteilungsgründungen lebendig gehalten. Dieser lebendige Organismus besaß eine erhebliche

Ausstrahlung nach außen. In vielen deutschen Krankenhäusern waren die 70er Jahre geprägt von starker Hierarchisierung der Organisation, extremer Medizinorientierung der Pflege und einer arbeitsteiligen Funktionspflegeorganisation. Herdecke hatte in dieser Zeit eine besondere Signalwirkung.

2.1.2 Projektarbeit „Patientenorientiertes Krankenhaus" (1984–1988)

Ab Mitte der 80er Jahre setzte ein Nachdenken über das Erreichte und die Zukunftsfragen ein. Der Krankenhausneubau, wie wir ihn heute kennen, war abgeschlossen, und durch Mitarbeiterfluktuation kamen Menschen in das Krankenhaus, die ganz neue Fragen stellten:

- Welche Ziele hat dieses Krankenhaus eigentlich?
- Wie ist dieses Krankenhaus organisiert?
- Wo finde ich die Ergebnisse dieses neuen Krankenhauses im Behandlungsergebnis?
- Was wird von mir als Mitarbeiter erwartet?

In diesen Jahren wurde in vielen Pflegegruppen um Strukturierungen gerungen: Dokumentationssysteme wurden angeschafft, verbindliche Dienstplanabsprachen eingeführt. Das Pflegehandbuch hatte in diesen Jahren als „Ringbuchversion" Premiere, der Einführungskurs wurde wegen der vielen neuen Mitarbeiter notwendig. Von den Pflegegruppen wurde eine Mischung aus Gruppenpflege, individueller Patientenpflege, besonders bei Schwerkranken, aber auch Funktionspflege (z.B. Visitenfunktion, Anwendungen aus der Anthroposophie, Erfassung der Vitalwerte, Aufnahmegespräch) durchgeführt.

Durch verschiedene Erfahrungsberichte und Bestandsaufnahmen zeigten sich bestimmte *Problembereiche und Veränderungsnotwendigkeiten* (Tabelle 2.1).

Die Unternehmensleitung gab 1986 der Geschäftsführung für den Pflegebereich (GfP) den Auftrag, ein Projekt zur Organisationsentwicklung einer patientenorientierten Pflege im GKH durchzuführen. Mit diesem Projekt war die Erwartung verbunden, daß die Krankenpflege als größte Berufsgruppe ein Motor für Veränderungen hin zu einem patientenorientierten Krankenhaus sein würde.

Die Organisationsentwicklung fand statt unter dem Eindruck von gravierenden Veränderungen im Gesundheitswesen (Liegezeitverkürzung, medizinischer Fortschritt, mehr ältere Patienten, knapper werdende Ressourcen ...) und der Pflegenotstandsdiskussion, die äußerlich eine Ressourcendiskussion (Stellenplan, Gehalt für Pflegende), aber im Inneren eine Identitätsdiskussion der Berufsgruppe Pflege war.

Die Projektarbeit wollte sicherstellen, daß nicht ein fertiges Konzept in die Praxis umgesetzt wird, sondern daß durch die Beteiligung einer großen Zahl von Mitarbeitern an der Pflegeentwicklung ein breiter Konsens erzielt wird. Deshalb wurde zunächst in verschiedenen Projektgruppen an einem grundlegenden Pflegeleitbild (s. 1.1) und an den Rahmenbedingungen des Entwicklungsprozesses gearbeitet:

Organisation des Pflegeentwicklungsprojekts

- A. Impulsgruppe (Leitbildarbeit);
- B. Projektgruppen:
  - Pflegemodelle (Bezugspflege),
  - pflegerische Bildungsarbeit,
  - Realisierungsschritte;
- C. Projektbeirat;
- D. Modellstationen.

Nach der Erarbeitung des Leitbildes der Krankenpflege wurde in der Projektgruppe „Pflegemodelle" nach einem Organisations-

Tabelle 2.1. Problembereiche und Veränderungsnotwendigkeiten, die aus Erfahrungsberichten und Veränderungsnotwendigkeiten hervorgingen

Problembereiche	Veränderungsansätze
Wenig vorausschauende Pflegeplanung	Verbesserung der Aufgabendisposition des Pflegeablaufs
Möglichkeiten der Pflegedokumentation nicht umfassend genutzt	Verbesserung der leistungsbezogenen Pflegedokumentation
Undeutliche Regelung der Zuständigkeits- und Verantwortungsbereiche	Zur Zusammenarbeit mit dem Patienten ist es erforderlich, die jeweiligen Ansprechpartner und Zuständigkeitsbereiche zu klären
Mangelnde Aufgabengliederung innerhalb des Pflegebereichs	Verminderung des hohen Zeitaufwands für die Aufgabenverteilung und Kooperation innerhalb des Pflegeteams
Qualitätsprobleme durch den Einsatz von Aushilfen (Pflegende in Ausbildung, Praktikanten, Zivildienstleistende)	Wahrung der Pflegequalität auch bei kleinen Pflegegruppen
Engpässe in der Dienstplanung	Beseitigung der Schwierigkeiten, die mit dem Konzept der strikten Autarkie der kleinen Pflegegruppen verbunden sind
Wenig patientenbezogene Krankenhausorganisation	Veränderungen in der Organisation sind erforderlich, um den Pflegeablauf zu disponieren und konsequenter auf den Patienten zu beziehen. Dazu zählen Zwischenmahlzeiten für den Patienten durch zentralen Hol- und Bringedienst, zeitlich festgelegte, frühzeitige Visiten, Terminabsprache für Aufnahme und Entlassung der Patienten, Gestaltung der Operationsplanung und Leistungsanforderung in Kooperation mit Pflegenden

rahmen gesucht, der die Ziele aus dem Leitbild Wirklichkeit werden läßt.

Das im amerikanischen und englischen Gesundheitswesen in den 70er Jahren entwickelte und eingeführte *„Primary Nursing"* schien hierzu am ehesten geeignet. Die zentrale Aussage des Primary Nursing lautet: „Jeder Patient hat eine/n für den gesamten Pflegeprozeß von der Aufnahme bis zur Entlassung zuständige Primärkrankenschwester/-pfleger."

Diese einfache Idee des Primary Nursing oder der Bezugspersonenpflege mußte an die deutschen Rahmenbedingungen (anderer Stellenplan, andere Ausbildung, andere Aufgaben) und an die Herdecker Besonderheiten angepaßt werden.

Neben der Einführung eines Pflegemodells sollten die Rahmenbedingungen verbessert werden, um die Bezugspersonenpflege zu ermöglichen. Parallel erarbeitete die Projektgruppe „pflegerische Bildungsarbeit" Konzepte für die Krankenpflegeausbildung und für die Fort- und Weiterbildung im Krankenhaus Herdecke (s. 8.2 und 8.3).

2.1.3 Einführung der Bezugspflege

In einem ersten Schritt wurde ab 1988 die Bezugspflege auf den 5 internistischen und 2 neurologischen Pflegegruppen eingeführt. Folgende Kriterien für die Bezugspflege stellten sich heraus:

Kriterien für die Bezugspflege

1. Eindeutige Zuteilung der Patienten zu Pflegenden,
2. Information der Patienten und des therapeutischen Teams über die Bezugspflegeverantwortung,
3. Aufgabenkatalog für Bezugspflegende,
4. klare Vertretungsregelungen,
5. Dienstplankontinuität für die Bezugspflege,
6. Entlastung durch Zusammenfassung der patientenfernen Aufgaben.

Im Konzept der internistischen und neurologischen Pflegegruppen werden bei der Bezugspflege 2 Aufgabenbereiche unterschieden:

1. Der Bezugspflegende ist für eine Anzahl Patienten als primäre Bezugsperson zuständig. Dazu gehören die Planung (unter Einbeziehung des Patienten und seiner Angehörigen), die Gestaltung und die Dokumentation des gesamten pflegerischen Ablaufs. Der Bezugspflegende führt das Patientenaufnahmegespräch, definiert die Konsequenzen daraus und ist mitverantwortlich für die Zusammenarbeit im therapeutischen Prozeß (z.B. Visitengestaltung).
2. Die sekundären pflegerischen Bezugspersonen übernehmen die pflegerische Verantwortung für die dienstfreie Zeit des Bezugspflegenden. Sie handeln nach dem Pflegeplan und garantieren damit die Kontinuität der eingeleiteten Pflege. Eine Korrektur des Pflegeplans ohne Rücksprache mit dem Bezugspflegenden ist nur bei akuter Notwendigkeit zulässig.

Jeder qualifizierte Pflegende ist gleichzeitig Bezugspflegender für seine Patienten und betreut als Sekundärpflegender Patienten eines anderen Mitarbeiters. Das Pflege- und therapeutische Team hat eine tragende Funktion für die Bezugspflege. Jeder Mitarbeiter muß eine Möglichkeit finden, sich mit seinen Kollegen zu beraten und die Pflege abzustimmen. Auch Überforderungen sollten offen angesprochen und gemeinsame Hilfe verabredet werden.

Die Einführung erfolgte schrittweise durch freigestellte Projektleiter. Es stellte sich schnell heraus, daß jede Pflegegruppe eine modifizierte, eigene Variante entwickeln muß, die von den Anforderungen der Patientengruppe, aber auch von den Entwicklungsschritten der jeweiligen Pflegenden abhängt.

So wurde in der Querschnittgelähmtenabteilung eine andere Organisationsform gewählt. Hintergrund waren hier die besonders lange Liegezeit der Patienten, die besonderen Anforderungen an eine Fachpflege und die sehr große Mitarbeitergruppe.

Jeweils 3 Primärpflegende sind für 6 Patienten 3 Monate lang zuständig. Die Primärpflegenden arbeiten montags bis freitags im Frühdienst. Hierdurch wird ein hohes Maß an Kontinuität, Transparenz und Koordination ermöglicht. Die Sekundärpflegenden unterstützen die Hauptverantwortlichen rund um die Uhr in der direkten Patientenpflege.

Bei diesem Modell ist folgendes gut zu erkennen:

- Der Primärpflegende hält eine kontinuierliche professionelle Beziehung zum Patienten.
- Die persönliche, oft durch Sympathie, Temperament, biographisch-geistige Verwandtschaft geprägte Beziehung kann

und wird sich häufig unabhängig von der Bezugspflegeverantwortung entwickeln.

In den psychotherapeutisch arbeitenden Pflegegruppen der Kinder, Jugend-, Erwachsenenpsychiatrie und der Psychosomatik haben sich ebenfalls spezifische Organisationsformen der Bezugspflege entwickelt. Pflegende sind hier einerseits für ihre Bezugspatienten verantwortlich, übernehmen aber parallel aufgabenorientiert Patientengruppen, z.B. Sportgruppe, Kochgruppe, Gartenarbeit oder Abendkreis.

In der geburtshilflichen Abteilung ist die Bezugspflege auf eine ganzheitliche Betreuung von Mutter und Kind und auf die Integration von Geburtsvorbereitung, Geburtshilfe und Wochenbettpflege ausgerichtet. Durch die verkürzten Liegezeiten und durch die Zunahme von ambulanten Geburten ist eine kompetente Anleitung und Beratung in den Mittelpunkt der Aufgaben getreten.

In der pädiatrischen Krankenpflege war eine ganzheitliche Betreuung von Mutter und Kind schon vor Einführung der Bezugspflege üblich. Auch hier tritt die Anleitung und Beratung der Eltern in den Vordergrund, wobei aber die sehr unterschiedlichen Liegezeiten eine besondere Schwierigkeit für die Pflegeorganisation darstellen.

In den operativen Abteilungen stellen sich wiederum andere Fragen:

- Wie kann der sehr kurze Aufenthalt mit den vielen Begegnungen (Diagnostik, Anästhesie, Operateur, Aufwachraum, Intensivstation, postoperative Pflege usw.) sicher für den Patienten organisiert werden?
- Wo sind die pflegerischen Gestaltungsräume bei diesem sehr kurzen, oft standardisierten und leicht hektischen Patienaufenthalt?
- Wie können in diesem Arbeitsalltag die Probleme von Schwerkranken, bewußtseins- und wahrnehmungsgestörten Menschen erkannt und bearbeitet werden?

Es zeigt sich hier um so deutlicher, daß jede Fachabteilung ihre eigene Interpretation der Bezugspflege erarbeiten muß. Primär- und Sekundärpflegende müssen in jedem Fall vertrauensvoll zusammenarbeiten und sich ergänzen. Inzwischen wurde die Einführung der Bezugspflege in der inneren Medizin, in der Neurologie und in der Querschnittgelähmtenabteilung ausführlich beschrieben (Schlettig u. von der Heide 1995). Bereits im Jahr 1990 wurde eine Evaluation der Bezugspflege durch eine Pflegeforscherin durchgeführt (Lorenz-Krause 1992).

2.1.4 Unterstützung der Bezugspflege

Mit der Einführung der Bezugspflege waren verschiedene begleitende Maßnahmen verbunden:

Einführung der pflegerischen Bereichsleitungen (PBL)

Zur Unterstützung der Bezugspflege wurden in den pflegerischen Fachbereichen Leitungen eingesetzt. Mit Einführung der Abteilungsbudgets wurde ihnen die kooperative Leitung der Abteilungen gleichberechtigt mit dem ärztlichen Leiter übertragen.

Folgende pflegerische Bereiche gibt es z.Z.:

1. Innere Medizin/Psychosomatik,
2. Chirurgie/Urologie/Neurochirurgie,
3. Psychiatrie,
4. Gynäkologie/Entbindung/Pädiatrie,
5. Funktionsbereiche inklusive Intensivstation,
6. Neurologie/Querschnittgelähmtenabteilung/Frührehabilitation.

Außendienst

Mit der Einführung der Bezugspflege wurden die patientenfernen Aufgaben zusammengefaßt und von Außendienstmitarbeitern montags bis freitags vormittags ausgeführt. Auch hier haben die Abteilungen je nach Bedarf sehr unterschiedliche Modelle und Arbeitszeiten entwickelt. Ziel des Außendienstes ist es, den Bezugspflegenden eine möglichst störungsfreie Wahrnehmung ihrer Aufgaben zu ermöglichen. In manchen Pflegegruppen hat der Außendienst auch Leitungsaufgaben zu erfüllen.

Pflegedokumentation

Mit der Einführung der Bezugspflege wurde ein neues pflegerisches Dokumentationssystem notwendig. Alle Patientendaten sollten in einer Mappe verfügbar sein. Die Pflegeanamnese, die Pflegeplanung, die Pflegemaßnahmen und die Pflegeberichte sollten so dokumentiert werden, daß die Kontinuität in der Pflege verbessert und die Pflegeleistung nachvollziehbar wird (Qualitätsentwicklung, PPR, Abrechnung, forensische Gründe ...). In vielen Arbeitsgruppen wurden insgesamt 10 komplette Sätze zur Pflegedokumentation entwickelt, die heute als Eigendruck vorliegen.

Patientenbegleitdienst

Die Pflegegruppen können durch einen Zivildienstleistenden unterstützt werden, der die Begleitung von Patienten zur Diagnostik oder zu Therapiemaßnahmen und zurück zur Pflegegruppe übernimmt. Auch das Verteilen der Befunde im Haus wird zentral für alle Pflegegruppen übernommen.

Arbeitszeitprojekt

In einem Projekt wurde an Arbeitszeitmodellen gearbeitet, die sowohl die Bezugspflege fördern als auch den Bedürfnissen der Mitarbeiter entsprechen. In einem ersten Schritt wurden die Mitarbeiter nach ihren Wünschen befragt. Auch hier zeigte sich, daß es keine Aussage für den gesamten Pflegebereich gibt, sondern sehr individuelle Vorstellungen je nach Fachbereich und persönlicher Lebenssituation der Mitarbeiter vorhanden sind. Das Konzept der „Normalarbeitszeit", d.h., ein Großteil der Pflegenden arbeitet montags bis freitags von 8–16 Uhr, fand keine größere Akzeptanz.

Eine besondere Bedeutung wurde auf die Schaffung von „Pflegezeiten" gelegt, d.h. Zeiten, in denen ungestört am Patienten gearbeitet werden kann. Hier wurde gerade dem Spätdienst und der Abendversorgung eine große Bedeutung eingeräumt.

Die Übergabezeiten von und zur Nachtwache wurden in vielen Fällen verlängert. Die Möglichkeit, abends an Veranstaltungen teilnehmen zu können, hatte eine hohe Bedeutung. Mittlerweile haben alle Pflegegruppen ihre Arbeitszeiten modifiziert.

Dienstplanung

Die Dienstplanung soll eine Pflegekontinuität im Sinne der Bezugspflege unterstützen. Jeder Fachbereich muß klären, wieviel Tage ununterbrochener Pflege für die Patienten wichtig sind. Selbstverständlich sind hier die Anforderungen in der Chirurgie anders als in der Querschnittgelähmtenabteilung. Dabei stellt sich auch die Frage, ob und in welcher Form die Pflegekontinuität unterbrochen werden kann. In der Geburtshilfe sollte die Kontinuität bei der sehr kurzen Liegezeit nicht unterbrochen werden, während dies in der Langzeitpflege durchaus sinnvoll und auch gewollt sein kann. Eine weiteres Problem ist die Integration von Teilzeitmitarbeitern in die Bezugspflege.

Zur Unterstützung der Dienstplanung wurden Fortbildungen angeboten, ein Dienstplankompendium erarbeitet und ein EDV-Dienstplanprogramm erprobt.

„Springerpool"

Ein ständiges Problem der kleinen Pflegegruppen war und ist die Empfindlichkeit der Pflegequalität bei Mitarbeiterausfällen. Durch einen zentralen „Springerpool", in dem qualifizierte Pflegende flexibel eingesetzt sind, sollen diese Ausfälle kompensiert werden.

Aufnahme- und Operationsplanung

Die Aufnahmeplanung versucht, die Wünsche der Patienten nach Aufnahme und die Pflege- und Bettenkapazität aufeinander abzustimmen. Die Verteilung der Patienten aus der Notaufnahme wird durch die PBL koordiniert.

Eine besonders schwierige Aufgabe ist die Abstimmung der Operationskapazitäten mit der Patientenaufnahme und der Pflegekapazität. Hierzu gab es Arbeitsgruppen und eine EDV-Lösung.

Röntgenterminierung und Therapieplanung

Für die Patienten ist es wichtig, notwendige Diagnostikergebnisse kurzfristig und ohne zusätzliche Belastungen zu erhalten, während für die Röntgenabteilung eine gleichmäßige Arbeitsablaufgestaltung und für die Pflegenden eine Planung der Tagesstruktur vordringlich sind.

Diese Ziele schienen zunächst unvereinbar. In einer Arbeitsgruppe wurde schließlich der heutige Anforderungsschein für Röntgen entwickelt, auf dem der Tag und die Uhrzeit angegeben werden können. In der Folge können heute viele Untersuchungen wie Endoskopie, Ultraschall, EEG, NMR und CT fest geplant werden. Für die Pflegenden heißt dies, eine umsichtige und verläßliche Zeitplanung mit dem Patienten durchzuführen.

Auch die Therapie- und Visitenzeiten sind in vielen Gruppen neu verabredet worden. Eine Plantafel und Stundenpläne sind dabei sinnvolle Hilfsinstrumente.

Patientenrufanlage

Auf 2 Pflegegruppen der Inneren Abteilung (3 c/d) wurde als Probelauf eine Klingelanlage installiert, die den jeweiligen Bezugspflegenden per Piepserruf anfordert. Bei zukünftigen Sanierungsarbeiten soll diese Anlage auch auf anderen Pflegegruppen installiert werden.

Pflegeüberleitung

Die Pflegeüberleitung soll die Überleitung der Patienten von einer Pflegeeinrichtung in das Krankenhaus oder von dem Krankenhaus in eine andere Einrichtung unterstützen (s. 3.12.2).

Pflegequalitätsentwicklung

Qualitätsentwicklung richtet die Aufmerksamkeit darauf, wie man etwas tut. Es geht hierbei um ein thematisches und zielgerichtetes Handeln. Alle Tätigkeiten in der Pflege oder in der interdisziplinären Zusammenarbeit sind davon betroffen:

- Arbeitsablaufgestaltung,
- Pflegeprozeß,
- Kommunikation,
- einzelne Pflegehandlungen usw.

In der Regel wird zunächst anhand von Kriterien formuliert, was erreicht werden soll, danach werden Probleme evaluiert, Maßnahmen verabredet, das Ergebnis überprüft und bei Bedarf Korrekturen eingeleitet.

Auf verschiedenen Pflegegruppen haben Qualitätszirkel stattgefunden (Neurologie,

Kinderpsychiatrie, OP ...), und an vielen Stellen wird an Qualitätsstandards gearbeitet (s. 2.9).

Auch Risikomanagement, wie z.B. Medikamentenkontrolle, Brandschutzübungen, Hygieneschutzmaßnahmen, Gerätebeauftragte usw., sind Elemente der Qualitätsentwicklung.

2.1.5 Ausblick

Der Pflegeentwicklungsprozeß, der mit der Formulierung des Leitbildes begonnen hat und die Einführung der Bezugspflege als wichtigstes Element einer patientenorientierten Krankenpflege zum Ziel hat, ist sicher nicht abgeschlossen.

Viele der identifizierten und auch bearbeiteten Probleme stellen sich nach wenigen Jahren ganz anders dar. Von außen gibt es ständig neue Anforderungen und neuen Entwicklungsbedarf:

- Die Liegezeiten werden weiter verkürzt.
- Die Ressourcen werden knapper.
- Die Stationen werden umstrukturiert.
- Neue Aufgabenschwerpunkte entstehen.
- Medizinische Entwicklungen erfordern neue Konzepte.

Vor dem Hintergrund dieser Anforderungen wird sich die Zeit, in der Entwicklungen stattfinden, verkürzen. Der Entwicklungsprozeß wird an Dynamik zunehmen. Um so notwendiger erscheint ein regelmäßiges Innehalten, Reflektieren und Neuorientieren im Pflegeentwicklungsprozeß.

Nach 10 Jahren sollte das Leitbild überprüft und bei Bedarf aktualisiert werden. Die Bezugspflege bedarf einer kritischen Überprüfung und Neugestaltung.

2.2 Einarbeitung neuer Mitarbeiter

Elke Malitz und Bärbel Uhlmann

Eine gezielte, stufenweise Einarbeitung soll dem neuen Mitarbeiter helfen, sich in das Arbeitsteam zu integrieren und selbständig und eigenverantwortlich im neuen Arbeitsbereich tätig zu werden.

Im folgenden werden Einarbeitungsphasen beschrieben, die als Orientierung dienen sollen.

Darüber hinaus stehen für die Einarbeitung im GKH auch Checklisten zur Verfügung. Auf ihren Abdruck wird jedoch verzichtet, da sie fortlaufend inhaltlich und strukturell überarbeitet werden.

Grundsätzlich sei noch anzumerken, daß ein Einarbeitungskonzept nicht als starres Instrument angesehen werden darf; es muß sich an der Entwicklung in der Pflege orientieren und bedarf einer stetigen Erneuerung.

2.2.1 Bewerbungsphase

Vorstellungsgespräch

Hierbei findet die erste persönliche Kontaktaufnahme zwischen dem Bewerber und der PBL bzw. GfP statt.

Ziele. Das Vorstellungsgespräch verfolgt folgende Ziele: Austausch über Zielsetzung des Gemeinschaftskrankenhauses, insbesondere des Pflegebereichs, Herausfinden des Interesses und der Motivation des Bewerbers, gegenseitige Darstellung der Erwartungen.

Hospitation

Diese erfolgt in der Pflegegruppe (mindestens 2 Tage), d.h. in einer Früh- und einer Nachmittagsschicht.

Ziele. Der Bewerber lernt den neuen Arbeitsbereich und die zukünftigen Kollegen kennen und kann sich ein erstes Bild vom neuen Wirkungsbereich machen. Die Mitarbeiter der Pflegegruppe gewinnen einen Eindruck von seiner Persönlichkeit und der fachlichen Kompetenz.

Hospitationsauswertung

Diese erfolgt mit Bewerber und examinierten Mitarbeitern der Pflegegruppe. Das Gespräch wird durch die PBL geleitet.

Ziele. Die Hospitationsauswertung dient dem gegenseitigen Austausch der Eindrücke von Bewerber und examinierten Mitarbeitern der Pflegegruppe. Es erfolgt eine Absichtserklärung bezüglich der zukünftigen Zusammenarbeit.

2.2.2 Einarbeitungsphase

Erster Arbeitstag

Ziel ist es, daß die neuen Mitarbeiter eines oder mehrerer Fachbereiche außerhalb des Stationsablaufs eine erste Einführung durch die PBL erhalten.

Inhalte

Die Einarbeitungsphase beinhaltet:

- Prinzipien der Bezugspflege,
- Einführung in das Dokumentationssystem,
- Aufnahme-, Verlegungs- und Entlassungsmodalitäten,
- Tagesablauf in der Pflegegruppe,
- Handhabung des Pflegehandbuchs,
- Hausführung.

Ziele

Die neuen Mitarbeiter erhalten eine erste Information über die organisatorischen und administrativen Aufgaben und können sich mit der neuen Arbeitsorganisation und ihren inhaltlichen Bezügen befassen.

Einarbeitung in der Pflegegruppe

Der neue Mitarbeiter erhält während der Einarbeitungsphase einen examinierten Pflegenden als feste Bezugsperson.

Ziele

Beispiel einer begleiteten Einarbeitung

1. Woche. Spätdienst mit einem examinierten Pflegenden. Beide betreuen gemeinsam eine Patientengruppe.

In der begleiteten Einarbeitung lernt der neue Mitarbeiter Schritt für Schritt seinen neuen Aufgaben- und Verantwortungsbereich kennen.

2. Woche. Frühdienst: Beide Mitarbeiter betreuen gemeinsam eine Patientengruppe. Der neue Mitarbeiter übernimmt jetzt einige Patienten in selbständiger Betreuung. Es bleibt Zeit für gemeinsames Arbeiten. Ein Auswertungsgespräch wird vorgenommen.

In den Auswertungsgesprächen wird die gemeinsame Arbeit reflektiert und konstruktive Kritik ausgetauscht. Die PBL kann begleitend daran teilnehmen.

3.–7. Woche. Ein fester Einarbeitungstag pro Woche mit Auswertungsgespräch.

8.–11. Woche. Selbständiges Arbeiten mit Auswertungsgespräch.

12. Woche und danach. Zusammenarbeitstage auf Anfrage.

Inhalte

Die Einarbeitung läßt sich in gruppenspezifische und allgemeine Inhalte und Informationen gliedern:

Pflegegruppenspezifische Inhalte

Grundlage hierfür ist die Checkliste zur Einarbeitung der jeweiligen Pflegegruppe. Mit Hilfe von sog. Einarbeitungsstufen wird der neue Mitarbeiter schrittweise an die neuen Aufgaben herangeführt:

- A = Tätigkeit wurde erklärt.
- B = Tätigkeit wurde unter Aufsicht durchgeführt.
- C = Tätigkeit wird sicher beherrscht und kann an andere weitervermittelt werden.

Durch die Checklisten gewinnt der neue Mitarbeiter einen Überblick und kann sich selbst Teilziele setzen.

Allgemeine Inhalte und Informationen

Informationsgebiete sind

- der Arbeitsplatz,
- der Therapiebereich,
- der Diagnostikbereich,
- der Versorgungsbereich,
- der Verwaltungsbereich,
- das Verhalten im Notfall.

Differenzierte Checklisten zu den einzelnen Bereichen werden fortlaufend erarbeitet.

Ziele

Der neue Mitarbeiter kennt die Räumlichkeiten und ist über organisatorische Abläufe in der Zusammenarbeit mit den einzelnen Bereichen informiert.

2.2.3 Einführungskurs für den Pflegebereich

Der Einführungskurs bildet die Basis für die Fortbildung im Pflegebereich des GKH. Die Teilnahme ist für neue Mitarbeiter Pflicht.

Dauer. Der Einführungskurs dauert 9 Tage, ganztägig, in 2 Blöcken.

Termine. Die Kurse finden 3mal pro Jahr statt.

Organisation und Gestaltung. Verantwortlich für die Einführungskurse sind Fortbildungsbeauftragte für den Pflegebereich.

Ziele. Kursziel ist die *Einführung* in

- spezielle Pflegemethoden (rhythmische Einreibungen, Kompressen, Wickel, medizinisch-therapeutische Bäder, spezielle Methoden der Waschung),
- die Pflege Schwerkranker,
- den Umgang mit Verstorbenen,
- die Pflegeplanung,
- die hausinterne Pflegedokumentation.

Weitere *Aspekte* der Einführung sind:

- Erweiterung der Pflege durch die Anthroposophie,
- Biographik,
- künstlerische Therapie,
- Leitbild der Pflege.

Kenntnisse werden vermittelt über

- den Entwicklungsprozeß der Pflege am GKH,
- den Bereich der Krankenhausseelsorge,
- das Ausbildungsinstitut für Krankenpflege.

2.2.4 Berufsübergreifende Einführung

Es wird angestrebt, alle Mitarbeiter zu informieren über:

- die Entstehung des GKH,
- die Strukturen des GKH,
- die Arbeit des Trägervereins,
- die Arbeit des Vertrauenskreises,
- die anderen Berufsgruppen und deren Aufgabenbereiche.

Termine. Die berufsübergreifende Einführung findet 2mal pro Jahr statt.

2.2.5 Probezeit

Gemäß Arbeitsvertragsrichtlinien gilt eine Probezeit von 6 Monaten als vereinbart.

Zwischengespräch

Ein Zwischengespräch erfolgt nach etwa 3 Monaten. Der neue Mitarbeiter definiert seinen Einarbeitungsstand. Mit Hilfe seiner Kollegen (besonders der Bezugsperson) werden Stärken und Schwächen formuliert und ggf. gezielte Hilfestellungen vereinbart.

Probezeitendgespräch

Dieses Gespräch findet nach etwa 6 Monaten statt. Daran nehmen der neue Mitarbeiter, seine Bezugsperson und andere Kollegen teil. Die PBL übernimmt die Gesprächsführung.

Zum Abschluß der Einarbeitungsphase reflektieren der neue Mitarbeiter und seine Kollegen die vergangenen 6 Monate und äußern sich zu ihrer künftigen Zusammenarbeit. Sie formulieren ihre Erwartungen und Ziele für das nächste Jahr.

2.2.6 Arbeitsmedizinische Vorsorgeuntersuchungen

JOHANNES BARTSCH

Untersuchungen im Rahmen der arbeitsmedizinischen Vorsorgeuntersuchungen durch den Betriebsarzt sind für alle Mitarbeiter, die unmittelbar mit den Patienten in Kontakt treten, zwingend vorgeschrieben. Im Gemeinschaftskrankenhaus ist darüber hinaus eine betriebsärztliche Untersuchung für alle neuen Mitarbeiter vorgesehen. Die Untersuchungen dienen der Früherkennung von Risiken, welche sich aus dieser Tätigkeit ergeben, und somit auch der Sicherheit jedes einzelnen Mitarbeiters.

Je nach Aufgaben- und Tätigkeitsgebiet werden im Laufe der Beschäftigung in bestimmten Zeitabständen Nach- bzw. Kontrolluntersuchungen durchgeführt. Das Nähere regelt die Unfallverhütungsvorschrift VBG 103 der Berufsgenossenschaft für Gesundheitsdienst und Wohlfahrtspflege. Die Untersuchungen werden durch einen betriebsärztlichen Dienst hier im Hause durchgeführt. Die Erkenntnisse aus diesen Untersuchungen sind nur ihm zugänglich, die Untersuchungskosten werden durch das GKH übernommen.

Die Koordinierung der Untersuchungen wird durch eine Mitarbeiterin der Personalabteilung vorgenommen.

2.2.7 Qualifikationsbogen

FRANZ SITZMANN

Der ausscheidende Mitarbeiter erhält den Qualifikationsbogen anläßlich seiner Kündigung oder im Hinblick auf eine Zwischenbeurteilung.

Es ist Aufgabe des ausscheidenden Mitarbeiters, im Teamgespräch am Ausfüllen des

Bogens mitzuwirken. Liegt der ausgefüllte Bogen 4 Wochen vor Abschluß der Mitarbeit in der GfP/PBL vor, so kann er bei der Abfassung des endgültigen Arbeitszeugnisses Verwendung finden.

Uns liegt daran, die Zeugnisse persönlich zu gestalten. Wir bitten unsere Mitarbeiter deshalb, allgemeine Eindrücke, wie z.B. „gut, befriedigend" usw., möglichst zu vermeiden. Außerdem bitten wir, zur Vervollständigung des Gesamtbildes bei dem betreffenden Menschen auch Unvollkommenheiten zu erwähnen, damit dieser Mitarbeiter erfahren kann, woran er noch konkret arbeiten muß (s. Übersicht). In das Zeugnis werden selbstverständlich keine negativen Beurteilungen geschrieben.

Beobachtungskriterien für den Qualifikationsbogen

Auf folgende Kriterien wird besonders eingegangen:

1. Art der Tätigkeit, Fachgebiet, Aufgabenkreis.
2. Berufskenntnisse, Berufserfahrung.
3. Persönliche Erscheinung.
4. Eignung, Talent (z.B. Wahrnehmungsvermögen für die Bedürfnisse der Patienten oder einer ganzen Gemeinschaft, pflegerisches Geschick, technisches Geschick, Organisations-, Koordinations- und Integrationsfähigkeiten, persönliche Initiative, schöpferische Ideen, Fähigkeit zur sinnvollen Umsetzung eigener Vorstellungen, pädagogische Fähigkeiten, Menschenführung).
5. Arbeitsethos (Bereitschaft zur Verantwortung, Betriebsinteresse, Sinn für Loyalität, persönlicher Beitrag zum Arbeitsklima, Sorgfaltspflicht).
6. Fachliche Leistung (Einsatzbereitschaft, Zuverlässigkeit, Interesse. Selbständigkeit, Durchhaltevermögen, Belastbarkeit, Disziplin).
7. Charakter (Wesensart, Temperament).
8. Umgang mit Patienten.
9. Umgang mit Mitarbeitern.
10. Austrittsgrund.
11. Sonstige Bemerkungen.

2.3 Pflegeprozeß und Pflegedokumentation

ALMUT LEDWIG und ELKE MALITZ

Der Gebrauch des Begriffs „Pflegeprozeß" und die Diskussion dieses Konzepts begannen in den 60er Jahren in Nordamerika. Durch die WHO (Weltgesundheitsorganisation) wurde er 1983 in Europa als wesentliches Element eines mittelfristigen Programms für das Pflege- und Hebammenwesen eingeführt. Die WHO unterscheidet 4 Schritte im Pflegeprozeß:

- Einschätzung,
- Planung,
- Durchführung,
- Auswertung.

Nach Fiechter und Meier (1985) ist Krankenpflege als Problemlösungsprozeß wie folgt definiert:

„Der Krankenpflegeprozeß hat zum Ziel, auf systematische Art und Weise dem Bedürfnis des Patienten nach pflegerischer Betreuung zu entsprechen. Der Krankenpflegeprozeß besteht aus einer Reihe von logischen, voneinander abhängigen Überlegungs-, Entscheidungs- und Handlungsschritten, die auf eine Problemlösung, also auf ein Ziel hin ausgerichtet sind und im Sinne eines Regelkreises einen Rückkoppelungseffekt (Feedback) in Form von Beurteilung und Neuanpassung enthalten."

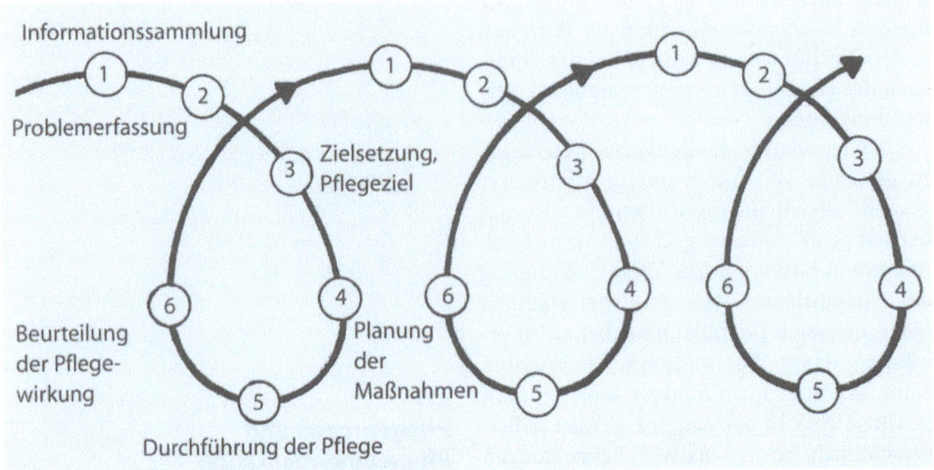

Abb. 2.1. Der Pflegeprozeß (1 Informationssammlung, 2 Problemerfassung, 3 Zielsetzung, Pflegeziel, 4 Planung der Maßnahmen, 5 Durchführung der Pflege, 6 Beurteilung der Pflegewirkung)

Das Resultat der Pflege wird am Pflegeziel gemessen. Wenn das Ziel erreicht wird, ist der Vorgang beendet. Kommen aber Abweichungen vom gesetzten Ziel vor oder treten neue Probleme auf, so beginnt der Prozeß von neuem.

Der Krankheitsverlauf eines Patienten weist in der Regel verschiedene Phasen auf und geht über einen längeren Zeitraum. Er muß als Entwicklungsprozeß gesehen werden, der auch als Spirale dargestellt werden kann (Abb. 2.1).

Mit der Pflegeplanung wird der eigenständige Stellenwert pflegerischen Handelns in einem therapeutischen Team deutlich. Dabei ist zu bedenken, daß erst die Zusammenfassung von Behandlungs- und Pflegeplanung zu gemeinsamer „Gesundheitsplanung" des therapeutischen Teams als ganzheitlich bezeichnet werden kann. Um eine am Patienten orientierte Krankenpflege zu fördern, wird den Mitarbeitern des Gemeinschaftskrankenhauses die Ablösung von der funktionellen Pflege ermöglicht. Die Aufgaben der einzelnen Pflegenden im angestrebten Bezugspflegesystem sind unterschiedlich.

Die Pflegenden, die den engsten Kontakt zum Patienten haben, sind die primären pflegerischen Bezugspersonen, die dem Patienten gegenüber eine hohe persönliche Verantwortung haben. Man könnte auch (nach Fiechter u. Meier) sagen, daß Bezugspflege eine Beziehung zwischen Pflegendem und Patient ermöglicht und dadurch eine Atmosphäre des Vertrauens schafft, die Pflege erst wirksam werden läßt. Pflegeplanung und Pflegedokumentation dienen als hilfreiche Strukturelemente für die eigene tägliche Arbeit und als Übersichts- und Informationshilfe für andere Pflegende. Darüber hinaus hat Pflegedokumentation – und auch die Dokumentation ärztlicher und therapeutischer Aktivitäten – noch eine weitere, zunehmend wichtiger werdende Dimension: In *§ 17a des KHG (Krankenhausfinanzierungsgesetz)* regelt der Gesetzgeber seit dem 1. Januar 1995 den „Abbau von Fehlbelegungen".

Hier heißt es in Abs. 1:

„Der Krankenhausträger stellt sicher, daß keine Patienten in das Krankenhaus aufgenommen werden oder dort verbleiben, die nicht oder nicht mehr der stationären Krankenhausbehandlung bedürfen."

Und weiter in Abs. 2:

„Die Krankenkassen wirken ... durch gezielte Einschaltung des medizinischen Dienstes ... darauf hin, daß Fehlbelegungen vermieden werden. Zu diesem Zweck darf der medizinische Dienst ... Einsicht in die Krankenunterlagen nehmen.... (Er) ... hat der Krankenkasse das Ergebnis der Begutachtung ... mitzuteilen."

Nur eine sorgfältige Dokumentation wird ermöglichen, daß Krankenhäuser bei Überprüfung einer Fehlbelegungsquote die Notwendigkeit der erbrachten Leistungen eindeutig nachweisen können. Als zusammenfassendes Orientierungsmerkmal wird hier die Eingruppierung nach der Pflegepersonalregelung (PPR) sicherlich auch zukünftig bedeutend sein.

Im folgenden werden die im Gemeinschaftskrankenhaus schon angelegten Elemente des Pflegeprozesses und der Pflegedokumentation beschrieben.

2.3.1 Aufnahmegespräch und Pflegeanamnese

Um eine gute Aufnahme des Patienten zu gewährleisten, sollte eine Reihe von Fragen bedacht werden.

2.3.1.1 Fragen vor der Aufnahme eines Patienten

Bereits vor der Aufnahme sollten die folgenden Fragen geklärt werden:

1. Wie viele Personen sind für die Aufnahme eines Patienten zuständig?
2. Wann und wie erfahre ich, daß ein Patient aufgenommen wird?
3. Kommt der Patient direkt auf die Station?
4. Nach welchen Kriterien wird entschieden, in welches Zimmer der Patient kommt?
5. Welche Informationen sind für den Patienten erforderlich?
6. Kann sich der Patient nach meinen Informationen zurechtfinden?
7. Habe ich Vorurteile durch Vorinformationen?

2.3.1.2 Fragen in bezug auf den einzelnen Patienten

Mit Blick auf den einzelnen Patienten stellen sich bei der Aufnahme weitere Fragen:

1. Müssen Angehörige von der Aufnahme des Patienten informiert werden?
2. Bedenke ich, daß sich der Patient in einer Ausnahmesituation befindet?
3. Muß der Patient lange auf sein Bett warten?
4. Was kann ich tun, damit die Bürokratie den Patienten so wenig wie möglich belastet?
5. Habe ich Vorinformationen über den Patienten?
6. Habe ich mir Informationen über den Patienten von Angehörigen erfragt?
7. Habe ich den Patienten in sein Zimmer gebracht und den Mitpatienten vorgestellt?
8. Bevormunde ich den Patienten beim Einrichten?
9. Muß der Patient sofort ins Bett?
10. Wie ist das Erscheinungsbild des Patienten?
11. Welche Auffälligkeit habe ich am Patienten beobachtet?
12. Werden die Wünsche und Bedürfnisse des Patienten berücksichtigt?

13. Kann ich nachempfinden, wie sich der Patient fühlt?
14. Habe ich den Patienten darüber informiert, warum ein Aufnahmegespräch geführt wird?
15. Wann hat der Patient die letzte Mahlzeit zu sich genommen?
16. Was weiß der Patient von seiner Krankheit?
17. Welche Einstellung hat er dazu?
18. Warum kommt der Patient jetzt ins Krankenhaus?
19. Konnte er sich hierauf vorbereiten?
20. Sind irgendwelche Dinge zu regeln, und inwieweit benötigt der Patient dabei unsere Hilfe?
21. Hat der Patient bereits gute oder schlechte Krankenhauserfahrung?
22. Was erwartet er von der Behandlung?
23. Bestehen Vorerkrankungen?
24. Welche Interessen und Hobbys hat der Patient?
25. Möchte der Patient mit einem der Geistlichen über Lebens- und Schicksalsfragen sprechen?
26. Hat der Patient im Moment besondere Wünsche oder Fragen?
27. Habe ich die Kollegen und Kolleginnen über den neuen Patienten ausreichend informiert?

Die Aufstellung dieser Fragen und Überlegungen ist selbstverständlich nicht vollständig und sollte auf keinen Fall in dieser Form „abgefragt" werden. Die Fragen bieten jedoch Anhaltspunkte für den Verlauf und den Inhalt des Aufnahmegesprächs.

Als Pflegender sollten Sie ferner bedenken, daß der neue Patient Ängste haben kann:

- vor der neuen Umgebung,
- vor den fremden Menschen,
- davor, den fremden Menschen lästig zu werden,
- davor, seine Gewohnheiten nicht beibehalten zu können,
- davor, seine Intimsphäre zu verlieren,
- davor, allein gelassen zu werden,
- vor der Ungewißheit des Krankheitsverlaufs,
- vor der Ungewißheit in bezug auf die Versorgung seiner Familie,
- vor beruflichem und finanziellem Abstieg,
- vor der Diagnose,
- vor dem Sterben.

2.3.1.3 Aufnahmegespräch

Im Rahmen der Bezugspflege sollte das Aufnahmegespräch vom Primärpflegenden geführt werden. Dafür bieten sich folgende Anknüpfungspunkte an:

- das Ausfüllen der Essenkarte und die damit verbundenen Fragen,
- das Einweisen in das Zimmer und andere Räumlichkeiten,
- Fragen des Patienten zu bestimmten Dingen, wie z.B. Untersuchungen, Tagesablauf usw.

Der Patient sollte Informationen über die Pflegestruktur, den Tagesablauf sowie die Erwartungen an seine Mitarbeit bei den Therapien unter Berücksichtigung seiner individuellen Möglichkeiten erhalten. Eventuell sollte ein pflegegruppenbezogenes Informationsblatt für den Patienten bereitgehalten werden!

Der gedankliche Austausch im Aufnahmegespräch gibt dem Patienten das Gefühl, daß sich der ihm namentlich bekannte Bezugspflegende wirklich um ihn kümmert und daß er gut aufgehoben ist. Der Pflegende lernt den Patienten kennen und kann dann unter Berücksichtigung des Krankheitsbildes, der zusätzlichen Behinderungen, der ärztlichen Anamnese und Diagnose sowie der therapeutischen Anordnungen das Pflegeziel formulieren, den Pflegebedarf ermitteln und eine gezielte, patientenorientierte Pflegeplanung erstellen.

Das erste Gespräch ist in erster Linie als Kontaktaufnahme gedacht und sollte kein Abfragen von Fakten sein. Es soll eine Aussage darüber ermöglichen, wie der Patient sich fühlt und ob es ein aktuelles Problem gibt, das ihn bedrückt.

Bei den pflegeabhängigen Patienten müssen evtl. weitere Informationen eingeholt werden (durch Bericht des Patienten, der Angehörigen oder durch eigene Beobachtung), die für die Pflege wichtig sind. Bei Schwerkranken daran denken, zu gegebenem Zeitpunkt den Angehörigen das Faltblatt „Über den Tod hinaus. … Aufbahrung und Verabschiedung im Gemeinschaftskrankenhaus Herdecke“ auszuhändigen (s. Anhang B5).

Das Einverständnis des Patienten vorausgesetzt, wird er bei einer entsprechend guten körperlichen Verfassung gebeten, Arbeiten, die seine Person betreffen, selbst zu übernehmen, z. B. sein Bett zu machen, Blumen zu pflegen usw.

Auf keinen Fall darf die Aufnahme des Patienten als abgeschlossen angesehen werden, wenn der Patient in sein Zimmer geführt wurde. Sie umfaßt vielmehr einen je nach Einzelfall unterschiedlich langen Zeitraum, bis sich der Patient eingelebt hat.

Unser Ziel ist es, am ersten oder spätestens am zweiten Tag der Aufnahme mit jedem Patienten ein ausführliches Aufnahmegespräch zu führen.

2.3.1.4 Pflegeanamnese

Ein gut geführtes Aufnahmegespräch gibt den Pflegenden die Möglichkeit, den Patienten in seiner Gesamtheit zu erleben, ihn als Persönlichkeit mit seinem sozialen Hintergrund kennenzulernen und seine Bedürfnisse soweit wie möglich in Pflege und Therapie zu berücksichtigen.

Im Pflegeanamnesebogen können dann die Informationen (z.B. für andere Pflegende, Therapeuten oder den diensthabenden Arzt) auf einen Blick erfaßt werden.

Die für die Pflegeanamnese angebotenen Formulare (Abb. 2.2) orientieren sich an dem Modell der „Aktivitäten des täglichen Lebens“ (ATL). Dieses von N. Roper entwickelte Konzept ist nicht nur krankheitsorientiert, sondern ermöglicht auch das Erfassen persönlicher Bedürfnisse und Gewohnheiten. Es erleichtert die Pflegeplanung, da der pflegerische Handlungsbedarf erkennbar wird, und hilft bei der Planung und Durchführung der Pflegehandlungen und der Überprüfung der Pflegeergebnisse. Im Pflegeanamnesebogen können den pflegerischen Problemen, die während des Aufnahmegesprächs oder der Pflege von der Pflegeperson wahrgenommen und dokumentiert werden, gezielt die pflegerischen Maßnahmen zugeordnet werden.

Beobachtungskriterien im Rahmen der Pflegeanamnese

1. Bewußtsein

Psychische Situation

- Patient „steht mitten im Leben“.
- Patient sorgt sich um seine Zukunft.
- Patient hat ein Verhältnis zur Krankheit.
- Hat der Patient Angst?
- Wie ist die Stimmung des Patienten?

Physiologische Betrachtung

- Halluzinationen (z.B. optisch oder akustisch),
- Amnesie,
- Delirium,

Bezugspflegende/r: **PFLEGESTATUS** vom: Blatt-Nr.: Gemeinschaftskrankenhaus Herdecke

Adressette, groß

Familienstand:

im Notfall verständigen:

Telefon:

1) Bewußtsein: ❍ wach ❍ somnolent ❍ komatös

❍ orientiert ❍ desorientiert

2) Kommunikation: (sehen, hören, sprechen, schmecken, riechen, tasten, Gestik/Mimik)

3) Atmung:

Kreislauf:

Temperatur:

4) Mobilität: ❍ selbst. ❍ eingeschr. ❍ bettlägerig

5) Körperpflege: ❍ selbst. ❍ Teilw. ❍ Ganzw.

Erstaufnahme:				Verlegung von:
Wiederaufnahme:				Entlassung am:
Notaufnahme:				Reanimation:
Pflegekategorie:				
Dat.	1	2	3	

Therapie- und Pflegeziel/Was erwartet der Patient?

5) Hautbeschaffenheit:

6) Schmerz:

7) Schlaf:

8) Essen/Trinken:

Kostform:

9) Ausscheidung:

Diagnosen: ▼

Zusatzerkrankungen: ▲

Allergien:

Antikoagulation:

10) Soziale Situation/Biographie/Religion/bes. Interessen

11) Prothesen / Brille / Hörgerät etc.:

12) Besonderes:

Abb. 2.2. Pflegedokumentation im Bezugspflegesystem

- Anfall, ggf. Anfallsbeschreibung,
- Merkfähigkeit vermindert, verwirrt (örtlich oder zeitlich), zur eigenen Person nicht orientiert,
- Patient wirkt zerfahren, sprunghaft, distanziert oder distanzlos.

Selbsteinschätzung

- Ist der Patient sich seiner Situation bewußt?
- Wie geht der Patient damit um?

2. Kommunikation

Mitteilungsart

- Wie teilt der Patient sich mit?
- Bedürfnis des Patienten nach Kommunikation?
- Gibt es Anhaltspunkte für eine notwendige einheitliche Umgangsform der Pflegemitarbeiter?

Hören

- Versteht der Patient richtig?
- Schwerhörigkeit, Hörgerät.

Sprechen

- Muttersprache,
- Sprachstörungen wie Aphasie, Dysarthrie (z.B. leise, monoton, unverständlich, undeutlich, verwaschen, klobig).

Sehen

- Kurz- oder Weitsichtigkeit, Brille,
- Patient sieht verschwommen, Doppelbilder, Hemianopsie, Blindheit, Fotosensibilität.

Fühlen

Bestehen Sensibilitätsstörungen, z.B. pelziges Gefühl, Kribbeln, „Ameisenlaufen", gestörtes Temperatur- und Schmerzempfinden?

Gestik/Mimik

Gibt es Auffälligkeiten?

3. Atmung, Kreislauf, Temperatur

Es sollen keine aktuellen Vitalzeichen eingetragen werden.

Atmung

- Erschwert durch ...,
- beschleunigt oder verlangsamt,
- flach oder tief,
- Atemtyp, Atemnot, Atembehinderung.

Kreislauf

- Hypertonie, Hypotonie;
- Puls:
  - arrhythmisch,
  - verlangsamt/beschleunigt,
  - Qualität des Pulses;
- Schwindel bei Lagewechsel;
- Ödeme;
- subjektives Empfinden des Patienten: schlapp, müde, schwindelig bei Belastungen, Kopfdruck bei hohem oder niedrigem Blutdruck;
- objektive Werte, sofern sie Konsequenzen für die Krankenpflege haben.

Temperatur

- Der Patient schwitzt oder friert leicht.
- Die Extremitäten sind kalt oder warm.
- Fieber: Hier soll nicht nur die mit dem Fieberthermometer zu ermittelnde, objektive Körpertemperatur angegeben werden, sondern auch das subjektive Wärme- oder Kälteempfinden des Patienten. So fühlt sich beispielsweise ein gelähmter Patient kalt, obwohl er eine normale Körpertemperatur hat. Das gleiche kann für einen krebskranken Patienten gelten. Temperatur ggf. am ersten Tag 3mal messen, um Tagesschwankungen zu dokumentieren.

4. Mobilität

- Bewegung und Einhaltung einer gewünschten Lage;
- Beurteilung des Gehens;
- Beurteilung des Sitzens (verkrampfte Sitzhaltung);
- Beurteilung des Liegens, des Lagewechsels (Ist es dem Patienten möglich, die Seiten zu wechseln, oder liegt er fest auf dem Rücken?);
- Bewegungsablauf: fließend, Ruhetremor, Intentionstremor, überschießende Bewegungen;
- Ataxie, Akinese, Lähmungen, Spastik, Apraxie;
- Patient benötigt Hilfe beim Hinlegen, Drehen im Bett, Aufstehen, Gehen bei kurzen bzw. langen Strecken, Treppensteigen;
- Muß der Patient gelagert werden?
  - Welche Art der Lagerung?
  - Wie oft?
  - Welche Hilfsmittel?
- Benötigt der Patient Hilfsmittel wie Gehstock, Rollstuhl usw.?
- Ist der Patient mit den Hilfsmitteln unabhängig?
- Ist der Patient korpulent oder kachektisch?

5. Körperpflege

Notwendiges Ausmaß der Unterstützung in Bezug auf

- die Quantität (Teilwaschung oder Ganzwaschung) und
- die Qualität der Körperpflege.

Dabei kann die Pflegeperson eine andere Auffassung von der Notwendigkeit der Körperwaschung im Hinblick auf Krankheitssituation und Hygiene haben als der Patient.

Unterstützung der Körperpflege

Bei der Unterstützung der Körperpflege sind zu bedenken:

- Grad der Selbständigkeit,
- Pflegezustand,
- Körperreinigung und Körperschutz,
- vom Patienten zu Hause benutzte Pflegemittel,
- Baden oder Duschen,
- Haarwäsche,
- Zustand der Haut (trocken, feucht, gerötet),
- Zahnprothese.

6. Schmerzen

- Wo?
- Welcher Art?
- Wie oft?
- Wie stark?
- Wann?
- Auslöser?
- Dauer?
- Vorhandene Wunden?
- Was hilft gegen die Schmerzen?

7. Schlaf

Gewohnheiten

- Zeiten, Dauer,
- Mittagsschlaf.

Schlafstörungen

- Einschlaf- und/oder Durchschlafstörungen?
- Ist der Schlaf flach oder tief?
- Was stört oder hilft beim Schlafen?
- Tag-Nacht-Umkehr?

Schlafmittel

- Welche?
- Wie oft?
- Wie lange?

8. Essen und Trinken

- Diät,
- Vorlieben,
- Appetit,
- Durst,
- Einfuhrmenge,
- Schluckstörungen,
- Magensonde,
- parenterale Ernährung,
- Empfindungsstörung im Geruchs- oder Geschmackssinn,
- Selbständigkeit beim Essen und Trinken,
- benötigte Hilfe beim Richten der Mahlzeiten oder bei der Nahrungsaufnahme: Glas, Schnabelbecher oder Strohhalm.

9. Ausscheidung

Stuhl

- Obstipation,
- Diarrhö,
- Inkontinenz,
- imperativer Drang.

Urin

- Menge,
- Inkontinenz,
- Harnverhalt,
- häufiges Wasserlassen,
- Nykturie (Menge),
- Dauerkatheter, suprapubischer Dauerkatheter.

Menstruation

- Schmerzhaft, regelmäßig,

Speichelfluß

Sputum

- Menge und Konsistenz,
- Farbe.

Tränenfluß

Perspiratio

- Beschleunigt,
- Mund- oder Nasenatmung,
- Schweiß.

10. Soziale Situation, Biographie/Religion/besondere Interessen

- Familienstand, Kinder,
- Freundeskreis,
- Besuch für den Patienten,
- Vereinsmitgliedschaft oder ähnliches,
- Selbsthilfegruppe,
- Berufstätigkeit,
- Heimunterbringung (Wohnbereich, Pflegestation),
- ambulante Krankenhilfe, Haushaltshilfe,
- Konfession,
- Wunsch nach religiöser Betreuung,
- kirchliches Umfeld,
- Hobbys oder andere Beschäftigungen.

11. Prothese, Brille, Hörgerät usw.

12. Besonderes

- Besonderheiten, sonstiges,
- allgemeines Erscheinungsbild des Patienten,
- besondere tägliche Termine,
- Einbeziehung und ggf. Anleitung der Angehörigen in speziellen Pflegemaßnahmen,
- selbständige Medikamenteneinnahme.

Je nach Fachdisziplin müssen die Beobachtungskriterien ergänzt werden. Beobachtungsmerkmale, auf die während der pflegerischen Betreuung besonders zu achten ist, sind gruppenintern abzusprechen.

2.3.2 Pflegeplanung und Pflegedokumentation

Um den unterschiedlichen Ansprüchen von Medizin und Pflege an ein Dokumentationssystem gerecht zu werden, wurden für die Gruppen, die nach dem Bezugspflegesystem arbeiten, neue Formulare entwickelt. Dieses Pflegesystem stellt neue Anforderungen an das Dokumentationssystem im Hinblick auf Patientenorientiertheit (Einzelmappen, geplante Pflege, Pflegeplanung) und Auswertungsmöglichkeiten (Evaluation) für die Pflege. Einen ersten Eindruck können die Formulare in Abb. 2.2–2.4 geben.

2.3.2.1 Erkennen und Formulieren von Pflegeproblemen und Ressourcen

Pflegeprobleme und Ressourcen des Patienten werden nach seiner Aufnahme ins Krankenhaus bei der Erhebung der Pflegeanamnese erfaßt und auf dem jeweils benutzten Pflegeanamnesebogen notiert. Diese Informationssammlung hilft dem zuständigen Pflegenden, die Probleme, die für die Pflegeplanung von Bedeutung sind, zu erkennen und zu ordnen. Gleichzeitig werden die Ressourcen erfaßt, die zur Lösung der Probleme hilfreich sein können. Der Begriff „Ressource" meint die Möglichkeiten und Kräfte, die einem Menschen zur Verfügung stehen, um seine Einschränkungen zu kompensieren.

2.3.2.2 Formulieren von Pflegezielen

Eine planvolle, zielgerichtete Pflege erfordert Klarheit über die zu erreichenden Ziele. Pflegeziele ergeben sich einerseits aus der Problemanalyse, andererseits aus den Möglichkeiten des pflegerischen Handelns. Man unterscheidet:

- Fernziele, die übergeordnet für den Krankenhausaufenthalt und darüber hinaus gültig sind,
- Teilziele, die kleine erreichbare Fortschritte bezeichnen, sich auf kürzere Zeitabstände beziehen und sich direkt von Pflegeproblemen ableiten.

Pflegeziele sind damit zugleich auch Kriterien, um die Wirksamkeit der Pflege zu beurteilen.

2.3.2.3 Planung der pflegerischen Maßnahmen

Individuelle Pflegeplanung

Der Pflegeplan soll sich aus den Problemen des Patienten ableiten und den individuellen Bedürfnissen angepaßt sein. Er sollte mit dem Patienten besprochen und zeitlich geplant werden. Dazu wird evtl. zur besseren Orientierung des Patienten ein Stundenplan angelegt (Abb. 2.5).

Die pflegerischen Maßnahmen werden auf dem jeweils benutzten Formblatt notiert und bilden damit – auch für vorher nicht informierte Pflegende – eine Arbeitsgrundlage, die verbindlich ist.

Planungs- und Dokumentationsformulare zu speziellen Problemen

In bestimmten Bereichen, wie z.B. der Abteilung für Querschnittgelähmte, werden be-

Adresse, klein **MEDIZINISCHE DOKUMENTATION** (Konservativ) Blatt-Nr. Gemeinschaftskrankenhaus Herdecke

Bezugspflegende/r:

Verord. Datum	Untersuchungen Laboruntersuchungen ▼	durch-geführt	Tag/Monat	
			KH/OP-Tag	
			Temp.	mo
				mi
				ab
			Puls	mo
				mi
				ab
			RR	mo
				mi
				ab
			Kost	
			Einfuhr	oral
				infus
			Ausfuhr	Urin
				Erbr.
			Stuhlgang	
Verord. Datum	Andere Untersuchungen ▲	durch-geführt	...... Größe/Gewicht	

Verord. Datum	oral und rektal ▼	Stop	Verabreichungszeit mo | mi | ab | Nacht
Verord. Datum	infus., i.v., i.m., s.c., i.c. ▲	Stop	

Abb. 2.3. Pflegedokumentation im Bezugspflegesystem (medizinische Dokumentation)

Verord. Datum	Bedarfsmedikamente/-therapie + einmalige Med. Gaben ▼	Stop	Verabreichungs-Durchführungszeit											
Verord. Datum	Andere Therapien ▲	Stop												

PFLEGEPLANUNG

1. Bewußtsein
2. Kommunikation
3. Atmung, Kreislauf, Temperatur
4. Mobilität
5. Körperpflege/Haut
6. Schmerzen
7. Schlaf
8. Essen, Trinken
9. Ausscheidung
10. Soziale Situation
11. Prothesen/Brille/etc.
12. __________
13. __________
14. __________
15. __________

Datum	Pflegeproblem/Ressource Nr.:	Stop	Datum	Pflegeproblem/Ressource Nr.:	Stop	Datum	Pflegeproblem/Ressource Nr.:	Stop

Datum	Pflegeproblem/Ressource Nr.:	Stop	Datum	Pflegeproblem/Ressource Nr.:	Stop	Datum	Pflegeproblem/Ressource Nr.:	Stop

Datum	Nr.	Pflegemaßnahmen	Stop	Durchführungszeit mo	mi	ab	Nacht										

Abb. 2.3. (Fortsetzung)

BERICHTE			BERICHTE		
Datum		Hdz.	Datum		Hdz.

Abb. 2.4. Pflegedokumentation im Bezugspflegesystem (Berichte)

sondere Anforderungen an ein handhabbares und hilfreiches Dokumentationssystem gestellt.

Es hat sich als sinnvoll erwiesen, für spezielle Pflegeprobleme (Beispiel: Patienten kommen mit großflächigen Dekubiti zu uns, Patienten mit frischen Läsionen müssen ihren Abführrhythmus finden) besondere Bögen zu entwickeln. Sie bieten Platz für die gründliche Erfassung des Ist-Zustands, die Planung und Dokumentation der durchgeführten Maßnahmen und ermöglichen eine gute Beurteilung der Pflegewirkung, so daß die Verlaufskontrolle über einen längeren Zeitraum ermöglicht wird (s. Anhang B2, B3, B4).

Pflegebeispiele

Beispiele pflegerischen Handelns können Anregungen geben für Pflege auf einem formulierten Niveau bei bestimmten Erkrankungen, Symptomen (z.B. Hemiplegie) oder Pflegeproblemen (s. 2.9). Sie müssen dann im Einzelfall um die Bedürfnisse des jeweiligen Patienten erweitert werden. Typische pflegerische Tätigkeiten in bestimmten Bereichen können so standardisiert und in die Pflegeplanung einbezogen werden.

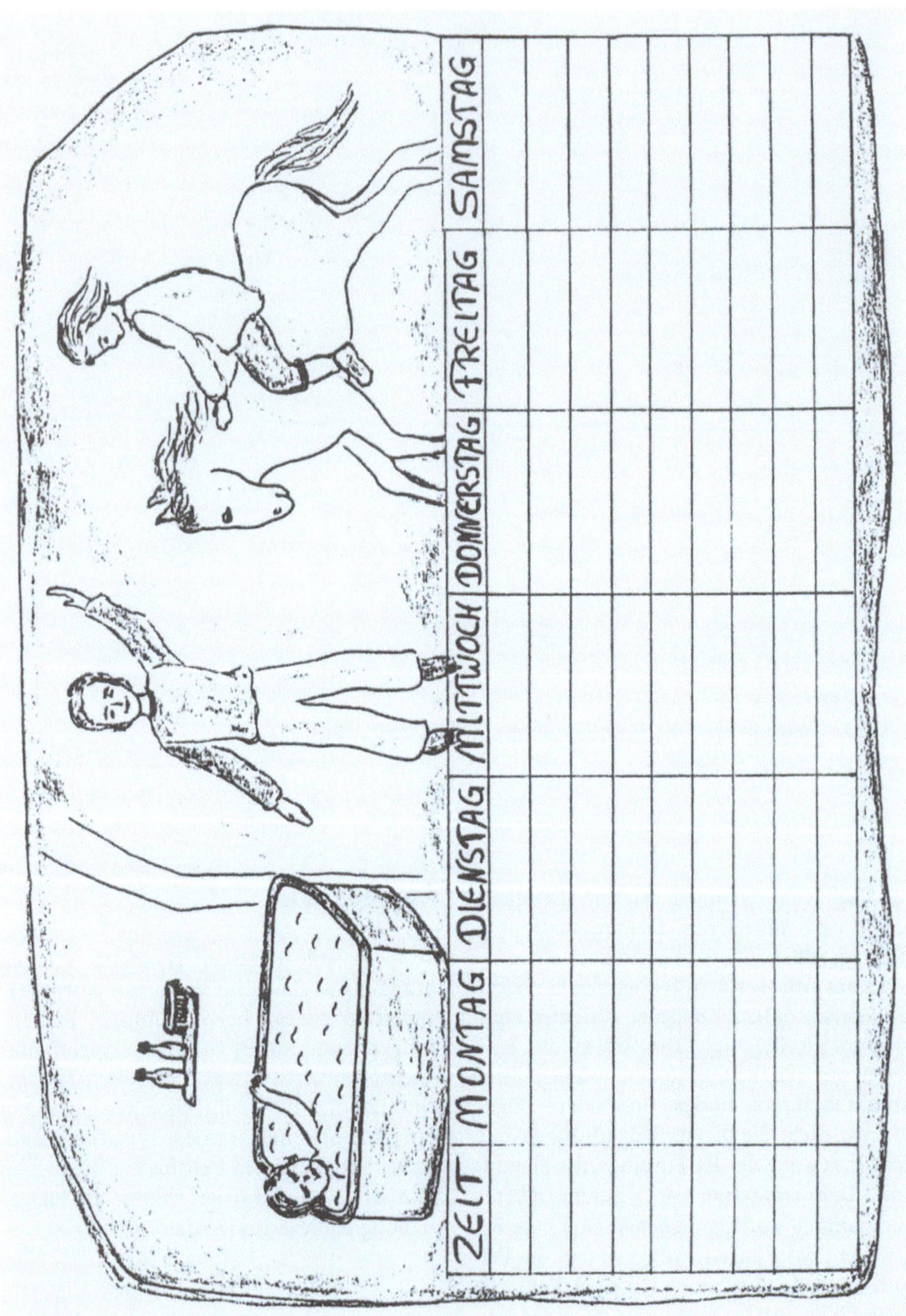

Abb. 2.5. Muster eines Stundenplanes (für Patienten)

Durchführung der Pflege

Die Durchführung der pflegerischen Maßnahmen wird in den beschriebenen Formblättern (s. Abb. 2.3) unterschiedlich festgehalten, z.B.:

- es wird nur das erste und das letzte Datum notiert, oder
- es wird täglich in einer Datumsspalte weiter „gestrichelt".

Wird eine geplante pflegerische Maßnahme nicht durchgeführt, kann dies, evtl. mit Begründung, im Bericht dokumentiert werden.

Beurteilung der Pflegewirkung

Damit die pflegerischen Maßnahmen nicht an den sich ändernden Bedürfnissen des Patienten vorbei geschehen, muß die Pflegewirkung regelmäßig überprüft werden. Wie groß das zeitliche Intervall sein sollte, kann nicht pauschal gesagt werden. Der Pflegende muß sich dabei auch am Befinden des Patienten orientieren.

Als Informationsquelle zur Überprüfung dient in erster Linie der *Pflegebericht.*

Hilfreich und übersichtlich ist die Zuordnung der Aktivitäten des täglichen Lebens (ATL) zu den Notizen des Berichts, d.h., die Notizen werden mit der Ziffer versehen, die der Numerierung in der Pflegeanamnese entspricht. Anhand der Ziffern wird deutlich, welche Pflegeprobleme jeweils im Vordergrund standen (Abb. 2.6).

Im Beispiel kann der veränderte *Bewußtseinszustand* (1) schnell erfaßt und ggf. mit den Notizen der Pflegeanamnese verglichen werden.

Die Aktivität *Essen und Trinken* (8) kann leicht in ihrem Verlauf nachvollzogen werden. Die dem augenblicklichen Zustand des Patienten angepaßten Änderungen (passierte Kost) werden verständlicher.

Die Reaktion auf die stark eingeschränkte *Mobilität* (4), hier „Schaumstoff im Bett", wird nicht nur unter pflegerischen Maßnahmen dokumentiert, sondern auch durch die vorausgegangenen Eintragungen erklärt.

Pflegeanamnese, Pflegebericht und Dokumentation der pflegerischen Maßnahmen erklären und ergänzen einander. Sie erleichtern Verlaufskontrolle, Erfassung des Ist-Zustands und der Veränderungen und ermöglichen dem Pflegenden eine schnelle Orientierung und dadurch eine gezielte Pflegeplanung.

Bei Langzeitpatienten oder Patienten, deren Zustand sich stark verändert, ist es sinnvoll, regelmäßig einen neuen Ist-Zustand zu erheben. Dazu kann ein weiteres Pflegeanamneseblatt (numeriert und mit Patientennamen und Datum versehen) in die Akte eingeheftet werden.

2.3.3 Verlegung oder Entlassung eines Patienten

Bereits bei der Aufnahme eines Patienten ist abzuschätzen, ob bei dem Patienten eine Überleitung in die ambulante Betreuung notwendig wird. In diesen Fällen ist daran zu denken, die Pflegenden aus der Überleitungspflege einzubeziehen (s. 3.12.2).

Aber auch sonst sind schon einige Tage vor der Entlassung manche Vorbereitungen nötig:

1. In einem *Abschlußgespräch* sollte mit dem Patienten gemeinsam überlegt werden, ob die Pflegeziele erreicht worden sind. Dabei sollten positive wie negative Aspekte zur Sprache kommen. Schließlich ist zu klären, was noch mit welcher Hilfe erreicht werden kann und ob es Ziele für die Zukunft gibt. Das Resultat des Gesprächs kann z.B. im Bericht schriftlich festgehalten werden.

BERICHTE

Datum			Hdz
V 20.12.	⑤	Körperpflege morg. im Bett durchgef.	
	①	Ist weiterhin sehr verwirrt	
	⑧	Ißt und trinkt aufgrund dessen wenig (s. Verlaufsbogen)	
		Bitte zu trinken anbieten	
	④	Stark gebückte Haltung im Stuhl	
	⑨	ließ morgens auf dem Topfstuhl Urin. Bitte wiederholt auf den Topfstuhl setzen und zum Wasserlassen auffordern	Hdz.
N	①	Verwirrt	
	⑧	s. Verlaufsbogen. Hat ohne Zahnprothese mit Hilfe etwas Milchsuppe gegessen	Hdz
NW 20./21.12	①	Patient war unruhig und ängstlich halluzinierte stark. Hat kaum auf Ansprache reagiert	Hdz.
V 21.12	⑧	Passierte Kost bitte mit Bonalat anreichern	
	④	Bis zum Mittag im Tagesstuhl gesessen	
	①	Seit dem Frühstück schläft sie und ist nur sehr schwer weckbar. Wenn sie wach ist, ist sie verwirrt und halluziniert	
	④	hat jetzt Schaumstoff im Bett	Hdz

Abb. 2.6. Pflegebericht mit Zuordnung der ATL-Ziffern

2. *Beratung* des Patienten und ggf. seiner Angehörigen im Hinblick auf das Krankheitsbild oder die Behinderung, z.B. über pflegerische Verrichtungen, äußere Anwendungen, Diäten, Selbsthilfegruppen, Sozialstationen (s. 7.14 und 7.15).
3. Erfolgt eine pflegerische Weiterbetreuung in einem anderen Krankenhaus, einem Reha-Zentrum, einem Altenpflegeheim oder durch Sozialstation oder Gemeindeschwester/-pfleger, sollte zur Information der Kollegen dort ein *Pflegebericht* verfaßt werden. Dieser Bericht sollte dem Patienten nach vorheriger telefonischer Information der betreffenden Stelle mitgegeben werden. Die Berichte können entweder frei formuliert oder in Formularform (s. 3.12.2 „Pflegeüberleitung“) abgefaßt werden.

Da mit dem Bericht die Diagnose des Patienten an einen unbestimmten Kreis von Menschen weitergegeben wird, ist aus rechtlichen Gründen die Unterschrift des behandelnden Arztes auf dem Pflege- und Verlegungsbericht anzuraten. Durch die Unterschrift des Arztes wird zudem den Pflegenden in der Gemeindepflege eine bessere Argumentation gegenüber dem niedergelassenen Arzt möglich.

2.4 Organisation von Aufnahme, Entlassung und Verlegung*

FRANZ SITZMANN

2.4.1 Aufnahme eines Patienten

In Pflegegruppen, die ihr Pflegesystem auf die Bezugspflege umgestellt haben, wird der neu aufgenommene Patient in der Regel durch den Mitarbeiter des Außendienstes empfangen und kurz informiert. Die vorher festgelegte Primärpflegeperson übernimmt später das Aufnahmegespräch und ist auch weiter für die geplante Pflege des Patienten zuständig. In Pflegegruppen, die noch nach dem herkömmlichen Pflegesystem arbeiten, sollten Empfang und Information des Patienten durch eine Pflegeperson der Gruppe erfolgen.

Der Patient sollte über die folgenden Punkte informiert werden:

- Die *Patientenanmeldung* erfolgt im Aufnahmebüro.
  Öffnungszeiten: Montag–Donnerstag von 8.00–12.30 Uhr und 13.00–15.30 Uhr, Freitag 8.00–12.30 Uhr und 13.00–14.00 Uhr.
  Der Patient sollte sich möglichst persönlich in der Aufnahme anmelden oder einen Aufnahmeschein ausfüllen.
  Wenn dem Patienten das Ausfüllen des Aufnahmescheins nicht selbst möglich ist, so wird dies entweder durch seine Angehörigen und Freunde oder aber durch Mitarbeiter der Station erledigt.
  Hinweis auf eine *wichtige Dokumentationsaufgabe für die Patientenaufnahme:* Der Eintrag in die Pendelliste (Übersicht der aufgenommenen, verlegten und entlassenen Patienten) muß erfolgen. Bis 8 Uhr des nächsten Werktages muß diese Liste in die Aufnahmeabteilung gebracht sein.
- *Wertgegenstände* oder größere Geldbeträge sollte der Patient zu Hause lassen. Ist dies nach den Umständen nicht möglich, so können solche gegen eine Quittung dem Mitarbeiter an der Kasse übergeben werden. Das Krankenhaus kann nur für solche Gegenstände haften, die es zur Aufbewahrung übernommen hat. Im Falle eines Diebstahls muß sofort die Polizei von den Pflegenden benachrichtigt werden. Eine Auflistung der gestohlenen Gegenstände oder des Betrags sowie das Polizei-Aktenzeichen muß an Herrn Ulrich Fischer, Telefon 3631, zur Weiterleitung an die Versicherung gegeben werden.
- *Patienteneigentum:* Bei einigen Patienten (bewußtlosen, verwirrten oder anderweitig behinderten) kann es erforderlich sein, das Eigentum so zu sichern, daß nichts abhanden kommt. Dafür stehen im Zentrallager und in der Notaufnahme extra gekennzeichnete Beutel mit einliegendem Aufzeichnungsformular zur Verfügung. Dieser Kunststoffbeutel kann mit einem Filzstift beschriftet und durch einen Klebestreifen verschlossen werden. Bei evtl. Unstimmigkeiten ist die GfP/PBL zu benachrichtigen.
- *Zimmereinweisung,* Dusche und Toilette.
- Der Patient sollte einmal die *Rufanlage* ausprobieren können.

* Dieses Kapitel wurde mit Frau Karin Bahn und Frau Elisabeth Pätzold abgestimmt.

- Erklärung zur Benutzung der *Telefonanlage* mit Chipkarte.
- *Lichtschalterbedienung* (wo und für welchen Raum?).
- Einweisung des Patienten in die *Aufenthaltsräume* (auch für Raucher).
- Bekanntgabe der *Essenszeiten*, Erklären des Diätplans und des Speiseplans.
- Hinweis auf die Möglichkeit einer Diätberatung, Erklären des Tablettsystems und der Essenswahlmöglichkeit.
- Mineralwasser können die Patienten auf der Station erhalten.
- Hinweis auf *geistliche Betreuung*, Teilnahmemöglichkeiten an Arbeitskreisen und Gesprächsabenden, die dafür in Frage kommenden Räumlichkeiten (z.B. Raum der Stille und Gemeinderaum der evangelischen Kirche) sowie auf Zeitpunkt und Ort der Gottesdienste.
- Hinweis auf die Sprechzeiten des *Patientenfürsprechers* (über Pforte).
- Hinweis auf den Friseur in der Eingangshalle (Öffnungszeiten an der Tür).
- Hinweis auf Geldautomaten.
- Im Haus gilt die offene *Besuchsregelung*. Dabei soll jedoch von den Besuchern mit Rücksichtnahme auf die Patienten bedacht werden, daß die Mittagszeit von 13.00–15.00 Uhr dauert und die Nachtzeit ab 21.00 Uhr beginnt.
- Bei Schwerkranken und Sterbenden sind in Absprache mit den pflegerischen Mitarbeitern auch weitergehende Regelungen möglich. Bei diesen Patienten an die taktvolle Übergabe des Faltblattes zur Aufbahrung denken (s. Anhang B5).
- *Ruhezeit:* Nach Injektionen, Medikamenteneinnahmen, äußeren Anwendungen und künstlerischen Therapien ist eine Ruhe- oder Nachliegezeit einzuhalten. In dieser Zeit soll der Patient nicht lesen, Radio hören, Besucher- oder Telefongespräche führen. Die Ruhezeit ist notwendig, damit Pflege und Therapie in einem möglichst kurzen Krankenhausaufenthalt ihre volle positive Wirksamkeit entfalten können. Eine aktive Mitarbeit des Patienten am Gesundungsprozeß ist daher unerläßlich.
- Der Patient benötigt für den Aufenthalt im Haus evtl. feste Schuhe, Nachthemden oder Schlafanzüge, Unterwäsche, Hausschuhe, Socken, Strümpfe, Bademantel, Tageskleidung, Handtücher, Duschtuch, Waschhandschuhe, Seife, Zahnputzzeug (auch dann, wenn er Zahnprothesenträger ist), Rasierutensilien, Kamm oder Bürste, Handspiegel, Zubehör für Hand- und Fußpflege, Taschentücher, Haarshampoo.
- Um den Gesundungsprozeß nicht zu beeinträchtigen, soll das *Fernsehgerät* des Patienten zu Hause bleiben.
  Begründung: Fernsehen zählt zu den passiven, nicht kreativen Tätigkeiten, welche die Phantasie nicht anregen. Sollte dennoch ein Fernsehgerät benutzt werden, so ist dies nur nach ärztlicher Absprache möglich.
- Es gibt in jedem Patientenzimmer ein Literaturverzeichnis der *Patientenbibliothek*. Öffnungszeiten sind in der Patientenbroschüre vermerkt.
- Wandschmuck kann ebenfalls in der Bibliothek ausgewählt werden.
- Hinweis auf Spinnstube, Klavierzimmer und Raum der Stille.

2.4.2 Entlassung eines Patienten

Vor der Entlassung

Bereits am Vortag, gelegentlich auch schon einige Tage vorher, sind manche Vorbereitungen nötig.

- Die Entlassung soll frühzeitig geplant werden. Falls nach der Entlassung eine weitere Betreuung durch Altenpflege, Sozialstation oder Gemeindepflege erfolgt,

sollte baldmöglichst Kontakt mit den dortigen Pflegenden aufgenommen werden. Dabei kommt auch die Pflegeüberleitung in Frage (s. 7 und 3.12.2).
- Die Uhrzeit der Entlassung soll vorher (wegen Neueinbestellungen von Patienten) besprochen und festgelegt werden.
- Information über die Entlassung auch an alle beteiligten Therapeuten. Besprechen, ob evtl. zu Hause bestimmte Übungen gemacht werden können.
- Die Stationshilfe, evtl. auch die Putzfirma (nach einer infektionsbedingten Isolierung des Patienten) müssen informiert werden.
- Eventuell auch Information der Angehörigen über die bevorstehende Entlassung des Patienten.

Am Entlassungstag

- Um eine verantwortliche Verabschiedung des Patienten zu ermöglichen, muß bei der Arbeitseinteilung am Morgen besprochen werden, wer für die Entlassung des Patienten zuständig ist.
  In Pflegegruppen, die ihr Pflegesystem auf die Bezugspflege umgestellt haben, ist für die organisatorischen Aspekte der Außendienst, für den patientenbezogenen Teil (z.B. Eintrag in die Pendelliste) der Primärpflegende zuständig.
- Mit dem Entlassungslaufzettel meldet sich der Patient beim Empfang (Pforte), beim Aufnahmebüro oder bei der Kasse der Krankenhausverwaltung ab; dabei ggf. Wertsachen des Patienten von der Verwaltung abholen.
- Mitgebrachte Röntgenaufnahmen aus anderen Häusern und Befundberichte müssen dem Patienten zurückgegeben werden.
- Dem Patienten wird der Kurzarztbrief für den Hausarzt und ggf. ein Taxischein sowie der pflegerische Entlassungsbericht für die Weiterbetreuenden mitgegeben.

Nachbereitung

- Bett, mit dem Namensetikett und Reinigungshinweis (s. 10.3.1) beschriftet und auf persönliche Gegenstände des Patienten inspiziert, in den Bettenpaternoster schieben.
- Waschecke kontrollieren und Wickeltücher aussortieren.
- Pflegeschrankutensilien aussortieren und neu auffüllen.
- Nachtschrank zur Reinigung durch die Stationshilfe in den Zwischenraum stellen.
- Alle Verordnungszettel entfernen.
- Den pflegerischen Entlassungsbericht in das Dokumentationssystem einfügen.
- Die komplette Krankengeschichte ins Stationssekretariat bringen oder dem Stationsarzt übergeben.
- Röntgentüte in das Archivfach der Röntgenabteilung bringen.

2.4.3 Verlegung eines Patienten

Verlegung eines Patienten innerhalb des Krankenhauses

Die Verlegung eines Patienten wird zunächst zwischen den Ärzten der beiden betroffenen Pflegegruppen vereinbart. Die Pflegenden sollen dann den genauen Zeitpunkt festlegen und klären, ob die übernehmende Gruppe den Patienten holt oder die übergebende Gruppe den Patienten bringt.

Der übergebende examinierte Pflegende geht folgendermaßen vor:

- Information des Patienten über den Zeitpunkt der Verlegung.
- Information an alle beteiligten Therapeuten, die Stationssekretärin und die Pforte über die Verlegung; Eintrag in die Pendelliste.

- Abschließen des Dokumentationssystems einschließlich des Abschlußberichts im Berichtsbogen.
- Mithilfe beim Zusammenpacken der Gegenstände des Patienten (einschließlich der Wickeltücher).
- Patienteneigentum: Bei einigen Patienten (bewußtlosen, verwirrten oder anderweitig behinderten) kann es erforderlich sein, das Eigentum so zu sichern, daß nichts abhanden kommt. Dafür stehen im Zentrallager besondere Beutel mit Inhaltsliste zur Verfügung.
- Übergabe der kompletten Krankengeschichte (Dokumentationssystem, alte Krankengeschichte, Befundmappe), der Röntgentüte und der Essenkarte (mit geänderter Stationsangabe) einschließlich des evtl. vorhandenen Arztbriefs an den übernehmenden examinierten Pflegenden.
- Mündlicher Bericht anhand des Dokumentationssystems.
- Weitergabe von ggf. speziell für den Patienten bestellten Medikamenten.
- Entfernen aller Verordnungskarten.

Verlegung eines Patienten außerhalb des Krankenhauses

Erfolgt die Verlegung eines Patienten in ein anderes Krankenhaus, ein Altenpflegeheim oder nach Hause (mit Versorgung durch die Gemeindeschwester), so wird wie bei einer Entlassung vorgegangen. Dabei wird ein Pflege- und Verlegungsbericht (Beispiel, s. 3.12.2) mitgegeben; eine Kopie sollte in der Patientenakte abgeheftet werden.

Verlegungen in der Pendelliste mit V kennzeichnen.

2.4.4 Beurlaubung eines Patienten

Eine Beurlaubung von Patienten ist grundsätzlich nicht statthaft und wird als Betrug geahndet. Eine Ausnahme von dieser verpflichtenden Regelung gilt nur dann, wenn ein Patient aus therapeutischen Gründen beurlaubt wird, nachdem dies einvernehmlich und in jedem einzelnen Fall mit dem betroffenen Kostenträger verabredet und dokumentiert worden ist. Geht ein Patient trotzdem über ein Wochenende oder zu den Feiertagen nach Hause, muß er entlassen und wieder neu aufgenommen werden. Auch dies sollte vorher mit der Krankenkasse abgesprochen sein.

Die Urlaubstage sind der zuständigen Krankenkasse nach einer genehmigten Beurlaubung in der Rechnung mitzuteilen. Für Beurlaubungen aus therapeutischen Gründen besteht die Möglichkeit, über die Pendellisten der Aufnahmeabteilung „Urlaubsbeginn/aus dem Urlaub zurück“ mitzuteilen, so daß die betreffenden Patienten nicht mehr entlassen und wieder aufgenommen werden müssen.

2.5 Dienstplanung im GKH

Elke Malitz

Schon immer wurde im Gemeinschaftskrankenhaus Wert darauf gelegt, den Mitarbeitern Entscheidungsspielraum einzuräumen, wenn es ihre eigenen Belange betrifft. Ein Beispiel dafür ist die Dienstplanung. Traditionell liegt hier die Planungskompetenz in der Pflegegruppe und wird von einem Mitarbeiter und seinem Stellvertreter als Mandat wahrgenommen. Falls eine Gruppenleitung etabliert ist, übernimmt sie häufig die Dienstplanung nicht selbst, sondern sorgt dafür, daß das Amt zuverlässig ausgeübt wird.

Als Hilfsmittel stehen dem Dienstplaner zur Verfügung:

- die Sollstundenvorgabe für ein Jahr, einen Monat,
- das Dienstplankompendium (ein Regelwerk, in das gesetzliche und tarifrechtli-

che Grundlagen, im GKH gültige Definitionen und Vereinbarungen, verabredete Abläufe und die gültigen Formblätter aufgenommen wurden),
- das Dienstplangrundseminar für „Anfänger“ und das Dienstplanaufbauseminar für „Fortgeschrittene“, die jeweils 1mal jährlich als eintägige Fortbildung veranstaltet werden.

Der Dienstplaner bereitet die zur Abrechnung erforderlichen Daten auf. Die Kontrolle der Planungs- sowie der Abrechnungsdaten übernimmt die PBL. Die Abrechnung selbst erfolgt durch die Personalabteilung. Als eine wesentliche Grundlage zur Erstellung eines Dienstplans wird im GKH die sog. Sollbesetzung der einzelnen Schichten gesehen. Hier ist festgelegt, wie viele Personen mit welcher Qualifikation für welche Schicht eingeplant werden sollen, damit eine adäquate Patientenbetreuung ermöglicht wird.

Beispielbesetzung einer Pflegegruppe mit 16 Planbetten

Vormittag:
2 examinierte Pflegende, 1 Außendienst übergreifend für 2 Pflegegruppen, 2 nicht examinierte Helfer wie Praktikant oder Zivildienstleistender;
Nachmittag:
2 examinierte Pflegende, 1 nicht examinierter Pflegender in Ausbildung;
Nacht:
1 examinierter Pflegender übergreifend für 2 Pflegegruppen.

Die Anzahl der Mitarbeiter nach Sollbesetzung entspricht etwa der Stellenplanberechnung nach PPR-Minuten. Eine patientenorientierte Pflegeorganisation wie Bezugspflege erfordert besondere Planungsregeln. Sie sind in den unterschiedlichen Fachbereichen den Patientenbedürfnissen und der Ausgestaltung der Bezugspflege entsprechend festgelegt und geben unter anderem Auskunft darüber

- wie viele Tage ein Pflegender kontinuierlich arbeiten soll (Bezugspflegeblock),
- welche Unterbrechungen möglich sind (frei, Fortbildung, Urlaub etc.),
- wie die Vertretungsfrage bei Abwesenheit durch geplante oder ungeplante Ausfälle gelöst ist,
- wie Teilzeitmitarbeiter in die Bezugspflege eingebunden werden.

Eine weitere Hilfe ist die vorausschauende, langfristige Dienstplanung. Hier werden zunächst die bekannten Ausfallzeiten wie Urlaub, Kur sowie andere absehbare Parameter dokumentiert. Diese grobe Übersicht wird in Form eines Dreimonatsplans verfeinert, indem der Wochenendrhythmus der einzelnen Mitarbeiter, ggf. ihr Einsatz laut Bezugspflegeblock, die Wünsche der Mitarbeiter, die Dienstfolge nach Arbeitszeitgesetz und anderes eingetragen werden. Spätestens 4–6 Wochen vor Beginn eines Monats soll der fertige Dienstplan auf der Station ausgehängt werden, damit die Mitarbeiter ihre Freizeit verläßlich planen können.

2.6 Dienstanweisung zu Injektionen und Infusionen*

FRANZ SITZMANN

Aus Fürsorgepflicht gegenüber unseren Patienten und Mitarbeitern ist es notwendig, auf die ärztliche Verantwortung hinzuweisen, die sich bezüglich Transfusionen, Infusionen und Injektionen ergibt.

* Dieses Kapitel wurde mit der Mitarbeiterin in der Geschäftsführung für den Pflegebereich, Frau Hildegard Vornweg, abgestimmt.

Aus Verantwortung gegenüber

- dem Sicherheitsbedürfnis der Patienten,
- dem Bedürfnis der Patienten nach umfassender Pflege, das bei Übernahme pflegefremder Tätigkeiten durch die pflegerischen Mitarbeiter nicht erfüllt werden kann,
- dem pflegerischen Mitarbeiter, der für seine Tätigkeit strafrechtlich und zivilrechtlich verantwortlich ist und bei eintretenden Komplikationen keine Handlungskompetenz haben kann,

wiederholen wir:

1. Die ausschließlich dem Arzt vorbehaltene Anordnung von Injektionen, Infusionen und Blutentnahmen ist schriftlich festzuhalten und vom Arzt abzuzeichnen.
2. Die Durchführung von intravenösen Injektionen, Injektionen in den liegenden Periduralkatheter, Infusionen und Blutentnahmen ist dem Arzt vorbehalten (Ausnahmen: Intensivpflegebereich und Übertragung an einzelne qualifizierte Pflegepersonen, die damit einverstanden sein müssen).
3. Die Durchführung von subkutanen und intramuskulären Injektionen kann generell vom Arzt auf Krankenschwestern, Krankenpfleger, Kinderkrankenschwestern und Hebammen übertragen werden.
4. Unter den oben angeführten Bedingungen obliegt dem Arzt die Anordnungsverantwortung, der jeweilig ausführenden Person (Arzt oder Krankenpflegeperson) die Durchführungsverantwortung.
5. Transfusionen sind ausschließlich vom Arzt durchzuführen.

Geschäftsführung für den Pflegebereich
Vertrauenskreis Unternehmensleitung

2.7 Radio in der Pflegezentrale, im Sekretariat und in anderen Arbeitsräumen

DÖRTHE KRAUSE-KÜMMELL † und FRANZ SITZMANN

Kaum ein Tag vergeht, an dem man nicht mit den Problemen der Umweltverschmutzung konfrontiert wird. Es wird genau analysiert, wieviel Kilogramm Staub, Stickoxid und Schwefeldioxid täglich in die Luft geschleudert werden. Dagegen wird noch wenig nachgedacht oder gar gesprochen über die allgemein übliche Dauerberieselung durch Medien, insbesondere durch das Radio, ohne die die Menschen meinen, nicht mehr existieren zu können – ein zusätzlicher Aspekt der Umwelthygiene.

Was geschieht da eigentlich, wenn das Radio in den Pflegezentralen einiger Pflegegruppen, von Sekretariaten, in Werkstätten unseres Krankenhauses dauernd läuft? Man sitzt im Stationszimmer, schreibt seine Kurven oder richtet Medikamente – es ertönt aus einer Ecke Musik oder eine andere Geräuschquelle. Die Hände arbeiten mechanisch, während man mit seinen Gefühlen ganz woanders ist und in Gedanken abschweift. Abgesehen davon, daß auf diese Weise Fehler entstehen, gibt es für solch einen Vorgang einen Ausdruck: „Gespaltensein".

Manche werden nun entgegenhalten, daß gerade die Musik sie locker macht und sie sich am besten dabei konzentrieren können. Doch die auf diese Weise erarbeiteten Gedanken sind flüchtig, das auf diese Weise Gearbeitete ist mechanisch, denn man selbst ist nicht dabei. Allmählich entsteht im Menschen unbemerkt eine innere Leere. Diese Leere muß immer wieder ausgefüllt werden. Der Mensch kommt nicht mehr zu sich selbst, kann sich auch mit den Dingen nicht mehr verbinden.

Dadurch ist eine 2fache Wirkung zu beobachten (Sitzmann 1995):

- ohne Geräuschpegel kann man nicht mehr sein, der Mensch fühlt sich einsam ohne Hintergrundgeräusch (Medienabhängigkeit),
- das richtige Zuhören wird verlernt.

Eine Musik, die ich nicht selbst ausgewählt habe, um sie mir anzuhören, erzeugt in mir Formen. Ja, sie macht es sogar dann, wenn ich mir gar nicht bewußt bin, daß ich sie höre. Diese Formen sind dann aber keine Musik mehr, denn sie galoppieren ohne Ordnung herum und prägen sich ohne mein Wissen in mich ein.... Bald wird es keinen Zollbreit unseres inneren Raumes mehr geben, der nicht jeden Tag niedergetrampelt wird ..." (Lusseyran 1987)

Über diese Unordnung von Eindrücken kann der Mensch nicht mehr den inneren, eigenen Pol finden, und er ist anfällig für jegliche Manipulation. Diese Begründung wird sogar offen zugegeben, wenn sich z.B. die Deutsche Bahn AG mit der Einführung eines sog. Klangteppichs auf dem Frankfurter Hauptbahnhof brüstet: „Dem Biorhythmus entsprechend ... solle er müde Menschen wacher und gereizte locker machen ..." (FAZ vom 29. 4. 96)

Neben der persönlichen Beeinträchtigung betrifft dieses Problem im Krankenhaus viele Menschen, denn jeder muß unwillkürlich auf das hören, was da nebenbei noch unnötig Geräusche erzeugt. Wenn man sich wirklich mit seinen Patienten verbindet, so gehören auch die Gedanken dazu, die man sich macht, auch dann, wenn man Medikamente richtet oder Spritzen aufzieht.

Wir sollten uns überlegen, ob die eigene Persönlichkeit, die unserer Kolleginnen und Kollegen sowie auch die unserer Patienten auf diese Weise korrumpiert werden darf.

... auch hat er in den 26 Jahren seines Lebens nichts kennengelernt, das so beglückend und so harmonisch war wie das Gefühl, seine Zeit sinnvoll verbracht zu haben. Deshalb war es am vernünftigsten, die letzten Monate so und nicht anders zu verbringen.

Mit diesem Arbeitselan, mit Büchern unter beiden Armen, war Vadim in diesen Krankensaal gekommen.

Der erste Feind, den er hier zu erwarten hatte, war das Radio, ein Lautsprecher – und Vadim war bereit, mit jedem legalen Mittel dagegen anzugehen: zuerst wollte er seine Zimmergenossen überzeugen, dann mit einer Nadel einen Kurzschluß verursachen, schließlich die Steckdose aus der Wand reißen. Das Dröhnen des Lautsprechers, das bei uns überall, wer weiß warum, als Zeichen von Kultur gilt, ist in Wirklichkeit ein Zeichen kultureller Rückständigkeit und ein Ansporn zur geistigen Trägheit; freilich hatte es Vadim nicht geschafft, irgend jemand davon zu überzeugen. Man wurde unaufhörlich mit Informationen berieselt, um die man gar nicht gebeten hatte, mit Musik, die man sich nicht ausgesucht hatte (sie paßte meist nicht einmal zu der Stimmung, in der man sich gerade befand). Das alles war Zeitraub und Entropie des Geistes, Zerstreuung, sehr bequem für träge Menschen, unerträglich für Menschen mit Initiative. Hätte jener Tor, von dem Epikur sprach, die Ewigkeit erlangt, so hätte er sie gewiß nicht anders verbringen können als mit dem Radio.

Doch als Vadim in den Krankensaal kam, entdeckte er zu seiner Überraschung und Freude, daß hier kein Radioapparat stand. Auf der ganzen zweiten Etage gab es kein Radio, denn man plante von einem zum anderen Jahr, die ganze Klinik in ein anderes, besser eingerichtetes Gebäude zu verlegen, wo eine komplette Radioanlage vorgesehen war ... (Solschenizyn 1971)

2.8 Rauchen

Franz Sitzmann

Nikotin und Rauch vertragen sich schlecht mit Gesundwerden und Krankenhaus. Aus diesem Grund – und wegen der Brandgefahr – darf in den Patientenzimmern und in den Gängen nicht geraucht werden. Es wäre schön, wenn im ganzen Haus nicht geraucht würde. Wenn Sie aber auf das Rauchen nicht verzichten können, suchen Sie bitte einen der entsprechend bezeichneten Aufenthaltsräume oder einen Balkon auf.

Es liegt im Rauchen eine arge Unhöflichkeit, eine impertinente Ungeselligkeit. Die Raucher verpesten die Luft weit und breit und ersticken jeden honetten Menschen, der nicht zu seiner Verteidigung zu rauchen vermag. Wer ist denn imstande, in das Zimmer eines Rauchers zu treten, ohne Übelkeit zu empfinden?
Wer kann darin verweilen, ohne umzukommen? *(Johann Wolfgang von Goethe)*

2.9 Qualitätsentwicklung in der Pflege – oder: das Leid mit den „Pflegestandards"

Enno Detert

Pflegequalitätsentwicklung ist z.Z. eine vieldiskutierte Forderung der Gesetzgeber und des Managements. Damit wird nicht zuletzt die Hoffnung verbunden, daß der immer stärker werdende Kostendruck beherrscht werden kann:

> **Merke**
> „Wenn man primär auf die Kosten schaut, sinkt die Qualität, wenn man aber die Qualität verbessert, sinken die Kosten."

In Herdecke gab es von Beginn an viele Aktivitäten zur Verbesserung der Qualität, auf die wir stolz sind!

Zu unterscheiden ist jedoch zwischen

- pflegerischen Aktivitäten, die zu einer Verbesserung der Pflegequalität beitragen (z.B. Pflegeprozeßmethode, Dienstübergabe, Fortbildung, Bezugspflege, Pflegeleitbild, Pflegeabsprachen, anthroposophisch erweiterte Pflege), und
- Methoden zur Pflegequalitätssicherung und -verbesserung, die den Anspruch von Zielgerichtetheit, Meßbarkeit und Überprüfbarkeit erfüllen müssen (hierzu gibt es erste Erfahrungen in der Kinderpsychiatrie und Neurologie).

Wir müssen uns also Gedanken darüber machen, wie diese Ansprüche erfüllt werden können. Ein ganzheitliches Pflegequalitätskonzept haben wir z.Z. nicht!

Prinzipien zur Qualitätsentwicklung

Die folgenden Prinzipien zur Qualitätsentwicklung wurden in der GfP verabredet:

1. Wir betreiben interne Qualitätsentwicklung.
2. Pflegequalitätsentwicklung geschieht dezentral auf der Abteilungsebene. Verantwortung trägt die PBL.
3. Das Pflegeniveau richtet sich am Leitbild der Pflege aus.
4. Qualität ist keine allgemeine Betrachtung, sondern richtet sich auf eine konkrete Anforderung einer konkreten Personengruppe. Qualitätsentwicklung ist eine systematische und geplante Tätigkeit.
5. Um Qualitätsentwicklung nach innen und außen transparent zu machen, müssen die Aktivitäten und Ergebnisse dokumentiert werden.

Als wichtigstes Instrument zur Pflegequalitätssicherung und -entwicklung wird z.Z. die Erarbeitung von Pflegestandards in Qualitätszirkeln diskutiert. Hierzu gibt es in Herdecke viele Ansätze, aber keine klaren Absprachen!

Die folgenden Regeln sollen die Entwicklungsarbeit der einzelnen Abteilungen unterstützen und koordinieren.

Die Schwierigkeit mit dem Begriff „Pflegestandard"

„Pflegestandards" wurden von der WHO (1987) als ein professionell abgestimmtes Leistungsniveau, das den Bedürfnissen der damit angesprochenen Bevölkerung entspricht, definiert.

Im Deutschen Wörterbuch wird Standard mit „Normalmaß, Durchschnittsbeschaffenheit, Norm, an der etwas gemessen wird“ erläutert. Im ISO/IEC Guide ist die Voraussetzung für „Standard“ genannt: „... von anerkannter Institution angenommen“, „allgemeine und wiederkehrende Regel“, „... ein optimaler Ordnungsgrad ... angestrebt“.

Aus dem Englischen wird Standard mit „Niveau, Grad, Maßstab“ übersetzt. „to be up to standard“ heißt, „den Anforderungen entsprechen“.

In den angloamerikanischen und niederländischen Pflegequalitätskonzepten wird „Pflegestandard“ gemäß der WHO-Definition gebraucht. Im deutschsprachigen Raum und auch im GKH wird der Begriff jedoch häufig für „normierte Pflegehandlungen“ benutzt. Dies widerspricht jedoch dem Ziel einer individuellen, ganzheitlichen und prozeßorientierten Krankenpflege.

Vor diesem Hintergrund gab und gibt es in Herdecke berechtigte Probleme mit dem Begriff „Pflegestandard“. Die GfP hat sich mit der Qualitätsbeauftragten und dem Herausgeber des Pflegehandbuchs Herdecke auf die folgenden Begriffe geeinigt:

Begriffe der Qualitätsentwicklung im Gemeinschaftskrankenhaus Herdecke

Pflegeleitlinien

Pflegeleitlinien meinen inhaltlich das gleiche wie Pflegequalitätsstandards (WHO):

- Sie formulieren ein angestrebtes Niveau anhand von Kriterien.
- Sie sollen den Bedürfnissen der Patienten angemessen sein.
- Sie sollen einen Orientierungsrahmen vorgeben.
- Sie sollen Anregung zur Qualitätsentwicklung geben.
- Sie enthalten Kriterien, die das Ergebnis überprüfbar und meßbar machen.
- Sie weisen auf wissenschaftliche Erkenntnisse hin, d.h., „Pflegeleitlinien eröffnen Pflegefreiräume“.

Handlungsanweisungen

Handlungsanweisungen sind durch fachlich (Arzt, Apotheker, Hygienefachpfleger ...) oder hierarchisch (PBL, Gruppenleitung) Weisungsbefugte getroffene Anordnungen zu Pflegehandlungen, z.B. technische Anweisungen, Hygieneanweisungen, Dienstplanregeln, Operationsvorbereitungen.

Sie dienen einer sicheren Arbeitsablaufgestaltung, aber *„engen die Pflegefreiräume des einzelnen ein“*.

Pflegeabsprachen

Pflegeabsprachen sind in einer Pflegegruppe formulierte, knappe Arbeitsablaufbeschreibungen. Sie dienen dazu, die im Leitbild und in den Pflegeleitlinien formulierten Ziele zu erreichen. Sie sind im Alltag für die pflegerische und interprofessionelle Zusammenarbeit hilfreich. Sie dienen neuen Mitarbeitern oder Aushilfen, sich zurechtzufinden. Sie können in der Pflegedokumentation genutzt werden, z.B. Visitenausarbeitung, Verbandwechsel, Katheterismus.

Sie dienen einem reibungslosen zügigen Arbeitsablauf, aber *„engen die Pflegefreiräume des einzelnen ein“*.

Pflegebeispiele

Pflegebeispiele sind Beispiele pflegerischen Handelns. Sie geben Anregungen, wie Pflege auf einem formulierten Niveau durchgeführt werden kann. Dazu zählen z.B. Musterkurven, Musterpflegeplanungen, Berichte über therapeutische Pflegemaßnahmen und einschlägige Monographien. *„Pflegebeispiele eröffnen Pflegefreiräume."*

Pflegehandbuch Herdecke

Im Pflegehandbuch Herdecke sind Leitbild, Pflegeleitlinien, Handlungsanweisungen, Pflegeabsprachen und Pflegebeispiele zu finden.

Künftige Qualitätsaktivitäten

Die folgenden Qualitätsaktivitäten möchte die GfP in der Zukunft einführen:

- vernetzte Pflegeberatung zur Förderung der Fachkompetenz,
- Erstellen eines Pflegequalitätsplans und -berichts.

Was muß beachtet werden, wenn eine Pflegeleitlinie, eine Handlungsanweisung, eine Pflegeabsprache oder ein Pflegebeispiel erarbeitet werden?

Die folgenden Regeln wurden in der GfP mit der Qualitätsbeauftragten und dem Herausgeber des Pflegehandbuchs verabredet. Zur Vereinfachung werden im folgenden Text alle unterschiedlichen Aktivitäten „Verabredungen zur Pflegequalität" genannt.

- Dienstlich aufgestellte Verabredungen zur Pflegequalität, die im gesamten Pflegebereich Anwendung finden sollen, müssen mit der PBL, dem hygienebeauftragten Pflegenden und ggf. dem Arzt abgesprochen sein.
- Bei der Formulierung neuer Verabredungen zur Pflegequalität sollten Ziele und Kriterien angegeben sein.
- Eine Option zur Veröffentlichung im Pflegehandbuch gilt als verabredet.
- Der Name des Autors und das Datum der Erstellung bzw. der Überarbeitung müssen angegeben werden.
- Es sind sorgfältige Quellenangaben notwendig.
- Neue und/oder ungewöhnliche Vorstellungen sind allgemeinverständlich zu begründen.
- Die Sprache sollte nicht Umgangssprache sein, Abkürzungen müssen immer erläutert werden. Angaben von Medikamentennamen immer korrekt benutzen, z.B. NaCl 0,9%.
- Die Pflegenden müssen die Verabredung zur Pflegequalität anhand der gestellten Kriterien in der Beziehung zum Patienten fortlaufend evaluieren.
- Alle Verabredungen zur Pflegequalität müssen auf hausüblichen PC-Programmen geschrieben sein (z.B. wordperfect 6.0, word for windows 6.0), Texterfassung ist möglich durch Pflegende, PBL, Stationssekretariat und Schreibbüro. Eine Diskette des Textes erhält immer der Herausgeber des Pflegehandbuchs, bei dem alle Verabredungen zur Pflegequalität zentral erfaßt sind.
- Vor Beginn einer neuen Bearbeitung sollte erfragt werden, was zu diesem Thema bereits im Haus vorliegt. Eine regelmäßige Titelübersicht für die Stationen ist in Vorbereitung.
- Beratung in der Erstellung von Verabredungen bieten an:
  die Qualitätsbeauftragte, der Herausgeber des Pflegehandbuchs und die PBL.

Pflegerische Unterstützung bei den Aktivitäten und existentiellen Erfahrungen des Lebens (AEDL) – ausgewählte Bereiche

3

Inhaltsübersicht

3.1 Kommunizieren

3.1.1 Bewußtsein

3.1.1.1 Pflegeabsprache zur Betreuung von Patienten mit Hirninfarkt

ENNO DETERT*

! Merke

Grundsätze:

1. Jeder Schlaganfall bedeutet eine Bedrohung für den Patienten.
2. Jeder Patient mit einem Schlaganfall gehört umgehend ins Krankenhaus.
3. Ärzte, Pflegende und andere Mitarbeiter im Krankenhaus müssen rasch und optimal zusammenarbeiten (Eberhard Dickmann).

In den meisten Fällen handelt es sich bei zerebralen Ischämien (Hirninfarkten) um:

- thrombotische bzw. thromboembolische Verschlüsse durch Arteriosklerose,
- kardiale Embolien, z.B. bei Arrhythmien.

Eine weitere Ursache für eine akute zerebrale Durchblutungsstörung kann eine intrazerebrale Blutung sein.

1. Vorbereitung der Akutaufnahme

! Merke

Prinzip: Auf den Patienten vorbereitet sein!

- Auf welche Station, in welches Bett gehört der Patient? Die Entscheidung trifft der

* Redaktionelle Bearbeitung Franz Sitzmann.

neurologische Facharzt in Absprache mit der Pflegerischen Bereichsleitung.

- Zimmer vorbereiten: Hydraulikbett, Bettseitengitter, Lagerungskissen, Nachtschrank, Absauggerät, Sauerstoffanschluß, Infusionsständer, Infusomat, Perfusor, Blutdruckgerät, Stethoskop, Fieberthermometer, Lampe zur Pupillenkontrolle.
- Dokumentation: Aufnahmebogen, Verlaufsbogen, Kurve.
- Diagnostik: wenn möglich in Akutaufnahme, sonst von Station: Blutgase, BZ, BB, Quick, PTT, Elektrolyte, HST, Kreatinin, Herzenzyme.
- Labor-Stationsroutine für den nächsten Tag richten!
- CT muß in der Akutphase durchgeführt werden. In Akutaufnahme fragen, ob CT angemeldet wurde.
- Röntgen-Thorax, wenn möglich in 2 Ebenen.
- EKG.
- Information an ärztlichen neurologischen Hintergrunddienst.

2. Erstversorgung

> **Merke**
> Prinzip: Sicherheit gewähren, Patient wahrnehmen.

Kontrolle der Vitalzeichen

- Atmung: Atemwege frei?
- Gabe von 1–2 Liter Sauerstoff über Nasensonde.
- Puls, RR (Achtung: Seitendifferenz).
- Temperatur.
- Bewußtsein beobachten (s. 3.1.1.2: Überwachung hirndruckgefährdeter Patienten auf der Normalstation).
- Schluckversuch vornehmen lassen (Husten lassen, Speichel schlucken lassen, wenige Tropfen Wasser schlucken lassen, Schluck Wasser, Mundpflege ausführen, Flüssigkeit andicken, wenn möglich Logopädin zu Rate ziehen (s. 3.5.1).
- Venenzugang sichern (Venenzugang prinzipiell an nicht gelähmtem Arm).
- Ausscheidung sicherstellen und kontrollieren: Bilanz erstellen!

Anamnese, Hilfsmittel, im Prinzip Bettruhe einhalten, im Einzelfall mit Arzt besprechen.

Lagerung sichern

- Bettruhe!
- Hirndrucklagerung?
- Bett-Seitengitter?
- Dekubitusgefahr?
- Bei armbetonter Hemiplegie Schulter und Arm lagern!
- Nachtschrank/Ansprache über die gelähmte Körperseite!
- Angehörige informieren.

> **Beachte**
> Achtung: auch im CT, Röntgen usw. auf Schultergelenk achten.

Weitere pflegerische Maßnahmen

- Körperpflege und Hautzustand wahrnehmen. Hände, Gesicht und Mund frisch machen, bei Bedarf Intimpflege.
- Kommunikationseinschränkungen herausfinden, Angehörige über Aphasie informieren.
- Soziale Situation klären:
  Wissen Angehörige/Heim/Sozialstation Bescheid?
  Wer ist Ansprechpartner? Wer meldet Patient an? Wer nimmt Wertsachen mit?

- Aufnahmegespräch: die wichtigsten Informationen werden notiert.

3. Rehabilitationsplanung: Bildung der therapeutischen Gemeinschaft

> **! Merke**
> Prinzip: Versorgen, Vermitteln, Begleiten und Eigenverantwortung übergeben.

Die Planung der Rehabilitation ist im Prinzip ab dem 2. Tag denkbar, wenn keine Komplikationen auftreten; sie sollte auf jeden Fall im Laufe der ersten Aufenthaltswoche erfolgen. Die Planung sollte folgende Schritte beinhalten:

Pflegeanamnese und -planung

- Wer ist die Bezugspflegeperson?
- Vervollständigung der Pflegeanamnese: Wie war die Situation vor der Aufnahme? Das Aufnahmegespräch erweitert erste Absprachen über Probleme, Ressourcen und Zielformulierung unter Einbeziehung des Arztes.
- Erstellung der Pflegeplanung.
- Planung der weiteren Mobilisation nach dem Bobath-Konzept.

Begleitende therapeutische Maßnahmen

- Anmeldung Krankengymnastik, Ergotherapie und Logotherapie.
- Terminplanung, u.U. Erstellung eines Stundenplans.

Soziale Situation

- Evaluation der sozialen Situation, Einbindung der Angehörigen.
- Bei absehbaren größeren Überleitungsproblemen Sozialdienst einschalten.
- „Überleitungspflege" einschalten (s.3.12), Patienten und Angehörige aufklären.

Seelische Unterstützung

- Depressionen erkennen.
- Patienten motivieren, kleine Schritte planen.
- Veranstaltungen im Haus anbieten.

Geistige Unterstützung

- Biographische Gespräche, Vergangenheit und Zukunft,
- evtl. Seelsorger einbeziehen.

Ernährung

Ernährung der Krankheit anpassen (Übergewicht, Trinkmenge, Diabetes mellitus, Schlucken, PEG, Selbständigkeit fördern).

Ausscheidung

- Blasen-/Darmtraining, Toilettentraining.
- Hilfsmittelfindung.
- Wie geht es zu Hause weiter?

Therapeutische Körperpflege

- Wohlbefinden, Hygiene, Hautpflege, Therapie (s. 3.4.1: Wahrnehmungsförderung während der Körperpflege).
- Förderung der Selbständigkeit.

4. Reha-Verlauf

Möglichst ab der 1. Woche planen

> **Merke**
> Prinzip: Der Reha-Verlauf wird regelmäßig evaluiert und der Patientensituation angepaßt.

- Die therapeutische Gemeinschaft wird lebendig: Regelmäßige Absprachen mit allen beteiligten Personen (Übergabe, Visite, Einzelgespräche, Patienten-Fallbesprechung).
- Evtl. Anmeldung von künstlerischen Therapien, z.B. Musiktherapie.
- Evaluation des Reha-Verlaufs.
- Formulieren neuer Ziele, z.B. Anamnesebogen erneuern, Pflegeplanung anpassen.
- Festlegung eines anzustrebenden Entlassungstages.

5. Entlassung

- Bei schwierigen Pflege-Überleitungen rechtzeitig die Pflegenden der „Überleitungspflege" einbeziehen.
- Ansonsten Regeln der Pflege-Überleitung beachten (s. 3.12.2), Checkliste durchgehen!
- Abschlußgespräch mit Patient durchführen.
- Nachbesprechung im therapeutischen Team.

3.1.1.2 Überwachung hirndruckgefährdeter Patienten auf der Normalstation

EBERHARD DICKMANN

Patienten, bei denen bereits ein gesteigerter intrakranieller Druck („Hirndruck") festgestellt werden kann oder die mit hoher Wahrscheinlichkeit Hirndruck entwickeln werden (z.B. nach einem ausgedehnten Hirninfarkt), müssen auf der Intensivstation behandelt und überwacht werden.

Wichtigstes Merkmal einer bedrohlichen Zunahme des intrakraniellen Druckes ist die Einschränkung des Bewußtseins (Vigilanzstörung). Die Feststellung und Beurteilung des Wachheitsgrades des Patienten muß daher beherrscht werden. Hier sind ein standardisiertes Vorgehen und zur Verlaufskontrolle die Glasgow-Koma-Skala hilfreich (Tabelle 3.1).

Es existieren verschiedene Vorschläge zur *Einteilung der Bewußtseinsstörungen*, praktikabel ist die folgende:

> ***Einteilung der Bewußtseinsstörung***
>
> ***Somnolenz.*** Patient auf Ansprache bedingt kooperativ. Sich selbst überlassen, ist er apathisch und schläfrig, gelegentlich auch motorisch unruhig.
>
> ***Sopor.*** Ständig schlafähnlicher Zustand; Patient nur kurz durch lautes Rufen oder durch andere Reize weckbar, kann nur kurze verbale Äußerungen machen oder einfache Aufforderungen befolgen.
>
> ***Koma.*** Patient auch durch starke Reize nicht weckbar; die Augen sind ständig geschlossen.
>
> Grad I: Auf Schmerzreize gezielte Abwehrbewegungen.
> Grad II: Auf Schmerzreize ungezielte Abwehrbewegungen.
> Grad III: Keine Abwehrbewegungen, aber durch Schmerzreiz ausgelöste Bewegungsautomatismen (z.B. Beuge- und Strecksynergismen).
> Grad IV: Fehlende motorische Reaktion auf Schmerzreize.

Tabelle 3.1. Glasgow-Koma-Skala

Prüfung	Reaktion	Bewertung
Öffnen der Augen	- spontan	4
	- auf Ansprache	3
	- auf Schmerzreiz	2
	- fehlt	1
Sprachliche Reaktion	- orientiert	5
	- verwirrt	4
	- einzelne Worte	3
	- gibt Laute von sich	2
	- fehlt	1
Motorische Antwort	- folgt Aufforderungen	6
	- gezielte Schmerzabwehr	5
	- Beugeabwehr auf Schmerzreiz	4
	- atypische Beugereaktionen	3
	- Streckabwehr auf Schmerzreiz	2
	- fehlt	1
maximale Punktzahl		15
minimale Punktzahl		3

Vitalzeichenkontrolle (ABC-Schema)

Ein nächster wichtiger Überwachungsschritt betrifft die Vitalzeichen (Merkschema: ABC):

A: Atemwege („airways")

- Zunge zurückgefallen?
- Erbrochenes im Mund-Rachenraum?

B: Atmung („breathing")

Erhält der Patient spontan genügend Sauerstoff oder ist er gefährdet durch:

- Hypoventilation (ungenügende Atemtiefe),
- Hyperventilation,
- gestörte Atemrhythmik?

Durch Druckausübung auf den Hirnstamm werden die dort angesiedelten Zentren für In- und Exspiration beeinträchtigt. Die Folge ist ein Abweichen des Atemrhythmus von der normalen regelmäßigen Abfolge von Inspiration und Exspiration. Ist die Atemrhythmik stark gestört, kann sich eine respiratorische Insuffizienz entwickeln.

Merke

Neurologische Patienten müssen oft früher intubiert werden als andere kritisch Kranke. Bei Hirndruck und bei Bewußtseinstrübung tritt plötzliches Erbrechen auf und der Schluck- und Hustenreflex sind oftmals nicht erhalten. Die Aspirationsgefahr ist somit besonders groß. Ferner besteht bei einigen akuten neurologischen Erkrankungen die Gefahr einer weiteren Hirnschädigung durch nicht ausreichende Sauerstoffsättigung des Blutes, so z.B. bei frischen Hirninfarkten und generell bei gesteigertem Hirndruck.

C: Kreislauf („circulation")

- Blutdruck?
- Herzfrequenz (Puls)?

Weite und Lichtreaktion der Pupillen als Überwachungskriterien

Gute Überwachungskriterien bezüglich lokaler oder diffuser Hirndrucksteigerung sind Weite und Lichtreaktion der Pupillen: Die Hirnstammstrukturen zur Steuerung der Pupillenweite und -reaktionen und zum Aktivieren des Bewußtseins sind eng benachbart. Da ältere Menschen häufig Augentropfen erhalten, die die Pupillenweite beeinflussen (z.B. Mydriatika = die Pupille verengende Medikamente bei grünem Star), muß eine solche medikamentöse Beeinflussung stets mitbedacht, nach Möglichkeit ausgeschlossen werden. Auch systemische Medikamente können die Pupillenweite beeinflussen (Opiate).

Pupillenzeichen sind damit wertvoll zur Einschätzung des Verlaufs bei einer Massenverlagerung des Gehirns durch den Tentoriumsschlitz nach unten. Hierbei kommt es durch die Kompression des N.oculomotorius zu einer Erweiterung der Pupille auf dieser Seite, anfänglich durchaus auch ohne Bewußtseinstrübung.

Pupillenweite und -reaktion bei Mittelhirnschädigung

Bei fortgeschrittener Massenverlagerung des Gehirns mit Kompression des Mittelhirns von oben oder bei direkter ausgedehnter Schädigung des Mittelhirns fallen die sympathische und parasympathische Innervation der Pupillen aus; sie werden beidseits weit und reagieren nicht mehr auf Licht.

> **! Merke**
> Beidseits weite, lichtstarre Pupillen sprechen im Koma für eine Mittelhirnschädigung.

Pupillenweite und -reaktion bei Ponsschädigung

Bei einer direkten ausgedehnten Schädigung der Brücke bleiben die parasympathischen Pupillenbahnen und die für den Lichtreflex erforderlichen Strukturen unbeschädigt. Dagegen wird (beidseits!) die Sympathikusbahn im Hirnstamm geschädigt. Die Folge ist eine beidseitige Engstellung der Pupillen bei erhaltener Lichtreaktion.

> **! Merke**
> Beidseits enge, aber auf Licht reagierende Pupillen sprechen für eine schwere, akute Ponsschädigung.

Bei stoffwechselbedingten Bewußtseinstrübungen (metabolisches Koma, z.B. Coma diabeticum, urämisches Koma, Leberkoma) bleiben die Pupillenreaktionen vergleichsweise lange erhalten. Somit ist ihre Prüfung auch zur Differenzierung verschiedener Komaursachen hilfreich.

Praktisches Vorgehen bei der Prüfung der Pupillen

- So zum Patienten treten, daß mit einem Blicksprung beide Augen gesehen werden können.
- Raumbeleuchtung möglichst gering halten:
  geringe Seitendifferenzen der Pupillengröße sind nur bei weiten Pupillen sichtbar.
  Geschwindigkeit und Ausmaß der Lichtreaktion können bei großen Pupillen weitaus besser beobachtet werden.

- Zunächst die spontane Weite der Pupillen registrieren, nach Möglichkeit quantitativ dokumentieren (Angabe in mm, ggf. Millimetermaßstab von Maßband oder Lineal zum Vergleich über die Braue des untersuchten Auges legen). Zusätzlich auf Entrundung der Pupillen achten.
  Dokumentationsbeispiel: Pupillenweite re = li 2 mm,
  oder ggf.: Pupillenweite re 2 mm, li 4 mm; re entrundet.
- Zunächst ein Auge rasch mit einer hellen, kleinen Lampe (kein Streulicht in das andere Auge kommen lassen!) von nahe beleuchten. Wenn der Patient kooperieren kann, soll er am Untersucher vorbei in die Ferne sehen, andernfalls wird durch Fixieren der Lampe oder eines anderen nahen Objekts durch die Naheinstellungs- und Konvergenzreaktion eine Verengung der Pupillen hervorgerufen. Nicht kooperationsfähigen Patienten muß man vorsichtig, aber entschlossen die Lider mit den Fingern der freien Hand offenhalten. Auf Tempo und Ausmaß der Pupillenverengung achten! Dann das andere Auge in gleicher Weise untersuchen.
  Dokumentationsbeispiel: Lichtreaktion beidseitig. prompt u. ausgiebig, oder ggf.: Lichtreaktion rechts prompt und ausgiebig, links fehlend.

Indikationen zu Überwachungsmaßnahmen hirndruckgefährdeter Patienten auf der Normalstation

- Akuter ausgedehnter Hirninfarkt, v.a. bei jüngeren Patienten,
- intrazerebrale Blutung,
- Subarachnoidalblutung,
- Schädel-Hirn-Trauma,
- Hirntumoren und -abszesse,
- nach Status epilepticus oder einer Serie großer Anfälle,
- Intoxikationen.

3.1.1.3 Epilepsie

Epileptischer Anfall (Grand mal, Status epilepticus)

WILHELM RIMPAU*

Ein isolierter epileptischer Anfall ist kein Notfall und bedarf keiner medikamentösen Intervention. Erst wenn ein großer epileptischer Anfall (Grand mal) übergeht in einen Status epilepticus, d.h. wenn der Patient zwischen zwei großen epileptischen Anfällen das Bewußtsein nicht erlangt bzw. wenn die rhythmischen Zuckungen des Grand mal 10 Minuten überdauern, ist eine sofortige Intervention notwendig.

Notwendige Maßnahmen

- Lockerung der Kleidung, besonders am Hals.
- Flache Seitwärtslagerung zur Vermeidung von Aspiration.
- Diazepam rektal 10-mg-Tube applizieren, bei Kindern unter 5 Jahren 5 mg.
- Arzt rufen.
- Sollte sich der Anfall nach der Diazepamgabe weiter entwickeln, nochmals 10mg Diazepam Tube oder 10 mg Valium i.v. spritzen. Bei Kindern 1/2–1 Ampullen (1ml) Rivotril, 20mg Phenobarbital/kg/KG langsam injizieren.
- Wenn sich die Anfallsymptome weiter fortsetzen, 250 mg Phenhydan Injektionsampulle über 8 Minuten (bei Kindern 1 mg/kg/KG/Minute) langsam unter Pulskontrolle intravenös spritzen und unmittelbar anschließend eine Phenhydaninfusion durchführen.

* Mit Ergänzungen für die Pädiatrie durch Dr. Oswald Hasselmann.

Diese Infusion wird zubereitet aus 750 mg Phenhydaninfusionslösung (1 Amp. Infusionskonzentrat), die in 450 ml physiologischer Kochsalzlösung gegeben und über etwa 8 Stunden (je nach Körpergewicht) infundiert wird, maximal 50 mg/Minute. Falls Anfälle persistieren, immer auch an einen pseudoepileptischen Anfallsstatus denken. Unmittelbar nach dem Ende der Phenhydaninfusion werden je nach Anordnung des Arztes 2–3 Tabletten Phenhydan auf einmal oral appliziert.

Mit diesen Maßnahmen kann fast jeder epileptische Status unterbrochen werden.

Überflüssige Maßnahmen sind

- Fixierungsversuche der krampfenden Gliedmaßen.
- Gewaltsames Auseinanderklemmen der zusammengepreßten Kiefer.
- Herzmassage und Mund-zu-Mund-Beatmung.
- Übergießen mit Wasser.
- Festhalten des Kranken bei dranghafter Bewegungsunruhe; stattdessen ruhiges Begleiten.

Anfallsbeobachtung

ENNO DETERT, PETER TACKENBERG, WILHELM VERMAASEN

Basis jeder diagnostischen und therapeutischen Maßnahme zur Behandlung des Patienten ist das exakte Wissen um den Anfallstyp. Daher ist die Beobachtung des Patienten im Anfallsgeschehen sowie das Wahrnehmen von scheinbar nebensächlichen Veränderungen im Verhalten des Patienten im Alltag von essentieller Bedeutung.

Die Beobachtungsaufgabe stellt sich für alle Mitarbeiter, die mit dem Patienten in Kontakt sind. Den Pflegenden kommt häufig die „sichernde Rolle" im Anfallsgeschehen zu. Hier soll nochmals hervorgehoben werden, daß die Sicherung vor Verletzungen und die exakte Beobachtung des Anfallsgeschehens gleichrangig sind.

Verhalten im Anfallsgeschehen (Grand mal)

Ziel

- Sicherheit des Patienten vor sekundären Verletzungen.
- Adäquate Begleitung des Geschehens.
- Anfallsdokumentation erleichtern.
- Differenzierung zu Synkopen, Dropattacks, paroxysmaler Schwindel, Hypoglykämie.

Maßnahmen (Tabelle 3.2)

- Information aller Mitarbeiter.
- Information der Mitpatienten im Zimmer.
- Vorbereitung auf einen möglichen Anfall: sichernde Maßnahmen wie Bettgitter, Kopfschutz, Matte (jeweils nach Arztanordnung), Uhr zur genauen Zeiterfassung des Anfalls.

Nachbereitung

Die Nachbereitung eines Anfallsgeschehens umfaßt die in Tabelle 3.3. aufgeführten Maßnahmen.

Beobachtung

- Auf Protokoll, nach Beschreibungskatalog, differenziert.
- Uhrzeit, Phasen, lesbare Unterschrift des Beobachters.

Tabelle 3.2. Maßnahmen im Anfallsgeschehen (Grand mal)

Maßnahmen	Vorgehen	Begründung
Ruhige Umgebung schaffen	Nichtbeteiligte wegschicken, wenn sie die Betreuung behindern bzw. stören.	Keine Panik
Umfeld sichern	Stühle, Tische usw. wegnehmen, Patient ggf. an den Füßen aus dem Gefahrenbereich ziehen, Kopf sichern (Kopf halten, evtl. Kissen holen lassen).	Schutz vor sekundären Verletzungen
Bewußtseinskontrolle	Ansprache (einfache Worte wiederholen lassen, wie „Baum", „Frau").	Differentialdiagnose zu psychogenem Anfall; hilfreich bei fokalen Anfällen, wenn **nach Anfall** Worte erinnert werden; dann liegt keine vollständige Bewußtlosigkeit vor.
Phasen sichern	Phasen zeitlich differenzieren.	Sicherheit für den Patienten und sorgfältige Dokumentation
Stabile Seitenlage	Lagern	Keine Dyspnoe bei zurückfallender Zunge im somnolenten Zustand.

Tabelle 3.3. Nachbereitung im Falle eines Anfallsgeschehen (Grand mal)

Maßnahmen	Vorgehen	Begründung
Bett holen lassen	Patiententransfer	Ruhiges Umfeld, bessere Beobachtung
Vigilanz prüfen	Ansprache, zählen lassen, Orientierungsfragen	Anfallsserie bzw. Grand-mal-Status erkennen
Nach Arztanordnung Medikamente verabreichen; Beobachtung, Kontrolle		Schlaf, Reorientierungsphase ermöglichen

Medizinische Dokumentation

Kennzeichnen in Anfallsspalte mit Anfallszeichen: jeweils unterschiedlich in jedem Zentrum, z.B.:

- ❍ für große Anfälle (Grand mal),
- ● für große Anfälle (Grand mal) aus dem Schlaf,
- I für kleine Anfälle und Absencen,
- x für psychomotorische Anfälle und Jackson-Anfälle,
- P für die Periode der Frau.

Hinweise zur Anfallsbeschreibung

1. Datum, Uhrzeit, Beobachter

2. Situation und Verhalten vor dem Anfall

- Aus dem Schlaf?
- Im Wachzustand?
- Vor dem Aufwachen?
- Vor dem Einschlafen?
- Körperhaltung?
- Stimmungslage?
- Fieber, Menstruation?
- Auslösende Reize?
- Medikamenteneinnahme?

3. Anfallsbeginn

- Plötzlich, langsam,
- gestreckt, steif („wie ein Baum"),
- schlaff, ruckartiges Vorbeugen, in die Knie gehen.

Körperhaltung

- Kopf: gedreht, gebeugt, überstreckt.
- Rechte Hand/Arm: gedreht, gebeugt, gestreckt, linke Hand/Arm: dito.
- Rechter Fuß/Bein: dito.
- Linker Fuß/Bein: dito.
- Symmetrisch oder einseitig?
- Seitenunterschiede?

4. Anfallsablauf – Körperhaltung (s.auch oben)

- Muskeltonus: locker, normal, steif?

Kloni

- Seitengleich, seitenbetont, einseitig?
- Feinschlägig, grob, Frequenz?
- Mehr fühlbar als sichtbar?
- (Un)-regelmäßig? wechselnd? wandernd?
- Pupillen: normal, eng, weit, wechselnd, Stellung, Nystagmus?
- Augen: normal, verdreht? Geöffnet, wohin? Geschlossen?
- Gesichtsausdruck: leer, ängstlich, verspannt?

Weitere Symptome

- Gesichtsfarbe zyanotisch?
- Atmung: gepreßt? Tief? Apnoe?
- Zungenbiß, wann?
- Inkontinenz?

Bewegungsabläufe

- Automatisierte, situationsinadäquate Bewegungen: nesteln, reiben, klopfen.
- Greifen: wohin? Was beteiligt?
- Oral: kauen, schmecken, schmatzen.
- Motorische Schablonen: An-/Auskleiden, Dinge ein- und ausräumen, Fenster und Türen öffnen und schließen, umhergehen.
- Komplexe Handlungsabläufe?

5. Bewußtseinslage

- Erhalten, gemindert, bewußtlos?
- Bewußtsein mehrfach mit Merkworten prüfen, Reaktionen auf Ansprache: normal, verlangsamt, adäquat, unsinnig, unzusammenhängend.
- Reaktion auf Berührung, Schmerzreize.

6. Anfallsende

Plötzlich? Langsam?

Zustand nach Anfall

- Bewegungsabläufe stereotyp, (un)sinnig?
- Bewußtseinslage getrübt, vokale Automatismen? Zählen möglich?
  Erinnerung an Merkworte möglich: „Baum", „Auto", „Frau"?
- Reorientierungsphase: Wo? Wie lange? Müdigkeit? Desorientiertheit?
- Lähmungen: Wo? Wie lange?
- Nachschlaf? Weckbarkeit?

7. Fragen zu Geschehen vor Anfall

- Gab es „Vorboten"?
- Gefühl der Aura? Epigastrisch, akustisch, olfaktorisch, vegetativ, psychisch („Déjà-vu")?
- Seit wann, Dauer, wie?

8. Gesamtdauer, Differenzierung der Phasen

Beginn, tonisch, klonisch, Ende.

9. Bedarfsmedikation, Sicherungsmaßnahmen

> **!** **Merke**
> Das Anfallsgeschehen möglichst in eigenen Worten beschreiben. Schablonen wie „Fechter-Stellung", „Arc de cercle" usw. nur mit Beschreibungen verwenden.
> Die erste Anfallsbeschreibung dazu nutzen, Besonderheiten und Unterschiede sowie weitere Beobachtungen in den folgenden Anfallsbeschreibungen zu ergänzen.

Zu dieser Sammlung von Beobachtungsmerkmalen paßt der Hinweis von Immanuel Kant (1724–1804): „Anschauung ohne Begriffe ist blind. Begriffe ohne Anschauung sind leer." (Anmerkung des Herausgebers)

3.1.1.4 Hilfestellung bei Lumbalpunktionen

ENNO DETERT

Bei der Lumbalpunktion wird Liquor aus dem Subarachnoidalraum zur Diagnostik und Therapie entnommen.

Indikationen

- Diagnostik: Liquoruntersuchung bei entzündlichen, septischen und infektiösen Erkrankungen des Zentralnervensystems,
- Intrathekale Applikation von Substanzen aus diagnostischen (Kontrastmittel) und therapeutischen (Medikamente) Gründen.

Kontraindikation

- Stauungspapille oder Zeichen eines erhöhten Hirndrucks,
- Kompression des Rückenmarks,
- hämorrhagische Diathese oder Antikoagulantientherapie,
- lokale Infektion der Haut,
- unkooperative Patienten,
- Fehlbildung der LWS.

Ziel

- Sterile Entnahme von Liquor.
- Injektion von Medikamenten/Kontrastmitteln.
- Weitestgehend atraumatisches, schmerzarmes Vorgehen.
- Reduzierung der möglichen Folgen (Kopfschmerzen, Infektion, Verletzung).

Teilnehmer

1 Arzt, 1 examinierter Pflegender mit Erfahrung, 1 nicht examinierter Pflegender/Student.

Vorbereitung

Material

- 2 Lumbalkanülen 20 G 3/75–9 (Einmalmaterial),

- 2 Lumbalkanülen 20 G 3 1/2/0, 9 × 9 (Einmalmaterial),
- Hautantiseptikum (Braunol oder Softasept N),
- 2 Paar sterile OP-Latexhandschuhe (Größe erfragen),
- 2mal sterile Kompressen 10 × 20 cm,
- 2mal Hansapor steril Pflaster 7,2 × 5 cm,
- steriles Steigrohr für Queckenstedt-Versuch (auf Arztanordnung),
- 4 numerierte Liquorröhrchen (3mal steril für Hauslabor/1mal Fremdlabor),
- Laborzettel nach Anordnung,
- Medikament nach Anordnung,
- Material zur Blutentnahme nach Anordnung.

Patient

- Information über Art und Risiko der Maßnahme durch den Arzt.
- Zeitpunkt der Maßnahme besprechen.
- Evtl. Rasur.
- Vorher Blase entleeren lassen.

Labor

Vorher benachrichtigen, wenn Zytologie erfolgen soll.

Umfeld

- Mitpatienten aus dem Zimmer bitten,
- Ablagefläche, z.B. Nachtschrank, bereitstellen.

Durchführung

Dem Patienten helfen, die erforderliche Lage einzunehmen

a) Liegend
   Kissen unter den Kopf legen.
   Seitenlagerung mit dem Rücken an der Bettkante.
   Patient umfaßt mit beiden Händen die bis zum Bauch angezogenen Knie.
   Eine erfahrene Person hält den Patienten von vorn, indem sie seine Knie und Nacken umfaßt (sichere Lagerung für unruhige und ängstliche Patienten).

b) Sitzend
   Patient sitzt rittlings auf einem Stuhl.
   Patient umfaßt mit beiden Armen die Rückenlehne und legt seinen Kopf darüber.
   Erfahrene Person hält Patienten von vorne an den Schultern (gute Lage für Patient mit Rückenschmerzen, kooperative Patienten).

Weitere Vorgehensweise

1. Markieren der Einstichstelle durch den Arzt.
2. Händedesinfektion Arzt.
3. Hautdesinfektion: mehrmals desinfizieren, jeweils Mindesteinwirkzeit 1 Minute (talgdrüsenreiches Gebiet!).
4. Handschuhe reichen.
5. Punktionsnadel anreichen.
6. Eine Kompresse steril öffnen und als Ablagefläche für Mandrin bereitlegen.
7. Punktion durch Arzt.
8. Bei Bedarf steriles Anreichen des Steigrohrs.
9. Anreichen der Laborröhrchen nach Numerierung.
10. Sicheres Verschließen der Röhrchen!
11. Nach Entfernen der Kanüle Kompression mit steriler Kompresse.
12. Wundverschluß mit sterilem Pflaster.
13. Blutentnahme durch den Arzt.

Nachbereitung

Patient

- Möglichst 1 Stunde Bauchlage.
- Danach etwa 4 Stunden Bettruhe, wenn keine andere Anordnung durch Arzt.
- Kopf möglichst flach halten.
- In 24 Stunden mindestens 3 Liter trinken (Strohhalm etc.).
- Klingel reichen, bei männlichen Patienten Urinflasche vorbereiten.

- Krankenbeobachtung: Vitalwerte bei Auffälligkeiten, Kopfschmerzen, Rückenschmerzen, Punktionsstelle (Blut/Liquoraustritt).

Material
- Einmalmaterial verwerfen.
- Steigrohr in Desinfektionslösung (Sekusept Pulver oder Sekusept plus 1,5%, 1 Stunde Einwirkzeit) einlegen, nachspülen mit Leitungswasser und zum Sterilisieren geben.

Labor
Liquor unverzüglich (warm!) ins Labor bringen, persönlich an verantwortliche MTA übergeben!

Dokumentation
1. Erfolgte Lumbalpunktion mit Datum unter „Untersuchungen“ austragen.
2. Liquorentnahmen und gewünschte Untersuchungen mit Datum unter „Laboruntersuchungen“ austragen.
3. Erfolgte Lumbalpunktion mit Uhrzeit im Bericht dokumentieren.
4. Krankenbeobachtung im Bericht dokumentieren.

3.1.2 Sich mündlich mitteilen: Sprache in der Pflege

Franz Sitzmann

3.1.2.1 Verkleisternde Sprache

Es ist eigentümlich, daß über Sprache gesprochen wird. Doch unsere Sprache in Beruf und Gesellschaft verkleistert Tatsachen, sie ist oft nur noch ein Schallphänomen, inhaltsleer; es leben vielfach keine Gefühle mehr in ihr, sie ist hohl, schillernd wie eine Seifenblase, phrasenhaft geworden. Dabei geht es nicht nur um den im Mediendeutsch „Un-Worte in der Pflege“ verkürzten Pflege-Jargon, es geht ebenso um Formen der subtilen Gewalt, um verfügendes Denken und Reden (Sitzmann 1989). Ist dies zu ändern? Das ist kein sprachwissenschaftliches Problem, sondern ein Problem für den Umgang von Mensch zu Mensch. Die soziale Problematik hängt innigst zusammen mit der Sprache. Es ist eine Wahrheit, daß da, wo Sprache in Dekadenz ist, das Menschentum selbst gefährdet ist. Gewalt beginnt im Kopf, aber auch im Herzen und in der Sprache (Remschmidt 1993).

3.1.2.2 Reden, wie einem der Schnabel gewachsen ist?

Da Sprache lebt, gibt sie ein Spiegelbild unserer gesellschaftlichen Wirklichkeit wieder. Ein neues Verhältnis zur Sprache zu finden ist von Bedeutung, da Sprache in vielerlei Hinsicht reduziert ist.

Sprache verstummt

Vielfach ist nur noch ein funktionales Sprechen zu beobachten, also eine Verständigungsebene, die sich einzig auf klar umrissene Arbeiten und einzelne Tätigkeiten beschränkt. Vielfach wird in Familien tage- und wochenlang geschwiegen oder bleibt das Sprechen auf wenige funktionale Vokabeln beschränkt. Wo immer junge Menschen sich vergnügen, sind sie zum Schweigen verdammt: auf Konzerten, in Discos, in der Multimedia-Show, mit demWalkman. Stereotype Worthülsen, wie „Wahnsinn“, „Kotz“, „Würg“, „hast' du ein Rad ab?“ ersetzen den gegenseitigen Austausch. Dabei zeigen vergleichende Untersuchungen (Schmoll 1995), daß reduzierte sprachliche Fähigkeiten zu den typischen Merkmalen gewalttätiger Schüler zählen. Es heißt eine Behauptung: Das Schreibgerät der Analphabeten ist die Pistole.

Sprache stirbt

Sprache gilt als vornehmste Eigenschaft der Menschen. Noch zu Goethes Zeiten wurde bodenständige Sprache gesprochen, die Menschen waren überwiegend seßhaft. Am Klang der Worte konnte zwischen verschiedenen, nahe benachbarten Orten die Herkunft des Menschen abgeleitet werden. Die Landschaft, die Berge und Täler prägten die Sprache und den Menschen. Erst mit der Industrialisierung begann Mobilität und ein Verschwinden des kraftvollen Dialektes. An weiteren Beispielen kann das Phänomen der sterbenden Sprache beobachtet werden: EDV-Übersetzungssysteme engen mit einem eingeschränkten Vokabular von wenigen hundert Begriffen auf die rein fachliche Kommunikation ein, darüber hinaus ist ein Gespräch nicht möglich; Abkürzungen im fachlichen Umgehen sind wohl praktisch, haben jedoch eine ausgrenzende Wirkung und bringen Sprache zum Sterben.

Sprache diskriminiert (Lock 1990)

Bereits von Talleyrand ist bekannt, daß die Sprache dem Menschen gegeben sei, um seine Gedanken zu verbergen. Als Instrument kann sie so genutzt werden. Wäre jedoch einer taub und Analphabet, so würde er an den Bildern des Fernsehens das immer gleiche Bild des Hasses und der Gewalt erkennen können. Dem Haß verschwistert ist die Gleichgültigkeit. Vom Haß wurde gesagt, er mache blind. Aber er ist nicht der blinde, sondern der „helle Spiegel“ einer Gesellschaft, die sich nicht mehr selbst erkennen will. Sprache als Mittel der Verständigung ist etwas Kostbares und bedarf der Reflexion (Walter 1995).

Konfuzius und die Sprache

Man fragte Konfuzius einmal, womit er beginnen würde, wenn er ein Land zu verwalten hätte. „Ich würde den Sprachgebrauch verbessern", antwortete der Meister. Seine Zuhörer waren erstaunt. „Das hat doch mit unserer Frage nichts zu tun", sagten sie, „was soll die Verbesserung des Sprachgebrauchs?"

Konfuzius antwortete:

„Wenn die Sprache nicht stimmt, so ist das, was gesagt wird, nicht das, was gemeint ist. Ist das, was gesagt wird, nicht das, was gemeint ist, so kommen die Werke nicht zustande. Kommen die Werke nicht zustande, so gedeihen Moral und Kunst nicht. Gedeihen Moral und Kunst nicht, so trifft die Justiz nicht. Trifft die Justiz nicht, so weiß die Nation nicht, wohin Hand und Fuß setzen. Also dulde man keine Willkürlichkeit in den Worten. Das ist es, worauf alles ankommt."

(Entnommen aus Sitzmann 1995)

3.1.2.3 Erscheinungsformen des Sprachzerfalls (Patzlaff 1995)

Die Berufe der Pflege und Medizin stehen in unserer Gesellschaft und sind somit Spiegelbild auch dieses Phänomens. Der Stand des Umgangs mit beruflicher Sprache läßt sich aus verschiedenen Hintergründen erkennen oder herleiten.

Der handwerkliche Hintergrund der medizinischen Fachsprache

Viele *Begriffe der Medizin* entstammen den *Handwerken* und weisen auf die Herkunft des Berufsstandes von Badern und Wundärzten hin. Sie demonstrieren eine hochroutinierte Sprache, die deshalb verkürzt und sehr effizient ist. Nur wird z.B. mit dem häufig zu hörenden „Abdecken (des immunsupprimierten, fiebernden Patienten) gegen alles mit einem Breitspektrumantibiotikum" neben der handwerklichen Komponente auch eine seltsame Vorstellung der Antibiotikawirkungen deutlich. Aus Sicht der Krankenhaushygiene ist diese Überlegung nämlich genauso falsch, als wenn das „Patienten breit abdecken" ebenso im folgenden Beispiel verwendet würde: „Der Patient leidet an einer Endokrinopathie und wurde mit einer breiten Kombination aus ACTH, Insulin und Schilddrüsenhormen abgedeckt." Aber auch das „eingestellte" Kind mit dem Diabetes erinnert eher an einen handwerklich-technischen Behandlungsansatz. Von „Wartung" sollte eigentlich eher in der Automobilwerkstatt gesprochen werden, Menschen werden gepflegt, betreut und unterstützt. Doch auch der Kommentar des Bundesseuchengesetzes schreibt in seiner Erläuterung des § 48a, daß Krankenhäuser, Altenheime usw. „… gerade … (als) Sammelpunkte von gesundheitlich … Anbrüchigen" darstellen. Dazu paßt, daß ein Arbeitgeber seine Belegschaft um drei Viertel „heruntergebrochen" hat.

Analogien der medizinischen Fachsprache zu Polizei und Militär

Eine große Zahl von medizinischen Fachbegriffen existiert mit *Analogien zu Polizei und Militär.* In der Chirurgie wie im Kriegshandwerk werden Operationen ausgeführt. Bei Abfassung dieser Arbeit rühmte Präsident JELZIN die Professionalität der „chirurgischen" Feuereinsätze, die gegen Tschetschenen und Geiseln gerichtet waren. Dazu paßt, daß die US-Militärs im Irak nach Medienberichten ungewöhnlich genau, nicht mit Bomben und Granaten, sondern wie mit dem „Skalpell" arbeiteten; sie führten einen angeblich sauberen Krieg, jedenfalls aus der Perspektive des nüchternen Generalstabs und nicht aus der Ameisensicht der Zivilbevölkerung oder des einfachen Soldaten. Eine „Invasion" steht für Krankheitserreger und den Angriff der feindlichen Armee in ein anderes Land. „Dekontamination" von Keimen meint in der Krankenhaushygiene eine Wachstumshemmung oder -tötung von Mikroorganismen, Desinfektion wird synonym benutzt. Im DUDEN finden wir diesen Begriff jedoch nur im Zusammenhang mit der Reinigung von Atomreaktoren oder weiter im nichtmedizinischen Sprachgebrauch in der Konsequenz von atomarer, biologischer und chemischer Kriegsführung. Die „Kohort-Isolierung", abgeleitet von der Kohorte, also dem zehnten Teil einer Legion des antiken römischen Heeres, kann ohne Probleme als Gruppen-Isolierung benannt werden.

Der Bettplatz wird „abgerüstet", aber auch „Aufrüstungen" finden statt, bevor ein Patient aufgenommen wird.

„Bekämpfen" von Krankheiten versus „Heilkunde": Mit dem Kampf gegen Krankheiten wird die ursprüngliche Wortbedeutung von Heilen, u.a. aus dem niederdeutschen von hel = Ganzmachen, ad absurdum geführt. Geht denn moderne Medizin und Pflege grundsätzlich davon aus, daß zwischen dem Subjekt und seiner Krankheit nur die Beziehung der Feindschaft besteht? Dem Menschen zu „helfen" heißt demzufolge, ihm zum Sieg über den Aggressor Krankheit zu verhelfen. Es wird von Schmerzbekämpfung, Krebsbekämpfung und der Bekämpfung von Infektionskrankheiten gesprochen. Hängen mit dem Verschwinden des Begriffs „Heilkunde" auch die Veränderungen in unseren Krankenhäusern zusammen?

Fachsprache und Totalitarismus

Wie bereits Hilde Steppe (1986) zeigte, wurde die heutige pflegerische und medizinische Fachsprache während der Zeit des Nationalsozialismus wesentlich geprägt.

„Kranken Gutes tun“ konnte z.B. das Umbringen von Kranken bedeuten, es war nur erforderlich, Mord als Erlösung zu definieren und eine Bedeutungsveränderung herbeizuführen. Denken, Wahrnehmen und Handeln können so im rationalen und emotionalen Bereich durch sprachliche Mittel geprägt und damit im Sinn bestimmter Ideologien beeinflußt werden. Damit lassen sich Wörtern positive oder negative Assoziationen aufprägen.

Begriffe wie „Sonderbehandlung“ (Tötung unter dem nationalsozialistischen Regime) und „Aufartung durch Ausmerzung“ werden wohl heute nicht mehr gebraucht, sie sind aber Beispiele für die Veränderung von Begriffsinhalten in gewünschter Art. Auch identifizieren Politiker ihre Gegner in faschistischer und kommunistischer Rhetorik heute nicht mehr als Bazillen: „Gewimmel von jüdischen, fremdrassigen, revisionistischen, anarchistischen, zersetzenden Bazillen.“ Wie leicht geht uns aber heute die Metapher „vom Vergasen“ über die Lippen!

Auch ist unsere Sensibilität und das Lernen aus der Geschichte erheblich unterentwickelt, wenn auf aktuellen Verordnungsvordrucken für eine Krankenbeförderung weiterhin der Begriff „Sammeltransport“ verwendet wird. Per Sammeltransport wurden im Dritten Reich Menschen zur Tötung gefahren, er erinnert fatal an unsere deutsche Geschichte. Ein Wörterbuch schreibt dazu treffend, daß der Begriff „transportieren“ (= etwas, also eine Sache, von einem Ort zu einem anderen bringen, befördern) auf Personen bezogen mit dem Begriff des Zwangs, der Gewalt verbunden ist. Warum gehen wir so mit unserer Vergangenheit um, ist die Barbarei schon vergessen?

Sprachliche Gewalt in der Pflege

Formen subtiler Machtausübung und damit Gewaltanwendung gegenüber Patienten oder Heimbewohnern gibt es heute in der täglichen Arbeit durch sprachliche Mittel, z.B.:

- bewußtes Überhören von Patientenwünschen,
- Beschimpfungen (verbal oder averbal),
- Bevormundungen.

Verfügendes Denken und Reden ist auch in unserer Zeit wieder weit vorgedrungen. Bei richtigem Hinsehen, Hinhören und Nachdenken werden die Absichten der Menschen deutlich, die diese Sprache sprechen, man lernt sie kennen. Oder wie sind Äußerungen zu verstehen wie: „Unser Land ist überaltert.“ oder Forderungen nach einer „rationalen Ethik“ in Beziehung zum „Fetozid“ und „Euthanasie geistig Behinderter“? Auch „Überfremdung“ meint in der Intention die gleiche Bedeutung des Begriffes Überalterung.

Als rassistische Un-Worte können die synonymen Bezeichnungen Mongolismus oder Down-Syndrom für die mit einer Trisomie 21 geborenen Menschen aufgefaßt werden. Durch das klinische Symptom der schrägen Augenstellung wird die in Europa tief verwurzelte Angst vor östlichen Menschen verbunden. Aber der englischsprechende Laie verbindet auch mit der eher positiven Nennung des Namens des erstbeschreibenden Arztes John L. D. DOWN (London 1828–1896) die eher diskriminierenden Begriffe wie: unten, nieder, herunter. Zudem prägte DOWN den Begriff Mongolismus und die Ursache der Behinderung im Rahmen einer Rassentheorie.

Diese Pseudotheorie ging in fälschlicher Anlehnung an die DARWIN-Evolutionstheorie davon aus, daß die Gattungsgeschichte der Menschheit sich über Rassenstufen entwickelt. Die asiatische Menschenrasse soll dabei am niedrigsten entwickelt sein. Die Geburt eines Kindes mit dieser „mongoloiden Idiotie" in einer europäischen Familie stellte nach dieser Theorie einen Rückfall in eine weit zurückliegende Entwicklungsstufe dar. Auch wenn durch die pränatale Diagnostik die Chance für die Geburt eines solch behinderten Lebewesens immer geringer wird, darf die Entwicklungsperspektive von *men with special needs* nicht unnötig durch die Bezeichnung eingeschränkt werden.

Euphemistischer Sprachgebrauch

In euphemistischer (beschönigender) Absicht (vielleicht als Tarnvokabular?) werden viele neue Begriffe in unsere Berufssprache, aber auch umgangssprachlich eingeführt.

Beispiele dafür sind: „Arbeitskräfte werden freigesetzt" – es werden nicht Menschen entlassen und in die Arbeitslosigkeit geschickt. Ein Politiker lügt heute nicht, sondern er spricht von „unzureichender Tatsachenfeststellung", „persönlicher Fehleinschätzung" oder er „hat es nicht so gemeint". Versprach doch einer ganz treuherzig vor einem Bundestagsuntersuchungsausschuß: „Ich lüge Sie nicht an, auch nicht ein bißchen".

Der Begriff Krankenkasse ist mit häßlichen Erinnerungen verbunden, deshalb wird er ausgemustert: es wird das hygienische und sympathische Wort „Gesundheitskasse" gewählt. Nun haben wir es auch noch mit der „nachlassenden Sterbefreudigkeit" der älteren Mitbürger in der Bundesrepublik zu tun. Und Einschränkungen der Sozialleistungen werden beruhigend als „Umbau des Sozialstaats" bezeichnet.

Umweltschutz (Sitzmann 1996b) ist ein Feld, auf dem wir eine Reihe von beschönigenden Modewörtern antreffen: z.B. Entsorgen. Mit diesem Wort aus der Amtssprache wird, wenn wir andere Begriffe mit „ent" betrachten (ent-schwinden, ent-schlacken, entschärfen) suggeriert, daß wir von etwas befreit werden, daß etwas beseitigt wird. Hier zeigt sich die Beziehung zur Moral. Eine Tat hat ihre Folgen. Eine Tat kann nie ungeschehen werden. Müll bleibt immer Materie, es gibt kein ent„sorgen", die Sorgen beginnen erst auf der Deponie oder mit den Filterstäuben, der Schlacke aus der Müllverbrennungsanlage. Das Testgelände für Atomwaffenversuche in Nevada wird heute als Forschungspark für Umweltfragen bezeichnet.

Bei einem „Entsorgungspark" muß man an Vögel, Wiesen und Bäume denken, es ist aber eine Müll-Deponie. Es wird vom „Restrisiko" der Atomenergieproduktion gesprochen. Und das einzig kompakte – also scheinbar moderne, kleine – am „Kompaktlager" ist das dichtere Anhäufeln des atomaren Abfalls. Als „Wertstoff" wird der Plastikmüll bezeichnet, obwohl auch er in der als „thermische Verwertung" aufgewerteten Müllverbrennung oder im Hochofen endet. Medizinische Ratschläge gegen das Ozonloch hören sich so an: „Mittags Kinder und alte Menschen nicht ins Freie lassen, im Freien Hautcreme und Kopfschutz nutzen." Wird damit unsere drohende Klimakatastrophe verhindert? Der „Störfall", der ursprünglich nur für technische Störungen in Atomkraftwerken reserviert war, wird zum ständig benutzten Wort der Verharmlosung, wenn es um die gehäuften Explosionen und Chemieunfälle bei der Hoechst AG in Frankfurt/Main geht. Sollen wir uns langsam an den mit einer bestimmten Wahrscheinlichkeit möglichen Super-GAU, also den größten anzunehmenden Unfall im Atomkraftwerk, gewöhnen? Ist es nicht richtiger, anstelle von Umweltbelastung von Umweltverbrauch oder Umweltzerstörung zu sprechen? Wie wird der Abriß von Atomkraftwerken genannt? „Rückbau von Kernkraftwerken", einschließlich Wiederherstellung der grünen Wiese! Wortwahl kann enttarnen, man sollte deshalb genau hinhören. Denn wer Kreide gegessen hat, muß sich fragen lassen, ob er vielleicht gar nicht die liebe Geißenmutter ist, sondern der böse Wolf.

Herrschaftssprache in der Pflege

An die Herrschaftssprache eines anderen Jahrhunderts erinnern heute noch viele Sprachregelungen in deutschen Krankenhäusern, wenn z.B. von „Ärzten, Personal und anderen Beschäftigten" die Rede ist. Oder von wem wird gesprochen wenn es „unser Personal" oder „Personalbüro" heißt? Ist vom mitdenkenden Mitarbeiter des 20. Jahrhunderts die Rede oder vom „Dienstboten" aus dem Jahr 1889?

Vorgesetzte benutzen gern die Mehrzahl-Form („Wir sitzen alle in einem Boot"), wenn sie von pflegerischen Aufgaben und ihrer Bewältigung sprechen. Das erinnert an jenen Mann, der während der schwierigen und schmerzhaften Niederkunft seiner Frau stellvertretend jede Linderung mit den Worten ablehnt: „Wir haben uns für die natürliche Geburt entschieden, und wir stehen das jetzt auch durch."

„Mir ist es wichtig, was meine Schwestern sagen." Hier wird die Macht des Mannes gegenüber der Frau deutlich zum Aus-spruch gebracht. Und dann wird zur „Fallbesprechung" oder „Demonstration" eines Falls geschritten, um „objektive" Daten über einen Menschen auszutauschen.

„Pflege am Patienten", bezogen auf ein bestimmtes „Patientenprofil", kann sicher dem Patienten hilfreich sein, schließt ihn aber als Persönlichkeit aus. Dazu wäre es erforderlich, die Pflege *mit* dem Patienten auszuführen.

„Secondary baby talk": Umgangssprache in der Pflege

Das „Pflege-Wir" kann zum Ausdenken wunderschöner kabarettistischer Geschichten anregen, wenn die Schwester zum Patienten sagt: „Wir gehen jetzt ins Bett". „Wir gehen jetzt in die Wanne". „Wollen wir nicht noch etwas essen?" „Geht's uns gut heute?" Pflegende benutzen die Mehrzahl-Form gegenüber Patienten, wollen dabei aber nicht wörtlich genommen werden. Es hört sich eher entwürdigend an, weil nicht mit einer Person die direkte Unterhaltung gepflegt wird (oder werden kann?). Kommunikationsmuster in Form einer kindlichen Umgangssprache gegenüber Erwachsenen, sie werden „secondary baby talk" benannt, zeichnen sich aus in der respektlosen Ansprache mit „Du", in häufigen Befehlsformen, Unterbrechungen, übertriebenen, belehrenden Wiederholungen und überhöhter Intonation. Sie werden oft gebraucht gegenüber alten, dementen Menschen und sind entwürdigend. Ebenso erkennbar ist dieses Phänomen an dem häufigen Gebrauch von sog. Verkleinerungssilben (Diminutivsuffix), wie -chen, -lein, -le, auch in Verbindung mit Kosenamen: Omi-lein, Opi-chen, Mütter-le o.ä.

Medizinische Fachsprache und Geheimdiplomatie

Viele Beispiele gibt es für Analogien zwischen der modernen medizinischen Diagnostik und den Machenschaften der Spionagedienste und der Geheimdiplomatie.

Wie in der Spionage wird in der Medizin sondiert, engmaschig überwacht, abgehorcht und beobachtet. Reflexe werden notiert. In den Körper werden Kameras und Sonden eingeschleust. Sekrete (secret – Geheimnis) werden abgezapft. Mit Ehrgeiz werden Informationen verschlüsselt, damit das „Objekt" nicht weiß, was man über es weiß. Das ist gelehrter Bluff und gezielte Verheimlichung aus

„therapeutischen" Gründen. Und welcher Aufwand und Ehrgeiz wird von Berufsanfängern aufgebracht, um bald mithalten zu können! Sie empfinden den Verheimlichungsjargon durch die mangelnde Kenntnis des verwendeten Zeichen- oder Regelvorrats als Sprachbarriere. Dabei ist es nachzuvollziehen, daß zum Zusammenhalt und zur Solidarität die nur dieser Gruppe eigene Sprache und Sprechweise notwendig ist, diese aber nicht durch Ausschließen des Patienten erfolgen darf. Das bedeutet für die Praxis: Verzicht auf fachsprachliche Ausdrücke im Gespräch mit Hilfebedürftigen (Helmstaedter 1995).

Sprache und Bürokratie

Die Bürokratie ist mit technokratischer „Macher-Semantik" erfinderisch, prägt unsere gesellschaftliche Sprache und wird von uns in die Berufssprache übernommen.

In der Diskussion um die Kürzung von Beamtengehältern und Verringerung der Arbeitsplätze im öffentlichen Dienst spricht unser Bundesinnenminister von einer „Überlänge der Personaldecke". Er will damit sagen, daß wir in der Bundesrepublik zuviele Beamte hätten.

„Überaltert" ist heute in der Republik ein geläufiges und viel benutztes Wort, das aus dem Sprachschatz der (Sozial-)Politiker in der Rentendiskussion allmählich Eingang in die Berufswelt von Pflegenden findet. Wurde der Begriff zunächst von Statistikern und Demographen gern beutzt, ist er heute in vielen Berichten zu den Themen Krankenhaus, Sozialversicherung, Rationalisierung und Rationierung von medizinischen Leistungen eingegangen. Eine Lapalie? Oder sind mit dieser technisierten, expertokratischen Sprachregelung Absichten verbunden? Es schwingt dabei die Forderung mit, es sei für die Alten an der Zeit, abzutreten und Jüngeren Platz zu machen. Soll den Jungen das Feld allein überlassen werden? Es ist eine negative Verbindung, die Zusammensetzung von „über" (also: zuviel) und „altern". Der Duden schreibt: „... daß das übliche Maß überschritten wird."

Warum wird nicht konkret von einem veränderten Altersaufbau der Bevölkerung gesprochen oder der demographischen Entwicklung, die dazu führe, daß es, verbunden mit einer gesteigerten Lebenserwartung des Menschen, in Zukunft immer mehr alte Menschen geben werde? So, als wäre eine nicht vorhersehbare Naturkatastrophe über uns hereingebrochen, wird von der „Rentnerschwemme" gesprochen. Manche Pflegende sprechen vom „Baujahr", wenn das Geburtsjahr eines Betagten geschildert wird.

Warum sprechen wir, die wir alle älter werden, nicht davon, daß wir „Gott sei Dank älter werden können"?

Pflegefälle. Dieser überall benutzte Begriff ist beispielhaft für die Oberflächlichkeit unserer sozialpolitischen Diskussion. *Den* Pflegefall gibt es nicht: Pflegebedürftigkeit ist kein Zustand, sondern eine von vielen Faktoren abhängige menschliche Bedarfslage, in der die Betroffenen und ihre Umgebung unterschiedliche Arten von Unterstützung bedürfen. Dabei stellt die Pflege niemals die alleinige Form der Unterstützung dar. Der „Pflegefall" ist eine Erfindung der Sozialversicherungsverwaltung. Im Alter gibt es 3 Klassen von Menschen:

1. Gesunde, rüstige alte Menschen mit hoher Kaufkraft.
2. Kranke, von Ärzten „Patienten" genannte alte Menschen.
3. „Pflegefälle" oder „Pfleglinge" genannte Pflegebedürftige.

Als „Fremdlast" wird die beitragsfreie Mitversicherung von Kindern in der gesetzlichen Krankenversicherung bezeichnet.

„Alles psychisch" – Phrasen im pflegerischen Sprachgebrauch

Mit Phrasen unserer Zeit erleben wir eine weitere Form des Sprach-Sterbens. Eine neuere Disziplin der Sprachwissenschaft, die Phraseologie, befaßt sich mit dieser „vorgefertigten" Sprache.

Mit der locker hingeworfenen Floskel „Alles psychisch" heißt es hinter mehr oder weniger vorgehaltener Hand der Mitarbeiter im Krankenhaus, daß die Klage eines Patienten nicht ernst genommen wird. Aber auch Patienten benutzen Phrasen, wenn sie ihre Befindlichkeit beschreiben wollen: „Danke, heute keinen Alkohol. Meine Leber schwächelt mal wieder ein bißchen." Mit dem „schwächeln" wird umschrieben, daß Symptome wohl vorhanden sind, aber nicht so ernst genommen werden sollen unter dem Motto: „alles easy" (Schönfeld 1995). Wem ist noch nicht die inflationäre Verwendung des Begriffs „einfach" in jeder, noch so unpassend erscheinenden Lebenslage aufgefallen? Dazu paßt der Satz von Albert Einstein: „Alles sollte so einfach wie möglich gemacht werden, aber nicht einfacher."

Sprachlosigkeit

Auch das gibt es in der Sprache der Pflegenden: eine Sprachlosigkeit für selbstverständliche Aufgaben im Beruf. Da gibt es die Praxis in einem westdeutschen Krankenhaus beim Transport eines Verstorbenen in die Obduktionsräume: dreimaliges Klopfen gegen die Aufzugstür. Das bedeutet: Aufzug frei machen für einen Leichentransport! Warum darf über das Sterben und den Tod an unseren institutionalisierten Sterbe-Orten nicht mehr gesprochen werden? Warum darf der Tote auf seinem letzten Weg niemandem mehr auf dem Flur begegnen? Wann werden die sog. Leichenhallen durch würdige Aufbahrungsräume abgelöst?

Eine Versachlichung (Mitscherlich 1978) der Medizin und der Pflege kranker Menschen führt leicht dazu, das Vertrauensverhältnis von Betreuenden und Patienten selbst gefühlssteril zu halten. Dies führt zu einem „Verzicht von zentraler Bedeutung, nämlich den Verzicht auf die Anwendung der Sprache". Es gibt die Sprachlosigkeit in der technisierten Medizin, wo die Medizin ins Inhumane abgleitet. Die Hälfte der Patienten versteht kein Wort bei der Visite. Die Pflegenden als Dolmetscher demonstrieren hier wieder einen Anachronismus der Arzt-Abhängigkeit, denn es ist umgekehrt kaum denkbar, daß der Arzt der Übersetzer einer Pflegefachsprache ist.

3.1.2.4 Was geschieht, wenn Worte sterben? (Diederich 1994)

Die Entwicklung der Sprache offenbart den Wandel der Art, wie Sprache Wahrheit erfaßt. Der gegenwärtig zu beobachtende Verfall der Sprachformen zur lärmenden Phrase, zum Schlagwort, zur nichtssagenden Floskel läßt die Frage aufkommen, wie die Sprache zu retten ist. Kann sie durch Schweigen, Zurücktreten in Stille verbessert werden? Ist es der tastende Gebrauch der Worte und das Hören hinter den Worten, das Hilfe bringen kann? Kann eine Kultur des Redens und Zuhörens sowie der einfühlsamen Aufmerksamkeit für andere erzieherisch erreicht werden? Muß vielleicht zukünftig die Sprache nicht mehr dafür da sein, mich mitteilbar zu machen? Oder kann es sein, daß die Aufgabe lautet, *hören* zu lernen; also nicht das Sprechen verbessern, sondern ein neues Hören lernen und lehren?

Es gibt immer mehr Menschen, die unentwegt sprechen und vor sich hinreden, die alles, was sie sehen, und alles, was ihnen so durch den Sinn schießt, sofort verbal kommentieren müssen. Unter dem Einfluß der Medien ist das kein Wunder:

- Kaum ein Ort ist ohne Radio, Rekorder, Fernseher.
- Kaum ein Gang ins Kaufhaus, in Einkaufspassagen, U-Bahnhöfen, Restaurants o.ä. ist möglich, bei dem nicht ständig leise Musik im Hintergrund tönt, unterbrochen von Ansagen.

Dadurch ist eine zweifache Wirkung zu beobachten:

- Ohne Geräuschpegel kann man nicht mehr sein, der Mensch fühlt sich einsam ohne Hintergrundgeräusch (Medienabhängigkeit).
- Das richtige Zuhören wird verlernt.

Verstehen erfordert Stille, läßt Susanna Tamaro (1995) ihre Hauptdarstellerin in ihrem Roman sagen. Sie leidet unter dem ständigen Geräusch des Fernsehers und empfindet es als eine Art Droge.

Mit richtigem Zuhören ist das Eingehen auf das, was man hört, gemeint; ein „Sich-mit-dem-Gehörten-Verbinden", also eine innerlich aktive Zuwendung zum Anderen praktizieren. Angewendet wird das im gemeinsamen Musizieren. Einmal ist es ein Hören auf die Harmonien, andererseits muß der eigene Rhythmus auf den Rhythmus der Partner abgestimmt werden. Damit ist es eine moderne soziale Praxis.

Sprachsinn und Moral

Mit dem Satz „Ich höre, was ich hören will – und nicht, was Du sagst!" soll angedeutet werden, daß das Hören bei der Sprache noch differenzierter ist als bei Geräuschen. Einerseits hört man auf den mitgeteilten Inhalt, andererseits auf die Sprache des Sprechenden. Man lernt zwischen den Worten zu hören. Wichtiges erfährt man oft nur aus Angedeutetem. Beim feinen Hinhören werden die seelischen Nuancen deutlich – und gerade darauf kommt es ja oft an. Der Inhalt der Worte kann ausgeblendet und hinter den Sinn der Sprache geblickt werden.

Die Frage: „Wer bist Du?" „Ja, was Du sagst, ist ganz schön" kann überzeugen. „Aber tust Du es auch?" Es ist die Frage nach der moralischen Integrität des Sprechenden: der innerste Kern des Menschen wird erfahren. Das ist nicht die normale Sinnessphäre, die damit angesprochen wird. Als literarisches Beispiel steht hier Jaques Lusseyran: Erst der Sprach- oder Wortsinn (Sitzmann 1995) identifiziert das Gehörte als Sprache, auch wenn der Inhalt noch nicht verstanden wird. Mit ihm nehmen wir etwas vom Innenleben des Sprechenden wahr (seine Sprache ist bewegt, hart, verwaschen) oder vom Volkscharakter, wenn wir mehrere Sprachen miteinander vergleichen (etwa das Französische oder das Russische). Auch dieser Sinn kann verschieden hoch entwickelt sein.

Der blinde Lusseyran schildert, wie er in der französischen Widerstandsbewegung an der Sprache die moralische Zuverlässigkeit von Menschen erkannte: „... Seine Stimme brachte sein Wesen zum Ausdruck, und manchmal verriet sie ihn."

Ein verarmter Sprachsinn nimmt wenig vom Inneren des anderen wahr. Damit verarmt der Mensch aber selbst seelisch; er wird auch in seine eigene Sprache keine Nuancen mehr einfließen lassen können. Der Sprachsinn muß geschult werden: Von sich aus kann ein kleines Kind nicht sprechen lernen. Bereits der Säugling lernt zu unterscheiden, ob seine Mutter liebevoll und ruhig oder gereizt und nervös mit ihm spricht.

„Aufmerksamkeit ist Leben" behauptet Goethe in seinem Werk „Wilhelm Meister" und bedeutet damit unsere Notwendigkeit, wieder auf den anderen Menschen hinlauschen zu lernen, erfassen zu lernen, was ihn innerlich bewegt und erfüllt. Die Qualität des Zusammenlebens der Menschen und des Verhältnisses zur natürlichen Umwelt wird wesentlich von der Fähigkeit abhängen, im Hören zu erleben und der Wunder gewahr zu werden, die uns über das Ohr erreichen.

Inhaltsübersicht

3.2 Sich bewegen

3.2.1 Dekubitusprophylaxe

3.2.1.1 Allgemeine Gesichtspunkte zur Dekubitusprophylaxe

FRANZ SITZMANN*

Während sich früher ein wesentlicher Teil der pflegerischen Bemühungen mit der Therapie von entstandenen Druckgeschwüren befaßte, legt man heute, auch aus humanen, ökonomischen und juristischen Gründen, den Hauptaugenmerk auf die Vorbeugung von Dekubitalgeschwüren.

Zwei wichtige Gesichtspunkte

- Vielfach wird das Fehlen von Druckgeschwüren zu Recht als ein positives Qualitätsmerkmal angesehen. Andererseits muß beachtet werden, daß aus pathophysiologischen und psychischen Gründen Druckgeschwüre bei Patienten entstehen können, obwohl fachlich optimale Unterstützung zur Vermeidung eines Druckgeschwüres gegeben wurde. Die Ableitung professioneller Dekubitusprophylaxe kann nur aus einer sorgfältig geführten Pflegedokumention erfolgen.
- Diese wichtige pflegerische Arbeit kann nicht zum Nulltarif in bezug auf Mitarbeiter und Material erfolgen. Die Therapie eines entstandenen Druckgeschwürs ist jedoch um einiges kostspieliger, abgesehen vom entstandenen menschlichen Leid und vom Verlust an individueller Lebensqualität.

Definition

Dekubiti sind Gewebsschäden aufgrund unphysiologischer Druckeinwirkung, wobei eine Trias von *Ischämie – Azidose – Gewebetod* besteht. Es gilt: Ohne Druck kein Druckgeschwür.

Im fachlichen und umgangssprachlichen Gebrauch sind eine Vielzahl von synonymen Begriffen: Durchliegegeschwür, Druckbrand, Wundliegen, Wundliegegeschwür, Hautulzeration, Druckulkus, Druckgeschwür, Drucknekrose und Durchliegen.

* Eine Bearbeitung dieses Kapitels in der 1.und 2. Auflage besorgten Ulrike Wesenberg und Johannes Brunk.

Stadieneinteilung

Vorstufe

Als *Vorstufe* des Druckgeschwürs kann ein Intertrigo, auch Wundsein oder Hautwolf genannt, angesehen werden. Durch die Einwirkung von Schweiß, Stuhl und Urin wird die Haut aufgeweicht und geschädigt. Unterstützend wirken dabei der pH-Wert von Stuhl/ Urin, die Belastungen durch Wasser und Seife und das Milieu zwischen Haut und Windeln. Zusätzlich können krümelige Substanzen (eingetrocknete Salbenreste, Puder) in Hautfalten mit Rötungen, Pustelbildungen oder Fissuren in einen Dekubitus überführen. Eine kombinierte Keimbesiedlung läßt die diffus erscheinende Rötung mit kaum abgrenzbaren Linien zu gesunden Hautarealen erscheinen.

Grad I

Umschriebene Rötung, die auf leichten Druck hin verschwindet. Keine Hautläsion, es entsteht ein lokales Ödem.

Um diese Rötung gegen eine durch Inkontinenz entstandene abzugrenzen, gilt grundsätzlich die Regel: Die Rötung der Haut, die durch einen erhöhten Auflagedruck entstanden ist, hat glatte Ränder, man könnte sie mit einem Stift nachzeichnen. Sie hält länger als 2 Stunden an.

Grad II

Wirkt sich die Anoxie weiter aus, ist also der Patient weiterhin dem hohen Auflagedruck ausgesetzt, entsteht eine Hautläsion unterschiedlicher Größe. Das lokale Ödem nimmt weiter zu, unter der Epidermis sammelt sich Sekret an, es kommt zur Blasenbildung. Noch hat der Hautdefekt keine Tiefenwirkung.

Grad III

Hier kann die Hautschädigung bis hin zum Periost, der Knochenhaut, reichen. In der Tiefe der Wunde können Muskeln und Sehnen sichtbar werden.

Grad IV

Es bilden sich Nekrosen. Der Gewebsuntergang beteiligt Knochen in den tieferen Schichten.

Wundzustand

Nach dem Wundzustand lassen sich die Wunden wie folgt beurteilen:

Stadium A: Wunde sauber, Granulationsgewebe, keine Nekrose.
Stadium B: Wunde schmierig belegt, Restnekrosen, keine Infiltration des umgebenden Gewebes.
Stadium C: Wunde wie Stadium B, aber zusätzlich Infiltration des umliegenden Gewebes oder Allgemeininfektion (Sepsis).

Ein schlecht heilender Dekubitus zeigt immer auch eine pathologische Keimbesiedlung, z.B. mit Pseudomonas aeruginosa, Providencia spezies, Streptokokken, sowie Anaerobierbesiedlung mit Clostridien.

Die Lokalisation der gefährdeten Stellen wird als bekannt vorausgesetzt.

Risikofaktoren

Allgemeine Risikofaktoren

- Eine Bewegungseinschränkung (Immobilität) wirkt über die Größe der Auflagefläche und die Dauer des Auflagedrucks als ein wesentlicher Risikofaktor.

- Bei Durchblutungseinschränkung sind nicht nur Patienten mit arteriellen Durchblutungsstörungen gefährdet, sondern auch solche, die unter venösen Stauungserscheinungen, Blutarmut oder Herzinsuffizienz leiden.
- Sensibilitäts- und Bewußtseinsstörungen. In jedem Alter stellen Störungen dieser Art, z.B. bei Koma, Hemiplegie, multiple Sklerose, Schock und Analgesie Dekubitusrisiken dar.

Spezielle Risikofaktoren in Akutphasen

- Fieber: Je Grad Fieberanstieg entsteht eine Verzehnfachung der Dekubitusgefährdung.
- Inkontinenz: Sie beeinträchtigt die Haut durch die Feuchtigkeit und den sauren oder alkalischen pH-Wert der Körperausscheidungen. Durch pathologische Keimbesiedlung, z.B. mit Candida albicans, und weitere Vermehrung entsteht ein dekubitogenes Milieu.
- Anämie.
- Krankheiten, die mit hohem Eiweißverlust einhergehen.
- Seelische Krisen: Ein Dekubitus ist kein rein körperliches Leiden, sondern auch von psychosozialen Faktoren abhängig. Ältere, depressive Patienten, Kranke mit Selbstaufgabetendenz sind in ihrer Sensibilität der Haut und Bewegung so weit reduziert, daß eine schmerzhafte Hautbelastung nicht zu einer eigenaktiven Lageveränderung führt. Ein Teufelskreis entsteht: Der entstandene Dekubitus verschlechtert das Wohlbefinden, wodurch die weitere Ausdehnung gefördert wird.

Jeder kennt den Menschen, der in häuslicher Pflege oder anderen Langzeit-Pflegebereichen lange Zeit viele „theoretische" Bedingungen zur Entstehung eines Druckgeschwürs erfüllt, trotzdem ist die Haut einwandfrei. Erst eine akute Veränderung (z.B. Verlegung, Wechsel der Bezugsperson) lassen trotz „besserer Vorbeugebedingungen" Druckgeschwüre entstehen.

Dekubitusprophylaxe

Zu einer erfolgreichen Vermeidung von Druckgeschwüren gehören:

- Eine gemeinsame Erstellung der Pflegeziele, nach Möglichkeit unter Einbeziehung des Patienten: Wesentlich bleibt die Erhaltung der intakten Haut. Sie kann nur durch eine kontinuierliche, bewußte Krankenbeobachtung und der zielgerichteten Durchführung der verabredeten Maßnahmen erreicht werden. Dabei kommt es auf ein Früherkennen von Akutsituationen (Fieber, Inkontinenz, Anämie, seelische Krise) an.
- Das konsequente Handeln mit Änderung der Teilziele bei mangelndem Erfolg.

Sehr wichtig ist die Einbeziehung des Patienten und seine Integration in den Pflegeprozeß durch:

- Förderung der Einsicht in die notwendigen Maßnahmen.
- Motivation zur Eigenaktivität.

Grundsätze prophylaktischer Maßnahmen

1. Förderung der Mobilität (aktiv/passiv)

Da der Bewegungsmangel die wichtigste Ursache für die Entstehung eines Dekubitus ist, muß seitens der Pflegenden, der Angehörigen und auch des Patienten selbst immer wieder der Versuch unternommen werden, die Mobilisation zu fördern.

Tabelle 3.4. Maßnahmen und Hilfsmittel zur Dekubitusprophylaxe

Maßnahmen	Hilfsmittel
Druckentlastung: Mobilisation	Aktiv/passiv in Absprache mit Physiotherapie.
Weichlagerung	- Schaumstoffauflage (mit Frotteedecke als Transpirationsschutz), - Dänische Fibermatratze (mit Frotteedecke als Transpirationsschutz), - Schaumstoff-Würfelmatratze (Bettlaken nur lose auflegen), - Rhombofill-Matratze, - Wasserbett (Bedarf mit Bettenzentrale abstimmen), - Schaumstoffmatratze mit Geleinlage (Absprache mit Pflegerischer Bereichsleitung), andere in Absprache mit den Mitarbeitern der Querschnittabteilung.
Freilagerung	- Rhombofill-Kissen (niemals Federkissen), - Schaumstoffmatratze mit Aussparung (Größe der Aussparung beachten, sonst Umkehreffekt), - Schaumstoffpacks (groß/klein), - Schaumstoffrollen, - Schaumstoff-„Klavier", - Müller-Bett, - Stryker-Bett.
Alle Lagerungen sind nach Pflegeplan durchzuführen und zu dokumentieren!	
Hautpflege Reinigen (Waschen, Duschen, Baden) Trocken halten	 Mit im Haus gebräuchlichen Waschzusätzen, Puder (sparsam!).
Rhythmische Einreibungen	Calendula-Echinacea-Salbe (großflächig, nicht punktuell) und andere Substanzen: Solum uliginosum comp.-Öl, Lotio Pruni comp. cum Cupro, Massageöl mit Arnika (WELEDA), Rosmarinöl (5% für Einreibungen) Siehe hierzu auch unter 5: Äußere Anwendungen
Andere äußere Anwendungen	- Kohlblattauflagen, s. 5.6.1 - Abwaschungen, s. 5.2 - Öldispersionsbad, s. 5.3.1 - Eichenrindentee oder Eichenrindenessenz: Kompressen werden warm für 20–30 Minuten auf die gefährdete Hautpartie gelegt (im Prinzip durchzuführen wie bei der Nierenkompresse, 5.5.21). **Achtung!** Eis und Fön (auch Eichenrindeneis) schadet und darf nicht angewendet werden.
Ernährung und Flüssigkeitszufuhr	- Beratung durch Diätassistentin - Eiweiß-, kalorien- und vitaminreiche Kost - Sondenkost - Substituierende Infusionen.
Ausreiche Flüssigkeitszufuhr	- Trinkprotokoll - Gezielte Flüssigkeitsbilanzierung - Sonde - Infusion
Substitution bei Blutverlust	- Bluttransfusion nach Arztverordnung - O_2-Gabe

Tabelle 3.4. (Fortsetzung)

Maßnahmen	Hilfsmittel
Inkontinenz vermeiden Urin: Kontinenztraining	- Klopftraining bei neurogenen Kontinenzstörungen
Inkontinenzversorgung	- Urinflasche bei männlichen, Schiffchen bei weiblichen Patienten - Kondom-Urinal bei Männern - Windel - Intermittierender Katheterismus/Selbstkatheterismus - Dauerkatheter (nach Möglichkeit suprapubisch)

2. Druckentlastung

Durch die 30-Grad-Lagerung werden die Patienten so auf die Seite gedreht, daß weder das Steißbein noch die Trochanteren belastet werden. Zur Überprüfung der korrekten Lagerung muß der Pflegende seine Hand unter den seitlich gelagerten Patienten im Gesäßbereich schieben: Wenn er mit den Handballen gegen den Trochanter stößt und zwischen Steißbein und Matratze Spielraum bleibt, liegt der Patient richtig. Andere geeignete Entlastungslagerungen sind die V-Lagerung und T-Lagerung sowie Druckentlastung durch spezielle Matratzensysteme (s. 3.2.1.3), die im GKH zur Verfügung stehen oder gemietet werden können.

3. Vermeidung von Scherkräften

Hautschäden können durch das klassische „Hochziehen“ entstehen. Reibungs- und Scherkräfte können vermieden werden durch schonende Lagerung unter Berücksichtigung der Ansätze der Kinästhetik (s. rückenschonende Bewegung unter 3.2.3) sowie durch den Einsatz von Fellen. Bei Verwendung synthetischer oder echter Felle „gleitet“ der Patient und die einzelnen Haare reduzieren die Scherkräfte.

4. Förderung der Hautdurchblutung

Siehe Tabelle 3.4. Grundsätzlich gilt jedoch, daß diese Hilfen nur in Verbindung mit einer Druckentlastung nutzen.

5. Schaffen einer ausgeglichenen Ernährungssituation

Eiweißreiche Kost und eine ausreichende Flüssigkeitszufuhr sind Voraussetzungen einer wirksamen Dekubitusprophylaxe.

Wesentlich für den Erfolg der Prophylaxe ist der zielgerichtete Einsatz dieser Maßnahmen. Hilfsmittel dienen lediglich zur Unterstützung. Der Patient wird oft von einem Überangebot an Hilfsmitteln in seiner eigenen Mobilität und Lebensqualität eingeschränkt.

> **! Merke**
> Hilfsmittel so wenig wie möglich – soviel wie nötig!

3.2.1.2 Anleitung zur selbständigen Hautkontrolle und Dekubitusprophylaxe in der Querschnittpflege

Martin Risse

Problem

Pflege der intakten Haut bei dekubitusgefährdeten Personen. Die Patienten haben in der Regel nicht das Verständnis für die Dekubitusgefahr; sie kennen die Kriterien zur Beurteilung des Hautzustands nicht und können die Haut nicht selbständig pflegen.

Ressource

- Der Patient ist motiviert, selbständig zu werden.
- Der Patient kommt selbständig in den Langsitz und in die Seitenlage.

Ziel

- Erhalten der intakten Haut, Pflege der Haut.
- Der Patient ist in der Lage, die Verantwortung für seinen Hautzustand zu übernehmen. Er kann den Hautzustand beurteilen und die Haut pflegen.

Maßnahme

Personelle Kompetenz

Ein examinierter Pflegender, der die rhythmische Einreibung und die spezielle Problematik der Querschnittpatienten kennt.

Vorbereitung

- 1 Tube Calendula-Echinacea-Salbe,
- ein Handspiegel.

Durchführung

Information des Patienten über die Notwendigkeit der selbständigen Hautkontrolle, Probleme der Mobilisation, Inkontinenz, Kleidung etc. Vorgehensweise erläutern, Substanz erläutern. Das Erlernen sollte in Teilschritten, langsam, je nach individueller Möglichkeit des Patienten erfolgen.

1. Fersen rechts/links

- Pflegender führt Einreibung durch, Patient schaut zu.
- Patient in den Langsitz kommen lassen, Beine etwas anwinkeln.
- Gemeinsame Hautinspektion.
- Einreibung durch Patienten mit bereitgelegter Salbe.

2. Steiß/Sitzbeine/Trochanter, rechts/links

- Patient lagert sich auf die rechte Seite.
- Patient hält Spiegel in linker Hand; prüfen, ob der Patient gut sieht.
- Gemeinsame Beobachtung und Beschreibung der Haut.
- Pflegender führt Einreibung durch, Patient schaut zu.
- Patient reibt Haut selbständig ein.
- Umlagerung auf die linke Seite.
- Weiteres Vorgehen s. oben.

Nachbereitung

Patient legt Salbe und Spiegel an festen Ort.

Häufigkeit

- in der Regel mindestens 2mal täglich.
- Patient muß Notwendigkeit der Kontrolle selbst herausfinden.

Dokumentation

- Unter „ Pflegemaßnahmen".
- Beobachtungen können im Pflegebericht vermerkt werden.
- Bei Besonderheiten Pflegeplanungsblatt anlegen.
- In der Anleitungsphase im speziellen Pflegeplan Teilschritte formulieren.

3.2.1.3 Im GKH vorhandene Matratzensysteme und Spezialbetten

ENNO DETERT, ALMUT LEDWIG, HOLGER RUPPRECHT

Diese Auflistung soll eine Hilfe bei der Auswahl der richtigen Matratze, Auflage oder eines Spezialbettes geben. Es ergänzt die Hinweise in Tabelle 3.4. Eine eindeutige Indikation, welches System bei welchem Pflegeproblem richtig ist, kann es nicht geben. Es sollen die vorhandenen Systeme genannt und Anregungen gegeben werden.

> **Merke**
> Ein noch so gutes Lagerungssystem ist ohne ganzheitliches Pflegekonzept (Kap. 3.2.2.2) nicht wirksam.

Wenn es Fragen gibt, ist es sinnvoll, zunächst erfahrene Mitarbeiter zu Rate zu ziehen; danach kann die Pflegerische Bereichsleitung gefragt werden oder ein erfahrener Mitarbeiter einer anderen Pflegegruppe, z.B. der Neurologie oder Querschnittabteilung.

> **Merke**
> Es gibt fast kein System, in dem komplett auf das Umlagern verzichtet werden kann!

Auswahlkriterien

Bevor ein Pflegender sich für ein Matratzensystem oder Bett entscheidet, muß das Problem und das Pflegeziel gut formuliert sein. Folgende Fragen können hierbei hilfreich sein:

- Wie ist der Hautzustand?
- Wie wird die Haut gepflegt?
- Wie wird der Patient gelagert?
- Ist der Patient kontinent? Wenn nein, wie ist er versorgt?
- Wie mobil ist der Patient?
- Wie ist die Eigenaktivität des Patienten?
- Wie ist die Bewußtseinslage, wie ist seine seelische Situation?
- Welche Krankheit liegt zugrunde?
- Was ist das therapeutische Ziel des Krankenhausaufenthalts?
- Was ist das Ziel meiner pflegerischen Handlung (Mobilisierende Lagerung, spastikhemmende Lagerung, Transfer, Druckentlastung als Prophylaxe oder Therapie, Schmerzfreiheit, Sterbebegleitung ...)?
- Wird sich der Allgemeinzustand verbessern oder verschlechtern?
- Wie ist der Patient vor dem Krankenhausaufenthalt versorgt worden?
- Wie wird er nach der Entlassung versorgt werden?

1. Schaumstoffauflage

Auf die dreiteilige Standardschaumstoffmatratze kann eine 3 cm dicke, einteilige Schaumstoffauflage gelegt werden. Dies ist jedoch nur bei alten Matratzenteilen erforderlich. Als Transpirationsschutz kann auf die Auflage noch eine Frotteedecke gelegt werden. Alle Standardbetten der Querschnittabteilung haben auf der dreiteiligen Matratze eine Schaumstoffauflage.

Vorteile

- Leichte Druckentlastung,
- etwas besserer Liegekomfort,
- Kanten der dreiteiligen Matratzen werden abgedeckt,
- gut geeignet zum Selbstlagern bei Querschnittgelähmten.

Nachteile

- Betten werden u.U. zu hoch für kleine Menschen.
- Matratze ist höher als Rollstuhl-Sitzkissenniveau, somit erschwerter Transfer vom Rollstuhl ins Bett.
- Durch nachgebende Auflage können Patienten schlecht in Langsitz kommen.
- Patienten schwitzen auf Schaumstoff, da wenig atmungsaktiv.

Ablauf

Schaumstoffauflagen liegen im Lagermittelraum der Bettenzentrale. Bei Neuaufnahmen richtet Bettenzentrale ein Bett mit Auflage, bitte telefonisch bestellen und abholen. Sonst Bett aus Paternoster holen und Schaumstoffauflage besorgen.

2. Latexmatratze

Die Matratze wird auf ein Wiessner-Bett gelegt, sie ist nur bei intakter Haut anzuwenden.

Vorteile

- Wenig nachgebende Unterlage.
- Gut geeignet zum Selbstlagern des Patienten.
- Erleichtert Transfer von Bett in Rollstuhl und umgekehrt.
- Erhöht Mobilität des Patienten.

Nachteile

- Patient schwitzt leicht, Überzug der Matratze behindert Atmungsaktivität.

Ablauf

Latexmatratzen liegen auf der Querschnittstation bereit.

3. Schaumstoffauflage mit Loch

Es gibt die oben beschriebene Auflage auch mit Loch im Steißbereich. Es muß jedoch gut überlegt werden, ob die vorhandenen Matratzen passend sind für den jeweiligen Patienten.

4. Cliniplot® Würfelmatratze

Die Würfelmatratze besteht aus etwa 20 cm dickem Schaumstoff. Die obere Schaumstoffschicht ist würfelförmig eingeschnitten, so daß der Patient bei jeder Bewegung eine andere Stelle belastet bzw. entlastet.

Vorteile

Gute Druckentlastung für Patienten, die dekubitusgefährdet sind. Die Unterlage bleibt recht fest, Umlagern ist gut möglich, gute Mobilisation möglich. Einfach zu handhaben, preiswert für die Heimversorgung.

Nachteile

- Schwitzen Patienten auf Schaumstoff?
- Im Laufe der Genesung zu weich, muß ausgetauscht werden.

Ablauf

- In Bettenzentrale bestellen und abholen oder die GfP-Bereitschaft benachrichtigen.

- Lassen sich schlecht reinigen, werden dampfdesinfiziert. Schutz der Matratze durch Einmalunterlage, Bettlaken locker überlegen.

5. Dänische Fibermatratze

Die Fibermatratze ist eine Matratzenauflage zur Superweichlagerung. Sie besteht aus 14, mit atmungsaktiven Holofillfasern gefüllten Kissen. Bei Bedarf können einzelne Elemente zur Hohllagerung herausgenommen werden.

Vorteile

- Sehr weiche Lagerung, Lagerungsintervall kann deutlich reduziert werden.
- 30-Grad-Lagerung ist sehr gut möglich, indem links und rechts im Wechsel Kissen unter die Matratze gelegt werden.
- Schmerzreduzierung bei empfindlichen Patienten ist möglich.
- Sehr atmungsaktiv.
- Kann als Hilfsmittel verordnet werden.

Nachteile

- Patienten können auf der sehr weichen Matratze ihre Körperstruktur verlieren.
- Die Körperwahrnehmung ist erschwert, die Bewegung ist weiter eingeschränkt.
- Umlagern, Krankengymnastik und Mobilisation sind erschwert.
- Bett wird sehr hoch für kleine Menschen.
- Therapeutische Hemilagerung nach Bobath nicht so gut möglich.
- Sehr empfindlich gegen Verschmutzung/Einnässen.

Ablauf

- In Bettenzentrale bestellen und abholen oder die GfP-Bereitschaft benachrichtigen.
- Reinigung über Bettenzentrale.

6. Rhombofill-Kissen

Die Rhombofill-Kissen bestehen aus rhombisch geschnittenem Polyurethan-Schaumstoff (Größe 45 × 80 cm oder 80 × 80 cm). Es kann mit 5–6 Kissen eine Superweichlagerung vorgenommen werden, auf die der Patient gelagert wird. Es können gefährdete Stellen gut hohl gelagert werden.

Vorteile

- Sehr gute Weichlagerung mit deutlicher Druckentlastung möglich.
- 30°-Lagerung ist gut möglich.
- Leichte Handhabung.

Nachteile

- Siehe Fibermatratze.
- Achtung, Gefahr der Zerstörung bei unsachgemäßer Reinigung!

Ablauf

- Die Rhombofill-Kissen werden durch die Pflegerische Bereichsleitung aus der Bettenzentrale geholt und werden persönlich einem Pflegenden übergeben, der für den ordnungsgemäßen Umgang und die Rückgabe sorgt.
- Die Kissen müssen nach Gebrauch zurück zur Bettenzentrale gebracht werden, da sie dort gewaschen werden. Kommen die Kissen in die Wäsche der Großwäscherei, sind sie zerstört.
- Es gibt Kissen nur für die Querschnittabteilung, die dort gewaschen werden. Sie dürfen nicht in den Wäschesack. Kein Verleih an andere Pflegegruppen!

7. Wasserbett

Das Wasserbett ist ein komplettes, fahrbares Bett mit einer beheizbaren Wassermatratze.

Vorteile

- Sehr gute Druckentlastung.
- Geübte Mitarbeiter können Patienten sehr leicht alleine umlagern.
- Schmerzfreies Liegen und Lagern möglich.
- Gutes System bei Langzeit- und Sterbepflege, wenn auf eine Mobilisation ganz verzichtet werden muß.

Nachteil

- Mobilisation nicht möglich.
- Keine Reanimation im Bett möglich.
- Keine Bobath-Lagerung möglich.
- Patienten verlieren schnell Körperstruktur.
- Wasserbett ist für Patient und Pflegende sehr gewöhnungsbedürftig; Erprobungszeit von mindestens 3 Tagen sollte vorher besprochen werden.

Ablauf

- Wasserbett in der Bettenzentrale bestellen. Es wird dann gefüllt und aufgeheizt.
- Unerfahrenen Mitarbeitern sollte das erste Lagern von erfahrenen Pflegenden gezeigt werden.

8. HNE- Nimbus Autoexcel: Dynamische Wechseldruckmatratze mit Automat

Diese Matratzenauflage wird auf ein Standardbett bzw. Stiegelmeyerbett gelegt. Es ist ein Wechseldrucksystem zur Druckentlastung. Der Luftdruck wird individuell auf das Patientengewicht eingestellt.

Vorteile

- Leicht handhabbar.
- Feste Unterlage, daher gute Mobilisation möglich.
- Gute Druckentlastung möglich, Lagerungsfrequenz kann reduziert werden.
- Matratze kann durch Krankenkasse für Hauspflege verordnet werden.
- Bei Verschmutzung leicht abwaschbar.

Nachteile

- Patienten schwitzen leicht: Die Mitarbeiter der Querschnittabteilung legen Frotteedecke auf Nimbus-Matratze.
- Ständiges Motorgeräusch.
- Das Bett wird recht hoch.

Ablauf

- Bestellen über Einkauf mit Bestellzettel und Patientenadressette. Firma HNE bringt Matratzen auf die Station.
- Nach Gebrauch Information an Einkauf, Firma HNE holt Matratze ab. Am Wochenende Firma HNE selbst anrufen.
- Leasingkosten: DM 35,–/Tag.

9. HMT-Nimbus I bzw. II: Wechseldruckmatratze mit Automat

Diese Matratze entspricht im wesentlichen der HNE-Nimbus Autoexcel. Sie wird jedoch anstelle der Matratze auf das Bett gelegt, z.B. auf ein Standardbett bzw. Stiegelmeyerbett. Es ist ein Wechseldrucksystem zur Druckentlastung. Der Luftdruck wird individuell auf das Patientengewicht eingestellt. Die Matratze ist leistungsfähiger, was besonders bei schwergewichtigen Patienten (über 80 kg) zu bedenken ist. Das Bett wird nicht ganz so hoch wie bei Autoexcel.

Vorteile

Siehe oben.

Nachteile

- Siehe oben.
- Hoher Preis.

Ablauf

- Siehe HME-Autoexcel.
- Leasingkosten: DM 45,–/Tag.

10. KCl-Mediscus Mikroklimabett (Fluid-Air)

Spezialbett, das eine Nulldrucklagerung ermöglicht (für Querschnitt- und Verbrennungspatienten). Nur für Querschnittabteilung und Intensivstation möglich. Im Einzelfall muß über die Pflegerische Bereichsleitung ein Beratungsgespräch stattfinden und die Kostenfrage im Vorfeld geklärt werden. Leasingkosten DM 170,–/Tag.

11. Spezialbetten

Herzbett für Intensivpatienten zur Kreislaufentlastung. Das Herzbett eignet sich sehr gut für erste Mobilisationsversuche gelähmter und bewußtloser Patienten. Abgabe nur in Absprache mit Intensivstation.
Müller-Bett (Krankenhebe-Bett). Eignet sich für Patienten, die z.B. nach Beckenbruch nicht gedreht werden dürfen.

Umgang mit Betten

- Beschriftung des Betts mit Patientenetikette und Stationsbezeichnung.
- Stark verschmutzte Wäsche auf der Station abziehen und in den entsprechenden Wäscheabwurfsack geben.
- Beschriftung des Betts mit Reinigungshinweis an Bettenzentrale und Reparaturhinweis an Werkstatt.

3.2.1.4 Dekubitusprophylaxe mit Calendula-Echinacea-Salbe in der Pflege von Querschnittgelähmten

Martin Risse

Problem

Pflege der intakten Haut bei dekubitusgefährdeten Personen. Einige Kriterien können sein:

- Bewegungseinschränkung,
- verminderte Durchblutung,
- verminderte Sensibilität,
- Inkontinenz,
- erhöhtes Gewicht,
- Fieber,
- empfindliche Haut.

Ziel

- Erhalten der intakten Haut, Pflege der Haut,
- Hautinspektion.

Personelle Kompetenz

Pflegender, der die rhythmische Einreibung erlernt hat, evtl. eine zweite Person zur Lagerungshilfe.

Maßnahme

Vorbereitungen

- 1 Tube Calendula-Echinacea-Salbe.
- Kissen zur stabilen Lagerung.
- Evtl. eine zweite Person zur Lagerungshilfe.
- Saubere und warme Hände.
- Das Bett in bequeme Höhe bringen.

Durchführung

- Die Technik der rhythmischen Einreibung muß erlernt worden sein.
- Die Salbe wird großflächig und sparsam eingerieben.

Reihenfolge

- Ferse links – rechts in Rückenlage,
- Steiß-/Sitzbein in Seitenlage,
- Trochanter/Hüfte rechts – links in Seitenlage.

Nachbereitung

- Patient richtig lagern,
- Händereinigung.

Häufigkeit

- Als Absprache 1–0–1, d. h. morgens und abends.
- Bei empfindlicher Haut 1–1–1, d. h. morgens, mittags, abends.

Dokumentation

- Wird unter Pflegemaßnahmen dokumentiert
- Bei Beobachtungen in Pflegebericht schreiben oder Pflegeplan anlegen.

3.2.2 Behandlung von Druckgeschwüren

3.2.2.1 Behandlung eines Dekubitus 1. Grades in der Querschnittpflege

Martin Risse

Problem

Es ist ein Dekubitus 1. Grades (reversibles Erythem) entstanden. Die Ursachen können sehr vielfältig sein und müssen in jedem Einzelfall evaluiert werden (Lagerung, Sitzkissen, Kleidung, Hautpflege, Information des Patienten, Motivation ...).

Ziel

Die Entstehungsursache wird deutlich und es wird an der Verhinderung weiterer Hautprobleme gearbeitet. Das Erythem heilt vollständig ab.

Personelle Kompetenz

Examinierter Pflegender.

Maßnahmen

- Ursachenforschung: Der Grund für den entstandenen Dekubitus muß mit dem Patienten ermittelt werden; dazu die Norton-Skala nutzen.
- Entlastung der betroffenen Hautstelle:
  Weich- oder Hohllagerung,
  Lagerungsintervalle verkürzen,
  anderes Sitzkissen.
- Genaue und regelmäßige Hautbeobachtung.
- Hautpflege:
  siehe Absprache Dekubitusprophylaxe (Frequenz der Einreibung z.B. erhöhen),

später Anleitung zur selbständigen Hautpflege.

Dokumentation

- Die Behandlung wird unter Pflegemaßnahmen dokumentiert, Frequenz der Beobachtung und Einreibung angeben.
- Bericht: Gute Beschreibung im Bericht, damit die Kollegen den Verlauf erkennen können. Wenn Dekubitus nach Ursachenbehebung nicht spontan zurückgeht, Anlegen einer Pflegeplanung.
- Information des Arztes im Rahmen der Visite.

3.2.2.2 Behandlung eines Dekubitus 2. Grades in der Querschnittpflege

Martin Risse, Holger Rupprecht

Problem

Es ist ein Dekubitus 2. Grades entstanden (Schädigung der Epidermis). Die Ursachen können sehr vielfältig sein und müssen in jedem Einzelfall evaluiert werden (Lagerung, Sitzkissen, Kleidung, Hautpflege, Information des Patienten, Motivation, Gewicht, Zusatzerkrankungen ...).

Besonderheiten gelten bei Patienten mit multiresistenten Staph. aureus!

Ziel

- Die Entstehungsursache ist Patient und Pflegenden deutlich, und es wird an der Verhinderung weiterer Hautprobleme gearbeitet.
- Wundheilung: Es entsteht intakte Haut.

Personelle Kompetenz

Examinierter Pflegender.

Allgemeine Maßnahmen

- Ursachenforschung: Der Grund für den entstandenen Dekubitus muß zusammen mit dem Patienten ermittelt werden (Norton-Skala nutzen).
- Entlastung der betroffenen Hautstelle: Hohllagerung.
  Evtl. Lagerungsintervalle verkürzen.
  Andere Matratze oder Bett erforderlich?
  Anderes Sitzkissen?
  Genaue und regelmäßige Hautbeobachtung

Wundbehandlung

Material

- Ringer-Lösung, z.B. Antisepticum Lavasept 0,1% (in Ringer-Lösung),
- sterile Tupfer je nach Größe des Hautdefekts, Verbandset,
- Calendula-Echinacea-Salbe,
- unsterile Handschuhe (kein Latex),
- sterile Handschuhe (z.B. Copolymer).

Umfeld

- Fenster schließen.
- Im Sommer Ventilator ausstellen.
- Ablagefläche bereithalten.

Durchführung

- Patienten lagern.
- Unsterile Handschuhe anziehen.
- Ggf. alten Verband entfernen.
- Händedesinfektion.
- Sterile Handschuhe anziehen.
- Mit Tupfer die Wunde mit Ringer-Lösung reinigen.
- Wundumgebung mit Calendula-Echinacea-Salbe einreiben.

- Mit Pinzette Wunde mit Tupfern steril abdecken (im Einzelfall offen lassen).
- Mit hautfreundlichem Pflaster fixieren.

Häufigkeit

- Lagerungsintervall nach Hautzustand.
- VW mindestens 1mal täglich.

Dokumentation

- Fotodokumentation.
- Pflegeplanungsblatt anlegen.
- Pflegemaßnahme siehe Pflegeplanungsblatt.

Bericht

- Der Verlauf sollte sich aus Pflegeplanungsblatt und Foto ergeben.
- Kurzer Hinweis im Übergabebericht.
- Information des Arztes bei der Visite.

3.2.2.3 Behandlung eines Dekubitus 3. oder 4. Grades in der Querschnittpflege

Martin Risse

Problem

Es ist ein Dekubitus 3. Grades (Schädigung der Subkutis) oder 4. Grades (auch des Periost) entstanden. Die Ursachen können sehr vielfältig sein und müssen in jedem Einzelfall evaluiert werden (Lagerung, Sitzkissen, Kleidung, Hautpflege, Information des Patienten, Motivation, Gewicht, Zusatzerkrankungen ...).

Ziel

- Die Entstehungsursache ist Patient und Pflegenden deutlich, und es wird an der Verhinderung weiterer Hautprobleme gearbeitet.
- Wundreinigung, Granulation: Es entsteht intakte Haut.

Personelle Kompetenz

Examinierter Pflegender mit Erfahrung in der Wundbehandlung

Maßnahmen

- Genaue und regelmäßige Hautinspektion und Dokumentation (Dekubitus-Anamnesebogen und Fotodokumentation).
- Ursachenforschung: Der Grund für den entstandenen Dekubitus muß mit dem Patienten ermittelt werden. Deshalb Pflegeanamnese und Beratungsgespräch durchführen, um die Dekubitusentstehung und -prophylaxe zu klären.
- Entlastung der betroffenen Hautstelle: Hohllagerung.
  Evtl. Lagerungsintervalle verkürzen.
  Andere Matratze oder anderes Bett?
  Anderes Sitzkissen?

Wundbehandlung

Die Wundbehandlung hat in aller Regel 2 Phasen:

1. Reinigungsphase.
2. Granulationsphase, ggf. operative Deckung des Dekubitus nach Reinigungsphase.

Material

Es können hier nur Empfehlungen gegeben werden, da für jeden Dekubitus mit Arzt und Bezugspflegenden ein Behandlungsplan erstellt wird.

- Antiseptikum Braunol 2000.

- Ringer-Lösung.
- H_2O_2 3%.
- Lavasept 0,1% in Ringer-Lösung.
- Calendula-Essenz 10% in Ringer-Lösung.
- Sorbalgon, eine Calciumalginat-Kompresse, mit der die Wunde, trocken tamponiert oder mit Ringer-Lösung befeuchtet, behandelt wird.
- Leukase.
- Evtl. kurzfristig lokale Antibiose: z.B. Nebacetin-Puder.
- Calendula-Echinacea-Salbe oder Bepanthen-Salbe für die Wundränder.
- Sterile Tupfer, je nach Größe des Hautdefektes oder Verbandsets.
- Unsterile Handschuhe (kein Latex).
- Sterile Handschuhe (z.B. Copolymer).

Umfeld

- Fenster schließen.
- Im Sommer Ventilator ausstellen.
- Ablagefläche bereithalten.
- Abwurf bereitstellen.

Durchführung

- Sauberen Schutzkittel über Berufskleidung,
- Patient lagern.
- Hände waschen.
- Unsterile Handschuhe anziehen.
- Ggf. alten Verband entfernen.
- Händedesinfektion.
- Sterile Handschuhe anziehen.
- Wunde reinigen nach Arztanordnung.
- Evtl. nach Anordnung 1mal pro Woche anfrischen mit Skalpell.
- Heilmittel nach Phase und Pflegeplan einbringen.
- Wundumgebung mit Calendula-Echinacea-Salbe oder Bepanthen-Salbe einreiben.
- Wunde steril mit Tupfern abdecken (im Einzelfall offen lassen).
- Mit hautfreundlichem Pflaster fixieren.

Häufigkeit

- Lagerungsintervall nach Hautzustand,
- VW mindestens 1mal täglich.

Dokumentation

- Fotodokumentation mindestens alle 2 Wochen.
- Pflegeplanungsblatt anlegen.
- Pflegemaßnahme: s. Pflegeplanungsblatt.

Bericht

- Der Verlauf sollte sich aus Pflegeplanungsblatt und Foto ergeben.
- Kurzer Hinweis im Übergabebericht.
- Information des Arztes während der Visite.

Schlußbemerkung

Die Dekubitusbehandlung wird oft isoliert betrachtet. Immer wieder treten bei gleichen Patienten neue Druckgeschwüre auf. Dies ist Zeichen einer nur symptomatischen pflegerischen und ärztlichen Behandlungsweise. Wesentlich ist es, einen rehabilitativen Pflegeansatz zu entwickeln, der den Patienten in seiner Ganzheit (Erkrankung, soziales Umfeld, seelische Konstitution) erfaßt. So kann der Patient selbst prophylaktische Maßnahmen ergreifen und in seinen Alltag integrieren. Kann der Patient dies nicht selbständig leisten, sind die Pflegenden aufgerufen, diese Aufgabe zu übernehmen. Gegebenenfalls sind Angehörige anzuleiten und einzubeziehen.

3.2.3 Gesichtspunkte zur Pflege von Patienten mit Querschnittlähmungen

RAINER SCHUNCK

Die Betreuung querschnittgelähmter Patienten stellt für die Pflegenden eine ganz besondere Herausforderung dar.

Eine Querschnittlähmung bedeutet einen fundamentalen Einbruch in die Biographie des betroffenen Menschen. Einerseits hat er sich mit dem gravierenden und in der Regel dauerhaften *körperlichen Defizit* auseinanderzusetzen, andererseits entwickelt sich sehr häufig als Reaktion auf die Behinderung eine schwere *seelische Krise.* Darüber hinaus droht dem Querschnittgelähmten eine zunehmende *soziale Isolation,* hervorgerufen durch das Nicht-mehr-ausüben-können des Berufs, die Aufgabe der nicht behindertengerechten Wohnung, durch Immobilität sowie nicht selten auch durch Partnerschaftskrisen. Nicht zuletzt befindet sich der querschnittgelähmte Mensch auch in einer schweren *geistig-existentiellen Krise* insofern, als er seinen gesamten Lebensplan zerstört erlebt, den Sinn seines Weiterlebens anzweifelt oder sich mit unbeantworteten Schicksalsfragen allein gelassen sieht.

Ein *komplettes Querschnittsyndrom* ist gekennzeichnet durch eine vollständige Lähmung beider Beine (Paraplegie) oder sämtlicher Extremitäten einschließlich der Rumpfmuskulatur (Tetraplegie). Darüber hinaus besteht unterhalb der Läsionshöhe – diese wird bezeichnet nach dem letzten vollkommen intakten Rückenmarksegment (z.B. „sub C6") – ein völliger Verlust aller sensibler Qualitäten. Des weiteren ergibt sich eine komplette Blasen- und Mastdarmlähmung sowie schwere Sexualstörungen.

Ursachen einer Querschnittlähmung

Die wesentlichen *Ursachen* sind:

- Traumen (z.B.: Verkehrsunfälle, Sportunfälle) mit Wirbelsäulenfrakturen,
- Tumoren oder Metastasen im Spinalkanal bzw. im Rückenmark,
- Entzündungen des Rückenmarks,
- Durchblutungsstörungen des Rückenmarks (Myeloninfarkt),
- angeborene Rückenmarkläsionen (Spina bifida),
- degenerative Störungen, wie Bandscheibenvorfälle, Spondylosen,
- idiopathische Störungen, z.B. Syringomyelie,
- iatrogene Schädigungen, wie Strahlenmyelopathie oder Fehler bei chirurgischen Eingriffen.

Behandlung querschnittgelähmter Patienten

In der Behandlung querschnittgelähmter Patienten kann man 3 Phasen unterscheiden:

Primärphase

Sie umfaßt die lebensrettenden Maßnahmen, die Stabilisierung des Kreislaufs, der Atmung, die intensive Überwachung des Wasserhaushalts usw. In die Primärphase fällt die Phase des *spinalen Schocks.* Dieser ist charakterisiert durch völligen Verlust der Muskeleigenreflexe in den gelähmten Körperregionen, durch Fehlen der Spastik, durch Herz-Kreislaufinstabilität, durch respiratorische Störungen sowie durch Fehlen der Darmperistaltik.

Mobilisationsphase

Sie beinhaltet das Stehtraining, die Rollstuhlmobilisation sowie die Konfrontation mit dem völlig veränderten Körperempfinden (Körperschemastörung).

Rehabilitationsphase

Hierunter versteht man die Phase des Annehmens der Behinderung, die des Selbständigkeitstrainings, des sozialen Kompetenztrainings, der Sporttherapie, aber auch die intensive Auseinandersetzung mit Komplikationen (wie z.B. Dekubitalulzera) und Nachfolgeerkrankungen (z.B. Syringomyelie oder Niereninsuffizienz).

Eine umfassende Behandlung und Rehabilitation querschnittgelähmter Patienten ist nicht möglich ohne das vertrauensvolle Zusammenwirken eines kompetenten *interdisziplinären Teams*. Ärzte, Pflegende, Physiotherapeuten, Masseure, Ergotherapeuten, Sozialarbeiter, Kunsttherapeuten und Seelsorger müssen versuchen, die Probleme und Möglichkeiten des Patienten gesamthaft zu erkennen, einen individuellen Therapieplan zu erstellen, um somit einen größtmöglichen Behandlungserfolg zu realisieren. Dies geschieht durch mehrfach wöchentlich stattfindende Teamsitzungen, Fallbesprechungen und Therapiegespräche. Im interdisziplinären Team haben die Pflegenden besonderes Gewicht, weil sie – gefördert durch das *Bezugspflegesystem* – am „dichtesten am Patienten dran" sind und deshalb Befindlichkeitsänderungen am ehesten wahrnehmen können. Eine fruchtbare Teamarbeit ist nur möglich, wenn die einzelnen Berufsgruppen eigenverantwortlich arbeiten können und sich als gleichwertige Partner anerkennen und achten.

Spezifische Pflegeanforderungen bei Querschnittpatienten

Lagerung

Der querschnittgelähmte Patient, vor allem der Tetraplegiker, kann in der ersten Phase der Rehabilitation lediglich eine passive Lage einnehmen (ähnlich wie der Bewußtlose), d.h. er kann aus eigener Willenskraft seine Position nicht oder nur sehr geringfügig ändern. Die Beherrschung verschiedener Lagerungstechniken durch die Pflegenden ist der entscheidende Faktor zur Dekubitusprophylaxe und -behandlung. Ziel der Lagerung ist es, dem Patienten ein möglichst schmerzfreies Liegen zu ermöglichen, Funktionen zu erhalten und Komplikationen zu vermeiden.

> **! Merke**
> Behandle den Patienten möglichst schonend, gehe aber auch mit deinem Rücken möglichst schonend um (Erlernen von rückenschonenden Hebetechniken, s. 3.2.4).

Dekubitusbehandlung und -prophylaxe

Siehe unter 3.2.1 und 3.2.2.

Mobilisation

Die Mobilisation des querschnittgelähmten Patienten führt die Pflege in enger Kooperation mit Krankengymnastinnen und Ergotherapeuten durch. Damit wird die Voraussetzung geschaffen zur Erlangung einer größtmöglichen Autonomie des Patienten im täglichen Leben (z.B. Transfer Rollstuhl – Bett und zurück, Rollstuhl – Toilettenstuhl, Autotransfer). Verbleibende Restfunktionen der Muskulatur müssen gekräftigt, Funktionsverluste durch das Erlernen von Trickbewegungen kompensiert werden. Sinnvolle Hilfsmittel werden von der Ergotherapie individuell angepaßt und übend in den Alltag integriert.

Abführen

Der den Lebensnotwendigkeiten individuell angepaßte Abführrhythmus ist für den querschnittgelähmten Patienten eine basale Voraussetzung zur Erlangung von Mobilität und Lebensqualität. Als günstig erweist sich der Rhythmus MO – MI – FR, da hier die Wochenenden ausgespart bleiben und so mehr Freizeitaktivitäten ermöglicht werden. Manche Patienten können jedoch nur durch einen täglichen oder zweitägigen Rhythmus eine Stuhlkontinenz erreichen. Dabei ist zu beachten, daß bei Querschnittpatienten nur in Ausnahmefällen Einläufe oder Klistiere indiziert sind. Vielmehr werden den Patienten Laxantien oral zugeführt (z.B. Laxoberal, Agarol, Bifiteral), wobei dann der eigentliche Defäkationsvorgang mit Dulcolax Supp., Lecicarbon Supp. oder aber durch digitales Anreizen eingeleitet wird.

Beispiel: So, Di, Do abends jeweils 12 Trpf. Laxoberal; Mo, Mi, Fr morgens jeweils 1 Dulcolax Supp.

Aufgabe der Pflegenden ist die genaue Beobachtung und Dokumentation von Stuhlkonsistenz und -mengen (s. auch 3.6.2.5).

! Merke
Darmrohre dürfen bei Querschnittpatienten nie länger als 15 min liegen wegen der Gefahr von Drucknekrosen des Rektums!

Neurogene Harnblasenstörung

Die neurogene Harnblasenstörung bei Querschnittpatienten ist gekennzeichnet entweder durch eine spastische Blase (Läsion oberhalb Th12) mit hohem Detrusordruck und kleiner Kapazität oder aber durch eine Überlaufblase mit geringem Detrusordruck und hoher Kapazität (Läsion unterhalb Th12).

Angestrebt wird bei beiden Formen der intermittierende Selbstkathterismus (ISK bzw. IC). Aufgabe der Pflegenden ist das Anleiten und Motivieren der Patienten, das Überwachen des Trinkprotokolls sowie das Erstellen eines Trink- und Katheterplans in enger Zusammenarbeit mit dem Patienten (zum intermittierenden Katheterismus s. 3.6.1.7).

Ist der ISK nicht durchführbar (z.B. Hände sind gelähmt, Patient leidet zusätzlich an einem hirnorganischen Psychosyndrom), müssen andere Maßnahmen zur Urinableitung ergriffen werden, z.B.

- Sphinkterotomie mit Kondomurinalversorgung beim Mann.
- Klopftraining.
- Suprapupischer Blasenfistel-Katheter.
- Autoaugmentation der Blase, d.h. eine Teilentfernung der Blasenmuskulatur zur Behandlung der hypokapazitiven spastischen Blasenstörung.
- Brindley-Blase, d.h. eine elektrische Stimulation der Vorderhornwurzeln im Rückenmark durch einen subkutan implantierten Impulsgeber, ähnlich wie bei einem Herzschrittmacher.

! Merke
Der transurethrale Dauerkatheter ist obsolet!

Spastik

Darunter versteht man unwillkürliche, teils einschießende, teils anhaltende Muskelverkrampfungen, die bei Läsionen des zentralen Nervensystems (Gehirn und Rückenmark) regelhaft auftreten. Sie können die Mobilität und die Pflege des Patienten ganz erheblich behindern und die Ursache von Schmerzsyndromen sein. Neben der Physiotherapie, der Massage, den Einreibungen und der medikamentösen Therapie vermag eine sachgerechte Lagerung (z.B. nach Bobath) in antispastischen Mustern die Spastik entscheidend zu vermindern.

Periartikuläre Ossifikationen (PAO)

Dies sind ektope Weichteil-Verkalkungen und -verknöcherungen, welche sich in der Umgebung großer Gelenke bilden und zu ganz erheblichen Behinderungen der Mobilität führen können. Sie treten vornehmlich als Komplikation bei Schädel-Hirn-Traumen sowie bei Querschnittlähmungen (etwa 30%) auf. Wichtige diagnostische Hinweise geben neben dem Röntgenbild das Knochenszintigramm sowie die erhöhte alkalische Phosphatase (AP).

Autonome Hyperreflexie

Bei Querschnittlähmungen oberhalb von Th5 kann es wegen der Störung der zentralen Sympathikussteuerung zu schweren Dysregulationen des autonomen Nervensystems kommen und lebensbedrohliche Krisen herbeiführen. Durch Dehnungsreize an abdominellen Hohlorganen, wie z.B. übervoller Harnblase, Obstipation oder aber bei operativen oder diagnostischen Eingriffen kann der Querschnittgelähmte mit hypertoner Krise, starken Kopfschmerzen, Schweißausbrüchen bis hin zu epileptischen Anfällen und intrazerebralen Blutungen reagieren.

> **! Merke**
> Bei autonomer Hyperreflexie zuerst an eine Harnabflußstörung denken, den Patienten sofort katheterisieren und den Arzt benachrichtigen!

Temperaturregulationsstörung

Aufgrund der Störung des autonomen Nervensystems ist der hochgelähmte Patient nicht in der Lage, die Körpertemperatur gegenüber starken Außentemperaturschwankungen konstant zu halten. So kann es beispielsweise durch zu dickes Zudecken bei Hochgelähmten zur bedrohlichen Hyperthermie kommen. Den hochgelähmten Querschnittpatienten nicht zu stark zudecken, bei erhöhten Temperaturen daran denken! Andererseits darf der Patient auch keinem längeren Kältereiz ausgesetzt werden.

> **! Merke**
> Wegen der Temperaturregulationsstörung, vor allem aber wegen des Ausfalls der Sensibilität sind Wärmeanwendungen (Wärmeflaschen, heiße Wickel) bei Querschnittpatienten verboten!

Ziel der umfassenden Behandlung und der lebenslangen Nachsorge von querschnittgelähmten Menschen ist es einerseits, die Entwicklung einer möglichst großen Autonomie und Lebensqualität zu fördern; andererseits muß den Betroffenen geholfen werden, die neben der körperlichen Läsion häufig vorhandene seelische, soziale und geistige Lähmung zu überwinden.

Das Pflegeteam der Querschnittabteilung ist gerne bereit, andere Pflegegruppen im Hause zu beraten und anzuleiten bezüglich folgender Themen:

- Lagerung gelähmter Patienten,
- Dekubitusprophylaxe und -behandlung, Harninkontinenz bei neurogenen Blasenstörungen,
- Darmtraining.

3.2.4 Grundprinzipien rückenschonender Bewegung

VERA BAUMEISTER*

Die Grundprinzipien, auf Interaktion mit dem Patienten bedacht und mit dem Ziel der Aktivierung formuliert, sollten immer auf die Fähigkeiten des Patienten abgestimmt sein, was auch Kompromisse erfordern kann.

* Redaktionelle Bearbeitung Franz Sitzmann.

Prinzip 1: Analysiere die Situation!

- Was soll getan werden? Organisation der Arbeitsverhältnisse im Raum.
- Was kann der Patient, was nicht?
- Arbeiten die Mitarbeiter der Krankengymnastik mit ihm?
- Wie unterstütze ich als Pflegender?

Vorschlag: Versuchen, sich in den Patienten hineinzuversetzen und die Bewegungen praktisch selbst durchführen.

Prinzip 2: Beachte die Ausgangsstellung!

- Nahe an der Person bzw. der Last (aus der Physik: der Lastarm wird verkürzt).
- Standfläche vergrößern durch Schritt- oder Grätschstellung.
- Durch feste, flache Schuhe den ganzen Fuß belasten: Die Füße sind das Fundament, worauf der Körper seinen Halt und sein Gleichgewicht aufbaut.

Prinzip 3: Nutze Hilfen!

- Beispiele: Gehstock, Gehwagen, Lifter, Bauchgurt, weitere Personen.
- Bequeme Kleidung
- Felle (synthetische oder naturbelassen) vermindern Scherkräfte, die einen großen Einfluß auf die Entstehung von Druckgeschwüren haben. Der Patient kann über das Fell „gleiten".

Prinzip 4: Sprich dich mit dem Patienten ab!

- Taktile Hilfen über Handkontakt.
- Wie kann er mithelfen? Demotivierend wirkt: „Ich werde sie jetzt aufsetzen!"
- Erfahrungen und Ängste des Patienten berücksichtigen.
- Vorgehen genau erklären.
- Konzentriert bei der Sache sein, d.h. beispielsweise beim Transfer nicht mit dem Kollegen über ein anderes Thema sprechen, wirkt verunsichernd.
- Kommandos koordinieren mit Kollegen.

Prinzip 5: Arbeite dynamisch und rhythmisch!

- Fußstellung in Richtung des Arbeitsganges mit Drehung des Beckens in Arbeitsrichtung.
- Gewichtsverlagerung von einem Bein auf das andere: Stand- und Spielbein.
- Wechselweise An- und Entspannen möglichst vieler Muskelgruppen, beispielsweise durch federndes Nachgeben in Fuß-, Knie- oder Hüftgelenken. Es entsteht ein Pumpeffekt, der den Blutaustausch im Muskelgewebe fördert und „Muskelkater" oder größere Schäden vermeidet.

Prinzip 6: Halte die Wirbelsäule gerade, verdrehe sie nie seitlich!

- Dazu müssen Bauch- und Rückenmuskulatur arbeiten.
- Halte den Kopf aufgerichtet.
- Nehme die Schultern zurück und halte sie unten.
- Strecke das Brustbein nach vorne oben.
- Das Becken steht gerade.

Die Wahrnehmung eines geraden Rückens bedarf einiger Übung, z.B. durch Rückenschule oder den korrigierenden Blick eines geschulten Kollegen aus der Pflege oder der Krankengymnastik.

Prinzip 7: Halte die Gelenke in leichter Beugestellung!

- Verbesserung des Gleichgewichts.

- Muskeln und Gelenkflächen werden gleichmäßig belastet.
- Vorzeitiger Ermüdung der Muskulatur und schmerzhaften einseitigen Abnutzungserscheinungen der Gelenkflächen wird vorgebeugt.
- Nehme eine extrem überstreckte oder gebeugte Körperhaltung nur kurzfristig ein.

Prinzip 8: Nutze viele und große Muskeln!

Das wird durch sinnvolle Kräfteverteilung erreicht, beispielsweise durch in die Knie gehen: Nutzung von Oberschenkel- und Gesäßmuskulatur.

Prinzip 9: Hängen und Verstreben!

Nutze das eigene Gewicht als Gegengewicht und Schwunghilfe zur Bewegung des Körpergewichts des Patienten.

Prinzip 10: Atme regelmäßig!

- Nie die Luft anhalten.
- Einatmen und Muskelspannung aufbauen, zum Heben ausatmen.
- Beim Halten ruhig weiteratmen, z.B. über längere Strecken.
- Vor dem Absetzen einatmen, beim Absetzen ausatmen.
- Ausreichende Sauerstoffzufuhr unterstützt eine dynamische Muskelarbeit entscheidend und verhindert Zerrungen, Muskelkater oder Verspannungen.

Prinzip 11: Nimm die Arbeitshaltung: natürlich – aufrecht – entspannt ein!

- Höhe von Arbeitsflächen der eigenen Größe anpassen.
- Arbeite eher im Sitzen als im Stehen.
- Beim Heben aus der Hocke heraus müssen Fußspitzen und Knie sich in einer Linie befinden.
- Vermeide ein Hohlkreuz.

Prinzip 12: Führe ruhige Bewegungen aus!

- Das heißt, nicht langsam, sondern nicht ruckartig, da es sonst zu einer massiven Muskelbelastung kommt.
- Muskeln zum Bewegen benutzen, Knochen zum Tragen. Der Afrikaner oder Asiate, der Lasten auf dem Kopf trägt, nutzt optimal die Knochen zum Tragen. Beim Tragen einer Last in der Hand werden überwiegend Muskeln belastet.
- Einen Patienten an den Massen (Kopf, Brustkorb, Arme, Becken, Beine) bewegen, dabei klaren und eindeutigen Handkontakt vermitteln. Nie zum Bewegen an Gelenke fassen, da dies die Bewegung dort blockiert, für den Patienten unangenehm ist und die Bewegungsrichtung nicht deutlich geführt werden kann. Der Begriff „Massen“ stammt aus der Kinästhetik und beschreibt die massigen knöchernen Strukturen.

Inhaltsübersicht

3.3 Vitale Funktionen des Lebens aufrecht erhalten

3.3.1 Notfall- und Reanimationsalarm

3.3.1.1 Krisensituation eines Patienten (kein Reanimationsalarm!)

Franz Sitzmann

Information des Arztes

- Bei kritischer Situation des Patienten, oder
- bei Notfallsituation des Patienten.

Falls ein Pflegender aufgrund einer akuten Verschlechterung des Zustands eines Patienten die Anwesenheit des ärztlichen Bereitschaftsdienstes am Bett des Patienten für erforderlich hält, ist der Arzt vom Pflegenden auf diese Tatsache dringend hinzuweisen.

Dem Patienten ist unbedingt Hilfe zu verschaffen, evtl. durch Benachrichtigung eines anderen Arztes im Bereitschaftsdienst oder des Arztes im Hintergrunddienst, falls der Zuständige im Bereitschaftsdienst durch andere dringende Verpflichtungen oder sonstige Gründe verhindert ist.

Der Pflegende *darf* es nicht dabei belassen, daß der zuständige ärztliche Mitarbeiter nicht den Patienten aufsuchen kann.

Bericht des aktuellen Problems am Telefon

- Name und Alter des Patienten, Diagnose.
- Aussehen des Patienten (z.B. blaß, hochrot, schweißig, kalt, heiß usw.).
- Temperatur, Puls, Blutdruck.
- Ansprechbarkeit des Patienten, Reaktionen.
- Schmerzen, Übelkeit, Erbrechen, Blutungen.
- Bericht des bisherigen Verlaufs.

3.3.1.2 Reanimationsalarm (Tel. 3333)

Winfried Oster

Den Notruf „Reanimation" nur dann durchgeben, wenn ein Atem- und/oder Kreislaufstillstand vermutet wird bzw. sicher ist.

Zur Erinnerung die wichtigsten *Merkmale des Kreislaufstillstandes:*

- Pulslosigkeit in den großen Arterien (A. carotis, A. femoralis) gilt als sicheres Zeichen, fakultativ, d.h. nicht unbedingt beweisend, sind:
  plötzlich auftretende Bewußtlosigkeit,
  Atemstillstand oder Schnappatmung,
  Blässe der Haut,
  weite, reaktionslose und evtl. entrundete Pupillen.

Meldungen an die Pforte über Notruf Tel. 3333.

> **! Merke**
> Keine Diagnosen und Befundbeschreibungen, sondern nur: „Reanimation auf Station ..., Zimmernummer ..." Die Mitteilung an die Pforte „Notfall" oder ähnliches schafft Verwirrung, erfordert Rückfragen und führt u.U. zu Fehlalarm.

Im Notfall, der nicht Reanimation bedeutet, sofort den Stationsarzt bzw. den diensthabenden Arzt der Abteilung rufen und ggf. Ärzte und Pflegepersonen anderer Abteilungen. Droht aus dem Notfall ein Atem- und/oder Kreislaufstillstand zu werden Notruf Tel. 3333 (s. oben) abgeben.

Wer den Atem- und/oder Kreislaufstillstand bemerkt, nimmt das nächsterreichbare Telefon (Zimmer des Patienten, Stationszentrale). Er bleibt bei dem Patienten (außer Hilfeersuchen an Kollegen der eigenen Station und ggf. der Nachbarstation) und beginnt unverzüglich mit der Ersten Hilfe.

Durchführung der Ersten Hilfe

- Ein Helfer allein: Atemspende/Herzmassage 2/15.
- Zwei Helfer: Atemspende/Herzmassage 1/5, bis ärztliche und pflegerische Hilfe eintreffen.

Arbeitsteilung bei der Reanimation (üben)

1. Person: Atemspende.
2. Person: Herzmassage.
3. Person: Notfallwagen holen, assistieren bei Intubation, Zugang schaffen, Medikamente vorbereiten, Dokumentation.
4. Person: O_2-Gerät holen und anschließen, für Aufträge bereit sein.

Standorte der Defibrillatoren (Tag und Nacht)

- 4E/Intensiv: hinter der Tür mit dem Schild „Defibrillator mit Kinder-Elektroden",
- Akutambulanz.

Der Defibrillator wird vom diensthabenden Arzt 4E Intensiv mitgebracht, bei dessen Verhinderung von der 4E Intensiv-Pflege.

Die Anästhesie-Pflege bringt zusätzlich einen komplett ausgestatteten Notfallkoffer mit Sauerstoffflasche und Fußpumpe zum Absaugen mit. Dieser ist gedacht zur Behandlung von Notfällen in Bereichen, in denen keine Sauerstoffanschlüsse vorhanden sind und zur Ergänzung evtl. nicht ausreichend vorhandener Medikamente auf den Notfallwagen der Stationen.

Zum Defibrillator gehören stets:

- EKG-Kabel,
- Elektrodenplättchen,
- Elektrodengel.

Defibrillation bei

- Erwachsenen: 3 J/kg KG,
- Kindern: 2 J/kg KG.

Ein Ablaufschema der Reanimation bei Kreislaufstillstand zeigt Abb. 3.1.

Zur Kontrolle der verabreichten Medikamente werden die Ampullen in einer Nierenschale gesammelt und bei der Verlegung zur Intensivstation mitgegeben, (Dokumentieren und Ampullen aufheben!).

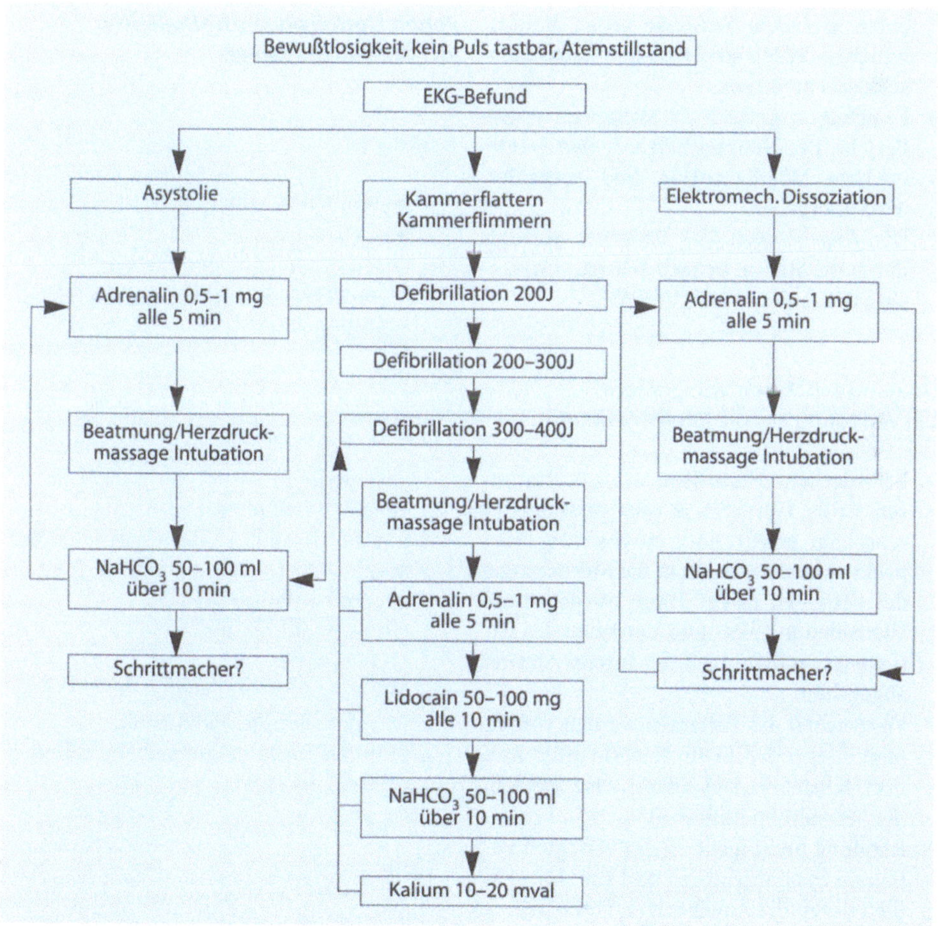

Abb. 3.1. Ablaufschema Kreislaufstillstand

Verlegung auf die Intensivstation

Das Team der Intensivstation ist über den zentral ausgelösten Notruf informiert und ist bereit, den Patienten in seiner lebensbedrohlichen Situation zu übernehmen.

- Wenn möglich, die Intensivstation unter Tel. … kurz informieren, wenn eine Verlegung des Patienten von der Station nach dort erfolgen soll.
- Beim Transport die Lage des Patienten beachten. Die Atemwege freihalten.
- Bei der Intensivstation das Bett des Patienten mit dem Fußende voran hineinschieben. Türen sind mit dem Sechskantschlüssel zu öffnen.
- Es erfolgt mündlich ein knapper, ruhiger Bericht. Die Nierenschale mit den verabreichten Medikamenten und Ampullen wird übergeben.
- Die Angehörigen des Patienten werden durch die Station benachrichtigt, von welcher der Patient verlegt wurde.

Umgang mit Patienteneigentum bei Verlegung auf die Intensivstation

- Erforderliche Utensilien, wie z.B. Prothesen, Brille, Hörgerät, werden in eine Nierenschale gelegt und durchsichtig verpackt, oder sie werden in die Kulturtasche des Patienten gelegt. Dann werden diese Utensilien mit Vor- und Zunamen des Patienten beschriftet auf der Intensivstation abgegeben.
- Wertsachen des Patienten werden von einem Pflegenden in ein Kuvert gefüllt und unterschrieben. Das Kuvert wird dann in der Verwaltung hinterlegt.
- Kleidung und Eigentum des verlegten Patienten zusammenlegen und zum Mitnehmen durch die Angehörigen bereitstellen. Wenn es keine Angehörigen gibt, so werden die Sachen in der Verwaltung (Kasse) deponiert.

Spezielle Tüten für Patienteneigentum mit Inventarverzeichnis sind in der Akutambulanz vorhanden, können aber auch über das Zentrallager bezogen werden.

Nachbereitung

Den Notfallwagen bzw. -koffer wieder in einen brauchbaren Zustand versetzen. Verbrauchte Medikamente dürfen nur durch die Apotheke aufgefüllt werden.

Inhalt Notfallwagen/Notfallkoffer der Stationen/Ebenen

Allgemein

Einmalhandschuhe (unsteril),
Schere,
Pflaster 1 cm und 2,5 cm breit,
Kompressen steril 5 × 5 cm,
2 Mullbinden.

Intubation

1 Laryngoskop mit auswechselbaren Spateln (funktionsgeprüft!),
2 Endotrachealtuben der Größen 6,5/7,5/8,5,
1 biegsamer Führungsstab,
1 große Magill-Zange,
1 Xylocain-Gel,
1 Klemme aus Kunststoff oder Pean-Klemme mit Plastiküberzug,
1 Einmalspritze 10 ml unsteril mit der Aufschrift „Luft“.

Beatmung

2 Guedel-Tuben der Größen 3, 4, 5,
1 Ambu-Beatmungsbeutel,

2 Narkosemasken der Größen 3, 4, 5,
1 Mundkeil aus Hartgummi.

Auf jeder Station sofort betriebsbereit
Sauerstoff-Wandanschlußgerät, komplett mit Verbindungsschlauch und Sauerstoff-Nasensonden.

An/Bei jedem Notfallwagen/Notfallkoffer funktionsgeprüft
1 Absauggerät mit mehreren Absaugkathetern der Größen Ch. 12–16.

Kreislauf

1 RR-Gerät und 1 Stethoskop,
1 Staubinde,
3 Braunülen der Größen Viggo Venflon 1,4 (gelb) und 1,2 (grün),
Einmalspritzen 2 ml, 5 ml, 10 ml,
Einmalkanülen 1 und 12,
3 Infusionsbestecke und 3 Y-Verbinder,
3 Dreiwegehähne,
1 Hautdesinfektionsmittel,
1 Infusionsständer am Notfallwagen, besser separat.

Infusionen
1 × 500 ml Tutofusin
1 × 500 ml HÄS steril 6%
1 × 100 ml Natriumbicarbonat 8,4%

Medikamente (Tabelle 3.5)

! Merke
Bitte beachten: Verfalldaten der Medikamente, der Braunülen, der Spritzen usw.!
Rechtzeitiger Austausch gegen neue Medikamente (Apotheke) bzw. Materialien von Station!
Mehrausstattung erschwert nur die Übersicht!
Der Notfallwagen/Notfallkoffer muß jederzeit einsatzbereit sein!
Keinesfall dürfen Notfallwagen/Notfallkoffer unzugänglich sein!

Jeder muß wissen: „Wo ist der nächste Notfallwagen?“

Den Notfallwagen/Notfallkoffer anhand der oben angegebenen Listen nach jedem

Tabelle 3.5. Medikamente in Notfallwagen oder Notfallkoffer

Medikamente (in der Reihenfolge der Bedeutung)		Anzahl	
	Dosierung	mindest	höchstens
1. Suprarenin 1:1000 Amp.	1 ml	2	5
2. Lidocain (Xylocain 2%)	5 ml	2	5
3. Alupent 0,5 mg	1 ml	2	5
4. Akrinor 200 mg	2 ml	2	5
5. Atropin 0,5 mg	1 ml	2	5
6. Isoptin 5 mg	2 ml	2	5
7. Solosin 200 mg	5 ml	2	5
8. Valium 10 g	2 ml	2	2
9. Nitrolingual Spray		1	1
10. Solu-Decortin H 250 mg		1	1
11. NaCl 0,9%	10 ml	5	10

Einsatz überprüfen und ergänzen! Kontrolltermine oder -intervalle notieren und dokumentieren.

Liste auf dem Deckel des Notfallwagens befestigen!

3.3.2 Atmen

3.3.2.1 Betreuung von Patienten mit Asthma bronchiale

SABINE MAURER, KARL-HEINZ PÜTZ*

Beim typischen Asthma bronchiale handelt es sich um eine anfallsartige, reversible Atemwegseinengung infolge übermäßiger Empfindlichkeit der Bronchien (hyperreagibles Bronchialsystem). Die Ursache dafür ist eine chronische Entzündung. Das Hauptaugenmerk auf physischer Seite richtet sich auf folgende Probleme:

- entzündliche Schwellung der Schleimhäute,
- Bronchospasmus,
- zäher, festsitzender Schleim.

Trotz aller individuellen Erscheinungsformen lassen sich die Kranken grob in zwei Gruppen einteilen. Die eine neigt, überspitzt formuliert, zur Übergenauigkeit, während die andere zu starken Schwankungen tendiert und in symptomfreien Intervallen beispielsweise die Medikamente nur ungenau oder überhaupt nicht einnimmt und beim Auftreten von Krankheitssymptomen mit Überdosierung antwortet.

Allgemein läßt sich sagen, daß Asthmatiker eine Übersensibilität zeigen und besonders im Anfall ängstlich reagieren. In anfallsfreien Zeiten hingegen scheinen sie ihre Krankheit zu vergessen. Die beschriebene Angst entsteht nicht nur aus dem Erleben des „Nicht-atmen-Könnens", sondern auch aus der Wahrnehmung einer beschleunigten Herztätigkeit (günstig wirken in dieser Hinsicht z.B. Auflagen mit Aurum-Lavendel-Salbe: Aurum D 5/Oleum aetherum, Lavendulae 0,3%/Oleum aetherum Rosae 0,3% WELEDA).

Rahmenbedingungen für eine optimale Behandlung

Der Neigung zu Angst und Unruhe bei diesen Patienten sollte man durch Ruhe und Gelassenheit – auch in den dramatischen Situationen – entgegenwirken. Sicherheit, ausstrahlende Ruhe und Verläßlichkeit sollten von der Pflege ausgehen. Das hat eine entsprechende Organisation der Arbeitabläufe auf einer Station zur Voraussetzung. Dazu gehören die Bezugspflege, die Abstimmung der therapeutischen Ziele zwischen Ärzten, Pflegenden, Kunst- und Physiotherapeuten und der regelmäßige Austausch über die Wahrnehmungen zwischen den Beteiligten. Anliegen muß es weiter sein, den Patienten zur aktiven, zuverlässigen Mitarbeit zu motivieren. Auch dafür sind verbindliche Absprachen sowohl innerhalb des Behandlungsteams als auch mit dem Patienten nötig.

Die Aufgaben der Pflege gehen bei unserem Behandlungskonzept über die traditionellen Tätigkeitsmerkmale und auch über die heute geforderte „Asthmaschulung" hinaus und werden durch gesundheitspädagogische, lebenshygienische Aspekte erweitert.

Wichtig ist es auf diesem Weg, den Patienten nichts aufzwängen zu wollen, sondern ihn dort abzuholen, wo er steht. So darf ein „Asthmakonzept" (s. unten) niemals schematisierend angewendet werden. Von Bedeutung sind in diesem Zusammenhang folgende Gesichtspunkte:

- Individuelle Anpassung des Anleitungstempos.
- Wechsel zwischen Fordern und Abschirmen.

* Bearbeitet für die 3. Auflage durch Christoph Schnürer

- Strukturierungshilfen im Alltag zur Verbesserung des Rhythmus und damit zum Streßabbau.
- Terminplanung, die keinen therapeutischen- oder diagnostischen Streß aufkommen läßt.

Die Pflege sollte behutsamen Einfluß auf die Gestaltung der Umgebung des Patienten nehmen; dazu gehört der Blick auf die Ordnung im Zimmer. Raumschmuck, Bilder usw. können die Atmosphäre bereichern, wogegen Radio und Fernsehen von der notwendigen Auseinandersetzung mit der Krankheit eher abhalten.

Durch geschickte Auswahl der Zimmernachbarn – soweit möglich – kann die Bewältigung der Krankheit angeregt und erleichtert werden.

Das Asthmakonzept

Das Asthmakonzept ist ein schrittweises Lernprogramm, das den Asthmatiker im Umgang mit seiner Krankheit und den Medikamenten sicher macht und damit u.a. der Angst, den Anfällen ausgeliefert und auf Hilfe angewiesen zu sein, entgegenwirkt.

Die „Asthmamappe" enthält dazu einen Leitfaden (s. unten) sowie das Peak-Flow-Protokoll (Abb. 3.2), die vom Patienten im Verlauf der Schulung eigenverantwortlich geführt werden sollen. Bei einer kleinen Gruppe von Kranken, die dies nicht können, ist das Konzept dem Pflegeteam eine hilfreiche Leitlinie.

Die einzelnen Schritte des Leitfadens und die Peak-Flow-Messungen müssen von den Pflegenden unbedingt regelmäßig nachgefragt und in ihrer Umsetzung kontrolliert werden. Erst durch das aufmerksame Interesse wird dem Patienten die Ernsthaftigkeit des Anliegens vermittelt. Nur dann wird er sich an die regelmäßig notwendigen Messungen halten und mit den Inhalten auseinandersetzen.

Zu den Lernstufen:

Lernstufe 1

Ergibt sich aus dem Text.

Lernstufe 2

Die Pflegenden sollten die am häufigsten gebrauchten Medikamente in Wirkungen und Nebenwirkungen kennen.

Es handelt sich im wesentlichen um folgende Medikamentengruppen:

- Entzündungshemmende Medikamente (vorwiegend Kortison),
- Bronchospasmolytika (Theophylline, β_2-Mimetika),
- Schleimlöser (Mukolytika),
- Antiallergika.

Lernstufe 3

Sehr viele Patienten gehen mit den Inhalationen falsch um.

Typische Fehler:

- Keine Koordination von Sprayhub und Einatmung bei Dosieraerosolen.
- Besprühen vorwiegend der Mundschleimhaut (vor allem bei Kortison ein Problem, da Soorbesiedlungen begünstigt werden).
- Unkontrollierte Überdosierungen von Bronchospasmolytika mit entsprechenden Nebenwirkungen wie Herzrasen, Schlaflosigkeit, Zittern, Unruhe, Schweißausbruch.
- Verwendung von Kortison als Anfallsmittel.

Die pharmazeutische Industrie bietet inzwischen eine Reihe von Lösungen an, die ein Teil der Probleme vermeiden helfen, u.a.

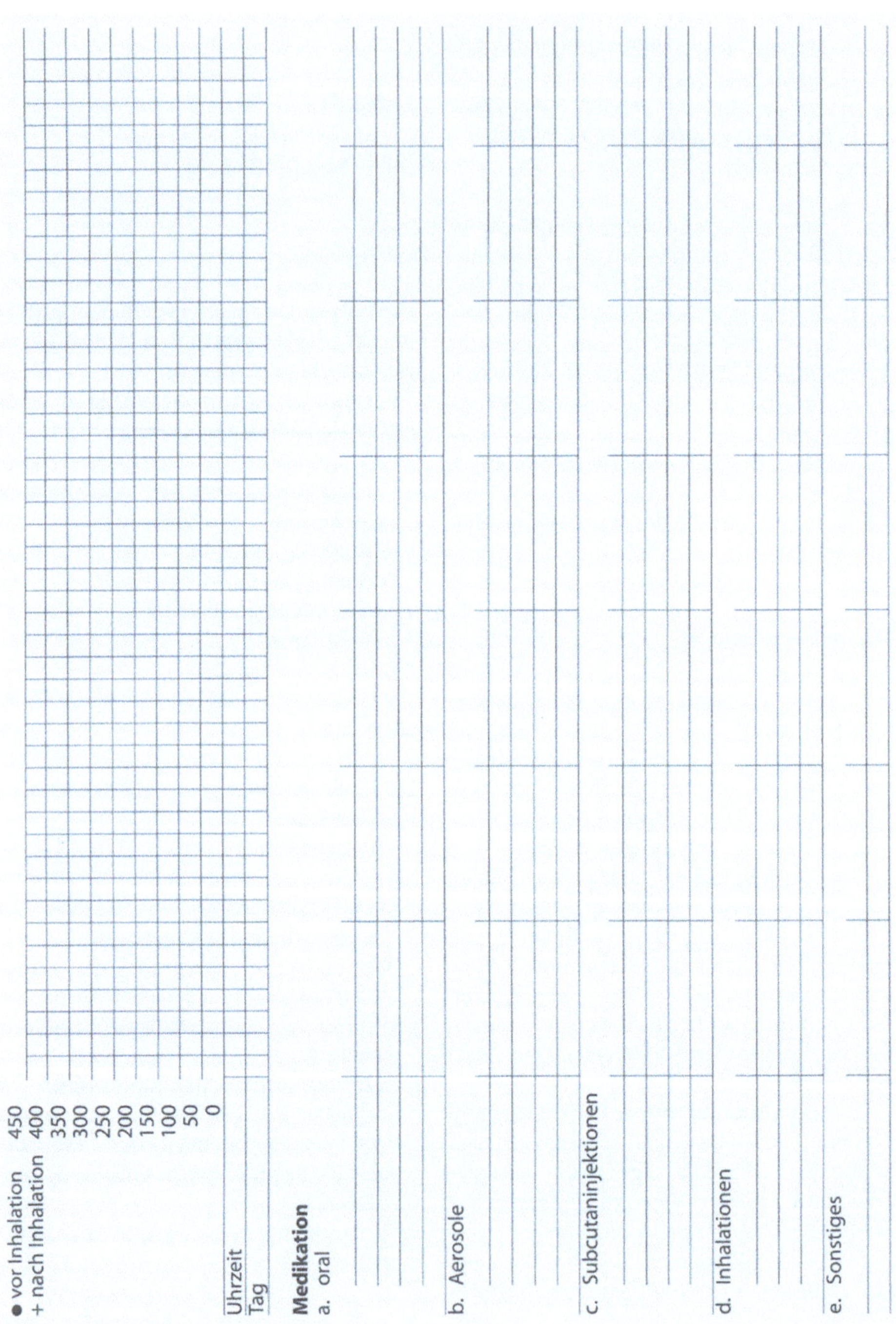

Abb. 3.2. Peak-Flow-Protokoll

treibgasfreie Pulverinhalatoren, die die Substanz in den Einatemstrom aufnehmen. Insbesondere kortisonhaltige Dosieraerosole sollten nur mit vorgeschalteten Ausdehnungsgefäß (Spacer) angewendet werden; diese verringern die Belastung der Mund- und Rachenschleimhäute.

Inhalationen über elektrisch betriebene Zerstäuber (z.B. Pari) sind in der Regel eine besonders effektive Inhalationsform ohne Treibgasbelastung, die allerdings Zeit, Ruhe und die richtige Inhalationstechnik erfordern. Die geordneten, regelmäßigen Medikamentenanwendungen dienen dem Ziel, Ruhe in das Bronchialsystem zu bringen (Dauerbronchospasmolyse), die Reinigungsfunktion der Bronchien zu verbessern (Verringerung der Infektanfälligkeit) und den entzündlichen Prozeß – und damit die auslösende Ursache – zu dämpfen.

Lernstufe 4

Bei der Inhalation mit elektrischen Zerstäubern handelt es sich um Kaltinhalationen, die nicht alle Patienten vertragen (es gibt allerdings Warmluftaufsätze). Es sollten deswegen zunächst Inhalationen mit isotonischer Kochsalzlösung vorgeschaltet werden. Danach können unter Peak-flow-Kontrolle (vorher/nachher) die verschiedenen Wirksubstanzen zugesetzt werden:

- Homöopathika,
- β_2-Mimetika,
- Mukolytika.

Neben den genannten Vorteilen (keine Treibgase, Effektivität) hat man mit diesem Verfahren die Möglichkeit, die Medikamente ganz individuell zu dosieren und homoöpathische Mittel als Aerosole direkt in die Bronchien einzubringen. Ihre Wirksamkeit, aber auch negativen Wirkungen, können dann unmittelbar am Peak-Flow abgelesen werden. Von den möglichen homöopathischen Substanzen seien stellvertretend genannt: Arsenicum album, Stannum met. praep. und Gencydo (WELEDA) in verschiedenen Potenzierungen: Gencydo sollte grundsätzlich in der niedrigsten Verdünnungsstufe begonnen werden (0,1), da sich Überempfindlichkeitsreaktionen ergeben können (sorgfältige Peak-flow-Kontrolle).

Inhalationsmodus. Die Patienten stellen eine 2-ml-Lösung her, unter Zusatz von steriler isotoner Kochsalzlösung. Die maximale Inhalationsdauer sollte 15 Minuten betragen, wobei der Patient den Fluß einer bequemen Atmung nicht verlassen darf. Falls die Inhalationszeit darüber liegt, kann man von einer fehlerhaften Inhalationstechnik bzw. einem Fehler im Gerätesystem ausgehen.

Dies muß anfangs gut beobachtet werden.

Umgang mit dem Inhalationsgerät. Die Patienten nehmen die Reinigung des Geräts soweit wie möglich selbst vor und werden in den hygienischen Umgang eingewiesen.

- Hände gründlich reinigen vor jeder Benutzung des Gerätes.
- Verneblersystem möglichst erst unmittelbar vor der Inhalation zusammensetzen.
- Nach jeder Inhalation: Verneblersystem in alle Einzelteile zerlegen, unter fließendem heißen Wasser abspülen, manuell mit frischem, ausgekochten Tuch abtrocknen und zum Nachtrocknen – mit einem frischen, ausgekochten Tuch abgedeckt – mindestens 4 Stunden lang auslegen. Dieses vollständige Trocknen (besonders nachts) möglichst in trockenen Räumen durchführen (zu Hause nicht im Bad und nicht in der Küche!).
- Sofern der Patient nicht sein eigenes Gerät mitgebracht hat, erfolgt bei Entlassung eine Abschlußdesinfektion entweder mit einer geeigneten Instrumenten-Desinfektionslösung (z.B. 1,5% Sekusept plus), Einwirkzeit 1 Stunde, anschließen-

des gründliches Nachspülen mit Leitungswasser und trocknen lassen oder durch Auskochen über mind. 5 Minuten.
- Die staubgeschützte und trockene Aufbewahrung bis zur nächsten Verwendung gehört zum hygienischen Verfahren.

Einer evtl. Kritik aus fachhygienischen Kreisen soll entgegengehalten werden, daß der Patient das Aufbereitungskonzept der Klinik auch zu Hause ausführen können muß.

Lernstufe 5

Trinken. Asthmapatienten sollten das Trinken von kalten Flüssigkeiten vermeiden, da hierdurch, besonders in der Nacht, die Neigung zum Bronchospasmus verstärkt wird. Statt dessen bieten wir verschiedene Tees in Thermoskannen an, der spezifischen Wirksamkeit wegen besonders Lungenkraut- und Thymiantee (z.B. im Wechsel). Bei Kräutergemischen ist auf mögliche Unverträglichkeit einzelner Anteile zu achten.

Wärmehaushalt. Bei zahlreichen Asthmatikern ist der Wärmehaushalt gestört. Fieber wird nur ganz selten entwickelt (und sollte möglichst nicht unterdrückt werden, da die meisten Asthmatiker darunter freier werden). Darüber hinaus fallen kalte Füße, kalte Beine und kalte Hautzonen über den Nieren auf. Senfmehl-Fußbäder, Cuprum-metallicum 0,4% (Weleda) Salbeneinreibung der Füße und der Nierenregion sowie Vollbäder (s. unten) bieten sich an. Diese Maßnahmen wirken sich in der Regel positiv auf eine behinderte Nasenatmung und das Asthmageschehen aus.

Waschen. Das beliebte warme Duschen führt aber bei vielen Asthmatikern zu einer Verschlechterung, so daß wir tägliche Waschungen, z.B. mit Rosmarin-Waschemulsion (GKH), empfehlen. Abgesehen davon, daß mit den Duschaerosolen Keime inhaliert werden (z.B. Legionellen) können, ergeben sich weitere negative Faktoren: umschriebene Abkühlungseffekte und eine Zerstörung des Säureschutzmantels der Haut. Günstig kann sich allerdings, nach langsamer Gewöhnung, ein kurzes kaltes Abduschen auswirken. Es führt nicht nur zu einer zunehmenden „Abhärtung" gegenüber Infekten sondern – wenn richtig angewendet – zu einer langanhaltenden reaktiven Durchwärmung des ganzen Körpers. Negativ kann sich auch das häufige Haarfönen erweisen, denn hierbei wird „verbrannter" Staub inhaliert, der asthmatische Reaktionen provozieren kann.

Ernährung. Regelmäßige Nahrungszufuhr (Vermeidung spätabendlicher Mahlzeiten) und Ausscheidung (Hilfe durch salinische Abführmittel!), regelmäßige Einnahme der Medikamente und Inhalationen, regelmäßiger und nicht zu langer oder zu kurzer Schlaf – all das wirkt positiv auf die Atmung; der Wirkort dieser ganz einfachen Allgemeinmaßnahmen ist das rhythmische System des Menschen, das sich in Atmung und Herzschlag wahrnehmen läßt. Durch einen so bewußt gestalteten und angemessenen Lebensrhythmus läßt sich oft eine Besserung der Beschwerden erzielen.

Lernstufe 6

Warum sollten Patienten, die mit ihren Medikamenten zu Hause selbständig umgehen müssen, während ihres Krankenhausaufenthalts diese Medikamente nicht in Eigenregie stellen und einnehmen? In der eingesparten Zeit lassen sich dann z.B. Gespräche über diese Medikamente führen.

Patientenleitfaden

Lieber Patient, Sie sind bei uns zur Behandlung einer chronischen Lungenerkrankung, z.B. Asthma bronchiale, chronische Bronchitis, Lungenemphysem, Lungenfibrose.

Ein wichtiger, unabdingbarer Bestandteil der Behandlung besteht darin, daß Sie lernen, mit Ihrer Erkrankung richtig umzugehen. Ziel unserer Therapie ist Ihr selbständiger Umgang mit der Krankheit.

Um das zu erreichen, werden wir uns bemühen, Ihnen die verschiedenen Maßnahmen in einer Schulung nahezubringen.

Schulung heißt, daß Sie selbst lernen, Ihre Therapiemaßnahmen einzutragen, zu korrigieren und zu dokumentieren. Dafür erhalten Sie von uns ein umfangreiches Therapie-(sprich: Peak-Flow-)Protokoll.

Der Erfolg einer Behandlung hängt u.a. von dem sorgfältigen Umgang mit diesem Therapieprotokoll ab. Dies werden Sie im Laufe Ihres Aufenthalts verstehen lernen.

Wenn Sie etwas nicht verstanden haben oder nicht beherrschen, fragen Sie bitte nach.

Es gibt keine dummen Fragen, sondern nur Dumme, die nicht fragen!

1. Lernstufe	betreut	ggf. kontr.
– Wie funktioniert ein Peak-Flow-Gerät?	❐	❐
– Wie dokumentiere ich die Werte vor und nach der Inhalation?	❐	❐
– Habe ich den richtigen Umgang durch Arzt und/oder Pflege bestätigen lassen?	❐	❐
2. Lernstufe		
Eintragen und Kennenlernen der Medikamente; lassen Sie die Richtigkeit der Eintragungen z.B. während der Visite kontrollieren	❐	❐
3. Lernstufe		
– Umgang mit Dosieraerosolen (D. A.)	❐	❐
– Welche D. A. sind Anfallsmedikamente (Bronchienweitsteller)?	❐	❐
– Welche sind vorbeugende D. A.?	❐	❐
– Reinigung des Aufsatzes	❐	❐
– Vorschaltgeräte, Inhalationshilfen wie Spacer, Volumatic	❐	❐
– Gefahren der Überdosierung; Nebenwirkungen, Sinn und Zweck regelmäßiger Anwendung	❐	❐
4. Lernstufe		
– Umgang mit dem PARI-Inhalationsgerät und Zubehör	❐	❐
– Was bewirkt es?	❐	❐
– Wann? Warum? Wie lange inhaliere ich?	❐	❐
– Zubereitung einer Inhalationslösung	❐	❐
– Das Inhalieren selbst	❐	❐
– Exakte Eintragung	❐	❐
– Reinigung	❐	❐
– Nebenwirkungen	❐	❐

Abb. 3.3. Patientenleitfaden

5. Lernstufe	betreut	ggf. kontr.
Kennenlernen weiterer Maßnahmen wie:		
• Dampfinhalation mit Latschenkiefer-/Eukalyptusöl	❐	❐
• Warmes Trinken (verschiedene Tees und deren Zubereitung)	❐	❐
• Warmhalten der Füße (Fußbad, Fußeinreibung)	❐	❐
• Warmhalten der Nierengegend	❐	❐
• Duschen, Haarwäsche	❐	❐
• Täglicher Stuhlgang, Entblähung, Darmreinigung, Entschlacken	❐	❐
• Essensgewohnheiten	❐	❐
• Rhythmische Lebensführung	❐	❐

6. Lernstufe

– Medikamente selbst ein- und zuteilen, in Absprache mit Arzt/Pflege auch dosieren	❐	❐
– Wissen über Nebenwirkungen und Überdosierung	❐	❐

7. Lernstufe

In dieser Lernstufe machen Sie Erfahrung mit äußeren Anwendungen. Jede dieser Anwendungen wird einzeln und individuell vom therapeutischen Team besprochen und angeordnet. Es ist also etwas ganz Besonderes!

Erlernen eines/er:	betreut	gg. kontr.
..........................-Wickels	❐	❐
..........................-Fußeinreibung	❐	❐
..........................-Vollbads	❐	❐
..........................-Fußbads	❐	❐
....	❐	❐
....	❐	❐
....	❐	❐
....	❐	❐

An weiteren Therapien kann Ihnen der Arzt noch verordnen:
- Atemgymnastik, Atemschulung
- Selbsthilfegruppe (mit Gymnastik und Schwimmen)
- Heileurythmie
- Malen/Plastizieren
- Therapeutisches Singen
- Musiktherapie

Es gilt aber derselbe Grundsatz der individuellen Anordnung wie bei den Anwendungen.
Schulung der **Selbstbeobachtung,** speziell für Asthmatiker:
- Die Frage nach Asthmaauslösern (bitte schriftlich beantworten):
- Asthmaauslösung durch Anstrengung? Streß? seelische Erregung?
- Lebensführung? Nahrungsmittel? Gerüche? Staub? Rauch?
- Zu welcher Tages-/Jahreszeit?

Abb. 3.3. (Fortsetzung)

Lernstufe 7

Bei den Wickeln handelt es sich vorwiegend um Lavendelöl-, Ingwer- und Senfmehl-Brustwickel. Die meistangewandten Vollbäder werden unter Zusatz von Lavendelöl als Öldispersionsbad (s. 5.3.1.1) oder Lavendel-Emulsionsbad (s. Kap. 5.3.12) bereitet. Bei den Fußbädern kommen Substanzen wie Lavendelöl, Ingwer und vor allem Senfmehl zur Anwendung, die allgemein durchwärmend wirken (s. Kap. 5.3.7).

Die häufigen Entzündungen der Nasennebenhöhlen werden durch Auflegen von Kompressen mit frisch geriebener Meerrettichwurzel angegangen.

Kräftig unterstützende Maßnahmen sind u.a. vertikale Asthmaabstriche (parallel zur Wirbelsäule), Fußdehnungsgriffe und, auf ärztl. Anordnung, die s.c.-Injektion von homöopathischen Substanzen in bestimmte Triggerpunkte.

Zum Thema künstlerische Therapien sind die Pflegenden aufgerufen, mit einzuschätzen, welche speziellen Therapien für den jeweiligen Patienten besonders geeignet sind, und die Wirkung der laufenden Therapien zu beobachten.

Über das vorgestellte Asthmakonzept kann der Patient die einzelnen Schritte systematisch erarbeiten (s. Abb. 3.3). Hieraus resultieren verbesserte Entscheidungsfähigkeit, größere Sicherheit im Umgang mit der Krankheit, Abnahme der Schwankungen im Befinden und Vermeidung des Bruchs zwischen Krankenhaus und häuslicher Situation.

3.3.2.2 Ätherische Öle für lungenpflegerische Maßnahmen

VERA BAUMEISTER*

In unserem Krankenhaus verwenden wir eine Reihe von Substanzen, die zur Einreibung des Lungenbereichs auf Brust und/oder Rücken angewendet werden können (z.B. Bronchialbalsam, Camphersalbe, Lavendelöl), sowie Eucalyptusöl zur Inhalation mit dem Heißdampfvernebler. Die Anwendungsformen zeigen, daß ätherische Öle aufgrund ihrer Lipidlöslichkeit nicht nur durch die Schleimhäute des Mund-, Nasen- und Rachenraumes gut resorbiert werden, sondern auch durch die Haut. So zeigten Versuche, daß perkutan aufgebrachte ätherische Öle nach einer Latenzzeit von einer halben bis zwei Stunden in der Exspirationsluft erscheinen (Schilcher 1994).

Wirkungen

- Steigerung der Produktion von Tracheobronchialsekret.
- Erhöhung der Schlagfrequenz der Zilien mit dem Effekt der Steigerung des Schleimtransportes.
- Eine Wirkung auf die Bronchien (dilatativ bis zur Bronchospasmolyse).
- Abschwellen der Schleimhäute durch kühlenden Effekt von ätherischen Ölen mit hohem Dampfdruck.
- Potenzierung der Wirkung von Antibiotika.
- Entzündungshemmende Wirkung.
- Antimikrobielle Wirkung (Koedam 1982), wobei jedoch die in Experimenten notwendigen Dosen in der Praxis nicht erreicht werden.

Nebenwirkungen durch Überdosierung oder falscher Anwendung

- Allergien,
- pseudokruppartige Zustände,
- asthmatoide Zustände,

* Redaktionelle Bearbeitung Franz Sitzmann

- Laryngospasmus, Bronchospasmus bei Patienten mit obstruktiven Lungenerkrankungen,
- Glottiskrämpfe,
- Atemnot,
- Kreislaufschwäche oder Erregungszustände,
- Magen-Darm-Störungen,
- zentral bedingte Krämpfe.

Kontraindikationen

Die Auflistung dieser eher seltenen Nebenwirkungen macht jedoch eine sorgfältige Beachtung von Kontraindikationen notwendig:

- Anwendung bei Säuglingen und Kleinkindern, speziell nachgewiesen für Campher und Menthol bei nasaler Applikation (Bettecken 1964).
- Einreibungen unter die Nase.
- Bei Asthmatikern sollte die Anwendung unter sorgfältiger Kontrolle des behandelnden Arztes bzw. Rücksprache erfolgen, da Nebenwirkungen häufig beobachtet werden, aber nicht unbedingt auftreten müssen.

Anwendung

Bei Patienten mit dem Pflegeproblem „Sekretansammlung in den Atemwegen" sind oben genannte Substanzen bei korrektem Gebrauch zu empfehlen.

Richtwert: 2mal täglich inhalieren bzw. einreiben.

Als nebenwirkungsfreie Möglichkeit der Inhalation hat sich zur Sekretlösung physiologische Kochsalzlösung bewährt (PARI-Inhalator).

Zur Prophylaxe von Atemwegserkrankungen erscheint es aufgrund der möglichen Nebenwirkungen sinnvoll, andere Maßnahmen zu ergreifen. Dabei ist gerade in der Pneumonieprophylaxe zu beachten, daß die Maßnahmen ein 24-Stunden-Konzept sein müssen.

Prophylaxe von Atemwegserkrankungen

- Mundhygiene beachten.
- Einfache Atemübungen vermitteln, die mehrmals pro Tag geübt werden sollten; auch präoperativ sinnvoll.
- Unter Kap. 5 sind eine Reihe von äußeren Anwendungen zur Pneumonieprophylaxe ausgeführt.
- Atemfördernde Lagerungen einsetzen,
- Ausreichende Mobilisierung.
- Gute Durchwärmung des Patienten sicherstellen (Socken, Unterwäsche, Strickjacken, Pullover, Jogginghosen usw.).
- Genügende Trinkmenge.

3.3.2.3 Wichtige Hygienemaßnahmen zur Verhütung von Pneumonien am Beispiel der Kinderheilkunde

Maria Brun, Karin Lamfried, Franz Sitzmann

Allgemeine Grundsätze

Beatmungs- und Inhalationssysteme sind ein bevorzugter Aufenthaltsort von Pfützen- oder Naßkeimen, deshalb:

1. Zur Anfeuchtung und Verneblung nur sterile Lösungen verwenden (max. 24 Stunden angebrochen).
2. Täglicher Wechsel der O_2-Befeuchter mit Schlauchsystem oder Verwendung des Respiflo-Systems bis zur Entleerung (auch bei wechselnden Patienten).
   Voraussetzung: Hygienische Sorgfalt, Schlauchsystemwechsel (grün) mit O2-Sonde oder Sauerstoffmaske *täglich*, Sauerstoffgabe über Ambu-Beutel: Wechsel *zweitägig*.

3. Mund- und Nasenpflege helfen mit, Atemwegsinfektionen zu vermeiden, im Gemeinschaftskrankenhaus verfügbare Materialien s. 3.5.2. Das benutzte Mundpflege-Set mindestens einmal täglich wechseln.

Absaugen der Atemwege I: Nasales und orales Absaugen (Tabelle 3.6)

Das Absaugen erfolgt mit Hilfe einer Absaugvorrichtung bei Patienten, die den angesammelten Schleim nicht selbständig durch Husten bzw. durch das Reinigen der Nase entfernen können, deshalb nicht routinemäßig absaugen.

Bestandteile der Absaugvorrichtung

- Druckluftanschluß.
- Absperrventil mit Vakuum-Regelventil zum Einstellen der Sogstärke.
- Sogmanometer mit Filter.
- Vakuumschlauch.
- Sekretauffangflasche mit Kappe (evtl. zusätzlicher „blauer" Filter).
- Spülflasche mit Leitungswasser und Zusatz von Braunol 2000 (1% = 10 ml/1000 ml, mind. täglicher Wechsel).
- Absaugschlauch mit Fingerdip.
- Geeignete Absaugkatheter:
- Ch 10 – schwarz: für größere Kinder,
  Ch 8 – blau: für größere Kinder,
  Ch 6 – grün: für Säuglinge,
  Ch 5 – gelb: für Neugeborene und Frühgeborene.
- Gestell mit Schienenhalterung.

Funktionsprüfung des Absauggerätes

- Absperrventil öffnen: bei freiem Absaugschlauch darf kein Vakuum am Manometer ablesbar sein.
- Vakuum-Regelventil öffnen und Absaugschlauch mit Fingerdip verschließen: am Manometer darf nur ein Vakuum von höchstens 0,2 bar ablesbar sein
  (0,1 bar = 100 cm Wassersäule,
  1 bar = 750,06 mmHg).
- Einstellen des Vakuums zwischen 0,1–0,2 bar.

Handhabung während des Einsatzes

- Durchspülen des Systems mit Leitungswasser unter Zusatz von Braunol 2000 1% nach jedem Absaugvorgang.
- Mehrmals tägliches Überprüfen des Absaugsogs von 0,2 bar.
- Täglicher Wechsel des Absaugschlauches mit Fingerdip, der Spülflasche und der Sekretauffangflasche.
- Sorgfältige desinfizierende Aufbereitung (tägl. 1mal mit Sekusept plus 1,5%, 1 Stunde. im 8-Liter-Eimer) oder in Reinigungs- und Desinfektionsmaschine, trockene staubfreie Aufbewahrung.
- Monatlicher Wechsel des Filters „weiß".

Absaugen der Atemwege II: Endotracheales Absaugen (Tabelle 3.7)

Endotracheales Absaugen dient dem Absaugen von Bronchialsekret und dem Offenhalten des Trachealtubus, der über Nase oder Mund bis zur Bifurkation in die Trachea eingeführt ist; ebenso kann eine Trachealkanüle abgesaugt werden. Dem Absaugvorgang geht evtl. eine sorgfältige physikalische Therapie zur Sekretlösung voraus: vorsichtiges Abklopfen bzw. Vibrieren des Thoraxbereiches.

Die Häufigkeit des Absaugens richtet sich nach der Konsistenz und Menge des Sekretes, dem Abhörbefund und dem Anstieg des pCO_2-Wertes bzw. Reduktion der O_2-Sättigung. Das bedeutet: kein routinemäßiges Absaugen! Das endotracheale Absaugen muß immer unter aseptischen Bedingungen erfolgen.

Tabelle 3.6. Nasales und orales Absaugen

Problem	Ziel	Maßnahmen
Sekretansammlung im Nasen-Rachenraum	Wiederherstellung einer freien Atmung	Absaugen: wie unten beschrieben
Angst des Patienten vor dem Eingriff	Vermindern der Angst	Kind über das Vorhaben informieren, dabei beruhigend auf Fragen eingehen, streicheln
Patient ist unruhig und wehrt sich	Keine Verletzungen durch Drehen des Kopfes	Den Kopf des Kindes mit der freien Hand gut halten und leicht überstrecken; sehr unruhige Patienten zu zweit absaugen
Sog am Gerät	Schleimhautläsionen vermeiden durch zu hohen Sog	Sogkontrolle 0,2 bar oder 150 mmHg
Infektionsgefahr Einschieben des Absaugkatheters	Infektionsvorbeugung	- Händedesinfektion vor und nach Kontakt mit respiratorischen Sekreten (trotz Handschuhen!) - Keimarmen Handschuh bereitlegen (für die katheterführende Hand) - Handschuh über rechte Hand, damit den Katheter an Absaugschlauch anschließen - Auf Sekretveränderungen achten
Schleimhautverletzungen	Schonender Absaugvorgang	- Absaugkatheter mit behandschuhter Hand *ohne Sog* mit Fingerdip in ein Nasenloch bis über die Choanen einführen (schnell!) - Sog wirken lassen (Schließen des Fingerdip), langsam drehend herausziehen - Vorgang an anderem Nasenloch wiederholen - Vor weiterem Absaugen: Wechsel von Katheter
Kreislaufinstabilität	Stabile Vitalfunktionen	- Kind beobachten - Vorsicht beim Einführen des Katheters: nicht zu tief (= Vagusreiz: Brechreiz und Bradykardie) - Möglichst immer *vor* Mahlzeiten absaugen - Puls- und Atemkontrolle nach dem Absaugen
Kontamination durch das abgesaugte Sekret	Vermeiden einer Keimverschleppung	- Sorgfältiges Wegräumen der Materialien, Durchspülen des Absaugschlauches mit Leitungswasser/Braunol-Lösung - Händedesinfektion

Tabelle 3.7. Endotracheales Absaugen

Problem	Ziel	Maßnahmen
Angst des Patienten	Angst vermindern	- Kind (auch bei Bewußtlosigkeit) über den Vorgang informieren - Beruhigende, liebevolle Zuwendung, schonendes Absaugen durch 2 Pflegende
Zähes Sekret	Sekretverflüssigung	- Händedesinfektion vor und nach Kontakt mit respiratorischem Sekret (trotz Handschuhen) - Tubus vom Beatmungsgerät dekonnektieren - NaCl 0,9% in den Tubus geben (Menge s.S. 108) - Beatmungsgerät wieder anschließen
Gefahr der Kontamination durch Manipulation am Tubus	Vermeiden einer exogenen Kontamination	- Packung des markierten Absaugkatheters öffnen - Tubus von Beatmungsschlauch lockern - Erneute Händedesinfektion - Sterile Handschuhe anziehen - Absaugkatheter mit dem Absaugschlauch steril anreichern lassen (eine behandschuhte Hand muß dabei steril bleiben), bzw. vorher so bereit legen, daß er griffbereit ist - Tubus vom Beatmungsschlauch lösen - Atraumatisches Einführen des Absaugkatheters *(ohne Sog)* bis zur Markierung (s.S. 108) - Unter Sog und raschen Drehbewegungen zurückziehen - Absaugkatheter verwerfen (um behandschuhte Hand drehen; Handschuh über den Katheter ziehen; in den patientennahen Abwurf werfen) - Beobachtung von Konsistenz und Farbe des Sekrets - Täglich Frühdienst: (bzw. 1mal/Woche) bakteriol. Untersuchung des Sekrets - Beatmungsgerät wieder anschließen oder vorher kurzfristig mit Ambu-Beutel bei erhöhtem Atemvolumen ca. $1^1/_2$fach manuell nachbeatmen (zur Atelektasenprophylaxe) - Vorsicht: Druck nach kg/KG bemessen: Daumen und 1 Finger zum „bebeuteln" benutzen (Gefahr Pneumothorax)
Unzureichende Schleimentfernung	Gleichmäßiges Absaugen der Lunge	Absaugen des rechten Bronchialastes durch Drehen des Kopfes des Kindes nach links und umgekehrt
Vitale Entgleisung durch Absaugvorgang	Stabile Kreislaufsituation	- Der Absaugvorgang darf nicht länger als 10–15 Sekunden dauern

Tabelle 3.7. (Fortsetzung)

Problem	Ziel	Maßnahmen
(Bradykardie, pO_2-Abfall)		- Möglichst vor den Mahlzeiten absaugen - Kinder mit instabilen Kreislaufverhältnissen, die eine hohe FiO_2 benötigen, sollten immer zu zweit abgesaugt werden - Das Kind wird evtl. mit erhöhter O_2-Konzentration manuell vorbeatmet (auf Druck achten, nicht zu hoch: Pneumothoraxgefahr s. oben), gleichzeitig dämpft eine Hyperventilation die Eigenatmung
Unruhe des Patienten durch Streß	Beruhigung und Stabilisierung	- Während der Maßnahme mit dem Kind sprechen, es beruhigen, streicheln - Evtl. medikamentöse Therapie nach Verordnung
Kontamination durch benutztes Material	Vermeiden einer Keimverschleppung	- Kontaminationsfreie Materialentsorgung - Händedesinfektion

Materialvorbereitung

1. Vorbereitung des Gerätes (s. oro-nasales Absaugen), Sog 0,1–0,2 bar oder 75–150 mmHg.
2. Steriler Absaugkatheter, der sich nach dem Lumen des Tubus richtet. Der Katheter darf den Tubus oder die Trachealkanüle nicht verschließen. Bei spontanatmenden Kindern soll der Durchmesser des Katheters nicht mehr als 1/3 des Tubusdurchmessers betragen.
3. Zwei sterile Handschuhe (nicht unbedingt Latex, sondern z.B. Copolymer) griffbereit legen.
4. Spritze mit sterilem NaCl 0,9% zum Lösen des Sekretes. Mehrfachentnahme-Flasche nicht länger als 24 Stunden angebrochen nutzen.
   Körperwarm folgende Mengen nutzen:
   Frühgeborene bis 0,3 ml,
   Säuglinge bis 1 ml,
   Kleinkinder bis 2 ml,
   Schulkinder 3–5 ml.
5. Beatmungsbeutel oder KUHN-Besteck mit zwischengeschaltetem Druckmanometer und O_2-Mischer.
6. „Absaugkatheter-Schablone", die der Länge des in die Trachea eingeführten Tubus entspricht. Sie hängt griffbereit am Inkubator oder Bettchen. Vor dem Absaugvorgang wird der Katheter daran abgemessen, die Verpackung eingeschnitten und der Katheter an dieser Stelle mit Stift markiert. Katheter darf nur bis zur Markierung eingeführt werden. Durch dieses Abmessen wird ein zu tiefes Einführen mit Verletzung und Vagusreizung vermieden.

Hygienische Aufbereitung von Beatmungsschläuchen und der Beatmungsmaterialien

- Wechsel der Beatmungsschläuche und der entsprechenden Heizungsteile nach 48 h.

- Alle Schläuche, Wassertöpfe und Adapter sofort beim Kind in einen durchsichtigen Plastiksack geben und in Sterilgutbehälter zur Zentralsterilisation transportieren; dort erfolgt die maschinelle Aufbereitung und anschließende Sterilisation.
- Flowsensor vom babylog 8000®-System mit dem Tubusadapter nur in Lösung spülen!
- Wasserbehälter der Heizung werden auch in Lösung eingelegt, andere Heizungsteile nur mit softasept N absprühen und einwirken lassen.
- *Heizungssensor nur äußerlich mit Desinfektionslösung wischend desinfizieren (nicht einlegen!)*
- Nach 1 Stunde alle Teile gründlich in sterilem Aqua dest. spülen (für 1 Stunde) und anschließend trocknen.
- Tubusadapter mit Flowsensor nicht sterilisieren (Aufbewahrung in sterilem Handschuh).

Reinigung und Aufbereitung der Laerdal-Beatmungsbeutel

- Wechsel der Beatmungsbeutel nach Gebrauch mit zweitägiger Aufbereitung.
- Alle Teile des zerlegten Beatmungsbeutels werden in eine 1,5% Sekusept plus-Lösung für 1 Stunde eingelegt.
- Sauerstoff-Reservoirbeutel nur äußerlich desinfizieren
- Nach 1 Stunde gründliches (1stündiges) Spülen mit sterilem Aqua dest.
- Sorgfältiges Trocknen.
- Zusammensetzen und Funktionsprüfung nach Vorschrift des Herstellers.
- Desinfizierte Beatmungsbeutel in einem sauberen geschlossenen Behälter aufbewahren (Einschweißen und Sterilisieren ist nicht erforderlich).

Reinigung und Aufbereitung von Beatmungsmasken

- Beatmungsmasken werden 2tägig gewechselt.
- Nach Gebrauch in 1,5% Sekusept plus-Lösung für 1 Stunde einlegen.
- In Aqua dest. gründlich (1stündig) spülen.
- Sorgfältiges Trocknen, – zur Zentralsterilisation zum Eintüten und Sterilisieren geben.

Anwendung der Ultraschallvernebler mit Respiflo-Befeuchtungssystem

- Zusammenstellen des geschlossenen Systems, – Verwendung bis zum Aufbrauchen des Wassers möglich (auch bei wechselnden Patienten!).
- Täglicher Wechsel der Einweg-Verneblerschläuche notwendig.
- Filterwechsel einmal monatlich (Datum notieren).

Aufbereitung des Warmluft-Ultraschallvernebler-Systems

- Mindestens 24stündlicher Wechsel des Systems.
- Einlegen des kompletten Systems inklusiv Heizstab in Neutralseifenlösung.
- Gründliches Ausspülen mit klarem Wasser.
- In Sterilguttrommel zur Zentralsterilisation geben, Sterilisation bei 121 °C.
- Umgang mit Respiflo-Befeuchtungssystem wie oben beschrieben: Wasserwechsel mit Flasche nach Entleerung.

Aufbereitung der PARI-Inhalatoren

- Nach *jeder* Benutzung mit heißem Wasser ausspülen und mit sauberem Tuch trocknen. Trocken bis zur nächsten Benutzung aufbewahren (Gerätenutzung auf den einzelnen Patienten bezogen).

Bei Patientenwechsel:

- Entweder Wechsel des Verneblerteils:
  mit Neutralseife spülen,
  gründlich klar nachspülen,
  mit sauberem Tuch trocknen und anschließend verpackt sterilisieren; oder
- chemische Desinfektion des Verneblerteils:
  einlegen in Instrumentendesinfektionsmittel,
  anschließend mit Leitungswasser gründlich nachspülen, trocknen lassen, zusammenbauen,
  schließlich trocken und staubgeschützt bis zur nächsten Benutzung aufbewahren.

Aufbereitung des Absaugsystems

- Täglicher Wechsel des Absaugschlauches mit Fingerdip und der Sekretauffangflasche.
- Täglicher Wechsel der 1%-Braunol-Spülflüssigkeit.
- Einlegen in 1,5% Sekusept plus-Lösung, 1 Stunde Einwirkzeit, anschließend trocken und staubfrei aufbewahren oder Spülen in Reinigungs- und Desinfektionsmaschine.
- Monatlicher Wechsel des Filters (blau oder weiß)

Aufbereitung der RÜSCHELIT-Tracheoflex-Kanülen

- Mechanisch reinigen mit Pfeifenputzer; verwerfen.
- Anschließend in Sekusept plus 1,5% 1 Stunde einlegen.
- In sterilem Aqua dest. 1 Stunde klarspülen.
- Trocknen.
- In sterilem Metallgefäß mit Deckel und steriler Kompresse aufbewahren.
- Nicht bei anderem Patienten wiederverwenden!

3.3.2.4 Grundprinzipien zur Vorbeugung von Atemwegsinfektionen

Franz Sitzmann

Einige wichtige Gründe für die Entstehung von Atemwegsinfektionen

Pneumonieerreger erreichen die tiefen Atemwege:

1. Durch Aspiration von oropharyngealem Sekret und/oder Magensaft.
   Aspirationsgefahr besteht bei Schlucklähmung, Sedierung des Patienten kombiniert mit Rachenanästhesie, Sondenernährung, Erbrechen von somnolenten oder bewußtlosen Patienten (s. auch 3.5.1 „Voraussetzungen für orale Nahrungsgabe bei Patienten mit Schluckstörungen").
2. Durch Inhalation bakterienhaltiger Aerosole.
   Diese Form der Erregerübertragung dürfte bei den heute möglichen Aufbereitungstechniken und üblichen Formen der Atemgasanfeuchtung keine große Bedeutung mehr haben. Beatmungs- und Inhalationssysteme sind ein bevorzugter Aufenthaltsort von Pfützen- oder Naßkeimen, deshalb dürfen zur Anfeuchtung und Verneblung nur sterile Lösungen (max. 24 Stunden angebrochen) oder solche mit Konservierungsstoffen (max. 1 Monat) genutzt werden. O_2-Befeuchter mit Schlauchsystem müssen täglich gewechselt oder das Respiflo-System bis zur Entleerung (auch bei wechselnden Patienten) verwendet werden. Es liegen Gutachten für den sicheren Gebrauch der geöff-

neten Flasche über mehr als 70 Tage bei wechselnden Patienten vor. Dazu ist jedoch Voraussetzung, daß mit hygienischer Sorgfalt täglich ein Verbindungsschlauchsystemwechsel mit Nasensonde erfolgt. Es empfiehlt sich, angebrochene Flaschen während der Phase der Nichtbenutzung mit einem neuen Verbindungsschlauch zu versehen und dann eine O_2-Sonde mit belassener Verpackung zu fixieren.

3. Hämatogen von einem entfernten Infektionsherd oder via Translokation aus dem Darm.

Prädisponierende Faktoren

- Immunsuppressive Therapie,
- chronische Erkrankungen der Atemwege,
- hohes Alter,
- Polytraumatisierung und/oder Operationen mit Lungensekretstau bei schmerzbedingten Atembehinderungen,
- Beatmung.

Vorbeugende Möglichkeiten

Reduzierung der Kolonisation des Nasopharynx aus dem Magen-Darm-Trakt und Aspirationsverhinderung

Keine pflegerische Bedeutung haben dabei die „Selektive Darm-Dekontamination" (SDD), eine medikamentöse Streßulkusprophylaxe sowie die Ansäuerung der enteralen Nahrung.

Pflegerische Bedeutung in prophylaktischer Hinsicht haben

1. Atemerleichternde Lagerungstechniken (s. auch 3.2.1.3). Durch schlechte Lagerung entsteht eine Atembehinderung bis hin zur Atelektasenbildung, z.B. durch eingeknickte Haltung in Ruhelage bei hochgestelltem Kopfteil oder Haltlosigkeit im Rollstuhl, einseitige Belüftung der Lungen durch zu seltenes Umlagern, Bedrängung des Brustkorbes in Seitenlage durch das Aufliegen des oberen Armes.
   Durch Umlagern der Patienten hat man eindrucksvolle Verbesserungen des Gasaustausches erzielen könen. In Seitenlage und – noch stärker – in Bauchlage werden mehr gesunde Bereiche belüftet. Die entzündlichen Sekrete und der Schleim können leichter abfließen.
2. Sondenkosternährung (s. auch 3.5.4.3).
3. Effektive Mund- und Nasenpflege. Sie helfen mit, Atemwegsinfektionen zu vermeiden; im Gemeinschaftskrankenhaus verfügbare Materialien, s. 3.5.2. Darin einzubinden ist auch eine sterile Bronchialtoilette. Das benutzte Mundpflege-Set mindestens einmal täglich wechseln.
4. Atemübungen durch den Patienten, z.B.:
   Tiefes Durchatmen in bestimmten Intervallen,
   Papiertaschentücher in die Luft pusten.
   Ballon aufblasen, Atmen gegen Widerstand (Blubberflasche).
5. Atemunterstützende Maßnahmen, durch den Pflegenden ausgeführt:
   Kleiner Atemausgleichstrich an Schulterblatt/Brustkorb,
   großer Atemabstrich,
   Einreibung der Brust mit Bronchialbalsam, Eukalyptusöl 2%ig, Lavendelöl 2%ig.

Hygienerelevante Maßnahmen bei Intubation, Beatmung und Inhalation

1. Händedesinfektion vor und nach Kontakt mit Beatmungssystemen, auch nach dem Tragen von Einmalhandschuhen.
2. Atemgaskonditionierung. Trockene und nicht angewärmte Atemluft führt bei intubierten Menschen zu Schäden. Sie können durch – auch Wärme – und Feuchtigkeitsaustauscher genannte – künstliche Nasen oder Klimatisierungsfilter verhindert

werden, die mit Gänsegurgel versehen sind und im GKH 24stündlich gewechselt werden. Dadurch hat es sich bewährt, das Beatmungsschlauchsystem erst nach 7 Tagen und bei Patientenwechsel zu tauschen. Bei der eher seltenen Verwendung von aktiven Atemgasanfeuchtungsgeräten mit Heizung sind Verneblertöpfe, Beatmungsschläuche und Wasserfallen 24-stündlich zu wechseln.

3. Reduzierung der Intubations- und Beatmungsfolgeschäden durch:
   Korrekte Intubation. Obwohl Pflegende in der Regel nicht intubieren, kommt ihnen bei Umgang mit Tubus und bei der Trachealtoilette eine wesentliche Verantwortung zu. Ein eingelegter Tubus verhindert die Funktion des Kehlkopfdeckels und den Verschluß der Stimmritze. Durch einen aufblähbaren Cuff soll die Abdichtung gegenüber den tieferliegenden Atemwegen erfolgen. Dazu muß aber der Cuffdruck kontrolliert werden, damit diese Funktion erfüllt wird und keine Schleimhautschäden bewirkt werden.
   Sorgfältiges Absaugen mit geeignetem, sterilen Absaugkatheter und Absaugung des Rachens oberhalb des Cuff (s. dazu auch 3.3.2.3 und 3.3.2.6).
   Grundsatz ist, daß die endotracheale Absaugung nur bei einer die Atmung behindernden Sekretansammlung durchgeführt werden soll. Nur auf Intensivstation ist die Frequenz auf mindestens 1mal pro Dienstschicht zu erhöhen, um eine Orientierung zu ermöglichen. Dabei ist es angebracht, einen Mund-/Nasenschutz als Patienten- und Eigenschutz zu tragen. Auch hier gilt wieder: Händedesinfektion vor und nach Kontakt mit respiratorischen Sekreten trotz Handschuhen. Beim sehr sorgfältigen und vorsichtigen sterilen Absaugen mit Handschuhen soll als jeweils separater Vorgang
   die orale/nasale Absaugung ohne Tubus und die
   endotracheale Absaugung durchgeführt werden.
   Dabei geeigneten und für jeden Absaugvorgang neuen sterilen Absaugkatheter verwenden (getrennt nach Mund/Nase/Tubus oder Trachealkanüle). Sterile Flüssigkeit körperwarm zum Anspülen bei zähem Sekret verwenden. Beim Absaugen auf Sekretveränderungen achten. Sekretauffangflasche, Schlauchsystem und Fingerdip mindestens 24stündlich wechseln und desinfizieren (maschinelle Aufbereitung; solange dies nicht durchzuführen ist, wird das Receptal-System verwendet, das nur gefüllt ausgewechselt wird). Dem Spülköcher zu Leitungswasser PVP-Jod, z.B. Braunol 2000 (1%-Lösung), zugeben. Nicht genutzte Geräte trocken und staubgeschützt aufbewahren.
   Hygienische Gestaltung des Patientenplatzes: Die Unterteilung des Patientenplatzes in Therapie- und Pflegeseite („reine" und „unreine" Seite) unterstützt eine hygienische Arbeitsweise.

Mögliche weitere Hilfestellungen zur Pneumonieprophylaxe

Zimmerluft nicht zu warm oder zu kalt, nicht stickig, kein Durchzug, keine belästigenden Gerüche, Auskühlen des Patienten vermeiden.

Mit dem Arzt abzusprechen sind:

- Brustwickel mit verschiedenen Substanzen, s. 5.5,
- Bronchialbalsamlappen, s. 5.5.14,
- Bienenwachsauflage,
- Sauerstoffgaben.

Ein wesentlicher Faktor – auch aus hygienischer Sicht – ist die Umgebungsgestaltung mit geeignetem Wandschmuck sowie die Einwirkung auf die Geräusch- und Geruchsbelästigung des Patienten. Auch der persönliche Umgang mit dem oft bewußtseinsgetrübten, andererseits aber nicht bewußtlosen und auf manche Sinnesreize besonders empfindsamen Patienten hat wesentliche Einwirkungen auf die Rehabilitationsfähigkeit. Reaktionen der Atmung auf freudige oder bedrückende Stimmung wie Sorge, Angst, Trauer sind zu beachten.

Verhaltensgrundsätze

1. Bis zum Verstehen von Äußerungen beim Patienten bleiben. Niemals bei einem Mitteilungswunsch den Kontakt abbrechen, bevor der Patient verstanden wurde. Er empfindet dies als tiefe Enttäuschung mit der möglichen Reaktion von Regression und Aggression.
2. Bei Kontakt bzw. pflegerischen Maßnahmen positive Stimulantien erzeugen: Berühren, streicheln, die Hand halten, beruhigend ansprechen (Wirkung der Stimme und des taktilkinästhetischen Sinnesbereiches auch bei der Körperpflege: s. 3.4.1)
3. Pflege nicht einfach vollziehen, sondern erklären. Unangenehme Dinge nicht verschweigen.
4. Nicht unterlassen, soweit möglich die Mithilfe des Patienten zu aktivieren.
5. Keine „medizinischen“ Gespräche in Gegenwart eines vermeintlich bewußtlosen Patienten führen.

3.3.2.5 Gefährlicher Sauerstoff – Sicherheitsregeln beim Umgang mit Sauerstoff- oder anderen Druckgasflaschen

WILHELM DICKMANN

Merke
Alle Leitungswege und Stellteile müssen frei von Schmiermitteln bleiben (Explosionsgefahr!).

- Gasflaschen müssen zuverlässig gegen Umfallen gesichert werden.
- Sauerstoff-Flaschen dürfen nicht zusammen mit leicht entzündlichen Stoffen gelagert werden, Hitzeeinwirkung muß ausgeschlossen sein.
- Ventilhandräder und Rändellräder müssen von Hand ohne Zuhilfenahme von Zangen o.ä. zu bedienen sein.
- Flaschenventile sind nur langsam und kontinuierlich zu betätigen und nach Gasentnahme – auch bei kurzzeitigen Unterbrechungen – zu schließen.
- Ausgiebiger Gebrauch von Reinigungs- und Desinfektionsmitteln kann Schutzgummiringe von Druckminderern porös werden lassen und brandauslösend wirken. Niemals Druckminderer in Lösungen einlegen!
- Reparaturen an Flaschen und Ventilen sind verboten. Das Entfernen/Ändern von Aufklebern oder Beschriftungen ist verboten.
- Das „Abblasen“ von Gasflaschen, z.B. zum Zweck des Entleerens in den freien Raum, ist verboten.
- Bei Störungen sind Mitarbeiter der Haus- und Betriebstechnik zu verständigen.
- Sauerstoff-Flaschen die aus anderen Abteilungen ausgeliehen wurden (z.B. aus der Akutambulanz), sind nach Gebrauch unverzüglich zurückzugeben.

Beachte
Zur Erinnerung. Das verfügbare Volumen an Sauerstoff unter atmosphärischem Druck (1 bar) ergibt sich aus der Formel: *Flaschenvolumen* (Liter) × *Flaschendruck* (bar).

3.3.2.6 Tracheobronchiales Absaugen und Aufbereitung des Absauggerätes

FRANZ SITZMANN

Nahezu bei jedem Patienten, der durch seinen Krankenhausaufenthalt zur Inaktivität gezwungen ist, besteht die Gefahr einer Infektion der Atemwege. Hygienisch einwandfreies und möglichst atraumatisches Absaugen und hygienisches Aufbereiten der Geräte wirkt vorbeugend.

Materialbedarf (Bevorratung am Bett)

- Absaugeinheit.
- Sterile Einmalhandschuhe (nicht immer Latex, hier sind Copolymer-Handschuhe geeignet!).
- Köcher mit sterilen Einmalabsaugkathetern verschiedener Größe.
- Evtl. physiologische NaCl-Lösung (0,9%) in Ampullen.

> **! Beachte**
> Achtung! Möglichst unter Assistenz arbeiten (bei bronchialinfizierten Patienten ist das Anlegen eines Mund-Nasen-Schutzes zum eigenen Schutz empfehlenswert).

Vorbereitung zur Absaugung ohne Assistenz (1 Person)

- Hygienische Händedesinfektion;
- Verpackung des Absaugkatheters öffnen und Verbindung zur Absaugeinheit herstellen, ohne den Katheteranschluß mit den Händen zu berühren.
- Den Katheter in der Verpackung belassen und ablegen.
- Anlegen der sterilen Einmalhandschuhe.
- Unsterile Außenseite der Einmalhandschuhpackung (sterile Ablage) auf den Thorax des Patienten legen.
- Absaugkatheter aus der Verpackung herausziehen.

Vorgehensweise

Der Katheter wird bei laufendem Sog (1 m H_2O-Säule) und offengehaltenem Fingerdip maximal eingeführt. Wenn der Absaugkatheter auf Widerstand stößt, etwa 1 cm zurückziehen, den Fingerdip schließen und unter drehenden Bewegungen zurückziehen. Dabei intermittierenden Sog durch Öffnen und Schließen des Fingerdips herstellen. Nach Beendigung des Absaugvorgangs den Katheter um die behandschuhte Hand wickeln und den Handschuh beim Ausziehen über den Katheter stülpen. Umgehend im patientennahen Abwurfbehältnis beseitigen. Keinesfalls den benutzten Katheter nochmals einführen! Der Absaugvorgang darf nicht länger als 15–20 Sekunden dauern (Tip zur Zeitkontrolle: bei Beginn des Absaugens den eigenen Atem anhalten)!

Versorgung des Absauggeräts

- Transparenten Verbindungsschlauch zum Sekretsammelgefäß nach jedem Absaugvorgang mit Wasser durchspülen.
- Wasser im offenen Wasserbehälter: 1%ige Braunol-2000-Lösung in Leitungswasser, um Verbindungsstück zwischen Absaugkatheter und Auffanggefäß zu desinfizieren, mind. täglicher Wechsel.
- Sekretsammelgefäß täglich (bei Bedarf auch öfter) entleeren und mit 0,5%iger Incidin-plus-Lösung desinfizieren und danach säubern oder maschinelle Aufbereitung. Das Einfüllen von Desinfektionslösung in das Sammelgefäß vor dem Gebrauch ist nicht sinnvoll.

- Den Sterilfilter zwischen der Zuleitung für Druckluft und dem Sekretsammelgefäß ebenfalls täglich erneuern (mit Datum versehen!).
- Bei Nichtgebrauch ist das Absauggerät staubfrei und trocken in funktionsfähigem Zustand zu lagern.
- Wandanschlußteile des Geräts nur mit feuchtem Tuch säubern und nicht in Desinfektionslösung legen.
- Die Watte des Wandanschlußteiles ist öfter zu erneuern.

Bedienungsanleitung und technische Einzelheiten siehe Medizingeräte-Ordner.

3.3.2.7 Tracheostomapflege

ENNO DETERT*

Durchführung von Tracheotomien unter streng aseptischen Bedingungen prinzipiell im OP, bei Patienten der Intensivstation erfolgt die Tracheotomie wegen der evtl. problematischen Einschleusung nach individueller Entscheidung der Stationsärzte und der Anästhesie auf der Station.

Verbandwechsel Tracheotomie

Voraussetzungen

- Atraumatisches Vorgehen,
- Arbeiten am Tracheostoma bzw. an der Kanüle unter aseptischen Bedingungen und
- Verwendung ausschließlich steriler Materialien.

Die Grundsätze der chirurgischen Wundbehandlung sind einzuhalten.

* An der Erarbeitung für die 1. und 2. Auflage wirkte Stephan Cichon mit.

Material

- Sterile Einmalhandschuhe (es genügen Copolymer-Handschuhe, nicht unbedingt Latex),
- PVP-Joddesinfektionslösung,
- eingeschnittene sterile Mullkompressen oder Metalline-Schlitzkompressen,
- Trachealkanülengummiband (Fixierung).

Ablauf

- Wunddesinfektion mit Schleimhautdesinfektionslösung.
- Bei starker Schleimproduktion ausschließlich Mullkompressen verwenden.
- Verbandwechsel des Tracheostomas einschließlich des Trachealkanülenbändchens einmal täglich und bei Bedarf.

Wechseln der Silberkanüle

Silberkanüle mindestens 1mal täglich wechseln.

Indikation

- Verschleimungen des Tracheostomas und der Trachealkanüle,
- Verlegung durch Fremdkörper,
- Luftnot,
- Pflege des Tracheostomas.

Kontraindikation. Bekannte Strikturen oder anatomische Besonderheiten.

Ziele

- Ausreichende Atmung,
- intakte Hautverhältnisse im Tracheostomabereich,
- Vermeidung von Infektion durch Hospitalkeime.

Personelle Kompetenz

- 1 examinierter Pflegender mit Erfahrung,
- bei unruhigem Patienten eine zweite Person als Hilfskraft,
- bei Problemen umgehend einen Arzt hinzuziehen.

Vorbereitung

Material
- 1 Silberkanüle gleicher Größe, wie Patient trägt.
- 1 weitere Silberkanüle, eine Größe kleiner.
- 1 Fixierband für Kanüle bzw. TG-Schlauch Nr 1.
- 1 Paar unsterile Handschuhe.
- 1 sterile anatomische Pinzette.
- 1 Metalline-Tracheokompresse, steril.
- 2 sterile Kompressen 7,5 × 7,5 cm.
- NaCl-Lösung 0,9%.
- Bei bestehender Infektion der Haut Betaisodonasalbe.
- Waschlappen und Handtuch für den Hals.

Patient
- Information des Patienten über die geplante Maßnahme.
- Patient bequem in Rückenlage oder im Stuhl lagern.

Gerät
- Absauggerät mit Zubehör.
- Reinigungsbürste.
- Abfalleimer bereitstellen.

Umfeld
- Evtl. Mitpatienten aus dem Zimmer bitten.
- Ablagefläche, z.B. Nachtschrank bereitstellen und hygienisch mit 70% Alkohol vorbereiten.

Mitarbeiter
- Sauberer Schutzkittel/Schürze über Dienstkleidung.
- Hygienische Händedesinfektion.

Durchführung

- Materialien steril öffnen und griffbereit auf Ablage legen.
- Fixierband der alten Kanüle entfernen.
- Handschuhe anziehen (unsteril).
- Alte Trachealkanüle entfernen.
- Bei Bedarf absaugen.
- Tracheostoma mit Pinzette, Kompressen und 0,9%iger NaCl-Lösung säubern.
- Bei Infektion des Wundgebiets Betaisodonasalbe auftragen.
- Hals des Patienten waschen und nach Bedarf Hautpflege.
- Neue Trachealkanüle (gleiche Größe) einsetzen; wenn die Kanüle nicht leicht einzusetzen ist, kleinere Größe verwenden.
- Kanüle zum sterilen Einführen nur am Verschluß anfassen.
- Metalline-Kompresse mit Metallseite zur Haut und Öffnung nach oben unterlegen.
- Fixierband anbringen und so fest ziehen, daß Trachealkanüle nicht verrutschen kann, aber keine Druckstellen entstehen.

Nachbereitung

Material
- Gebrauchtes Einmalmaterial verwerfen.
- Gebrauchte Silberkanüle mit Wasser und Bürste reinigen, bei starken Verkrustungen in Seifenlösung einlegen.
- Desinfektion und Sterilisation ist nur bei Verwendung für nächsten Patienten notwendig.
- Bürste desinfizierend reinigen.

Umfeld
Patientenzimmer aufräumen und Abwurf wegräumen.

Gerät
Absauggerät bei Bedarf reinigen und für den nächsten Einsatz vorbereiten.

Organisatorische Absprachen

Häufigkeit
In der Regel einmal täglich und bei Bedarf. Tracheoflex-Kanülen mindestens einmal wöchentlich wechseln.

Dokumentation
- Erfolgte Maßnahme im Dokumentationssystem vermerken.
- Krankenbeobachtung im Bericht dokumentieren.
- Bei Bedarf Pflegeplanänderung vornehmen.

3.3.3 Kreislauf

3.3.3.1 Blut- und Plasmatransfusion

Almut Ledwig, Winfried Oster

Verträglichkeitsprobe

Verwechslungen kommen häufiger vor als Fehlbestimmungen! Die Identität von Empfänger, Blutprobe und Konserve muß stets – auch im Notfall – gesichert sein.

1. Probengefäße sind eindeutig zu kennzeichnen. Für Blutgruppen-/Kreuzprobenuntersuchungen ist eine nur für diesen Zweck bestimmte Probe erforderlich.
2. Die Begleitpapiere müssen vollständig ausgefüllt sein.
3. Die Begleitpapiere müssen vom blutabnehmenden Arzt unterschrieben werden, der damit die Identität der Probe bestätigt.
4. Bei Transfusionen liegt die Anordnungs- und die Durchführungsverantwortung allein beim Arzt.
5. Soll ein Patient mehr als 3 Tage nach vorheriger Transfusion weitere Konserven bekommen, ist neues Empfängerblut für die Kreuzprobe notwendig.

Die Transfusion von Plasma bedarf keiner Verträglichkeitsprobe. Sie soll ABO-verträglich erfolgen.

Durchführung der Transfusion

Vor Durchführung der Erythrozytenkonzentrat-Transfusion (EK) und tiefgefrorenem Frischplasma:

1. Identifikation der ABO-Blutgruppe des Empfängers mittels Bedside-Test, der *am Bett* des Empfängers vom Arzt vorzunehmen ist. Das Ergebnis wird von ihm in der Patientendokumentation protokolliert. Bei Unstimmigkeiten Rücksprache mit dem Labor.
2. Identitätskontrolle von Konserven, Begleitschein mit Blutgruppe, Konservennummer, Verfallsdatum, Datum der Verträglichkeitsprobe (Erythrozytenkonzentrate und Begleitpapiere gehören immer zusammen).
3. Kontrolle der Konserve auf Unversehrtheit.
4. Gefrorenes Frischplasma nicht auf oder unter die Erythrozytenkonzentrate legen.

Erwärmen der Konserven: siehe nachfolgende Hygieneverabredung zum Umgang mit Blutkonserven.

Weitere Vorbereitung der Erythrozytenkonzentrate

Die EK sind heute auf einem Hämatokritwert soweit standardisiert, daß „Verdünnung“

(z.B. mit Eryset-Schiwa) nur in Ausnahmefällen erforderlich wird. Es wird auch die Kontaminationsgefahr gefürchtet.

Zur Transfusion Transfusionsset benutzen:

- Besteck von unten nach oben füllen.
- Filterkammer vollständig, Tropfenkammer zur Hälfte füllen.
- Rollenklemme schließen.
- Konserve umdrehen und aufhängen.
- Rollenklemme öffnen.
- Besteck vollständig füllen bzw. entlüften.

Dabei stets Handschuhe tragen!

Die Einleitung der Transfusion wird vom Arzt durchgeführt. Dazu muß von ihm der Stempel auf dem Konservenbegleitschein mit Beginn der Transfusion (Uhrzeit) ausgefüllt und leserlich unterschrieben werden. Danach Überwachung durch einen konkret beauftragten examinierten Pflegenden. Für die Überwachung trägt der Arzt die Verantwortung. Das leere Transfusionsbehältnis soll 24 Stunden bei +5°C (± 3°C) aufbewahrt werden. Dies kann in einer sauberen Mülltüte im Medikamentenkühlschrank (mit Thermometer) erfolgen.

3.3.3.2 Hygieneverabredung zum Umgang mit Blutkonserven

Winfried Oster, Christoph Rehm, Franz Sitzmann

1. Im Labor darf das Blut nur kurzfristig aus der Kühlung genommen werden zum:
   Beschriften der Konserven.
   Abschneiden der Kreuzprobenschlauchstücke.
   Gegenprüfen der Nummer.
2. Die Kühlkette darf erst unmittelbar vor der therapeutischen Anwendung der betreffenden Konserve unterbrochen werden. Da diese Kontrolle bei bereits vom Labor ausgegebenen Blutkonserven nicht mehr besteht, dürfen einmal an die Station ausgegebene Konserven nicht mehr zurückgenommen werden. Die Rückgabe von Erythrozytenkonzentraten in Einzelfällen aus der Anästhesie in das Labor (z.B. prophylaktische Aufbewahrung in OP-Nähe bei bestimmten intrakraniellen Eingriffen (Aneurysma) muß zwischen den Herren Rehm und Dr. Oster geregelt werden. In der Anästhesie und im Labor lagern Konserven in speziellen, erschütterungsfreien Blutkühlschränken. Sie werden durch die Gebäudeleittechnik auf eine Temperatur von +5°C überwacht, zusätzlich läuft im Kühlschrank der Anästhesie eine wöchentlich zu wechselnde Schreiberdokumentation mit.
   In Haushaltskühlschränken darf Blut nicht, auch nicht kurzfristig, gelagert werden.
3. Der Ausgabezeitpunkt der Konserve aus dem Labor, der Transfusionsbeginn auf der Station oder im OP (Narkoseprotokoll) ist auf dem Konservenbegleitschein zu dokumentieren. Spätestens 1 Stunde nach Laborausgabe muß die Bluttransfusion beginnen!
4. Eigenblut wird nur von den Ärzten der Anästhesie-Abteilung, die auch die Eigenblutspende durchführen, retransfundiert (auch auf der Station)!
5. Vor Beginn der Transfusion Identifikation des Empfängers und weitere Kontrollen erforderlich (s. „Blut- und Plasmatransfusion“ unter 3.3.3.1).
6. Blut darf bei Transfusionen nur Raum- bis maximal Körpertemperatur haben.
7. Erwärmen der Blutkonserven (nur bei Massentransfusion oder bei Kälteagglutininen erforderlich).
   Einzeln abgelegte Blutkonserven erwärmen sich in 1 Stunde auf ungefähre Raumtemperatur. Gefrorenes Frischplasma nicht auf oder unter die Erythrozyten-

konzentrate legen. Während der Aufwärmzeit soll der Beutel vor Verschmutzung geschützt sein.
Eine zusätzliche Kontaminationsgefahr der Anstichstelle (z.B. mit Pseudomonas aeruginosa) besteht beim Erwärmen der Konserve im Wasserbad. Wegen der Kontaminationsgefahr werden im OP nur die NaCl 0,9%-Zusätze auf max. 50 °C angewärmt und in die gekühlte Konserve gegeben. Bei Massivtransfusionen Erwärmung im Wasserbad (Ausnahme!). Dabei Kontrolle der Wassertemperatur mittels Thermometer unbedingt erforderlich: maximal 37 °C.

8. Erwärmen von Blut im Backofen oder in der Mikrowelle niemals!
9. Richten des Arbeitsplatzes (sauber und trocken) mit den erforderlichen Materialien (alkoholisches Desinfektionsmittel, Tupfer, spezielles Transfusionssystem und evtl. anderes).
10. Kontrolle der Konserve auf Unversehrtheit.
11. Blutbeutel dürfen niemals zum Zweck der Belüftung geöffnet oder mit einer Kanüle angestochen werden. Das gilt für jede Art von Blutpräparationen.
12. Die Anstichöffnung des Blutkonservenbeutels mit besonderer Sorgfalt behandeln. Das Öffnen und Anstechen (auch zum gegebenfalls notwendigen Auffüllen von Erythrozytenkonzentraten mit NaCl 0,9%-Lösung) darf nur unmittelbar vor der Anwendung und unter aseptischen Verhältnissen erfolgen. Händedesinfektion und Handschuhe benutzen. Kontamination mit Fingern o.ä. vermeiden; ohne Mund-Nasenschutz sollte dabei nicht gesprochen werden.
13. Das leere Transfusionsbehältnis (Fremd- oder Eigenblut-Konservenbeutel oder Spritze in der Pädiatrie) muß über 24 Stunden im Medikamenten-Kühlschrank aufbewahrt werden. Dazu sind diese Behältnisse in einen fest verknoteten Müllbeutel zu geben, um Verunreinigung des Kühlschrankes zu verhindern. Gefüllte, verfallene Blutkonservenbeutel zur Entsorgung an das Labor zurückgeben.

3.3.3.3 Empfehlungen für das Zumischen von Injektionslösungen zu einer Infusion (in der Flasche)

Andreas Portsteffen

Für das Zumischen von Injektionslösungen zu einer Infusion gelten nachfolgende Empfehlungen:

1. So selten wie möglich.
2. Wenn überhaupt, dann nur ein Arzneimittel. Beipackzettel beachten!
3. Nur ein Präparat zumischen, wenn bekannt ist, daß
   die Zufuhr des Präparats weder unter- noch überdosiert erfolgt,
   die Mischung physikalisch-chemisch kompatibel ist.
   Bei der Zugabe von z.B. Elektrolytkonzentraten auch deren mögliche Interaktionen berücksichtigen.
4. Das Zumischen möglichst unmittelbar vor dem Anlegen der Infusion vornehmen.
5. Beim Zumischen aseptisch arbeiten!
6. Nach dem Zuspritzen des Medikaments Flasche schütteln, um eine gleichmäßige Durchmischung zu erzielen.
7. Die fertige Mischung betrachten! Verfärbte, getrübte oder Gasblasen entwickelnde Mischungen nicht verwenden.
8. Auf dem Etikett ein Zusatzetikett anbringen:
   Patientenname,
   Name und Menge des zugegebenen Arzneimittels,
   Datum und Uhrzeit der Zumischung,
   Zeit des Infusionsbeginns und Laufzeit der Infusion.

9. Während der Laufzeit regelmäßige Kontrolle der Infusion. Sollte sich eine Verfärbung oder Trübung einstellen, Infusion stoppen, Arzt und Apotheke benachrichtigen. Die betroffene Mischung zur evtl. Klärung bitte aufbewahren.
10. Zumischungen in den Infusionsbehälter nur vor dem Anhängen der Infusion vornehmen! Niemals in eine halb geleerte Flasche bei laufender Infusion eine Injektionslösung zuspritzen.
11. Infusionen mit Zusatzmedikament nicht länger als 12 Stunden laufen lassen!
12. Als Trägerlösung möglichst verwenden:
    NaCl 0,9%,
    Glukose 5–10%,
    Standardlösungen (Glukose + NaCl),
    niedrig konzentrierte Elektrolytlösungen.
13. Nicht als Trägerlösung verwendet werden sollten generell:
    Blut und Blutbestandteile,
    Fettlösungen,
    Aminosäurelösungen,
    kolloidale Blutersatzlösungen,
    hochkonzentrierte Lösungen
    (z.B. Mannit 20%).

Besondere Vorsicht ist geboten bei z.B. Lasix, Valium, Cholspasmin, Antibiotika, Zytostatika.

Diese Angaben sind generelle Empfehlungen! Sie schließen nicht aus, daß im Einzelfall eine Wirkstoffinkompatibilität auch gegen NaCl oder Glukose bestehen kann oder ein Wirkstoff mit Aminosäuren kompatibel sein könnte.

3.3.3.4 Vorbeugung von infusionstherapiebedingten Septikämien

Franz Sitzmann

Die infusionstherapiebedingte Thrombophlebitis und Venenkathetersepsis sind als krankenhauserworbene Komplikationen häufig. Mit Unterschieden in den einzelnen Fachabteilungen zählen sie zu den vierthäufigsten nosokomialen Infektionen. Die Septikämie hat die höchste Letalität aller nosokomialen Infektionen. Pflegerische Techniken zu ihrer Verhütung und Bekämpfung sollen um Absprachen aus dem medizinischen, technischen und organisatorischen Bereich ergänzt werden.

Vermeiden mikrobieller Kontaminationen der Infusionen

Bei Herstellung und Transport

Optische Kontrolle auf Beschädigung der Verpackung, der Flasche und des Infusionssystems.

Lagerungsfehler

- Beachtung der Herstellerangabe bezüglich besonderer Temperaturanforderungen, Lichtverhältnisse und Verfalldaten.
- Beim Auffüllen des Lagers die alten Lagerbestände nach vorne ziehen.

Bei der Zubereitung

- Kontrolle der zu infundierenden Lösung auf sichtbare Trübungen oder Ausfällung (nicht verwenden!).
- Direkte Arbeitsfläche nur sauber und mit Alkohol 70% desinfiziert nutzen.
- Sorgfalt beim Mischen von Infusionslösungen, zuvor hygienische Händedesinfektion, Gummistopfen mit alkoholischem Desinfektionsmittel abreiben.
- Durchstichampullen:
  Entnahmen im Laufe von 24 Stunden bei Kühlschranklagerung möglich.
  Medikamente mit Konservierungsstoff (z.B. Insulin und Heparin) über 2–3 Wo-

chen verwendbar. Keine Kühllagerung erforderlich.

- Beschriftung der Infusion mit Zusatz, Dauer, Beginn.
- Zumischungen von Hyperalimentationslösungen (selbst hergestellte) unter Laminar-Air-Flow-Bedingungen vornehmen.
- Die Verabreichung soll unverzüglich, aber nicht später als 2 Stunden nach der Zubereitung erfolgen (ausgenommen chemisch und hygienisch instabile Lösungen, hier sofort nach Aufziehen injizieren).
- Hygienische Händedesinfektion; Durchstechstopfen (Gummi) mit desinfektionsmittelgetränktem keimarmen Tupfer abreiben (Einwirkzeit beachten!). Die Hände sind bei weitem der wichtigste Übertragungsweg für die bakterielle Verunreinigung von Infusionslösungen während der Anwendung.
- Keine Belüftungskanülen einstechen.
- Medikamente, wenn möglich, nicht zur Infusion zumischen, sondern im Bypass verabreichen. Entnahme der „Zumischlösungen" aus Ampullen (Kleinstmengen), Beachtung der entsprechenden Empfehlungen (s. unten).

Bei der Verabreichung

Siehe auch Injektionsvereinbarung (Kap. 2.6).

- Grundsätzlich gilt, daß einmal zubereitete Infusionslösungen, einmal angebrochene Ampullen, Einmalspritzen (auch Perfusorspritzen) und Kanülen nicht zum mehrmaligen Gebrauch bestimmt sind.
- Der Verbleib einer Kanüle ist bei Mehrfachentnahmen aus Stechampullen nicht zulässig, d.h. immer erneutes Desinfizieren und Anstechen. Ausnahmen sind spezielle Entnahmespikes.
- Händedesinfektion vor Manipulationen an Verbindungsstellen (z.B. an Dreiwegehähnen, Bypass-Systemen, an Plastikvenenkathetern und Kanülen).
- Zugänge zum Infusionssystem vor Gebrauch mit Alkohol desinfizieren. Medikamenten- und Blutreste als gutes Nährmedium für Keime aus dem System entfernen, Dreiwegehähne und sonstige Zuspritzmöglichkeiten nach Gebrauch freispülen.
- Infusionssysteme alle 72–96 Stunden wechseln.
- Infusionslösungen nicht länger als 24 Stunden hängen lassen, danach ist ein Wechsel der Lösungen erforderlich.

Bei der ZVD-Messung

- Die Infusionslösung für die ZVD-Messung ist mit Datum und Uhrzeit zu kennzeichnen.
- Wechsel des gesamten Systems alle 24 Stunden, wenn es häufig diskonnektiert wird, sonst wie bei Infusionssystemen alle 72–96 Stunden.

Beim Legen und der fortlaufenden Pflege eines zentralen Venenkatheters

Siehe nachfolgende Verabredung der Anästhesie-Abteilung.

Hygienische Maßnahmen zur Verhütung von Septikämien und mit intravasalen Kathetern assoziierten Infektionen

Legen eines zentralvenösen Katheters

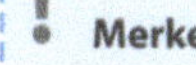

Merke
Möglichst wenig Katheter und nur durch speziell geschulte Mitarbeiter legen lassen.

- Händedesinfektion vor Anlegen des Gefäßkatheters sowie vor und nach jeder Manipulation am System.

- Anlage eines zentralvenösen Zugangs unter aseptischen Bedingungen (sterile Handschuhe, Abdecktücher). Steriler Kittel, wenn Gefahr des Berührens (Subclavia/Jugularis-Katheter), Mund-/Nasenschutz und Kopfhaube bei besonders gefährdeten Patienten.
- Sorgfältige Hautdesinfektion vor Anlage eines Zugangs (Einwirkzeit: 1–2 Minuten) mit mechanischem Verreiben.
- Datum notieren:
  Anlage des zentralvenösen Katheters, Verbandwechsel (VW) in der Patientendokumentation.

Überwachung und Pflege eines intravasalen Katheters

- 1mal täglich vorsichtige Palpation der Einstichstelle durch den intakten Verband.
- Erste Inspektion der Einstichstelle nach 72 Stunden, bei Durchnässung oder Verschmutzung des Verbandes sofortiger Wechsel.
- Verbandwechsel (VW) alle 72 Stunden unter Verwendung eines Verbandwechsel-Sets; möglichst keine Rasur wegen Mikrotraumatisierung.
- Inspektion der Einstichstelle bei routinemäßigem VW oder bei Fieber bzw. Schmerzen an der Einstichstelle.
- Einstichstelle mit PVP-Jod oder alkoholischem Desinfektionsmittel desinfizieren.
- Der hygienische Nutzen von Folienverbänden ist fraglich, neu entwickelte wasserdampfdurchlässige Folien reduzieren Verbandwechselhäufigkeit.
- Anspülen des Katheters zur Verbesserung des Durchflusses vermeiden.
- Keine Blutentnahmen aus dem Katheter, sie sind absolut kontraindiziert und führen zu falschen Laborwerten. Ausnahmen sind spezielle Katheterformen in der Pädiatrie.
- Entfernung des Katheters bei subkutaner Infiltration, Rötung, Schmerzen bzw. Sekretaustritt an der Eintrittsstelle und bei unklarem Fieber. Dazu generell die Katheterspitze mikrobiologisch untersuchen lassen, vorher keine Desinfektion der Einstichstelle oder die Haut sorgfältig abtrocknen lassen. Einsenden in sterilem Röhrchen, evtl. mit sterilem NaCl 0,9%.
- Routinemäßiger Wechsel von ZVK nicht sinnvoll. Die maximale Liegedauer ist nur durch das Auftreten infektiöser oder anderer Komplikationen begrenzt.
- Der Wechsel peripherer Plastikkanülen und peripher zentraler Katheter wurde alle 72 Stunden empfohlen. Bei reizlosen Verhältnissen wird aufgrund von Materialverbesserungen kein routinemäßiger Wechsel mehr empfohlen, außer bei Kanülen, die unter Notfallverhältnissen gelegt wurden. Bei subkutaner Infiltration, bei Rötung an der Einstichstelle oder im Verlauf der Vene, bei Schmerzen u.a. sollte ein Wechsel vorgenommen werden. Bedingung für die Verweildauer ist die sorgfältige Pflege:
  Sterilen Textilverband (z.Z. Vecasael, Hansapor steril oder Primapore) verwenden.
  VW bei Durchnässung des Verbandes und hygienische Händedesinfektion vor und nach jeder Manipulation am Infusionsbesteck.
  Bei Gefahr der Blutkontamination Einmalhandschuhe tragen (nicht unbedingt Latex) mit anschließender Händedesinfektion.

Hygienemaßnahmen während der Infusionstherapie

- Hygienische Händedesinfektion vor Manipulationen am Infusionssystem (Dekonnektion).
- Infusionssysteme:
  Alle 72–96 Stunden wechseln, neuerdings auch bei Zusatzeinrichtungen (Dreiwegehähne u.a.);

bei Blut- und Blutbestandteil-Infusionen sowie Lipid-Infusionen (nur über Braunülen) nach 24 Stunden.
- Wechsel der Transfusionssysteme trotz Verabreichung von Blut und Blutprodukten innerhalb 24 Stunden nicht erforderlich, solange Durchgängigkeit besteht.
- Infusionssysteme geschlossen halten.
- Vollständiger Systemwechsel (Kanüle, Infusionssystem, Infusionsflasche) bei infektiösen Komplikationen.
- Laufzeiten beachten:
  Lipid-Infusionen maximal 12 Stunden,
  Infusionen mit Zumischungen maximal 24 Stunden, Herstellung unmittelbar vor der Anwendung,
  auch sonst maximal 24 Stunden.
- Die routinemäßige Verwendung von „bakteriendichten" Filtern ist aus hygienischer Sicht fragwürdig: Durch den erforderlichen 24stündlichen Wechsel wird die Kontaminationsgefahr des Systems erhöht. Weiterhin darf eine Reihe von Medikamenten nicht über den Filter zugeführt werden.
  Bei gefährdeten Patienten, die große Infusionsmengen und häufige i.v.-Injektionen erhalten, ist der Einsatz als Partikelfilter sinnvoll (sowohl bei ZVK als auch bei peripheren Plastikkanülen). Medikamente, die nicht durch Filter gegeben werden dürfen, müssen beachtet werden.
- Vor Manipulationen an Ein- oder Dreiwegehähnen mit alkohol. Desinfektionsmittel besprühen.

Besonderheiten bei der arteriellen Druckmessung

Patienten werden mit arteriellem Katheter (brachialer oder radialer Zugang) versorgt, um den arteriellen Druck zu messen und Blutgasbestimmungen durchzuführen. Bei uns hat sich bewährt, das System max. 7 Tage zu belassen. Das System soll aber zum Schutz vor einer Kontamination kontinuierlich am intravasalen Katheter angeschlossen bleiben. Blutentnahme unter sterilen Bedingungen, Entnahmestelle vor und nach Blutentnahme mit alkohol. Desinfektionsmittel abreiben.

Durchführung und Pflege zentralvenöser Zugangswege und Katheter (Merkblatt der Anästhesie-Abteilung)

Wir haben bei Ihrem Patienten einen „zentralen Venenkatheter" (ZVK) gelegt. Bei jeder Venenpunktion sowie im Verlauf der nächsten Tage und Wochen sind dadurch mancherlei Komplikationen denkbar:

1. Pneumothorax und/oder Hämatothorax bei V.-subclavia-Punktionen; N.-phrenicus-, N.-vagus-, A. carotis-Verletzungen bei V.-jugularis-interna-Punktionen.
2. Verstopfung des Venenkatheters durch Blutkoagelbildung, vor allem nach Blutentnahmen.
3. Dekonnektion und Lufteintritt in das Venensystem (u.U. akute Lebensgefahr).
4. Thrombophlebitis und Thrombose in der katheterisierten Vene.
5. Entzündungen bis hin zur Kathetersepsis.
6. Lageänderungen der Katheterspitze durch Lagerungsänderungen oder durch Bewegungen (vor allem bei langen, peripher eingeführten Venenkathetern) mit der Gefahr der Venen/-Vorhof-Perforation.
7. Abriß oder Herausziehen des Katheters durch verwirrte oder unruhige Patienten, aber auch bei unsachgemäßer Entfernung bzw. bei Verbandwechseln.

Daher bitten wir, folgendes zu beachten (s. auch ZVK-Protokoll, Abb. 3.4):

Zu 1: Überwachung und klinische Beobachtung in den nächsten Stunden (ggf. Röntgenkontrollen) und ggf. Verständigung des Anästhesisten, der den Katheter gelegt hat.

Zu 2: Katheter nach jeder Blutentnahme über den Katheter (Ausnahmefall) mit 10 ml NaCl 0,9% von Blutresten freispülen. Hygienische Gründe sprechen gegen Transfusionen und Blutentnahmen über einen Venenkatheter, weiterhin können aus Blutentnahmen über den Venenkatheter falsche Laborwerte resultieren (Ausnahme Broviac-Katheter). Niemals ohne Zwang einen Venenkatheter abstöpseln, auch nicht für kurze Zeit. Wenn nicht anders möglich, Heparin-Lösung (1 Amp. Vetren 200 IE /2 ml oder 0,1 ml der Heparin-Lösung 5.000 IE = 2 Tropfen = 0,1 ml ad 5 ml NaCl 0,9%) in den ZVK geben, Dreiwegehahn schließen und abstöpseln.
Niemals einen verstopften ZVK mit Gewalt (starker Druck mit 2 ml Spritze) freizumachen versuchen.
Insbesondere darauf achten, daß die durchgelaufenen Infusionen sofort erneuert werden und daß die Flaschen ausreichend hoch über Herzniveau angebracht werden.

Zu 3: Kontrollen der Katheter-Konnektionsstellen auf Dichtigkeit, ehe die Patienten kopfhoch liegen oder aufstehen dürfen. Vorsicht bei Dreiwegehähnen!

Zu 4: Katheterliegezeit nur so lange wie unbedingt erforderlich. Vermeidung von Verschiebung des Katheters an der Eintrittsstelle, baldige Entfernung peripher gelegter Katheter (V.-basilica-Katheter).

Zu 5: Legen eines Venenkatheters (Händedesinfektion, Handschuhe, Mund-Nasen-Schutz) und Hantieren an der Kathetereintrittsstelle (Händedesinfektion, Handschuhe) nur unter aseptischen Bedingungen. Erster Verbandwechsel nach 3 Tagen, dann alle 48–72 Stunden mit Inspektion der Kathetereintrittsstelle.
Sofortige Entfernung des Katheters, wenn die Punktionsstelle infiziert erscheint (Arzt, ggf. nach Rücksprache mit dem Anästhesisten). Einsenden der steril abgeschnittenen Katheterspitze zur bakteriologischen Untersuchung, wenn
ZVK mehr als 1 Woche gelegen hat,
Infektion der Punktionsstelle sichtbar,
Fieber nicht sicher anders zu erklären (keine vorherige Hautdesinfektion).
„Steriles" Arbeiten an der Verbindungsstelle ZVK-Infusionsbesteck und an der Infusion selbst, mindestens Einsprühen und Händedesinfektion!

Zu 6: Fixation erfolgt immer durch Hautnaht nahe der Kathetereintrittsstelle.

Zu 7: Ruhigstellung des Armes bei peripherem ZVK. Kontrolle der Katheter auf Vollständigkeit bei der Entfernung (Gefahr der Embolisierung abgerissener Stücke!).

In Zweifelsfällen immer den Arzt zu Rate ziehen, der den Venenkatheter gelegt hatte!

Überwachungsblatt für Patienten mit ZVK

ZVK für Frau/Herrn ______________________ Station ________

Datum: ____________ Zugang: ______________________ Lagekontr. EKG ❐ RÖ ❐

Besonderheiten/Technische Schwierigkeiten bei Anlegen des ZVK:
____
____

RÖ-Thorax erforderlich ja ❐ nein ❐ ggf. Uhrzeit: ______________________
Empfehlung zur Pflege: ______________________
____

Anästhesist: ______________________

Verbandwechsel

Tag	Datum:	Besonderheiten:	Tag	Datum:	Besonderheiten:
1			16		
2			17		
3			18		
4			19		
5			20		
6			21		
7			22		
8			23		
9			24		
10			25		
11			26		
12			27		
13			28		
14			29		
15			30		

Katheter entfernt am ______________ Tag Begründung: ______________
____
____

Katheter-Spitze zum Labor ja ❐ nein ❐

Abb. 3.4. Überwachungsblatt für Patienten mit ZVK

3.3.3.5 Vorgehen beim Verbandwechsel eines ZVK

THORSTEN MONTANUS

Vorausgesetzt wird die Kenntnis folgender Abschnitte:

- „ZVK-Protokoll“ für Patienten aller Abteilungen (3.3.3.4; Dr. Becher, Dr. Oster, F. Sitzmann 12/93), welches bei ZVK-Anlage ausgefüllt und mitgegeben wird. Hier auch bitte die Rückseite beachten!
- Vorbeugung von infusionstherapiebedingten Septikämien (3.3.3.4).

Ziel des Verbandwechsels ist das Gewähren von Schutz und die Ruhigstellung des ZVK an der Einstichstelle.

Material

- Schutzkittel/Schürze.
- Sterile Handschuhe.
- Einen unsterilen Handschuh (möglichst PE oder Copolymer).
- Mund-Nasenschutz (nur bei Infektion der Atemwege).
- VW-Set,.
- 1 Hansapor steril.
- Fixomull oder bei hautempfindlichen Patienten Rudavlies.
- Schere.
- Braunol 2000 Desinfektionslösung für Schleimhäute.
- Uhr mit Sekundenzeiger.
- Abwurf.

Durchführung

- Patienten informieren.
- Fenster und Türen schließen.
- Abwurf bereitstellen.
- Material auf freier Arbeitsfläche (z.B. Nachtschrankplatte) ablegen, vorher evtl. mit alkoholischem Desinfektionsmittel abwischen.
- Fixomull oder Rudavlies mit Schere zuschneiden (z.B. 10 × 10 cm).
- Patienten so lagern, daß zu verbindendes Gebiet optimal zugänglich ist.
- Händedesinfektion.
- Schutzkittel/Schürze anziehen, ggf. Mund-Nasenschutz anlegen.
- VW-Set unter sterilen Kautelen auspacken und bereit legen, wobei unter dem Verbandwechsel-Set-Tuch das zugeschnittene Fixomull abgelegt werden kann.
- Braunol 2000 in Petri-Schale abfüllen.
- Hansapor steril unter sterilen Kautelen auspacken und auf die sterile Fläche des VW-Sets ablegen.
- Sterile Handschuhe bereitlegen.
- Schutzhandschuh (unsteril) über Arbeitshand streifen, Verband mit der Arbeitshand, unter Fixieren des distalen ZVK-Stücks mit der anderen Hand, vorsichtig lösen, zuerst Fixomull, dann Hansapor steril.
- Altes Verbandmaterial und Schutzhandschuh in den Abwurf werfen.
- Einstichstelle auf Rötung und Schwellung inspizieren, nach Schmerz an dieser Stelle den Patienten befragen (nicht über Einstichstelle und steriler Arbeitsfläche sprechen!).
- Sterile Handschuhe anziehen.
- Mit Pinzette und getränkten Braunol-2000-Tupfern die Einstichstelle desinfizieren, in einem Radius von 5 cm immer von der Einstichstelle weg desinfizieren; auch unter der angenähten Fixierungseinheit desinfizieren, Tupfer in den Abwurf werfen.
- Nach dem letzten Tupfer 3 Minuten warten (Einwirkzeit Braunol 2000, Uhr mit Sekundenzeiger benutzen).
- Wenn das Gebiet vollständig abgetrocknet ist, über Einstichstelle und Fixierungseinheit Hansapor steril kleben.
- VW-Set zusammen packen.
- Fixomull über Hansapor steril kleben, dabei eine Sicherungsschlaufe des ZVK mitfixieren.

Verhalten bei Problemen

Einstichstelle hat Entzündungszeichen wie Rötung, Schwellung, Schmerz und evtl. lokale Überwärmung: Arzt informieren, demonstrieren und vorerst Braunovidon auf Einstichstelle applizieren, bis Anordnung folgt.

Abschluß

- Arbeitsfläche nachbereiten.
- Patienten informieren und abschließend lagern bzw. helfen.
- VW im ZVK-Protokoll dokumentieren.

3.3.3.6
Umgang mit dem zentralvenösen Port

MICHAEL SCHNUR

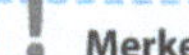

Merke

Drei wichtige Risiken beim zentralvenösen Port (Abb. 3.5)

- Infektion,
- Thrombosierung,
- Luftembolie.

Vorbereitung

- Bei Kindern evtl. 1 Stunde vorher EMLA-Creme mit Okklusionspflaster zur Lokalanaesthesierung auf die gereinigte Einstichstelle aufbringen oder mit Chlorethylen- Eisspray arbeiten.
- Patient hinlegen.
- Hände 2 Minuten desinfizieren und sterile Handschuhe (nicht unbedingt Latex) anlegen.

Punktion

- Nicht in eine infizierte Einstichstelle punktieren.
- Hautareal gründlich desinfizieren: 2–3 Minuten mit Braunol abwischen.
- Nur Spezialnadeln verwenden, z.B. Cytocan, sonst Membranschädigung.
- Passende Nadellänge verwenden: Soll im eingesteckten Zustand noch 3–5 mm über der Haut zu sehen sein (Länge bei Kindern: meist 20 mm).
- 5-ml-Spritze mit 3 ml NaCl 0,9% auf die Portnadel aufsetzen und durchspülen. Dann Nadel vorsichtig bis zum Anschlag auf der Porthinterwand einführen. Port mit der anderen Hand gegenhalten. Die Heparinmischung (2–3 ml) aus dem Port abziehen und verwerfen.
- Vor jeder Öffnung des Systems den zuführenden Schlauch abklemmen (Luftembolie).
- Bei Dauergebrauch Nadel gegen mechanische Irritation sichern.
- Nadel möglichst nicht länger als 5 Tage belassen, dann ggf. wechseln.

Infusion

- Vor jeder Infusion/Injektion muß der Port auf Integrität geprüft werden (Fehllage, Obstruktion, Leck):
  Anamnese: Dyspnoe, Brustschmerz, Herzrhythmusstörungen.
  Befund: Verlauf inspizieren und palpieren (Schwellung, Infektionszeichen).
  Test: 10–20 ml NaCl 0,9% injizieren und dabei auf Extravasation achten: Lokale Schwellung, Schmerzen, Unbehagen.

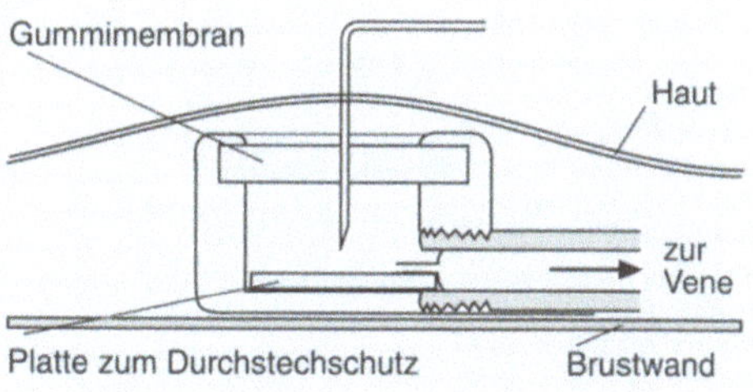

Abb. 3.5. Zentralvenöser Port (nach M. Sahner)

- Bei Obstruktion Arme anheben lassen. Nur mäßigen Druck ausüben. (Katheterruptur ist ab 2,8 bar möglich.). Anspülen mit Alpha-Chymotrase.
- Nur infundieren, wenn die Integrität gewährleistet ist.

Blutentnahme

- 10 ml Blut abnehmen und steril verwahren für anschließende Rücktransfusion.
- Gewünschte Blutentnahmen.
- 10 ml Blut zurückführen.
- Vorspülen mit 2 ml heparinisierter Kochsalzlösung (1 ml Vetren à 100 IE + 1 ml NaCl 0,9%).
- Nachspülen mit 10–20 ml NaCl 0,9% und ggf. Infusion wieder anhängen bzw. Heparinbolus applizieren (s. unten).

Blutentnahmen nur bei Kindern und Patienten mit schlechten peripheren Venenverhältnissen, da zusätzliches Risiko besteht.

Nadel entfernen

- Mit 20 ml NaCl 0,9% durchspülen.
- Heparinbolus im System belassen: 1000 IE in 5 ml: 0,2 ml Heparin (z.B. Thrombophob mit 5000 IE je 1 ml) + 4,8 ml NaCl 0,9%).
- Nadel während der Injektion herausziehen, um Blutrückfluß zu vermeiden.
- Punktionsstelle mit sterilem Pflaster abdecken.
- Der so versorgte Port darf maximal 4 Wochen ruhen und muß dann erneut gespült werden.

Siehe auch Produktinfomationsbroschüre von Port-a-Cath und Beipackzettel der Cytocan-Kanülen.

3.3.3.7 Thromboseprophylaxe

Vera Baumeister, Enno Detert, Franz Sitzmann

Grundbedingungen für die gesunden Funktionen im lebenden Organismus sind eine relativ konstante Temperatur und rhythmische Bewegungen. Dabei wird beim venösen Rückstrom ständig Schwerkraft überwunden. Das bedeutet generell für die prophylaktischen Pflegemaßnahmen, so auch für die Thromboseprophylaxe, daß durch Wärme, Bewegung und Lockerung eine angemessene Unterstützung in den gefährdeten Gebieten erreicht werden kann.

Nach Herzinfarkt und Schlaganfall ist die tiefe Venenthrombose die dritthäufigste akut auftretende kardiovaskuläre Erkrankung. Nur eine schnelle Diagnose und Therapie der Thrombose verhindert effektiv Lungenembolien, denn mit Ausdehnung der Thrombose nimmt das Risiko einer Embolie zu. Ein entscheidender Faktor bei der Entstehung der tiefen Bein- und Beckenvenenthrombose ist die Verlangsamung des venösen Rückstroms. Daneben sollte das von R. Virchow formulierte Ursachenbündel für die Entstehung einer Phlebothrombose stets im Blick behalten werden.

Virchow-Trias:

- Veränderungen der Gefäßwand,
- erhöhte Blutgerinnbarkeit,
- Verlangsamung der Strömungsgeschwindigkeit des Bluts.

In jeder Pflegegruppe sollte gemeinsam zwischen Pflegenden und Ärzten geklärt werden, welchen Stellenwert die Thromboseprophylaxe hat. Wo sinnvoll und möglich, sollten verbindliche Absprachen über Indikation und Durchführung bestehen. Gibt es keine Absprachen, muß für jeden Einzelfall individuell mit dem Arzt die Methode der Wahl gesucht werden.

Tabelle 3.8. Thromboserisikofaktoren

Risikofaktoren	Erläuterungen
Höheres Alter, deutliches Übergewicht	Ab dem 50. Lebensjahr starke Zunahme des Thromboserisikos
Hormonelle Veränderungen z.B. in der Schwangerschaft	Einnahme der Antibabypille und Wochenbett
Immobilisation	Hohes Risiko in gelähmten Extremitäten (Schlaganfall, Querschnittlähmung), langes Sitzen bei Reisen, Bettruhe (Patient verbringt weniger als 6 h/Tag außerhalb des Bettes)
Kleidung	Gürtel, enge Hosen, zu stramme Gummis an Unterwäsche, Strümpfen, hohe Absätze bei Schuhen. Vorzuziehen ist eine Naturfaser, die den Körper warmhält und Schwitzen reduziert
Varizen, frühere Beinvenenthrombose	
Anästhesie	Höheres Risiko bei Vollnarkose
Operative Eingriffe	Besonders bei abdominellen, orthopädischen und neurochirurgischen Eingriffen
Tumorleiden	
Trauma	Gehäufte Thrombosen bei Verletzungen des Kopfes, des Beckens und der unteren Gliedmaßen
Internistische Begleiterkrankungen	Herzinfarkt, Herzinsuffizienz, periphere arterielle Verschlußkrankheit, Leberzirrhose, Fieber

Die Pflegenden können mit einer genauen Pflegeanamnese einige der folgenden Risikofaktoren erfassen (Tabelle 3.8).

Frühmobilisation

Den höchsten Stellenwert hat die frühzeitige und bestmögliche Mobilisation, besonders in den operativen Abteilungen, d.h. aufstehen und laufen. Es ist sicherlich nicht ausreichend, den Patienten nur kurz vor das Bett zu stellen oder in den Stuhl zu setzen, sondern zur Aktivierung der Muskelpumpe sollten die Patienten im Zimmer umherlaufen oder auf der Stelle treten.

Übungen für bettlägrige Patienten

Überwiegend bettlägrige Patienten können alternativ zum Tragen von Antithrombosestrümpfen Übungen durchführen. Bei geplanter Operation ist es ratsam, die Übungen vorher mit dem Patienten zu trainieren. Alle bettgymnastischen Übungen haben eine Aktivierung der Muskelpumpe und damit eine Steigerung des venösen Rückstroms zum Ziel. Diese Übungen tragen zur Selbständigkeit des Patienten bei. Sie bringen Spaß und Ablenkung in den Krankenhausalltag. Die Krankengymnasten übernehmen in der Regel nicht die Thromboseprophylaxe!

Übungen mit *aktiver* Anregung des Kreislaufs (Abb. 3.6 und 3.7)

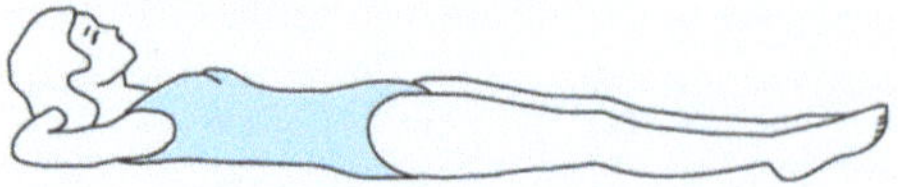

Abb. 3.6. Bequeme, flache Rückenlage, Hände unter dem Kopf, Beine locker gestreckt

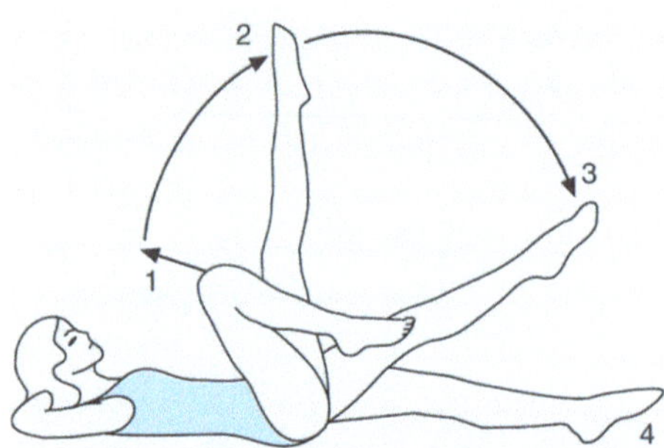

Abb. 3.7. Beine anziehen; dabei Knie und Hüfte beugen, so stark es geht. Dann abwechselnd rechtes Bein – linkes Bein senkrecht hochstrecken und in gestreckter Haltung langsam zurücklegen. Übungsdauer: jedes Bein abwechselnd 15- bis 20mal bewegen

Übungen mit *passiver* Anregung des Kreislaufs (Abb. 3.8 und. 3.9)

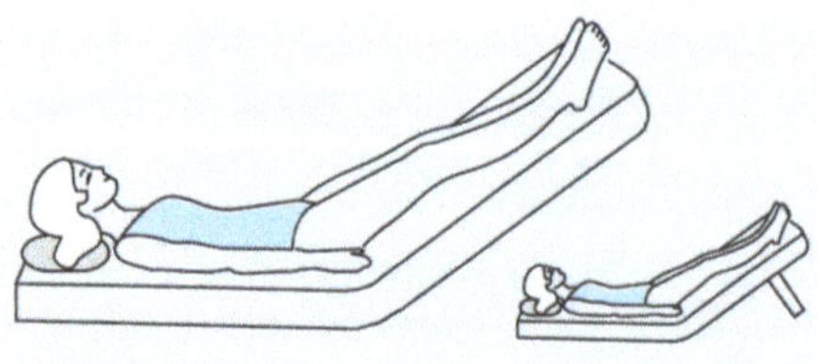

Abb. 3.8. Bequeme Rückenlage, Beine schräg hochlagern. Das Bein soll bis zur halben Wade abgestützt sein. Leichte Abknickung in der Leistengegend

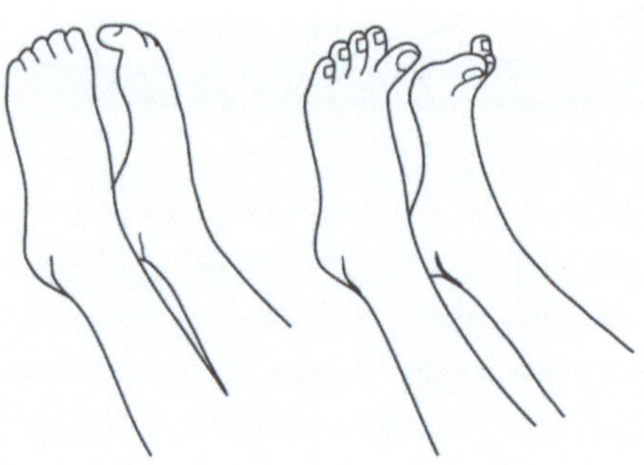

Abb. 3.9. Zehen einkrallen und strecken – einkrallen – strecken. Übungsdauer etwa eine halbe Minute

Übungen zur allgemeinen Anregung des Kreislaufs (Abb. 3.10 und 3.11)

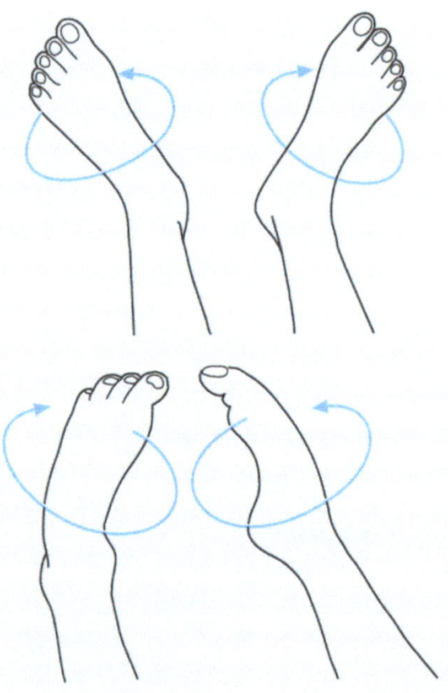

Abb. 3.10. Bequeme Rückenlage mit schräg hochgelagerten Beinen. Mit den großen Zehen Kreise ziehen; dabei Füße im Knöchel auswärts und einwärts gegeneinander rollen. Übungsdauer etwa eine halbe Minute

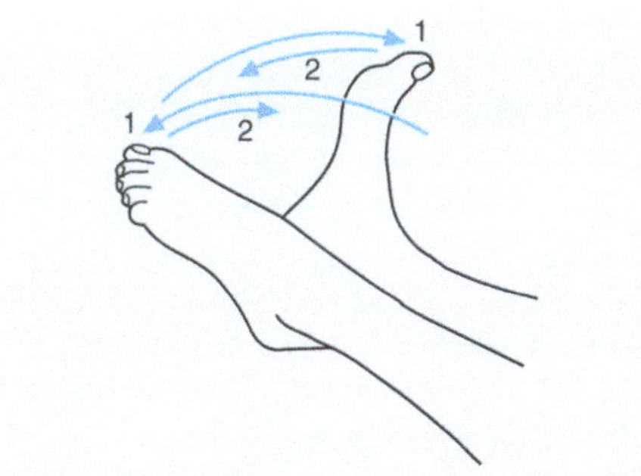

Abb. 3.11. Bequeme Rückenlage mit schräg hochgelagerten Beinen. Abwechselnd rechte und linke Fußspitze nach oben ziehen und wieder durchdrücken. Übungsdauer etwa eine halbe Minute

Weitere Übungsmöglichkeiten

- Isometrische Übungen durch Anspannen der Beinmuskulatur ohne äußerlich sichtbare Bewegung der Beine.
- Wechselnder Fußdruck gegen das Bettende.
- Bein aufstellen und strecken im Wechsel.
- Bein aufstellen und Gesäß abheben.
- „Fahrradfahren" im Bett.
- Vertiefte Atmung in den Bauch.

Beineinreibungen

Mit Lotio pruni comp. cum cupro (s. unter 5.4). Damit kann erreicht werden:

- Unterstützung des venösen Rückflusses,
- Anregung der physiologischen Wärmebildung,
- Hautpflege,
- gute Beobachtung.

Ausstreichen der Beine

Eine völlig andere Form ist das Ausstreichen der Beine, besonders beim immobilen Patienten. Das auszustreichende Bein sollte erhöht gelagert werden. Die Unter- und Innenseite des Beines 3- bis 5mal bis zur Mitte des Oberschenkels ausstreichen, dabei immer neu ansetzen, nicht hoch- und herunterstreichen. Im Gegensatz zur Beineinreibung sollen die Ausstreichungen mit festem Druck erfolgen, der von distal nach proximal abnimmt. Dadurch läßt sich eine hohe Rückflußsteigerung erzielen. Eine Anleitung der Patienten zur selbständigen Durchführung ist gut möglich. Diese Maßnahme kann leicht in die Körperpflege einbezogen werden.

Als Kontraindikation muß eine Herzinsuffizienz sowie manifeste oder vermutete Thrombose beachtet werden, es müssen aber auch Schmerzäußerungen des Patienten berücksichtigt werden.

Hochlagerung der Beine

Bei der Hochlagerung ist zu beachten, daß die Unterschenkel mindestens 20 Grad über dem Beckenwinkel liegen und die Knie leicht gebeugt sind, um eine Rückflußsteigerung zu erreichen. Im Krankenhaus ist dies durch eine kontinuierliche Erhöhung des Bettfußteils (mindestens 1 Raste) möglich.

Venenkompression

Antithrombosestrümpfe

Die Effizienz von Antithrombosestrümpfen ist unumstritten. Das Lumen der Beinvenen wird verkleinert und der venöse Rückstrom beim liegenden Patienten in Ruhe um 80–100% erhöht.

Im Haus sind Thrombexin-Strümpfe eingeführt. Zu beachten gilt:

- Die Strümpfe wirken nur beim liegenden Patienten (Bett- und Liegestrumpf).

- Sie werden 24 Stunden getragen, d.h. zur Körperpflege werden sie ausgezogen und nach guter Hautpflege wieder angezogen. Eine Nachtentlastung erfolgt nicht!
- Der Patient trägt die Strümpfe so lange, bis seine mobile Zeit die Liegezeit im Bett überdauert. Ein zweitägiger Strumpfwechsel ist sicher erforderlich.
- Die Strümpfe müssen immer individuell mit Meßband angepaßt werden. Es sind 5 Größen und 2 Sondergrößen erhältlich.
- Die Strümpfe müssen beim liegenden Patienten, bei entstauten Venen, angepaßt und angezogen werden. Eine Entstauung der Beine kann durch eine 15–30°-Hochlagerung der Beine für 10–15 Minuten oder eine 50–90°-Hochlagerung für 1 Minute erfolgen.

! Merke
Falsch angepaßte Strümpfe können zu Abschnürungen führen und fördern in jedem Fall das Thromboserisiko, genauso wie heruntergerutschte oder halb heruntergezogene Strümpfe, wenn es dem Patienten z.B. zu warm wird.

Wiederaufbereitungskonzept. Zur Verbesserung der Tragequalität und um die Wirtschaftlichkeit und Abfallvermeidung zu gewährleisten, gibt es im GKH ein Wiederaufbereitungskonzept:

- Nach der Sammlung im grünen Netzsack auf den Stationen erfolgt die zentrale Abholung durch die Wäscherei.
- Das Waschen erfolgt nach RAL 992/1/2 mit maximaler Trocknungstemperatur von 80 °C (höhere Temperaturen führen zu Elastizitätsverlust).
- Nach dem Trocknen werden sie nach Größe sortiert und es erfolgt eine optische Qualitätskontrolle mit Markieren der Waschhäufigkeit mit Wäschestift am Haftband (max. 10 Aufbereitungen).
- Die Strümpfe werden paarweise nach Größe zusammengelegt und in einen Polybeutel verpackt und verschweißt.
- Die Anlieferung erfolgt an das Zentrallager und von dort erfolgt die Neubestellung.

Einsatz in der Pflege von Querschnittgelähmten. Für den Bereich der Querschnittpflege gibt es folgende Absprache:

- Alle frischverletzten und bettlägerigen Patienten erhalten neue, angepaßte Oberschenkelliegestrümpfe (Thrombexin), die sie 24 Stunden tragen.
- Allen Patienten werden vom Sanitätshaus 2 Paar Oberschenkelkompressionsstrümpfe Stufe 2 angepaßt (Arztverordnung und Rezept), die tagsüber getragen werden.
- In Einzelfällen (starke Oberschenkel, Dekubitus) werden Kniestrümpfe verordnet.
- Durch die Muskelatrophie des Querschnittgelähmten kann es erforderlich werden, nach einiger Zeit erneut Strümpfe anzupassen.

Beine wickeln

Das Wickeln der Beine ist eine Lösung für Patienten, denen Strümpfe nicht passen. Es darf nur von sehr erfahrenen Mitarbeitern durchgeführt werden. Auch hier gilt: Schlecht gewickelte Beine können dem Patienten schaden.

Kompressionsstrümpfe bei Varizen

Diese Strümpfe erzeugen einen höheren Druck und sollen beim *Laufen* wirken, daher müssen diese Strümpfe nachts ausgezogen werden. Sie werden individuell verordnet und durch ein Sanitätshaus angepaßt und geliefert.

Medikamentöse Unterstützung

Noch erfolgreicher ist die mit physikalischer Therapie kombinierte Prophylaxe mit Low-dose-Heparin subkutan. Bestehen Standardanordnungen, müssen diese vom Arzt schriftlich dokumentiert sein, damit eine sichere Pflege durchgeführt wird.

3.3.3.8 Hygiene- und Desinfektionsmaßnahmen bei durch Blut übertragbaren Infektionen (Hepatitis B, Hepatitis C, HIV u. a.)

Franz Sitzmann

1. Vorsicht beim Umgang mit kontaminierten Gegenständen und bei Kontakt mit Schleimhautoberflächen und offenen Wunden. Absolute Vorsicht ist geboten bei Injektionen und Blutentnahmen. *Grundsätzlich* und nicht nur bei HIV-positiven oder Aids-Patienten dürfen Kanülen nicht in die Plastikkappe zurückgesteckt werden. Sie müssen direkt am Patientenbett in einem geeigneten (1-Liter-Abwurfdose) Gefäß entsorgt werden. In unserem Krankenhaus wird eine geschlossene Blutsenkung (Sedivette) ohne Senkungspipette verwendet.
Bei Stichverletzungen und Schleimhautkontakt mit Blut und Sekreten: Sofortige Meldung an Akutambulanz (s. untenstehendes Merkblatt: *Zur Bedeutung des Verbandbuches*), Dokumentation *kleiner Verletzungen* im Verbandbuch.
2. Hygienische Händedesinfektion in der Regel vor und nach Patientenkontakt, Einwirkzeit mindestens 30 Sekunden.
3. Bei jedem möglichen Kontakt mit Blut, Sekreten, Körperflüssigkeiten: Einmalhandschuhe aus Latex tragen (nicht nur bei Aids-Patienten). Achtung: Handschuhe ersetzen nicht die Händedesinfektion, Handschuhe sind kein vollkommener Schutz gegen Virusdurchlässigkeit!
4. Mund-Nasen-Schutz bei nahem Kontakt bei intubierten oder stark hustenden Patienten.
5. Augen-, Mund-Nasen-Schutz und Schutzkittel, wenn Verspritzen von Blut und Sekreten (z.B. endotracheale Intubation, Geburtshilfe, Bronchoskopie, Endoskopie) möglich.
6. Kein Einweggeschirr erforderlich.
7. Isolierung in einem Einzelzimmer nur notwendig, wenn der Patient selbst stark infektionsgefährdet ist (protektive Isolierung), sowie bei diffusen Blutungen, starken/blutigen Durchfällen oder häufigem Erbrechen.
8. Flächendesinfektion:
Laufende Desinfektion: Nachttisch, Bett, Untersuchungstisch, OP-Tisch sowie Sitzbadewanne und WC nach Rektal-Operationen und inkontinenten Durchfallpatienten mit Incidin plus 0,5%, Einwirkzeit 1 Stunde.
Schlußdesinfektion: Nur patientennahe und kontaminierte Flächen mit Incidin plus 0,5%, Einwirkzeit 1 Stunde (s. auch die Erläuterung zur Notwendigkeit und zum Ablauf besonders aufwendiger reinigender Desinfektionsarbeiten unter 6.3).
9. Instrumenten-Desinfektion:
Vorzugsweise thermisch in Reinigungs- und Desinfektionsautomaten.
Bei Verletzungsgefahr, d.h. wenn vorher eine manuelle Reinigung erforderlich ist: Einlegen in Sekusept plus 1,5%, Einwirkzeit 1 Stunde.
10. Wäsche: hausübliche Sortierung; nur blutige Wäsche in Sack mit gelben Streifen und durchsichtigen Plastiksack.

11. Müll: Blauer Sack in blauer Tonne (B-Müll).
12. Eine Kennzeichnung der Anforderungszettel gegenüber diagnostischen und therapeutischen Abteilungen ist nur gerechtfertigt, wenn ein direkter Kontakt mit Blut des Patienten entsteht oder Schnittverletzungen von Mitarbeitern in Frage kommen (Endoskopie, OP, Geburtshilfe). Eine sonstige Information von Mitarbeitern ist aus datenrechtlichen sowie aus hygienischen Gründen nicht gerechtfertigt.

Merkblatt: Zur Bedeutung des Verbandbuches

Aus arbeitsmedizinischen Gesichtspunkten soll jede Verletzung mit Exposition zu Blut und/oder Körperflüssigkeiten als Arbeitsunfall in der Akutambulanz gemeldet und serologische Untersuchungen auf (HBV/HCV und HIV) durchgeführt werden.

Auf diese Empfehlung der Unfallversicherer ist mit allem Nachdruck hinzuweisen. Es soll Mitarbeitern auch die anonyme Testung möglich sein.

Um Ansprüche gegenüber der Unfallversicherung auch bei kleinen Verletzungen, die in der Ersthilfe mit Pflaster o.ä. versorgt werden, geltend machen zu können, wird ein Verbandbuch angeboten. Hier sollen, ohne Nennung von Name des Patienten als evtl. Infektionsquelle (Schweigepflicht), der Unfallhergang, Art und Zeitpunkt der Verletzung dokumentiert und ggf. durch einen Zeugen bestätigt werden.

3.3.3.9 Intramuskuläre Injektionen

Gaby Baumgardt*, Franz Sitzmann

Zur Verbesserung des hygienischen Standards wurde die Verabredung zur intramuskulären Injektion getroffen. Es soll erreicht werden, daß

- die richtige, d. h. dem Patienten entsprechende Kanülenlänge ausgewählt wird;
- eine Aufziehkanüle benutzt wird;
- zur kombinierten mechanischen Hautantiseptik eine sterile Kompresse benutzt wird;
- beim Patienten der Kanülenabwurf benutzt wird.

Vorbereitung

- 1. Körpergewicht ermitteln.
- 2. Kanülenwahl (Tabelle 3.9 und 3.10).
- 3. Aufziehen des Medikaments nach vorheriger Sicherheitskontrolle.

Beim Vorbereiten der Spritze muß grundsätzlich das Risiko einer Verunreinigung so gering wie möglich gehalten werden. Dazu dienen folgende Maßnahmen:

- Händereinigung vor dem Aufziehen des Medikaments.
- Direkte Arbeitsfläche nur sauber und mit Alkohol 70% desinfiziert nutzen.
- Aufgezogene Medikamente sollten sofort injiziert werden (subkutan zu verabreichende Medikamente möglichst kurzfristig nach dem Aufziehen injizieren, jedoch nicht länger als 3–4 Stunden nach dem Aufziehen).
- Zum Aufziehen des Medikaments wird eine „Aufziehkanüle“ eingesetzt.

---

* An der Erarbeitung für die 1. und 2.Auflage war Frau Alma Schürholz beteiligt.

Tabelle 3.9. Kanülenwahl für die i.m.-Injektion

Patient	Kanüle zur ventroglutäalen Injektion
Gruppe 1: untergewichtige Personen	50 mm, grün (intramuskulär)
Gruppe 2: Personen zwischen Idealgewicht und Normalgewicht[a]	50 mm, grün (intramuskulär)
Gruppe 3: Personen zwischen Normalgewicht und 10% über Normalgewicht	70 mm, gelb (tief-intramuskulär)
Gruppe 4: Personen zwischen 10 und 20% über Normalgewicht	70 mm, gelb

Personen mit mehr als 20% über Normalgewicht sollten nicht ventroglutäal injiziert werden.
[a] Normalgewicht in kg: Körpergröße in cm minus 100; Idealgewicht: Normalgewicht minus 10% bei Männern, minus 20% bei Frauen.

Tabelle 3.10. Kanülenlängen (hausübliche Hersteller)

Bezeichnung	Farbe	Länge
Überlänge	gelb	70 mm, davon 4 mm Anschliff
Normallänge (intramuskulär)	grün	50 mm, davon 4 mm Anschliff
1er	gelb	40 mm, davon 4 mm Anschliff
2er	grün	40 mm, davon 4 mm Anschliff
12er	schwarz	30 mm, davon 4 mm Anschliff

Durchführung

1. Information und Lagerung des Patienten.
2. Händedesinfektion.
3. Auffinden des Injektionsortes:
   Bei ventroglutäaler Injektion nach v. Hochstetter oder Crista-Methode.
   In Ausnahmen: Injektionsort lateraler Oberschenkel mittleres Drittel in den M. vastus lateralis.
4. Hautantiseptik: Sprühdesinfektion mit alkohol. Lösung, mechanische Reinigung mit einer sterilen Kompresse (5 × 5 cm) und einer weiteren Sprühdesinfektion.
5. Einstechen und aspirieren.
6. Injektion.
7. Kompression der Einstichstelle mit der zweiten sterilen Kompresse (ggf. mit sterilem Pflaster versehen).

Nachbereitung

1. Entsorgung der Materialien: Kanüle bereits beim Patienten in entsprechenden Abwurfbehälter geben (niemals in die Kappe zurückstecken!) und Spritze getrennt entsorgen.
2. Dokumentation.
3. Patientenbeobachtung.

Inhaltsübersicht

3.4 Sich pflegen

3.4.1 Wahrnehmungsförderung während der Körperpflege – Empfehlungen zur therapeutischen Körperpflege von Patienten mit Hemiplegie und Wahrnehmungsstörungen

THERESIA KORTENBUSCH

Einleitung

1. Ausgangssituation

Patienten mit sensorischer oder sensomotorischer Hemiplegie sind in ihren Wahrnehmungen gestört; dies betrifft u.a. häufig den Tastsinn, den Eigenbewegungssinn, den Gleichgewichtssinn, den Sehsinn und die geistigen Sinne.

2. Problemstellung

Pflegebedürftige Hemiplegie-Patienten bekommen oft nicht die optimale Anregung und Therapie ihrer Sinneswahrnehmungen und ihrer motorischen Fähigkeiten. Ist diese nicht gewährleistet, kann es zu einem Absinken der Motivation, gesund zu werden, führen. Dies wird noch verstärkt, wenn der eigene Beitrag zur Gesundung nicht erfahrbar wird. Erheblich ungünstigere Rehabilitationsergebnisse sind die Folge.

Alle Patienten, insbesondere jene mit sensorischen Störungen, profitieren von guter Berührungsqualität, d.h. daß diese Förderung auch bei Patienten mit anderen Krankheitsbildern, z.B. diabetischer Neuropathie, multipler Sklerose hilfreich ist.

3. Ressourcen

Die Pflegenden sind die professionell berührende Berufsgruppe, sie haben damit einen großen Einfluß auf die Therapie. Sie nehmen ihre zahlreichen Kontakte mit dem Patienten wahr, um an seinem Heilungsprozeß therapeutisch mitzuarbeiten.

Die Angehörigen als dem Patienten oft sehr nahestehende Menschen können den Heilungsverlauf erheblich beeinflussen. Dies geschieht in Teilbereichen nach entsprechender Anleitung durch die Pflegenden, weiterhin insbesondere durch ihre liebevolle, vertraute Begleitung des Patienten bei seiner Rehabilitation.

4. Ziele

- Die Patienten erhalten therapeutische Körperpflege, um ihre sensorischen und motorischen Fähigkeiten, ihre Wahrnehmung von sich und ihrer Umwelt zu fördern.

- Die Patienten werden sobald wie möglich rehabilitiert und in ihren Alltag wiedereingegliedert.
- Die Pflegenden werden befähigt, die therapeutische Körperpflege durchzuführen.
- Das Bewußtsein der Pflegenden für den therapeutischen Wert ihrer Arbeit wird erweitert; dies führt zu einer fundierteren Motivation.
- Die Qualität der pflegerischen Therapie des Patienten wird durch das sich wiederholende Vorgehen (Kontinuität, Rhythmus) gesichert.

Grundlagen

1. Pflegeplanung

Die Pflege der Patienten orientiert sich am Pflegeprozeß. Die individuelle Pflegeplanung ist die wichtigste Grundlage. Für die Pflegeanamnese (Pflegestatus) dieser Patienten ist oft auch das Gespräch mit Angehörigen sinnvoll, um Informationen über Lebenssituation, Gewohnheiten und seit längerem bestehende Pflegeprobleme zu erhalten, ebenso im Hinblick auf die poststationäre Phase.

Beobachtungskriterien und Fragen:

- Fortschritt? Rückschritt?
- Unter-/Überforderung?
- Entwickelt sich Spastik?
- Hat der Patient einen Neglect? Welcher Ausprägung?
- Welche Wahrnehmung ist gestört: Berührung, Druck, Temperatur, Gleichgewichtssinn?

Die bei der Pflege beobachteten Veränderungen werden dokumentiert und das weitere Vorgehen jeweils von dem Bezugspflegenden in der Pflegeplanung festgelegt; die tägliche Wiederholung fördert die Wiedererinnerung und das erneute Erlernen.

2. Aktivierende, den aktuellen Fähigkeiten angemessene Pflege

Der Patient wird in der Regel aktivierend gepflegt. Grundlage hierfür ist seine Pflegeplanung. Jede mögliche und sinnvolle Eigenaktivität hat Vorrang vor der Übernahme dieser Tätigkeit durch die Pflegenden.

Die Bezugspflegende ist verantwortlich für die Anpassung der therapeutischen Maßnahmen an die aktuellen Fähigkeiten des Patienten; das bedeutet, den Patienten aufmerksam zu beobachten und ebenso mit ihm zu kommunizieren.

3. Evaluation im Team

Das Ziel der gemeinsamen Auswertung der Pflege ist die optimale Betreuung des Patienten und der Erfahrungsaustausch. Es ist sinnvoll, den Verlauf und die Probleme 1mal pro Woche im Pflegeteam zu besprechen.

4. Sprechen/Erklären während der Pflege

Die Pflegekraft spricht möglichst wenig bei der Körperpflege. Vor Beginn einer Tätigkeit benennt sie den folgenden Schritt in wenigen, präzisen Worten. Während der Durchführung konzentriert sie sich ganz darauf.

Begründung: Gesprochenes wird über einen anderen „Kanal" aufgenommen als Gespürtes, ebenso ist es mit dem Sehen. Die meisten Patienten sind überfordert, wenn sie gleichzeitig zuhören, das Gehörte verarbeiten und womöglich noch umsetzen, sehen und sich spüren sollen!

5. Rahmenbedingungen

- Ausreichender Zeitraum,
- ruhiges Umfeld.

Durchführung

Der Pflegende ist bei der Arbeit mit dem Patienten in der Regel an seiner betroffenen Seite. Er bestimmt den Grad der Hilfestellung je nach den Fähigkeiten des Patienten. Zur Gewährleistung der erforderlichen Kontinuität in der Betreuung dieser so komplex betroffenen Patienten und zur Hilfe für die Durchführung und Beobachtung wurden zwei Verlaufsbögen entwickelt (s. Abb. 3.12 und 3.13).

Die nachfolgend beschriebenen *Grade der Hilfestellung* überlappen sich in der Regel bei einem Patienten.

1. Der Pflegende wäscht den Patienten

Es wird mit einer durchgehenden, großflächigen bzw. umgreifenden (an den Extremitäten) Handführung von der nichtbetroffenen zur betroffenen Seite gewaschen und abgetrocknet.

Beispiel: Lähmung der rechten Körperseite: Die Pflegende wäscht mit einer umgreifenden Berührung vom linken Handrücken, Unterarm, Oberarm, Schulter über den oberen Brustbereich, die rechte Schulter, Arm Hand. Die längsverlaufende Mittellinie des Körperstamms wird dabei betont.

Die Beachtung des Wärmeschutzes ist bei diesem Vorgehen wichtig.

Bei Patienten, die sich selbst nicht mehr gezielt berühren, können deren Hände auf ihren Bauch gelegt werden (z. B. während der Körperpflege), um ihnen eine Wahrnehmung von sich zu ermöglichen. Ebenso kann die (nichtbetroffene) Hand über ihr Gesicht geführt werden.

Ziele. Steigerung der Eigenwahrnehmung des Patienten; Erinnerung.

2. Führen der nichtbetroffenen Hand

Der nichtbetroffene Arm des Patienten wird geführt, um sich zu waschen. Dieses Vorgehen ist sinnvoll bei Patienten mit Neglect und/oder Apraxie (grüne Schraffur im Verlaufsbogen).

Beim Führen des Arms werden dessen ehemals gewohnte Bewegungen wieder angebahnt und erinnert.

„Neglect“ ist ein Oberbegriff für verschiedene Phänomene der Vernachlässigung einer Raum- und/oder Körperhälfte. Seh-, Hör- und Tastsinn können einzeln oder kombiniert betroffen sein. Diese neuropsychologische Störung tritt bei 45% aller Menschen auf, die eine Rechtshirnschädigung erleiden. Beispielsweise nimmt ein Patient nicht wahr, daß sein Arm auf der vernachlässigten Seite in die Speichen des Rollstuhls geraten ist, während er fährt.

Die „Apraxie“ ist eine Störung der Fähigkeit zu koordinierten Handlungen. Sie ist nicht durch motorische Einschränkungen, wie Lähmungen und auch nicht durch intellektuelle Beeinträchtigung verursacht. Beispielsweise kämmt sich ein Patient mit der Zahnbürste das Haar oder wiederholt mehrmals den gleichen Bewegungsablauf beim Waschen, er bleibt quasi „stecken“, z.B. beim Waschen der Brust.

Ziele. Der Patient soll ein klares Gefühl für die Anwesenheit und die Form seines betroffenen Arms bekommen.

Durchführung am Beispiel der Waschung des betroffenen Arms. Der Patient sitzt möglichst. Die Pflegende steht hinter ihm bzw. an seiner nichtbetroffenen Seite.

Der Patient zieht den Waschhandschuh (mit Unterstützung) auf die nicht betroffene Hand; diese Hand wird so geführt, daß nur sie Kontakt mit der zu waschenden Körperpartie hat. Die Hand der Pflegenden liegt also auf der Hand des Patienten und führt die-

Verlaufsbogen 1 zur Körperpflege bei HEMIPLEGIE

Bezugspflegender: BLATT:

PATIENTEN - AUFKLEBER

Hemiparese / -plegie: ....— Seite

Neglect: nein / fraglich / ja ....— Seite

Apraxie: nein / ja

Hemianopsie: nein / ja ....— Seite

Schluckstörung: nein / ja

Aphasie: nein / motorisch / sensorisch / global

sonst. Einschränkungen:

Beobachtungen / Verlauf: Fortschritt / Rückschritt ?

Spastik ? - Veränderung des Neglects ?

Über- / Unterforderung ? / SONSTIGES

Datum	ATL	Bericht	Hdz

HEMI-BG1.XLS

Datum	ATL	Bericht	Hdz

Abb. 3.12. Verlaufsbogen I zur Körperpflege bei Hemiplegie

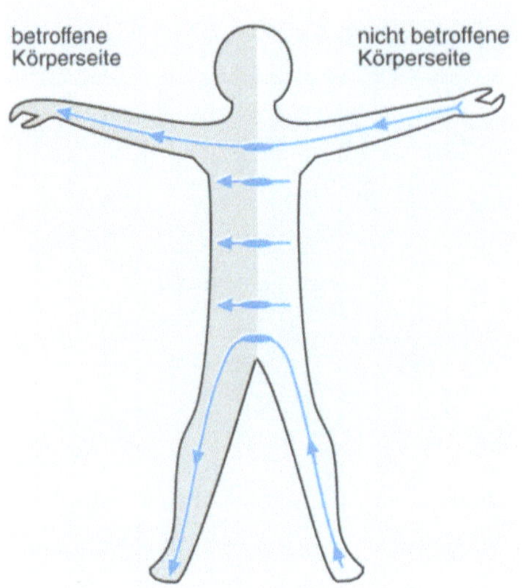

Abb. 3.13. Verlaufsbogen II zur Körperpflege bei Patienten mit Hemiplegie

se in umgreifender Berührung streichend von der Schulter zur Hand. Die zweite Hand der Pflegenden unterstützt den Arm des Patienten unter dem Ellenbogen. Wenn die Supinationsstellung des betroffenen Arms möglich ist, kann so auch die Beugeseite gewaschen werden.

Dementsprechend geht man am ganzen Körper vor, den aktuellen Fähigkeiten des Patienten angepaßt.

Sobald selbständiges Waschen möglich ist, bestimmt der Patient natürlich selbst, wie er sich wäscht.

Kontrollfragen:

- Lernt der Patient, die Handlung nachzuvollziehen?
- Erlebt der Patient selbst Erfolge in der Therapie, ohne daß es ihm gesagt wird?
- Erhöht sich der Tonus im gelähmten Arm/Bein?

3. Der Patient wäscht sich selbst

Der Patient wäscht sich selbst, soweit möglich (blaue Schraffur im Verlaufsbogen).

4. Führen der betroffenen Hand

Kontraindikation. Spastik im betroffenen Arm!

Zum Vorgehen s. auch unter 2.

Die betroffene Hand wird geführt beim Waschen des nichtbetroffenen Arms (rote Schraffur im Verlaufsbogen). Der Pflegende steht dabei auf der betroffenen Seite bzw. hinter dem Patienten. Er nimmt das Gewicht des Armes ab und führt die Hand, wie in 2 beschrieben.

5. Spastik

Bei Spastik werden keine Maßnahmen durchgeführt, die den Tonus in der betroffenen Extremität weiter erhöhen können, wie z.B. Führen für eine Tätigkeit. Beim Waschen, Abtrocknen und Einreiben wird leicht und mit sicherem Kontakt, vorzugsweise vom Körperstamm zur Peripherie gearbeitet.

Handbad

Der Patient sitzt möglichst und hat das Handtuch auf dem Schoß. Die Waschschüssel ist zu ein Viertel mit lauwarmem Wasser gefüllt; beide Hände baden gleichzeitig.

Der betroffene Arm wird am Schüsselrand unterstützt.

Ziele. Förderung der Eigenwahrnehmung; Vermittlung von Leichteempfinden.

Erfahrung. Patienten mit Neglect beginnen, ihre betroffene Hand im Wasser mit der anderen zu bewegen!

Möglichkeiten bei der Mundpflege

Die Zahnbürste führen (z.B. bei apraktischen Patienten); vorher den Patienten den Bürstenkopf mit seinen Fingern fühlen lassen.

Beim Benutzen eines Zahnbechers: nicht betroffene Hand anfangs in den Becher tauchen lassen.

Auch bei somnolenten und komatösen Patienten ist ein vorheriges Erfühlen der Zahnbürste sinnvoll.

Ziel. Wiedererinnerung.

Bei Patienten, die beim Essen Nahrung in einer Wangentasche behalten, besteht Aspirationsgefahr, da sie es in der Regel selbst nicht wahrnehmen! Hier ist die Mundpflege nach jeder Mahlzeit notwendig.

Vorgehen. Eine Zahnprothese wird herausgenommen. Wenn der Patient den Mund nicht oder nur begrenzt ausspülen kann, übernimmt der Pflegende dies. Er wischt dem sitzenden Patienten die Wangentasche von hinten nach vorn aus, erst oben, dann unten. Dafür dreht sich die Pflegekraft eine mit Wasser oder Tee befeuchtete Kompresse um den Zeigefinger. Nie mit trockenen Kompressen arbeiten.

Rhythmische Einreibungen

Die rhythmischen Einreibungen, die beim pflegebedürftigen Hemiplegie-Patienten oft im Rahmen der Körperpflege durchgeführt werden, nehmen eine wichtige Stellung bei den wahrnehmungsfördernden Maßnahmen ein. So dient hier eine rhythmische Beineinreibung einerseits der Thromboseprophylaxe, der Hautpflege oder als Einschlafhilfe; andererseits wird der Tastsinn des Patienten angesprochen.

Vorgehen. Beim Einreiben der Extremitäten und bei einhändigen Einreibungen am Körperstamm wird zunächst die nichtbetroffene Seite, dann die betroffene Seite eingerieben.

Ziel hierbei ist wiederum, die Erinnerung an das Körperempfinden vor Eintreten der Halbseitenlähmung zu fördern.

Darüber hinaus bewirkt die rhythmische Einreibung eine Belebung des Patienten, die nicht auf die Region der Einreibung begrenzt ist. Durch die rhythmische Einreibung werden die Selbstheilungskräfte des Menschen angeregt.

Zusammenarbeit mit dem therapeutischen Team

Ziele der Zusammenarbeit

- Das therapeutische Team setzt Ziele für den und mit dem Patienten.
- Informationsaustausch.
- Gegenseitige Beratung und Evaluation der laufenden Therapie.

Die Zusammenarbeit erfolgt mit den zuständigen Mitarbeitern folgender Berufsgruppen:

- Ärzte: In allen diagnostischen und therapeutischen Belangen.
- Krankengymnastik: Mobilisation abstimmen; gleiche Durchführung von allen Mitarbeitern bedeutet Anbahnung, Erinnerungswert und Sicherheit!

Wichtige Fragen für die Zusammenarbeit

- Wie behandelt die KG gerade den Neglect dieses Patienten? Wie geht sie mit dem Pushen (also einem Bewegungsimpuls des Kranken zur rechten oder linken Seite) um? Was davon wäre sinnvoll in die Pflege zu integrieren, umzusetzen?
  Zeigte eine Pflegemaßnahme bezüglich der Bewegung besonderen Erfolg, Mißerfolg, eine Problematik auf?

- Logopädie: Hat der Patient einen Neglect? Welcher Ausprägung? Eine Hemianopsie? Wie behandeln wir seine Apraxie? Ist er aphasisch oder dysarthrisch? Wie behandeln wir seine Schluckstörung?
- Ergotherapie: Das Vorgehen beim Anziehtraining und Eßtraining wird mit dem behandelnden Therapeuten abgestimmt. Welche Hilfsmittel braucht der Patient voraussichtlich zu Hause? Welche Hilfsmittel braucht er jetzt?
- Sozialdienst: Muß evtl. eine Betreuung für den Patienten organisiert werden (z.B. für Gesundheitsfürsorge, finanzielle Angelegenheiten)? Was muß für die häusliche Situation vorbereitet werden (z.B. ambulante Pflege)? Welche Rehamaßnahme ist geeignet für den Patienten?

3.4.2 Bedeutung einer sorgfältigen Hautpflege

FRANZ SITZMANN

Unsere Haut hat wichtige Funktionen, die oft grob vernachlässigt werden. Eine pflegliche Einflußnahme auf die Funktion zeigt sich immer bedeutungsvoller, wenn wir die Umweltschädigungen beobachten, die sich an der Haut unserer Kinder, den Mitarbeitern mit ausgeprägter Hautbelastung u.a. zeigen.

3.4.2.1 Wesentliche Funktionen der Haut

Schutzfunktionen

Die intakte Haut bildet eine effektive Barriere gegen verschiedene Einflüsse:

- mechanische (Eindringen von Mikroorganismen),
- antimikrobielle (durch Drüsensekrete der Schleimhäute sowie relativer Trockenheit, die Vermehrung verhindert),
- thermische,
- chemische (Säureschutzmantel).
- Die Schleimhaut der Harnwege besitzt zusätzlich die Fähigkeit, das Klebenbleiben von Erregern (engl. : attachment) zu verhindern.

Temperaturregulation

Durch Veränderung der Hautdurchblutung (Wärmeleitung, Wärmestrahlung) und der Schweißsekretion ist die Haut zur Wärmeabgabe in der Lage.

Sinnesorgan

Die Haut vermittelt über den Tastsinn und den Wärmesinn wichtige Sinnesreize; damit können auch Schmerzreize wahrgenommen werden.

Kommunikationsorgan

Über die Haut sind Botschaften des vegetativen Nervensystems als nonverbale Kommunikation erkennbar, wenn jemand z. B. „vor Neid erblaßt“ , „schamrot“ oder „blaß vor Schreck“ wird.

Regulation des Wasserhaushaltes

Abgabe von Elektrolyten und Flüssigkeit durch Drüsen, Schutzfunktion vor Verlust von Eiweiß und Flüssigkeit (Wasserretention).

Beteiligung am Gasaustausch

Immunfunktion

Beteiligung an immunbiologischen Abwehrvorgängen.

Therapeutisches Aufnahmeorgan in den Körper

Für Stoffe mit einer relativen Molekülmasse von bis zu 1000 ist eine transdermale Therapiefunktion der Haut zu beobachten, z.B. bei Pflastern zur Raucherentwöhnung.

3.4.2.2 Hautprobleme im Krankenhausalltag

Ein pfleglicher Umgang mit unserer Haut zeigt sich in der Berufsarbeit z.B. an den Händen und ist auch in der Freizeit erforderlich. Als Ergänzung der professionellen Händehygiene besteht dazu eine unbedingte Notwendigkeit.

Patienten mit Urin- und Stuhlinkontinez leiden nicht nur daran, daß sie die Ausscheidungen nicht halten können, sie leiden auch an den entstehenden Hautirritationen. Durch das feuchte Milieu der Hautpartien, die den unkontrolliert abgehenden Ausscheidungen ausgesetzt sind, kommt es zu Hautveränderungen und begleitenden Problemen, die noch durch altersbedingte Funktionsbeeinträchtigungen der Haut verstärkt werden.

Blasenbildungen

Blasenbildungen entstehen aufgrund von Scherkräften als Dekubitus 2. Grades.

Ekzeme

Durch häufige Entzündungen unter Okklusion und Feuchtigkeit entstehen Ekzeme, die durch Kratzen an den befallenen Stellen und durch mikrobielle Besiedlung chronifizieren können. Die herabgesetzte Barrierefunktion der Haut erhöht diese Gefahren.

Geruchsprobleme

Bei einem Teil der Patienten, die mit Inkontinenzmaterial versorgt werden und sorgfältige Körperhygiene entweder selbst übernehmen oder durch Pflegende versorgt werden, entstehen starke Geruchsprobleme, die sich besonders beim Wechsel des Inkontinenzproduktes als unangenehm zeigen. Gründe können sein:

- unbehandelte Harnwegsinfekte,
- Abbauprodukte von Nahrungsmitteln oder Medikamenten,
- zu geringe Trinkmenge mit Erhöhung der Urinkonzentration.

Kontaktallergien

Kontaktallergien werden gefördert durch Pflegepräparate und Windelmaterial, die beim Patienten eingesetzt werden.

Pilzinfektionen

Als Parasiten in der Hornschicht der Haut leben die Hautpilze, ein Beispiel bei der Windeldermatitis ist der Candida albicans. Er lebt ubiquitär im Mund, in Darm und in der Vagina. Bei veränderter Immunlage des Menschen führt er zu Krankheitserscheinungen.

Pruritus senilis

Der Juckreiz besteht, ohne daß sichtbare Veränderungen der Haut des alten Menschen vorliegen müssen. Vermutlich ist die verminderte Talgproduktion der Haut die Ursache.

Pustelbildung

Aufgrund der Kolonisierung von Bakterien wie Staphylokokken und Streptokokken.

Reizempfindlichkeit

Feuchte Haut hat eine höhere Penetrationsrate von Stoffen in die Haut, der Reibungskoeffizient ist erhöht mit der Gefahr von mechanischen Schäden. Durch Zersetzung von Stuhl und Urin entstehen pH-Werte im basischen Bereich; die dadurch verursachte Ammoniakbildung fördert die Bildung von Enzymen, die den Zellabbau und weitere Hautschäden zur Folge haben.

Säuremantel

Der größte Teil der Hautoberfläche zeigt eine Wasserstoffionenkonzentration (pH-Wert) von 4–6 an. Die Hornschuppen der Epidermis sind säurefest, können aber durch Laugen aufgelöst werden. Einige Hautregionen (Achselhöhle, Leisten, Scham- und Analregion) sind dagegen neutral bis leicht alkalisch. Eine physiologisch intakte Haut, deren Säuremantel nicht durch zu häufiges Waschen mit alkalischer Seife zerstört ist, wirkt als gute Barriere gegen Mikroorganismen.

Sebostase (verminderte Talgabsonderung)

Eine verminderte Talgabsonderung wirkt austrocknend. Besonders im Alter nimmt die Hauttalgbildung stark ab, so daß der Hautschutz nicht mehr ausreichend gewährleistet ist. Der Fettmantel der Oberhaut hält die Haut geschmeidig und verhindert das Eindringen von Mikroben. Die Talgdrüsen in der Cutis bilden eine Emulsion aus Wasser und Öl (Talg), die auf dem Weg über die Haarfollikel an die Oberfläche gelangt und dort einen Hydrolipidmantel bildet. Besonders am Beispiel der Käseschmiere des Neugeborenen wird deutlich, zu welcher Schutzfunktion (über Monate im feuchten Milieu) der Talg in der Lage ist.

Geeignete Hautpflegemittel bei der Körperpflege, angepaßte Ernährung und sorgfältige Versorgung mit frischem Inkontinenzmaterial lassen den Patienten sein Schicksal leichter ertragen und schützen vor zusätzlichen Problemen. Eine strenge Indikation für das Katheterisieren muß bestehen, um die Harnwegsinfektion als häufigste nosokomiale Infektion zu vermeiden.

Das neue, im GKH selbsthergestellte Pflegepräparat „Basispflegelotion" soll insbesondere bei der täglichen Pflege der trockenen, oft älteren Haut eingesetzt werden. Die schwach fettende, gut einziehende, pflegende Lotion kann zum regelmäßigen Auftragen verwendet werden, ohne daß die Haut allzu stark mit Fett überzogen wird. Die Apotheke hat eine Lotion entwickelt, die diesen Anforderungen gerecht werden kann. Es handelt sich um um eine Rezeptur aus Mandelöl, Equisetum arv. Decoct. 10% und Wasser. Als Emulgatoren bzw. Stabilisatoren und Hilfsstoffen sind Lecithin, Glycerinmonostearat, Na-Alginat und Propylenglykol enthalten. Mit wenigen Tropfen ätherischem Öl wurde ein ganz leichter Duft zugegeben.

3.4.3 Desinfektion der Waschschüsseln, Nierenschalen und Badewannen

Franz Sitzmann

> **! Merke**
> Grundsatz: Einmalhandschuhe tragen!

Waschschüsseln und Nierenschalen

1. Reinigung und Desinfektion in einem Arbeitsgang mit:
   4 Liter Flächendesinfektionsmittel Incidin plus ® 0,5% Lösung (4 Liter kaltes Wasser im gekennzeichneten 8-Liter-Eimer, 20 ml Desinfektionsmittel),
   gekochtem, frischen Lappen (Schwämme verkeimen trotz Desinfektionsmittel!).
   Innen und außen abwischen, anschließend Lappen trocknen lassen, erst danach in die Wäsche geben.
2. Schüsseln stapeln und Einwirkzeit einhalten.
3. Nachspülen mit klarem Wasser, mit frischem Tuch trocknen.
4. Saubere Aufbewahrung der Schüssel.

Patient erhält täglich eine desinfizierte Waschschüssel!

Desinfektion und Reinigung der Badewannen, Sitz- und Teilbadewannen, Gummimatten, Kopf- und Fußstützen

Notwendigkeit der Desinfektion

Die Desinfektion ist erforderlich nach Bädern bei Patienten:

- mit offenen Wunden, Wundbädern (auch Sitzbäder nach anorektaler OP),
- mit künstlichem Darmausgang,
- mit Infektions- und Hautkrankheiten,
- mit Stuhl- und Harninkontinez.

Ansonsten ist die Reinigung der Badewanne ausreichend.

Vorgehensweise

1. Badewasser ablaufen lassen, mit der Dusche Haare usw. wegspülen. Wanne wieder abstöpseln.
2. Mit dem Meßbecher 8 Liter kaltes Wasser in die Wanne geben und 40 ml Flächendesinfektionsmittel Incidin plus hineingeben (= 0,5%ige Lösung).
3. Mit einem frischen, ausgekochten Wischtuch und der Lösung die Badewanne vollständig auswischen, Kopf- und Fußstütze sowie Gummimatte benetzen und in die Lösung legen. Wirkung wird durch 1stündiges Eintrocknen der Lösung erreicht. Keinesfalls muß die Badewanne mit Desinfektionslösung gefüllt werden: Umweltbelastung und Kosten!
4. Danach mit fließendem Wasser die Badewanne und das Zubehör von Desinfektionsmittel befreien und mit Neutralseife auswaschen. Gut nachspülen! Badematte und Kopfstütze an die Fliesen hängen, nie auf die Heizung legen.
5. Baderaum so in Ordnung bringen, daß der nächste Patient ihn benutzen kann.
6. Mit Desinfektionslösung auch die Liftermatte abwischen.

Sitzbadewannen-Desinfektion in der Geburtshilfe

Bei der hohen Frequenz der Benutzung und räumlichen Enge ist ein kurzfristig wirksames Desinfektionsmittel mit akzeptablem Geruch erforderlich.

Deshalb erfolgt die Desinfektion vor jeder Benutzung mit einem Sauerstoffabspalter (PERFORM) in der angegebenen Konzentration von 0,75% mit einer Einwirkzeit von 10 Minuten. Nach der Desinfektion der Wanne kann sich die Mutter vorbereiten und vor der Nutzung der Wanne gründlich mit Wasser nachspülen. Nach jeder Benutzung erfolgt die Reinigung mit Wasser und Schmierseife.

Der 8-Liter-Eimer mit 4 Liter Lösung muß täglich frisch angesetzt werden.

Inhaltsübersicht

3.5 Essen und trinken

3.5.1 Voraussetzungen für orale Nahrungsgabe bei Patienten mit Schluckstörungen – Informationsblatt für Pflegende, erstellt von der Logopädie-Abteilung

Ulrike Müller-Busch

Schluckstörungen, die mit Aspiration einhergehen, können ernste Komplikationen hervorrufen. Nach der Befunderhebung und Entwicklung eines Therapiekonzeptes können eine Reihe von Hilfen, Strategien und Therapiemethoden zur Anwendung kommen.

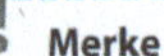

Merke

Ziel ist es, die orale Nahrungsaufnahme sicher zu gestalten, so daß die unteren Atemwege geschützt sind!

Die wichtigsten Voraussetzungen und Kriterien für orale Ernährung schluckgestörter Patienten

1. Hustenreflex muß erhalten sein, damit Nahrung aus dem Kehlkopf hochgehustet werden kann.
2. Speichelschlucken muß möglich sein.
3. Ausreichend orale und pharyngeale Bewegungen müssen vorhanden sein (Mundschluß, Transportbewegungen der Zunge, Kehlkopfbewegungen etc.).

Weitere Voraussetzungen

- Ärztliche und logopädische Befunderhebung,
- Einverständnis des Arztes,
- Anleitung durch die Logopäden,
- viel Zeit für den Patienten,
- Mahlzeiten unter Aufsicht,
- aufrechte Sitzhaltung (möglichst beim Tisch!),
- Schluckprotokoll führen.

Hilfen beim Essen und Trinken bei Patienten mit Schluckstörungen

Achtung: Im konkreten Einzelfall immer Rücksprache halten, Essen reichen erst nach Absprache mit den Logopäden durchführen.

1. Vorbereitende Maßnahmen

Haltung. Physiologisch aufrechte Sitzhaltung möglichst beim Tisch, evtl. ein kleines Kissen im Lendenbereich zur Unterstützung des Rumpfes. Kopf leicht nach vorne gebeugt.

Tonus. Im Gesamtkörper und besonders an Schulter, Kopf und Kiefer überprüfen, ggf. verändern.

Atmung. Eine gute Atmung verbessert den Schluckakt, daher Atemvertiefung anstreben.

Fazio-orale Vorbereitung. Je nach Befund können die fazio-orale Therapie, spezielle Tonusübungen oder Eisstimulation im Mund zur Verbesserung der oralen Sensibilität und Schluckstimulierung zum Einsatz kommen.

2. Essen reichen

- Der Patient muß bei jedem einzelnen Schluck aufmerksam und nicht abgelenkt sein. Keine einseitigen Unterhaltungen führen, keine Fragen stellen. Essen zuerst anschauen und riechen lassen. Nur vorher ausgetestete Konsistenz reichen. Oft muß mit allerkleinsten Mengen begonnen werden.
- Für erste Schluckversuche eignet sich gekühlte Götterspeise am besten. Hingegen ist Milchsuppe anfangs ungeeignet, da sie die Verschleimung fördern kann. $^1/_3$ Teelöffel voll anbieten, evtl. mit der Aufforderung: „Beim Schlucken – Kopfnickbewegung nach vorne unten." Den Löffel langsam, mittig von unten an den Mund führen, beim Schlucken gleichzeitig auf Kopfflexion nach vorne/unten achten.
  Schlucken lassen, viel Zeit lassen, Schluckvorgang kann verzögert sein.
- Eventuell außen am Mundboden die Zungenrückwärtsbewegung nach oben/hinten bei gleichzeitiger Kopfflexion unterstützen. Ggf. Kieferkontrollgriff anwenden.
  Nachschlucken abwarten!
- Anschließend einige Atemzüge abwarten und kontrollieren, ob die Atemwege frei sind. Dann sprechen lassen: klingt die Stimme feucht, gurgelnd und/oder verschleimt, dann nochmal schlucken lassen. Erst wenn die Stimme wieder normal klingt, weiter Essen reichen. Zu Beginn evtl. nach einigen Teelöffeln Pause machen (geschwächte Zungen-, Gaumen-, Rachenmuskulatur kann ermüden).
- Immer wieder Haltung („langen" Nacken) korrigieren. Viel Zeit nehmen.
  Nach der Mahlzeit soll der Patient 20 Minuten aufrecht sitzen, um das Abfließen der Nahrung zu gewährleisten (Reflux- und Aspirationsgefahr!)

3. Diätetische Maßnahmen

Die Wahl der richtigen Konsistenz kann von entscheidender Bedeutung sein.

- Breiige Nahrung wird häufig am besten toleriert.
- Wenn die getestete Konsistenz sicher geschluckt wird, kann eine langsame Konsistenzänderung erfolgen.
- Flüssigkeiten, die meist schwer zu schlucken sind, können mit Nestargel (Johannisbrotkernmehl) o. ä. ohne Kochen angedickt werden.
  Achtung mit Schnabeltassen: Sie verstärken evtl. vorhandene orale pathologische Reaktionen, z.B. Saugen.

Anfangs die notwendige Kalorienzufuhr durch Nahrung der besttolerierten Konsistenz (z.B. passierte Kost) bzw. weiterhin per Sonde zuführen.

4. Schluckprotokoll führen

Es ist wichtig, das Protokoll bei allen Mahlzeiten konsequent zu führen, um die Effizienz der Hilfen einschätzen zu können, diese ggf. zu verändern bzw. weitere diätetische Maßnahmen oder weitere Untersuchungen zu veranlassen. Eingetragen werden die Temperatur, die Häufigkeit des Verschluckens bei den verschiedenen Konsistenzen und sonstige Beobachtungen.

5. Vorgehensweise bei Verschlucken

- Abhusten lassen.
- Ausatmung fördern.
- Nicht auf den Rücken klopfen.
- Oberkörper und Kopf nach vorne.
- Ruhig bleiben!

Nur bei Verlegung der Atemwege durch einen festen Brocken HEIMLICH-Griff anwenden.

6. Vorgehensweise bei Würgen und Erbrechen

Kopf nach vorne, in Vorbeugung bringen (Erbrechen geht mit Nackenüberstreckung einher).

3.5.2 Mundpflege und Nasenpflege

Franz Sitzmann

Bei der Nahrungsaufnahme überlagern sich Geschmacks- und Geruchsempfindungen, da im geringen Maße eine Diffussion vom Mundraum durch die Choanen zum Riechepithel erfolgt. Aus Erfahrung weiß man, daß die vermeintlich große Vielfalt unserer „Geschmacksempfindungen" vorwiegend durch die Leistungsfähigkeit des Geruchssinns zustandekommt. Wenn man den Geruchssinn ausschaltet, etwa durch Zuklemmen der Nase, „schmecken" zerkleinerte Kartoffeln, Äpfel und Zwiebeln gleich, d.h. fast nach nichts, erst der Geruchssinn macht sie unterscheidbar. Auch die Druckrezeptoren im Munde, also der Tastsinn, tragen dazu bei, daß eine Speise „schmeckt". Nicht zuletzt spielt die Form und Verformbarkeit der Speisen eine große Rolle; oder ist etwa die große Vielfalt der Teigwaren (die vielen Nudelformen, Lasagne, Maultaschen usw.) ohne Bedeutung in einer guten Küche?

Die Geruchs- und Geschmacksrezeptoren lösen rezeptorisch die Abgabe von Speichel- und Magensaft aus.

Der Mundbereich hat für die meisten Menschen eine sehr zentrale und lustbetonte Bedeutung. Er gehört vielfach wie der Genitalbereich zu den intimsten Zonen eines Menschen, besonders, wenn er sich nicht gern in den Mund schauen läßt. Für den kranken Menschen besitzt das Essen riechen daher eine ganz besondere Bedeutung. Das ist auch ein Hinweis darauf, wie wichtig eine intakte Schleimhaut sowie ein guter Pflegezustand von Lippen und Nasenschleimhaut sind.

In unserem Krankenhaus stehen die folgenden Pflegemittel zur Verfügung:

Mundpflege (zur Soor- und Parotitisprophylaxe)

Calendula-Essenz 20%. 100 ml Wasser mit 2 ml Calendula-Essenz 20% mischen zur Mundspülung, z.B. bei Aphten.

Mundbalsam-Gelee (WALA). Bei Stomatitis, Aphten und Druckstellen durch Zahnprothesen mit Watteträger massierend auftragen.

Butter. Eine weitere sehr einfache, aber effektive Methode ist das Bestreichen der Zunge mit Butter bei hartnäckigen Borken, z.B. auf dem Zungengrund. Geschmacklich wird Butter meist toleriert, sie läßt sich leicht verteilen und löst Beläge leicht ab.

Mundbalsam – flüssig (WALA). Bei Stomatitis, Aphten und Druckstellen durch Zahnprothesen.

Mundpflege zum Pinseln (GKH) und Mundpflegespray (GKH). Als gebrauchsfertige Lösung zur Pflege und Erfrischung zwischendurch. Beides ist besonders geeignet für die Pflege von Schwerkranken und Sterbenden.

Myrrhentinktur (DAB). Zur Reinigung bei vereiterten Stellen im Mund.

Salbeitee zum Trinken, Spülen und Gurgeln. Er hat reinigende, entschleimende, entzündungshemmende Eigenschaften. Zitronensaft (5–10 Tropfen je Glas) nicht tagelang zusetzen, weil dadurch der Zahnschmelz angegriffen wird. Tee in der Thermoskanne reichen, jeweils frisch angesetzt dem Patienten bringen.

Tormentill-Adstringens NRF. Lösung bei Zahnfleischbluten und wunder Mundschleimhaut, unverdünnt oder 10–20 Tropfen auf 150 ml Wasser. Bei Blutung der Mundschleimhaut (Leukämie u.a.) Lösung mit 1 Ampullen Marmor D 6/Stibium D 6 aa (à 10 ml) zum regelmäßigen Spülen und Pflegen.

Evtl. benutzte Pean-Klemmen mehrmals täglich wechseln, das Mundpflegeset täglich wechseln.

Unguentum leniens. DAB 6 „Kühlsalbe" mit etwas Rosenöl zur Lippenpflege.

Nasenpflege

Die Häufigkeit hängt von der Belastung der Nase und ihrer Schleimhaut ab. Liegt eine Nasensonde (z.B. nasogastrale Ernährungssonde oder Sauerstoffsonde) wird die Nasenpflege 1- bis 2mal täglich ausgeführt. Zuerst das Fixationspflaster lösen und die Haut und außenliegende Sonde von Pflasterrückständen reinigen. Dazu kann eine Kompresse mit Wundbenzin benetzt verwendet werden. Anschließend die Sonde ein paar Millimeter aus der Nase ziehen und Nasenöffnung und Sonde mit einem Tupfer und NaCl 0,9% säubern. Die Pflege erfolgt mit Tupfer und einer der im Haus eingeführten Nasensalbe:

- Bepanthen-Nasensalbe,
- Nasenbalsam, mild (WALA),
- Nasensalbe, weich (GKH),
- Schnupfen-Creme (WELEDA).

Das herausgezogene Stück der Sonde muß wieder zurückgeschoben und mit Pflaster an der Nase fixiert werden. Dabei auf geänderte Fixationsstellen achten, um Schädigungen der Schleimhaut (Drucknekrosen) und der Haut auf dem Nasenrücken, der Wange und der Stirn zu verhindern.

3.5.3 Tees

Andreas Portsteffen

Zur Erhaltung des Aromas den Tee immer zugedeckt kochen, ziehenlassen und aufbewahren.

Nie abgestandenes Boilerwasser benutzen. Stark gechlortes Wasser vorher etwas länger kochen lassen.

Tee wirkt und schmeckt am besten, wenn er direkt vor Gebrauch zubereitet und warm getrunken wird.

Zucker, Honig, Süßstoff nur auf ärztliche Anordnung zugeben.

Tee bei der Zubereitung auf Geschmack überprüfen.
Vorratsgefäße für Tee nicht in der Sonne oder am Herd stehenlassen.

Lateinische Bezeichnung einzelner Pflanzenteile

- Flos (fl.): Blüte,
- Folium (fol.): Blatt,
- Cortex (cort.): Rinde,
- Radix (rad.): Wurzel,
- Herba (herb.): Kraut (oberirdischer Teil der blühenden Pflanze),
- Fructus (fruct.): Frucht,
- Semen (sem.): Samen.

Zubereitung

Blüten und Blätter. Als Aufguß (Infusion). Mit kochendem Wasser überbrühen, 1–2 Minuten ziehen lassen.

Feste Blätter und Stengel. In kochendes Wasser geben, kurz aufwallen, 5 Minuten ziehen lassen.

Derbe Blätter und Stengel, Früchte, Samen, Rinden, Wurzel, Hölzer. Als Abkochung (Decoct.).

- Kalt ansetzen, 10–15 Minuten bei schwacher Hitze kochenlassen, einige Minuten ziehenlassen.
- Oder über Nacht 8–12 Stunden kalt ansetzen, dann abgießen, Teemenge mit etwas Wasser kurz aufkochen, abgießen und ersten Teeauszug beifügen.

! Merke
Tee für Wickel und Bäder soll 10–15 Minuten länger kochen und ziehen als Tee zum Trinken!

Nähere Hinweise s. Tabellen 3.11 und 3.12.

Teemengen

Zum Trinken. 1/4 TL auf 150 ml Wasser (= 1 Tasse).

Für Kompressen und Wickel. 1–2 TL auf 500 ml Wasser.

Für Bäder. 1–2 Hände voll in 3 l Wasser zubereiten, abgesiebt dem Badewasser zufügen.

3.5.4 Enterale Ernährung

3.5.4.1 Ernährung über eine transnasale Gastrointestinal-Sonde

FRANZ SITZMANN

Für die Ernährung über eine transnasale Gastrointestinalsonde gibt es verschiedene Sondensysteme (s. Tabelle 3.13).

Einführen einer Sonde

Vorbereitung

Vorbereitung des Patienten

- Informieren.
- Evtl. Zahnprothese entfernen.
- Lagerung sitzend.
- Nasenöffnung säubern und mit etwas anästhesierendem Gel versehen.
- Bettschutz und Nierenschale.

Vorbereitung des Pflegenden oder Arztes

Händedesinfektion, evtl. Einmalhandschuh (kein Latex!)

Tabelle 3.11. Teeliste

Teesorte	Menge x TL auf 150 ml Wasser = 1 Tasse	Zubereitung Mit kochendem Wasser aufgießen, x min ziehen lassen	Kalt ansetzen, x min kochen, 5 min ziehen lassen	Wirkungen und Besonderheiten
Anisfrüchte – gequetscht	1/4 TL	5 min		Gering schleimlösend bei Katarrhen der Atemwege, entblähend, krampflösend im Magen-Darm-Bereich, anregend auf Drüsentätigkeit, daher milchtreibend
Bärtrauben-blätter	1/4 TL		Kalt ansetzen, 12 h stehen lassen, abgießen, evtl. im Wasserbad erwärmen	Bei Blasen- und Nierenkatarrhen harntreibend, desinfizierend in ***alkalischem Urin. Keine*** Fruchtsäfte, saures Obst, Sauerkraut gleichzeitig verabreichen
Birkenblätter	1/4 TL	1 min		Erkrankungen, bei denen erhöhte Harnbildung erwünscht ist (Bakteriurie, Sklerose)
Brennesselkraut	1/2 TL	2 min		Zur Förderung der Harnbildung bei Beschwerden beim Wasserlassen, stoffwechselanregend (antirheumatisch, blutreinigend)
Eichenrinde (für das Sitzbad)	2 geh. EL auf 1 l Wasser		Kalt ansetzen, 12 h ziehen lassen, dann 30 min kochen	Wirkt gerbend auf Haut, bei Entzündungen von Zahnfleisch und Mundschleimhaut, bei Fußschweiß, Frostbeulen, Analfissuren, Hämorrhoiden, Ekzemen, Dekubitusprophylaxe
Fencheltee – gequetscht	1/4 TL	5 min		Schleimlösend bei Katarrhen der Luftwege, entblähend, krampflösend, im Magen-Darm-Bereich anregend auf Verdauungsdrüsen, milchbildend
Holunderblüten	1/4 TL	2 min		Schweißtreibend bei Behandlung fiebriger Erkältungskrankheiten und Sklerose
Johanniskraut	1/4 TL	2 min		Zur Behandlung nervöser Unruhe und Schlafstörungen, Depressionen, regulierend bei funktionellen Erkrankungen, evtl. bei Bettnässern

Tabelle 3.11. (Fortsetzung)

Teesorte	Menge x TL auf 150 ml Wasser = 1 Tasse	Zubereitung Mit kochendem Wasser aufgießen, x min ziehen lassen	Kalt ansetzen, x min kochen, 5 min ziehen lassen	Wirkungen und Besonderheiten
				Nebenwirkungen: bei hellhäutigen Personen, Photosensibilität möglich. Sonnenbrandähnliche Hautpartien, die stärkerer Sonnenbestrahlung ausgesetzt waren
Kamillenblüten	nur 3 Blüten	1 min		Vollegefühl, Meteorismus, Krämpfe im Magen-Darm-Bereich. Sofort abgießen, da Wirkungsumkehr möglich ist. *Nebenwirkungen:* Bei ständigem Gebrauch Nervosität und Schwindel
Kümmelfrüchte	1/4–1 TL	5 min		Vollegefühl, Meteorismus, krampfartige Magen-Darm-Störungen, nervöse Herz- und Magenbeschwerden. Täglich nur 1–2 Tassen verabreichen, sonst Wirkungsumkehr
Lavendelblüten	1/4 TL	2 min		Unruhezustände, Einschlafstörungen, Appetitlosigkeit, funktionelle Oberbauchbeschwerden (Meteorismus, nerv. Reizmagen, Darmkrämpfe)
Lindenblüten	1/4 TL	2 min		Bei Katarrhen der Atemwege, hustenstillend, schweißtreibend, und bei fiebrigen Erkältungen
Lungenkraut	1/2 TL	2 min		Patient mit Asthma bronchiale, s. Kap. 3.3.2.1
Melissenblätter	1/2 TL	2 min		Nervöse Einschlafstörungen, Appetitlosigkeit, Magen-Darm-Beschwerden, Unterleibsbeschwerden (Frauenwohl)
Pfefferminzblätter	1/4 TL	2 min		Gallenfluß anregend, bei Blähungen, Magenverstimmungen, Übelkeit, Brechreiz. Bei zu starker Konzentration können Magenschmerzen verursacht werden

Tabelle 3.11. (Fortsetzung)

Teesorte	Menge x TL auf 150 ml Wasser = 1 Tasse	Zubereitung Mit kochendem Wasser aufgießen, x min ziehen lassen	Kalt ansetzen, x min kochen, 5 min ziehen lassen	Wirkungen und Besonderheiten
Ringelblumen-blütenblätter	1/4 TL	2 min		Innerlich, insbesondere aber äußerlich anzuwenden: Wundheilungsstörungen, eitrige Geschwüre zur Granulationsbildung. Bäder/Umschläge, Kompressen
Rosmarinblätter	1/2 TL	2–4 min		Kreislauftonisierend, Rekonvaleszenz, Meteorismus, Krämpfe im Magen-Darm-Bereich
Salbeiblätter	1/4 TL	2 min		Bei Entzündungen von Zahnfleisch und Mundschleimhaut, Magen-Darm-Katarrh, zur Regulation erhöhter Schweißbildung
Schachtelhalm-kraut (Equisetum-Tee) - zum Trinken - für Wickel	 1/2 TL 1 EL auf 750 ml		 10 min 15–20 min	Allgemein haut- und bindegewebskräftigend, entzündungshemmend, Widerstandskräfte unterstützend, bei Erkrankungen des Harntraktes, leicht diuresefördernd, Lunge und Bronchien kräftigend
Schafgarbenkraut - zum Trinken - für Wickel	 1/2 TL 2 TL auf 500 ml	 4 min 7 min		Bei Krämpfen im Magen-/Darm-/Gallenbereich, Magenkatarrh (Gastritis), Appetitlosigkeit, zur Anregung der Nieren- und Lebertätigkeit. ***Kontraindikation:*** bekannte Allergie gegen Korbblütler
Stiefmütterchen-kraut	1/4 TL	2 min		Schleimlösend bei Bronchitis, diuresefördernd, blutreinigend bei Milchschorf
Thymiankraut	1/4 TL	2 min		Bei Bronchitis, Katarrh der oberen Luftwege, Magen- und Darmstörungen, allgemein kräftigend
Wermutkraut	1 Messerspitze in ein Sieb geben	Kochendes Wasser durch das Sieb gießen		Zur Steigerung der Magensaftbildung, bei Krämpfen im Magen-/Darm-/Gallenbereich, bei allgemeiner Schwäche, Appetitlosigkeit

Tabelle 3.12. Teemischung

Teemischung	Zusammensetzung		Menge auf 150 ml Wasser (= 1 Tasse)	Zubereitung Vorgehen
Species lactagogae (Milch-bildungstee)	Fruct. anisi fruct. foeniculi fruct. carvi herb. urticae (zu gleichen Teilen)	Anis Fenchel Kümmel Brennessel	1/2–1 TL - gequetscht	**Kleine Menge:** mit kochendem Wasser übergießen, 5 min ziehen lassen **Größere Mengen:** Teemischung in kochendes Wasser geben, 5–10 min ziehen lassen, absieben

Vorbereitung der Sonde

- Sondenlänge ermitteln. Magensonde: Entfernung Ohrläppchen-Nasenspitze-untere Spitze des Schwertfortsatzes (etwa 50–55 cm) messen und an der Sonde markieren.
- Sonde am vorderen Drittel mit anästhesierendem Gel oder mit Wasser besser gleitfähig machen.
- Weiche Sonden können vorher im Kühlfach des Kühlschrankes gelagert werden, um das Aufrollen im Rachen zu verhindern.
- Beim Legen der Sonde kann das Schlucken von Wasser durch Strohhalm hilfreich sein.
- Zur Überprüfung der korrekten Lage der Sonde ist eine 50-ml-Spritze und ein Stethoskop notwendig.

Tabelle 3.13. Sondensysteme zur enteralen Ernährung

	Indikation	Komplikationen	Applikationsart
Transnasale G.I.-Sonde	- Schädel-Hirn-Trauma (frisch) - Anorexie - entzündliche Darmerkrankungen - gastro-intestinale Fisteln - Verbrennungen - Chemo- und Radiotherapie - Gewichtsverlust bei HIV-Erkrankung (Aids) - Kau- und Schluckstörungen durch neurologische Ausfallerscheinungen, z.B. nach Hirninfarkt (passager; PEG frühzeitig anstreben)	- Fremdkörpergefühl - Druckulzera, bes. an den Nasenflügeln - Refluxösophagitis - sensible Irritation bei neurogener Schluckstörung, subjektive Störung des Patienten.	- intermittierende Bolusgabe bei naso-gastralen Sonden - kontinuierliche Zufuhr bei naso-duodenalen Sonden
Gastrostomie (PEG) bzw. bei Aspirationsgefahr: Jejunostomie	- Langzeit-Ernährung bei funktionsfähigem GI-Trakt und erhaltenen Schluckreflexen, - oder mit geblockter Trachealkanüle bei neurogener Schluckstörung.	- Wundkomplikationen (Bauchwandabszeß) - Blutung aus Punktionsstelle - Peritonitis	- Intermittierende Bolusgabe - Jejunostomie: kontinuierliche Gabe

Durchführung

- Den Patienten zu gleichmäßigem, ruhigem Ein- und Ausatmen durch den Mund auffordern, verhindert starkes Würgen. Magensonde horizontal in die Nasenöffnung einführen, um eine Verletzung der Nasenmuscheln zu vermeiden. Den Kopf möglichst nach vorne beugen lassen, Kinn auf die Brust.
- Während der Patient schluckt (evtl. mit Trinken von Wasser über einen Strohhalm), wird die Magensonde in den Ösophagus und bis zur vorher abgemessenen Markierung in den Magen vorgeschoben.
- Das Kontrollieren der richtigen Sondenlage ist sehr wichtig und kann
  durch das Aspirieren von Magensaft mit Überprüfen der Säure durch Indikatorpapier,
  oder durch Auskultation über dem Magen erfolgen, während mit der 50 ml Spritze Luft in die Magensonde geblasen wird: Bei korrekter intragastraler Lage ist ein charakteristisches Blubbern über dem Magen zu hören.

Niemals Flüssigkeit in die Sonde geben, bevor die korrekte Sondenlage kontrolliert wurde; bei Sondenfehllage z.B. in der Trachea, kann es sonst zu Aspiration kommen.

- Nase des Patienten von Gleitmittelrückständen reinigen und Sonde fixieren.

Tabelle 3.14 stellt die Gefahren und vorbeugende pflegerische Maßnahmen bei Patienten mit Gastrointestinal-Sonde dar.

Tabelle 3.14. Gefahren und vorbeugende pflegerische Maßnahmen bei Patienten mit Gastrointestinalsonde

Komplikationen	Erforderliche pflegerische Maßnahmen
Magensonde-Fehllage	- Sorgfältiges Fixieren mit Nasenpflaster. - Kontrolle der richtigen Lage durch Aspiration vor der Nahrungsverabreichung.
Verstopfen der Magensonde	- Nachspülen mit Tee. - Sondenkost nicht zu dickflüssig verabreichen. - Trotz Spül- und Aspirationsversuchen weiter verstopfte Sonde muß gewechselt werden.
Nasenflügeldekubitus	- Nasensonde ohne Zug fixieren. - Nasenpflege. - Stelle der Pflasterfixierung täglich wechseln. - Bei Sondenwechsel neue Sonde durch das andere Nasenloch einführen.
Durchfälle	- Beobachtung der Stuhlfrequenz und -konsistenz. - Kontamination mit Erregern vermeiden. - Sonde nach jeder Nahrungsverabreichung mit Tee, sterilem Wasser, stillem Wasser durchspülen. - Spritze nach jeder Benutzung spülen (mind. Spülmaschine 65 °C). - Hygienisch einwandfreie Sondenkost verwenden. - Veränderung an Arzt melden, der Zusammensetzung oder Menge der Kost verändert.
Blähungen	- Luftzutritt verhindern durch rechtzeitiges Abklemmen. - Magensonde zwischen den Mahlzeiten kurz öffnen oder an Ablaufbeutel anschließen (45–60 Minuten nach der Nahrungsverabreichung).
Regurgitation	- Sonde auf Fehllage überprüfen. - Patienten in halbsitzende Stellung bringen und ungefähr $^1/_2$ h nach der Verabreichung in dieser Stellung belassen. - Auf widerstandslosen Ablauf der Sondenkost achten. - Sondenkost nur langsam einspritzen, max. Einzelportionen beachten (ca. 200–250 ml).
Entstehung von Soor und Parotitis	- Sorgfältige Mundpflege mehrmals täglich durchführen. - Kautätigkeit anregen, z.B. durch Gabe von Kaugummi.

3.5.4.2
Legen einer perkutanen Ernährungssonde (PEG)

Britta Schultz

Ziel

Gewährleistung einer adäquaten Versorgung mit Nährstoffen und Flüssigkeit.

Indikationen

- Neurogene Schluckstörungen,
- Tumoren im Hals-Nasen-Ohren- und Zahn-Mund-Kieferbereich,
- inoperable Tumorobstruktion des oberen Gastrointestinaltraktes,
- ältere pflegebedürftige Patienten, die nicht mehr in der Lage sind, ausreichend Nahrung aufzunehmen.

Kontraindikation

- Blutgerinnungsstörungen,
- schwere, generelle Wundheilungsstörungen,
- Verletzung oder Obstruktion des Darmes (evtl. mit Sepsis, Peritonitis, Ileus),
- akute Pankreatitis,
- Aszites,
- Anorexia nervosa.

Vorbereitung

Endoskopieanforderung und weitere Voraussetzungen (s. 9.5), Termin erfolgt über die Endoskopie.

Am Untersuchungstag. Siehe 9.5.

Nachbereitung

Nachsorge am OP-Tag. Kontrolle auf Nachblutungen.

Aufbaukost
- Am Untersuchungstag bis zu 500 ml Tee in kleinen Portionen verabreichen und Patienten auf evtl. Komplikationen wie Reflux und Aspiration beobachten. Lagerung mindestens 30° Oberkörperhochlagerung.
- Am 1. Tag nach dem Eingriff: bis 500 ml Sondenkost und Tee.
- Am 2. Tag nach dem Eingriff: bei guter Verträglichkeit bis zu 1000 ml Sondenkost und Tee in kleinen Portionen, dann Steigerung bis zur gewünschten Kalorienzahl und Einfuhrmenge (s. auch 3.5.4.3).

Dokumentation

- Tag des Legens in die medizinische Dokumentation eintragen.
- VW festlegen und in die Pflegemaßnahmen eintragen.
- Wundbeobachtung in die Pflegeproblemspalte.

> **! Beachte**
> Eine PEG kann komplikationsfrei bis zu einem Jahr liegen bleiben.

3.5.4.3
Verabreichen von Sondenkost (SK) über eine transnasale Sonde und eine Gastrostomie (PEG)

Britta Schultz, Franz Sitzmann

Die enterale Nahrungszufuhr ist die physiologische Alternative zur parenteralen Ernährung mit positiven Auswirkungen auf die Integrität der Darmschleimhaut. Es wird damit eine Mukosaatrophie verhindert und der drohenden bakteriellen Translokation von Erregern und deren Toxinen in das Gefäßsystem vorgebeugt.

Dabei eignet sich die PEG gut als langfristiger Ernährungszugang bei Patienten, die bei einem funktionsfähigen Magen-Darm-Trakt nicht essen und schlucken können. Bei pharyngealen oder laryngealen Sensibilitätsstörungen ist eine geblockte Trachealkanüle sinnvoll, bis das Schlucktraining fortgeschritten ist. Da Sondenkost ein sehr gutes Nährmedium für viele Keime darstellt, sind unbedingt besondere Hygienemaßnahmen zu berücksichtigen.

Ziel

Adäquate und hygienische Versorgung des Patienten mit essentiellen Nährstoffen, Ballaststoffen und Flüssigkeit.

Indikation/Problem

Menge, Brennwert und Zusammensetzung der Sondenkost sind abhängig von

- Ernährungszustand des Patienten,
- Verdauungs- und Resorptionsleistung des Patienten,
- Stoffwechselsituation der Patienten (z.B. Diabetes mellitus),
- Stuhlbeschaffenheit.

Kontraindikationen

- Blutungen,
- gastrointestinale Erkrankungen,
- mangelnde Resorptionsfähigkeit.

Vorbereitung

Patienten informieren und Oberkörper 30–40° hochlagern, um das Aspirationsrisiko zu reduzieren.

Benötigtes Material bereitstellen:

- Ernährungspumpe,
- SK-Flasche, Ernährungsbeutel, Zuleitungssysteme (täglich erneuern),
- Spritze: für jede Mahlzeit neu, sie kann in der Zentralsterilisation durch Spülen aufbereitet werden, Sterilität ist nicht erforderlich.
- Hygienisch einwandfreie Sondenkost und Tee (höchstens 37 °C, mindestens 20 °C, entweder im Wasserbad oder in der Mikrowelle angewärmt), anschließend Glasflasche gut durchschütteln,
- Händedesinfektion: Die Hände können eine wichtige Ursache für hohe Keimzahlen der Sondenkost sein.

Durchführung

Applikationsmöglichkeiten

1. Intermittierende Bolusgabe mit Spritze.
2. Schwerkraft mittels Überleitungssystem (intermittierend oder kontinuierlich).
3. Ernährungs-Pumpe.

Für beide Formen der Nahrungszufuhr, der intermittierenden oder kontinuierlichen, gibt es Vor- und Nachteile. Bei der *gastralen* Sondenlage kann die intermittierende Zufuhr empfohlen werden, beginnend mit 5 Einzelportionen mit jeweils 100 ml als Bolus. Wird die Diät gut vertragen, kann in den nächsten Tagen um jeweils 500 ml/Tag gesteigert werden bis zu einer täglichen Gesamteinfuhr von 2000–2500 ml.

Bei der *duodenalen oder jejunalen* Form der Nahrungszufuhr, bei denen wegen einer besseren Verträglichkeit die Ernährung kontinuierlich erfolgen sollte, kann am ersten Tag mit einer kontinuierlichen Zufuhr von 20–25 ml/Stunde begonnen werden. Bei guter Verträglichkeit kann die Zufuhr über einen Zeitraum von 4–5 Tagen bis zu der Menge, die für die Deckung des Gesamtnahrungsbedarfs des Patienten nötig ist, gesteigert werden (etwa 2000 ml/Tag).

> **Merke**
> Neben der Überprüfung des Aspirationsvolumens (Magenentleerungsfunktion) ist bei der nasogastralen Sonde vor jeder Nahrungsverabreichung, zumindest jedoch täglich, die Lagekontrolle der Sonde erforderlich. Sondenfehllagen treten durch Manipulation des Patienten, Würgereiz oder nach Erbrechen auf.

Die Lagekontrolle erfolgt durch Auskultation über dem Magen oder Säureüberprüfung des aspirierten Magensaftes (s. 3.5.4.1).

Zu 1: Intermittierende Bolusgabe mit Spritze

- Sinnvoll ist die Nahrungszufuhr im 2stündlichen Abstand über 16 Stunden mit einer Schlafpause von 8 Stunden.
- Vor jeder Nahrungsgabe wird das Aspirationsvolumen überprüft. Aspirierte Mengen unter 50 ml können in die Sonde zurückgeführt und dann der nächste Nahrungsbolus verabreicht werden. Bei Aspirationsmengen zwischen 50 und 100 ml wird ebenso die aspirierte Menge in den Magen zurückgeführt, aber keine ergänzende Nahrung gegeben. Liegt die Aspirationsmenge über 100 ml, werden nur 100 ml Mageninhalt zurückgegeben. Die Restmenge sollte verworfen werden und bis zur nächsten Aspirationsprobe keine Nahrungszufuhr erfolgen.
- Erst dann Spritze mit SK füllen und Nahrung mit leichten Druck langsam in die Sonde geben.

Zu 2: SK-Gabe mittels Schwerkraft

- Auch hier zunächst Aspirationsvolumen überprüfen.
- Überleitungssystem an Flasche oder Ernährungs-Beutel anbringen.
- System füllen (luftleer), Tropfkammer etwa halb gefüllt.
- Rollklemme schließen.
- Überleitungssystem mit Ernährungssonde verbinden.
- Sondenkost einlaufen lassen.

Zu 3: Ernährungspumpe

- Zunächst wieder bei jedem Wechsel Aspirationsvolumen überprüfen.
- Druckfestes Überleitungssystem füllen.
- Rollklemme schließen.
- Überleitungssystem mit Ernährungssonde verbinden.
- Gewünschte Durchflußmenge einstellen.
- Überleitungssystem mit Beutel nicht aufbereiten, sondern spätestens nach 24 Stunden verwerfen.

Nachbereitung

Insbesondere die für die längerfristige Ernährung plazierten Sonden müssen regelmäßig bei jeder Unterbrechung der Nahrungszufuhr mit Tee (keine säuernden Tees, z.B. Früchtetees), NaCl-Lösung, stillem oder sterilen Wasser gespült werden, da sie leicht verstopfen und das Keimwachstum in der Sonde bei den günstigen Umgebungsbedingungen (Körpertemperatur, Nahrung als günstiges Nährmedium) hoch sein kann. Auch Fruchtsäfte sind wegen der Ausflockungsneigung in der Nahrung ungünstig. Die Spülmenge sollte mindestens 20 ml betragen.

Angebrochene Sondenkost muß im Kühlschrank gelagert werden und spätestens nach 24 Stunden aufgebraucht sein oder verworfen werden (Flasche mit Datum und Uhrzeit versehen).

Medikamenten-Gaben

- Tabletten gut zermörsern und 15 Minuten aufschwemmen.
- Medikamente per Spritze über T-Stück oder direkt über die Sonde geben.
- Nach Medikamenten-Gabe mit 20 ml Flüssigkeit spülen.

Kapseln, Retard-Tabletten, Dragees eignen sich nicht oder nur bedingt für die Sondenapplikation. Bei Fragen bitte die Mitarbeiter der Apotheke konsultieren.

Refluxprophylaxe

Reflux von Mageninhalt in die Luftwege muß wegen der bakteriellen Kolonisierung des Mageninhaltes und des Säuregehaltes vermieden werden. Dazu dient

- die Oberkörperhochlagerung (s. oben),
- bei fraglichem oder bekanntem Reflux das Anhängen eines Ablaufbeutels etwa 45–60 Minuten nach der Nahrungsverabreichung.
- Bei Patienten, die endotracheal abgesaugt werden müssen, ist vor dem Absaugen ein Ablaufbeutel an die Sonde zu hängen.

Organisatorische Absprachen/ Dokumentation

Der Tagesablauf des Patienten soll im Sondierungsplan berücksichtigt werden.

- Einfuhrbogen,
- Pflegeplanung.

Komplikationen

Diarrhoe. Mögliche Ursachen:

- Unhygienisches Vorgehen: Voraussetzungen für ein gutes Umgehen sind ein sauberer und trockener Arbeitsplatz, Händedesinfektion vor der Zubereitung von Sondenkost und vor jeder Manipulation am Überleitungssystem, thermisch desinfizierte und trockene Küchengegenstände (Schüttelbecher, Löffel usw.) bei eigener Zubereitung von Pulvernahrung sowie steriles Wasser.
- Nichtbeachten des Haltbarkeitsdatums: verdorbene Sondenkost.
- Zu große Sondenkostmenge oder zu rasche Nahrungsapplikation.
- Zu hohe Osmolarität (Dumpingbeschwerden).
- Sondenkost zu schlackenarm.
- Zu niedrige Temperatur der zugeführten Sondenkost.

Obstipation. Flüssigkeitszufuhr ist zu gering.

Erbrechen. Mögliche Ursachen:

- Sondenkost zu heiß/zu kalt,
- Portionen zu groß,
- Sondenkost verdorben,
- zu flache Lage des Patienten.

3.5.4.4 Verbandwechsel bei einem Patienten mit Gastrostomie (PEG)

Britta Schultz

Ziel

- Reizlose Einstichstelle.
- Prophylaxe von Infektionen und/oder Hautläsionen (z.B. Druckulzera).

Häufigkeit der Versorgung der Punktionsstelle

- bei neu implantierten PEG täglich für 1 Woche,
- nach der 2. Woche bei reizlosen Wundverhältnissen 1- bis 2mal in der Woche,
- bei Bedarf öfter.

Vorbereitung

- Desinfektionsspray (Softasept N).
- Verbandmaterial:
  2 sterile Schlitzkompressen 5 × 5 cm,
  4 sterile ES-Kompressen 5 × 5 cm zum Reinigen,
  Fixomull.
- Sterile Handschuhe (z.B. Copolymer).
- 2 Einmalhandschuhe (z.B. PE).
- Papierkorb.
- Patienten informieren und in optimale Lage bringen (30° Rückenhochlagerung).

Durchführung

- Hände desinfizieren.
- Alten VW mit Einmalhandschuhen entfernen.
- Zahlenmarkierung/andere Markierungen an der Sondenaustrittstelle merken (Sonde muß beim Abschluß wieder in der Ausgangsposition liegen).
- Mit sterilen Handschuhen Halteplatte lösen und diese zurückschieben.
- Sonde im Einstichbereich lockern und drehen (wegen Einwachsungsgefahr) und bis zum inneren Halteplattenwiderstand zurückziehen.
- Einstichstelle sowie Ober- und Unterseite der Halteplatte mit Desinfektionsspray besprühen (Einwirkungszeit 15 Sekunden beachten).
- Haut des Wundbereichs mit Kompressen säubern, überschüssiges Desinfektionsmittel abtupfen, die Unterseite der Halteplatte sowie der Sondenteil, der unmittelbar aus der Bauchdecke kommt, müssen ebenfalls gründlich gereinigt werden.
- Bei zurückgezogener Sonde (innerer Halteplattenwiderstand muß vorhanden sein) 2 Schlitzkompressen zwischen Haut und Halteplatte legen.
- Halteplatte wieder zurückschieben und durch den Verschluß so fixieren, daß die Halteplatte ohne Spannung auf den Kompressen liegt.
- Halteplatte mit einer ES-Kompresse abdecken und mit Fixomull fixieren.

Nachbereitung

- Patienten lagern.
- Material entsorgen, Müllbeutel mitnehmen.

Dokumentation

- Häufigkeit in die Pflegemaßnahmen eintragen.
- Wundbeobachtung in die Pflegeproblemspalte eintragen

Komplikationen

- Wundentzündungen: Ursache der lokalen Entzündung und einer evtl. gastralen Drucknekrose kann ein zu starker Zug sein. Im geschlossenen Zustand gibt die Halteplatte nicht nach, so daß die Sonde nur mit leichtem Spielraum angezogen werden darf. Optimale Lage markieren und täglich Verbandwechsel mit Braunovidonsalbe vornehmen.
- Weißliches Sekret: Entstehungsursache kann ein falscher Verbandswechsel sein, wobei die innere Halteplatte nicht an der Magenwand anliegt (zu geringer Zug)

und Sondenkost durch den Fistelkanal läuft.

- Gastrointestinale Blutung aus der Punktionsstelle: Arzt hinzuziehen.
- Bauchwandabszeß, Peritonitis.

Bei komplikationslosen Wundverhältnissen kann der Patient eine Woche nach Anlage oder Wechsel der PEG duschen oder baden.

3.5.4.5 Erweiterte Hygienemaßnahmen beim Auftreten von Enteritis (Rotaviren, Adenoviren, Enteroviren)

Franz Sitzmann

Die wichtigste Prophylaxe einer Übertragung von Erregern, die nur durch den Stuhl ausgeschieden werden, besteht in einer sorgfältigen Händehygiene. Die bedeutendste Maßnahme ist die gründliche und korrekte *Händedesinfektion!* Auch Problembereiche (Zwischenfingerräume, Handrücken) benetzen, *30 Sekunden Einwirkzeit* einhalten. Händedesinfektion auch nach Handschuhbenutzung.

Weitere Hygienemaßnahmen

1. Zimmer oder Bett/Inkubator des Patienten bitte kennzeichnen. Betroffene Patienten in Gruppen zusammenfassen.
2. Jedes betroffene Kind bekommt *Handschuh- und Kittelpflege* (auch bei Pflege im Inkubator) sowie eigene Pflegeutensilien (in Kleinportionen). Hier ist es erforderlich, puderfreie Latexhandschuhe zu tragen.
3. Das Tragen des *patientenbezogenen Schutzkittels* ist für alle, die mit dem Patienten in Kontakt kommen, Pflicht.
4. *Schutzkittel* bitte sorgfältig mit der kontaminierten Seite nach innen und ohne Aufwirbelungen an das Bett hängen. Den Schutzkittel pro Dienstschicht wechseln.
5. Die *Kleidung des Kindes* wird täglich und bei Bedarf gewechselt.
6. Von der *Bettwäsche* werden täglich und bei Bedarf der Deckenbezug, der Kopfstreifen und das Molton-Potuch erneuert. Windel- und Wäschesammlung in entsprechendem Textilsack mit äußerem durchsichtigen Plastiksack.
7. Den *Beruhigungssauger* mindestens 1mal pro Dienstschicht und bei Bedarf wechseln. Nicht den Finger in den Mund des weinenden Kindes stekken!
8. *Plüschtiere und Beruhigungssauger* gehören nur in den Kopfbereich des Bettes/Inkubator.
9. *Eltern und übrige Kontaktpersonen* in die erweiterten Hygienemaßnahmen und ihre Bedeutung sorgfältig einweisen und kontrollieren.
10. *Vorgehen beim Wickeln* (gilt auch für Eltern):
    Händedesinfektion.
    Schutzhandschuhe anziehen.
    Das Molton-Potuch ist nur für den Gesäßbereich – bitte nicht auf den Wickeltisch ausbreiten.
    Windel nach Reinigung des Pos sorgfältig in den Windeleimer entsorgen.
    Nach Handschuhentfernung erneute Händedesinfektion. Frische Windel nicht mit behandschuhter Hand aufnehmen.
    Wird eine Creme für den Po benötigt, so wird diese mittels eines Watteträgers oder Salbenspatels (nur einmal benutzen) ohne Handkontakt mit dem Po aufgetragen.
    Windel schließen und Kind fertig anziehen.

Gibt das Kind während des Windelns Stuhl ab, müssen nochmals Handschuhe angezogen werden.
Abschließende Händedesinfektion.

11. Die *Wickeltischauflage* wird nach Benutzung mit Flächendesinfektionsmittel (durch die Pflegenden mit PERFORM 0,5%, Latexhandschuhe tragen! Bei Anwendung durch Mutter mit Softasept N) abgewischt und umgedreht.
12. Alle Gegenstände dürfen nur desinfiziert das Zimmer verlassen.
13. *Windeleimer mit Handschuhen und Textilschürze* entleeren, Schürze im Spülraum in Wäschesack abwerfen. Anschließend Händedesinfektion.
14. Die Flächendesinfektion wird entsprechend der Verabredung, evtl. mehrmals täglich auf *Türklinken, Telefonhörer, Stühle, Bettchen, Windeleimer* erweitert.
15. *Betroffene Mitarbeiter* (Aspöck 1996) mit ausschließlich Durchfall und/oder Erregernachweis können bei korrekter Händehygiene ihren Dienst versehen. Generell sollte aber kein Kontakt zu abwehrgeschwächten Patienten und keine Nahrungszubereitung (z.B. Sondenkost) erfolgen.

Inhaltsübersicht

3.6 Ausscheiden

3.6.1 Urin ausscheiden

3.6.1.1 Harnwegsinfekte: Physiologische Abwehrmöglichkeiten des Organismus

FRANZ SITZMANN

Verschiedene Untersuchungen in mehreren Ländern haben eindeutig gezeigt, daß neben Wund- und Atemwegsinfektionen sowie Sepsen (s. 3.3.3.4) die Harnwegsinfektionen zu den häufigsten im Krankenhaus erworbenen Infektionen gehören.

Um Harnwegsinfekte zu vermeiden, hat unser Körper u.a. folgende physiologische Abwehrmöglichkeiten:

- Den pH-Wert des Urins, der zwischen 5–8 (je nach Ernährung) liegt.
- Das „Wash-out-Phänomen“ bei ausreichender Diurese, die besonders bei älteren Menschen zu beachten ist.
- Die Muzinschicht der Harnblase (Schutzschleimstoff der Schleimhaut).
- Die antirefluxiven Harnleiter-Blasen-Einmündungen.
- Antibakteriell wirksame Enzyme.
- Physiologische Keimbesiedlung der Vagina mit Laktobazillen.

Diese mechanisch-chemischen Abwehrfaktoren müssen soweit wie möglich erhalten werden. Dabei ist immer zu bedenken, daß die Anwesenheit von Bakterien im Urin nur ein Faktor einer Infektion darstellt. Beim Test mit gesunden Probanden bewirkte die Inkorporation einer Keimsuspension mit hohen Keimzahlen in die Harnblase und distaler Harnröhre nach 72 Stunden wieder physiologische, d.h. sterile Verhältnisse.

3.6.1.2 Gesichtspunkte zur Harninkontinenz

FRANZ SITZMANN

Ähnlich wie bei der Stuhlentleerung kann die Beantwortung des Dranges willkürlich hinausgezögert werden, bis die Bedingungen für das Harnlassen erfüllt sind (z.B. entsprechender Ort und Einrichtung, Alleinsein).

Sobald der erlernte Vorgang sich nicht unter gewohnten oder akzeptablen Bedingungen abspielen kann, wie z.B. im 4-Bett-Zimmer des Krankenhauses, liegend auf kalter Nachtschüssel, kann eine Hemmung der Harnausscheidung die Folge sein.

Mit Hilfe der Bauchpresse wird der Harnfluß beschleunigt, der normalerweise nicht unter 20 ml/Sekunde liegen soll. Darunter liegende Werte weisen auf eine Abflußbehinderung hin und sind pathologisch. Eine Entleerung der Harnblase kann in der Regel vollständig, d. h. bis auf eine normale Restharnmenge von max. 30 ml erfolgen. Da die Nervenimpulse für die Miktion vom vegetativen Nervensystem abhängig sind, wird das Harnlassen von psychischen Befindlichkeiten beeinflußt.

Zur Inkontinenz kann man folgende Definition finden: Unvermögen zum willkürlichen Zurückhalten des Harns – unfreiwilliger Urinabgang. Wenn ein Kind über das Alter von 6 Jahren weiter einnäßt oder zu diesem Verhalten wieder zurückkehrt, muß es als inkontinent bezeichnet werden. Inkontinenz im Kindesalter (Enuresis) ist, wenn keine organischen Störungen bestehen, meist eine vorübergehende Erscheinung. Oft sind psychische Faktoren verursachend: Ausdrücke wie: „Ich habe vor Angst fast in die Hose gemacht." deuten darauf hin. Darüber hinaus gibt es noch andere Formen der Harninkontinenz (Tabelle 3.15).

Reaktion der Betreuenden

Neben konkreten therapeutischen Möglichkeiten empfehlen sich verschiedene konservative therapeutisch-pflegerische Maßnahmen:

- Kontinenztraining als Hilfe zur Selbsthilfe, Dokumentation der Inkontinenz zur Rhythmusplanung sowie unauffällige, aber nicht betont heimliche Hilfe.
- Sachliche Erklärung möglicher Ursachen.
- Bettschutz durch saugfähige Wäsche und undurchlässige Unterlagen; häufiger Wäschewechsel und intensivere Körperpflege.
- Aus infektionsprophylaktischen Gründen ist die Indikation für einen transurethralen Dauerkatheterismus sehr streng zu stellen. Ein weiteres Problem ist im Abklemmen eines Dauerkatheters (sog. Blasentraining) zu sehen, das zu unterlassen ist. Ein Hinweis zum Verständnis: Die Blase des Nierentransplantierten ist auch nach langfristiger Dialyse in der Lage, ihre Kapazität zu steigern. Deshalb muß auch beim Patienten mit Dauerkatheter keine Schrumpfblase befürchtet werden.
- Bei der Streßinkontinenz kann Beckenbodengymnastik Hilfe bringen.

Inkontinenzhilfen

Inkontinenzhilfen können im wesentlichen in 2 Gruppen unterschieden werden.

Urinableitende Hilfsmittel. Hier gibt es neben den Kathetern, dem indikationsentsprechenden Beutelmaterial (für die Dauerdrainage ein funktionierendes, steriles Beutelsystem mit seinen speziellen Anforderungen, z.B. Kendall monoflo, Saerstedt MPL UD 3; für den intermittierenden Katheterismus einen einfachen Ablaßbeutel) externe Urinableiter, überwiegend für den Mann, z.B. die Kondomurinale (s. 3.6.1.3).

Tabelle 3.15. Häufige Formen der Harninkontinenz

Inkontinenzform	Symptomatik	Ursachen
Streß-inkontinenz	1. Grad: Urinabgang beim Lachen, Husten, Niesen 2. Grad: Urinabgang bei körperlicher Belastung, beim Laufen, Gehen und Treppensteigen 3. Grad: Urinabgang im Stehen (mit und ohne körperliche Belastung), nicht im Liegen, kein Restharn	Betroffen sind vorwiegend Frauen: - Schwäche der Beckenbodenmuskulatur (z.B. nach Entbindung, bei Übergewicht, schwere körperliche Arbeit); - Descensus uteri (Gebärmuttersenkung); - Hypotonie der Urethra (verminderter Harnröhrentonus), durch Östrogenmangel in den Wechseljahren begünstigt; beim Mann meist als Folgezustand nach OP an Harnröhre (z.B. radikale Prostatektomie).
Drang-inkontinenz - motorische	- Unfreiwilliger Harnverlust bei intensivem Harndrang - Kein Restharn	Störung der Steuerung durch das Großhirn bei - degenerativen Erkrankungen des ZNS; - Demenz, Alzheimersche Erkrankung, Apoplexie; - Medikamenteneinnahme (z.B. Barbiturate).
- sensorische		Schädigung des Blasenmuskels oder der Blasenschleimhaut durch Steine, Entzündungen (z.B. nach Dauerkatheter), die vermehrt Impulse ans Gehirn geben und Harndrang signalisieren. Schädigung des Kontinenzorganes bedingt zeitweise Inkontinenz
Neurogene Blase Reflexblase	Harn geht unkontrolliert ab, oft ohne Harndrang, meist schwallartige Entleerung; oft verbunden mit Blasenentleerungsstörungen und Restharnbildung (+)	Überleitung von Gehirn zur Blase ist unterbrochen (Nervenbahnen im Rückenmark): - Querschnittlähmung, - Multiple Sklerose, - Spina bifida.
Überlauf-inkontinenz	Blasenentleerungsstörung mit Inkontinenzfolge: Harndrang, Harnträufeln, häufige Entleerung kleiner Harnmengen, verminderter Harnstrahl mit den Komplikationen des Restharnes (++).	Betroffen sind vorwiegend Männer. Verengung der Harnröhre, z.B. infolge von Prostatavergrößerung.

Urinaufsaugende Materialien. Zur Einmalvewendung oder zur Wiederaufbereitung kommen folgende Materialien zum Einsatz:

- Vorlagen in anatomischer und Rechteckform plus Netzhosen zur Fixierung,
- Windelhosen,
- Penistaschen („Herrenvorlage").

Prinzipiell sollen diese Hilfsmittel den Urin möglichst hautfern speichern und eine rückläufige Befeuchtung der Haut durch das aufsaugende Material vermindern. Dazu werden rückflußhemmende Vliesschichten und/oder chemische Zusätze (Materialien, die Flüssigkeit in gelartige Masse verändern) angeboten. Zusätzlich kann eine Geruchsminderung erreicht werden. Eine gute Übersicht der Inkontinenzhilfen bietet der Hilfsmittelkatalog der gesetzlichen Krankenversicherung mit Qualitätsstandards und Beschreibungen. Wichtig bei der Inkontinenzversorgung ist eine sorgfältige Hautpflege; das alkalische Hautmilieu bei Inkontinenz soll nicht noch zusätzlich durch reichliche Seifenverwendung gefördert werden. Eher sind die im GKH üblichen Waschemulsionen, z.B. Rosmarin- und Lavendelwaschemulsion, angebracht.

3.6.1.3 Pflegeleitlinie zur Kondomurinalversorgung

PETER TACKENBERG, HOLGER RUPPRECHT

Problem

Unwillkürlicher Harnabgang.

Ziel

1. Kontinente Versorgung ohne Katheterismus.
2. Der Patient erlangt Selbstsicherheit und Selbständigkeit im Umgang mit dem Inkontinenzproblem.

Indikationen

- Häufiger Spontanurin (Pollakisurie).
- Triggern: Ausbilden einer Reflexblase durch rhythmisches suprapubisches Klopfen. Die Indikation besteht bei einem Querschnittsyndrom oberhalb Th12 (Blasenzentrum). Wird heute nicht mehr unbedingt empfohlen, da eine Refluxgefahr in die Niere durch den starken Druckaufbau in der Blase besteht.
- Nach Schlitzung (Blasenmuskeldurchtrennung) und Stentimplantation (Einsetzung eines Titanröhrchens in die Harnröhre zur Offenhaltung des Blasenmuskels). Diese Eingriffe erfolgen dann, wenn durch intermittierenden Katheterismus keine Kontinenz erreicht wird oder abzusehen ist, daß der Patient den Katheterismus nicht selbständig durchführen kann. Eine weitere Indikation für diese vorbereitenden Eingriffe besteht, wenn der Patient sehr viel Zeit für die Blasenentleerung aufbringen müßte.
- Harnwegsinfekt bei Querschnittgelähmten.
- Zur Sicherheit bei längeren Katheterismusintervallen, wie z.B. bei sportlichen Aktivitäten bzw. Kraftanstrengungen mit Gefahr des unwillkürlichen Harnabgangs.

Kontraindikationen

1. Hautschäden (z.B. Ulzerationen),
2. Mykosen,
3. Harnverhalt, Restharnprobleme mit indiziertem Katheterismus.

Vorbereitungen

Material

- Utensilien zur Durchführung der Intimpflege (Einmalwaschlappen, Handtuch, Intimwaschschüssel, Einmalhandschuhe, Seife, Bettdecke).
- Kondommaßband, Kondomurinal der entsprechenden Größe.
- Dermagard Hautschutzfilm.
- Hautkleber oder Doppelklebestreifen.
- 1 ES-Kompresse 10 × 10 cm mit eingeschnittenem Loch.
- 1 Schere mit abgerundeter Spitze.
- 1 Beinbeutel mit Befestigungsstreifen/-gurt.
- Ggf. Einmalrasierer.

Patient

- Information des Patienten über die geplante Maßnahme,
- Patient bequem in Rückenlage lagern,
- Oberkörper erhöht, so daß der Vorgang verfolgt werden kann.

Umfeld

- Intimsphäre des Patienten wahren, ggf. Mitpatienten aus dem Zimmer bitten.
- Ablagefläche bereitstellen.
- Abfalleimer mit Ersatzbeutel bereitstellen.

Mitarbeiter

- Sauberer Schutzkittel/-schürze über Dienstkleidung,
- Hände waschen.

Maßnahme

- Materialien auf der Ablagefläche bereitstellen.
- Altes Kondomurinal vorsichtig abrollen (24 Stunden nie überschreiten!).
- Intimpflege durchführen, Haut sorgfältig abtrocknen.
- Ggf. bei Erstanwendung mit Maßband an der Peniswurzel Maß nehmen, um die korrekte Kondomurinalgröße zu ermitteln (am nichterigierten Penis messen).
- Ggf. Behaarung am Penis und im Bereich der Peniswurzel mit Einmalrasierer entfernen.

Klebevorgang (Abb. 3.14a–g)

- Lochkompresse über den Penis streifen, damit die Schambehaarung nicht verkleben kann (Abb. 3.14a).
- Das Kondomurinal 5–7 cm abrollen (vor der Eichel soll sich eine freie Distanz als Reservoir oder „Windkesselfunktion" ergeben), dann über die Eichel rollen und im unteren Penisdrittel (Glansfurche) festhalten (Abb. 13.b).
- Mit der anderen Hand Dermagard Hautschutzfilm auftragen.
- Hautkleber ringförmig auftragen (Abb. 3.14c).
- Mit dem Finger oder der Tubenspitze verstreichen (2–3 cm Breite genügen), so daß ein einheitlicher Klebefilm entsteht (Abb. 3.14d), Kleber nicht antrocknen lassen. Bei Verwendung von Doppelklebestreifen zunächst die Schutzfolie entfernen, den Klebestreifen locker spiralförmig überlappend um den Penis kleben, dann die zweite Schutzfolie entfernen.
- Mit der einen Hand das Kondom über den Klebefilm abrollen, mit der anderen Hand den Penis etwas strecken (Abb. 3.14e).
- Das Kondom sorgfältig andrücken, durch die Handwärme erhöht sich die Klebequalität, nach 2 Minuten auf Undichtigkeit kontrollieren.
- Der Gummiring hinter der Klebestelle kann je nach Erfordernis eingeschnitten werden (Abb. 3.14f). Achtung, Dekubitusgefahr!
- ES-Kompresse entfernen.
- Dem Patienten ggf. in die Unterhose helfen.

- Das Kondomurinal durch ein Hosenbein oder den Unterhosenschlitz führen.
- Den (unsterilen) Beinbeutel anschließen und befestigen, ggf. den Schlauch vorher anpassen (kürzen, Abb. 3.14g).
- Ablaßventil auf Geschlossenheit kontrollieren.
- Dem Patienten ggf. beim Ankleiden helfen.

Nachbereitung

Umfeld

- Patientenzimmer und Nachtschrank aufräumen, Müllbeutel wechseln,
- alten Urinbeutel entleeren und entsorgen.

Organisatorische Absprachen

Häufigkeit

- 1mal täglich morgens im Rahmen der Grundpflege und bei Bedarf,
- Bein- und Bettbeutel täglich wechseln.

Qualifikation

- Bei Erstanwendung 1 examiniert Pflegender,
- sonst auch ein nicht examiniert Pflegender mit Erfahrung im Umgang mit Kondomurinalen und gut unterwiesener Hautbeobachtung.

Dokumentation

- Erfolgte Maßnahme im Dokumentationssystem vermerken.
- Hautbeobachtung im Pflegebericht vermerken.
- Bei Problemen Pflegeplanung anlegen und täglich aktualisieren.

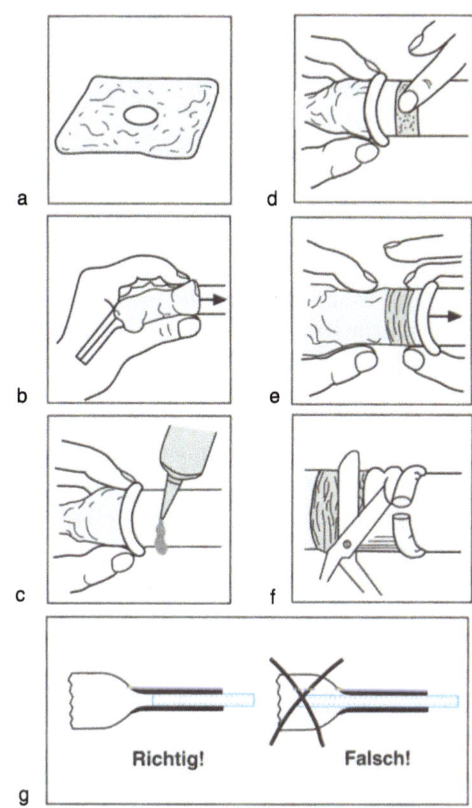

Abb. 3.14a–g. Klebevorgang beim Anbringen eines Kondomurinals

Fehlerquellen und Probleme

- Hautläsionen durch falsches Abrollen beim Entfernen.
- Hautläsionen durch zu kleines Kondom.
- Hautschäden bei verdeckten Mykosen.
- Hautschäden durch Lösungsmittel und Kleber.
- Ablösen des Kondoms durch unterschiedliche Ursachen (Haut fett und feucht u.a.).

3.6.1.4 Nosokomiale Harnwegsinfektion – ein Patientenschicksal?

Franz Sitzmann

Pro Tag Verweildauer steigt das Risiko eines Harnweginfektes (HWI) bei liegendem transurethralen Dauerkatheter um 5–10% (Kappstein 1997), d. h. nach etwa 15 Tagen beträgt die Wahrscheinlichkeit 100%. Die suprapubische Katheterisierung ist dagegen eine Möglichkeit, das Risiko einer nosokomialen Harnwegsinfektion herabzusetzen (s. Tabelle 3.16). Daß diese Methode dennoch gegenüber der transurethralen Katheterisierung noch so selten ist, liegt daran, daß die transurethrale Katheterisierung an die Pflegenden delegiert werden kann.

3.6.1.5 Wichtigste Risikofaktoren für eine katheterbedingte Harnwegsinfektion

Franz Sitzmann

Grundleiden des Patienten

Patienten mit nosokomialen Infektionen sind oft multimorbid, somit spielt auch die Schwere ihrer Grundkrankheit, z.B. des Diabetes mellitus, eine wesentliche Rolle.

Liegedauer des Katheters

Beim Einmalkatheterismus ist eine Infektion in etwa 1–5% der Fälle zu befürchten, bei Patienten mit einem transurethralen Dauerkatheter beobachtet man bei mehr als 95% der Patienten Infektionen.

Tabelle 3.16. Transurethraler und suprapubischer Katheterismus

	Transurethrale Katheterdrainage	Suprapubische Katheterdrainage
Vorteile	- Von geübten Pflegenden durchführbar - Kein abdominales Verletzungsrisiko	- Weniger Harnwegsinfektionen - Punktionskanal ist leichter keimarm zu halten - Keine Schleimhautirritationen - Keine Läsion der Harnröhre - Spätfolgen selten, d.h. keine postinstrumentelle Urethritis, Prostatitis, Epididymitis - Einfachere Handhabung für den Patienten, bessere Akzeptanz - Spontanmiktion sowie Restharnbestimmung möglich
Nachteile	- Schwierige Positionierung bei Harnröhrenerkrankungen (Striktur, Prostataadenom) - Mukopurulente Schleimstraße (Periurethra - Meatus - distale Urethra-Harnblase) - Stark erhöhtes Harnwegsinfektionsrisiko - Häufige Spätfolgen (Harnröhrenstrikturen)	- Intraperitoneale Verletzungsgefahr - Verstopfungsgefahr - Retrovesikale Gefäßverletzung

Geschlecht des Patienten

Die höhere Infektrate bei Frauen wird mit der unterschiedlichen Länge der Harnröhre begründet.

Alter des Patienten

Menschen über 65 Jahre haben die höchsten Infektionsraten.

Kathetermaterial

Für Langzeitdrainage empfiehlt sich Silikon (Minimierung der Inkrustation, höhere Durchflußrate bei gleichem Querschnitt), wenn nicht sofort ein suprapubischer Katheter (SPK) gelegt wird.

Qualität des Katheterisierens

Alte Erfahrungen aus Querschnittszentren mit einem zentralisierten Katheterismus (Funktionspflege eines Pflegenden, der nur das Katheterisieren durchführte) zeigen die geringsten Infektraten. Es kommt also auf Übung und die „leichte Hand“ an.

Diskonnektionen

Da Diskonnektionen das Risiko einer Harnwegsinfektion erheblich steigern, sollten geschlossene Drainagesysteme benutzt werden. Dies ist auch bei labordiagnostischen Entnahmen zu beachten.

Fehler bei der Intimpflege

Bedeutsam ist sicher das verwendete Material (Einmallappen, keimarme Kompressen), die Richtung der Reinigung (vom Harnröhreneingang weg) und der ästhetische Aspekt (Sauberkeitsgefühl für den Patienten).

Erhöhtes Serumkreatinin

Kreatininurie bei Hunger, Diabetes mellitus, Hyperthyreose, Fieber, Tumorkachexie.

3.6.1.6 Verhütung nosokomialer Harnwegsinfektionen

Franz Sitzmann

Hygienemaßnahmen bei der diagnostischen Uringewinnung

> **! Merke**
> Prinzipiell nur frischen Urin verwenden.

Die Uringewinnung erfolgt heute in der Regel:

- bei Männern durch den sog. Mittelstrahl-Urin,
- bei Frauen durch Mittelstrahlurin oder Katheterisierung,
- bei Kindern durch Einmalplastikklebebeutel.

Mittelstrahlurin

Beim Mann. Die Vorhaut wird zurückgestreift, mit Einmalwaschlappen die Eichel und Harnröhrenmündung gründlich gereinigt (kein Desinfektionsmittel verwenden: evtl. negative Verfälschung eines bakteriologischen Befundes). Auffangen von 10–50 ml Urin, jedoch nicht die erste Portion!

Bei einer kooperationsfähigen Frau. Gewinnung von Mittelstrahlurin nach dem Duschen, nach einer Genitalspülung oder mechanischen Reinigung des äußeren weiblichen Genitals mit Einmalwaschlappen (kein Desinfektionsmittel verwenden, s. oben). Zur Reinigung und Urinabgabe in entgegengesetzter Richtung mit gespreizten Beinen über die Toilette stellen. Immer von vorn nach hinten reinigen! Der Urin wird stehend entleert. Auffangen aus dem freien Urinstrahl durch die Patientin selbst. Cave: kontaminierte Schamhaare.

Bei einer immobilen Frau. Gewinnung von Mittelstrahlurin auf dem gynäkologischen Untersuchungsstuhl nach Duschen, Genitalspülung oder Reinigung (s. oben), auch auf der Bettpfanne mit pflegerischer Unterstützung. Bei Mißlingen: Katheterismus mit aseptischer Technik.

Beim Trocknen der Schleimhaut nicht reiben, sondern tupfen. Es besteht die Gefahr falsch positiver Erythrozytenbeimengungen durch Mikroblutungen.

Gewinnung von Mittelstrahlurin für eine Uricult-Untersuchung

Bei Durchführung einer Uricult-Untersuchung den Urin steril auffangen, Nährboden kurz eintauchen. Uricult-Gefäß nicht mit Urin aufgefüllt zum Labor geben! Nährböden nicht auf Station im Kühlschrank lagern, sie sind Klimaschrankpflichtig.

Da es aus Fertigungsgründen nicht möglich erscheint, ein Gel (Gleitmittel Endosgel oder Instillagel) ohne antimikrobiell wirksamen Konservierungsstoff- und Desinfektionsmittel-Zusatz herzustellen, achten Sie bitte bei einer diagnostischen Urinabnahme durch Einmal-Katheterismus darauf, daß die erste Urinprobe in einem eigenen Gefäß verworfen wird; erst die zweite Portion Urin ist in eine sterile Schale zu geben und damit der Nährboden zu beimpfen. Die Gefahr falsch negativer bakteriologischer Ergebnisse ist sonst gegeben.

Urinabnahme bei liegendem Katheter (transurethral oder suprapubisch)

- Nur an der Punktionsstelle des geschlossenen Drainagesystems nach vorheriger Desinfektion mit alkoholischem Desinfektionsmittel (z.B. softasept N), niemals aus dem Sammelbeutel,
- anschließend Urinentnahme mit Kanüle und Spritze.

Prophylaktische Maßnahmen zur Verhütung einer Harnwegsinfektion

Möglichen Ursachen einer nosokomialen Harnwegsinfektion sollen nachfolgend geeignete vorbeugende Maßnahmen gegenübergestellt werden.

1. Zu großzügige Indikation zum Katheterismus und Vernachlässigung anderer Harnableitungsmethoden

Maßnahme

Die Indikation ist streng zu stellen und die Lösung nach Möglichkeit durch gemeinsame Entscheidung zwischen Pflegenden und Arzt zu finden. Der intermittierenden Einmalkatheterisierung (s. 3.6.1.7) oder dem Legen einer suprapubischen Harnableitung (Cystofix) zur Umgehung des keimbelasteten Urogenitalbereiches ist der Vorzug zu geben gegenüber dem Risiko eines transurethralen Verweilkatheters.

Weitere Alternativen

- Windeln (können zur Bilanzierung gewogen werden).
- Klopfmassage der Blase in stündlichen Intervallen (Information bei Mitarbeitern der Neurologie und der Station für Rückenmarkverletzte).
- Urinkondom (beim Mann).
- Blasenpunktion (suprapubisch) zur Urindiagnostik.

- Suprapubische geschlossene Harnableitung.

2. Zu lange Verweildauer von transurethralen Verweilkathetern

Maßnahme

Katheter frühzeitig entfernen. Erster Wechsel von Katheter und geschlossenem Ableitungssystem nach 14–16 Tagen, weitere Wechsel nach 21–23 Tagen mit Ableitungssystem, wenn Katheter beim ersten Wechsel keine Ablagerungen zeigte (Gefahr von Obstruktion und Harnröhrenverletzung).

Dies sind Angaben, wie sie bei der Verwendung von Latex-Material gelten. Silikonbeschichtete Latexkatheter oder Silikon-Katheter zeigen geringere Anlagerungen von Bakterien, Proteinen und Kristallen; hier können die Wechselraten ausgeweitet werden. Unbedingt suprapubische Harnableitung bedenken.

3. Verletzung der Harnröhre durch unsachgemäßen Katheterismus

Maßnahmen

Standardisierung des Blasenkatheterismus nach folgendem Muster:

- Grundsätzlich Legen zu zweit.
- Hygienische Bedingungen: Reinigung der äußeren Genitalien einschließlich der Harnröhrenöffnung mit Einmalwaschlappen.
- Aseptische Bedingungen: Hygienische Händedesinfektion vor Öffnen des Kathetersets, Schutzkittel/Textilschürze, sterile Handschuhe (nicht unbedingt Latex, es eignen sich auch Copolymer-Handschuhe).
- Steriles Katheterset, gepackt in der Zentralsterilisation mit folgendem Inhalt:
  1 Nierenschale,
  1 Petri-Schale,
  2 anatomische Pinzetten,
  1 Kompresse (10 × 10 cm),
  6 Tupfer (groß),
  1 Schlitztuch,
  1 Einschlagtuch (A4-Format).
- Schleimhautantiseptikum: bei Verwendung von PVP-Jod unbedingt Einwirkzeit von 2 Minuten beachten, bei Verwendung eines jodfreien Antiseptikums, z.B. Octenisept, 1 Minute nach dem letzten Desinfektionsgang. Die Zeit zählt nach dem letzten Tupferstrich über das Ostium urethrae externum (äußere Harnröhrenöffnung).
- Instilla-Gel, enthält Lidocain, Endosgel ohne Lidocain, z.B. für Querschnittgelähmte (einzeln verpackt).
- Anpassung der Kathetergröße: So wie eine Urethritis durch zu wenig Gleitmittel entstehen kann, ist eine weitere Ursache der zu dicke Katheter: Übliche Durchmesser (gemessen in Charrière; 1 Charr. = $^{1}/_{3}$ mm):
  bei Kindern ab 10 Jahren zwischen Charr. 8–10,
  bei Frauen Charr. 12–14,
  bei Männern Charr. 14–18.

Größere Kaliber nur nach operativen Therapien (transurethrale Operationen). Es sollte die übliche Ballongröße 10 ml gewählt werden, größere Ballonfüllungen ebenso nach operativen Therapien (z.B. 30 ml).

- Spritze mit sterilem Aqua dest. , um den Ballon in der Blase aufzufüllen, kein NaCl 0,9% benutzen.
- Steriles geschlossenes Urindrainagesystem mit Rückflußventil (z.B. mono-flo).

Um ein Hin- und Herrutschen des Dauerkatheters in der Harnröhre zu vermeiden, ist dieser bei Schwerkranken oder unruhigen Patienten mit Heftpflaster am Oberschenkel zu befestigen.

Zur Durchführung einer Einmalkatheterisierung gelten dieselben Absprachen. Bei entsprechender Fähigkeit kann das Einmalkatheterisieren allein durchgeführt werden. Abweichungen von den Materialien und der Technik sind auf der Station für Rückenmarkverletzte verabredet (s. 3.6.1.7).

4. Mikrobielle Besiedlung der Harnröhre, Blase und weiter aufsteigende Harnwegsinfektionen

> **Merke**
> Harnwegsinfektionen bei transurethralem Blasenkatheter und geschlossenem Urinableitungssystem entstehen um so häufiger, je länger der Katheter liegt (Zunahme der Wahrscheinlichkeit um etwa 5–10% je Tag Verweildauer; Kappstein 1997).

Maßnahmen

- Dauerkatheter so kurz wie möglich.
- Vor Wechsel des Verweilkatheters Indikation neu bedenken.
- Kein Öffnen und Wechseln des geschlossenen Urindrainagesystems vom Verweilkatheter.
- Entnahme von Urinproben mittels steriler Spritze und Kanüle aus der dafür vorgesehenen Entnahmestelle nach vorheriger Wischdesinfektion (alkoholisches Desinfektionsmittel).
- Wechsel des Verweilkatheters (s. oben).

Katheterpflege beim transurethralen Katheter

Der Übergang des Verweilkatheters in den Meatus urethrae muß saubergehalten werden.
Bei der Frau durch

- regelmäßige Intimwäsche (s. unten),
- Genitalspülungen mit Calendulalösungen,
- bei Kontamination mit Stuhl Desinfektion mit sterilen Kompressen und Schleimhautantiseptikum (z.B. Octenisept, Einwirkzeit beachten).

Beim Mann durch

- regelmäßige Intimwäsche, d.h. 2mal täglich mit unsterilen Kompressen oder Einmalwaschlappen, separater Waschschüssel, Handschuhen (z.B. Vinyl) und einer Arbeitsweise, bei der das Wasser nicht kontaminiert wird.
- Verkrustungen am Übergang in den Meatus urethrae mit Wasser und Seife entfernen.

Weitere Maßnahmen bei Männern und Frauen

Bestandteil der korrekten Katheterpflege ist das sog. „Schleifchen" oder eine „Krawatte", deren Aufgabe es ist, Harnröhrensekret aufzufangen und somit eine Kontamination des Katheters, der Oberschenkel des Patienten und der Bettdecke zu verhindern. Dazu wird eine keimarme Kompresse trocken am Harnröhreneingang positioniert und 2mal täglich im Zusammenhang der Intimwäsche gewechselt.

Die Kompresse nicht mit Desinfektionsmittel benetzen, denn es stellt nach anfänglicher antimikrobieller Wirkung ein gutes Nährmedium für Keimkulturen dar; damit wird eine „Keimstraße" in die Harnröhre hinein gelegt.

Dabei ist eine regelmäßige Perinealhygiene, insbesondere nach dem Stuhlgang, wichtig, da der „Keimnachschub" von hier kommt. Die Strichrichtung ist immer in Richtung After.

- Sauber- und Trockenhaltung der Ablaßstelle des Urinbeutels. Sie soll in trockenem Zustand wieder in die Schutzhülle zurückgesteckt werden. Handschuhe (es genügt Polyethylen) und Vorbindeschürze zum Ablassen des Urins tragen.

- Verweilkatheter ist mit genügend Spielraum zu fixieren.
- Die Führung des Ableitungssystems nicht in Richtung Analbereich legen. (Kontaminationsgefahr!).
- Beachten, daß es nicht zum Rückstau von Urin (Durchhängen des Drainageschlauchs oder Abknicken) im Ableitungssystem kommt.
- Zur Vermeidung eines Rückflusses den Urinbeutel nicht über Blasenniveau anheben.

Katheterpflege beim suprapubischen Katheter

- Tägliche Palpation durch den intakten Verband.
- Verbandwechsel nach 72 Stunden, wenn Verband intakt; dabei Einstichstelle mit Octenisept oder alkoholischem Hautdesinfektionsmittel (z.B. softasept N) desinfizieren.
- Patienten, die das Bewegungsbad benutzen (z.B. Querschnittgelähmte), erhalten einen Folienverband, z.B. Tegaderm, in Sandwichtechnik, bei dem der Katheter zwischen 2 Folienverbänden plaziert wird.

Zusammenfassung: Verhütung von Harnwegsinfektionen

1. Strenge Indikationen für Katheterisierung: nicht als Arbeitserleichterung.
2. Desinfektion des Meatus urethrae bzw. Schleimhautdesinfektion.
3. Reichlicher Gebrauch von sterilem Gleitmittel (Lumenweitung plus läsionsreduzierende Maßnahme).
4. Katheterlegen ist als aseptischer Eingriff vorzunehmen, Standardisierung des Eingriffs.
5. Steriles, geschlossenes Urindrainagesystem verwenden.
6. Katheter fixieren.
7. Rückstau vermeiden.
8. Reduzierung der Verweildauer, Katheterwechsel erst nach 14–16 Tagen (mit Ableitungssystem).
9. Keine routinemäßigen Blasenspülungen mit Antibiotika.
10. Bei Entnahme von Urinproben stets steril arbeiten, niemals aus dem Katheterbeutel.
11. Korrekte Intimtoilette (mit Einmalmaterial) und Dauerkatheterpflege.

5. Weitere Anwendungen zur Prophylaxe einer Harnwegsinfektion

- Auflage einer Eukalyptusöl-Blasenkompresse (2%ig) tags und/oder nachts (s. Ölkompresse 5.5.28).
- Auf ausreichende Flüssigkeitszufuhr achten. Trinkmenge in Absprache mit dem Arzt.
- Spezielle Teegaben (z.B. Equisetumtee, Bärentraubenblättertee, Brennesseltee) zur Unterstützung der Ausscheidung, ebenfalls in Absprache mit dem Arzt (s. 3.5.3).
- Warmhalten des Intimbereiches (Schlüpfer/Unterhose, ggf. Wollhose tragen lassen).

3.6.1.7 Pflegeleitlinien zum intermittierenden Katheterismus (IC)

FRANZ SITZMANN

Die konservative Basistherapie bei neurogener Blasenfunktionsstörung z.B. des Querschnittgelähmten ist der intermittierende Katheterismus. Während ursprünglich in jedem Fall das aseptische Vorgehen zwingend war, gibt es inzwischen für den Selbstkatheterismus des Patienten den Katheterismus ohne sterilen Aufwand, den sog. „clean intermittent catherismus". Dies gilt für den ambulanten Bereich!

Es wirkt sich die häufigere Entleerung der Blase vorteilhafter aus als die aseptische Ausführung, und eine asymptomatische Bakteriurie durch die patienteneigene Flora spielt eine geringere Bedeutung. Auch für Patienten mit Reflexblase, bei denen sonst immer Inkontinenzhilfen zusätzlich erforderlich waren, ist der Selbstkatherismus eine große Erleichterung – besonders für die soziale und berufliche Rehabilitation.

Zur Dauertherapie dieser Patienten mit dem IC sind Kathetermaterialien entwickelt worden, die von der Verletzungssicherheit und Gleitfähigkeit, insbesondere beim Selbstkatheterismus, erhebliche Vorteile bringen. Grundsätzlich lassen sich zwei Systeme unterscheiden:

- PVP-(Polyvinylpyrrolidon-)beschichtete Einmalkatheter, denen man in der Klinik stets steriles Wasser oder NaCl 0,9% zugibt; das PVP bindet die Wassermoleküle und quillt auf. Innerhalb 30 Sekunden hat sich ein Film gebildet, der den Katheter gleitfähig macht.
- Hochwertige Katheter, bei denen vor dem Einsatz Gleitmittel in die Harnröhre gespritzt wird.

Die Praxis dieser beiden Katheterismusformen sollen nachfolgend beschrieben werden.

Intermittierender Einmalkatheterismus bei Frauen (Katheter PVP-beschichtet)

Ute Liebig, Holger Rupprecht

Vorbereitung

Material

- Urinbeutel,
- Einmalfrauenkatheter Conveen Charr. 12 oder 14,
- NaCl 0,9% Amp. 20 ml,
- Katheter Set grün,
- sauberer Schutzkittel,
- 1 unsterilen Handschuh (nicht unbedingt Latexmaterial, hier sind Copolymer-Handschuhe geeignet),
- 1 steriler Handschuh zum Spreizen der Labien (nur bei korpulenten Frauen und Spastik aus Latex, sonst Copolymer-Handschuhe),
- Einmalunterlage,
- Octenisept-Schleimhautantiseptikum,
- 1 nasser und 1 trockener Einmalwaschlappen.

Patientin

- Katheterzeiten planen und mit Patientin absprechen.
- Patientin in der Regel in Rückenlage lagern, Beine anwinkeln und Knie auseinander fallen lassen (mit Kissen stützen); bei starker Spastik mit Spreizklemme arbeiten.
- In Ausnahmefällen (starke Spastik) Katheterismus in Seitenlage durchführen.
- Einmalunterlage zwischen die Beine legen.
- Intimpflege.

Umfeld

- Evtl. Mitpatienten aus dem Zimmer bitten.
- Ablagefläche, z.B. Nachtschrank bereitstellen.
- Abfalleimer bereitstellen.
- Conveen-Katheter öffnen, Packung mit NaCl 0,9% füllen, 30 Sekunden waagerecht einwirken lassen.
- In Griffnähe mit Pflaster an der Ablagefläche fixieren.

Mitarbeiter

- Händedesinfektion,
- sauberer Schutzkittel über Dienstkleidung (vorne geschlossen!).

Durchführung

- Urinbeutel im Bett bereitlegen.
- Katheterset auf Ablagefläche richten und öffnen.
- Octenisept einfüllen.
- Handschuh unsteril anziehen.
- Handschuh für steril anziehen.
- Mit linker Hand Labien spreizen und hochziehen.
- 3mal Desinfektion mit 1 Pinzette und Tupfer (von innen nach außen).
- Mit einem weiteren Tupfer Harnröhrenöffnung desinfizieren, dabei Einwirkzeit von einer Minute unbedingt einhalten!
- Katheter mit zweiter Pinzette fassen und einführen.
- Beutel anschließen.
- Urin ablaufen lassen; nicht auf Blase drücken,
- Katheter 3 cm herausziehen und warten bis Blase vollständig entleert ist.
- Katheter dekonnektieren oder Schlauch abknicken (sonst Verletzungsgefahr beim Herausziehen durch entstandenen Unterdruck/Sogwirkung an der Schleimhaut).
- Katheter herausziehen und abwerfen.

Nachbereitung

Material
- Urinbeutel sichern und entsorgen.
- Einmalmaterial in Abfall.
- Katheterset entsorgen.

Patientin
- Intimbereich mit Einmalwaschlappen waschen und trocknen.
- Ggf. Anziehhilfe und andere Körperlage einnehmen.

Umfeld
- Patientenzimmer aufräumen, Müllbeutel wechseln.
- Für nächsten Katheterismus Material auffüllen.

Organisatorische Absprachen

Häufigkeit
Siehe bei ärztlicher Anordnung und Pflegeplan im Dokumentationssystem.

Qualifikation
Ein examinierter Pflegender mit Erfahrung im Katheterismus. Bei unruhigen Patienten oder sonstigen Problemen eine zweite Person als Hilfskraft; bei Problemen einen Arzt hinzuziehen.

Dokumentation

- Die durchgeführte Maßnahme muß nur dokumentiert werden, wenn sie abweichend vom Pflegeplan erfolgte.
- Restharnmenge in medizinischer Dokumentation vermerken.
- Krankenbeobachtungen im Bericht dokumentieren.
- Ggf. Pflegeplanänderung vornehmen.

Intermittierender Einmalkatheterismus bei Männern (Katheter PVP-beschichtet)

Enno Detert, Holger Rupprecht

Vorbereitung

Material
- Urinbeutel,
- Einmalkatheter Conveen 14 oder 16 Charr.,
- Katheter Set grün,
- 1 Amp. 20 ml NaCl 0,9%,
- sauberer Schutzkittel,
- 1 steriler Handschuh (nicht unbedingt Latex, hier ist auch der Copolymer-Handschuh geeignet), 1 unsteriler Handschuh,
- Einmalunterlage,
- Octenisept (Schleimhautantiseptikum),
- 1 nasser und 1 trockener Einmalwaschlappen.

Patient

- Katheterzeiten planen und mit Patienten absprechen.
- Patient in der Regel in Rückenlage flach lagern.
- Einmalunterlage zwischen die Beine legen.
- Intimpflege, lange Intimbehaarung um Peniswurzel stutzen.

Umfeld

- Evtl. Mitpatienten aus dem Zimmer bitten.
- Ablagefläche, z.B. Nachtschrank, und Abfalleimer bereitstellen.
- Conveen-Katheter richten: Auffüllen mit 20 ml NaCl 0,9%.
- 30 Sekunden in waagerechter Haltung einwirken lassen.
- Fixieren der gefüllten Katheterpackung in Griffnähe, z.B. mit Pflaster.

Mitarbeiter

- Händedesinfektion.
- Sauberer Schutzkittel über Dienstkleidung (vorne geschlossen!).
- Während des Katheterismus sprechen vermeiden!

Durchführung

- Urinbeutel im Bett bereitlegen.
- Katheterset auf Ablagefläche richten und öffnen.
- Octenisept einfüllen.
- 1 Handschuh unsteril anziehen.
- Handschuhe steril anziehen.
- Penis mit großer steriler Kompresse mit der linken Hand fassen, Eichel von der Harnröhrenöffnung aus 3mal hintereinander mit je einem Tupfer kreisförmig desinfizieren.
- Mit erster Pinzette und einem weiteren Tupfer die gespreizte Harnröhrenöffnung desinfizieren (Einwirkzeit 1 Minute unbedingt einhalten!).
- Katheter mit zweiter Pinzette fassen und einführen.
- Beutel anschließen.
- Urin ablaufen lassen: nicht auf Blase drücken.
- Katheter 10 cm herausziehen und warten, bis Blase vollständig entleert ist.
- Katheter dekonnektieren oder Schlauch abknicken (sonst Verletzungsgefahr beim Herausziehen durch entstandenen Unterdruck/Sogwirkung an der Schleimhaut).
- Katheter herausziehen und abwerfen.

Nachbereitung

Material

- Urinbeutel sichern und entsorgen.
- Einmalmaterial in Abfall.
- Katheterset entsorgen.

Patient

- Intimbereich mit Einmalwaschlappen waschen und trocknen.
- Ggf. Anziehhilfe und andere Körperlage einnehmen.

Umfeld

- Patientenzimmer aufräumen, Müllbeutel wechseln.
- Für nächsten Katheterismus Material auffüllen.

Organisatorische Absprachen

Häufigkeit

Siehe bei ärztlicher Anordnung und Pflegeplan im Dokumentationssystem.

Qualifikation

- 1 examinierter Pflegender mit Erfahrung im Katheterismus.
- Bei unruhigen Patienten oder sonstigen Problemen eine zweite Person als Hilfskraft.

- Bei Problemen einen Arzt hinzuziehen.

Dokumentation

- Die durchgeführte Maßnahme muß nur dokumentiert werden, wenn sie abweichend vom Pflegeplan erfolgte.
- Restharnmenge in medizinischer Dokumentation vermerken.
- Krankenbeobachtungen im Bericht dokumentieren.
- Ggf. Pflegeplanänderung vornehmen.

Intermittierender Einmalkatheterismus bei Männern (Katheter unbeschichtet)

ENNO DETERT, HOLGER RUPPRECHT

Vorbereitung

Material

- Urinbeutel,
- Einmalkatheter Nelaton, Charr. 14 oder 16, z.B. Medical-Service-Katheter,
- Katheter Set grün,
- sauberer Schutzkittel,
- 1 steriler Handschuh (nicht unbedingt Latex, hier ist auch der Copolymer-Handschuh geeignet), 1 unsteriler Handschuh,
- Einmalunterlage,
- Octenisept (Schleimhautantiseptikum),
- 1 nasser und 1 trockener Einmalwaschlappen,
- Endosgel-Gleitmittel, d.h. beim Querschnittgelähmten ohne Xylocain-Zusatz.

Patient

- Katheterzeiten planen und mit Patienten absprechen.
- Patient in der Regel in Rückenlage flach lagern.
- Einmalunterlage zwischen die Beine legen.
- Intimpflege, lange Schambehaarung um Peniswurzel stutzen.

Umfeld

- Evtl. Mitpatienten aus dem Zimmer bitten.
- Ablagefläche, z.B. Nachtschrank bereitstellen.
- Abfalleimer bereitstellen.
- Katheter richten.

Mitarbeiter

- Händedesinfektion,
- sauberer Schutzkittel über Dienstkleidung (vorne geschlossen).

Durchführung

- Urinbeutel im Bett bereitlegen.
- Katheterset auf Ablagefläche richten und öffnen.
- Octenisept einfüllen.
- Endosgel und Katheter auf Katheterset steril bereitlegen.
- Handschuhe steril anziehen.
- Penis mit großer steriler Kompresse mit der linken Hand fassen, Eichel von der Harnröhrenöffnung aus 3mal hintereinander mit je einem Tupfer kreisförmig desinfizieren.
- Mit einem weiteren Tupfer die gespreizte Harnröhrenöffnung desinfizieren (mit erster Pinzette und Tupfer; Einwirkzeit 1 Minute unbedingt einhalten!).
- Endosgel tief instillieren.

Weiterer Ablauf siehe oben (IC mit beschichtetem Katheter).

3.6.1.8 Pflegeleitlinie zur Hilfestellung beim Legen eines suprapubischen Katheters: Cystofix, Supraflex, Suprapubischer Ballonkatheter

André Giess, Enno Detert

Problem

Funktionsstörung der Harnblase, Harninkontinenz.

Ziel

- Blasenentleerung erfolgt zufriedenstellend und komplikationslos.
- Keine Sekundärkomplikationen sowie Spätschäden.

Prinzip des suprapubischen Katheters

Harnableitung durch die Bauchdecke.

Vorbereitung

Material
- Hautantiseptikum, z.B. Braunol 2000,
- Verbandwechsel-Set,
- Fixomull-Klebevlies,
- steriler Urinbeutel (geschlossenes Urinableitungs-System),
- Einmalspritze mit 10 ml sterilem aqua dest. zur Ballonblockung, beachte die Mengenangabe in der Beschreibung des Katheters!
- Einmalrasierer,
- sterile Handschuhe (Latex),
- Schutzvorlage,
- steriles grünes Lochtuch.

Umfeld
- Fenster schließen, Fernsehen/Radio abstellen.
- Saubere Ablagefläche bereitstellen.

Patient
- Harnblase des Patienten muß zur Punktion mit ca 400 ml aufgefüllt sein durch orale Flüssigkeitsaufnahme, Infusionsgabe oder transurethrales Instillieren.
- Rasur vom Nabel bis Schambein.
- Kontrolle der Blutgerinnung 24 Stunden vorher.

Durchführung

- Patienten in Rückenlage bringen (evtl. Hilfsperson).
- VW-Set öffnen.
- Antiseptikum in Petrischale geben.
- Urinbeutel bereitlegen.
- Spritze mit sterilem aqua dest. bereitlegen.
- Katheter bereitlegen.
- Steriles Lochtuch bereitlegen.
- Desinfektion der suprapubischen Einstichstelle (Einwirkzeit von 2 Minuten bei PVP-Jod, 1 Minute bei alkoholischem Antiseptikum).
- Punktion durch den Arzt, der vorher eine hygienische Händedesinfektion durchgeführt hat.
- Kontrolle des Harnabflusses.
- Blocken des Katheters bei korrekter Lage oder Hautnaht zur Fixierung des Katheters.
- Beutel an den Katheter anschliessen.
- Keine Braunovidonsalbe auf Einstichstelle, da dies aus hygienischer Sicht schädlich ist. Zunächst wirkt das antiseptische Material mikrobizid, nach einiger Zeit stellt es aber einen guten Nährboden dar!
- Je 2 Tupfer unter und über den Katheter legen.
- Abkleben mit Fixomull.
- SPK fixieren.

Nachbereitung

- Restmüll getrennt entsorgen, d.h. aber nicht im Zimmer in den Abfallkorb werfen!
- Instrumente im Entsorgungscontainer zur Aufbereitung und Sterilisation.
- Patienten lagern.
- Ggf. Fenster öffnen.
- Krankenbeobachtung (Unwohlsein, Bauchschmerzen, Urinfarbe).

Dokumentation

- Datum des Legens,
- Katheterwechsel in 4 Wochen,
- Charrièrezahl und Blockungsmenge,
- Verbandwechsel in Pflegeplan eintragen,
- bei Besonderheiten Info in Pflegebericht.

3.6.1.9 Pflegeleitlinie Verbandwechsel suprapubischer Katheter: Cystofix, Supraflex

Ute Liebig, Martin Risse

Problem

Ständige Einstichstelle in die Harnblase durch Katheter

Ziel

- Vermeidung von Infektionen der Einstichstelle,
- sichere Fixierung des Katheters.

Vorbereitung

Material

- Hautantiseptika: Octenisept, softasept N, Braunol 2000,
- sterile Tupfer 5 × 5 cm,
- sterile Pinzette,
- Fixomull-Klebevlies,
- Braunovidonsalbe nur bei entzündeten Einstichstellen,
- unsterile Handschuhe, z.B. aus Polyethylen.

Umfeld

- Fenster schliessen, Fernsehen/Radio abstellen.
- Im Sommer Ventilator ausstellen.
- Ablagefläche bereitstellen.

Durchführung

- Patienten in Rückenlage bringen (evtl. Hilfsperson).
- Händedesinfektion.
- Alten Verband mit unsterilem Handschuh entfernen.
- Händedesinfektion,
- Wundinspektion.

Vorgehen bei nicht infizierter Einstichstelle

- 3mal 2 Tupfer aufreissen und zurecht legen.
- Klebevlies zurechtschneiden.
- Pinzette aufpeelen und zurechtlegen.
- Evtl. Hautnaht zur Befestigung des Katheters begutachten und desinfizieren.
- Hautantiseptikum auf Tupfer geben und Einstichstelle desinfizieren.
- Evtl. Krusten entfernen.
- Einen Tupfer unter den Katheter schieben.
- Einen Tupfer über den Katheter legen.
- Mit Klebevlies abkleben.
- SPK fixieren.

Vorgehen bei infizierter Einstichstelle

Zunächst alles wie oben beschrieben, außer:

- nach Desinfektion Braunovidonsalbe auf die infizierte Stelle geben.

- Bei stärkerer Sekretion 2 Tupfer unter und auf den Katheter geben.
- Abkleben mit Fixomull.
- Verband mit Datum versehen.

Nachbereitung

- Restmüll getrennt entsorgen.
- Pinzette im Entsorgungscontainer zur Aufbereitung und Sterilisation.
- Patienten wieder lagern.
- Ggf. Fenster öffnen.

Organisatorische Absprachen

Häufigkeit
- Nach dem Legen von SPK oder SFK ist der Verbandwechsel frühestens nach 3 Tagen durchzuführen, außer der Verband ist feucht und schmutzig geworden.
- Wenn keine Entzündungszeichen auftreten, kann danach der Verbandwechsel weiter 3tägig durchgeführt werden, wenn der Verband intakt ist. Dabei die Einstichstelle mit Octenisept oder alkoholischem Hautantiseptikum (z.B. softasept N) desinfizieren.
- Patienten, die das Bewegungsbad benutzen, erhalten einen Folienverband, z.B. Tegaderm in Sandwichtechnik, bei dem der Katheter zwischen 2 Folienverbänden plaziert wird. Bis zum nächsten Wechsel kann dann dieser Folienverband belassen werden.
- Bei Infektion täglicher Verbandwechsel, in Ausnahmefällen auch 2mal täglich.

Dokumentation

- Unter Pflegemaßnahmen: „VW SPK nach Standard",
- bei Besonderheiten genaue Beschreibung im Pflegeplan

3.6.2 Stuhl ausscheiden

3.6.2.1 Ausscheidungsstörungen (Obstipation)

Franziska Schmidt

> **Merke**
> Bei Obstipation dürfen keine Anwendungen oder Diätveränderungen ohne Rücksprache mit dem Arzt gemacht werden. Zunächst muß in jedem Fall die Ursache abgeklärt werden.

Klärung der Ursache

1. Mechanisches Passagehindernis
- Darmeigene Tumoren.
- Darmkomprimierende Prozesse.
- Entzündliche Prozesse.
- Entzündliche Stenosen.
- Narbige Schrumpfungen.
- Adhäsionen.

2. Hypomobile Obstipation
- Endokrin (Hypothyreose, Phäochromozytom, Glukagon),
- metabolisch (Hypokaliämie, Hyperkalzämie, Nierenversagen, Diabetes mellitus),
- primäre Pseudoobstruktion durch Gasverhalt in der rechten Kolonflexur,
- Medikamente (Kalziumantagonisten, Tranquilantien, Anticholinergika, Catapressan, Muskelrelaxantien),
- Exsikkose.

3. Hypermobile Obstipation
- Neurologische Schädigungen (Hirn- und Rückenmarksläsion),
- Opiatgebrauch,
- reflektorisch bei schmerzhaften Läsionen im Anorektalbereich.

4. Muskelbedingte Obstipation

- Störung der Bauchpresse und/oder
- Störung der Beckenmuskulatur.

Erhebung des normalen Stuhlverhaltens des Patienten

1. Wie oft? Wann am Tage?
2. Mit welchen Hilfsmitteln? Schmerzen oder Schwierigkeiten?
3. Medikamentengebrauch?
4. Ernährungsverhalten? Trinkmenge?
5. Bewegung?

Erstellung eines Plans

Dies sollte stets in Absprache mit dem ärztlichen Mitarbeiter, den Pflegenden und dem Patienten geschehen. Ein Plankonzept der Abteilung für Rückenmarksverletzte kann exemplarisch für die Bedürfnisse dieser speziellen Patientengruppe stehen (s. Anhang B4).

Innere Anwendungen

1. Trinkmenge erhöhen.
2. Frühzeitige enterale Ernährung per Sonde oder PEG, insbesondere auch bei beatmeten Patienten, Tumorpatienten, Bewußtseinsgestörten (wenn keine Aspirationsgefahr besteht). Die enterale Ernährung stimuliert zusätzlich das Immunsystem und schützt vor Infektionen.
3. Sondenkost der Darmfunktion anpassen, Applikationsgeschwindigkeit beachten. Es ist auch biol.-dyn. Sondenkost (Maltison) in der Küche vorrätig (Essenskarte).
4. Diät:
   Ballaststoffreiche Kost, wenn verträglich (Rohkost, Schwarzbrot, hauseigenes „Verdauungsmüsli").
   Trockenobst (abends einweichen, morgens auf nüchternen Magen essen lassen, ausreichend trinken).
   Leinsamen eingeweicht (3mal täglich je 1 Eßlöffel zu den Mahlzeiten, möglichst nicht geschrotet, ausreichend trinken), Sauermilchprodukte.
   Sauerkrautsaft, Pampelmusensaft, auf nüchternen Magen.
5. Tee: Zubereitung s. „Teeliste" (3.5.3, Tabelle 3.11).
   Brennesseltee (2mal täglich 1 Tasse auf nüchternen Magen).
   Schafgarbentee (täglich 1 Tasse auf nüchternen Magen, mit verdauungsunterstützender Wirkung).
   Wermuth.
   - Als Adjuvantien, also Mittel, die andere Heilmittel unterstützen:

   Anis, Kümmel, Fenchel bei Blähungsbeschwerden.
   Pfefferminzblätter zum Gallefluß.
6. Laxanzien: grundsätzlich nie zur Dauerbehandlung.
   Gleitmittel (Paraffinöl).
   Quellmittel (Leinsamen, Zellulose, Sorbit, Laktulose).
   Salinische Mittel (Natrium- und Magnesiumsulfat = Bitter- und Glaubersalz).
   Stimulantien (Rhabarber, Sennes, Bisacocyl).
   Sonstiges: Glycilax, CO_2-Supp/Lecicarbon.
7. Propulsiva: Beschleunigung der Entleerung des Magens und Dünndarms; diese Medikamente nie bei mechanischer Obstruktion! Metoclopramid, Cisaprid, Cerelutid, Neostigmin.
8. Darmanregung durch Sympathikolyse über Periduralkatheter, vorwiegend postoperativ mit regelmäßigen Gaben von Bupivacain 0,25%.
9. Klistiere
   Mikroklist.
   Klistier ohne Darmrohr.
   Klistier mit Darmrohr.
10. Einläufe (s. 3.6.2.2)
   Einfacher Reinigungseinlauf mit Kamillentee.
   Einlauf mit Kamille/Schafgarbe oder Schachtelhalmtee.

Einlauf mit Kochsalz
(1 Teelöffel auf 1 l Wasser).
Schwenkeinlauf.
Apfelkraut/Milcheinlauf.
Kotsteineinlauf.
Tabakeinlauf.

11. Äußere Anwendungen
Senfmehlfußbad; regt den Stoffwechsel an (5.3.10).
Baucheinreibung mit großem Ausstrich (5.4.1).

3.6.2.2 Therapeutische Einläufe und Klistiere

Franziska Schmidt*

Vorbereitung und Durchführung

1. Die Indikation für Einlauf oder Klistier muß ärztlich geklärt sein. Kontraindikationen, insbesondere tiefsitzende Anastomosen oder Stenosen sowie Querschnittlähmung, müssen beachtet werden.
2. Die Wahl der Substanz wurde mit dem Arzt abgesprochen.
3. Der Patient ist über Sinn und Ablauf der Maßnahme informiert und ist einverstanden.
4. Die Durchführung geschieht im Bad oder mit Wandschirm im Zimmer.
5. Während des Klistiers oder Einlaufs wird der Patient idealerweise auf die linke Seite gelagert. Die Wirkung wird bei beweglichen Patienten durch das langsame Drehen auf die rechte Seite verstärkt.
Wenn der Einlauf möglichst hoch einlaufen soll, kann der Patient in Kopftieflagerung auf die linke Seite gebracht werden. Diese Position ist evtl. auch dann möglich, wenn der Patient die Flüssigkeit nicht gut halten kann. Der Patient soll die Flüssigkeit nicht länger als 10 Minuten halten. Danach kann der Patient auf dem Topfstuhl mit Eimer oder auf der vorbereiteten Toilette abführen.
6. Während des gesamten Ablaufs ist der Patient gut zu beobachten auf Schmerzäußerungen, ruhiges tiefes Durchatmen sowie beim Abführen auf Kreislaufstabilität. Das bedeutet, daß der Patient ggf. nicht allein gelassen werden darf.
7. Die wesentlichen Beobachtungen werden in das Dokumentationssystem eingetragen.

Materialien

- Unsteriler Sekretbeutel (ohne Rückschlagventil),
- Darmrohr in angemessener Größe,
- Vaseline,
- unsterile Plastik-Klemme,
- Einmalhandschuhe (nicht unbedingt Latex, sondern z.B. Vinyl),
- Zellstoff,
- ausreichender Bettschutz als Einmalunterlage,
- Abwurfmöglichkeit am Bett,
- Steckbecken für Bettlägerige,
- Topfstuhl mit Eimer (Steckbecken ist zu flach).

Nur bei besonderer Indikation:

- Infusionsständer.
- Blockbares Darmrohr (erhältlich über Zentrallager oder Röntgen-Abteilung), auf gar keinen Fall dürfen blockbare Dauerkatheter als Darmrohr verwendet werden, weil diese durch Härte und Druckverteilung der Blockung zu schweren Nekrosen führen können.
- Kein Irrigator: Statt des Irrigators wird grundsätzlich ein Sekretbeutel mit der Einlauf- oder Klistierflüssigkeit gefüllt und nach Gebrauch verworfen. Die Füllung erfolgt nach dem Heber-Prinzip: Beutel mit etwas Luft füllen, Luft entlee-

* Die Bearbeitung für die 1. und 2. Auflage übernahm Frau Dörthe Krause-Kümmell †.

ren, nachdem Beutelschlauch in Einlaufflüssigkeit getaucht wurde; diese füllt dann problemlos und sauber den Beutel.

Nachbereitung

- Intimpflege ermöglichen oder durchführen.
- Steckbecken wechseln.
- Abwurf leeren. Zimmer lüften.
- Bei Bauchkrämpfen evtl. warmen Leibwickel (5.5.20) anlegen.

1. Reinigungseinlauf

Wenn nicht etwas anders verordnet wurde, handelt es sich stets um einen Kamillentee-Einlauf.

Zubereitung

Siehe Teeliste (Tabelle 3.11) (in Trinkstärke). Glycerin ist nur für Klistiere anzuwenden! Dieser Einlauf kann auch als Schwenkeinlauf verabreicht werden.

Material

Siehe „Allgemeine Einleitung" zu 3.6.2.2.

1–1,5 l warmer Kamillentee im Sekretbeutel.

Nachbereitung

Siehe „Allgemeine Einleitung" zu 3.6.2.2.

2. Kamillen-Schafgarbentee- oder Schachtelhalmtee-Einlauf

Anwendungsgebiete

- Normalisierung der Darmflora (Zytostatika- oder Antibiotikatherapie).
- Stuhlverhalten bei Tumorpatienten und Leberbeteiligung (Metastasen, Stauungen).
- Stuhlverhalten bei Patienten mit hohem Fieber.

In Absprache mit dem Arzt kann der Einlauf kühl, d.h. 3–4 °C kühler als die Körpertemperatur gemacht werden. Verhältnis Tee/Wasser 1 : 1. Auch als Schwenkeinlauf möglich.

Schwenkeinläufe sind mit Sekretbeutel genauso möglich wie mit Irrigator. Beutel über Patientenniveau heben, ggf. etwas drücken, dann am Boden auf sauberer Unterlage ablegen oder nur unter Patientenniveau halten und Rückfluß abwarten. Nach Anordnung und Indikation mehrfach wiederholen.

Material

Siehe „Allgemeine Einleitung" zu 3.6.2.2.

1–1,5 l warmer Tee (s. Teeliste – Tabelle 3.11, in Trinkstärke) im Sekretbeutel.

Durchführung

Wenn der Einlauf möglichst hoch einlaufen soll, nimmt der Patient die Kopftieflagerung ein. Diese Position ist evtl. auch dann möglich, wenn er die Flüssigkeit nicht gut halten kann. Der Patient soll die Flüssigkeit nicht länger als 10 Minuten einbehalten. Danach soll er auf dem Topfstuhl mit Eimer oder auf der vorbereiteten Toilette abführen.

Nachbereitung

Siehe „Allgemeine Einleitung" zu 3.6.2.2.

3. Apfelkraut/Milcheinlauf

Anwendungsgebiet

Starke chronische Obstipation. Keine routinemäßige oder häufig wiederholte Anwendung.

Material

- 250 g Apfelkraut,
- 250 ml Rohmilch (auf Essenskarte aus der Diätküche),
- siehe „Allgemeine Einleitung" zu 3.6.2.2.

Durchführung

Apfelkraut und Rohmilch werden am Herd unter ständigem Rühren bei niedrigster Stufe auf 40 °C erwärmt. Die Mischung in den Sekretbeutel einfüllen. Applikation mit Darmrohr. Mischung etwa 10 Minuten einbehalten. Schwenken ist in der Regel nicht erforderlich. Anschließend abführen. Wenn der Patient aufstehen kann, soll er im Zimmer auf und abgehen, um die Wirkung zu verstärken. Treten nach dem Abführen Bauchkrämpfe auf, sollte ein warmer Wickel verabreicht werden.

Nachbereitung

Siehe „Allgemeine Einleitung" zu 3.6.2.2.

4. Kotstein-Einlauf

Anwendungsgebiete

Skybala, Koprolith; besonders häufig bei geriatrischen Patienten.

Material

- 200 ml dünnflüssiger Haferschleim aus Schmelzflocken (ggf. durch ein Sieb geben),
- 200 ml Olivenöl (Apotheke),
- 100 g Traubenzucker,
- Beutelapplikationssystem für Sondenkost,
- Darmrohr, ggf. blockbar,
- Infusionsständer,
- Plastik-Klemme.

Durchführung

Die Ingredienzien im Kochtopf unter Rühren erwärmen, aber nicht kochen. Die Mischung muß fließfähig sein. Nach Abkühlung auf Körpertemperatur in Sondenkostbeutel füllen. Darmrohr, gut eingefettet, soweit wie möglich einführen, ggf. vorher Kotstein aus der Ampulle manuell entfernen. Oft kann das Darmrohr während des Einlaufs weiter eingeführt werden. Patienten bequem lagern. Flüssigkeit über 1–2 Stunden einlaufen lassen. Kontrolle über Tropfkammer oder per Ernährungspumpe. Darmrohr häufiger kontrollieren. Je länger die Einwirkzeit, desto problemloser kann abgeführt werden.

5. Tabak-Einlauf

Anwendungsgebiet

Chronische Obstipation, z.B. auch durch perioperative Nikotinkarenz.

Material

- Tee oder warmes Wasser 500 ml,
- Rauch einer Zigarette,
- Absaugkatheter oder Endlos-O_2-Schlauch.

Durchführung

Einlaufflüssigkeit im Litermaß abmessen, Rauch einer Zigarette mittels Absaugkatheter oder Schlauch in die Einlaufflüssigkeit blasen. Flüssigkeit in Sekretbeutel füllen und sofort mit Darmrohr applizieren.

6. Knoblauch – Klistier (auch als Wurmkur)

Material

- 1 Tasse Milch,
- 1 Tasse Wasser,
- 2–3 Knoblauchzehen,
- 1 kleiner Kochtopf,
- 1 große Plastikspritze,
- Darmrohr.

Durchführung

1 Tasse Milch und 1 Tasse Wasser mit 2–3 gepreßten Knoblauchzehen in den Topf geben und 5 Minuten kochen lassen. Danach abgießen und körperwarm mit der großen Plastikspritze durch das Darmrohr langsam einspritzen. Die Flüssigkeit kann so lange wie möglich gehalten werden.

Nachbereitung

Siehe „Allgemeine Einleitung" zu 3.6.2.2.

7. Wermuth-Öl-Klistier (auch als Wurmkur)

Material

- 1 Tasse Wermuth-Tee (Zubereitung: s. Teeliste, Tabelle 3.11, in Trinkstärke),
- 20 ml Olivenöl,
- 1 Plastikspritze (100 ml),
- Darmrohr.

Durchführung

Wermuth-Tee und Olivenöl mischen und körperwarm mit der großen Plastikspritze durch das Darmrohr langsam einspritzen.

Die Flüssigkeit kann so lange wie möglich gehalten werden.

Nachbereitung

Siehe „Allgemeine Einleitung" zu 3.6.2.2.

8. Leinsamenschleim-Klistier

Material

- 3 EL Leinsamen,
- 300 ml Wasser,
- 1 kleiner Kochtopf,
- Sieb,
- Plastikspritze,
- Darmrohr.

Durchführung

Leinsamen und Wasser kalt ansetzen, sachte zum Kochen bringen und 15 Minuten köcheln lassen.

Schleim absieben und körperwarm mit der Plastikspritze durch das Darmrohr langsam einspritzen.

Nachbereitung

Siehe „Allgemeine Einleitung" zu 3.6.2.2.

3.6.2.3 Pflege von Patienten mit künstlichem Darmausgang (Stomapflege)

Gabi Baumgardt, Cornelia Rumselke

Jeder Pflegende, der Patienten mit einem Stoma betreut, muß in der Lage sein, die psychische und physische Problematik, die eine Stomaanlage für den Betroffenen und seine Angehörigen mit sich bringt, zu erkennen, aufzugreifen und mit dem Patienten individuell zu bearbeiten.

Pflegende müssen die Handhabung der Materialien sicher beherrschen, da sie nicht zuletzt auch als Anleiter arbeiten, um dem Betroffenen eine größtmögliche Selbständigkeit zu ermöglichen.

Am Ende des Aufenthaltes im GKH sollte der Kranke fähig sein, in der neuen Situation auch die Chance auf eine gute Lebensqualität zu sehen, auf der Basis der Selbstversorgung. Mitarbeiterinnen aus der Praxisanleitung des Ausbildungsinstitutes stehen beratend zur Verfügung, um Kollegen bei der Pflege von Patienten mit Stoma und im Umgang mit Stomaversorgungsmaterial zu helfen. Auf Wunsch können sie auch innerbetriebliche Fortbildungsmaßnahmen zu diesem Thema auf den Pflegegruppen durchführen.

Die Praxisanleiterinnen halten als Koordinatorinnen die Kontakte zu den umliegenden Stomafachhandlungen sowie zum Sanitätsfachhandel und können ansässige Stomatherapeuten benennen. Die Stomatherapeuten werden schon frühzeitig zur Klärung der weiterführenden ambulanten Patientenbetreuung in das Gemeinschaftskrankenhaus gebeten. Die Koordinatorinnen können weitere Versorgungssysteme anderer Firmen anfordern und bei Patienten einsetzen.

Stomaversorgungsartikel

Die folgenden Stomaversorgungsartikel erhalten Sie im Zentrallager auf besonderem Bestellzettel:

- Colostomie-Beutel mit integriertem Filter in den Größen 38, 45, 57 und 70 mm.
- Ileostomie-Beutel, weiß, in den Größen 38, 45 und 57 mm.
- Ileostomie-Beutel, transparent, in den Größen 45, 70 und 100 mm.
- Urostomie-Beutel, in den Größen 38, 45, 57 und 70 mm.
- Uroplus-Beutel, in den Größen 45 und 100 mm.
- Urostomie-Nachtbeutel.
- Basisplatten, „Duoflex“:
  38, 45, 57 und 70 mm in der Größe 10 × 10 cm,
  70 mm, in der Größe 12,5 × 12,5 cm,
  100 mm, in der Größe 15 × 15 cm.
- Basisplatten „System flexibel“:
  38 und 45 mm in der Größe 10 × 10 cm,
  57 und 70 mm in der Größe 12,5 × 12,5 cm.
- Platten mit Akkordeon-Rastring,
  70 mm in der Größe 10 × 10 cm,
  100 mm in der Größe 12,5 × 12,5 cm.
- Post-OP-Sets Colostomie, 100 mm:
- Einlageringe, 29 mm,
  Einlageringe, 32 mm,
  Einlageringe, 35 mm,
  Einlageringe, 38 mm,
  Einlageringe, 41 mm.
- Loop-Ostomie-Brücke, 65 mm.
- Stomahesive Paste, 60 g.
- Dermagard Hautschutzfilm, einzeln verpackt.
- Coloplast: Filtrodur-Filter.

Zur Dekubitus- und Wundversorgung

Varihesive-hydroaktiver Wundverband in den Größen 20 × 20 cm und 10 × 10 cm.

Pflegeziele

Die hier genannten Ziele sind innerhalb eines Pflegekonzeptes für eine umfassende pflegerische Betreuung zu sehen. In der Pflegeplanung sind sie individuell anzupassen. Der Patient soll:

- Eine komplikationsfreie Wundheilung haben.
- Lernen, seine Stomaanlage zu akzeptieren.
- In kleinen Lernschritten die Selbstversorgung seines Stomas übernehmen.
- Entscheiden, welche Bezugsperson in seine Stomaversorgung während des Aufenthaltes im GKH integriert werden soll.
- Bis zu seiner Entlassung hinreichende Kenntnis über die Stomaanlage und die damit verbundenen Lebensveränderungen erlangen.
- Über Ausscheidungsveränderungen, Ernährungsmöglichkeiten und mögliche Komplikationen Bescheid wissen.
- An der Vorbereitung der Entlassung aus dem GKH mitwirken.
- Ggf. den Kontakt zu einer Selbsthilfegruppe herstellen.
- Über seine sozialen Rechte informiert sein.
- Seinen Stomatherapeuten für die häusliche Beratung und Betreuung kennenlernen.

Planung der Pflege

Zur Sicherstellung einer optimalen Pflegequalität empfiehlt es sich, folgendermaßen vorzugehen:

Präoperative Pflegemaßnahmen

- Information und Aufklärung des Patienten, inklusive Informationsmaterialien.

- Markierung der Stomaanlage durch Pflegekraft und Arzt.
- Materialbox zur primären Stomaversorgung einrichten.

Postoperative Pflegemaßnahmen

- Stomabeobachtung und Pflege,
- Integration des Patienten in kleinen Lernschritten:
  Zusehen des Patienten,
  Beutelvorbereitung,
  Beutelwechsel,
  Haut- und Stomapflege,
  Vorbereitung der Basisplatte,
  Anfertigung einer Schablone,
  Anlegen der Basisplatte.
- Gesprächsführung und Information des Patienten entsprechend der Pflegeziele.

Stomaversorgung

In der Primärversorgung wird schon intraoperativ ein Versorgungssystem gewählt in Abhängigkeit von Anlageort des Stomas, von der Größe und davon, ob zusätzlich ein „Reiter" (Kunststoffsteg) eingesetzt wurde. In der Regel werden in der postoperativen Versorgung Basisplatten mit Akkordeon-Rastring, Durchmesser 70 oder 100 mm, eingesetzt; sie vermindern den Druck beim Beutelwechsel auf den operierten Bereich. Der erste Basisplattenwechsel wird erst durchgeführt, wenn die Platte unterminiert ist. Zunächst werden klare Ausstreifbeutel verwendet, da die Ausscheidung genau beobachtet und auch gemessen werden muß. Bei beginnender Darmtätigkeit können dann auch blickdichte Kolostomiebeutel mit Filter verwendet werden, die nach Füllung beseitigt werden. Bei diesem Ablauf entsteht mehr Sicherheit für den Patienten in bezug auf die Geruchsreduzierung und die besseren Trageeigenschaften des Materials. Mit zunehmender Mobilität des Patienten und Einheilung der Darmschleimhaut in die Bauchdecke kann dann ein Versorgungssystem entsprechend der Größe des Stomas gewählt werden. Im Zentrallager sind alle zweiteiligen Versorgungsmaterialien der Firma ConvaTec vorrätig:

- System Duoflex Basisplatte (durchgehende Hautschutzplatte).
- System Basisplatte Flexibel (kombinierte Hautschutz/Klebeplatte).
- System Stomadress (einteiliges System, muß extra angefordert werden).

Inhalt der Materialbox

- Unsterile Kompressen 10 × 10 cm,
- Watteträger, groß und klein,
- Schere, klein und gebogen,
- Filzstift,
- Hautschutzpaste,
- unsterile Einmalhandschuhe,
- Versorgungssystem mit Kohlefilter,
- Vaseline,
- evtl. Hautschutzfilm,
- Sicherheitsnadeln,
- Handspiegel.

Außerdem wird benötigt

- Kleine Schüssel mit Wasser,
- Zellstoff,
- Einmalunterlage,
- Abwurf,
- evtl. ein Fön,
- wird die Versorgung in der Waschecke vorgenommen: Sitzmöglichkeit für den Patienten.

Nutzung eines einzelnen Filters für einen Beutel

Der Coloplast-Filtrodur-Filter wird außen auf den Beutel geklebt, mit der Nadel werden von innen einige kleine Löcher in den inneren Ausschnitt gestochen (nur die Beutelfolie von innen durchstechen!). Wirkung 6–8 Stunden, dann Wechsel.

Eine kleine Menge Zellstoff oder Toilettenpapier zusammengerollt in den Beutel gegeben, verhindert ein Zusammenkleben der Beutelinnenflächen, die Ausscheidungen können dann besser abgleiten.

Eine pfenniggroße Menge Vaseline an die Innenseite des Beutels in Höhe des Stomas aufgetragen, verhindert, daß der Beutel zu sehr an das Stoma angesogen wird.

Schablonenanfertigung

Klarsichtdeckel der Basisplatte auf das Stoma legen und mit Filzstift die Stomagrenzen abzeichnen. Entsprechend der Markierung ausschneiden.

Die Schablone mit Datum versehen und die Seiten kennzeichnen (z.B. mit 12 Uhr, 6 Uhr, oben, unten).

Basisplattenvorbereitung

Übertragen der Schablone auf die Basisplatte, den Ausschnitt mit spitzer gebogener Nagelschere anfertigen. Die Ränder mit den Fingern glattstreichen. Es empfiehlt sich, die Platte mit einem Fön, auf dem Heizkörper oder unter dem Körper des Patienten anzuwärmen.

Pflege und Versorgung

Mit Gegendruck vorsichtiges Lösen der haftenden Basisplatte von der Haut. Stomasäuberung zunächst mit Zellstoff, dann Säuberung der parastomalen Haut mit weichem, saugfähigem Material (Küchenkrepp, Kompressen).

> **! Merke**
> Stoma von außen nach innen säubern (wie bei der septischen Wundreinigung). Kompressen o.ä. nur einmal gebrauchen, um Kontamination des Wassers zu vermeiden.

Bei Verkrustungen und Verklebung sollte eine milde, hautfreundliche Seife gebraucht und starkes Reiben auf der Haut vermieden werden. Die Seife mit klarem Wasser wieder abwaschen und die Haut trocknen.

Bei empfindlicher Haut Dermagard-Hautschutzfilm auftragen, anschließend Combihesive-Hautschutzpaste (60 g) als etwa 1 cm breiten Ring dünn um das Stoma auftragen. Mit einem nassen Finger oder Watteträger läßt sich die Paste zu einer glatten Oberfläche modellieren. Die Basisplatte verbindet sich am besten mit der Paste, wenn diese ein paar Minuten angetrocknet ist; ein Fön unterstützt diesen Vorgang.

> **! Merke**
> Der parastomale Hautbereich muß vollständig mit Hautschutzmaterial abgedeckt sein, um Irritationen zu vermeiden.

Nun wird die vorbereitete Basisplatte angedrückt. Besondere Aufmerksamkeit sollte beim Andrücken dem inneren Rastringbereich geschenkt werden, um eine gute Haftung zu erreichen.

- Entsorgung der gebrauchten Materialien (unbedingt Abfall mitnehmen!).
- Auffüllen der Materialbox, Dokumentation.

Darmirrigation

Bei Patienten mit Sigmastomaanlage kann eine Darmirrigation zur Darmspülung durchgeführt werden. Nach entsprechender postoperativer Erholungszeit kann dann die Unterweisung durch die Mitarbeiterinnen der Praxisanleitung beginnen.

Präoperative oder diagnostische Darmspülung bei Patienten mit Stomaanlage

Um eine sichere Darmspülung bei diesen Patienten durchführen zu können, ist es sinnvoll, das Ablaufsystem des Darmirrigationssets zu benutzen. Dies ist über die Mitarbeiterinnen der Praxisanleitung zu bekommen und nach Gebrauch dort wieder zurückzugeben.

Entlassung

Das endgültige Versorgungssystem des Patienten muß bereits im Krankenhaus ausgewählt und auch benutzt werden. Beraten wird der Patient hier durch den zuständigen Pflegenden.

Der Patient und/oder seine Bezugsperson sollen in der Lage sein, das Stoma adäquat und sicher zu versorgen. Zur Unterstützung in der ersten Zeit nach dem Krankenhausaufenthalt sollte dem Patienten ein Stomatherapeut zur Verfügung stehen. Der Kontakt zu einer solchen Fachkraft muß entweder von dem zuständigen Pflegenden der Station oder vom Patienten selber aufgenommen werden.

Am Entlassungstag erhält der Patient seinen ausgefüllten Stomapass und genügend Versorgungsmaterialien für die kommenden 14 Tage. Diese Materialien werden mittels eines Rezeptes des behandelnden Krankenhausarztes, – frühzeitig genug – aus dem Sanitätsfachhandel besorgt. Das Rezept wird abgegeben in der Abteilung Einkauf (Tel. ...), von dort aus werden beim Fachhandel die Materialien angefordert.

Der Patient soll eine Liste seiner Materialien mit Artikelnummern zur Rezeptierung durch seinen Hausarzt haben. Jede weitere Verordnung erfolgt dann durch den Hausarzt.

Prospektinformationen, Anschriften von Selbsthilfegruppen und weitere pflegerische Hinweise finden sich in einem speziellen Ordner für die Stomapatientenbetreuung auf den chirurgischen Pflegegruppen. Die ständige Aktualisierung dieser wesentlichen Pflegehilfe übernehmen die oben genannten Mitarbeiterinnen der Praxisanleitung.

Kontaktpersonen

- Pflege Überleitung (Rufgerät ...)
- Sozialdienst im Krankenhaus (Rufgerät ...)
- Sanitätsfachhandel (Namen, Adresse und Telefonnummer)
- StomIn-Service (Tel. ...)
- Deutsche Ileostomie-Kolostomie-Urostomie-Vereinigung e. V., Kepserstr. 50, 85356 Freising, Tel. 08161/84909 oder 84911 (vormittags).

3.6.2.4 Patienten mit künstlichem Darmausgang – Auswirkungen von Nahrungsmitteln

Franz Sitzmann

Eine besondere Ernährung für Patienten mit künstlichem Darmausgang gibt es nicht. Allerdings neigen manche von ihnen je nach Nahrungszusammensetzung zu Durchfällen oder zu besonders starkem Windabgang. Wenn auch jeder Betroffene seine eigenen Erfahrungen machen muß, gibt es einige Hilfestellungen (s. Tabelle 3.17 und 3.18).

Tabelle 3.17. Stuhlgang beeinflussende Nahrungsmittel

	Darmaktivität	Stuhlerweichung	Geruchsentwicklung	Darmwinde	Stuhlverhärtung	Hautreizung
Zwiebeln	++	+++	+++	+++		++
Bier	+	+++				++
Gewürze	+	++	++	++		++
Bohnen, Erbsen	+	+		+		
Rhabarber	+	+				
Eier	+		++			
Schokolade				+	+	
Fisch			++			
Spargel			++			

Tabelle 3.18. Stuhlhemmende und -fördernde Nahrungsmittel

Stuhlhemmend	Stuhlfördernd
Weißbrot	Frisches Obst
Kartoffeln	Gemüse
Kakao	Käse
Schokolade	Alkohol, Kaffee, kalte und koffeinhaltige Getränke,
Keks	Zucker
	Scharf Gebratenes
	Scharfe Gewürze
	Zwiebeln

3.6.2.5 Darmtraining bei Querschnittgelähmten in der Rehabilitationsphase

Enno Detert, Holger Rupprecht

Problem

- Unregelmäßige Darmentleerung,
- kein Abführrhythmus,
- schwankende Stuhlkontinenz,
- eingeschränkte Selbständigkeit des Patienten.

Ziel

- Patient weiß um die Notwendigkeit der regelmäßigen Darmentleerung.
- Patient weiß um eine richtige Ernährung/Lebensführung.
- Darmentleerung an festen Tagen, Stuhlkontinenz.
- Kenntnis über Laxanzien, die eingenommen werden.

Personelle Kompetenz

- Die Verantwortung trägt immer ein examiniert Pflegender.
- Pflegende in Ausbildung unter Anleitung.
- Gut eingewiesene Hilfskraft unter Verantwortung eines examiniert Pflegenden.

Maßnahmen

1. Überprüfung des Ernährungsverhaltens

- Zu ballaststoffreicher Kost anhalten.

- Verdauungsmüsli anbieten.
- Saure Milchprodukte.
- Ausreichende Trinkmenge.

2. Planung einer regelmäßigen Darmentleerung unter Berücksichtigung der häuslichen und beruflichen Situation:

- täglich,
- 2tägig,
- Montag, Mittwoch, Freitag,
- 3tägiger Rhythmus,
- morgens oder abends.

3. Medikamentengabe

- Abends vor dem Abführtag orale Laxanzien einnehmen.
- Morgens Zäpfchen verabreichen.
- Wirkungseintritt abwarten.

4. Digital anreizen/nachtasten

- Wenn der Patient nicht spontan abführt, digital anreizen, d.h. den Anus mit Finger in Kreisbewegung dehnen (nicht ausräumen!), bis der Enddarm entleert ist. Da Querschnittgelähmte auch zur gefährdeten Patientengruppe von Latexallergien zählen, ist es hier angebracht, PVC-(Vinyl-)Handschuhe zu verwenden.
- Erfolgt die Entleerung spontan, muß durch digitales Nachtasten kontrolliert werden.

5. Unterstützende Maßnahmen bei Obstipation:

- Olivenölbaucheinreibung, etwa 30 Minuten vor dem Abführen.
- Liegt eine Verdauungsschwäche im Sinne von Blähungen vor, s. 5.4.1: Kümmelöl-Einreibung.
- Bauchpresse während des Abführvorganges.

Durchführungsprinzipien

- Die Intimsphäre des Patienten wahren.
- Regeln der Hygiene beachten.
- Rehabilitationsstand bedenken.
- Zeit richtig einplanen.
- Hilfsmittel vorbereiten.
- Zimmer aufräumen, lüften usw.

Häufigkeit

Beachte individuellen Abführrhythmus.

Dokumentation

- Bei unsicherem Abführrhythmus und in der Anleitesituation erfolgt die Dokumentation im Pflegeplanungsbogen „Darmtraining“ (s. Anhang); dann ist kein Eintrag in die medizinische Dokumentation erforderlich.
- Bei gutem Rhythmus und sicherem Ablauf ist nur Eintrag in medizinische Dokumentation notwendig.
- Eintrag in Bericht erfolgt nur bei außergewöhnlichen Ereignissen, die nicht an anderer Stelle dokumentiert werden können.

3.7 Sich kleiden

Franz Sitzmann

3.7.1 „Weg mit dem po-offenen Flügelhemd"

Geeignete Kleidung bietet nicht nur Schutz gegen Schwankungen der Umgebungstemperatur (Kälte, Wärme, Zugluft) und ist damit auch Infektionsprophylaxe. Sie ist darüber hinaus sehr eng mit der Persönlichkeit und dem Lebensstil des Menschen verknüpft. Bereits in der frühen Jugend wird der Geschmack und das Interesse für Kleidung geprägt.

Umso frustrierender muß die Situation im Krankenhaus wirken, in dem

- Patienten mit häufig notwendigem Wäschewechsel,
- bestehender Pflegebedürftigkeit oder
- nach einer Notaufnahme ein meist weißes „Flügelhemd" angezogen bekommen.

Assoziationen der Patienten mit diesem klinischen Kleidungsstück sprechen für sich: „Flügelhemd", das erinnert an Totenhemd, OP-Hemd, Leichenhemd, Flatterhemd, Engelchen-Hemd.

Wir sollten den Angehörigen den Wunsch vermitteln: „Wann immer möglich, sollte die eigene Kleidung des Patienten bevorzugt werden!"

Einige wichtige Gründe:

- Eigene Kleidung zeigt den Fortschritt in der Genesung. Sie fördert Wohlbefinden: „Es geht bergauf!"
- Gehobenes Selbstwertgefühl: Wieder Mensch sein! Persönlichkeit kommt wieder zum Vorschein.

Beispiele für die Bedeutung angepaßter Kleidung

- Gürtel, enge Hosen, zu stramme Gummis usw. als fördernde Faktoren einer Thrombose (s. 3.3.3.7).
- Warmhalten des Intimbereiches bei liegendem Dauerkatheter (s. 3.6.1.6).
  Trotz der Forderungen, dem inkontinenten Patienten eine Kleidung zu geben, die ohne Schwierigkeit und schnell zu öffnen sein soll, muß an die Notwendigkeit gedacht werden, dem Patienten Wärmeschutz im Intimbereich und eine Körperwahrnehmung durch Kleidung zu geben.
- Selbstgewählte Tag- und Nachtwäsche kann Anregung und Auflockerung in den Alltag bringen. Für alte, verwirrte Menschen kann eine Unterscheidung zwischen Tag- und Nachtwäsche gleichzeitig eine Hilfe zur zeitlichen Orientierung bringen.
- Bei hohem Fieber ist es nicht angebracht, den Kranken nackt oder nur mit „Lendenschurz" bedeckt zu pflegen, auch nicht im Inkubator.
- Nach den Erkenntnissen der basalen Stimulation ist ein Kontinenztraining ohne Schlüpfer überhaupt nicht möglich, da der Patient seinen Unterleib spüren muß, wenn er wieder kontinent werden soll.
- Wir akzeptieren nicht die Vorstellung einzelner Bestatter, Verstorbene nackt aus dem Krankenhaus zu überführen. Aus diesem Grund stehen in der Aufbahrung krankenhauseigene Hemden zur Verfügung, um nicht die Mietwäsche zu verlieren.

3.8 Ruhen und schlafen

3.8.1 „Der Schlaf als der freundliche Bruder des Todes“ (Goethe) – Schlafstörungen im Krankenhaus

FRANZ SITZMANN

Galt früher Schlaf als „black out“ verschiedener neurologischer Funktionen, so weiß man jetzt, daß das Gehirn auf ein anderes neuronales Aktivitätsmuster wechselt. Wer schläft, hat eher um- als abgeschaltet. So widersprüchlich es klingt: Schlaf ist höchste Aktivität, er stellt ohne die Hilfe von Chemikalien eine aktive Leistung des Organismus dar.

Wachen und Schlafen ist eine rhythmische Funktion. Die Temperaturregulation, die Atmung und Blutzirkulation ändern sich in charakteristischer Weise. Die in verschiedene Phasen unterteilbare vorübergehende Änderung des Bewußtseins, mit Regeneration des Körpers und der Psyche verbunden, geht einher mit teilweiser Muskelrelaxation und veränderter Hormonproduktion. Zirkadiane Schwankungen zwischen Spannung und Entspannung werden durch Zeitgeber für biologische Rhythmen, wie Licht und Dunkel, unterschiedliche Außentemperaturen, Geräusche, Gerüche und soziale Kontakte beeinflußt. Ein Mangel an exogenen Reizen (gewollt im Schlaflabor, ungewollt in Betreuungs- und Pflegesituationen) kann die rhythmischen Abläufe beeinträchtigen. Ebenso kann Überstimulation einen permanenten Weckeffekt erzeugen und so die Fähigkeit zur Entspannung zerstören. Extreme Folge ist Schlaflosigkeit.

Besonderheiten des Schlafes bei alten Menschen

- Die Schlafdauer wird kürzer; zu einem mehrfachen Wechsel von Schlaf und Wachsein in der Nacht kommt ein häufigeres Einnicken am Tag.
- Der Tiefschlaf wird reduziert.
- Der Schlaf wird im Verlauf des Abends mehr nach vorn verlagert, dafür finden sich in den frühen Morgenstunden längere Wachphasen oder zeitiges Beginnen der Tagesaktivitäten.
- Der ältere Mensch erlebt den Schlaf nicht mehr so erholsam wie in früheren Jahren.

Hier können dann die allseits bekannten Fehleinschätzungen beginnen; der alte Mensch muß wissen, daß diese Veränderungen physiologischer Natur sind.

> **! Merke**
> Grundsatz: Bevor Maßnahmen zur Einschlafhilfe getroffen werden können, ist die Ursache der Einschlafstörung genau zu ermitteln.

Ursachen einer Schlafstörung

Der Pflegende muß die folgenden Punkte klären, die die Schlafstörung des Patienten verursachen können:

- Schlafgewohnheiten: Zeit, Licht, Spätmahlzeit oder -getränk, Lagerung.
- Störende Sinnesreize: Wärme/Kälte, Geräusche, offenes/geschlossenes Fenster, Bett zu hart/weich, andere Gründe bezüglich der Lagerung.
- Schmerzen: Wenn sie nicht bekannt ist, dann muß die genaue Ursache für die Schmerzen gefunden werden.
- Herzklopfen: Wenn sie nicht bekannt ist, muß die genaue Ursache gefunden werden. Maßnahme: s. auch 5.5.16–17.
- Atemnot. Maßnahmen, s. auch unter Kap. 5 „Äußere Anwendungen“.
- Angst, Sorgen, Kummer: Dem Patienten ein befreiendes Gespräch ermöglichen.

- Beklemmungen wegen Blähungen (Obstipation).
- Furcht, einzunässen: Eine Unterlage geben oder das Steckbecken bzw. die Urinflasche in Griffnähe.
- Allgemeine Unruhe oder Verspannung.

Es gibt also ganz unterschiedliche Wege, Schlaflosigkeit zu beeinflussen. Nur in den seltensten Fällen führt die Einnahme von Medikamenten zu einem dauerhaften Erfolg. Verhaltens- und psychotherapeutische Maßnahmen sind weitaus wirkungsvoller, aber auch „schlafhygienische" Maßnahmen wie regelmäßige Zubettgeh-Zeiten, die Schaffung angenehmer Schlafbedingungen, Verzicht auf Koffein und anderes. Vorteilhaft war ferner eine Änderung der Einstellung gegenüber dem Schlaf (Verminderung des persönlichen Zwanges zum Schlafen).

Pflegerische Einschlafhilfen

Wenn ärztlicherseits nichts dagegen spricht, bestehen die folgenden Möglichkeiten der Einschlafhilfe:

Getränke

- Heiße Milch mit Honig (Diabetes mellitus?),
- Verschiedene Tees: Lindenblütentee, Lavendelblütentee oder Baldrianwurzeltee (s. Teeliste; Tabelle 3.11).
- Bei alten Menschen evtl. 1 Tasse Kaffee geben.

Wärmeanwendungen

- Fußbad mit Lavendel-Bademilch (5.3.12).
- Senffußbad bei Verspannungen im Kopfbereich (5.3.10).
- Lavendel-Vollbad; nur auf ärztliche Verordnung (5.3.12).
- Wärmflasche.
- Ölkompresse; nur auf ärztliche Verordnung (5.5.28).

Einreibungen

- Fußeinreibung mit Ungt. Cuprum 0,4% oder einem Öl (5.4).
- Armeinreibung (5.4).
- Rückeneinreibung mit Oleum Sol. ulig. comp oder Lavendelöl (5.4). Ausführung mit sehr ruhigen Kreistouren und Abstrichen.
- Kleiner Atemausgleichstrich an Schulterblatt/Brustkorb (5.4).
- Evtl. großer Atemabstrich (5.4).

Gespräch

Ein Gespräch muß mit der nötigen Rücksichtnahme auf Mitpatienten meistens in einem anderen Raum geführt werden. Möglicherweise muß das Gespräch sogar aufgeschoben werden. Dann kann das Tagesteam, der Arzt oder der Therapeut gebeten werden, dieses Gespräch zu führen. Evtl. können auch Angehörige einbezogen werden. Also in jedem Fall das Gespräch vermitteln!

Medikamente

Die Verabreichung von Medikamenten soll in jedem Fall mit dem Stationsarzt abgesprochen werden.

Keines der bisher bekannten Pharmaka erzeugt physiologischen Schlaf. Ein typischer Nachteil ist ein gewisses „hang-over" am nächsten Morgen. Damit dämpfen sie die Erlebnisfähigkeit des Menschen am Tag, der Antrieb erschlafft, das Denken wird langsamer und der Patient stumpft ab. Weiter besteht ein hohes Risiko, in einen Circulus vitiosus von Insomnie, Angst und Abhängigkeit zu geraten.

„Ein übliches Schlafmittel zwingt jeden Menschen zum Schlaf, wenn es nur hoch genug dosiert ist, gleichgültig, weshalb der Betreffende schlaflos ist. Die Krankheit Schlaflosigkeit als solche wird dadurch nicht berührt. Ein Heilmittel aber „lehrt" ihn, wieder schlafen zu können, wozu die Kenntnis der jeweiligen Ursache notwendig ist. Ebenso vielfältig wie diese müssen deshalb auch die Heilmittel sein." (Wolff 1990)

Da schon zu mancher Schlafmittelsucht der Grundstein in einem Krankenhaus gelegt worden ist, sollte diesem Thema besondere Aufmerksamkeit geschenkt werden. Die Großzügigkeit, mit der oft Schlafmittel wie „aus einem Bauchladen verteilt" werden, ist verantwortungslos.

Deshalb stellen die vielen nicht-medikamentösen Einschlafhilfen, von Pflegenden meist arztunabhängig angewandt, eine wertvolle Alternative dar.

3.9 Sich beschäftigen

FRANZ SITZMANN

Arbeit als eine gesundheitsförderliche Lebensbedingung zu erkennen, aber auch ihre sozialen Fehlentwicklungen wahrzunehmen, diese Vorstellung mag Menschen in der Anspannung und Hetze beruflicher Arbeit fremd vorkommen. Wünscht man sich doch manchmal nichts sehnlicher, als freie Zeit, Urlaub zu haben und die „Seele baumeln" zu lassen. Doch muß nicht erst eine Phase von „Arbeit"slosigkeit erlebt worden sein, oft genügt auch ein längerer Urlaub oder eine schwere Krankheit, um in der täglichen Arbeit einen Wert zu erkennen. Die Aussicht, Arbeit ausführen zu können, hat große Bedeutung für den Kranken, nicht nur in der Rehabilitation.

Vielfach werden „soziotrope" Arzneimittel, wie Benzodiazepine, Beta-Rezeptorenblocker, $5HT_3$-Antagonisten, Antidepressiva, Neuroleptika verordnet, um Verlusterlebnisse im Arbeitsbereich zu beeinflussen. Solche Sozio-Pharmaka können kein Ersatz für ein soziale Kompetenz verschaffendes Arbeitsleben sein. Vielmehr ist die Sinnfrage grundlegender mit dem Patienten aufzuarbeiten.

Mit der Bedeutung einer befriedigenden Arbeit umzugehen lernen, ist Teil der Persönlichkeitsschulung und -entwicklung (Sitzmann 1996).

Hierzu gibt es aus pflegerischer Sicht unseres Hauses noch keine allgemein akzeptierte Verabredung; für die aufzubauende Abteilung für Frührehabilitation bleibt dies eine wichtige Aufgabe.

3.10 Sich als Mann oder Frau fühlen und verhalten

FRANZ SITZMANN

Störungen des sexuellen Erlebens und Verhaltens treten als Begleit- oder Folgeerscheinung vieler Erkrankungen auf und bedeuten für die Menschen oft eine erhebliche Einbuße an Lebensqualität. Oft hört man in diesem Zusammenhang den Einwand, körperlich Kranke hätten bereits Probleme genug mit der Bewältigung ihrer Krankheit und sexuelle Beeinträchtigungen hätten aktuell keine Bedeutung. Untersuchungen zu diesem Thema zeigen jedoch, daß z.B. Krebspatientinnen mehr Informationen über Sexualität in ihrer Situation wünschen (80%), der größte Teil von ihnen jedoch von sich aus das Thema nicht ansprechen würde (Vincent et al. 1975).

Sexuelle Aktivität von Patienten ist sicher nicht ein primäres Problem in der verweildauerreduzierten Akutbehandlung, trotzdem sollte das Thema nicht gänzlich beiseitegeschoben oder einer spezialisierten Pflege, z.B. bei Rückenmarksverletzten, überlassen werden.

Fragen zum Thema Sexualität

- Wie verhalten Sie sich bei einer eindeutig sexuellen Annäherung eines Patienten oder einer Patientin?
- Wie gehen Langzeitpatienten oder Querschnittgelähmte mit ihrer Sexualität um?
- Welche besondere Problematik entsteht bei einem mit sexuellen Kontakt verbundenen Therapie- oder Pflegeverhältnis?

Ein weiterer Gesichtspunkt zum Thema: Befriedigende Sexualität ohne Leistungsdruck ist bis ins hohe Alter möglich und kann auch bei körperlich Kranken mit einfühlsamer Beratung zu einem sozialen Leben gehören.

Die Betonung liegt auf kann: Sexualität muß nicht in jedem Fall für einen Patienten etwas wichtiges sein. Das kann krankheitsphasenbedingt sein, das kann aber auch wieder einmal eine Facette des individuellen menschlichen Lebens sein (Sitzmann 1996).

Konkrete pflegebezogene Verabredungen dazu existieren nicht im GKH.

Inhaltsübersicht

3.11 Für eine sichere Umgebung sorgen

3.11.1 Pflege bei Zytostatikatherapie

MICHAELA BUCHHOLZ, BURKHARD KOLL, A. PORTSTEFFEN, MICHAEL RISSE, DAGMAR SCHNEIDER, FRANZ SITZMANN

Besonderheiten in der Pflege

Maßnahmen vor Beginn der Therapie

- Festlegung eines Plans für Dosis, Art, Zeitpunkt der Verabreichung und Dauer der Therapie (s. 10.9: Arzneimittelbestellung).
- Port- oder ZVK-Anlage bei stark gewebereizend wirkenden Zytostatika; sonst Anlage einer peripheren Verweilkanüle.
- Bestimmung von Körpergewicht, Körpergröße, ZVD, RR, Puls, Temperatur.
- Laborroutine mit Kreatininclearance, Sammelurin.
- Vorwässerung (Hydratation) auf Anordnung mit 2 l Tutofusin am Tag vorher (zum Schutz der Niere).
- Besprechung mit dem Arzt über mögliche Nebenwirkungen und entsprechende Gegenmaßnahmen.
- Planung einer etwaigen Behandlung mit Antiemetika.

* An der Erarbeitung für die 1. und 2. Auflage war Frau Almut Ledwig beteiligt.

Die zytostatische Therapie ist an eine zeitlich festgelegte Reihenfolge gebunden. Die Einhaltung der Zeiten ist für die Patienten relevant, da sie sich ihren Tag danach einteilen können in mehr aktive und mehr passive Phasen. Verzögerungen werden leicht übelgenommen, da sie dadurch mit der begleitenden künstlerischen Therapie in Kollission geraten können. Auch ist vor kurzem erstmals der klinische Nutzen einer auf zirkadiane Rhythmen abgestimmten Chemotherapie bewiesen worden.

Ist die orale Medikation beabsichtigt, sind besondere Hinweise zu beachten (weitere s. Zytostatika-Informationen der Apotheke, neueste Auflage):

- Mörsern von Tabletten und Dragees führt zu Kontaminationen, eine exakte Dosierung ist nicht zu garantieren. Deshalb das Mörsern unterlassen.
- Teilbare Tabletten oder Kapselinhalte nur mit Schutzhandschuhen reichen, besonders mit dem Kapselinhalt behutsam und konzentriert arbeiten.
- Beim Schlucken von Kapseln unbedingt sicherstellen, daß Kapsel tatsächlich geschluckt wurde: mindestens 1 Glas Wasser, Tee oder Saft trinken lassen.

Die Pflegegruppen erhalten applikationsfertige Zubereitungen vom zentralen Zytostatikaservice der Apotheke.

Phlebitis-Paravasatprophylaxe

- Paravenöse Gaben von Zytostatika verursachen Nekrosen; ihre gewebeschädigende Potenz ist verschieden (siehe aktuelle Zytostatika-Information der Apotheke).
- Patienten aufklären, daß er sich bei Schmerzen (Druckschmerz, Brennen

usw.) im Bereich der Vene sofort meldet bzw. Infusion selbst abstellt.

- Bei peripheren Zugängen: Die Einstichstelle am Arm muß sichtbar sein; ständig auf Zeichen von Rötung oder Schwellung überwachen.
- Der Arm muß ruhig gehalten werden; evtl. in eine Schiene legen, aber nicht fixieren. Unkontrollierte Bewegungen insbesondere bei Brechreiz vermeiden.
- Abhängig vom verabreichten Medikament ist die verträglichste und sicherste Applikation zu wählen (i.d.R. das gewebereizendste Medikament zuerst).
- Korrekten Sitz der Nadel durch Vorspritzen einiger Milliliter NaCl 0,9% oder Glukose 5% kontrollieren; dasselbe ist vor dem Entfernen der Nadel zu tun.
- Eine Anleitung zur Behandlung von Paravasaten nekrotisierender Zytostatika befindet sich in der aktuellen Information der Apotheke. Ein „Paravasat-Set" zur Information und Behandlung von Paravasaten steht jeweils im Bereich der Zubereitungsräume.
- Ein Arnika-Gel 30%-Umschlag oder eine Kohlblattauflage wirken bei den ersten Anzeichen einer Venenempfindlichkeit vorbeugend und bei bereits bestehender Phlebitis therapeutisch (s. 5.6.1). Zweimal täglich erneuern.

Prophylaxe von Übelkeit und Erbrechen

- Antiemetische Medikation mit dem Arzt besprechen. Rechtzeitige und ausreichende Gabe der Medikamente ist wichtig.
- In der aktuellen Information der Apotheke zur Zytostatika-Therapie befindet sich eine Einteilung nach der emetogenen Potenz der Medikamente. Informationen über die Antiemetika sind in der Apotheke erhältlich.
- Begleitinfusion: 1000 ml Tutofusin und 2 Amp. Bryophyllum 5% und 2 Amp. Bryophyllum/Conchae D 5/D 7 (à 10 ml Amp.).
- Besondere Geruchsempfindlichkeit des Patienten beachten.
- Zimmersituation (Mitpatient) berücksichtigen.

Ernährung

- Wunschkost; kleine Mahlzeiten reichen. Oft wird kühle, frische Kost bevorzugt. Als Nebenwirkung kann auch Zahnverlust auftreten: auf weiche Kost achten.
- Auf genügend Flüssigkeitszufuhr achten; Ein- und Ausfuhrkontrolle. Oft wird als Begleiterscheinung ein inneres Kältegefühl beschrieben. Dann haben sich häufig heiße Tees (z.B. Melisse, Kamille, Fenchel oder Tees nach Belieben) bewährt, bei Mundschleimhautentzündung die Temperatur reduzieren!
- Patienten über Wichtigkeit der Mundhygiene beraten (s. 3.5.2), Mundpflege (trinken, Mundspülungen mit Salbei-, Melisse-, Hibiskustee einzeln oder als Mischung. Bei Läsionen: starker Kamillentee. Bei Aphten: Betupfen mit Tormentill-Adstringens NRF, Calendula-Essenz 20%, Myrrhetinktur, WELEDA-Mundwasser).
- Ausscheidungen von Zytostase-Patienten dürfen nur mit Handschuhen entsorgt werden.

Labor

Täglich Na, K, Crea, kleines Blutbild.

Weitere Kontrollen

- Messungen am Morgen: Körpergewicht, ZVD nach Arztanordnung.
- 2mal täglich: RR, Puls, Körpertemperatur.
- Dokumentation auf besonderen Überwachungsbogen.

- Auf erhöhte Infektanfälligkeit achten. In diesem Zusammenhang ist eine sorgfältige Beobachtung der Schleimhäute notwendig.

Alopezieprophylaxe

(Nach Wunsch des Patienten) örtliche Anwendung von Kälte, wobei sich gezeigt hat, daß nur bei wenigen Medikamenten eine Wirkung zu erwarten ist. Evtl. Bestellung einer Perücke noch vor dem fortgeschrittenen Haarausfall.

Besonderheiten im gesamten Prozeß der pflegerisch-therapeutischen Begleitung

Die Pflegenden/Therapeuten müssen sich im klaren darüber sein, daß Zytostatikatherapie eine gravierende Auswirkung auf das seelische Befinden der Patienten hat bis hin zur Isolation und daß besonders in diesem Bereich waches Begleiten gefragt ist. Eine günstige Voraussetzung ist, wenn der Patient selbst, aber auch die ihn betreuenden Menschen (Ärzte, Pflegende u.a.), wirklich hinter der Therapie stehen.

Zu beobachten ist oft eine erhöhte Sensibilität der Sinne bis hin zu Sinnesempfindlichkeit oder Übelkeit, z.B. bei hellem Licht, Geräuschen, Berührung und Gerüchen. Dies muß in der Pflege berücksichtigt werden (Abdunkeln des Zimmers, gute Lüftung, Ruhe usw.).

Handhabung des Abfalls und sekrethaltiger Bettwäsche (s. Kap. 6)

Zur Vermeidung einer Kontamination von Mitarbeitern ist beim Abtransport von Schmutzwäsche, die *sekrethaltig* ist, ein Abwurf in einen gelben Textilsack und einem umhüllenden durchsichtigen Plastiksack erforderlich.

3.11.2 Fixierung von Patienten

MATHIAS BERTRAM, ENNO DETERT, MANFRED KNEISSL, FRANZ SITZMANN, WOLFGANG WIPPERMANN

Die Fixierung von Menschen ist eine freiheitsentziehende Maßnahme und stellt einen gravierenden Eingriff in die Persönlichkeitsrechte eines Patienten dar.

> **! Merke**
> Aus moralischen Erwägungen (Schutz des Patienten) und aufgrund der Gesetzeslage (Schutz des Mitarbeiters vor strafrechtlicher Verfolgung) ist eine strenge Indikationstellung in jedem einzelnen Fall erforderlich. Sie darf nur vorgenommen werden, wenn alle sonstigen Möglichkeiten überprüft und ausgeschöpft sind.

Im Gemeinschaftskrankenhaus Herdecke sollen die nachfolgend aufgeführten Punkte als Grundlage dienen.

- Würde eine Unterbringung des Patienten neben oder gegenüber der Pflegezentrale eine bessere Überwachung ermöglichen?
- Könnte dem Patienten eine Sitzgelegenheit in der Pflegezentrale ermöglicht werden, ohne daß der Ablauf wesentlich gestört wird?
- Inwieweit haben die Pflegenden einen zeitlichen Freiraum, um sich zu dem Patienten ans Bett zu setzen oder mit ihm zu laufen?
- Besteht evtl. bei den Mitpatienten die Möglichkeit und die Bereitschaft, den Patienten zeitweise zu bewachen?
- Inwieweit könnten die Besucher des betreffenden Patienten ihm zu einem größeren Freiraum verhelfen?
- Kann der Patient angekleidet auf der Station herumlaufen, evtl. versehen mit einem Namensschild, auf dem auch die Station vermerkt ist?

- Genügt es, das Bett mit seiner Längsseite an eine Wand zu stellen und die offene Seite durch eine Gymnastikmatratze auf dem Boden zu polstern (kann man sich in der Abteilung Krankengymnastik ausleihen)?

Im Grundgesetz heißt es in Artikel 2 (2): „Die Freiheit der Person ist unverletzlich. In diese Rechte darf nur aufgrund eines Gesetzes eingegriffen werden.“ Durch folgende Maßnahmen wird der Tatbestand eines Eingriffs in die persönliche Freiheit erfüllt:

Physikalische/technische Mittel

- Das Arretieren eines Stuhles vor einem Tisch, oder das Anbringen von Tabletts an speziellen Tagesstühlen, so daß der Patient nicht aufstehen kann.
- Das Bett-Seitengitter.
- Fesseln, die beispielsweise mit Klettverschluß um Gelenke angebracht werden, um die Extremitäten in ihrer Bewegung einzuschränken.
- Der Bauchgurt.
- Elektronische Sicherungssysteme, die z.B. bei Durchschreiten einer imaginären Grenze Alarm geben, so daß der Patient zurückgeholt werden kann.

Medikamentöse und psychologische Mittel

- Mit Medikamenten bewirkte Bewegungseinschränkung.
- Fortlassen von Hilfsmitteln (Patientenruf/Klingel, Gehhilfe, Brille ...).
- Vorspiegelung falscher Tatsachen (z.B., daß eine Tür verschlossen sei, die tatsächlich offen steht).
- Drohungen.

All diese Maßnahmen können bei Mißbrauch strafrechtlich verfolgt werden. „Wer widerrechtlich einen Menschen einsperrt oder auf andere Weise des Gebrauchs der persönlichen Freiheit beraubt, wird mit Freiheitsstrafe bis zu fünf Jahren oder mit Geldstrafe bestraft ...“(§ 239 StGB).

Die Fixierung eines Patienten stellt also eine Form der Freiheitsberaubung dar, die ohne richterlichen Beschluß nur in sehr genau begründeten Ausnahmenfällen *einmalig* vorübergehend angewandt werden darf.

Voraussetzungen, die eine Fixierung rechtfertigen

Jede Fixierung ist rechtswidrig und damit strafbar, wenn kein Rechtfertigungsgrund vorliegt. Rechtfertigungsgründe sind:

1. Einwilligung des Patienten. Die Einwilligung kann geben:
   Der volljährige einsichtige Patient (nicht die Angehörigen). Dieser Fall ist insbesondere gegeben, wenn beispielsweise vor einer Operation abzusehen ist, daß anschließend bei dem Patienten temporär Verwirrtheit auftreten kann. Im übrigen hat der Patient jederzeit das Recht, seine Einwilligung zu widerrufen. In diesem Fall erfolgte eine Fortsetzung der Fixierung widerrechtlich.
   Volljährigkeit ist nicht Bedingung, sondern die natürliche Einsichtsfähigkeit. Die kann auch bei einem verständigen 16- oder 17jährigen gegeben sein. Nicht zu verwechseln mit der Geschäftsfähigkeit.
   Der gesetzliche Vertreter bei nicht einwilligungsfähigen Minderjährigen, wenn die Fixierung im Rahmen einer Heilbehandlung erfolgt,
   Der Betreuer, wenn die Betreuung den Bereich der Heilbehandlung betrifft. Die Anordnung freiheitsentziehender Maßnahmen bedarf grundsätzlich der Zustimmung des Vormundschaftsgerichtes. Vorläufige Zustimmungen durch den Betreuer müssen alsbald richterlich bestätigt werden.

! Merke
Angehörigen kommt kein Mitspracherecht bezüglich Zwangsmaßnahmen zu. Ausnahmen gelten für den Fall, daß eine entsprechende Patientenverfügung besteht oder der Angehörige als Betreuer bestellt ist.

2. Notwehr. Die Situation der Notwehr ist gegeben bei einem Angriff auf eine Person (§ 32 StGB) im einzelnen, akuten Notfall. Notwehr im Pflegealltag ist gegeben, wenn ein Patient derart aggressiv wird, daß er eine ernsthafte Gefahr für Mitarbeiter oder Patienten darstellt. Hier ist allerdings zu beachten, daß es durchaus eine medizinische Intervention sein kann (z.B. Verabreichung eines Sedativums), die die Aggression auslöst, weil der Patient sie verweigert. In diesem Fall wird sich schwerlich überzeugend eine Notwehrsituation begründen lassen.
3. Notstand. Die Situation des Notstandes ist gegeben bei Vorliegen von Fremd- oder Eigengefährdung. Die Gefahr muß hinreichend wahrscheinlich sein, d. h. wenn ein Patient krankheitsbedingt deutliche Zeichen unmittelbar drohender und erheblicher Gefahr für sich oder andere erkennen läßt, oder aufgrund seiner Bewegungsunruhe sich oder anderen mit hoher Wahrscheinlichkeit Schaden zufügen wird (§ 34 StGB).

Nur in besonders begründeten Fällen kann sich aus der Garantenpflicht für die Patienten die Pflicht zur Fixierung ergeben.

Was ist zu tun, wenn eine Fixierung notwendig wird?

Zunächst die Anordnung des Arztes einholen. Im akuten Notfall kann kurzzeitig durch die Pflegenden fixiert werden, wenn anschließend die Anordnung des Arztes eingeholt wird.

Anlage eines Dokumentationsbogens

Notwendiger Inhalt:

- Name des Arztes,
- Name des Patienten,
- Anordnungsgrund,
- voraussichtliche Fixierungsdauer,
- Art der Fixierung,
- Verlaufsbogen darüber führen, wann der Pflegende den Patienten in dieser Zeit beobachtete. Bei sog. Risikopatienten ist ständige Sichtkontrolle zu gewährleisten.

Die Anordnung muß schriftlich erfolgen. Sie erfordert die persönliche Urteilsbildung des Arztes beim Patienten. Bei Gefahr im Verzug (Notfall) kann die schriftliche Anordnung nachträglich erfolgen.

Die Anordnung allein stellt keinen hinreichenden Rechtfertigungsgrund dar. Ausschlaggebend ist allein die medizinische Indikation. Der durchführende Pflegende bleibt strafrechtlich verantwortlich, er muß also auch selbst die Situation beurteilen.

Es muß einer der genannten Rechtfertigungsgründe eindeutig vorliegen:

- Einwilligung,
- Notwehr,
- Notstand.

Aus dem Grundsatz der Verhältnismäßigkeit muß geprüft werden, ob alle anderen o.g. Möglichkeiten ausgeschöpft wurden.

Information des Vormundschaftsgerichtes

Eine Fixierung über einen längeren Zeitraum (mehr als einen Tag oder regelmäßig) bedarf der Genehmigung des Vormundschaftsgerichtes. Über die Zulässigkeit und Fortdauer einer Freiheitsentziehung gegen den Willen des Betroffenen hat nach der Verfassung nur der Richter – nicht der Arzt, der

Betreuer oder die Familienangehörigen – zu entscheiden (Art. 104 Abs. 2 S. 1 GG).

Telefon-Nummer des Vormundschaftsgerichtes Wetter: 02335/91892.

Die kurzfristige, einmalige Fixierung zur Verhinderung unwillkürlicher Bewegungen, z.B. bei einem bewußtseinseingeschränkten Patienten postoperativ auf der Intensivstation, kann ohne richterlichen Beschluß mit entsprechender pflegerischer Dokumentation vorgenommen werden, da hier kein freier Wille vorliegt, bzw. die Einwilligung mutmaßlich vorliegt (mutmaßliche Einwilligung, aslo Einwilligung wird unterstellt). Auch ist davon auszugehen, daß bei diesem Patient bei Bewußtseinsklarheit und freiem Entschluß die Fixierung gelöst wird.

Aufsichtspflicht bei fixierten Patienten

Nochmals soll betont werden: Die Pflegenden müssen sich der besonderen Aufsichtspflicht bewußt sein. Die Gefahr von Strangulierung, Druckstellen und anderen Verletzungen müssen bedacht werden. Die Begleitung und Überwachung eines fixierten Patienten sollte in einem leicht zu überwachenden Zimmer oder durch eine Einzelbetreuung (Sitzwache) stattfinden.
Wenn sich der Gebrauch von Gurten oder Bettgitter trotz allem nicht vermeiden läßt, ist es wichtig, daß der Pflegende dem betreffenden Menschen mit ruhiger Selbstverständlichkeit entgegentritt und ihm, seinem Zustand gemäß, den Grund für die Fixierung erklärt. Der Pflegende sollte nicht aus einem „Muß" heraus, sondern aus einer selbst erkannten Notwendigkeit handeln, denn nur so kann er ein wirklicher Ansprechpartner für den Menschen sein und verantwortungsvoll handeln. Die Fixierung darf nie Gewohnheit werden, sondern es sollte durch aufmerksame Beobachtung und gemeinsame Überlegungen der Pflegenden und Ärzten und den Umständen entsprechende Einbeziehung des Patienten und ggf. der Angehörigen immer auf eine größtmögliche Freiheit des Patienten hingearbeitet werden.

Pflegekonsil durch Mitarbeiter unserer psychiatrischen Abteilung U d (Tel. 3403)

Sollte es spezielle Fragen geben oder ein fachlicher Rat notwendig sein, bieten sich die Pflegenden unserer psychiatrischen Intensivstation U d für ein Pflegekonsil an. Auch kann im Bedarfsfall Fixiermaterial von der U d entliehen werden.

Was tun, wenn ein Patient „verlorengeht" ?

Sollten Patienten unerwartet das Krankenhausgelände verlassen, (meist psychisch Kranke, Patienten im Durchgangssyndrom oder Altersverwirrte) informieren Sie bitte folgende Stellen im Haus:

- die Pforte,
- den zuständigen diensthabenden Arzt,
- die Geschäftsführung für den Pflegebereich,
- die Unternehmensleitung.

Insbesondere dann, wenn die Polizei eingeschaltet werden muß, müssen diese Stellen vorher informiert sein.

Inhaltsübersicht

3.12 Soziale Bereiche des Lebens sichern

3.12.1 Unterstützung der Schwerkrankenpflege

Franz Sitzmann

Angehörigenunterbringung

In unserem Krankenhaus besteht die Möglichkeit, daß Angehörige oder Freunde von Schwerkranken übernachten können. Dabei ist es von der jeweiligen Situation abhängig, ob eine Unterbringung im Krankenzimmer möglich ist.

Dies ist auch mit dem Arzt abzusprechen. Wegen der Abrechnung der entstehenden Kosten ist mit der Aufnahmeabteilung Kontakt aufzunehmen.

Weiter stehen Zimmer mit oder ohne Kochgelegenheit zur Verfügung. Kontaktaufnahme mit der Hauswirtschaftsleitung oder ihrer Vertretung unter Rufgerät ... Die Abrechnung erfolgt in allen Fällen über die Verwaltung (Aufnahme).

Außerdem gibt es in der Nähe des Krankenhauses preiswerte Pensionen. Die Adressen bzw. die Telefonnummern erhalten Sie an der Pforte.

Sitzwachen

Bevor der Einsatz einer Sitzwache erwogen wird, ist abzuklären, ob

- aus medizinischer Sicht eine Verlegung auf die Intensivstation erforderlich ist,
- Angehörige oder Freunde des Patienten diesen auch in der Nacht begleiten können.

Ist aus sozialer und menschlicher Sicht doch eine Sitzwache nötig, so wird diese mündlich bei der GfP/Pflegerischen Bereichsleitung angefordert. Hier werden die Fragen geklärt, die in diesem Zusammenhang entstehen.

Auch bei einer Sitzwache müssen hygienische Gesichtspunkte berücksichtigt werden, die von der Schwere der Erkrankung des Patienten abhängig sind:

Bei Beginn der Sitzwache

- Lange Haare sollten so zusammengebunden sein, daß sie beim Bücken nicht auseinanderfallen.
- Ein evtl. zu tragender Schutzkittel sollte auf dem Rücken geschlossen sein.
- Eine hygienische Händedesinfektion sollte zu Beginn der Sitzwache durchgeführt werden: mind. 3 ml (2mal Spenderhebel betätigen); Händedesinfektionsmittel auf den sauberen, trockenen Händen verreiben.

- Ist in wenigen Fällen ein Mund-Nasen-Schutz zu tragen, darf er nur einmal benutzt werden; ein am Hals baumelnder, unterhalb von Nase oder Kinn sitzender Mund-Nasen-Schutz bringt Gefahren für den Patienten oder den Mitarbeiter.

Während der Sitzwache:

- Beim Umgang mit Sekreten, Exkreten (Stuhl, Urin, Blut, Erbrochenes) oder Materialien, die damit verunreinigt sind, müssen Einmalhandschuhe getragen werden.
- Sichtbar verunreinigte Kittel sofort wechseln.
- Spitze, scharfe Gegenstände nicht in Schutzhüllen zurückstecken. Verletzungs- und Infektionsgefahr! Sofort in die dafür vorgesehenen Entsorgungsbehältnisse geben.
- Bettwäsche, Patientenhilfsmittel (Urinflaschen, Steckbecken u.a.), Abfall niemals auf Fußboden ablegen, sondern immer sofort in entsprechende, bereitgestellte Behältnisse geben.

3.12.2 „Pflege-Überleitung" am GKH*

Marly Joosten**

3.12.2.1 Einführung

Während einer 10jährigen Tätigkeit als Krankenschwester auf inneren Stationen erlebte ich unzählige Male folgendes Problem:

Die Aufrechterhaltung einer kontinuierlichen und qualitativ angemessenen pflegerischen Versorgung chronisch kranker, schwerkranker und präfinaler Patienten nach der Entlassung aus dem Krankenhaus stellt ein nur schwer lösbares Problem dar. Fehlende Informationen und mangelhafte Kooperationsmöglichkeiten stehen einer kontinuierlichen Versorgung entgegen. Bei einem Wechsel von der ambulanten Betreuung oder dem Altenheim in das Krankenhaus und umgekehrt gehen viele notwendige Informationen über Pflegestatus, pflegerische Erfahrungen und Zustand des Patienten verloren. Dadurch werden von seiten der Kliniken und der ambulanten Bereiche Zeit und Geld verschwendet und die Pflegequalität vermindert.

Pflegende erleben häufig bei der Entlassung von alten, schwerkranken und sterbenden Patienten ein „pflegerisches Amputationsgefühl". Durch die pflegerische Interaktion entwickelt sich ein Vertrauensverhältnis von Patient zu den Pflegenden, das nicht durch die Entlassung abgebrochen werden darf. Das Wissen um ein fehlendes Bindeglied zwischen den Bereichen verstärkt die Sorge um die weitere Entwicklung des Patienten.

Ein zweites Problem, das direkt mit dem Beschriebenen zusammenhängt, ist die Unterstützung und Begleitung von Angehörigen bei der Pflege zu Hause. Es kommt häufig zur stationären Wiederaufnahme aus Unsicherheit und mangelnden Kenntnissen der Angehörigen in der häuslichen Pflege. Die Möglichkeiten, sich für die Pflege zu Hause pflegerische Fähigkeiten anzueignen, wurden bis zur Einführung der Pflegeversicherung wenig gefordert und sind immer noch nicht ausreichend vorhanden.

1990 bewilligte der Träger des GKH meinen Antrag zur Durchführung einer Pflegeforschungsarbeit. Durch Finanzierung einer halben Stelle durch den Träger konnte ich die oben beschriebenen Probleme auf der Station erforschen und den Versuch starten, pflegeeigene Lösungen dafür zu finden. Ich suchte nach einem Bindeglied für die Schnittstelle zwischen stationärer und am-

* Beschreibung eines Pflegeforschungs-Projektes „Von der Lücke zur Brücke" – Pflege-Überleitung vom Krankenhaus in die ambulante Betreuung und Altenheimpflege.

** Redaktionelle Bearbeitung Franz Sitzmann.

bulanter Betreuung, um Koordinationsprobleme zum Transfer der Pflege zu lösen. Durch das Kennenlernen von Pflegeprojekten in Holland und Deutschland während dieser Zeit reifte langsam ein Begriff in mir, der Schlüssel zum gesuchten Bindeglied sein sollte: Der Begriff „Pflege-Überleitung".

Darunter verstehe ich alle Gedanken, Gefühle und Handlungen, die notwendig sind, eine weitere kontinuierliche Qualität in der Pflege beim Übergang vom Krankenhaus zur ambulanten Pflege sowie Pflegeheimversorgung und umgekehrt zu gewährleisten.

Wie bereits festgestellt wurde, hat der klinische und der ambulante Bereich der Pflege wenig miteinander zu tun. Um diese beiden Bereiche der Pflege miteinander zu vernetzen, kann dazwischen ein ganz neues Gebiet innnerhalb der Pflege entstehen: „Die Pflege-Überleitung"; sie ist begründet aus beiden Bereichen der Pflege, ist aber als ein eigenständiger Bereich zu sehen und zu entwickeln, weil durch diese Vernetzung ganz neue Aufgaben entstehen.

Mit der Definition dieses Begriffes hat die Kernphase der „Pflege-Überleitung" begonnen. Es wurde eine Ist-Analyse erstellt unter der Fragestellung: Ist „Pflege-Überleitung" am GKH nötig? Interviews mit 51 Vertretern betroffener Berufsgruppen beantworteten diese Frage. Viele Lücken in der „Pflege-Überleitung" wurden sichtbar: Das Bewußtsein für eine pflegerische Überleitung ist noch nicht genügend vorhanden, die Pflege wird bruchstückhaft in berufsfremde Hände gegeben (z.B. Sozialdienst). Man weiß zu wenig über die Arbeit der Kollegen außerhalb des eigenen Bereiches. Die pflegerische Tätigkeit wird nicht als ein Ganzes gesehen sondern getrennt in ambulante und stationäre Bereiche. Es existiert keine richtige und klar durchdachte Methode, um schriftlich, mündlich und persönlich den Ist-Zustand des Patienten weiterzugeben, sowohl bei der Aufnahme als auch bei der Entlassung. Aus Zeitmangel werden noch zu wenig Pflegeentlassungsberichte geschrieben und eine Koordination mit anderen Berufsgruppen findet nicht statt. Die Anleitung und Vorbereitung von Angehörigen auf eine Pflege zu Hause (Laien-Pflege) ist erst im Keim vorhanden.

Die Besorgung von Pflegehilfsmitteln, z.B. eines Krankenbettes, verläuft oft sehr umständlich und bürokratisch, wodurch die Verweildauer verlängert wird. Stationsärzte kennen die Möglichkeiten der Sozialstation nicht. Verordnungen für häusliche Pflege werden oft falsch ausgefüllt. Hausärzte haben das Monopol beim Verschreiben von Pflegemitteln, aber keine Einsicht in die Krankenhauspflege, weil sie keinen Pflegeentlassungsbericht erhalten. Sie sind darüber hinaus an ein System gebunden, welches sich auf das Verschreiben von Pflegemitteln beschränkt. Zu viel Zeit vergeht, bevor ausführliche Entlassungsberichte vom Krankenhaus zum Hausarzt kommen. Der Kontakt zwischen Arzt/stationär und Hausarzt ist noch sehr entwicklungsbedürftig.

Daraufhin wurde für diese Lücken eine Lösung (Brücke) gesucht. Das Modellprojekt „Pflege-Überleitung" entstand. Das Modell hat zwei tragende Säulen:

1. Eine neue Aufgabe innerhalb der Pflege wurde konzipiert: die/der Krankenschwester/-pfleger für „Pflege-Überleitung".
2. Die Institutionalisierung von Hauspflegekursen für pflegende Angehörige am GKH.

Die in der Pflegeforschung entstandene und als Buch (s. Literatur) veröffentlichte Idee zum Modell „Pflege-Überleitung" wurde mit den Krankenkassen verhandelt und als Projekt für 2 Jahre finanziert und inzwischen verlängert. Wir erhielten 1½ Stellen, um dieses Projekt in der Praxis zu erproben. Im folgenden wird dieses Projekt beschrieben.

3.12.2.2 Ziele und Zielgruppe des Projektes „Pflege-Überleitung"

Ziele

1. Die „Pflege-Überleitung" möchte die kontinuierliche Qualität in der Pflege gewährleisten. Dies soll beim Übergang des Patienten vom Krankenhaus zur ambulanten Pflege oder Pflegeheim-Versorgung durch die Vernetzung von häuslichen, ambulanten und stationären Bereichen erreicht werden.
2. Patienten sollen in geeigneten Fällen früher aus der stationären Behandlung entlassen werden bei schnellerer Problemerfassung und Problemlösung.
3. Patienten-Aufnahmen, die aus pflegerischen Defiziten beruhen, sollen reduziert und damit Fehlbelegungen vorbeugt werden.
4. Der Patient und seine Angehörigen sollen ermutigt werden, die soziale Hilfe der ambulanten Pflege vermehrt und frühzeitig in Anspruch zu nehmen.
5. Die Angehörigen sollen bei der häuslichen Pflege durch Einrichtung von Hauspflegekursen am GKH unterstützt werden.
6. Der Sozialdienst soll bei der Überleitung von Patienten in die häusliche Pflege durch eine pflegerische Fachkraft ergänzt werden. Die ambulanten Pflegedienste, Altenheime und Angehörige sollen einen Ansprechpartner für Probleme bei der Pflege-Überleitung aus dem Krankenhaus erhalten.

Zielgruppe des Projektes „Pflege-Überleitung"

Patienten von 5 Inneren Stationen des GKH, die pflegerische Weiterbetreuung nach der Entlassung aus dem Krankenhaus benötigen, sollen folgende pflegerische Leistungen erhalten:

- Hilfe zur Selbsthilfe (Anleitung und Beratung).
- Anleitung und Beratung der pflegenden Angehörigen.
- Vermittlung ambulanter Pflege (Grund- und Behandlungspflege nach § 37.1 und 37.2 Sozialgesetzbuch V und Pflegeversicherung nach SGB XI).
- Organisationshilfe von Pflegehilfsmitteln.
- Pflegerische Vermittlung in stationäre oder teilstationäre pflegerische Betreuung (Tagesstätte, Kurzzeitheime, Hospiz, betreutes Wohnen, Pflegeheim).

3.12.2.3 Aufgabenbereich der/des Krankenschwester/-pflegers für „Pflege-Überleitung"

Das Aufgabengebiet dieses neuen Berufsbildes gliedert sich in 3 Schwerpunkte:

1. Pflegemanagement

Die Krankenschwester für Pflege-Überleitung organisiert den Transfer der Pflege vom Krankenhaus in den ambulanten Bereich und ist in der Frage der „Pflege-Überleitung" Ansprech- und Koordinationspartner zwischen Pflegenden der Abteilung, Stations- und Fachärzten, Sekretärinnen, Krankengymnasten, Ergotherapeuten, ebenso Pflegenden der Sozialstationen, Altenheimen, Sozialarbeiter, Hausärzten, Krankenkassen und Sanitätshäusern im ambulanten Bereich. Sie ist verantwortlich für die Durchführung eines effektiven schriftlichen und mündlichen Berichtssystems zwischen Stationen, Sozialstationen und Altenheimen, zusätzlich unterstützt sie bei der Vermittlung von Krankenbetten und anderen Pflegehilfsmitteln für Patienten, die ambulant weiter gepflegt werden.

2. Beratende Pflegetätigkeit

Das Erfassen einer „Pflege-Überleitungs-Anamnese" am Krankenbett (Abb. 3.15a, b) zur frühzeitigen Erkennung von Problemen, die einer Kontinuität der Pflege nach der Entlassung im Wege stehen, gehört zur Aufgabe. Das Projekt soll den Pflegenden auf den Stationen die Möglichkeit bieten, die Bezugspflege ihrer Patienten durch persönliche Vermittlung im ambulanten Bereich abzurunden. Außerdem sollen pflegende Angehörige motiviert werden zur Teilnahme an Hauspflegekursen am GKH. Ein wichtiger Punkt ist die Beratung und Unterstützung der Stationsgruppe bei Problemen mit präfinalen Patienten und deren Überleitung nach Hause. Dies umfaßt auch das Vermitteln und Unterstützen einer menschenwürdigen Form im Umgang mit Verstorbenen.

Die Einrichtung einer Sprechstunde zur Information und Beratung von Patienten und deren Angehörigen in allen Fragen der „Pflege-Überleitung" rundet das Spektrum ab.

3. Unterrichtstätigkeit

Diese Tätigkeit umfaßt sowohl das Unterrichten an der Krankenpflegeschule als auch die Durchführung von Fortbildungsveranstaltungen für Pflegende der Stationen und beinhaltet die Einführung in den gesamten Projektbereich Pflege-Überleitung.

Da diese Schnittstellaufgabe sowohl klinische als auch ambulante Belange zum Wohle des Patienten vereinen muß, ist eine strukturelle Autonomie unumgehbar. Am GKH wurde die Stelle dann auch als Sonderdienst eingestuft, als teilautonomer Bereich mit eigenem Budget. Die Projektleitung der Abteilung „Pflege-Überleitung" bestimmt die Rahmenvoraussetzungen und hat als direkten Vorgesetzten die Krankenhausleitung.

Obwohl eine gute Koordination mit der Geschäfsführung für den Pflegebereich (Pflegedienstleitung) angestrebt wird, ist die Abteilung „Pflege-Überleitung" dieser nicht direkt unterstellt.

3.12.2.4 Praktische Durchführung der „Pflege-Überleitung"

Patientenerfassung

Die Krankenschwester für „Pflege-Überleitung" informiert sich täglich auf den Stationen der Klinik über die Patienten, die zur Aufnahme kommen, um abzuklären, welche für die „Pflege-Überleitung" in Frage kommen. Die Einstufung des Patienten in Pflegekategorien ist dann eine erste Hilfe. Im gemeinsamen Gespräch mit dem Pflegeteam und dem Arzt klären wir, ob eine Pflegebedürftigkeit nach der Entlassung zu erwarten ist. Die inhaltliche Beschreibung der Zielgruppe ist dabei unser Leitfaden.

Außerdem sollen alle Patienten, die aus Pflege- und Altenheimen kommen, in die „Pflege-Überleitung" einbezogen werden.

Wenn ein Patient durch die Krankenschwester für „Pflege-Überleitung" betreut wird, bekommt er ein Brückensymbol an der Magnettafel – sichtbar für alle Berufsgruppen. Zwei Tage nach der Aufnahme, wenn der Patient dem Stationsteam bereits bekannt ist, erstellt die „Pflege-Überleitung" eine Problemanalyse, die sich aus Informationen des Patienten, Angehörigen, Bezugspflegenden, Ärzten und eventuellen Hausbesuchen ergeben. So werden frühzeitig Pflegeprobleme erfaßt und bearbeitet, die erfahrungsgemäß nach der Entlassung auftreten. Dieser Ablauf beugt dem immer wieder auftretenden Bruch in der Pflege, der Diskontinuität und

Anamnese zur Pflegeüberleitung

Diagnose: ______________________________

____

____

Adressette ______________________________

____

Angehörige: ______________________________

Hausarzt: ______________________________

Krankenkasse: ______________________________

Altenheim/stationäre Weiterbetreuung: ______________________________

Sozialstation: ______________________________

Essen auf Rädern: ______________________________

Pflegeversicherung: ______________________________

Wer übernimmt die Pflege:

– Angehörige: ______________________________

____

____

– ambulante Pflege: Umfang Grundpflege: ______________________________

____

____

– Behandlungspflege: ______________________________

____

____

	einkaufen	**kochen**	**putzen**
– hauswirtschaftliche Hilfe	❒ gesichert	❒ gesichert	❒ gesichert
	❒ nicht gesichert	❒ nicht gesichert	❒ nicht gesichert

gesichert durch: ______________________________

– Wohnsituation: ______________________________

____

____

– Pflegehilfsmittel:	vorhanden	evtl. benötigt	bestellt	geliefert
Toilettenstuhl	❒	❒	❒	❒
Badewannenlifter	❒	❒	❒	❒
Krankenbett	❒	❒	❒	❒
Antidekubitusmatratze	❒	❒	❒	❒
Rollstuhl	❒	❒	❒	❒
Notrufsystem	❒	❒	❒	❒
Rollator	❒	❒	❒	❒
Inhalator	❒	❒	❒	❒
O_2-Gerät	❒	❒	❒	❒

Sonstiges: ______________________________

____

Lieferadresse: ______________________________

____

Abb. 3.15a–b. Anamnese zur Pflegeüberleitung

- Bewußtsein wach ❐ somnolent ❐ orientiert ❐ desorientiert ❐

- Kommunikation akustisch ❐ visuell ❐ Sprachstörung ❐
physische Behinderung:

- Mobilität	unabhängig	teilweise abhängig	vollkommen abhängig
gehen	❐	❐	❐
stehen	❐	❐	❐
sitzen	❐	❐	❐
liegen	❐	❐	❐
im Raum	❐	❐	❐
treppensteigen	❐	❐	❐
bis Toilette	❐	❐	❐
auf Toilettenstuhl	❐	❐	❐
Transfer auf Hilfsmittel	❐	❐	❐
- Körperpflege			
waschen	❐	❐	❐
ankleiden	❐	❐	❐
baden/duschen	❐	❐	❐
essen und trinken	❐	❐	❐

Trinkmenge ______________________ PEG ❐
Infusionen s.c. ❐ zentralvenöser Zugang ______________________
Atmung ______________________
Behinderung ______________________
Probleme nachts ______________________
____
Schmerzen ______________________
____

Ausscheidungen: Katheter ❐ AP ❐ Diarrhoe ❐ Obstipation ❐
Inkontinenz: Urin ❐ Stuhl ❐ ______________
ableitende Sonden: ______________________

Planung der einzuleitenden Maßnahmen

- ambulante Pflege
  Grundpflege
  Behandlungspflege
  Finanzierung nach § 37,1 ❐ § 37,2 ❐ SGB XI ❐

- stationäre Weiterbetreuung ______________________
____
Betreuung durch Angehörige ______________________
____
Kooperation mit
- Sozialdienst ______________________
- Krankengymnastik ______________________
- Hausarzt ______________________

Abb. 3.15b

Verzögerung der Entlassung vor. Die Krankenschwester für „Pflege-Überleitung" dokumentiert die erkannten Probleme auf einem dafür entwickelten Bogen Pflegeüberleitungs-Anamnese (Abb. 3.15 a, b). Während des ganzen Klinikaufenthaltes finden täglich Besprechungen im Pflegeteam statt, damit der Pflegeprozeß an aktuelle Probleme, die für die Entlassung relevant sind, angepaßt werden kann.

Zusammenarbeit mit nachsorgenden Pflegeorganisationen

Ein Kernpunkt für eine adäquate qualifizierte Weiterversorgung des Patienten nach seiner Entlassung ist die Weitergabe aller relevanten Informationen (Abb. 3.16a, b). Bereits während des stationären Aufenthaltes nehmen wir Kontakt mit Altenheimen, Sozialstationen und Weiterpflegeeinrichtungen auf, um diese frühzeitig zu informieren und, wenn nötig, eine Pflege-Übergabe am Patientenbett zu organisieren, kurz bevor die Entlassung ansteht. Diese Form der Übergabe ermöglicht am direktesten den Austausch über pflegerische Fragen und Probleme und damit das Aufrechterhalten der Pflegekontinuität. Der Patient lernt die zukünftigen Pflegenden bereits im Krankenhaus kennen. So wird eine Brücke nach Hause gebaut. Der Patient kann seiner Entlassung vertrauensvoll entgegensehen, weil vorgesorgt ist und damit Ängste abgebaut werden. Im Laufe der 3 Jahre, in denen wir Pflege überleiten, haben wir viele persönliche Kontakte mit ambulanten Pflegeeinrichtungen aufgebaut. Eine gut vorbereitete Entlassung (vorhandene Hilfsmittel, Informationen an Hausarzt, Pflegebericht, korrekt ausgefüllte Verordnung für häusliche Pflege) ermöglichen diesen Nachsorge-Organisationen einen patientenbezogenen Pflege-Beginn ohne Qualitätsbruch. Der Pflegestatus ist nämlich aktuell und es wird Zeit eingespart für das Wesentliche. Wir haben bereits angefangen, Fortbildungen im Krankenhaus für Mitarbeiter von Sozialstationen und Altenheimen anzubieten, damit auch eine menschliche und fachliche Brücke zwischen den pflegerischen Berufsgruppen in der Klinik und der ambulanten Seite im Laufe der Zeit entstehen kann. Durch die Einführung der Pflegeversicherung hat die Konkurrenz auf dem Pflege-„Markt" zugenommen. Es wird in Zukunft schwieriger, verschiedenen Teams gleichzeitig Fortbildungen im Krankenhaus anzubieten. In dieser Richtung liegt noch ein riesiges Arbeitsfeld vor uns.

Zusammenarbeit mit der Abteilung Physiotherapie

Um eine kontinuierliche Versorgung des Patienten nach der Entlassung zu gewährleisten, müssen häufig Hilfsmittel verordnet werden. Wir schlagen dem behandelnden Arzt jeweils aus pflegerischer Sicht die notwendigen Hilfsmittel vor, z.B. Toilettenstuhl, Krankenbett, Antidekubitus-Matratze. Daneben stehen wir in täglichem Kontakt mit der Abteilung Physiotherapie, um die Rezeptierung von Hilfsmitteln, die z.B. fachgerecht ausgemessen werden müssen – ein Rollstuhl –, zu koordinieren. Der Stationsarzt verordnet die Hilfsmittel, diese Verordnung wird von uns an die zuständige Krankenkasse weitergeleitet. Telefonisch erfolgen dann Terminabsprachen mit Krankenkassen, Sanitätshäusern und Angehörigen, so daß der Patient das Benötigte bei seiner Entlassung zu Hause vorfindet. Damit wird vorgebeugt, daß der Patient einen Qualitätsbruch erleidet, der dann auftritt, wenn diese Hilfsmittel erst nach der Entlassung bestellt werden; dies ist sofort einsehbar, wenn man sich beispielsweise vorstellt, daß ein Patient mit einem Dekubitus ohne Antidekubitusmatratze entlassen wird, oder jemand, der nur mit Gehhilfe gehen kann, ohne diese entlassen wird. Im

GEMEINSCHAFTSKRANKENHAUS HERDECKE

Krankenhaus des Gemeinnützigen Vereins zur Entwicklung von Gemeinschaftskrankenhäusern e. V.

PFLEGEBERICHT ZUR PFLEGEÜBERLEITUNG

Station: ________ Bei weiteren Fragen Telefon-Nr.: 0 23 30 / 62 - ______ Datum: ________

Bezugspflegende: ________

Personalien: ________

Diagnose: ________

Krankenhausaufenthalt
vom ________ bis ________

Blatt 1 - weiß - Für die Pflegenden von Sozialstation/Altenheim
Blatt 2 - gelb - Für den Hausarzt
Blatt 3 - rosa - Für die Krankenhausakte

1. BEWUSSTSEIN
❍ wach ❍ somnolent ❍ komatös
❍ orientiert ❍ desorientiert ❍ aggressiv

2. KOMMUNIKATION
❍ Hörgerät ❍ Brille ❍ Sprachstörung

3. ATMUNG
❍ normal ❍ Tachypnoe ❍ Dyspnoe
Gewicht: kg/ Temperatur:

KREISLAUF
RR: ❍ normal ❍ Hypertonie ❍ Hypotonie
Puls: ❍ Arrhythmie ❍ Extrasystolen ❍ Tachycardie
❍ Tachycardie

4. MOBILITÄT
❍ selbständig ❍ Rollstuhl ❍ Gehhilfen
❍ Lagerung 2-stündlich
❍ benötigt Hilfe bei:

5. KÖRPERPFLEGE
❍ selbständig ❍ Zahnprothese ❍ Ganzwaschung
❍ benötigt Hilfe bei:

❍ letzte Haarwäsche am: ________
❍ letztes Bad am: ________
❍ letzte Fußpflege am: ________
❍ Hautzustand: ________

6. SCHMERZEN

7. SCHLAF
❍ Einschlafstörungen ❍ Durchschlafstörungen
❍ Mittagsschlaf Dauer: ________

8. ESSEN / TRINKEN
❍ Vollkost ❍ Schonkost ❍ Diät
❍ soll täglich ml trinken
❍ Schluckstörung ________

9. AUSSCHEIDUNG
Stuhl: Patient hat abgeführt am: ________
Stuhlregulierung durch:

Urin:

10. SOZIALES
UMFELD, WOHNUNG, ARBEIT, FAMILIE

WELTANSCHAUUNG
RELIGION ________
INTERESSEN

Abb. 3.16a–b. Pflegebericht zur Pflegeüberleitung

Ist auf die Hilfe anderer angewiesen	Hilfsmittel	werden benötigt und: sind vorhanden	nicht vorhanden
❍ Gehen auf ebenem Boden	❍ Stützstrümpfe	❍	❍
❍ Treppen und öffentliche Verkehrsmittel	❍ Stock	❍	❍
❍ Aufstehen und Zubettgehen	❍ Gehgerät/Rollstuhl	❍	❍
❍ An- und Auskleiden	❍ Prothesen (Zähne, Bein)	❍	❍
❍ Körperhygiene (sich waschen)	❍ Krankenbett	❍	❍
❍ Mahlzeiten zubereiten/einnehmen	❍ Nachtstuhl	❍	❍
❍ WC benutzen	❍ Hörapparat	❍	❍
❍ hauswirtschaftliche Verrichtungen	❍ weitere benötigte Hilfsmittel:		
❍ Medikamenteneinnahme	______________________		
❍ ______________________	______________________		

Medikamente: Dosis	Name	Pflege-Überleitung nach:	Name	Tel.
		- Hause		
		- Sozialstation		
		- Kurzzeitheim		
		- Betreutes Wohnen		
		- Hospiz		
		- Pflege-/Altenheim		
		- Tagesstätte		
		- Reha-Klinik		
		- Andere Klinik		

Blatt 1 - weiß - Für die Pflegenden von Sozialstation/Altenheim
Blatt 2 - gelb - Für den Hausarzt
Blatt 3 - rosa - Für die Krankenhausakte

Benötigte Pflegemittel

Artikel	Menge	tägl.	wöchl.

Zusatzbemerkungen:

____

____

____

____

____

____

____

Abb. 3.16b

ersten Projektjahr wurden bereits 212 Pflegehilfsmittel organisiert.

Zur Vorbereitung der Entlassung koordinieren wir auch die rechtzeitige Weitergabe von Entlassungsberichten der Krankengymnasten an den Hausarzt, damit der Arztkurzbrief, der Pflegebericht und der Bericht der Abteilung Physiotherapie den Hausarzt gleichzeitig am Entlassungstag erreichen, so daß ohne Verzögerung auch ambulante Krankengymnastik verordnet werden kann.

Zusammenarbeit mit dem Sozialdienst

Bis 1991 war der Sozialdienst als alleinige Berufsgruppe an der Schnittstelle zur ambulanten Betreuung tätig. Neben ihrer primären Aufgabe als Sozialdienst haben diese Mitarbeiter immer eine Briefträgerfunktion für die Pflege ausgeübt, z.B. zur Hilfsmittelversorgung, die jedoch pflegerische Kenntnisse voraussetzt. Von der Berufsgruppe Pflege wurde diese Aufgabe bis dahin nicht erkannt und ergriffen („Blinder Fleck"). Durch das Projekt „Pflege-Überleitung" entstand am Anfang ein Spannungs- und Konfliktfeld zwischen beiden Berufsgruppen. Dies führte zu dem Entschluß einer wöchentlichen Konferenz, in der alle Patienten besprochen werden und klar wird, wo die pflegerischen und wo die Aufgaben des Sozialdienstes liegen. Dies hat sich bewährt und, obwohl es immer noch Überschneidungen gibt, wird die Zusammenarbeit für alle als bereichernd erlebt.

Verbindlicher Entlassungsvorgang

Entlassungstermine von Patienten, die übergeleitet werden, müssen der Krankenschwester für „Pflege-Überleitung" 3–6 Tage vorher bekannt sein, damit rechtzeitig definitive Maßnahmen in die Wege geleitet werden können: Absprachen mit Angehörigen, ambulanter Pflege, Krankenkassen, Sanitätshäusern.

Es sollen keine Entlassungen von Pflege-Überleitungs-Patienten freitags stattfinden, weil die Anfangsversorgung am Wochenende häufig schwierig ist (Medikamentenbeschaffung, Unterbesetzung der ambulanten Pflege usw.).

Da mittwochs oft die Hausarztpraxen geschlossen sind, ist es dringend notwendig abzuklären, ob der entlassene Patient die erforderlichen Medikamente noch rechtzeitig bekommen kann.

Bei jedem Pflege-Überleitungs-Patienten soll ein Pflege-Überleitungsbericht (Abb. 3.16a, b) durch die Bezugspflegenden mit 2 Durchschriften erstellt werden

1. zur Information der ambulant Weiterpflegenden, damit eine Kontinuität in der Pflegequalität erhalten bleibt,
2. zur Information des Hausarztes über den aktuellen Pflegebedarf, damit benötigte Pflegemittel, Verbände, Salben, Spritzen ohne Verzögerung rezeptiert werden können und den ambulant Weiterpflegenden rechtzeitig zur Verfügung stehen,
3. eine Kopie für die Krankenhausakte zur Information bei einer evtl. Wiederaufnahme.

Der Hausarzt bekommt eine Durchschrift des Pflegeberichtes zusammen mit dem Kurzarztbrief in einem Umschlag am Entlassungstag und wird von uns telefonisch über die in die Wege geleiteten Maßnahmen informiert. Sowohl der Stationsarzt als auch das Pflegeteam füllen jeweils eine eigene Checkliste (grün und rosé, Abb. 3.17 und 3.18) aus, wodurch deutlich wird, was erledigt ist oder noch getan werden muß. Am Tage vor der Entlassung werden beide Checklisten von der „Pflege-Überleitung" abgeholt. Die Krankenschwester der „Pflege-Überleitung" unterstützt bei evtl. auftretenden Lücken und ist für die Gesamtkoordination der Entlassungsmaßnahmen verantwortlich.

Die Krankenschwester für „Pflege-Überleitung" kontrolliert am Entlassungstag oder

GEMEINSCHAFTSKRANKENHAUS HERDECKE

Krankenhaus des Gemeinnützigen Vereins zur Entwicklung von Gemeinschaftskrankenhäusern e. V.

PROJEKT PFLEGEÜBERLEITUNG

< ARZT-CHECKLISTE >
Entlassungsmaßnahmen zur Qualitätssicherung der Pflege nach der Entlassung von:

Etikett Personalien

1) Sind zum ärztlichen Entlassungsbericht der pfleger. Entlassungsbericht(kopie) und 1 Kopie der Pflegeplanung für den Hausarzt zugefügt? ja ❍ nein ❍

2) Ist abgesichert, daß der Patient sich am Entlassungstag noch Medikamente und Pflegemittel besorgen kann? ja ❍ nein ❍

3) Ist der Hausarzt informiert über eingeleitete Hauskrankenpflege oder Übernahme in ein Altenheim ❍ / Pflegeheim ❍ / Kurzzeitheim ❍ / Betreutes Wohnen ❍ / Hospiz ❍ ja ❍ nein ❍

4) Hat ein schriftlicher ❍, telefonischer ❍ oder persönlicher ❍ Kontakt mit dem Hausarzt stattgefunden? ja ❍ nein ❍

5) Wenn nötig: Ist die Verordnung der häuslichen Krankenpflege richtig ausgefüllt und für die Sozialstation beigefügt? **(rosa Zettel)** ja ❍ nein ❍

Bitte Rückgabe dieses Zettels einen Tag vor Entlassung
(Körbchen <Pflege-Überleitung>)

Abb. 3.17. Projekt Pflegeüberleitung, Arzt-Checkliste (grünes Formular)

GEMEINSCHAFTSKRANKENHAUS HERDECKE

Krankenhaus des Gemeinnützigen Vereins zur Entwicklung von Gemeinschaftskrankenhäusern e. V.

PROJEKT PFLEGEÜBERLEITUNG

< PFLEGECHECK > zur Qualitätssicherung der Pflege nach der Entlassung von:

Etikett Personalien

1) Ist ein pflegerischer Entlassungsbericht geschrieben worden? ja ○ nein ○

2) Ist ein Exemplar zum			
	Altenheim	ja ○	nein ○
	Soz.-Station	ja ○	nein ○
	Pflegeheim	ja ○	nein ○
	Kurzzeitpflege	ja ○	nein ○
geschickt worden?	Betreutes Wohnen	ja ○	nein ○
	Hospiz	ja ○	nein ○
	andere Klinik	ja ○	nein ○

3) Ist ein Exemplar mit dem Entlassungsbrief des Stat.-Arztes auch zum Hausarzt geschickt worden? ja ○ nein ○

4) Ist ein telefonischer ○ oder persönlicher ○ Kontakt zwischen Pflege stationär und Pflege ambulant zustande gekommen? ja ○ nein ○

5) Ist abgesichert, ob Patient seine Medikamente am Entlassungstag noch aus der Apotheke besorgen kann? ja ○ nein ○

Bitte Rückgabe dieses Zettels einen Tag vor Entlassung
(Körbchen <Pflege-Überleitung>)

Abb. 3.18. Projekt Pflegeüberleitung, Pflegecheck zur Qualitätssicherung der Pflege nach Entlassung (rosa Formular)

einen Tag danach, ob die in die Wege geleiteten Maßnahmen tatsächlich durchgeführt worden sind. Jede Pflege-Überleitungssituation wird auf einem statistischen Begleitbogen für die Krankenkasse zur Auswertung des Projektes dokumentiert.

Hauspflegekurse

Hauspflegekursen werden seit 1991 durch das Projekt „Pflege-Überleitung" 3- bis 6mal im Jahr für Angehörige, Freunde und Bekannte der Patienten angeboten, als Vorbereitung und lebendige Brücke für die Situation zu Hause. Mittlerweile sind auch viele pflegende Angehörige aus der Umgebung an diesen Kursen interessiert. Der Vorteil eines Kursprogrammes im Krankenhaus ist, daß man die Angehörigen in einer Situation erreicht, in der sie betroffen und motiviert sind, um in der Pflege zu Hause angeleitet zu werden. Wenn der Patient, der jetzt noch im Krankenhaus liegt, weitere pflegerische Betreuung zu Hause braucht, stehen die Angehörigen bei der Entlassung nicht plötzlich hilflos davor, sondern können langsam in diese Aufgabe hineinwachsen. Durch die Einführung der Pflegeversicherung erwarten wir, daß der Bedarf noch steigt. Das Projekt „Pflege-Überleitung" leitet deswegen bereits eine Zusammenarbeit mit den umliegenden Sozialstationen ein, um dem steigenden Bedarf effizient begegnen zu können. Eine Befragung der Angehörigen, was dieser Kurs persönlich für sie bedeuten, ist damit verbunden.

Qualitätsssicherung und Wirtschaftlichkeit

Daß Qualitätssicherung einhergeht mit Wirtschaftlichkeit, hat dieses Projekt bewiesen. Es wurden Kriterien erarbeitet, um die Verweildauerverkürzung pro übergeleiteten Patienten abschätzen zu können.

„Pflege-Überleitung" heißt für uns an erster Stelle: Kranken, pflegebedürftigen Menschen eine Pflege- und Lebensqualität zu gewährleisten, die nicht abbricht an der Pforte des Krankenhauses sondern durch Organisation und Kommunikation mit allen Beteiligten bis in die häuslichen oder nachsorgenden Institute weiter erlebt werden kann. Der Pflegeberuf, der 24 Stunden tätig ist um einen Patienten und ihn in seiner Ganzheit wahrnimmt, hat hier die Chance, seine bisher versäumte Aufgabe, Pflege durch den Pflegetransfer an einer Schnittstelle abzurunden, weiter zu entwickeln. Ein Kernpunkt bei der Durchführung dieser Aufgabe ist, daß die Krankenschwester oder der -pfleger für „Pflege-Überleitung" nicht zum Konsil gerufen wird, also nur auf Anfrage reagiert, sondern täglich auf den Stationen anwesend ist. Damit beurteilt sie selbst mit, welche Patienten für „Pflege-Überleitung" in Frage kommen. Nur so ist zu gewährleisten, daß alle Patienten erreicht werden können. Durch diese Vorgehensweise ist eine persönliche Begegnung, präventives Arbeiten und eine kontrollierbare Qualitätslenkung möglich.

In immer mehr Krankenhäusern wird die Notwendigkeit zur Einstellung eines Pflegenden für „Pflege-Überleitung" eingesehen und auch realisiert, oft aber nur mit einer minimalen Besetzung. Man muß sich darüber im klaren sein, daß dann nur bei den Schwerstkranken eine gute „Pflege-Überleitung" gewährleistet werden kann. Dies ist auf jeden Fall ein Fortschritt, die „Pflege-Überleitung" hat hier jedoch nur eine „Feuerlösch-Funktion". Die ursprünglich gemeinte Zielgruppe: „Alle Patienten, die nach der Entlassung in irgendeiner Form Pflege benötigen" muß hier aus finanziellen Gründen einschneidend reduziert werden. Die Zukunft wird zeigen, daß die aufgezeigte Verbindung zwischen Qualitätssicherung und Wirtschaftlichkeit die daraus folgende Konsequenz (1,3 Stellen auf 90 Betten) nach sich ziehen wird.

3.12.3 Die Situation des verwirrten Menschen

Elisabeth Pätzold

In diesem Beitrag geht es um die Pflege und Begleitung alter Menschen, verwirrter alter Menschen. Es geht also nicht in erster Linie um das Krankheitsbild Alzheimer oder Verwirrtheit, sondern es geht um den Menschen, um den kranken Menschen, um den pflegenden Angehörigen und um die professionellen Helfer.

Was machen wir normalerweise im Krankenhaus? Normalerweise übernehmen wir die Funktionen, die der Kranke z.Z. nicht mehr ausführen kann, wir unterstützen ihn und fördern ihn, sich und sein Leben wieder in die Hand zu nehmen. Unser Ziel ist es, daß der Patient wieder ganz gesund wird, oder wir helfen ihm, mit reduzierten Kräften den Faden wieder aufzunehmen.

Wie ist nun die Situation des verwirrten Menschen? Wenn wir einen verwirrten Menschen ganzheitlich sehen wollen, müssen wir sehen, wieviele Verluste dieser Mensch zu verkraften hat, die je nach Stadium mehr werden, schleichend mehr werden. Dieser Mensch ist vielfach krank, „multimorbid", über 5 Diagnosen stehen im Entlassungsbrief. Diese Menschen sind in ihrer Wahrnehmung gestört, sie hören schlecht, sie sehen schlecht, sie sind ohne Orientierung. Und sie merken das, sie leiden. Wer bin ich als Verwirrter, ohne Orientierung, ohne Kontrolle meines Umfeldes, meiner Gefühlsäußerungen, meiner Ausscheidungen?

Nicht selten versuchen diese Patienten im Anfangsstadium sich zu rechtfertigen, sie sagen:

- Langsam werde ich älter.
- Ich habe mir Namen noch nie merken können.
- Ich bleibe lieber zu Hause, ich vertrage die Hektik nicht mehr.

Menschen mit einer beginnenden Demenz

Für uns ist es wichtig zu wissen, daß Menschen mit einer beginnenden Demenz das Aufsuchen eines Arztes als Bedrohung erleben. Die Ahnung und Angst, den Bezug zur Wirklichkeit verlieren zu können, macht sie mißtrauisch gegenüber professionellen Helfern, und sie sprechen nicht über ihre Ängste und innere Einsamkeit. Es ist die große Ausnahme, wenn es im Anfangsstadium gelingt, ein Vertrauensverhältnis zwischen Patienten, Angehörigen und Helfern herzustellen. Dazu gehört viel Zeit, Erfahrung und Fingerspitzengefühl.

Eine Strategie ist das Rechtfertigen. Eine andere ist das Abschieben alltäglicher Aufgaben auf andere, auf die Schwiegertochter, auf den Partner: „Mach du das doch bitte, ich bin heute so müde, ich bin heute so ungeschickt."

In dieser Phase wird es von den Angehörigen oft noch als Faulheit, Apathie oder Mangel an Initiative abgetan, aber das ist die Zeit, in der die Angehörigen wachsam werden.

Noch eine Strategie gibt es: „Nicht ich mache den Fehler, sondern andere versuchen, mir das Leben schwer zu machen." Oder auch die Reaktion, bekümmert zu sein: „Ich tauge zu gar nichts, ich kann wirklich überhaupt nichts mehr."

Die Reaktion auf dieses Unbekannte – da passiert etwas, was der Mensch, der sich im Anfangsstadium befindet, nicht ganz genau benennen kann – diese Reaktionen sind also sehr unterschiedlich und haben viel mit der gesamten Persönlichkeitsstruktur des Betroffenen zu tun.

An dieser Stelle ist es wichtig, einmal innezuhalten und zu fragen:

- Kann ich als Krankenschwester eigentlich nachfühlen, wie das ist, 30, 40, oder gar 50 Jahre älter zu sein?
- Kann ich nachempfinden, wie es sich anfühlt, verwirrt zu sein, wie es ist, wenn der

Patient sein Zimmer nicht wiederfindet, wenn er die Krankenschwester mit der eigenen Tochter verwechselt?
- Kann ich fühlen, wie isoliert und einsam er in seiner Verwirrtheit ist?
- Kann ich mich in seine Angst einfühlen?
- Nehme ich mir Zeit, meine Gefühle wahrzunehmen, merke ich, wie ich an Grenzen stoße, wie ich hilflos werde?
- Kann ich eine fragende Haltung entwickeln und eine Toleranz, dieses Anderssein zu akzeptieren?

In den Medien und in der Öffentlichkeit wird viel über das Alter und das Älter werden diskutiert. Dabei werden zwei Tendenzen deutlich:

Die eine geht mehr davon aus, daß alt werden Rückzug bedeutet, Rückzug aus dem aktiven Leben, aus dem Beruf, dem sozialen Umfeld. Man ist der Meinung, dies entspreche dem Bedürfnis des alten Menschen nach Ruhe und Zufriedenheit. Es sei ein natürlicher Abbauprozeß, nicht nur biologisch, sondern auch seelisch-geistig. Der alte Mensch will sich nicht mehr aktivieren, er braucht Ruhe.

Die andere Theorie geht davon aus: wer rastet der rostet – und die größte Gefahr sei, daß der alte Mensch zu früh als inaktiv abgestempelt wird. Und so gibt es alle möglichen Angebote für alte Menschen, Clubs und Sportveranstaltungen, Angebote von Universitäten und Vereinen, zur Weiterbildung und zur Unterhaltung.

Der alte Mensch mit einer dementiellen Entwicklung kommt in der Öffentlichkeit kaum vor, den gibt es nicht. In den USA ist das anders, seit die Alzheimer Erkrankung bei dem früheren Präsidenten Reagan bekannt wurde. Da sind Gelder geflossen und Selbsthilfegruppen konnten gute Hilfe entwickeln und anbieten. Hier in Deutschland läuft die Öffentlichkeitsarbeit erst langsam an, z.B. im Funkkolleg Altern. Über ein halbes Jahr lang wird das Thema Altsein und Altwerden von allen Seiten beleuchtet. Oder in Romanen wie: „Die blauen und die grauen Tage", wo es um die Geschichte einer alten Frau geht, die mehr und mehr merkt, wie sie orientierungslos wird, und um die Geschichte ihrer Enkelin.

Demente Menschen im mittleren Krankheitsstadium

„Das ist nicht mehr unsere Mutter", „Das ist nicht mehr die Frau, die ich geheiratet habe" – das ist der Satz, der das mittlere Krankheitsstadium begleitet. Die Defizite werden deutlicher, z.B.

- das Pflegen der eigenen Garderobe wird vernachlässigt (aber das Wissen ist da, daß es ganz wichtig ist, deshalb wird es deligiert),
- regelmäßiges Zubereiten und Einnehmen der Mahlzeiten ist nicht mehr möglich, weil die zeitliche Orientierung fehlt,
- zuverlässige Medikamenteneinnahme ist trotz Dosierschachtel nicht mehr gewährleistet,
- die Tagesstrukturierung fehlt, die Menschen sind ratlos, was zu tun ist,
- das logische Denken ist gestört, z.B. wird Dunkelheit nicht mehr mit Nacht und Schlafengehen in Zusammenhang gebracht.

Hier wird deutlich, welche Schwierigkeiten in der versorgungsbedürftigen Phase auftreten. Es wird immer klarer, daß der verwirrte Mensch die Verantwortung für sich nicht mehr übernehmen kann. Typisch ist auch die mangelnde Krankheitseinsicht, Interessenverlust – jemand der früher politisch aktiv war, hat kein Interesse mehr an politischen Veränderungen – und reagiert auch mit Verärgerung und Aggression. Geselligkeit überfordert den dementen Menschen.

Das Bewußtsein verändert sich. Vorher ist es dem verwirrten Menschen noch bewußt, daß er sich in seiner bekannten Umgebung nicht mehr zurechtfindet; das verändert sich jetzt, jetzt ist die vertraute Umgebung täglich völlig neu. Das kann für den verwirrten Menschen auch eine Erleichterung sein, der Umgang mit ihnen wird dadurch jedoch nicht unbedingt leichter.

Dies ist auch die Phase, in der der verwirrte Mensch einen regelmäßigen Tagesablauf braucht. Feste Zeiten für Mahlzeiten, Aktivitäten und Ruhepausen, einen festen Sitzplatz bei Tisch, (ein Festessen kann zur Katastrophe werden, nur weil die Sitzordnung durcheinander ist), eine wiederholte Reihenfolge von der Körperpflege (erst Gebißreinigung und dann Oberkörper oder umgekehrt). Von großer Bedeutung ist auch, den verwirrten Menschen nicht zu über- und unterfordern. Eigenständig zu bleiben in kleinen Dingen, z.B. selber das Handtuch aufhängen lassen, oder auch zu fragen, ob die Wassertemperatur richtig ist, erhöht sein Selbstwertgefühl. Er ist gefragt, er ist nützlich.

Der alte Mensch hat oft seinen Sinn verloren. Er weiß nicht mehr, warum er lebt. Es ist kaum bekannt, daß sich zweimal soviel alte Frauen und viermal soviel alte Männer das Leben nehmen, wie Frauen und Männer unter 60 Jahren.

In der Pflege haben wir oft das Problem, daß verwirrte Menschen sich nicht waschen lassen wollen. Der häufigste Grund dafür ist, daß ältere Menschen es nicht gewohnt sind, sich anderen nackt zu zeigen. Das ist ihnen nicht vertraut. Schaffen Sie eine Atmosphäre der Vertrautheit. Weisen Sie ihn nicht zurecht, wenn er sich schämt. Vermeiden sie Sätze wie: „Ach, das sehe ich jeden Tag, wissen Sie, ich bin schon seit 10 Jahren Krankenschwester". Oder auch: „Sie brauchen sich nicht zu schämen, daß sieht man heute nicht mehr so eng".

So eine Zurechtweisung setzt die Würde herab, das erschwert das Waschen noch mehr. Wenn eben möglich, versuchen Sie in dem Tempo zu arbeiten, das dem Älteren angenehm ist.

Manchmal ist der verwirrte Patient auch deshalb so in der Verweigerung, weil er Angst vor der Entdeckung der nassen Hose hat. Die Pflegenden sollten die nasse Hose voraussetzen. Eine solche innere Haltung gibt dem verwirrten Patienten den Halt in seiner Orientierungslosigkeit. Wenn alles nichts hilft, sollten die Pflegenden es in einer Stunde oder einen Tag später nochmal versuchen.

Für manche verwirrte Patienten ist das An- und Ausziehen ein viel größeres Problem als das Waschen. Er weiß nicht mehr, in welcher Reihenfolge er sich anziehen soll, der Pullover kommt vor dem Unterhemd. Oder er weiß nicht mehr, wenn er den Pullover in der Hand hat, wollte ich mich jetzt anziehen oder ausziehen? Es kann auch passieren, daß der verwirrte Patient bestimmte Handlungen spontan richtig durchführt, aber das nicht kann, wenn er dazu aufgefordert wird. Man könnte das jetzt als bösartige Verweigerung auslegen, aber im ersten Fall verläuft die Handlung wie eine Art Reflex, im zweiten Fall muß die geschädigte Gehirnrinde „eingeschaltet" werden. Und das geht dann nicht mehr. Dann ist es hilfreich, die Handlungen vorzumachen. Der Patient kann dann den Faden wieder aufnehmen.

Ein immer wiederkehrendes Thema ist die Nahrungsaufnahme und die damit verbundenen Schwierigkeiten. Zunächst müssen die Schwierigkeiten genau erkannt werden. Ist es eine Schluckstörung, ist es eine Aphte im Mund, oder liegt es am Essen, ist es zuviel und zu unübersichtlich? Drei Gänge auf einmal sind nicht zu bewältigen. Versuchen Sie als Pflegekraft herauszubekommen, was gerne gegessen wird. Liegt es am Handling? Vielleicht hilft eine Griffverdickung an der Gabel oder ein Teller mit Rand. Vielleicht hilft auch eine rutschfeste Folie, damit der Teller nicht verrutscht.

Wichtig ist natürlich auch die Flüssigkeitsaufnahme. Die Austrocknung ist die häufigste Ursache für akute Verwirrtheitszustände. Viele ältere Menschen trinken wenig und häufig nach vier Uhr nachmittags nichts mehr, weil sie Angst haben vor dem nächtlichen Toilettengang. Und dann werden harnpflichtige Stoffe nicht mehr ausgeschieden und das Gehirn vergiftet. Mindestens 1½ l Flüssigkeit sollten pro Tag getrunken werden.

An dieser Stelle schließt sich das Thema Inkontinenz fast nahtlos an und ist sehr umfangreich. In den meisten Fällen handelt es sich um eine Drang-Inkontinenz: Der Patient ist nicht mehr in der Lage zu spüren, daß die Blase voller wird. Der Drang ist da und es fließt auch schon. Ich gehe jetzt davon aus, daß ein Harnwegsinfekt ausgeschlossen wurde und auch andere Ursachen abgeklärt worden sind. Die Pflegenden können versuchen, dem Drang zuvorzukommen, also den Patienten vorher zur Toilette begleiten. Vielleicht findet der Patient auch die Toilettentür nicht. Kleben Sie ein Herzchen darauf, das Symbol wird verstanden.

An dieser Stelle möchte ich noch einmal innehalten und fragen, ob ich bei allen Schwierigkeiten, die in der versorgungsbedürftigen Phase auftreten und schwieriger werden, auch sehen kann, was dem Patienten erhalten bleibt, wo ich ihm begegnen kann? Was bleibt denn erhalten? Es bleiben auf alle Fälle seine emotionalen Grundbedürfnisse erhalten. Das Erleben von eigenen Gefühlen und das Erleben von Gefühlen der Anderen. Das ist wichtig zu beachten, der Patient versteht die Körpersprache unverändert. Auch wenn er das, was ihm gesagt wird, nicht mehr einordnen kann. Aber er versteht, wie Sie ihn anblicken. Und aus diesem Blick heraus spürt er, ob Sie ihn im Augenblick mögen oder ob Sie es eigentlich nicht mehr schaffen und vor Wut kochen, weil Sie genervt und überarbeitet sind. Er spürt es, und er kann es richtig einordnen. Und von der Körpersprache versteht er am besten die Berührung.

Und die Berührung verspürt er über seinen Tod hinaus. Mindestens bis 10 Minuten nach seinem klinischen Tod nimmt er Berührungen wahr.

Es bedarf immer wieder eine gehörige Portion Phantasie, um mit dementen Patienten zu arbeiten. Hierzu ein Beispiel:

Vor einem Jahr lag eine Patientin auf unserer Station, 86 Jahre, verwirrt und unruhig. Nach der Grundpflege hatte ich sie nach meiner Einschätzung bequem gelagert, mit einem Kissen unter den Knien. Als ich aus dem Zimmer gehen wollte, rief diese Patientin immer: „den Sack, den Sack" und deutete auf den Tisch in der Zimmerecke. „Den Sack da weg", sie war unruhig und strampelte mit den Beinen. Ich habe alles mögliche in dem Zimmer verrückt und war selber schon ganz verwirrt, bis ich auf die Idee kam, das Kopfkissen unter den Knien wegzunehmen. Da wurde sie ruhiger.

Oder eine andere Patientin, die darauf bestand, Gummisocken im Bett anzuziehen und es auch etwas dauerte, bis wir herausfanden, daß sie eine Wärmflasche an die Füße wollte.

Phantasie ist wichtig, ebenso der Humor. Lachen Sie mit dementen Patienten, aber lachen Sie sie nicht aus. Die Patienten lachen gerne mit, Lachen steckt an. Und durch das Lachen bekommt das Leben einen Teil seiner früheren Leichtigkeit zurück. Der Humor hilft allen, dem Patienten, den Angehörigen, den Pflegenden.

Umgang mit den Angehörigen

Bei der Begleitung und Betreuung verwirrter alter Menschen ist es notwendig, die Angehörigen gleichermaßen mitzubetreuen. Sie können davon ausgehen, daß diese in der Regel total überfordert sind. Wenn die Tochter mit ihrer verwirrten Mutter auf die Station kommt, dann ist die Tochter die blasse, abgekämpfte. Die Hauptlast der Pflege tragen die Angehörigen, der größte Teil der Pflegebedürftigen wird von ihren Angehörigen betreut.

Wie schwer ist es für Angehörige, die Veränderungen bei der Mutter, bei dem Vater zu merken und richtig einzuordnen. Aber zur gleichen Zeit beginnen sie auch schon damit zu kämpfen, Situationen zu begradigen: die angehäuften Schulden beim Bäcker, unzählige Telefonate bei Freunden zu allen möglichen Uhrzeiten, Vernachlässigung der Wohnung. Es schleichen sich neue Gefühle ein, Beklemmung und Ratlosigkeit machen sich breit und immer wieder auch Schuldgefühle (sollte ich nicht mehr tun?).

Die Angehörigen sind es dann ja auch, die den Autoschlüssel verstecken müssen (wer gibt den schon freiwillig ab, nach 50 Jahren Autofahren?). Die Angehörigen sind es, die Nachts nicht mehr durchschlafen können und die sich dann überlegen müssen, wie kann das weitergehen?

Die wenigsten wissen von einer Selbsthilfegruppe und wenden sich viel zu spät an Einrichtungen, die weiterhelfen könnten.

Abschließend noch eine Geschichte aus dem eigenen Erlebnis:

Freitagnachmittag: Die 91jährige Patientin kommt zur Aufnahme in Begleitung ihrer 64jährigen Tochter und ihrer Enkelin. Diese drei Frauen leben in einem Haushalt. Die Mutter ist seit einigen Jahren am Morbus Alzheimer erkrankt, ist mobil, aber sonst in allen ATLs hilfebedürftig. Alle drei wollten den darauffolgenden Tag in den Norden ziehen, etwa 400 km vom Ruhrgebiet entfernt. Die Packerei hatte die Mutter zusätzlich so irritiert, daß sie die Nahrung und Flüssigkeitsaufnahme verweigerte. Die Situation war klar, der Umzug mußte stattfinden und die Patientin brauchte eine Infusion. Es wurde vereinbart, daß die Tochter die Mutter am Montag abholt. Der diensthabende Arzt vom Wochenende stimmte diesem Vorgehen zu. Der Stationsarzt am Montagmorgen sah die Situation völlig anders und ordnete eingehende Untersuchungen an, um die Patientin optimal medizinisch zu betreuen. Jeder, der im Krankenhaus arbeitet, kennt solche Situationen. Es bedurfte dann viel Mut und Einsatzbereitschaft, deutlich zu machen, daß eine optimale medizinische Versorgung unter diesen Bedingungen sehr erschwert ist. Diese Patientin ist dann wirklich Montag nachmittag wieder entlassen worden, aber wie oft geht die Entwicklung auch anders weiter.

Inhaltsübersicht

3.13 Mit existentiellen Erfahrungen des Lebens umgehen

3.13.1 Einige Gesichtspunkte zum Verständnis des Schmerzes aus anthroposophischer Sicht

LUDGER SIMON

Der Schmerz gehört zu den existentiellen Grund- und Grenzerfahrungen menschlichen Daseins. Er begleitet uns im Geborenwerden wie im Sterben und besonders auch in allen Krisensituationen und Wendepunkten, in jenen „kleinen Toden“ inmitten unseres Lebens. Er begegnet uns dabei zunächst als körperlicher Schmerz, indem wir uns der Begrenztheit und Schwächen unseres Leibes bewußt werden; es kommt zum Erlebnis der Entzweiung zwischen uns und unserem Leib.

Weiter begleitet er uns als seelischer Schmerz, da wo wir von Mitmenschen oder von der Welt in Grenzen gewiesen werden und es zur Auseinandersetzung zwischen Ich und Du oder Ich und Welt kommt.

Den geistigen Schmerz, den wir auch Reue nennen, durchleiden wir in Form von „Gewissensbissen“, wenn wir uns schuldhafter Verfehlung in unseren Handlungen bewußt werden. Hier liegt eine Entzweiung des Ich mit sich selbst, mit der eigenen Biographie zugrunde.

So durchsetzt und prägt die Schmerzerfahrung als körperlicher Schmerz, als Trauer und als Reue alle Schichten unserer Existenz.

Der Schmerz als Schwellenphänomen

Am Schmerz – besonders da, wo er akut einsetzt – erleben wir zunächst den Anfang der Medizin, jenen Botschafter, der dem Patienten die Krankheit signalisiert und ihn zu uns führt, aber auch – insbesondere am chronischen Schmerz bei unheilbarer Grunderkrankung – nicht selten die Grenzen der Wissenschaft, jene Momente, wo die Medizin an ihr Ende kommt. Und während der akute Schmerz Arzt und Patient eher zueinanderführt, miteinander verbindet, wird gerade der chronische Schmerz nicht selten zu einem Krankheitsphänomen, das Arzt und Patient immer wieder trennt, weil beide ständig in Gefahr sind zu resignieren.

Das Fehlen der Möglichkeit, Schmerz zu erleben, wie es bei bestimmten Nervenerkrankungen wie Lepra oder Syringomyelie vorkommen kann, führt zur Selbstverstümmelung des Menschen, da ihm die rechte Aufmerksamkeit für seine Leibesgrenzen fehlt und er sich unbemerkt Verbrennungen und andere Verletzungen zuzieht. Auf geistig-seelischer Ebene ist die Unfähigkeit, seelischen Schmerz zu empfinden und zu bewältigen, zu leiden und dadurch zu reifen, ein Kernproblem seelischer und psychosomatischer Erkrankungen. Sie führt zu jener seelischen Deformation, die wir Neurose nennen. Die Fähigkeit, Schmerz zu empfinden, ist somit zunächst etwas Gesundes, eine grundlegende Voraussetzung für den Erhalt der leiblichen und seelischen Gesundheit, für Entwicklung und Reifungsprozesse.

Das Phänomen Schmerz zeigt sich uns somit eng verknüpft mit Verwandlungsprozessen im menschlichen Leben; es pflegt da aufzutreten, wo ein Altes an seine Grenze kommt, krisenhaft einschneidend verändert wird, und dann in die Entwicklung neuer Gestalt einzumünden. Mit diesem „merkuriellen" (vermittelnden) Wesen des Schmerzes hängt es zusammen, daß er auch selbst recht wandelbar ist und uns im Querschnitt einer Station im Krankenhaus oder auch im Längsschnitt eines einzelnen Patientenlebens sehr unterschiedliche Gesichter zeigen kann.

Der Schmerz und die Zeiterfahrung

Innerhalb der Tierwelt finden wir Vergleichbares zur menschlichen Schmerzerfahrung noch am ehesten in den durch Verletzung ausgelösten akuten Schmerzreaktionen der Säugetiere. Da das tierische Erleben und Verhalten jedoch eng von der Instinktorganisation der Art her bestimmt und geregelt wird, führen ernsthafte chronische Erkrankungen in freier Wildbahn in der Regel zum baldigen Tod des Einzeltieres.

Das willentliche Erinnern einer leidvollen Erfahrung und das Vorwegnehmenkönnen zukünftiger Schmerzerfahrung in der Vorstellung ist hingegen dem Menschen vorbehalten. Das Zeiterleben verleiht dem Schmerz eine andere Dimension. Gerade der chronische Schmerz und das Wissen um das Mit-dem-Schmerz-leben-Müssen bei einer chronischen Erkrankung, das in der Zeit vorauseilende Bewußtsein von der Endlichkeit und Verletzlichkeit des eigenen Leibes ist daher eine spezifisch menschliche Fähigkeit und eine dauernde existentielle Herausforderung, die erst aus dem menschlichen Selbstbewußtsein entspringt.

Schmerz und Erkenntnis

Die biblische Schöpfungsgeschichte erzählt, wie in Urzeiten der Mensch ein schmerzloses, glückliches Dasein genoß. Mit dem Sündenfall, hervorgehend aus dem Drang nach der Erkenntnis von Gut und Böse, kommt in dreifacher Gestalt der Schmerz in die Welt herein: Als Schmerz der Kreatur, der Schlange, der der Kopf zertreten wird, als Beschwernis der Frau in der Schwangerschaft, die unter Schmerzen ihre Kinder gebären muß, sowie schließlich als die Leiden des Adam, dem die Dornen des Feldes die Haut zerreißen. In unmittelbarer Verbindung damit beginnt das Erdendasein, das Geborenwerden und Sterben des Menschen und das wache Bewußtsein für den physischen Erdenleib („Und sie erkannten, daß sie nackt waren").

Und wie so biblisch-urbildhaft zunächst die Erkenntnisfähigkeit des Menschen der

Ursprung des Schmerzes ist, so können wir im Alltag beobachten, wie umgekehrt der durchgemachte Schmerz zum Quellpunkt tieferer Erkenntnis wird. Im Schmerzzustand selber erleben wir unser Bewußtsein zusammengezogen in bestimmte Bereiche unserer Körperlichkeit und eingeengt, gleichsam gefesselt an diesen Erdenleib. Wenn wir wach hindurchgehen, hinterläßt er eine Bewußtseinserweiterung, ein vertieftes und dankbares Erleben des gesunden Zustandes.

Vom Geburtsgeschehen und der Frucht des Schmerzes

Das Geschehen der Geburt kann uns Grundmotive allen Schmerzerlebens aufzeigen. Die zerreißende Gewalt der Wehen bei der Austreibung der Leibesfrucht, die ja mit erheblicher Gewebszerstörung und Blutverlust einhergeht, wird von vielen bewußter lebenden Frauen als seelischer Reinigungsprozeß, als Grenzerfahrung und zugleich Höhepunkt des Selbsterlebens erfahren, der zur Verwandlung im Sinne seelischer Reifung führt.

Wenn sie den Schmerz als Prozeß annehmen und durch ihn hindurchgehen können, von anderen Menschen liebevoll begleitet, wie es auch beim Geschehen der leiblichen Geburt üblich und notwendig ist, können wir manche unserer Patienten mit ganz ähnlichen Worten wie die jungen Mütter davon sprechen hören, daß der Schmerz im Hindurchgehen sich verwandelt, in ein Entgegengesetztes und zugleich Höheres, das als ein gehobener Bewußtseinszustand vertieften und gereiften Selbsterlebens beschrieben wird.

In diesem Sinne kann potentiell jeder durchlittene Schmerz zum Tor einer Geburt werden, in dem er Verwandlungsprozesse, seelisch-geistiges Reifungsgeschehen initiiert.

Der Atem der Seele und die Enge des Leibes

Im Atmen fühlen wir den unmittelbaren leiblichen Ausdruck seelischen Lebens. Mit einer vertieften Einatmung erheben wir uns des Morgens vom Nachtschlaf, und in der Ausatmung löst sich das Bewußtsein von der Erdenwelt zum Schlafe. Das eigentliche Erleben der irdischen Welt durch die Sinne des physischen Leibes beginnt mit dem ersten Atemzug nach der Geburt und endet mit dem letzten im Tode. Jede Erregung der Seele, sei sie freudig oder leidvoll gestimmt, Schmerz oder Lust, äußert sich unmittelbar in einer Veränderung des Atems in Tiefe, Frequenz, Atemmittellage und Rhythmus und wird dann u.U. bis in die Lautgebung weitergeführt im Seufzen, Schluchzen, Stöhnen, Sprechen und Singen; dementsprechend ist jede seelische Störung oder Erkrankung mit Atemstörungen verbunden.

Im akut einsetzenden Schmerz ist die Atmung in der Regel vertieft, beschleunigt und die Ausatmung stoßend betont bis hin zum Stöhnen. Dies ist jedoch nicht nur leiblicher Ausdruck eines primär Seelisch-Innerlichen, sondern wir können darin auch erleben, wie wir durch das vertiefte Ausatmen den Schmerz gleichsam aus uns herausatmen können und seiner dadurch wieder Herr werden. Das Bewußtsein, das sich zunächst über eine vertiefte Einatmung zu einer Überwachheit in die verletzte Region hineinverdichtet hat, dehnen wir durch das tiefe Ausatmen aus der betroffenen Körperstelle wieder heraus, wie es ähnlich für den ganzen Leib von allein im Momente des Einschlafens geschieht. Dieses Herausatmen des Schmerzes ist durch Übung trainierbar; dies lernt z.B. auch die Schwangere unter Anleitung der Hebamme und kann sich dadurch neben der inneren Entspannung und Schmerzdämpfung eine Anregung des Wehenrhythmus und eine Entkrampfung des Beckenbodens eratmen.

Wenn die Verletzung jedoch sehr schwer ist, reicht die eigene Fähigkeit des Menschen nicht aus, durch vertiefte Ausatmung den Schmerz zu kontrollieren. Dann bricht die Rhythmusstörung gleichsam durch vom Funktionellen des rhythmischen Systems bis ins Organische; der Teufelskreis der „Schockspirale“ wird in Gang gesetzt. Dabei bricht zunächst der Atemrhythmus selbst zusammen – nach dem Bewußtseinsverlust – und dann der Kreislauf, und wir verstärken dann künstlich-pharmakologisch den schlafverwandten Zustand des Patienten durch Narkose bzw. Sedierung und ersetzen den Atemrhythmus durch die künstliche Beatmung. Die Atemlosigkeit verschiebt sich dann gleichsam auf die hinzugerufenen Helfer, sie können erst „aufatmen“, wenn Endotrachealtubus und Beatmungsmaschine, EKG-Monitor, Blutdruckmessung, Zentralvenenkatheter und Infusionspumpe installiert sind und somit primär für das rhythmische System des Kranken „kontrollierte Bedingungen“ hergestellt sind.

Angst und Schmerz

Sprachgeschichtlich ebenso wie phänomenologisch hängt Angst mit dem Erlebnis der Enge zusammen. Wenn der Mensch sich in der Enge (z.B. der Einengung des Seelenlebens auf die Symptome einer Erkrankung) oder in der Weite (etwa bei Schockerlebnissen) existentiell verliert, kann dies als Angsterlebnis in der Seele erscheinen. Wie bei den Phobien die Angst vor engen Räumen und vor weiten Plätzen zeigt, die häufig auch miteinander vergesellschaftet bei ein- und demselben Patienten vorkommen, sind Enge und Weite in bezug auf das Phänomen Angst keine wahren Gegensätze: In beiden Fällen kommt lebendiger Austausch, kommt Begegnung zum Erliegen; der Mensch wird auf sich zurückgeworfen und sich darin seiner nackten, schwachen Existenz bewußt.

Die Alltagserfahrung zeigt, daß – wenn der Mensch in dieser Situation sein Gegenüber findet, sich angesprochen, ernstgenommen, herausgefordert erlebt – die Angst sich verlieren kann, indem er wieder aus sich herauszugehen vermag. Angst, Krampf und Schmerz sind so gleichsam 3 Metamorphosen eines leiblich-seelischen Verengungsprozesses, die auf verschiedenen Wegen ineinander übergehen bzw. sich gegenseitig fördern können, was bei den chronischen Schmerzpatienten häufig in einen Teufelskreislauf einmündet.

Die Überwindung des Schmerzes als Schulungsaufgabe

Eine größere Anzahl von Patienten physisch zu versorgen nach stufenweise schematisierten Schmerzbekämpfungsprogrammen, wie sie die Schulmedizin z.B. für den Tumorschmerz entwickelt hat, ist relativ einfach zu planen und zu organisieren. Um jedoch Schwerkranke innerlich begleiten zu können, müssen wir uns immer wieder neu Zeit und inneren seelischen Raum erkämpfen.

Und da beginnt doch heute vielfach unser Schmerz als Pflegende und Ärzte im Stationsalltag – das Leiden am Getriebe des an der physischen Versorgung orientierten Großbetriebes Krankenhaus, der uns unnachgiebig vorwärtsschiebt und preßt und zwingt.

Wenn wir uns bemühen, in einem hektischen Dienst vor dem Betreten des Patientenzimmers das innere Ausatmen zu üben, um am Krankenbett

- gleichsam den Augenblick zu dehnen, so daß in der Geste des Zeit-Schenkens die Erfahrung erfüllten Momentes möglich wird,
- die Seele zu weiten, so daß seelischer Raum entsteht,

- und für Momente unser Ich ganz zu öffnen, so daß Begegnung sich ereignen kann, betätigen wir innerlich gerade am Widerstand der äußeren Anforderungen dieselben lösenden Kräfte, die auch der schmerzgeplagte Patient entwickeln kann und muß, und dies kommt uns wie ihm heilend und schmerzlindernd zugute.

Diese 3 inneren Bewegungen sind nicht äußerlich machbar – sie können nur von jedem selbst von innen heraus in jeweils neuem freiem Willensakt übend nach und nach aufgebracht werden. Selbstverständlich geht es dann auch darum, die entgegengesetzten Bewegungen der Raffung und Zusammenziehung bewußt handhaben zu lernen, damit auch die zur Bewußtwerdung notwendige Distanz entstehen kann.

Indem wir so zunächst an der Umwandlung unserer eigenen Seele vom Geistigen aus arbeiten, fühlt sich andererseits der Kranke in seinem Ich aufgerufen, aus seinem freien Willen heraus zu jener Arbeit an der eigenen Seele herausgefordert, die zur geistigen Überwindung des Schmerzes gehört.

Darüber hinaus vermag ein durch Übung und Selbsterziehung gekräftigtes Ich unmittelbar ordnend und beruhigend auf die Seele eines anderen Menschen einzuwirken.

Wir kommen hiermit zu 3 Übungsfeldern für alle, die beruflich oder als Angehörige mit dem schmerzleidenden Menschen zu tun haben, in denen gleichzeitig 3 grundlegende Motive anthroposophisch begründeter Schmerztherapie angedeutet sind:

- Das Verweilen im schöpferischen Atem des geschenkten Momentes; rhythmische Ordnung alles desjenigen, was um den Kranken und an ihm geschieht.
- Das Aufsuchen der Wandlungsansätze und -kräfte des Kranken – aus der Haltung der Zuversicht gegenüber dem „Botschafter" Schmerz.
- Seiner Sprache und seinen Interessen entsprechend dem Kranken geistige Anregung zu vermitteln, die es ihm ermöglicht, den Blick für größere, alles Dasein umspannende geistige Zusammenhänge zu öffnen.

3.13.2 Umgang mit Periduralkatheter (PDK)

Winfried Oster

In der Schmerzbehandlung können rückenmarknahe Leitungsanästhesien, bevorzugt als Katheterperiduralanästhesie, vorgenommen werden.

Bei Injektionen, bei der Handhabung und beim Entfernen eines PDK sind mancherlei Komplikationen denkbar; deshalb sind diese Tätigkeiten Sache des Arztes.

Für die Pflegenden ist die Kenntnis häufiger Komplikationen wichtig. Nachfolgend werden Komplikationen und deren Behebung genauer ausgeführt.

1. Katheter liegt nicht peridural, sondern (unbeabsichtigt) subdural.
   Jede Injektion größerer Volumina (mehr als 4 ml) von Lokalanästhetika, aber auch von Opiaten oder Opioiden (z.B. Temgesic®) bedeutet für den Betroffenen u.U. akute Lebensgefahr durch hohe oder gar „totale" Spinalanästhesie bzw. Lähmung des Atemzentrums.
   Prophylaxe: Vor jeder Injektion Aspiration. Kommen mehr als nur 2–3 Teilstriche Flüssigkeit in die Spritze zurück, so ist erhöhte Vorsicht geboten. Immer Probeinjektion von 4 ml der Lokalanästhetikadosis und die Reaktion einige Minuten abwarten:
   Keine rasche Ausbreitung einer Anästhesie: Langsame und kontinuierliche Injektion des angegebenen restlichen Gesamtvolumens.
   Rasche Ausbreitung einer Anästhesie: Injektionsstopp! Mitteilung an den Anästhesisten, der den PDK gelegt hatte (Narkoseprotokoll).

Im Notall Rufgerät ... anrufen. Notfallwagen bereitstellen.
O_2-Spender. Schnellstmöglich venösen Zugang legen!

2. Anästhesie „zu hoch". Dabei ist mit Kreislaufreaktionen (vor allem bei Volumenmangel) zu rechnen.
Prophylaxe: Langsame Injektion. Vermehrt RR- und Pulskontrollen, Volumenzufuhr. Im Falle stärkerer Hypotonie: HAES 10% zügig infundieren, Atropin 0,2–0,3 mg i.v., ggf. auch Akrinor 50–100 mg i.v. Oberkörper leicht aufrichten und Fußende steil hoch.
Vorsichtmaßnahme: Austesten der Anästhesiehöhe mittels Eiswürfel an der Körperoberfläche (Kalt-Warm-Empfinden geht parallel zur Schmerzempfindung, „segmentale Ausbreitung"); bei Ausbreitung über Th 4 (Brustwarze) auf u.U. starke Kreislaufreaktion gefaßt sein.
3. Anästhesie einseitig betont, u.U. auf der „falschen" Seite.
Patienten bei und nach der Injektion sich auf die schmerzende bzw. weniger betäubte Seite drehen lassen. Bei völligem Versagen Anästhesist informieren. Nach Rücksprache ggf. neue PDA oder Übergang auf i.m.-Analgetika.
4. Blut im PDK bei der Aspiration.
Vorsicht, keine Injektion! Bupivacain ist hochtoxisch. Injektion in eine peridurale Vene kann tödlich sein. Umgehend den Anästhesisten informieren.
5. Keine Injektion möglich.
Katheter ist abgeknickt. Gegebenenfalls den gesamten Verband entfernen und neuerlich zu injizieren versuchen. Wenn dennoch nicht möglich, den Anästhesisten informieren.
6. Injektion nur sehr schwer möglich.
Filterwechsel, ggf. auch Verbandwechsel und Suche nach Knickstellen.
7. Injektion schmerzhaft.
Sehr langsam injizieren! Anästhesist informieren.
8. Einstichstelle schmerzhaft.
Inşpektion, Verbandwechsel, ggf. Anästhesist informieren.
9. Rücken schmerzt.
Inspektion, Verbandwechsel, Katheter 1–2 cm zurückziehen.
Wenn weitere Schmerzen: Katheter entfernen. In Zweifelsfällen (wenn PDK noch gewünscht) Anästhesist informieren.
10. Leckage an der Katheter-Kanüle-Verbindung.
Katheter steril zurückschneiden und Kanüle neu aufstecken. Wenn unsteril, neue Kanüle (Anästhesie-Abteilung) aufstecken.
11. Wirkung unzureichend.
Bereits nach 60 Minuten kann die Injektion wiederholt werden, u.U. mit dem gleichen Volumen, aber einer höheren Konzentration (z.B. 0,5% statt 0,375%).
Ggf. kann durch Beimischung eines Opiats/Opioids eine ausreichende Wirkung erreicht werden. Andernfalls neue PDA oder Übergang auf i.m.-Analgetika. Jede PDA läßt bereits nach einigen Tagen in ihrer Wirkung nach, manchmal sogar sehr früh (Tachyphylaxie?). Mehr als 6 Injektionen pro Tag sind nicht sinnvoll.
12. Keinerlei Wirkung (auch nicht nach 20–30 Minuten Wartezeit).
Kathether liegt nicht oder er liegt nicht mehr peridural. Verband abnehmen und Inspektion unter Injektion von NaCl 0,9%. Kommt Flüssigkeit am Katheter zurück oder ist trotz äußerlich unauffälliger Punktionsstelle keine Wirkung zu erreichen, muß der Katheter entfernt werden.

13. Punktionsstelle gerötet oder gar infiziert.
Katheter entfernen. Benötigt der Patient noch weiterhin peridurale Anästhesie, Anästhesist informieren. Bei offensichtlich infizierter Punktionsstelle die Katheterspitze steril abschneiden und zur bakteriologischen Untersuchung geben; ebenso nach Katheterliegezeiten von 7–10 Tagen. Vorher keine Hautdesinfektion durchführen.
14. Katheter läßt sich nicht leicht entfernen.
Niemals Gewalt anwenden! Katheter könnte abreißen und unter dem Hautniveau verschwinden. Immer den Anästhesisten informieren, der den Katheter gelegt hatte.
15. Patient „will das nicht mehr".
Der Katheter ist, ggf. nach Rücksprache mit dem Anästhesisten, zu entfernen.
16. Unwohlsein und/oder Übelkeit nach Injektionen.
Ausbreitung der Anästhesie, Blutdruck und Herzfrequenz beachten. Ggf. Verzicht auf Opiatbeimischung; Atropin in kleinen Dosen i.v.
17. Hautjucken.
Als Ursache kommt die peridurale Morphiumapplikation in Frage.

Unbedingt auf Opiatbeimischung verzichten, ggf. Versuch mit Opioidbeimischung (Temgesic®).

Sorgfältig zu beachten ist hierbei immer:

- Sterilität beim Aufziehen der Injektionslösungen und -mischungen.
- Filterwechsel alle 2 Tage (maximal alle 3 Tage).
- Verbandwechsel jeden 2. Tag.
- Sorgfältige Fixation und Vorsicht beim Verbandwechsel.
- Vor der Injektion den Patienten zum spontanen Wasserlassen anhalten.
- Puls und Blutdruck messen vor und dann 10, 15 und 20 Minuten nach der Injektion.
- Patient bei und nach der Injektion aufmerksam beobachten.

3.13.3 „Können Sie wirklich dichthalten?" Ein Recht des Patienten: Wahrung des persönlichen Geheimnisses

Franz Sitzmann

„... Ich will auch verschwiegen sein in allem, was Verschwiegenheit erfordert, besonders aber will ich geheimhalten, was geheim zu halten mir geboten wird. So wahr mir Gott helfe!"
(Diensteid des Senators Buddenbrook, Thomas Mann: Buddenbrooks)

Vorstellung des Problems

Herr Grünlich, ein lebensfroher 68jähriger Mann, wünscht seine Vermögensverhältnisse zu besprechen. Ein großes bäuerliches Anwesen mit Tierzucht, Haus und Land muß in der Familie verteilt werden; er hat eine Leukämie und lehnt die empfohlene zytostatische Therapie ab.

Aus der ersten Ehe sind Kinder zu bedenken sowie seine junge Frau mit dem gemeinsamen dreijährigen Sohn. Da sich sein Gesundheitszustand schnell verschlechtert, bittet er den Notar in die Klinik.

Vor ihrem Nach-Hause-Gehen bittet der Pfleger Frau Grünlich, die sehr vielen

Besuche von Verwandten und Freunden bei ihrem Mann einzuschränken; er sei dadurch sehr belastet, besonders nach dem kürzlichen Besuch des Notars.

Kurz nach ihrem Besuch klingelt Herr Grünlich. Er schimpft: „Da haben Sie mir was Schönes eingebrockt. Meine Frau will sich scheiden lassen, sie fürchtet um ihr Erbe. Und wie kommen Sie dazu, ihr vom Besuch des Notars zu erzählen, das geht sie gar nichts an."

Der Krankenpfleger muß erschrocken realisieren, daß er mit seiner Bemerkung über den Besuch des Notars zuviel gesagt hat; die Ehefrau sollte wohl von der Testamenterstellung ihres Mannes nicht informiert werden. Und jetzt schloß sie offenbar aus dem erneuten Notarbesuch auf eine Schlechterstellung ihrer ursprünglichen Position und droht nun dem todkranken Mann mit der Scheidungsklage.

Sein Tod trat durch innere Blutung so schnell ein, daß Frau Grünlich keine Möglichkeit mehr hatte, ihre Drohung wahrzumachen und das Wirksamwerden der neuen Testamentsverfügung abzuwenden.

Ein Patient hat das Recht auf Berücksichtigung seiner Privatsphäre in Pflege und Behandlung sowie auf vertrauliche Behandlung aller Mitteilungen und Aufzeichnungen.
Es geht also um

- schutzwürdige Informationen über den Patienten einerseits, und
- die Berufsschweigepflicht auf rechtlicher und vertraulicher Grundlage.

Sicher ist dieses Patientenrecht bereits ein sehr altes Problem, sonst wären nicht Grundsätze überliefert, die aus der indischen und griechischen Medizin (z.B. der Eid des Hippokrates aus der Zeit um etwa 400 vor Christus) stammen.

Wer ist schweigepflichtig?

Neben Ärzten u.a. unterliegen der Verschwiegenheitspflicht die „berufsmäßig tätigen Gehilfen" und die Personen, die zur Vorbereitung auf diese Berufe tätig sind. Das sind im Krankenhaus neben den Pflegenden auch Masseure, Krankengymnasten, Kunsttherapeuten oder technische Assistenten sowie die Auszubildenden in diesen Berufen; damit betrifft die Schweigepflicht auch Pflegende in Ausbildung, Studenten bei der Patientenvorstellung und Praktikanten.

Was zählt zum fremden Geheimnis?

Der Schweigepflicht im Sinne des Strafrechts (§ 203 StGB) unterliegen Tatsachen, die nur einem beschränkten Kreis bekannt sind und an deren Geheimhaltung der Betroffene ein individuelles, schutzwürdiges Interesse hat.

Danach sind solche Tatsachen geheimnispflichtig, die zum persönlichen Lebensbereich gehören und solche, die dem persönlichen Geheimnisbereich eines Patienten zuzuordnen sind, d.h. es können geheimnisgeschützte Bereiche unterschieden werden, die den medizinischen und außermedizinischen Bereich betreffen. Somit ist die Schweigepflicht umfassend, sie beinhaltet die erhobene Anamnese, das erhobene Untersuchungsergebnis mit allen Befunden, aber auch private Mitteilungen und wirtschaftliche Verhältnisse, wenn sie den Pflegenden im Zusammenhang mit der Behandlung zur Kenntnis gelangen.

Wann kann ich schuldig werden, ein fremdes Geheimnis „auszuplauschen"?

Die Gelegenheiten sind sehr vielfältig, ein Patientengeheimnis schuldhaft weiterzugeben. Ein paar Beispiele sollen dies illustrieren:

- Die psychiatrische Behandlung einer öffentlich bekannten Persönlichkeit; schon die Konsultation eines Arztes kann für ihn eine schützenswerte Information darstellen.

- Das Berichten der Diagnose (z.B. Bronchialkarzinom) während der Pflegevisite im Vierbett-Zimmer.
- Das Weitererzählen einer HIV-Diagnose und des Krankenhausaufenthalt im persönlichen Milieu (z.B. Szenekneipen) des Patienten.
- Das sorglose Umgehen mit Patientendaten, die eigentlich in den Reißwolf gehören (z.B. die Rückseite eines Op-Planes mit Diagnosen und voll ausgeschriebenen Patientennamen als Hinweisschild an einer Glastür im Coniferenhaus).
- Das unkontrollierte Versenden und Empfangen von Telefax-Arztbriefen und die Übergabe an Mitarbeiter des Hol- und Bringedienstes (die *nicht* zur Gruppe der Schweigepflichtigen nach § 203 StGB zählen!).
- Die Weitergabe von Patientendaten im Internet.
- Beobachtungen in der Gemeindepflege beim Hausbesuch.
- Geheim sind auch Informationen, die bereits gerüchteweise vielen Menschen bekannt sind (z.B. das genaue Körpergewicht von Kanzler Kohl).

Sicher ist es erforderlich, daß dem Geheimhaltungswillen des geschützten Patienten ein objektives Geheimhaltungsinteresse gegenübersteht.

Das bedeutet aber nicht eine Beschränkung auf die Informationen, die man „vernünftigerweise" geheimhält, sondern soll nur vor exzentrischen Einzelfällen schützen (z.B. Bevorzugung einzelner Kunstrichtungen, Vorlieben für Kaffee oder Tee). Zu den sachlich begründeten Geheimnissen gehören sicher gesundheitliche, familiäre und finanzielle Verhältnisse. Auch muß der Patient selbst nicht von dem Geheimnis wissen: So stellt auch die dem Patienten von den Pflegenden und Ärzten verschwiegene Krebserkrankung ein Geheimnis gegenüber anderen dar.

Wie erfahre ich ein fremdes Geheimnis?

Das ist schnell gesagt: Das Geheimnis muß einer Person anvertraut oder sonst bekanntgeworden sein. Es bedeutet nicht, daß ausdrücklich um vertrauliche Behandlung gebeten werden muß. Ebenso spielt es keine Rolle, wer ein Geheimnis anvertraut hat; so kann es der Ehe- oder Lebenspartner eines Patienten sein, kann ein Betrunkener oder geistig Kranker ein Geheimnis anvertrauen.

Welche Konsequenzen hat Geheimnisbruch?

Neben strafrechtlichen Androhungen (Freiheits- oder Geldstrafe) und Recht auf Schadenersatz nach dem Bürgerlichen Recht bestehen auch arbeitsrechtliche Sanktionen, die von Abmahnungen bis Entlassung reichen.

Natürlich gibt es immer Ausnahmen!

Das Gesetz nennt ausdrücklich sog. Rechtfertigungsgründe; ein paar Beispiele:

- Der Geschützte selbst kann in ausdrücklicher und unmißverständlicher Weise von der Schweigepflicht entbinden. Mit der geforderten Einwilligung als grundsätzlich höchstpersönliches Recht ist auch sichergestellt, daß die Schweigepflicht über den Tod hinaus gilt und Angehörige kein Recht haben, Einsicht in die Krankenpapiere ihres Verstorbenen zu verlangen. Der Patient selbst entscheidet, welche Information er anderen zukommen lassen möchte. Bei minderjährigen Patienten muß die individuelle Reife und Situation bedacht werden: die Einwilligungsfähigkeit, Einsichtsfähigkeit und und die zu erwartenden Nachwirkungen der Behandlung. Bei über 14jährigen wird nicht so ohne weiteres nur die Einwilligung der Erziehungsberechtigten Vorrang haben.
- Gesetzliche Vorschriften können eine Weitergabe von Informationen gebieten. So gibt es Verpflichtungen zur Erfüllung von Meldepflichten (z.B. nach dem Bun-

desseuchengesetz, dem Personenstandgesetz, also die Anzeige von Geburt und Tod). Staatlichen Wünschen nach Informationen ist im Zeitalter der vernetzten Datensystemen mit Sorge zu begegnen, die Auswirkungen auf den Patienten mit seinen Persönlichkeitsrechten sind enorm.

- Im Grundsatz sind Mitteilungen, z.B. von Arzt zu Arzt oder vom Arzt zu Pflegenden, strafbar. Es besteht kein Rechtfertigungsgrund, wenn die jeweilig betroffenen Personen ebenfalls der Schweigepflicht unterliegen, also Pflegende unterschiedlicher Stationen untereinander. Rechtfertigend wird die Weitergabe der Mitteilung gewertet, wenn sie zu Therapie-, Heilungs- und Pflegezwecken diente, dem entspricht der mündliche Übergabebericht von der Intensivstation an den Pflegenden der Nachbehandlungs-Station.

Nun noch ein Versuch zum Ausprobieren:

Bemühen Sie sich auf Ihrer Station, ein von Ihnen so deklariertes „Geheimnis" trotz der Weitergabe an eine Vertrauensperson vor der allgemeinen Weitergabe zu schützen!

Sicher werden Sie erleben, daß gerade diese, Ihnen wichtige Information über seltsame Wege und mit mehrfachen Veränderungen wieder zurückkommt.

Mit seiner Mahnung zur „Macht der Zunge" äußerte sich schon der Apostel Jakobus in seinem Brief an die frühchristlichen Gemeinden. Ein Auszug soll die Problematik um das Sprechen und Schweigen verdeutlichen (Jakobus 3,1–12):

„Wir alle machen viele Fehler. Wenn einer im Sprechen des Wortes nicht fehlt, ist er ein Vollendeter, und besitzt dann auch die Fähigkeit, alle leiblichen Funktionen im Zaum zu halten. Wenn wir den Pferden das Zaumzeug ins Maul legen, damit sie uns gehorchen, so lenken wir damit ihren ganzen Leib ... So ist auch die Zunge ein kleines Glied und ruft doch große Wirkungen hervor. Seht, wie ein kleines Feuer einen großen Wald in Brand setzt. Auch die Zunge ist Feuer: Eine ganze Welt von Unheil kann darin schlummern ... Jede Kreatur ... kann gezähmt werden ...,doch die Zunge kann kein Mensch zähmen, dieses unstete Übel voll tödlichen Giftes ...

Unter den Gliedern unseres Leibes nimmt die Zunge einen wichtigen Platz ein ...

Beim Gespräch, besonders im Krankenhaus, ist es gut zu wissen, wieviel Macht im richtigen Sprechen und richtigen Schweigen wirken kann.

3.13.4 Pflege und Begleitung Sterbender

Kirsten Junge

Wie können wir dem Sterbenden gerecht werden? Besonders in der Schwerkrankenpflege ist der Pflegende ein Vermittler zwischen Patienten, Arzt, Therapeuten, Seelsorger, Angehörigen und Freunden.

Wir empfehlen deshalb Pflegenden, gegenüber den hausinternen Fortbildungsbeauftragten das Thema „Schwerkranken- und Sterbehilfe" anzuregen und in Form von Seminaren durchzuführen.

Hier sollten auch die durch Anthroposophie erweiterten Aspekte angesprochen werden. Ebenso kommen allgemein biographische Gesichtspunkte zur Sprache, wie

- Gesetzmäßigkeiten des menschlichen Lebenslaufs,
- Lebensalter, Beruf, Krankheit,
- Todespunkte und Auferstehungserlebnisse im Lebenslauf,
- Übungen zur Biographie von Patienten.

Überlegungen innerhalb der Pflegegruppe

1. Die Pflege des sterbenden Patienten kann nur dann bewältigt werden, wenn sie als eine Aufgabe der gesamten Pflegegruppe angesehen wird.
2. Der Sterbeprozeß kann u.U. Tage bis Monate dauern.
3. Aus der Pflegegruppe sollte eine Bezugsperson für den Patienten gefunden werden, die die Angehörigen und Freunde des Patienten möglicherweise in die pflegerischen Maßnahmen einbeziehen kann.
4. Mit dem Patienten und den Angehörigen ist zu klären, ob die Hinzuziehung eines Seelsorgers zur Aufarbeitung von Lebens- und Schicksalsfragen, eines Geistlichen für die letzte Ölung oder Krankensalbung oder zur Nottaufe gewünscht wird.
   Adressen und Telefonnummern, s. Anhang.
5. Weiß der Patient von seinem Zustand und wie kann er damit umgehen? Ergeben sich aus dem jeweiligen Alter des Patienten besondere Situationen?
6. Sind die Angehörigen ausreichend informiert und vorbereitet?
7. Ist es von den Räumlichkeiten her so einzurichten, daß Patient und Angehörige möglichst ungestört zusammensein können?
8. Sind die Adressen und Telefonnummern der Angehörigen bekannt?
9. Hat der Patient Wünsche geäußert, die für ihn erledigt werden können?
10. Sind die privaten Angelegenheiten (Formalitäten, Testament) geregelt?
11. Sind die Mitpatienten auf die Sterbesituation vorbereitet, oder muß ein anderes Zimmer gefunden werden?
12. Überspielen Technik und Geräte die individuelle persönliche Betreuung?

Bei der Pflege und Begleitung Sterbender können folgende Gedanken hilfreich sein:

„Den Tod verstehen wir als einen „Schwellenübergang", nach dem die nicht-physischen Anteile des Menschen, also der Ätherleib, Astralleib und das Ich, leibbefreit eine weitere Entwicklung durchmachen. Über diese gibt es in der Anthroposophie Beschreibungen, die in wesentlichen Teilen mit den Aussagen vieler Religionen und auch mit den Berichten klinisch Toter, die wieder ins Leben zurückkehrten, übereinstimmen: Während etwa 3 Tagen nach dem Tod bleibt das Seelisch-Geistige mit den Lebenskräften verbunden. Der individuelle Ätherleib, in den alle Lebensereignisse dieses Menschen „eingeschrieben" sind (Erinnerungen), weitet sich nun, unabhängig vom beengenden physischen Leib, zu einem gewaltigen Bild, dem „Lebenstableau", in dem der Mensch sein ganzes Leben mit allen Vorgängen und Ereignissen vor sich sieht und überblicken kann. Dazu gehört auch der Tod selbst und das, was danach mit und um den Leichnam herum geschieht.

Nach den drei Tagen löst der Ätherleib sich auf, d.h. er „entindividualisiert" sich und geht ein in die allgemeinen Ätherkräfte, die auf der Erde wirksam sind. Nun erlebt das Geistig-Seelische des verstorbenen Menschen in einem Rückerleben das abgelaufene Leben in all seinen Empfindungs-, Gefühls-, Denk- und Willensqualitäten noch einmal, aber nun gleichsam „von außen", d.h. in der Perspektive all jener Menschen, die während des Lebens von Handlungen, Äußerungen usw. des nun Verstorbenen betroffen waren: Hat er z.B. jemandem eine Ohrfeige gegeben, erlebt er nun dessen Schmerz, Zorn, Empörung. Ging er freundlich auf jemanden zu, erlebt er dessen Freude. Außerdem müssen in dieser nachtodlichen Phase all jene seelischen Strebungen – Triebe, Bedürfnisse, Begierden – in einem z.T. schmerzhaften Prozeß überwunden werden, zu deren Befriedigung man einen physischen Körper braucht – der nun nicht mehr zur Verfügung steht. Diese Phase entspricht dem „Fegefeuer" der mittelalterlich-christlichen Auffassung.

Nach dieser Zeit – die so lange dauert, wie der Mensch auf Erden geschlafen hat – löst sich auch der individuelle Astralleib auf. Es bleibt der geistige Wesenskern des Menschen zurück, der nun die Essenz aus allen leiblichen und seelischen Erfahrungen des vergangenen Lebens zieht und und sich aneignet. Dieser geistige Wesenskern „wächst" dadurch an Anlagen und Fähigkeiten, er zieht die Summe aus allen Lebenserfahrungen und entwickelt sich dadurch weiter. Dabei werden auch alle Versäumnisse und Einseitigkeiten, alle offenen Aufgaben, alle unabgeschlossene Entwicklungen des vergangegen Lebens deutlich, aus denen dieser nun rein geistig existierenden Individualität der Entschluß zu einer neuen Inkarnation, einem neuen Erdenleben erwachsen kann. Dessen spezifische Impulse, die Grundzüge seines „Programms", kann als Weiterführung, Korrektur oder Ergänzung des vorherigen Lebens verstanden werden („Karmagedanke"). Damit beginnt die lange Vorbereitung einer neuen Inkarnation ... (Haus Aja Textor-Goethe 1996).

3.13.5 Versorgung und Betreuung Verstorbener – Verabschiedung

KIRSTEN JUNGE, FRANZ SITZMANN

Alle Verstorbenen werden in unserem Krankenhaus durch die Pflegenden der Station aufgebahrt:

- Um Angehörigen eine würdige Verabschiedung von ihrem Verstorbenen zu ermöglichen und somit Hilfe bei der Trauerarbeit zu leisten.
- Um Menschen, die es wünschen, die Durchführung einer Totenwache z.B. über 3 Tage anzubieten
- Um den pflegerischen und therapeutischen Mitarbeitern Trauerarbeit möglich zu machen.

3.13.5.1 Aufbahrung des Verstorbenen auf der Station

Der Verstorbene bleibt in der Regel noch einige Stunden auf der Station, bevor er in einem der 4 Aufbahrungsräume aufgebahrt wird.

Organisatorische Aspekte

- Sterbezeitpunkt dokumentieren.
- Benachrichtigung
  des diensthabenden bzw. des behandelnden Arztes und evtl. des Facharztes (durch den diensthabenden Arzt) zur Feststellung des Todes (auch in der Nacht);
  der Angehörigen, wenn sie nicht anwesend waren (Absprache mit dem Arzt, wer die Angehörigen benachrichtigt). Diese informieren, daß das Familienstammbuch zum Standesamt gebracht werden muß, dort können weitere Auskünfte und Beratung erfragt werden; wenn nicht am selben Tag möglich, so am folgenden Werktag. Das hauseigene Faltblatt sollte den Angehörigen als kleine Hilfe ausgehändigt werden (s. Anhang B5);
  der beteiligten Therapeuten und Seelsorger.
- Erledigung der notwendigen Formalitäten: Totenschein durch den Arzt sofort ausstellen lassen und sobald wie möglich ins Aufnahmebüro bringen.
- Absprache, wann die Aufbahrung im Patientenzimmer fertig ist, damit sich die Mitarbeitergruppe (Pflegende, Stationsarzt, Facharzt, Therapeuten), die Angehörigen und die Freunde von dem Toten verabschieden können.

Die Aufbahrung sollte zu zweit durchgeführt werden. Es sind die wie bei Lebenden üblichen hygienischen Schutzmöglichkeiten zu nutzen, d.h. zum Waschen oder Betten eines Patienten ist eine Vorbindeschürze anzuraten, um die Berufskleidung vor Verschmutzung zu schützen. Bei der Gefahr einer Kontamination mit Sekreten, Blut und Exkreten sind für die Hände Schutzhandschuhe (nicht unbedingt Latex!) ratsam. Ein weitergehender Hygieneschutz ist übertrieben und unnötig.

Alles, was für den Verstorbenen nicht mehr benötigt wird, ist zu entfernen:

- technische Geräte, Sonden, Katheter, Infusionen;
- ebenso Kissen, Decken, Hilfsmittel zur Lagerung, Bettbogen und Bettgitter, Patientenruf, Utensilien aus dem Nachttisch.

Für Ordnung und Sauberkeit im Zimmer sorgen. Dann Ganzwaschung des Verstorbenen mit Waschemulsion, Öleinreibung (z.B. Lavendel an Stirn und Oberkörper), Intimpflege. Haarpflege, Nagelpflege (evtl. Nägel schneiden), Männer evtl. noch einmal rasieren. Vorhandene Zahnprothese einsetzen. Ein frisches langärmeliges Hemd anziehen (je nach Absprache mit den Angehörigen eines, das dem Verstorbenen gehört) oder aber auch normale Kleidung (Bluse/Pullover, Rock/Hose, Hemd mit Krawatte, Anzug). Falls erforderlich, sind die Augenlider mit feuchten Tupfern verschlossen zu halten. Die Lagerung ist in der Regel flach, aus hygienischen Gründen keine Federkissen unterlegen.

Um die Intimsphäre zu wahren, zieht man dem Toten einen Schlüpfer (oder Einmalslip und Vorlage) an. Es ist darauf zu achten, daß dort, wo Sekrete oder Blut auslaufen können, abdichtende Verbände angelegt werden (evtl. Kompresse oder Pampers). Bei Stomaträgern Beutel wechseln und frischen Beutel belassen. Den Kopf möglichst nicht binden, sondern nur das Kinn mit einer Plastikkinnstütze (Bestellung im Zentrallager) so stützen, daß der Mund geschlossen bleibt. Diese Kinnstütze kann mit einer Mullbinde leicht fixiert werden. Die Hände nur leicht über der Brust übereinanderlegen oder falten.

Schmuck inklusive Ehering grundsätzlich entfernen und im Kuvert an die Krankenhauskasse übergeben (möglichst zu zweit und dokumentieren). An einem Fuß zur Identifizierung eine kleine Adressette anbringen.

Der Verstorbene wird mit einem frischen Laken zugedeckt, und zwar so, daß das Gesicht frei ist und die Arme auf dem Laken liegen. Das rote Schild „Bitte vor Eintritt bei den Pflegenden Rücksprache" von außen an der Zimmertür anbringen.

Für frischen Blumenschmuck sorgen. Kerzen anzünden (nur auf feuerfesten Untersatz stellen oder Teelicht verwenden). Sind starke Gerüche oder auch Verwesungsgerüche im Zimmer, so kann eine Weihrauchkohle auf einem Räuchergefäß mit Kräutern (Thymian, Basilikum, Lavendel, Rosmarin oder Weihrauchharz) verbrannt werden. Falls nicht auf Station vorhanden, dann vom Abstellraum der Aufbahrung besorgen.

Beachte die Brandgefahr!

Die Schmutzwäsche (Laken, Bezüge, Handtücher des Krankenhauses, Schutzschürze) werden in einen gelben Tuchsack sowie einen umhüllenden, durchsichtigen Plastiksack gegeben; Kopfkissen, Bettdecke, Baumwolldecke, Felle nur in einen durchsichtigen Plastiksack zur Bettenzentrale geben.

3.13.5.2 Pflege und Betreuung des Verstorbenen in den Aufbahrungsräumen

Eine hilfreiche und schöne Geste ist es, den mit einem Laken vollständig abgedeckten Verstorbenen mit einer Blume auf dem Laken zu zweit über die Flure zu den Aufbahrungsräumen zu fahren. Es ist damit keine unsinnige Geheimniskrämerei um einen Verstorbenen gemacht, der Tod ist verdeutlicht, trotzdem bleibt die Intimspäre gewahrt.

Die Angehörigen sollen darüber informiert werden, wie und in welchem Raum der Verstorbene aufgebahrt wurde. Sie sollen von der Möglichkeit der weiteren Anwesenheit beim Verstorbenen in den Aufbahrungsräumen wissen (s. Faltblatt für Angehörige). Die Angehörigen können bis zur Überführung beim Verstorbenen sein (Totenwache, Aussegnung). Sie werden von den Mitarbeitern der Station zu dem Aufbahrungsraum begleitet.

Während dieser Aktivitäten und im weiteren in den Aufbahrungsräumen sollte bedacht werden, daß „... die Lebenskräfte ... für den Verstorbenen direkt nach dem Schwellenübergang das Lebenstableau (produzieren), d.h. der Verstorbene sieht sein ganzes Leben mit seinen Geschehnissen und Begegnungen vor sich. Der Pflegende versucht dieses Tableau nicht zu stören. Unnötige Gespräche und Gedanken der Pflegenden stören dieses Tableau. Es hilft dem Verstorbenen, wenn auch die Pflegenden und Angehörigen das Leben des Verstorbenen und charakteristische eigene Erlebnisse mit ihm Revue passieren lassen.

Pflegende, die eine innige Verbindung zu dem Verstorbenen hatten und keinen Abstand gewinnen können, müssen darauf achten, daß ihre eigenen Lebenskräfte nicht mitgerissen werden. Dies äußert sich in Krankheit und Beschwerden. Eine aktive Verarbeitung (z.B. mit Kollegen darüber sprechen, trauern, auch weinen), genügend Schlaf und regelmäßiges, gutes Essen reichen in der Regel aus, um größere Komplikationen zu vermeiden.

Pflegende und Angehörige können durch (innerliches) Beten des Vaterunsers, Lesen von Bibeltexten und durch inneres Erklären den Verstorbenen helfen. Es gibt Hinweise darauf, daß Verstorbene Gefühle, innere Bilder und innere Bewegung gut verstehen können. Nur wahrhaftiges, aus innerer Überzeugung Gedachtes wird wahrgenommen. Dabei spielen religiöse Dogmen keine Rolle. In Gegenwart der Verstorbenen ist es angemessen, nur Wesentliches zu sprechen.

Unerfahrene Pflegende können angeregt werden, sich in Begleitung den aufgebahrten Verstorbenen anzuschauen. Ebenso die Angehörigen. Das Anschauen hilft, den Tod zu akzeptieren und zu verarbeiten und sich von dem Verstorbenen zu lösen ...“ (Haus Aja Textor-Goethe 1996). (Selbstverständlich gelten diese Hinweise nicht nur für Pflegende, sondern für alle Begleiter des Verstorbenen, der Hrsg).

Im Neubau stehen 3 Aufbahrungsräume zur Verfügung, ein weiterer befindet sich im Altbau (1. Untergeschoß unter der Pflegegruppe 1a links vor dem Ausgang). Die Schlüssel sind an der Pforte erhältlich. Der alte Aufbahrungsraum besitzt eine schlechte Lärmschutzisolierung zum Flur, er darf daher nur in Notfällen und nach Rücksprache mit den Mitarbeitern des Aufbahrungskreises genutzt werden. Erfolgt keine Benachrichtigung, ist u.U. die Betreuung des Verstorbenen nicht gewährleistet.

Vorbereitung des Katafalks

- Der Katafalk wird mit einem großen Bettlaken bedeckt.
- Ein abwaschbares Lagerungskissen wird als Kopfkissen unter das Laken gelegt.

Lagerung des Verstorbenen auf dem Katafalk

- Das Bett mit dem Verstorbenen an den Katafalk schieben.
- Mit seiner Unterlage (Stecklaken) zieht man ihn zu zweit auf den Katafalk und rollt dann die Unterlage seitlich an den Körper.
- Als zusätzlichen Schutz eine Moltexunterlage nutzen.
- Der Verstorbene wird mit einem frischen Laken zugedeckt, und zwar so, daß das Gesicht frei ist und die Arme auf dem Laken liegen (Hände auf der Brust gefaltet bzw. zusammengelegt).
- Wenn möglich Blumenschmuck, sowohl auf bereitstehenden Tischchen als auch

auf und um den Verstorbenen herum. Die Blumen sollten auch mit in den Sarg gegeben werden, da sie an den Prozessen, die um den Verstorbenen herum stattgefunden haben, teilgenommen haben.

Es werden Weihrauch und Kerzen angezündet, die rechts und links neben dem Katafalk stehen und ständig brennen, bis der Verstorbene vom Bestatter abgeholt wird. Dabei besteht Brandgefahr, wenn Gestecke und kleine Kerzenreste angezündet werden oder die Weihrauchgefäße auf Holzstühle gestellt werden!

Eine kleine Adressette in die Schutzhülle des Raumhinweisschildes stecken.

Bei Verstorbenen, die im Krankheitsprozeß sehr weit vorangeschritten sind (Metastasen, offene Wunden, Aszites, häufig gynäkologische Patientinnen), bei denen ein beschleunigter Verwesungsprozeß wahrscheinlich ist oder eine Infektionsgefahr besteht (z.B. Patienten mit HBV, HIV oder AIDS) erweist sich die Aufbahrung in einer Metallmuldenwanne aus der Kühlung am sinnvollsten. Die Metallwanne wird dann mit dem Verstorbenen auf den Katafalk gestellt. Meist genügt ein Auflegen von Kühlelementen auf Rumpf und Bauch (aus dem Gefrierschrank im Büro vor dem Sektionsraum), andernfalls ist das Einschieben in die Kühlung ohne Schwierigkeiten möglich. Nur ausnahmsweise ist eine sofortige Kühlung erforderlich (z.B. notwendigerweise vor Sektionen). Auch hier stehen Kerzenständer im Raum bereit.

Angehörigeninformation

Die Angehörigen und Freunde des Verstorbenen erhalten eine Einweisung in die Räumlichkeiten des Aufbahrungstraktes (Raum für Priester und Besucher, Aufbahrungsraum). Sie werden auf die Möglichkeit der dreitägigen Totenwache hingewiesen (Faltblatt s. Anhang B5).

Mit den Angehörigen besprechen, wie lange der Verstorbene im Aufbahrungsraum des Krankenhauses bleibt und ob eine Totenwache gehalten wird. Eine Hausaufbahrung ist nach Antrag eines Angehörigen bei der Ordnungsbehörde des Wohnortes auch über 36 Stunden möglich, auch nach dem Versterben im Krankenhaus. Bestatter kennen diese Regelung oft nicht.

Wenn Angehörige oder Bestatter eine zweckgebundene Spende für die Gestaltung der Aufbahrung machen möchten, so ist dies über die Krankenhauskasse auch gegen Spendenbescheinigung möglich.

Versorgung von verstorbenen Aids-Patienten

Für die Aufbahrung und Versorgung von verstorbenen Aids-Patienten wurde im Gemeinschaftskrankenhaus eine menschenwürdige Regelung gefunden, die die seuchenrechtlichen Erfordernisse berücksichtigt. Sie erfolgt wie oben beschrieben auf einer abgedeckten Metallmuldenwanne, bei Unsicherheit stehen die Mitarbeiter der Station 3c und des Aufbahrungskreises zur Verfügung.

3.13.5.3 Übergabe des Verstorbenen an den Bestatter

Der Tod des Patienten muß in jedem Fall vom hiesigen Standesamt unter Vorlage eines amtlichen Dokuments (z.B. Familienstammbuch, Geburtsurkunde) sowie der ärztlichen Todesbescheinigung beurkundet werden. Das können die Angehörigen oder der Bestatter erledigen, andernfalls ist das Krankenhaus zur Meldung verpflichtet.

Die Bestatter melden sich in der Aufnahmeabteilung, von dort erfolgt die Benachrichtigung der Mitarbeiter der Pflegegruppe mit der Bitte um Herausgabe eines Verstorbenen. In der Regel soll dies zu den Arbeitszeiten der Aufnahmeabteilung erfolgen (montags–freitags). Nach § 13/14 der Ordnungsbehördlichen Verordnung über das

Leichenwesen NRW ist der Bestatter verpflichtet, bei der Beförderung von Leichen stets eine Sterbeurkunde bzw. eine Bescheinigung des Standesamts über die Anzeige des Sterbefalls mit sich zu führen.

Die Herausgabe eines Verstorbenen am Wochenende und an Feiertagen sollte aus den o.a. Gründen und wegen der Arbeitsbelastung der Pflegenden nicht erfolgen. Die Entscheidung kann jedoch der einzelne Pflegende treffen (z.B. aus dem Wunsch der Angehörigen nach einer Hausaufbahrung), juristisch ist der Bestatter auch ohne Sterbeurkunde des Standesamtes für den Umgang mit dem Verstorbenen verantwortlich.

Die Herausgabe des Verstorbenen erfolgt durch einen examinierten Pflegenden der Pflegegruppe, auf der der Patient verstorben ist. Er öffnet die Tür, empfängt den Bestatter und bleibt anwesend, damit das Einsargen in einer würdigen Form erfolgt. Der Gedanke ist, den Patienten auch als Verstorbenen bis zur Entlassung aus unserem Krankenhaus zu begleiten. Es müssen zum Transport und Heben des Sarges immer 2 Bestatter anwesend sein. Um das Abholen des Verstorbenen aus dem Krankenhaus nackt auf einer fahrbaren Trage mit Reißverschluß-Abdeckung zu vermeiden, stehen im Lagerraum der Aufbahrung krankenhauseigene, einfache Baumwollhemden zur Verfügung.

Nach der Herausgabe wird der Raum von dem Pflegenden wieder aufgeräumt und hergerichtet (evtl. sind neue Kerzen aufzustecken). Die schmutzige Wäsche wird in einen gelben Textilsack mit umhüllenden durchsichtigen Plastiksack abgelegt. Anschließend werden frische Wäsche- und Müllsäcke eingespannt und die benutzten Säcke zum Zwischenlager für Schmutzwäsche und Müll (Nähe Postraum) getragen. Im Abstellraum bei den Aufbahrungsräumen findet man alle notwendigen Utensilien. Bitte die Abfall- und Wäschesäcke nach jeder Benutzung wegen der Geruchsentwicklung und -belästigung wechseln, auch wenn diese nur wenig gefüllt sind.

3.13.5.4 Aufbahrungskreis

Um eine würdige Begleitung der Verstorbenen zu gewährleisten, hat sich ein Kreis von freiwilligen Mitarbeitern aus der Pflege gebildet, die sich unentgeltlich folgende Aufgaben gesetzt haben:

- Ein- bis zweimal täglich werden die Verstorbenen von ihnen besucht mit innerlichem Begleiten des Verstorbenen durch Lesen eines Evangelientextes oder Sprechens eines Gebetes.
- Dabei wird auf evtl. Veränderungen beim Toten geachtet (z.B. schneller Zerfallsprozeß, Austreten von Flüssigkeit aus Körperöffnungen), um helfend eingreifen zu können (z.B. Auflegen von Kühlelementen).
- Weiterhin wird darüber gewacht, daß die Kerzen ständig brennen, ebenso zu Beginn der Aufbahrung Weihrauch.
- Eine weitere Aufgabe ist, Mitarbeitern im Haus bei Fragen, die mit Sterben und Tod zusammenhängen, mit Rat und Tat zur Seite zu stehen. Dazu gehört ein 24-Stunden-Rufbereitschaftsdienst. Bei Fragen oder notwendigen Hilfeleistungen bitte die Pforte anrufen. Die Anfrage wird dann über Cityfunk weitergegeben.
- Der Aufbahrungskreis trifft sich regelmäßig alle 14 Tage, um inhaltliche Fragen zu Sterben und Tod zu bearbeiten und Organisatorisches auszutauschen. Er ist offen für alle Mitarbeiter mit dem gleichen Anliegen.

3.13.6 Ein Abschied ohne Begrüßung – Totgeburt

FRANZ SITZMANN

Das vielleicht langerwartete Kind tot zur Welt zu bringen, ist für Eltern und Geburtshelfer eine sehr belastende Situation, in dem besonders den Eltern Unterstützung und Beistand zu gewähren ist.

Bis vor kurzem war es in Deutschland nicht möglich, daß Eltern ihr totgeborenes Neugeborenes in der von ihnen gewünschten Form beerdigen. Eine Totgeburt zwischen 500 und 999 g galt als Abort (Fehlgeburt), als totes menschliches Material wurde die Leibesfrucht dem E-Müll beigegeben und mit Operations- und Sektionsmaterial verbrannt.

Die Personenstandsverordnung wurde zum 1. 4. 1994 geändert. Die für ein totgeborenes Frühgeborenes festgelegte Gewichtsgrenze wurde darin von 1000 g auf 500 g gesenkt, so daß nun eine Anmeldung beim Standesamt erforderlich ist.

Den Eltern steht ein Bestattungsrecht zu; erforderlich dazu ist eine ärztliche Bescheinigung mit dem Inhalt, daß

- es sich bei der Fehlgeburt um einen menschlichen Körper handelt und
- keine Anzeichen für eine mit Strafe bedrohte Handlung vorliegen.

Haben die Eltern den Bestattungswunsch für das Totgeborene nicht, wird das Totgeborene vom Krankenhaus als totes Gewebematerial einer Verbrennung zugeführt.

Wenn das Neugeborene – zumindest kurz – gelebt hat, besteht die Bestattungspflicht, unabhängig von der Gewichtsgrenze.

Wie bei Erwachsenen erfolgt die Aufbahrung des verstorbenen Kindes durch die betroffenen Pflegenden, z.B. des Kreissaales, und u.U. durch die Eltern in enger Zusammenarbeit und Absprache mit den zuständigen Mitarbeitern des Aufbahrungskreises. Es steht dazu ein besonderes Kinderbettchen zur Verfügung, eine Aufbahrung ist aber auch auf einer Ecke eines Katafalks möglich.

3.13.7 Thesen zum Abschied und zur Aufbahrung Verstorbener*

Franz Sitzmann

Im Gemeinschaftskrankenhaus Herdecke hat die Aufbahrung Verstorbener eine inzwischen 29jährige Geschichte. Alle Verstorbene werden durch die Pflegenden der jeweiligen Station in besonders gestalteten Räumen aufgebahrt, um

- Angehörigen eine würdige Verabschiedung von ihrem Verstorbenen zu ermöglichen,
- Menschen, die es wünschen, das Begleiten des Verstorbenen auch in darauf folgenden 3 Tagen anzubieten,
- den pflegerischen und therapeutischen Mitarbeitern zu ermöglichen, die Verabschiedung zu gestalten und
- den Verstorbenen beim Übergang der Individualität des Menschen in eine andere Daseinsform zu unterstützen.

Sicher wird die Aufgabe zunächst seltsam, fremd – weil ungewohnt – vorkommen. Welche Aufgabe soll ein Pflegender denn noch bei einem Verstorbenen erfüllen? Ist es nicht normal, daß mit dem Tod alles aufhört, auch die pflegerische Betreuung? Haben wir nicht genug zu tun und sollten froh sein, wenn solche Arbeiten an andere abgegeben werden? Dieser Lebens- und Berufseinstellung sollen Thesen zur Aufbahrung Verstorbener als Gestaltungsaufgabe der Pflegenden gegenübergestellt werden mit dem Anliegen, zu versuchen, Antworten zu finden auf die heutigen Fragen nach dem richtigen Umgang mit dem Tod.

* Teilweise entnommen aus Sitzmann, 1997.

Merke
These 1: Eine Aufbahrungskultur pflegt die Würde eines Menschen über den Tod hinaus. Ein so gestalteter Abschied ermöglicht Helfern und Angehörigen eine in dieser Weise einzigartige intensive persönliche Erfahrung.

Wir können beobachten, daß sich heute die meisten Menschen in den hochzivilisierten Ländern von religiösen Traditionen losgesagt haben oder daß sie ihre Beziehung zu ihnen gelockert haben. Immer mehr Menschen versuchen, mit einem rein „wissenschaftlichen" Bewußtsein bei ihrer Lebensführung auszukommen. Und immer mehr Menschen empfinden dabei Sinnleere und erleiden ein existentielles Vakuum. Aus dem „wissenschaftlichen" Denken wird bewußt alles herausgehalten, was mit Leben, Sinn und Menschenwürde zusammenhängt. Vielfach entsteht eine unverbindliche Beliebigkeit und Urteilslosigkeit.

Merke
These 2: Strukturen in Einrichtungen, die eine menschliche Verabschiedung von Verstorbenen unterstützen, können Gewalt und Aggressionen gegenüber Sterbenden mindern. Machtgefühle und Aggression gegenüber Sterbenden kennen fast alle Helfer.

Inzwischen ist Wissenschaft längst damit befaßt, daß der Mensch nicht nur im Umgang mit Sterbenden, sondern auch bei der Betreuung von Kranken und Alten nicht unbegrenzt belastbar und nicht uferlos zu Mitgefühl fähig ist. Der Umgang mit Sterben, Tod und Trauer zwingt auch den Helfer zu ständiger Auseinandersetzung mit diesem Fragenbereich, der ihn als Sterblichen immer selbst existentiell mitbetrifft.

Es gibt wissenschaftliche Arbeiten zur Psychodynamik einer Intensivstation, wo es um die Frage geht, ob die Mitarbeiter einer Intensivstation nicht von der Gesellschaft überfordert werden. Ein österreichischer Arzt (Vogt 1989, zit. in Dörner 1993) drückt dies überspitzt so aus:

„Täter, die Patienten töten, sind wie Spitzensportler gegenüber dem Breitensport, sie erbringen lediglich die extreme Spitzenleistung eines gesamtgesellschaftlichen Systems, zu dem wir alle gehören, das das als überflüssig angesehene Leben von unheilbaren Kranken und pflegebedürftigen Alten aus Gründen der Nützlichkeit, der Kosten und/oder des Mitleids/Selbstmitleids möglichst abzukürzen wünscht. Da unsere Krankenhäuser selbstverständlich nicht kälter oder asozialer seien als unsere Gesellschaft insgesamt, seien Täter wie Frau X. gesellschaftliche Vorbilder. Dazu scheint zu passen, daß nach einer Tat der Täter, aber auch die Station, die Abteilung, das Krankenhaus für die jeweils allgemeineren Ebenen als aussätzig, als unberührbar gelten – und das mit einer Energie, in der sich auch eigene verdrängte Wünsche äußern könnten."

Erinnerungen richten sich auf die in der ganzen Welt beobachteten Fällen von Patientenmißhandlungen und -tötungen, insbesondere an den Wuppertaler Fall der Krankenschwester M. R. Sie ist schuldig gesprochen geworden; bei der Suche nach Einsichten und Erkenntnissen geht es nicht um billige Entschuldigung. Das Gericht hatte nicht über die Verdrängung von Leid und Sterben von der Gesellschaft auf Ärzte und Pflegende in Kliniken und Altenheimen zu urteilen. In diesem Prozeß jedoch kam endlich einmal all das zur Sprache, wurde geprüft und erörtert, was eine Annäherung an die Frage, warum Pflegende und Ärzte ihre Patienten töten können, verlangt.

Das Gericht hat sich neben den biographischen Hintergründen der Frau M. R. mit den Verhältnissen am Arbeitsplatz Intensivstation befaßt, der unzureichenden ärztlichen Präsenz, den Meinungsverschiedenheiten am Krankenbett, den Kompetenzstreitigkeiten, dem Arbeitsklima, der personellen Besetzung. Dazu gehören auch die Lebens-Bedingungen für Sterbende, die Gestaltungsfreiräume für Angehörige nach dem Sterben, z.B. die Ausgestaltung des Abschiedes.

Kritisiert werden an unseren Krankenhäusern hauptsächlich die Kosten. Die Bedingungen im Umgang mit dem Toten werden nicht betrachtet; die gehäuften Alkoholprobleme der Mitarbeiter in großen Pathologien auch nicht.

> **Merke**
> Meine These: Es gibt bei diesem Schuldigwerden an Patienten förderliche und weniger förderliche Krankenhaus-Strukturen. Fehlende Möglichkeiten zum Verabschieden Verstorbener gehören sicher zu den wenig förderlichen Strukturen.

Es geht darum: Den eigenen Tod denken zu können, einen Abschied in Würde gestalten zu können. Dazu sind Verabschiedungsräume in einem würdigen Rahmen erforderlich. Es geht darum, Abschied im Alltag bewußter zu erfahren, Trauer zuzulassen und das Ende einer Beziehung auch als Chance für einen Neubeginn unmittelbar kennenzulernen. Es geht darum, „... des Lebens tiefste Lektionen zu lernen."

Ich frage mich, ob die Vereinbarung von Pflegeleitbildern und die kontinuierliche Arbeit daran den Prozeß des Abbaus struktureller Gewalt unterstützen kann? Kann die Verabredung eines Konsenses eine identitätsschaffende Kraft bedeuten? Sind Handlungsleitlinien für die Sterbebegleitung qualitätssichernd? Können dadurch kulturschaffende Bedürfnisse unterstützt werden?

> **Merke**
> *These 3:* Die Aufbahrung auch von Suizidpatienten (nicht: Selbstmörder!) unterstützt die Menschen in helfenden Berufen sowie die Angehörigen, Schuldgefühle gegen sich und Patienten zu bearbeiten und zu lösen.

Hierbei ist wesentliches Ziel die Achtung vor der menschlichen Tragik und vor der subjektiven Entscheidung. Klinische Erfahrungen zeigen, daß der Suizid in der Regel Abschluß einer Entwicklung im Rahmen einer akuten Einengung oder Auflösung der psychischen Selbststeuerung ist oder Manifestation einer psychischen Erkrankung (z.B. endogene Depression, Schizophrenie). Die Mehrzahl suizidal Handlungswilliger befindet sich in einem außergewöhnlichen Zustand, der einen drängenden Charakter hat. Deshalb ist fraglich, hier von einem Freiheitsakt („Freitod") zu sprechen. Noch mehr aber ist die Bezeichnung „-mord" zu meiden, da zum Tatbestand von Mord immer Lust, Befriedigung des Geschlechtstriebes, Habgier oder sonstige niedrige Beweggründe sowie Heimtücke und Grausamkeit vorliegen müssen.

> **Merke**
> *These 4:* Die menschenwürdige Aufbahrung eines Verstorbenen kann bei der Trauerarbeit der nahen Angehörigen und der professionellen Helfer unterstützen.

...„Wir bemühen uns, jeden Toten, unabhängig von seiner Weltanschauung und Konfession, 3 Tage lang aufzubahren, wobei es natürlich auch von den Angehörigen abhängt, ob sie mit diesen 3 Tagen überhaupt etwas verbinden können. Für viele Menschen ist ja das Leben mit dem Tode abgeschlossen, also auch für viele Angehörige, so daß sie alles daran setzen, daß ein Verstorbener möglichst rasch das Krankenhaus verläßt.

Wir streben aber an, daß jeder möglichst 3 Tage aufgebahrt bleibt. Pflegende und andere therapeutisch Tätige werden darauf hingewiesen, zu den Verstorbenen zu gehen, um ihre Ängste vor den Toten abzubauen, denn natürlich gibt es auch in Herdecke Mitarbeiter, die nicht mit innerer Gewißheit über den Tod hinausdenken können. Wenn es aber gelingt, daß diese Menschen zu den Verstorbenen hingehen, so nehmen sie oft starke Wandlungen im Antlitz eines Verstorbenen wahr, und lernen die Gegenwart des Verstorbenen in diesen ersten 3 Tagen ahnen. Das nimmt Pflegenden wie Angehörigen meist die Scheu vor den Verstorbenen ..." (Bauer 1985) und vor ihrer eigenen Auseinandersetzung mit dem Tod.

Diese Veränderung des Gesichts kann nach Abschluß der Totenwache Hilfe bieten, wirklich nur noch die Hülle des Verstorbenen vor sich zu sehen:"Man spürt, daß hier nur noch eine Hülle liegt, wie ein vom Schmetterling verlassener Kokon." (Buchholz u. Zinck 1995).

Diese These unterstützt das folgende Zitat eines Beitrages, der überschrieben war: Auch Pflegende brauchen Pflege (Steiger 1996). Eine Reihe von Fragen befaßte sich mit Möglichkeiten eines pfleglichen Umgangs jeden Einzelnen mit sich selbst, angefügt war die Frage: „... Wie nehme ich/wie nehmen wir Abschied von Patienten, die bei uns auf der Station gestorben sind? Gibt es einen Stationsritus? Hat jede/jeder die Möglichkeit, bewußt Abschied zu nehmen, oder werden uns die gestorbenen Patienten „geklaut", indem sie einfach weg sind, bis wir wieder Dienst haben?".

> **! Merke**
> *These 5:* Eine Aufbahrungskultur, z.B. der Abschied über 3 Tage, kann einer pathologischen Trauer und Depression vorbeugen.

Es ist möglich, daß die Totenwache, der Besuch eines Verstorbenen im Aufbahrungsraum, die Beobachtung der körperlichen Veränderungen, das Wahrnehmen der wechselnden Stimmungen eine Hilfe sein kann, langfristige Trauer zu vermeiden.

Was wir mit Trauerarbeit (Sitzmann 1996) gemeinhin bezeichnen, hat oft mit Trauer wenig und mit Arbeit fast gar nichts zu tun. Eher so scheint es, mit Schwermut. Kaum einer der Nahestehenden legt tatsächlich noch Hand an bei den letzten Diensten, die wir uns gegenseitig erweisen könnten: Krankenschwestern drücken unseren Müttern die Augen zu, Kalfaktoren rasieren unsere Väter, unbekannte Männer waschen die Großmutter und kleiden unsere Schwester ein letztes Mal ein. Wer trägt mit wem noch seine Freunde eigenhändig zu Grabe? Die Arbeit, die wir im Zusammenhang trauriger Anläße leisten könnten, begleichen wir bevorzugt bargeldlos. Bei jedem Neugeborenen strekken die Menschen die Hände aus; auch die Grablegung sollte wieder eine Aufgabe der Angehörigen und Freunde werden.

Trauer über den Verlust eines Nahestehenden kann etwas Egoistisches, auf sich selbst Bezogenes bedeuten. Im Vordergrund kann stehen, daß der Hinterbliebene betrauert, daß er verlassen wurde. Dieser sehr legitime Schmerz schafft jedoch keine innere Verbindung zum Verstorbenen.

> **! Merke**
> *These 6:* Sprachlosigkeit zwischen nahen Angehörigen und professionellen Helfern beim Sterben kann durch Aufbahrung der Verstorbenen am Sterbe-Ort vermindert werden.

Wichtig wäre, daß wir uns frühzeitig auf unser Sterben vorbereiten, es in unser Leben einbeziehen und auch rechtzeitig zum Ausdruck bringen, wie wir sterben möchten. Dazu gibt es Selbsthilfegruppen. Das Tabu des Sterbens und Todes wird gelöst und ein Gespräch über die Bedingungen erleichtert. Dies ist im Altenheim, in der Klinik möglich, wenn die räumlichen Voraussetzungen ein Verabschieden mit Zeit ermöglichen und dies den Angehörigen in entsprechender Form mitgeteilt wird.

> **! Merke**
> *These 7:* Angst vor dem Sterben und dem Tod, auch erlebbar bei berufsmäßigen Helfern, kann vermindert werden durch eine strukturierte Verantwortlichkeit für den Patienten bis zum Verlassen des Sterbe-Ortes.

Berufsspezifische Angst der Pflegenden im Umgang mit terminalen Patienten oder Verstorbenen kann beobachtet werden. In jedem Beruf gibt es spezifische Belastungen, die sich auch für den Pflegeberuf ausmachen lassen. Allgemein wird von Pflegenden und Ärzten erwartet, daß sie das können, was vielen Menschen heute nicht mehr möglich ist, nämlich mit dem Sterben zu leben und zu arbeiten. Wir sind jedoch wie alle anderen Mitglieder einer Gesellschaft, die Leid, Krankheit und Sterbenmüssen tabuisiert.

Der medizinisch-pflegerische Aktionismus ist als ein Versuch zu verstehen, Angst vor dem Sterben zu kompensieren, zu beschwichtigen. Das Thema „Sterben" wird vermieden, und läßt sich der nahende Tod nicht mehr übersehen, werden die sterbenden Menschen gemieden. Das zeigt sich an der häufig beobachteten reduzierten Anwesenheitsfrequenz der Pflegenden und anderer Professioneller bei Sterbenden.

Was können wir tun gegen unsere Angst vor dem Tod? Es gelingt uns nicht, so damit umzugehen wie mit der Angst vor dem Aufzug oder dem dunklen Keller, indem wir zu Fuß laufen oder eine Taschenlampe mitnehmen, also der Angst aus dem Weg gehen oder einen Kompromiß suchen. Wir müssen mit dieser Angst umgehen lernen – entweder bewußt mit Sterben und Tod leben, oder Angst haben. Auch wir können jederzeit krank werden und sterben: Im Sterben sind wir alle zu 100% erfolgreich. Wenn wir immer wieder mit dem gleichen Problem umgehen, kann die Angst verständlich werden und wir müssen sie nicht mehr verdrängen. Hilfreich sind häufige Besuche bei Verstorbenen, sind auch Texte, die mit der Situation umgehen oder darüber hinausführen, die laut oder leise gelesen oder gesprochen werden, ist Musik.

Aus eigenem Erleben erinnere ich mich an die Geburt unserer ersten Kinder in geburtshilflichen Stationen, die Hochsicherheitstrakten glichen. „Off limits" für Väter und Geschwisterkinder war die Parole, heute wird das „rooming-in" nicht nur aus Marketinggründen überall praktiziert. Auch für das Lebensende geht der Ruf ... „nach Sanftheit, nach rooming-in, nach vertrauten und lieben Menschen, nach Wärme und Streicheleinheiten."

> **! Merke**
> *These 8:* Die Ausbildung berufsmäßiger Helfer muß persönlichkeitsbildende Elemente enthalten; praktisch erlebbare Formen des menschengemäßen Umganges mit Sterben und Tod sind theoretischem Modell-Lernen vorzuziehen.

Unsere Bildungskonzepte umfassen bevorzugt Inhalte, die in Lernziele zu fassen sind und sich technisch-intellektuell auf standardmäßige Verrichtungen ausrichten. Wesentliche Ergänzungen sind Bildungsziele, die in Schlüsselqualifikationen münden (Kommunikationsfähigkeit, Teamfähigkeit, Konfliktfähigkeit u.a.). Eine Bereicherung erfährt ein berufliches Bildungskonzept durch Erleben von Verantwortungsbereichen für unsere unmittelbare Umgebung sowie für Kulturaufgaben in unserem Lebensbereich.

Dazu gehört eine Sorge für Verstorbene bis zum Verlassen des Krankenhauses, beispielsweise durch stilles Anwesendsein beim Einsargen und Abholen eines Verstorbenen, denn „... der Mensch verliert seine Menschlichkeit, wenn er den Tod verdrängt" (Archiati 1996).

> **! Merke**
> *These 9:* Eine Aufbahrungskultur bringt die gesellschaftliche Hilflosigkeit im Umgang mit Verstorbenen zur Sprache und unterstützt uns positiv. Durch eine Aufbahrungskultur können auch neue rechtliche Regeln initiiert werden.

Solche Hoffnungen können entstehen, wenn Initiativen wie die Förderung des Hospizgedankens in Nordrhein-Westfalen sowie die vom MAGS angeregte Arbeit zum Thema „Abschied und Verabschiedung von Verstorbenen" entstehen (Timmermanns 1996).

Umgang mit Sterbenden und Toten: eine Kulturaufgabe der Pflegenden?

„Die Kultur eines Volkes erkennt man daran, wie sie mit ihren Toten umgeht." (Perikles).

- Vielleicht können Sie sehen, daß eine Aufbahrung Verstorbener und der Abschied eine wichtige Berufsaufgabe darstellen, die wir nicht an Fremde (Bestatter, Pathologiegehilfen usw.) abgeben sollten. Im Gegenteil: Wir müssen sie wieder für uns reklamieren!
- Vielleicht können Sie sehen, daß wir als Pflegende durch den Umgang mit Sterbenden und Toten eine Kulturaufgabe haben!. „... Auch im Krankenhaus geht es um Reformen für ein neues Denken. Wie überall in der Medizin müssen auch im Krankenhaus Strukturveränderungen mit Kulturreformen einhergehen. Das Bewußtsein der Ärzte (und Pflegenden) beeinflußt das Sein der Patienten ebenso wie die medizinische Technik. ..." (Huber 1993).

Im Nachdenken und Mitempfinden verändert sich, bei aller Betroffenheit, Trauer und Angst der Pflegenden, der Blick auf das Sterbegeschehen vollkommen und fragt nach angemessenen Formen der Begleitung des Verstorbenen.

3.13.8 Sektionen am Gemeinschaftskrankenhaus Herdecke

KIRSTEN JUNGE, FRANZ SITZMANN

Allgemeines

Diagnostische Leichenöffnungen sind vergleichsweise selten, aus diesem Grund ist eine Beachtung der Absprachen und ein geordneter Ablauf umso wichtiger, um unwürdige Zustände zu vermeiden.

> **! Merke**
> Verantwortlich für den Ablauf ist der jeweilige Stationsarzt des Verstorbenen.

Eine Absprache des Arztes ist erforderlich mit:

- Den Angehörigen wegen Einwilligung zur Obduktion.
- Den pflegerischen Mitarbeitern der Station.
- Dem Pathologischen Institut am Allgemeinen Krankenhaus Hagen, Telefon Nummer 02331/331091, Herrn Dr. M. Hohbach.
- Dem zuständigen Aufbahrungskreis-Mitarbeiter (über die Pforte zu erfragen).

Die Sektionsräume werden mit den gleichen Schlüsseln geschlossen wie die Aufbahrungsräume. Wenn eine Sektion durchgeführt werden soll, wird der Verstorbene, nachdem die Angehörigen anwesend waren und der Stationsarzt mit ihnen gesprochen hat, von den Pflegenden vorbereitet. Der Verstorbene muß vor der Sektion gekühlt werden. Dazu wird er von examinierten Pflegenden im Sektionskühlraum auf eine dort vorhandene Kühlbahre (Muldenwanne) wie auf dem Katafalk gebahrt. Zu beachten ist jedoch, daß die Arme seitlich an den Körper gelagert werden. Zugedeckt wird der Verstorbene mit einem Bettlaken und in das Kühlfach geschoben.

Wichtig: Vorher die Kühlung einschalten!

Ablauf der Sektion

Die Anmeldung in der Pathologie-Praxisgemeinschaft erfolgt durch den jeweiligen Stationsarzt. Die Mitarbeiter der Station und der zuständige Aufbahrungskreis-Mitarbeiter müssen über den Zeitpunkt der Sektion informiert werden. Der Stationsarzt muß die Patientenunterlagen für den Pathologen bereithalten.

Zur vereinbarten Sektionszeit wird der Verstorbene von examinierten Pflegenden der betreffenden Station aus der Kühlung in den Sektionsraum gefahren, auf den Obduktionstisch gelegt (ohne unterliegendes Laken) und mit einem Bettlaken zugedeckt. Beim Eintreffen des Pathologen informieren die Mitarbeiter der Pforte den Stationsarzt und den zuständigen Mitarbeiter des Aufbahrungskreises.

Nach Beendigung der Sektion sorgen die Pathologen noch für die Grobreinigung des Sektionstisches und das Abwaschen des Verstorbenen. Danach legen sie den Verstorbenen vom Sektionstisch auf die mit einem Laken versehene Bahre.

Mitarbeiter des Aufbahrungskreises versorgen den Verstorbenen so, daß dieser evtl. noch einmal aufgebahrt werden kann, wenn die Einsargung nicht sofort erfolgen kann.

3.13.9 Praktiken der Behandlung Verstorbener – Eine (angeblich) hygienische Toten"versorgung"

FRANZ SITZMANN

Zur Meinungsbildung der Mitarbeiter in Pflege und Therapie im Krankhenhaus, der Gemeindepflege und Hospizarbeit, sowie zur evtl. Verwendung der Argumente im informativen Gespräch Angehörigen gegenüber soll eine Praxis der Behandlung Verstorbener kurz beschrieben werden.

Sie wird von Angehörigen für ihre Verstorbenen gewünscht, andererseits von einzelnen Bestattern mit Hygieneargumenten für eine offene Aufbahrung empfohlen, aber auch als Voraussetzung geschildert. In deren Räumen durchgeführt, wird sie in Seminarangeboten oder mitgeschnittenen Videoaufzeichnungen als „hygienische Totenversorgung" bezeichnet.

Die bewußt neutral gehaltene Beschreibung orientiert sich an den geschilderten Schritten eines Lehrvideos:

1. Zunächst erfolgt eine Sprühdesinfektion der Nasen, Ohren- und Mundöffnungen. Anschließend werden mit Pinzette und Watte diese Körperöffnungen gründlich ausgewischt und nochmals mit Sprühdesinfektionsmittel behandelt. Damit soll unangenehmen Gerüchen vorgebeugt werden.
2. Dem folgt ein Waschen des Gesichts und der Haare, bei der gesamten Prozedur liegt der Verstorbene auf einem wannenähnlichenTisch. Kopf und Hals liegen durch eine Kopfstütze frei.
3. Der Augengröße wird eine transparente Plastikkappe angepaßt, die unter die mit einem stumpfen Wundhaken geöffneten

Augenlider eingefügt werden. Darauf gibt der Behandler ein wenig Feuchtigkeitscreme und schließt darüber die Augenlider. Er achtet darauf, daß die Wimpern nicht benetzt werden.

4. Die Barthaare des Mannes werden anschließend naß rasiert mit der Begründung, Verletzungen zu vermeiden. Wert wird auf die Feststellung gelegt, daß nur Einmaltücher verwendet werden dürfen.
5. Eine nachfolgende Massage der Hände und Finger erfolgt durch intensive ausstreichende Bewegungen mit Massagecreme, um die Blauverfärbung der Akren zu reduzieren.
6. In der gleichen Absicht werden Gesicht und Hals massiert.
7. Im nächsten Schritt wird eine große gebogene Nadel mit dickem Garn zweimal von außen durch den Unterkiefer zum Zungengrund geführt, über den harten Gaumen zur Nase und durch das Nasenseptum zur anderen Nasenhöhle geführt. Von dort muß die Nadel nochmals durch den harten Gaumen wieder zur Mundhöhle geführt werden. Durch diese Technik ist es möglich, den Mund zu schließen,da man eine Kinnstütze oder das ebenfalls durch Bestatter praktizierte Verkleben des Mundes mit einem Produkt Lippofix vermeiden will.
8. Bevor der Mund durch diese Naht verschlossen wird, erfolgt ein teilweises Auffüllen der Mundhöhle mit einem chemischen Aufsaugmittel sowie anschließend das Ausstopfen der Nasenhöhlen und des Mundes mit Pinzette und streifenförmiger Watte. Das Ziel ist ein Verhindern des Auslaufens und das Aussehen eines Menschen mit bestehendem Gebiß und fülligerenWangen. Besonders auf der Mundpartie wird beim Verknoten des Fadens geachtet, was noch durch eine innen eingelegte Mundplatte aus Plastik unterstützt werden kann.
9. Es folgt das Fönen der Haare, eine Maniküre und evtl. Kürzen der Augenbrauen.
10. Dem abschließenden Anziehen des Verstorbenen folgt eine Haarbehandlung mit Haarspray.

Nach Aussagen der Videoautoren existiert eine Rechtsauskunft, daß diese Praxis nicht gegen rechtliche Vorschriften verstößt (zu denken wäre an § 168 StGB: Störung der Totenruhe durch die „Verübung beschimpfenden Unfugs"), sondern vielmehr zur Gewährleistung einer offenen Aufbahrung gestattet ist. Im Nachspann des Lehrvideo wird auf das Seminarangebot: „Die Kalkulation des modernen Bestattungsinstitutes" hingewiesen.

In einem stark gekürzten Interview (Wilems 1997) stellte der Verfasser seine Gegenmeinung der Embalming-Praxis gegenüber, die hier auszugsweise ausgeführt wird:

Welche Absicht besteht mit dem Angebot des Embalmings?

Durch Entnehmen der Körperflüssigkeiten nach dem Sterben und intravenösem Ersetzen mit Formalin und Karotin sollen

- die Verwesungsprozesse bei Auslandsüberführungen aufgehalten werden,
- präventiv physiologische Veränderungen für ca. 30 Tage (Leichenflecken, Verwesungsprozesse) verhindert werden,
- bereits eingetretene farbliche Veränderungen während des Sterbevorganges rückgängig gemacht werden.

Das letzte Bild für die Angehörigen soll „annehmbar" gemacht werden.

Welche Gedanken können als Kontraposition zu einer Praxis des *Embalming* (im'ba:ming = Einbalsamieren, das Andenken verewigen, fortleben) entstehen?

1. Im Hinblick auf den Verstorbenen

In meiner Aufbahrungspraxis erlebe ich, wenn ich aus dem vollen, umtriebigen Leben des Krankenhauses im Aufbahrungsraum einem Verstorbenen gegenübertrete, daß ich erwarte, daß sich der Brustkorb des Verstorbenen hebt und senkt; das gehört zum Anblick eines Menschen, wenn ich nicht verweilend mich des Todes bewußt werde.

Wird sich mein Unterbewußtsein zu einer Reanimation, also Wiederbelebung verführt sehen, wenn ich dem vital aussehenden, behandelten Verstorbenen gegenübertrete? Realisiere ich den Tod?

Wie wirkt sich diese Behandlung aus dem angstbesetzten Willen der Lebenden auf die Phase der Lebensrückschau des Verstorbenen, die Menschen mit „Near-death-Erfahrungen" beschrieben haben aus, störe ich die Totenruhe?

Respektvoller Umgang mit dem Verstorbenen bedeutet auch, daß man den Verstorbenen so herrichtet, wie er es sich gewünscht hat. Ist es dabei nicht angebracht, daß Angehörige einbezogen werden und nicht eine bargeldlos beglichene Trauerarbeit durch Professionelle gefördert wird?

2. Zur Trauer der Angehörigen

Welche Wirkung hat das bewahrende Aussehen eines so behandelten Verstorbenen auf die Erinnerung der Lebenden, wird der Umgang mit Trauer und Schmerz angesichts des Abschieds erleichtert oder wird mit der oberflächlich lapidaren „Alles-ist-schön-Ideologie" eine pathologische Trauer, d. h. langfristige Depressivität gefördert? „... das Abschiednehmen muß, um einen günstigen späteren Trauerverlauf zu gewährleisten, uneingeschränkt wahrgenommen werden können." Bedingen äußerliche und innere Eingriffe am Verstorbenen nicht, daß das Bild, das Angehörige von ihm mitnehmen, völlig verändert wird gegenüber der sterbebegleitenden Lebensphase? Dazu ein Hinweis von Herrn K. nach dem plötzlichen Herztod der 47jährigen Schwester: „Wir saßen die ganze Nacht an ihrem Bett, später zeichneten wir sie und erlebten in besonderer Weise, wie sie uns verließ."

Wird mit einer Embalming-Praxis nicht versucht, menschliche Grenzen zu überschreiten, um das Unberechenbare – das was Leben und Tod ausmacht, zu kontrollieren? Gemeint ist die Kontrolle der körperlichen, also der Leichenflecken und farblichen Veränderungen des Verstorbenen, statt ihnen mit Trauer zu begegnen.

Embalming nimmt vermutlich Bezüge zu vorchristlichen (ägyptologische Mumifizierung) oder frühchristlichen Praktiken (Einwickeln des Verstorbenen in Leinen, mit 100 Pfund Myrrhe und Aloe: Johannes Evangelium 19.39). Diese Praktiken, auch anderer Kulturen, hatten einen religiösen, kultischen Hintergrund. Kann Embalming nicht ein weiterer Versuch sein, in der unendlichen Kette von Bemühungen, den Tod aus materiellen Gründen zu besiegen, wenn auch nur für eine kleine Weile?

Lebenskrisen und Schicksalsschläge sind Wachstumschancen. Wir sind in der glücklichen Lage, als Individuen unser Leben selbst zu gestalten. Wir tragen jedoch dem eigenen geistigen Wesen in uns gegenüber Verantwortung, einer moralischen Instanz in uns, die Entwicklung lebenslang bedingt. Versäumen von Entwicklung bedingt das Nachholen in wiederholten Erdenleben.

Ein Mythos ist es, bei der Trauerbegleitung Streß vermeiden zu wollen, Schonung und Trost als oberste Priorität zu erreichen. Meine Meinung ist, daß Trauernde Schutz brauchen, sehr viel Schutz. Aber sicher nicht Schonung im Sinne von Beschönigung. Anstatt Trauer durch den „schönen Schein" des

Embalming auflösen zu wollen, heißt es Trauer auszulösen und auszuhalten: Die Tränen als „Scheibenwischer der Seele".

3. Zum gesellschaftlichen Umgang mit Tod und Sterben

Zu allen Zeiten, in allen Kulturen gab und gibt es Bilder vom Tod. Je nach Bewußtsein vom Tod waren diese Bilder unterschiedlich allegorisierend und damit für den Menschen unbegreiflich: mal beruhigend als Jüngling, Greis, Todesengel oder eher erschreckend als Knochenmann.

Immer hatten jedoch die Menschen den Toten in seiner herben, strengen und vergänglichen Form vor sich, wenn sie einen Menschen bei der Aufbahrung begleiteten.

Welches Bild vom Tod entsteht in einer Gesellschaft, wenn der schöne Schein des Lebendigen, des ewig Jugendlichen durch das Embalming vermittelt wird?

Unsere alten Künstler stellten lebenden Menschen oft den Tod gegenüber, nicht um Todessehnsucht oder Lebensüberdruß zu dokumentieren, sondern im Sinne einer Mahnung, selbst mitten in seiner Lebensfülle das Ende nicht zu verdrängen. „Lebe, aber gedenke des Todes, denn die Stunde flieht."

Stellen sich die heutigen Menschen dieser einzigen Sicherheit unseres Lebens, wenn sie den Tod verklären?

4 Prä- und postoperative Pflege und Betreuung (Pflegeabsprachen)

Inhaltsübersicht

4.1 Allgemeine Maßnahmen

Franz Sitzmann

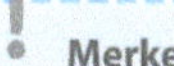

Grundsatz: Entscheidend ist immer die individuelle Situation des Patienten, daher sind Abweichungen von aufgestellten Plänen immer möglich bzw. notwendig!

4.1.1 Präoperative Vorbereitungen bei allen Notfallpatienten

- Kleines Blutbild;
- EKG-Standardableitung, wenn von Anamnese und klinischem Befund her begründet, sowie grundsätzlich bei allen Patienten über 40 Jahre. Die Anforderung kann von Pflegenden mit der Fragestellung „Prä-OP" ausgestellt werden;
- Röntgenthorax, wenn von Anamnese und klinischem Befund her begründet, sonst nach Rücksprache mit dem Anästhesisten;
- Quick-Test;
- Blutzucker (BZ);
- RR, Puls;
- Größe, Gewicht (falls möglich);
- Nahrungskarenz (nach Möglichkeit mindestens 6 Stunden präoperativ);
- Flüssigkeitskarenz (nach Möglichkeit mindestens 4 Stunden präoperativ).

4.1.2 Präoperative Vorbereitungen bei allen stationären Patienten am Vortag

4.1.2.1 Allgemeine Vorbereitungen

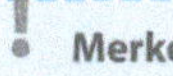

Beachte besondere Absprachen für die einzelnen Fachdisziplinen in den nachfolgenden Abschnitten.

Labor

- Kleines Blutbild, BSG,
- Na, K,
- Kreatinin im Serum,
- Harnstoff,
- Quick-Test,
- BZ nüchtern,
- Tumormarker bei Tumorverdacht auf Anordnung,
- Urinstatus.

Auf Anordnung

- Gesamteiweiß,
- SGOT,
- alkalische Phosphatase (AP),
- PTT, Thrombozyten,
- Blutgruppe, Kreuzprobe.

Vitalzeichen

- RR, Puls, Temperatur,
- Größe, Gewicht.

Rauchen

Auf Komplikationen hinweisen und bitten, das Rauchen zu unterlassen. Dazu verfaßten die Anästhesisten folgende Informationen für die Patienten:

Informationsschrift der Anästhesie zum Rauchen

Liebe Patientin, lieber Patient!
Rauchen erhöht das Risiko bei einer Narkose. Dies ist wissenschaftlich eindeutig belegt, v.a. durch 2 Vorgänge:

- Durch das beim Rauchen eingeatmete CO (Kohlenmonoxid) kann bis zu ein Viertel des Blutfarbstoffes Hämoglobin für den Sauerstofftransport nicht nutzbar sein. Dies ist durch keine Maßnahme in kurzer Zeit zu beheben.
- Durch die verstärkte Bronchialschleimhautreizung kommt es zur vermehrten Sekretion (Schleimbildung). Dies kann zur Einengung der Atemwege führen und ist bei der Narkose nur durch Absaugen zu beseitigen, weil die „Selbstreinigung" durch das Abhusten fehlt.

Außerdem fördert das Rauchen den Hustenreiz nach Narkosen, was zu vermehrten Schmerzen im Wundgebiet führen kann.

Daher unsere Bitte: Sobald Sie erfahren, daß Sie sich einer Operation in Narkose (auch nur evtl.) unterziehen müssen, hören Sie auf zu rauchen!

Die um Ihre Sicherheit bemühten Anästhesisten

Untersuchungen

- EKG-Standardableitung, wenn von Anamnese und klinischem Befund her begründet, sowie grundsätzlich bei allen Patienten über 40 Jahre. Die Anforderung kann von Pflegenden mit der Fragestellung „Prä-OP" ausgestellt werden.
- Röntgenthorax, wenn vom klinischen Befund her begründet; sonst nach Rücksprache mit dem Anästhesisten bzw. Operateur.

Information des Patienten

Durch einen examinierten Pflegenden wird der Patient über seine postoperative Situation aufgeklärt:

- Schmerzen,
- Lagerung,
- Nahrungs- und Flüssigkeitskarenz, Infusionen, Katheter (z.B. Magensonde, Blasenkatheter),
- Vorstellung des Patienten auf der Intensivstation, wenn der Patient dort vorübergehend bleiben soll,
- Informationsgang mit dem Patienten zur OP-Schleuse,
- Verschluß von Wertgegenständen des Patienten im Patientenschrank oder der Krankenhauskasse, dabei Hinweis auf Haftung.

Kost

Nach Verordnung. Essenskarte entsprechend ändern.

Darmreinigung

- Abführmittel,
- Einlauf, Klistier oder Lavage (abhängig von Art und Tiefe der Narkose und von Art und Umfang der Operation). Zur Darmlavage s. 4.1.2.2.

Körperrasur

Großzügige Haarentfernung im Operationsgebiet am Operationstag entweder durch Enthaarungscreme oder Rasur. Unter hygienischen Gesichtspunkten hat sich besonders die Elektrorasur bewährt, da hier keine Mikroläsionen gesetzt werden. Die Körperrasur ist abhängig von Art und Umfang der Operation.

> **! Merke**
> Besondere Vorsicht ist geboten bei Patienten mit AVK, Diabetes mellitus und Mykosen.

Körperreinigung

- Bad (mit Lavendelzusatz entspannende Wirkung) am Vorabend, Dusche oder Ganzkörperwäsche am Operationstag,
- Nagellack an Finger- und Fußnägeln entfernen lassen (mit Nagellackentferner oder Azeton),
- je nach Operation: Nabelreinigung,
- Nagelpflege an Händen und Füßen.

Thromboseprophylaxe

- Anpassen der Antithrombosestrümpfe und Tragen ab dem Operationstag,
- Übungen zur Thromboseprophylaxe erklären und trainieren (z.B. Füße kreisen lassen, s. unter Kap. 3.3.3.7).

Organisatorische Vorbereitungen für die Operation

Die folgenden Unterlagen werden bereitgelegt:

- Einwilligungserklärung zu ärztlichen Eingriffen (Operationsvollmacht) vom Patienten. Bei Minderjährigen oder Unmündigen ist die Unterschrift des Erziehungsberechtigten oder des gesetzlichen Vertreters erforderlich;
- Narkoseeinverständniserklärung (Bestätigung über die Aufklärung, Einwilligungserklärung). Bei Minderjährigen oder Unmündigen ist die Unterschrift des Erziehungsberechtigten oder des gesetzlichen Vertreters erforderlich;
- Operationsprotokoll;
- Anästhesieprotokoll;
- Krankenakte mit allen vorhandenen Untersuchungsergebnissen neben den dazugehörenden Unterlagen:
  evtl. alte Akte,
  Laborbefunde,

Röntgenbilder, evtl. Myelographiebilder, Szintigrammbilder,
CT-Bilder,
NMR-Bilder,
EKG;

- Anmeldung zur Krankengymnastik (KG): Mobilisation, Einstellen von Unterarmgehstützen, Atemgymnastik.

Prämedikation

Nach Verordnung.

Im Zusammenhang mit der Projektgruppe „Qualitätsentwicklung OP" weist Herr Dr. Moebius auf die Verantwortlichkeit des Stationsarztes für die Vollständigkeit der präoperativen Krankenakte hin. Das heißt, der Stationsarzt ist verantwortlich für eine konkrete Blutgruppenuntersuchung und Anordnung von Kreuzblut, für die Erfassung des Patientenstatus und die Niederschrift der Krankenakte, für die notwendigen Röntgenbilder für den Eingriff und die Abklärung von evtl. pathologischen Laborbefunden. Der für den Patienten verantwortliche Arzt (Chirurg, Stationsarzt, Anästhesist) sichtet die erhobenen Befunde und klärt das Operationsrisiko. Die Pflegenden haben am eigentlichen Operationstag die Aufgabe des Check-up, um die Vollständigkeit nochmals zu überprüfen, und der sorgfältigen Vorbereitung des Patienten.

4.1.2.2 Darmlavage zur Operationsvorbereitung*

Bereits einige Tage vor der Operation sollte der Patient ggf. nur noch ballaststofffreie Kost zu sich nehmen. In der Apotheke mindestens 30 Liter Ringer-Lösung bestellen.

* Zusammengestellt von Maria grosse Kohorst unter Zuhilfenahme des Manuskripts von Andreas Becher und Rita Jung.

Zeitpunkt der Duodenalsondenmethode

Da die Dauer der Lavage nur schwer abzusehen ist, sollte die Maßnahme bereits am *Vormittag* des Operationsvortags in Angriff genommen werden.

1. Der Patient wird über den Vorgang informiert. Er darf vom Zeitpunkt des Beginns der Lavage bis zur Operation keine feste Nahrung zu sich nehmen. Klare Flüssigkeit (Tee, Mineralwasser, Bouillon) darf er immer trinken.
2. RR, Puls und Temperatur ermitteln.
3. Um einen guten Durchfluß der Spüllösung zu gewährleisten, bekommt der Patient vor der Lavage ein Klistier.

Durchführung

1. Nachdem der Patient abgeführt hat, wird die Duodenalsonde gelegt und fixiert.
2. Flaschen im Wasserbad gut anwärmen; heiße Lösung wird gut toleriert, sonst besteht Auskühlungsgefahr.
3. Statt eines Infusionsbestecks ein Überleitungsbesteck für TUR verwenden (erhältlich in der urologischen Endoskopie oder auf der urologischen Station) und an die Duodenalsonde anschließen.
4. Innerhalb von 30 Minuten 1 Liter Lösung für die Lavage durchlaufen lassen. Das entspricht einer Durchflußmenge von 33,3 cm^3/min. Keine feste Mengenvorgabe, da individuelle Gegebenheiten, z.B. partielle Stenosen, Divertikel o.ä. berücksichtigt werden müssen; ggf. Rücksprache mit dem Operateur.
5. Der Patient braucht während der gesamten Durchführung einen ruhigen und warmen Ort. Toilettenstuhl mit *großem* Gefäß bereitstellen.
6. Dabei muß beobachtet werden,
   ob der Kreislauf des Patienten stabil bleibt,

ob der Stuhlgang des Patienten in Fluß kommt,
ob der Patient nicht friert.

7. Es wird so viel Spüllösung gegeben, bis die Ausscheidung klar und ohne feste Bestandteile ist. Dann wird die Duodenalsonde gezogen.

4.1.3 Präoperative Vorbereitungen bei allen stationären Patienten am Operationstag

Vorbereitung des Patienten am Operationstag

- den Patienten nüchtern lassen;
- Rasur oder Enthaarungscreme;
- Körperreinigung;
- Antithrombosestrümpfe anlegen oder Beine wickeln;
- Fraxiparin 0,3 ml 1mal täglich s.c., abends vor der Operation beginnen;
- Harnblase entleeren lassen;
- Operationshemd und Einmalunterhose anziehen;
- Prothesen jeder Art, Perücke, Brille, Kontaktlinsen usw. ablegen lassen;
- Schmuck ablegen lassen, verschließen; Patienten auf Haftung hinweisen;
- den Patienten ggf. nach Verordnung prämedizieren;
- den Patienten mit der vollständigen Krankenakte zur OP-Schleuse fahren (falls ein Patient bereits eingeschleust wird, bitte ausreichenden Abstand halten, um die Intimsphäre der Patienten zu wahren);
- beim Umlagern auf den Operationstisch helfen, dabei den Patienten mit einem Molton-Tuch zugedeckt lassen (Intimsphäre) und das Wärmebedürfnis des Patienten bedenken (Heizstrahler).

Während der Operation

Das Bett beschriftet mit dem Namen und der Station *in den Ausleitungsraum/Aufwachraum* bringen. Nierenschale mit Zellstoff ans Kopfende legen. Entsprechend der Operation mit Unterlage, Lagerungshilfsmitteln, Bettgalgen usw. versehen.

Nicht routinemäßig ein frisches Bett aus dem Bettenpaternoster entnehmen: Das vorhandene Bett des Patienten kann, wenn es nicht länger als 7 Tage präoperativ benutzt und durch Stuhl, Urin oder Blut nicht kontaminiert wurde, weiterverwendet werden. Ist es nach größeren Operationen angebracht, ein Hydraulikbett mit Schaumstoffauflage zu verwenden, so muß dieses um 7.30 Uhr in der Bettenzentrale bestellt werden.

Zimmer vorbereiten

- Lüften und aufräumen,
- Infusionsständer bereitstellen,
- Nierenschale mit Zellstoff bereitstellen,
- Bettflasche und Steckbecken bereitstellen,
- Mundpflegeset richten,
- evtl. Sauerstoffversorgung richten,
- Stethoskop und Überwachungsbogen bereitlegen.

4.1.4 Postoperative Versorgung des Patienten

Übernahme des Patienten

Das Abholen des Patienten vom Aufwach-/Umbettraum muß von 2 Personen durchgeführt werden, darunter muß mindestens eine examinierte Pflegekraft sein. Nutzen Sie bitte für die 2. Begleitperson den Patientenbegleitdienst. Das Bett wird in Fußrichtung gefahren, damit der Patient in die Richtung schauen kann, in die er gefahren wird. Die erfahrenere Person geht am Kopfende des Bettes, um den Patienten zu beobachten.

Mündliche Übergabe

Den Patienten nicht ohne ausführliches Übergabegespräch übernehmen. Anhand des Anästhesieprotokolls sind folgende Punkte abzuklären:

- Operationsverlauf und Diagnose,
- Anästhesieverfahren,
- Lagerung des Patienten,
- Sauerstoffgabe,
- RR, Puls- und Temperaturkontrollen,
- Infusionsprogramm (Operationsflüssigkeitsbilanz),
- Medikamente, Analgetika,
- Labor,
- Röntgen,
- Sonden, Katheter, Drainagen,
- Nahrungsaufnahme,
- Mobilisation, wenn nicht vom Operateur anders angeordnet.

Kontrollen

- Bewußtseinslage,
- Atmung,
- Kreislauf,
- venöser Zugang (Lage, Durchfluß),
- Verband, Drainagen (geöffnet?).

Den Patienten zügig auf die Pflegegruppe zurückfahren. Dabei große Erschütterungen bei den Dehnungsfugen des Fußbodens und in den Aufzügen durch langsames Fahren vermeiden.

Versorgung des Patienten im Zimmer

- Auf eine gute Lagerung achten.
- Regelmäßige Überwachung, einschließlich des Verbands und der Drainagen.
- Auf operationsuntypische Schmerzäußerungen achten.
- Wärmesituation des Patienten bedenken, evtl. eine 2. Decke auflegen. Keine Wärmflasche verwenden, da bei Leitungsanästhesie oder eingeschränkter Bewußtseinslage Verbrennungsgefahr besteht!
- Überwachungsbogen führen.
- Mobilisation im weiteren Pflegeverlauf nach Absprache mit dem Arzt durchführen.

Inhaltsübersicht

4.2 Chirurgische Operationen

MARIA GROSSE KOHORST,
JOACHIM MOEBIUS, ROLF PETERS*

Diese Verabredungen zwischen Pflegenden und Fachärzten der chirurgischen Abteilung sind bewußt in Kurzform ohne weitere Erläuterungen, auch nicht der Diagnose- und Therapiebezeichnungen, gehalten. Sie ersetzen kein Lehrbuch der Chirurgie, sondern sind für die notwendigen kurzfristigen Abstimmungen zwischen einem eingespielten Team von Pflegenden und Ärzten gedacht und sollen als Orientierungshilfe dienen. Sie beinhalten somit auch nur einen Teilbereich der speziellen Krankenpflege, nämlich den arzt- und somatisch-bezogenen Teil.

4.2.1 Präoperative Routinediagnostik bei Elektiveingriffen

Schema I

- Kleines Blutbild,
- BSG,
- Na, K,
- Kreatinin,
- Quick,
- BZ nüchtern,
- U-Status,
- EKG,
- Röntgen: Thorax p.-a. , (a.-p. nur bei Aufnahmen im Liegen), altersabhängig.

Schema II (zusätzlich zu Schema I)

- GOT, GPT, γ-GT,
- Harnstoff,
- alkalische Phosphatase.

4.2.2 Organe des Halses und Brustkorbes

4.2.2.1 Struma

Operative Maßnahmen

- Schilddrüsenresektion bei benignem autonomen Adenom, bei diffuser Knotenstruma,
- subtotale Thyreoidektomie bei Morbus Basedow,
- Thyreoidektomie beim Karzinom,
- Hemithyreoidektomie beim kalten Knoten,
- Enukleation bei Zysten, Adenomen.

Diagnostik

- Schema I,
- Ca,
- TSH, Schilddrüsenhormone T_3, T_4,
- Blutgruppe, 2 Erythrozytenkonzentrate (EK) bei großer Struma und Morbus Basedow,
- HNO-Konsil nur bei Heiserkeit und Malignitätsanhalt,
- aktuelle Schilddrüsensonographie im Haus,
- Schilddrüsenszintigraphie (maximal 6 Wochen alt),
- Tracheazielaufnahme auf Anordnung.

Präoperative Maßnahmen

Ärztliche Aufklärung

Hinweis auf Möglichkeit der Rekurrensschädigung, Hinweis auf mögliche Hormonsubstitution.

* An der Erarbeitung der 1. und 2. Auflage waren Frau Almut Ledwig, Frau Alma Schürholz und Herr Karl-Heinz Renn beteiligt.

Medikamentöse Vorbereitung

Bei Hyperthyreose Thyreostatika, bis T_3, T_4 im Normbereich.

Vorbereitung am Vorabend

- Klistier,
- ab 22.00 Uhr absolute Nahrungskarenz.

Vorbereitung am Operationstag

- Rasur: Kinnspitze bis Mamillen (Abb. 4.1),
- Antithrombosestrümpfe,
- Heparinisierung,
- Prämedikation (bei Hyperthyreose zur Vermeidung sympathikotoner Reize ohne Atropin).

Allgemeine postoperative Maßnahmen

- Noch im Aufwachraum erhält der Patient ein Antiemetikum (z.B. Psyquil),
- Vitalzeichenkontrolle (48 Stunden postoperativ),

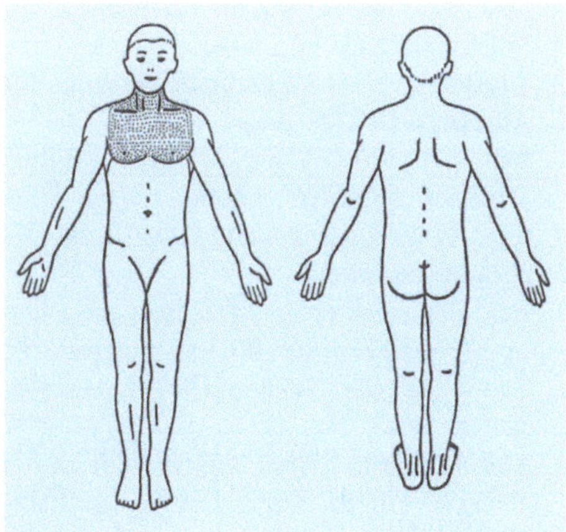

Abb. 4.1

- Beobachtung auf verstärkten inspiratorischen Stridor (Glottisödem),
- Ca-Kontrolle i.S. (nach beidseitigen Eingriffen wegen Tetanieneigung),
- Lagerung: Oberkörperhochlagerung,
- Mobilisation: am Abend des Operationstags,
- Kost: nach 6 Stunden trinken (Salbeitee), dann Breikost, bis der Patient feste Kost schlucken kann.

Prophylaxen

- Pneumonieprophylaxe: Inhalation und Einreibung mit Bronchialbalsam,
- zur Vermeidung von Nackenverspannung und Spannungskopfschmerz infolge der intraoperativen Lagerung: Einreibungen mit Kamphersalbe, evtl. Massage.

Maßnahmen im Operationsgebiet

- 1–2 Redon-Drainagen, treten in der Regel zur kontralateralen Seite aus. Bei weniger als 100 ml/24 Stunden am 1. oder 2. postoperativen Tag drehen und ohne Sog ziehen.
- Intrakutannaht: Entfernung am 5.–7. postoperativen Tag; bei Intrakutannaht mit resorbierbarem Fadenmaterial ist kein Ziehen erforderlich.

Maßnahmen vor der Entlassung

- Kontrolle von Serumkalzium,
- Thyreostatika postoperativ wegen Hyperthyreose absetzen,
- nach Thyreoidektomie wegen Karzinom: Szintigraphie 4 Wochen postoperativ, Kontrolle des Hormonstatus und ausreichende Substitution. Substitution erst nach ^{131}J-Szintigraphie beginnen.

4.2.2.2 Thorax

Vera Baumeister,
Maria grosse Kohorst, Kirsten Junge

Operative Maßnahmen

- Minithorakotomie mit Lungen- und/oder Pleura-PE,
- Metastasektomie,
- Lungenkeilresektion,
- Segmentresektion,
- Lobektomie,
- Pneumektomie.

Diagnosen

- Asbestose,
- Lungenfibrose,
- Pleuramesotheliom,
- Karzinom- und/oder Sarkommetastase,
- Bronchialkarzinom,
- Alveolarzellkarzinom,
- bronchiales Adenokarzinom,
- Aspergillom.

Diagnostik

- Schema II,
- BGA,
- Albumin,
- CRP,
- Blutgruppe, Kreuzprobe für 2 EK,
- EKG, Belastungs-EKG,
- Lungenfunktionstests,
- Röntgenthorax in 2 Ebenen.

In der Regel haben alle Voruntersuchungen in der Lungenklinik stattgefunden, die Befunde werden mitgebracht.

Präoperative Maßnahmen

Ärztliches Informationsgespräch

- Die Operationsaufklärung hat in der Regel bereits in der Lungenklinik stattgefunden;
- Atemtraining beginnen („Blubberflasche“);
- Hinweis auf Intensivtherapie.

Vorbereitung am Vorabend

- Klistier,
- Nahrungskarenz ab 22.00 Uhr, nicht mehr rauchen,
- Heparinisierung.

Vorbereitung am Operationstag

- Rasur: Oberkörper (Vorder- und Rückseite), Halsansatz bis Taille und Achseln,
- Antithrombosestrümpfe,
- Prämedikation nach Anordnung.

Allgemeine postoperative Maßnahmen

- Intensivüberwachung für 1–3 Tage;
- Bülau-Drainage (s. unten);
- Lagerung: Oberkörperhochlagerung zur Atmungserleichterung:
  bei Segmentresektion und Lobektomie: Wechsel zwischen nichtoperierter Seite und Rücken zur besseren Belüftung der operierten Seite,
  bei Pneumektomie: Wechsel zwischen operierter Seite und Rücken zur besseren Belüftung der nichtoperierten Lungenhälfte;
- Mobilisierung früh möglich, aber durch Bülau-Drainage eingeschränkt (Bettkante, Tagespflegestuhl);

- Laborkontrollen 2tägig: Blutbild, Albumin, CRP, Elektrolyte und Gerinnung;
- Bilanzierung;
- ZVD-Messung (bei Pneumektomie zur Verlaufskontrolle);
- relativ engmaschige Röntgenthoraxkontrollen;
- Antibiose;
- Analgesie.

Maßnahmen im Operationsgebiet

- Zweitägiger Verbandwechsel an der Wundnaht,
- 2tägiger Verbandwechsel an der Bülau-Drainage,
- ZVK/suprapubischer Fistelkatheter: 3tägiger Verbandwechsel,
- Entfernung des Nahtmaterials am 10. Tag,
- Entfernung der Bülau-Drainage (s. unten).

Prophylaxen

- Pneumonieprophylaxe: medikamentöse Sekretolyse, Atemgymnastik, CPAP (s. unten),
- Dekubitusprophylaxe,
- Obstipationsprophylaxe,
- Thromboseprophylaxe.

Maßnahmen vor der Entlassung

- Laborkontrolle,
- Thoraxkontrolle (Kopie für Lungenklinik).

Bülau-Drainage (Abb. 4.2)

Bei der Bülau-Drainage handelt es sich um eine Thoraxdrainage (Charr 25–31) zur kontinuierlichen Entleerung eines Pneumothorax oder Pleuraexsudats (Blut, Eiter, Wund-

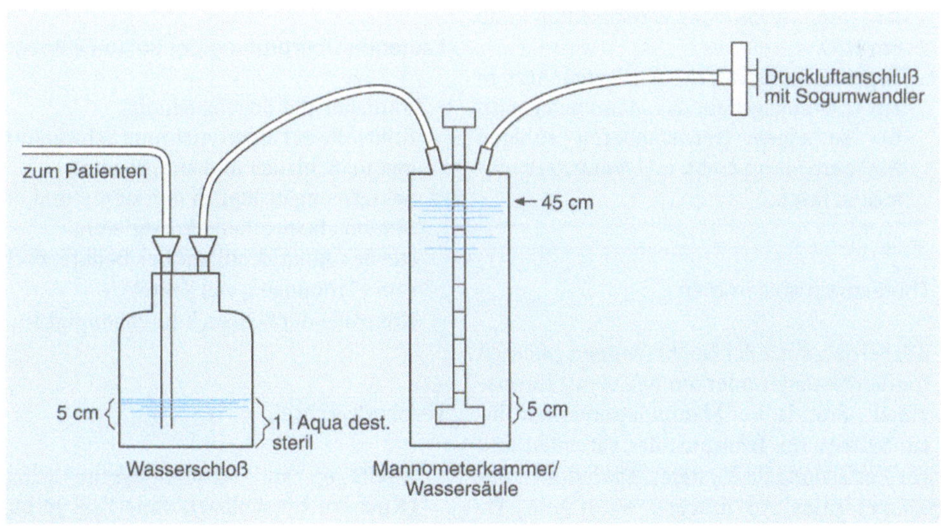

Abb. 4.2. Bülaudrainage

sekret) durch Unterdruck von mindestens 15–30 cm H_2O (physiologischer Unterdruck im Pleuraspalt 3–6 cm H_2O). Sie liegt im 2./3. (ventral) bzw. 5.–7. (lateral) Interkostalraum.

Wasserschloß

1 Liter steriles Aqua destillata beträgt 8 cm, starren Schlauch 5 cm unter Flüssigkeitsspiegel einschieben; Eintrittsstelle mit wasserfestem Stift markieren; der starre Schlauch ist mit dem Thoraxdrain verbunden; den Stand des Flüssigkeitsspiegels mit Pflaster (Datum, Zeit) markieren. Steigt der Spiegel an, muß der Schlauch entsprechend herausgezogen und neu markiert werden.

Manometerkammer/Wassersäule

Mit 1,5–2 Liter sterilem Aqua destillata füllen; jeder Teilstrich am Druckluftstab beträgt 5 cm H_2O.

- Maximaler Sog: Stab ganz hinunterdrücken und Wasser bis auf 45 cm einfüllen, minus 5 cm vom Wasserschloß = 40 cm H_2O.
- Sogeinstellung: Stärke wird vom Arzt in cm H_2O angegeben; das Manometer wird bis zu einem vernehmbaren ruhigen Blubbern aufgedreht, u.U. vom Arzt einstellen lassen.

Thoraxdrain abklemmen

Körpernah mit 2 Schlauchklemmen (müssen für den Notfall immer am Bett sein!) für maximal 1 Stunde: bei Manipulationen am Bülau-System, für Transport des Patienten und vor Entfernung des Systems. Abklemmen des Thoraxdrains nur möglich, wenn kein „Fisteln“ der Lunge (Luftaustritt) vorliegt.

Sekretabfluß

100–200 ml/24 Stunden sind normal.

- Pleuraerguß: bis zu 2 Liter/24 Stunden zu Beginn,
- Pleuraempyem: bis zu 1–2 Liter/24 Stunden zu Beginn,
- Hämatothorax: bis zu 1–2 Liter/24 Stunden zu Beginn.

Sekretauffangbehälter (= Wasserschloß) immer unter Körperniveau stellen, um einen Rückfluß des Sekrets zum Patienten bei Inspiration zu vermeiden.

Schaum im Wasserschloß

Kann durch starkes Sprudeln (= „Fisteln“) entstehen. Dieser Übertritt von Luftblasen in die Bülau-Drainage zeigt eine noch unvollständige Verklebung der Pleurablätter an; bei Bedarf 20 Trpf. sab-simplex-Suspension ins Wasser geben.

Atemsynchrone Schwankungen des Flüssigkeitsspiegels im ableitenden Drain sind normal.

Laufende Überprüfung der Bülau-Drainage

- Kontrolle der Sogeinstellung,
- Kontrolle auf atemsynchrone Schwankungen im Schlauch und auf „Fisteln“,
- Sekretmengen: täglich markieren und das System entsprechend korrigieren,
- steriles Aqua destillata bei Bedarf wechseln (Trübungen, viel Sekret),
- Kontrolle der Schlauchdurchgängigkeit.

Verbandwechsel

- Zweitägig, auf Hautemphysem achten (Knistern feststellbar), ohne Zug verbinden;

- Drain muß senkrecht (im rechten Winkel) zur Körperoberfläche abgeleitet werden, keine Schleifen legen, nicht abknicken.

Liegedauer der Bülau-Drainage

- Nach Pneumothorax (ohne Hämatothorax) 3–5 Tage, bis kein „Fisteln" mehr auftritt und der Sekretabfluß bei weniger als 200 ml/24 Stunden liegt,
- bei Lobektomie 2–3 Tage,
- bei Pneumektomie 1 Tag (=Indikatordrain: ohne Sog!).

Entfernung

- Einige Stunden (bis 24 Stunden) abklemmen: ist die Atmung weiterhin unbeeinträchtigt, so dringt keine Luft mehr in den Pleuraraum ein;
- Röntgenkontrolle: Ausdehnung der Lunge;
- unter Analgesie zieht der Arzt bei tiefer Inspiration die Drainage, die Tabaksbeutelnaht wird zugezogen, die Punktionsstelle mit Braunovidon-Salbe und einem Dachziegelverband versorgt;
- erneute Röntgenkontrolle;
- Fadenentfernung am 10. Tag.

Hygienische Aufbereitung

- Puderfreie Latexhandschuhe tragen,
- nach Entleerung der Sekret- und Wassermenge und kurzem Ausspülen mit Wasser in Sekusept plus 1,5% oder Afid 1% einlegen (auf Hohlräume achten),
- Einwirkzeit 1 Stunde, anschließend klarspülen, Sterilisation in Zentralsterilisation.

CPAP in der postoperativen Atemtherapie

Indikationen

- Postoperative Atelektasen,
- instabiler Thorax,
- Hypoxämie,
- Hyperkapnie.

Prinzip

Dem Patienten wird über eine dichtsitzende Maske ein Gasgemisch unter Druck zugeführt, so daß sich ein kontinuierlicher positiver Druck in den Atemwegen aufbaut. Dieser soll dazu führen, daß die funktionelle Residualkapazität des Patienten bei gleichzeitiger Minimierung der Atemarbeit erhöht wird. Der Atemwegsdruck ist sowohl in der Inspiration wie auch in der Exspiration positiv. Die Druckdifferenz ist abhängig von der Inspirationskraft des Patienten und dem vom CPAP-Gerät zur Verfügung gestellten maximalen Fluß während der Inspiration. Bei großem inspiratorischen Druckabfall steigt die Atemarbeit des Patienten deutlich an. CPAP bewirkt eine Sekreteliminierung durch Sprengung dünnflüssiger Sekretmembranen und Verdrängung dickflüssigen Sekrets an die Bronchiolenwand. Hinter dem Sekret liegende Alveolen können wieder belüftet und das Sekret durch Ziliartransport und/oder Husten entfernt werden.

CPAP kann für den Patienten sehr belastend sein, so daß es oft nur kurze Zeit durchgeführt werden kann. Wichtig ist die Gewöhnung an die Maske (Nasenmasken oder Mundstück mit Nasenklemme werden oft besser toleriert), weil sie zu Beklemmung und Angst führen kann. Das Herzzeitvolumen kann in seltenen Fällen deutlich abfallen. Gerade geschwächte Patienten empfinden CPAP am Anfang als anstrengend.

Hygienische Aufbereitung

- Einmalsysteme bleiben während der Benutzung durch den einzelnen Patienten angeschlossen und werden erst nach Beendigung der Therapie verworfen.
- Aufbereitbare Systeme werden in Sekusept plus 1,5% eingelegt, 1 Stunde Einwirkzeit, anschließend gründlich spülen und eingetütet sterilisieren. Die PEEP-Ventile sind auch nur patientenbezogen zu verwenden.

4.2.3 Mamma

Operative Eingriffe (s. auch Mammaoperation in der Gynäkologie, 4.3.6)

Diagnostischer Eingriff

Tumorexzision/Tumorektomie/Probeexzision (bei rezidivierender Mastopathie Grad II).

Therapeutische Eingriffe

- Segmentresektion,
- Quadrantenresektion,
- subkutane Mastektomie (evtl. mit simultaner Aufbauplastik),
- Mastektomie mit Axillaausräumung unter Erhalt der Brustmuskulatur,
- Operation nach Patey: Mammaablatio und Axilladissektion sowie Lymphknotenentfernung und Resektion des M. pectoralis minor,
- Operation nach Rotter und Halsted: Mastektomie mit Entfernung von M. pectoralis major und minor und Axillaausräumung.

Diagnostik

- Schema II und Blutgruppe (Bereitstellung von EK),
- Mammographie (maximal 6 Wochen alt),
- Oberbauchsonographie,
- evtl. Ganzkörperszintigraphie.

Präoperative Maßnahmen

Ärztliche Aufklärung

- Hinweis auf möglicherweise notwendige Mastektomie je nach Schnellschnittergebnis,
- Hinweis auf mögliches Armödem,
- Besprechung der Schnittführung,
- Hinweis auf Aufbauplastik.

Vorbereitung am Vorabend

- Klistier,
- Nahrungskarenz ab 22.00 Uhr.

Vorbereitung am Operationstag

- Rasur: betroffene Körperseite von Klavikula inklusive Axilla bis Rippenbogen (Abb. 4.3),
- Antithrombosestrümpfe,
- Heparinisierung,
- Prämedikation.

Allgemeine postoperative Maßnahmen

- Überwachung der Vitalzeichen,
- Lagerung: leichte Hochlagerung des Arms in Abduktionsstellung (Kissen),
- Mobilisation: am Abend nach der Operation beginnend, aktive Bewegungsübungen des Schultergelenks ab 1. postoperativen Tag,

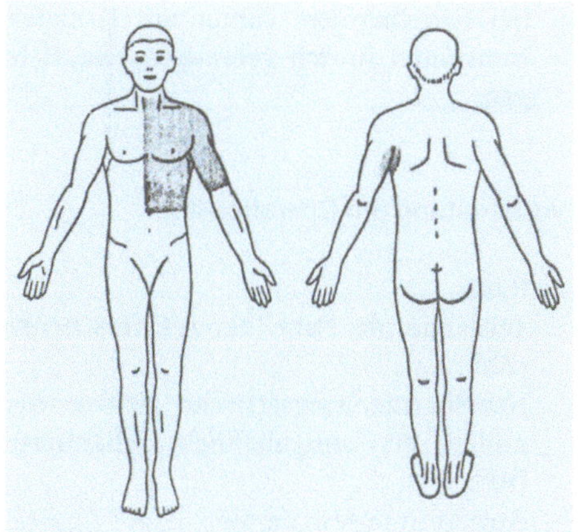

Abb. 4.3

- Kost: keine Einschränkungen, auf ausreichende Flüssigkeitssubstitution achten (Lymphverlust).

Prophylaxen

- Kontrakturenprophylaxe (Schulter);
- KG;
- Thrombophlebitisprophylaxe am betroffenen Arm:
  keine RR-Messung,
  keine i.v.-Injektion und Infusionen,
  Massagen sind kontraindiziert.

Maßnahmen im Operationsgebiet

- 1 oder 2 Redon-Drainagen (I: subkutan, II: axillär):
  Redon I: liften am 1. postoperativen Tag ohne Sog, bei maximal 10 ml/24 Stunden ohne Sog entfernen;
  Redon II: verbleibt oft tagelang; bei maximal 15–20 ml/24 Stunden ohne Sog ziehen (Flüssigkeitsspiegel jeweils um 8.00 Uhr auf der Redon-Flasche markieren und Menge protokollieren).
- Hautnaht: Fäden am 10. postoperativen Tag entfernen, bei Wundheilungsstörungen oder stärkerer Spannung Teilfäden am 14.–18. postoperativen Tag entfernen.

Maßnahmen vor der Entlassung

- Blutbildkontrolle;
- evtl. Patientinnen zur Eigeninjektion anleiten (Misteltherapie);
- Information über die Nachsorge:
  bei brusterhaltendem Eingriff Mammographie 6 Wochen postoperativ, dann über 2 Jahre alle 3 Monate, über 5 Jahre alle 6 Monate, anschließend alle 12 Monate,
  bei gesicherter lymphogener Aussaat: Radiotherapie etwa 3 Wochen nach Operation, ggf. antihormonelle Therapie/Chemotherapie,
  bei einem Eingriff aufgrund eines Rezidivs: Chemotherapie, ggf. Hormontherapie;
- Gespräch über Anpassung einer Brustprothese.

4.2.4 Hernien der Bauchwand

Operative Maßnahmen

Primäre Bruchformen

- Leistenhernie: Operation nach Shouldice oder Bassini,
- Schenkelhernie: Operation nach McVay,
- Nabelhernie: Operation nach Mayo,
- epigastrische Hernie (Notwendigkeit der Oberbauchdiagnostik),
- Rektusdiastase.

Sekundäre Bruchformen

- Rezidive,
- Narbenhernien,

- inkarzerierte Hernien: oft zusätzlich Laparatomie erforderlich.

Diagnostik

- Schema I,
- bei Inkarzeration: Abdomenaufnahme im Stehen oder Linksseitenlage,
- bei älteren Patienten und neu aufgetretenen Hernien: Kolondiagnostik (Koloskopie, Tumormarker CEA, CA 19-9).

Präoperative Maßnahmen

Ärztliche Aufklärung

- Hinweis auf Störung des N. ilioinguinalis,
- Hinweis auf Rezidive (3–4%),
- Hinweis auf die mögliche Verletzung von Samenstranggebilden.

Vorbereitung am Vorabend

- Klistier,
- Nahrungskarenz ab 22.00 Uhr,
- bei Nabelhernien: Tupfer mit Desinfektionsmittel in den gereinigten Nabel legen.

Vorbereitung am Operationstag

- Rasur,
  Leistenhernie: Nabel bis $^{1}/_{3}$ Oberschenkel (Abb. 4.4),
  Nabelhernie, epigastrische Hernie: Mamillen bis einschließlich Schamhaare (Abb. 4.5),
- Antithrombosestrümpfe,
- Heparinisierung,
- Prämedikation,
- bei Inkarzeration (Notfall): Magensonde bei Ileus.

Allgemeine postoperative Maßnahmen

- Überwachung der Vitalzeichen,
- Temperaturkontrolle (5 Tage),
- Lagerung je nach Anästhesieverfahren,
- Mobilisierung im Prinzip sofort möglich, bei Spinalanästhesie nach Abklingen derselben,

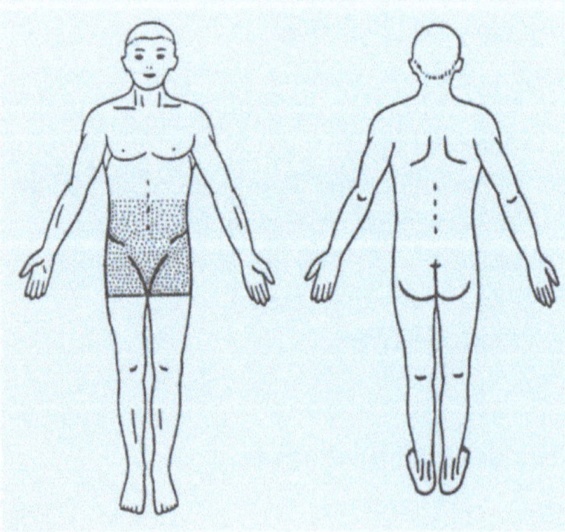
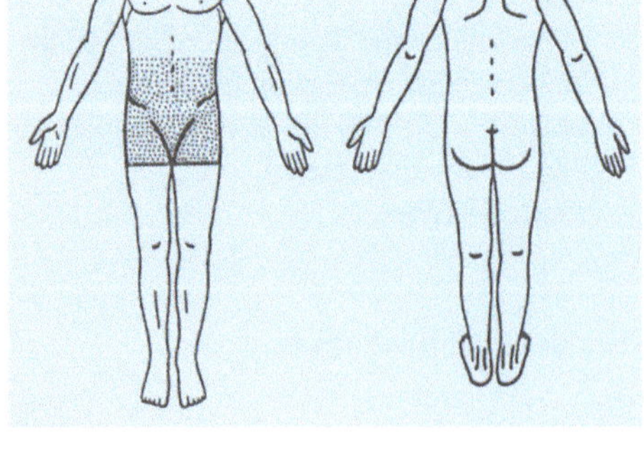

Abb. 4.4

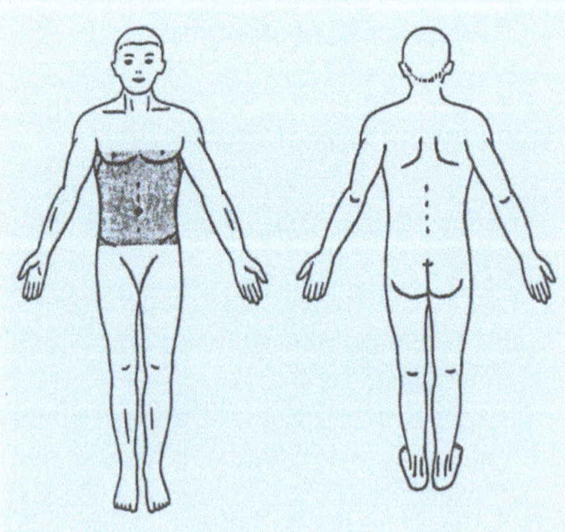

Abb. 4.5

- Kost: 6 Stunden nach Operation; Trinken sofort.

Prophylaxen

- Am 2. postoperativen Tag abführen,
- weitergehend Obstipationsprophylaxe.

Maßnahmen im Operationsgebiet

- Redon: am 1. postoperativen Tag lockern,
- Verbandwechsel: spätestens am 3. postoperativen Tag,
- Fäden: am 8.–10. Tag ziehen.

Maßnahmen vor der Entlassung

- Laborkontrolle,
- Information: Vermeidung von erhöhtem intraabdominellem Druck für etwa 3 Monate.

4.2.5 Hiatushernie

Operative Maßnahmen

- Axiale Hernie (Gleithernie, Operationsindikation bei Kardiainsuffizienz mit therapieresistenter Refluxösophagitis): Fundoplikation;
- paraösophagale Hernie (Operationsindikation bei normochromer Anämie, Risiko der Ulzeration bzw. Karzinombildung): Gastropexie oder Fundophrenikopexie sowie Hiatoplastik.

Diagnostik

- Schema I und Blutgruppe,
- Röntgen: Magen (Breischluck in Kopftieflage),
- Ösophagogastroskopie.

Präoperative Maßnahmen

Ärztliche Aufklärung

Hinweis auf Unmöglichkeit des Erbrechens oder Aufstoßens bei Fundoplikation.

Vorbereitung am Vorabend

- Klistier,
- abends flüssige Kost,
- Nahrungskarenz ab 22.00 Uhr.

Vorbereitung am Operationstag

- Rasur: Mamillen bis obere Schambehaarung (Abb. 4.5),
- Antithrombosestrümpfe,
- Heparinisierung,
- Prämedikation, (Magensonde intraoperativ).

Allgemeine postoperative Maßnahmen

- Mundpflege,
- Nasenpflege,
- Trinken nur mit Strohhalm,
- Pneumonieprophylaxe: Inhalation und Einreibung mit Bronchialbalsam,
- Frühmobilisation,
- Magensonde auf Bauchniveau für etwa 3 Tage, bei Fördermenge <250 ml/24 Stunden Entfernen der Sonde,
- Nahrungsaufbau ab etwa 3. postoperativen Tag, Hinweis: gut kauen.

Maßnahmen im Operationsgebiet

- Oberbauchdrain:
  2. Tag kürzen, 3. Tag ziehen,
- Verbandwechsel: jeden 2. Tag,
- Fädenziehen: etwa 10. postoperativer Tag,
- Achten auf Frühkomplikation: Magenfistel.

Maßnahmen vor der Entlassung

- Laborkontrolle,
- Hinweis auf Komplikationen,
- Kontrolltermin (Ösophagogastroskopie, MDP mit Kopftieflage in 3 Monaten).

4.2.6 Appendizitis mit oder ohne Perforation

Operative Maßnahmen

- Entfernung der Appendix, Stumpfverschluß und Stumpfversenkung;
- bei freier Perforation: Laparatomie und Appendektomie, Absaugung, Netzteilresektion, Drainage;
- bei gedeckter Perforation: Operation oder evtl. konservative Therapie mit Antibiotikagabe bis zur Spontanresorption des perityphlitischen Infiltrats. Nach etwa 6 Monaten Intervallappendektomie.

Diagnostik

- Schema I, bei Notfalleingriffen eingeschränkt,
- Palpation des Abdomens,
- rektale Untersuchung,
- Temperaturkontrollen
  (axillar und rektal),
- evtl. gynäkologisches und urologisches Konsil.

Präoperative Maßnahmen

- Ärztliches Informationsgespräch mit Hinweis auf eine ggf. schwierige Differentialdiagnose;
- Bei einem Noteingriff keine Abführmaßnahmen. Eine 6stündige Nahrungskarenz kann evtl. abgewartet werden, wobei auch sie noch keine Garantie für eine vollständige Magenentleerung bietet (prä- oder intraoperativ: Legen einer Magensonde);
- Rasur: Rippenbogen bis Leistenbeuge (Abb. 4.6);
- Antithrombosestrümpfe;
- Heparinisierung;
- Prämedikation.

4.2.6.1 Appendizitis ohne Perforation

Allgemeine postoperative Maßnahmen

- Überwachung der Vitalzeichen über 24 Stunden;
- Temperaturkontrollen bis zum Entfernen des Nahtmaterials;

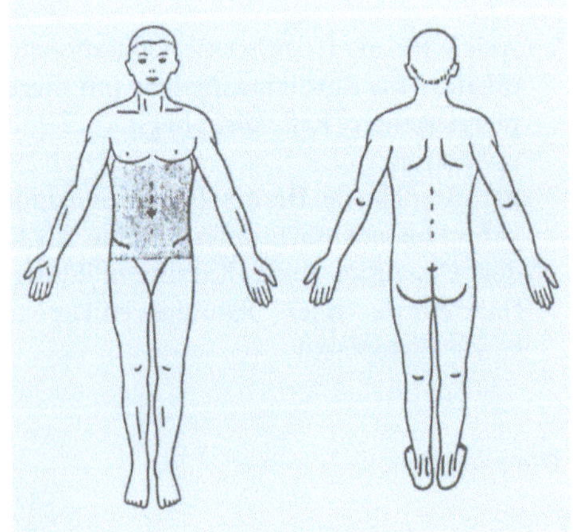

Abb. 4.6

- Mobilisation: möglichst früh, unter Vermeidung extremer Anspannung der Bauchmuskulatur;
- Kost: ab 2. Tag GLPI passiert (nach Abführen), ab 3. Tag täglich steigern;
- Prophylaxen: Obstipationsprophylaxe mittels rektaler Abführmaßnahmen. Bei fehlendem spontanen Stuhlgang am 2.–3. Tag Klistier. Dann weiterhin täglich für Stuhlgang sorgen.

Maßnahmen im Operationsgebiet

- Primärnaht ohne Redon und Drainage: 2tägiger Verbandwechsel ab 2. Tag;
- am 8. Tag Entfernung des Nahtmaterials.

4.2.6.2 Appendizitis mit Perforation

Allgemeine postoperative Maßnahmen

- Überwachung der Vitalzeichen über 24–48 Stunden,
- Temperaturkontrollen mindestens 2mal täglich (morgens und abends) bis zum Entfernen des Nahtmaterials,
- Magensonde: Sekretion überwachen, Entfernen nach 24–48 Stunden,
- Mobilisation: möglichst früh,
- Kost: strenge parenterale Ernährung nach ärztlicher Anordnung.

Prophylaxen (bei eingeschränkter Mobilität)

- Pneumonie- und Thromboseprophylaxe,
- Soor- und Parotitisprophylaxe,
- Nasenpflege bei liegender Magensonde.

Maßnahmen im Operationsgebiet

- Drainagen überwachen,
- Redon-Drain: am 1. Tag liften, am 2.–3. Tag ziehen,
- Zieldrain: am 2. Tag kürzen (1–2 cm), am 5. Tag ziehen,
- Primärnaht auf mögliche Wundheilungsstörungen beim *täglichen* Verbandwechsel kontrollieren,
- Entfernen des Nahtmaterials am 10. Tag.

4.2.7 Gallenblase, Gallenwege

Operative Maßnahmen

- Cholezystektomie,
- Choledochusrevision,
- Papillotomie,
- biliodigestive Anastomose (Choledochojejunostomie – Y-Roux, selten Choledochoduodenostomie).

Diagnostik

- Schema I,
- Bilirubin, bei Ikterus Bilirubin direkt und indirekt getrennt,
- GOT, GPT, γ-GT,
- AP,
- Amylase i. S., Lipase i. S.,
- Blutgruppe,
- bei Ikterus: PTT, PTZ,
- Sonographie,
- orale oder i.v.-Cholangiographie (nicht bei Ikterus),
- evtl. ERCP (nicht bei Pankreatitis),
- Gastroskopie (bei entsprechender Anamnese oder unklarem Befund).

Bei geplanter laparoskopischer Cholezystektomie auf jeden Fall präoperativ i.v.-Cholangiographie, da – zumindest derzeit – keine intraoperative laparoskopische Cholangiographie möglich ist.

Präoperative Maßnahmen

Ärztliche Aufklärung

- Hinweis auf evtl. notwendige Papillotomie,
- Antibiotikum bei akuter Cholezystitis oder Cholangitis.

Vorbereitung am Vortag

- Klistier,
- abends flüssige Kost,
- Nahrungskarenz ab 22.00 Uhr,
- bei länger bestehendem Ikterus täglich 10 mg Vitamin K i.v.

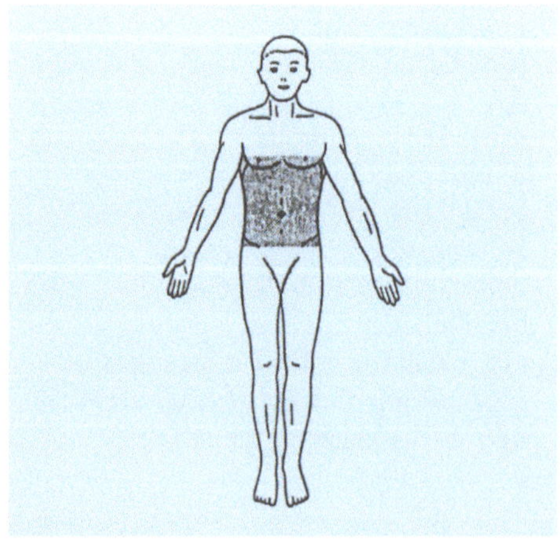

Abb. 4.7

Vorbereitung am Operationstag

- Rasur (Abb. 4.7),
- Antithrombosestrümpfe,
- Heparinisierung,
- Prämedikation,
- bei geplanter laparoskopischer Cholezystektomie sorgfältige Nabelreinigung und Einlegen eines Braunol-Tupfers am Morgen des Operationstags.

Allgemeine postoperative Maßnahmen

- Blutbildkontrolle am Operationstag;
- Infusionstherapie;
- Abführen ab 2. bzw. 3. Tag;
- ab 2.–3. Tag 300 ml Tee, ab 3.–4. Tag 50 ml Tee/h, dann Kostaufbau. Nach laparoskopischer Operation evtl. schon am Abend des Operationstags schluckweise Tee, am 1. Tag frei trinken und GLP-I-Kost;
- Magensonde für 12–24 Stunden (bei Papillotomie und biliodigestiver Anastomose 24–48 Stunden), nach laparoskopischer Operation bis zum Abend des Operationstags;
- Mobilisation in der Regel am Operationstag;
- Blasenkatheter baldmöglichst entfernen;
- Laborkontrolle bei Gallenwegrevision und/oder Papillotomie am 7. Tag.

Maßnahmen am Tag der Entlassung

- Amylase i. S., Lipase i. S.,
- Bilirubin,
- GOT, GPT, γ-GT.

Prophylaxen

- Pneumonieprophylaxe,
- Thromboseprophylaxe.

Maßnahmen im Operationsgebiet

Zieldrain

- Cholezystektomie: 1. Tag liften und drehen, 2. Tag kürzen, drehen, in Verband legen, 3. Tag ziehen;
- Gallengangrevision: 1. und 3. Tag liften, ziehen 24 Stunden nach Entfernung des T-Drains (6.–8. Tag);
- Papillotomie und biliodigestive Anastomose: 1. und 3. Tag liften, 6.–8. Tag ziehen.

Der Sekretabfluß aus dem Zieldrain beträgt bis zu 300 ml/24 Stunden. Übermäßige und stark gallig gefärbte Absonderungen deuten auf Nahtinsuffizienz hin.

T-Drain

- Ableitung unter Bauchniveau bis 3. Tag, auf Bauchniveau bis 6. Tag,
- durch T-Drain direkte Cholangiographie, anschließend ziehen (6.–8. Tag),
- vor dem Ziehen Entleerung der Gallenwege durch nochmaliges Absenken des Drainagebeutels, möglichst in Rechtsseitenlage.

Weitere Maßnahmen im Operationsgebiet

- Redon (1. Tag ziehen),
- Nahtmaterial entfernen (10. Tag).

Komplikationen

- Gallige Peritonitis,
- Residualkonkremente: dann evtl. Lyse, Spülung, Sekundäreingriff oder endoskopische Steinextraktion,
- Nachblutung im Leberhilus (Leberabszeß), Ikterus.

Maßnahmen vor der Entlassung

- Laborkontrolle,
- Diätberatung.

4.2.8 Vagotomie

Operative Maßnahmen

- Selektiv proximale Vagotomie (Ulcus duodeni, Ulkusleiden),
- trunkuläre Vagotomie (Ulcus pepticum, evtl. mit Pyloroplastik bei Rezidivulzera),
- selektiv totale Vagotomie mit Pyloroplastik (Durchtrennung aller Vagusfasern unter Aussparung der extragastralen Äste bei Magenausgangsstenose).

Diagnostik

- Schema II,
- Amylase i. S., Gastrin i. S.,
- Blutgruppe,
- Gastroduodenoskopie ohne PE, pH-Wert-Bestimmung,
- HLO-Test,
- Magen-Darm-Passage bei Verdacht auf Magenausgangsstenose,
- Säure-Basen-Status bei Erbrechen.

Präoperative Maßnahmen

- Ärztliche Aufklärung,
- Atemgymnastik.

Vorbereitung am Vorabend

- Klistier,
- Nahrungskarenz ab mittags,
- Trinken bis 22.00 Uhr (Anästhesieanordnung),

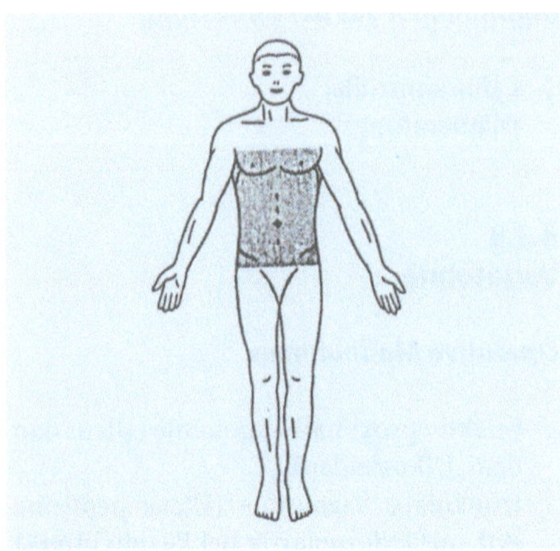

Abb. 4.8

- bei Magenausgangsstenose Nahrungskarenz, Magensonde.

Vorbereitung am Operationstag

- Rasur (Abb. 4.8),
- Heparinisierung,
- Antithrombosestrümpfe,
- Prämedikation.

Allgemeine postoperative Maßnahmen

- Lagerung: Oberkörper hochlagern, Unterschenkel auf Kissen lagern, abends passive Bewegungsübungen;
- Magensonde: bei Produktion <250 ml/24 Stunden entfernen, ansonsten individuell nach etwa 2–3 Tagen (vorher auf Bauchniveau hängen);
- Kostaufbau: GLP I passiert ab 4. Tag postoperativ (nach Abführen);
- Mobilisation: frühestmöglich;
- Drainage: Zieldrain am 2. Tag kürzen, am 3.–4. Tag ziehen.

Prophylaxen

- Pneumonieprophylaxe,
- Dekubitusprophylaxe,
- Obstipationsprophylaxe.

Maßnahmen im Operationsgebiet

- Verbandwechsel: bei unkompliziertem Verlauf 2tägig,
- Entfernung des Nahtmaterials am 10. Tag.

Maßnahmen vor Entlassung

- Laborroutine,
- orientierende Magen-Darm-Passage zur Beurteilung der Magenentleerung am 7. Tag (nach 3 Monaten ambulante Kontrolle),
- Ernährungsberatung,
- Termin für spätere endoskopische Kontrolle.

4.2.9 Resektion des Magens

Operative Maßnahmen

- Billroth-I-Resektion (Gastroduodenostomie) bei rezidivierendem Ulcus ventriculi, bei Ulcus ventriculi mit Malignitätsverdacht, bei Ulcus duodeni nach Vagotomieversagen und/oder Blutung und/oder Perforation;
- Billroth-II-Resektion (Gastrojejunostomie mit Enteroanastomose nach Braun bzw. Y-Roux).

Diagnostik

- Schema II,
- Amylase i. S., Gastrin i. S.,

- Blutgruppe und 3 Blutkonserven,
- Magen-Darm-Passage,
- Gastroskopie mit Biopsien, pH-Bestimmung, HLO-Test.

Präoperative Maßnahmen

Ärztliche Aufklärung

Risiken (Dumping-Syndrom) besprechen.

Vorbereitung am Vorabend

- Klistier,
- Nahrungskarenz ab mittags am präoperativen Tag (ausgenommen Ausgangsstenose),
- Atemgymnastik.

Vorbereitung am Operationstag

- Rasur (Abb. 4.9),
- Heparinisierung,
- Antithrombosestrümpfe,
- Prämedikation.

Allgemeine postoperative Maßnahmen

- Intensivüberwachung für etwa 2 Tage,
- Oberkörperhochlagerung,
- Infusionstherapie: parenterale Ernährung über ZVK,
- Magensonde: 48–72 Stunden zur Bilanzierung des Magensafts, bei <250 ml/24 Stunden entfernen,
- Antibiotikum evtl. bei Karzinomoperation wegen Hypo- oder Anazidität,
- Nahrungsaufbau nach Absprache.

Prophylaxen

- Pneumonieprophylaxe,
- Dekubitusprophylaxe,
- Obstipationsprophylaxe.

Maßnahmen im Operationsgebiet

- Zieldrain: 2. Tag kürzen, 5. Tag ziehen (bei schwierigem Duodenalverschluß 8.–10. Tag ziehen),
- Verbandwechsel: bei unkompliziertem Verlauf 2tägig,
- Nahtmaterial: Entfernung am 10. Tag.

Maßnahmen vor der Entlassung

- Laborkontrolle,
- Gastrografin-Schluck bei Insuffizienz oder Entleerungsstörung,
- evtl. Magen Darm-Passage,
- Amylase i. S./Urin bei Verdacht auf Pankreatitis,
- Ernährungsberatung.

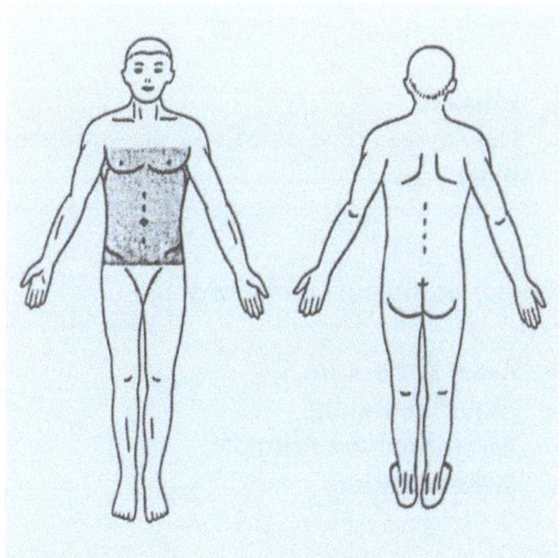

Abb. 4.9

4.2.10 Gastrektomie, Kardiaresektion

Operative Maßnahmen

- Gastrektomie (bei Magenkarzinom, Korpus und Kardia),
- subtotale Magenresektion nur bei Antrumfrühkarzinom vom intestinalen Typ.

Diagnostik

- Schema II,
- Amylase i. S., Gastrin i. S.,
- Blutgruppe und 3 Blutkonserven,
- Magen-Darm-Passage,
- Gastroskopie mit PE,
- evtl. Oberbauch-CT.

Präoperative Maßnahmen

Ärztliche Aufklärung

- Hinweis auf Umstellung der Eßgewohnheiten,
- Atemgymnastik.

Vorbereitung am Vorabend

- Klistier,
- Nahrungskarenz ab Mittag des präoperativen Tags.

Vorbereitung am Operationstag

- Rasur (Abb. 4.10),
- Heparinisierung,
- Antithrombosestrümpfe,
- Prämedikation.

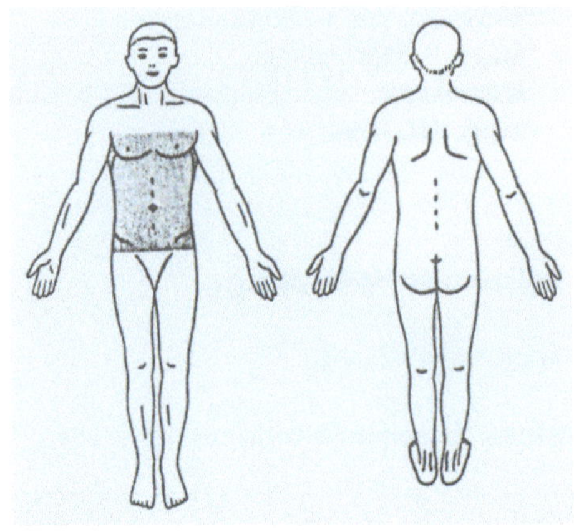

Abb. 4.10

Allgemeine postoperative Maßnahmen

- Intensivüberwachung für etwa 5 Tage;
- Infusionstherapie, Ernährung über ZVK;
- Antibiotika routinemäßig perioperativ wegen möglicher Keimbesiedlung des Magens bei Karzinom;
- Nahrungskarenz für 7 Tage, dann Kostaufbau; schluckweise Tee ab 5. Tag bei suffizienter Anastomose;
- Magensonde am 5. Tag ziehen bei suffizienter Anastomose (nach Gastrografin-Schluck);
- Beobachtung der Sekretion.

Prophylaxen

- Pneumonieprophylaxe,
- Dekubitusprophylaxe,
- Obstipationsprophylaxe (ab 3. Tag abführen).

Maßnahmen im Operationsgebiet

- Zieldrain: am 6. Tag kürzen, am 7. Tag ziehen,
- Verbandwechsel: bei unkompliziertem Verlauf 2tägig,
- Nahtmaterial am 10. Tag entfernen.

Maßnahmen vor der Entlassung

- Laborkontrolle,
- Ernährungsberatung,
- Vitamin-B_{12}-Substitution.

4.2.11 Kock-Pouch

Operative Maßnahmen

- Kolektomie und Rektumamputation,
- Konstruktion eines Nippelventils (etwa 5 cm lang) und Konstruktion eines Pouch (aus insgesamt etwa 50 cm Ileum) im rechten Unterbauch (Abb. 4.11).

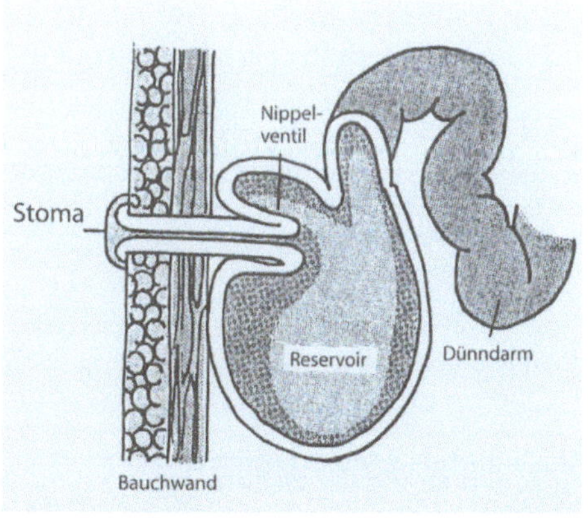

Abb. 4.11. Die kontinente Ileostomie besteht aus einem Reservoir (Tasche), konstruiert aus dem untersten Teil des Dünndarms. Vom Reservoir aus wird der Darm durch die Bauchwand nach außen geführt und mündet an der Haut (Stoma). Ein Teil des nach außen führenden Darms wird in das Reservoir gezogen als ein Ventil (Nippelventil). Das Nippelventil verhindert den unkontrollierten Austritt von Stuhl aus dem Reservoir. (Nach Kock et al. 1983)

Indikation

- Adenomatosis coli (familiäre Polyposis),
- Colitis ulcerosa,
- Morbus Crohn (bei Totalbefall des Kolons, wenn Dünndarm nicht oder kaum betroffen ist).

Diagnostik

- Schema II,
- Gerinnungsstatus, Thrombozyten,
- Bilirubin gesamt,
- Gesamteiweiß,
- Blutgruppe, Kreuzprobe für etwa 4 EK,
- (Rektoskopie),
- (Kontrasteinlauf),
- Koloskopie mit PE,
- Röntgenthorax.

Präoperative Maßnahmen

- Ärztliche Aufklärung,
- Darmvorbereitung: 2 Tage ballaststoffarme Kost, Lavage per Magensonde am Vortag.

Vorbereitung am Vortag

- Bis 22 Uhr nur Tee, Wasser, Brühe,
- pflegerisches Gespräch: Hinweis auf Intensivstation.

Vorbereitung am Operationstag

- Rasur (Abb. 4.12), bei Männern auch das Skrotum rasieren,
- Antithrombosestrümpfe,
- Heparinisierung,
- Prämedikation.

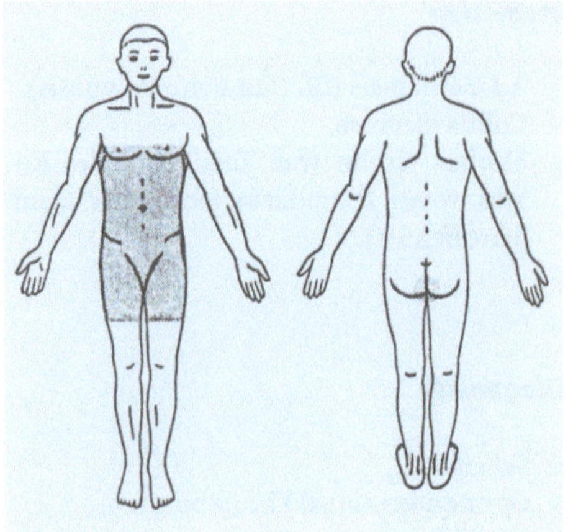

Abb. 4.12

Allgemeine postoperative Maßnahmen

- Intensivtherapie für 4–6 Tage,
- Laborkontrolle nach Schema II, besonders Elektrolytkontrolle,
- Antibiotika für 5 Tage,
- Lagerung (perineale Wunde!),
- Cystofix für 4 Tage (Blasenentleerungsstörung),
- Magensonde entfernen, wenn Fördermenge <250 ml/24 Stunden,
- Bilanzierung der Dünndarmableitung (Elektrolyt- und Flüssigkeitsverlust),
- Thromboseprophylaxe,
- Pneumonieprophylaxe,
- Ernährung: 10 Tage parenteral, dann Aufbau der IR-Diät (Ileumreservoirkost, s. Informationsblatt), Trinken mit Strohhalm, Abstimmung mit Diätassistentin,
- frühzeitige Diätberatung,
- Abschlußlabor.

Maßnahmen im Operationsgebiet und Versorgung des Pouch

- Kontrolle der perinealen Wunde (okkulte Infektion);
- Zieldrain: am 4. Tag kürzen, am 5. Tag ziehen;
- „Schornsteinverband";
- Klammern/Fäden entfernen am 10. Tag;
- Überwachung der kontinuierlichen Pouchableitung über 14 Tage, schrittweise Einbeziehung des Patienten bei der Kontrolle, Spülung und Versorgung der Ableitung;
- Überwachung der Ableitungsmenge pro Stunde.

Ableitung/Entleerung des Pouch

- Phase 1: Dauerableitung per Dauerkatheter 26 Charr für 14 Tage, dabei 2stündliches Anspülen mit 20 ml NaCl 0,9% (zügige Instillation, langsame Aspiration);
- Phase 2 (3. Woche): Pouchtraining mit intermittierendem Abklemmen 2- bis 4stündlich, nachts Dauerableitung;
- Phase 3: 4- bis 5stündlich Entleerung per Darmrohr, nachts nach 8 Stunden;
- tägliche Kontrolle der Katheterblockierung;
- ab Phase 3 Pflaster-, Kompressenverband oder Stomakappe.

Maßnahmen vor der Entlassung

- Zellulosearme Diät (IR-Kost),
- Elektrolytkontrolle, ggf. Substitution,
- bei Resektion des terminalen Ileums Vitamin-B_{12}-Substitution,
- evtl. ILCO-Kontakt (s.S. 515) vermitteln,
- Ausstattung mit Kathetermaterial,
- Anschlußheilbehandlung (AHB).

Informationsblatt: Ileumreservoirkost (IR-Kost)

Vorbemerkungen

Ein klinisch stummer Operierter (ohne Darmentzündung) kann in der Regel gewöhnliche Kost zu sich nehmen. Regelmäßige Nahrungsaufnahme, v.a. gutes Kauen, sind dabei wichtig. Während der ersten Zeit nach der Operation ist es wichtig, ein Verstopfen des Katheters zu vermeiden, da dieses eine erhöhte Belastung des Reservoirs zur Folge hat. Deshalb gibt es gewisse Einschränkungen: grobe unverdaubare Fasern, die in Schalen, Kernen und Häuten von Früchten, Beeren, Wurzeln und Gemüsen vorkommen. Dazu zählen insbesondere Mais, Erbsen und Pilze sowie Nüsse, Mandeln, Kokosnüsse, Popcorn, Rosinen und getrocknete Früchte. Vermieden werden sollte ferner Vollkornbrot mit ganzen Körnern. Stuhleindickende Nahrungsmittel können ebenfalls zur Verstopfung des Katheters führen. Dazu zählen insbesondere Reis, Spaghetti, Makkaroni und Bananen.

Während der ersten Wochen nach der Operation muß der Patient deshalb eine Spezialkost zu sich nehmen. Die passierte Ileumreservoirkost (PIR-Kost) ist für die ersten 14 Tage nach der Operation vorgesehen, wenn der Reservoirkatheter noch an einen Beutel angeschlossen ist.

Nach 14 Tagen oder nach ärztlicher Indikation wird auf eine nicht passierte IR-Kost übergegangen, wobei zu beachten ist, daß die Nahrung v. a. gut gekaut wird. Die IR-Kost ist keine Diät fürs ganze Leben; etwa 5–6 Wochen nach der Operation kann der Patient versuchen, alles Gewöhnliche zu essen. Es soll jedoch beachtet werden, daß Pilze, ganze Apfelsinenscheiben, Rosinen, Spargel, Erbsen und Mais nur sehr langsam verdaut werden und den Katheter verstopfen können. Speisen wie Kohl, Zwiebeln, Eier, Fisch und Käse können bewirken, daß der Darminhalt übel riecht. Bestimmte Gemüse und Früchte können zu stärkerer Gasentwicklung führen, die das Ileumreservoir mit Luftansammlungen belastet. Früchte, rohe Gemüse- und Obstsäfte in großen Mengen können eine vermehrte Stuhlverflüssigung zur Folge haben.

Für den Ablauf hier im Hause haben wir 4 verschiedene Phasen der IR-Kost vorgesehen.

Phase I

Entspricht einer Magenkost und sollte auf eine „Magen-Karte“ geklebt werden. Sie ist zunächst zuckerlos, da es sich häufig um Patienten mit Colitis ulcerosa handelt und in der ersten Phase eine Zuckerbelastung nicht erfolgen sollte. Die Kost ist flüssig: 3mal täglich Milchsuppe aus Grieß oder feinen Haferflocken, Getreideschleim aus Mehl, Thermoweizen, Gerste, Roggen und Hafer. Ferner Cremesuppe mit Ei und Sahne legiert sowie passiertes Gemüse (Möhren, Sellerie, Rote Beete, Spinat, Kürbis, Zucchini, Auberginen). Fleisch- und Gemüsebrühe, dazu jeweils passiertes Kompott aus zuckerlosen Pfirsichen, Aprikosen, Birnen, Fruchtcocktail und Apfelmark.

Phase II

„Galle-Karte“ mit Aufkleber Phase II-IR.

- Morgens und abends: Weißbrot oder Kasslerbrot; Butter, Streichkäse oder Streichwurst, Marmelade, Honig, auf Wunsch auch Milch- oder Cremesuppe (Aufkleber).

- Mittags: Fleisch (Rindfleisch, Geflügel) passiert mit Sauce aufgerührt; Gemüse: passiert aus Möhren, Sellerie und Kohlrabi, Blumenkohl, Broccoli, Spinat, Gurken, Zucchini und Auberginen.
  Beilage: Kartoffelschnee, Kartoffelbrei, Fadennudeln.
  Dessert: Passiertes Kompott aus Pfirsichen, Aprikosen, Fruchtcocktail, Birnen, Apfelmus.

Phase III

Nach etwa 14 Tagen: „Galle-Karte“ mit Aufkleber Phase III-IR.

- Morgens und abends: wie Phase II.
  Beilage am Abend: Salat aus gekochtem Gemüse. Milchprodukte, Säfte, Rohkost aus feingeriebenen Zucchini, Möhren.
- Mittags: passiertes Fleisch aus Rindfleisch und Geflügel. Auf Wunsch Fischfilet (unpassiert) oder Rührei; passiertes Gemüse aus Möhren, Sellerie, Blumenkohl, Spinat, Kohlrabi, Broccoli, Schwarzwurzeln, Zucchini geschält, Auberginen geschält, Gurken entkernt.
  Beilagen: s. Phase II.
  Dessert: Kompott und Milchprodukte (Quark, Joghurt, Pudding).

Phase IV

„Galle II-Karte“ mit Aufkleber Phase IV-IR-Kost.

Einschränkungen: kein Reis, Getreide, Mais, keine Erbsen, Pilze, Bananen, Nüsse, Mandeln, Rosinen und getrocknete Früchte. Eier, Fisch, Käse bedingt möglich.

4.2.12 Pankreas

Operative Maßnahmen

- Pankreaslinksresektion (Korpus, Kauda und Milz),
- Pankreasrechtsresektion: Whipple-Operation (partielle Duodenopankreatektomie).

Diagnostik

- Schema II,
- Bikarbonat,
- Serumkreatininclearance,
- Bilirubin i. S.,
- Gesamteiweiß, Elektrophorese,
- Gerinnungsstatus, Thrombozyten,
- Lipase i. S., Amylase i. S.,
- Blutgruppe, Kreuzprobe für 5 EK,
- Lungenfunktionstest mit Blutgasanalyse,
- Röntgenthorax,
- Cholezystographie
  (bei Bilirubin bis 2 mg/dl),
- Magen-Darm-Passage,
- Sonographie,
- bei Verdacht auf Malignität: Leberszintigraphie,
- bei chronisch rezidivierender Pankreatitis: ERCP,
- CT,
- bei Verdacht auf hormonaktive Tumoren:
  Insulin,
  Gastrin,
  Sekretin,
  GIP, VIP.

Präoperative Maßnahmen

Ärztliche Aufklärung

Nachbehandlung, Diät, Diabetes, Alkoholabstinenz.

Medikation

- Antibiotika (meist intraoperativ beginnend),
- bei Verschlußikterus je nach Gerinnungsstatus täglich 10 mg Vitamin K i.v.

Vorbereitung am Vortag

- Schwenkeinläufe, ggf. Lavage,
- Nahrungskarenz ab 22.00 Uhr.

Vorbereitung am Operationstag

- Rasur: Axilla bis Mons pubis (Abb. 4.13),
- Antithrombosestrümpfe,
- Heparinisierung,
- Prämedikation.

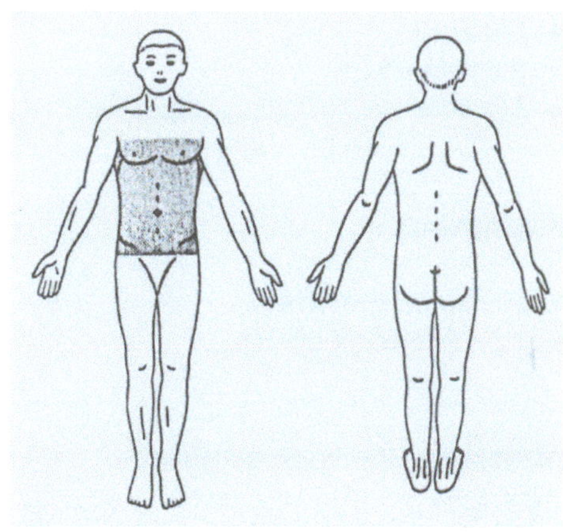

Abb. 4.13

4.2.12.1 Pankreaslinksresektion

Allgemeine postoperative Maßnahmen

- Intensivtherapie für etwa 5 Tage,
- Infusionstherapie für 3 Tage, ab 3. Tag Tee, dann weiterer Kostaufbau,
- Magensonde für 24–48 Stunden;
- Antibiotika bei Verdacht auf Infektion.

Labor

- Blutbild und Elektrolyte am Operationstag und 1. postoperativen Tag,
- Amylase i. S., Lipase i. S.,
- BZ-Profile Tag 0, 1 und 2, dann nach Verlauf,
- Thrombozytenkontrolle.

Prophylaxen

- Pneumonieprophylaxe,
- Thromboseprophylaxe.

Maßnahmen im Operationsgebiet

- Zieldrain: am 5. Tag kürzen, am 7. Tag ziehen,
- Verbandwechsel alle 2 Tage, Nahtmaterial entfernen am 10. Tag.

4.2.12.2 Pankreasrechtsresektion

Allgemeine postoperative Maßnahmen

- Intensivtherapie für etwa 5 Tage,
- Infusionstherapie über ZVK,
- erste orale Zufuhr je nach klinischem Verlauf,
- Antibiotika,
- Digitalisierung nur bei Herzinsuffizienz,
- Altinsulin nach BZ-Profil,
- Magensonde für 2–3 Tage.

Labor

- Blutbild,
- Elektrolyte,

- Harnstoff,
- Amylase i. S.,
- Leberenzyme an Tag 1, 3 und 5.

Prophylaxen

- Pneumonieprophylaxe,
- Thromboseprophylaxe.

Maßnahmen im Operationsgebiet

- Zieldrain: am 8. Tag kürzen, am 10. Tag ziehen,
- Abführen am 3. Tag.

Spezielle Probleme nach Pankreasoperationen

- Bei Diabetes oder totaler Pankreatektomie Insulinsubstitution,
- Substitution der Pankreasfermente,
- Langzeitkontrolle der alkalischen Phosphatase,
- Diätberatung,
- Terminabsprache zur Wiedervorstellung.

4.2.13 Kolon

4.2.13.1 Divertikulitis

Operative Maßnahmen

- Frühoperation (Elektiveingriff) mit 1zeitigem oder 2zeitigem Vorgehen,
- Spätoperation (bei Verdacht auf Perforation, Fistel-, Stenosebildung) mit 2zeitigem oder 3zeitigem Vorgehen.

Diagnostik

- Schema II,
- Blutgruppe, 2–4 EK,
- Röntgen: Kontrasteinlauf (nicht bei Verdacht auf Perforation), im akuten Stadium Gastrografin-Kontrasteinlauf, evtl. i.v.-Pyelogramm,
- Koloskopie (nicht im akuten Stadium).

Präoperative Maßnahmen

- Ärztliches Informationsgespräch mit Hinweis auf evtl. Anlage eines Anus praeter und ggf. folgende operative Eingriffe (z.B. Anus-praeter-Rückverlegung),
- Anzeichnen der Kolostomie bzw. Ileostomie im Sitzen, Liegen und Stehen (s. Anus-praeter-Versorgung, 3.6.2.3),
- pflegerisches Informationsgespräch mit Hinweis auf die Anus-praeter-Versorgung,
- bei Elektiveingriffen im freien Intervall: Lavage mit Magensonde,
- bei notfallmäßiger Operation keine Darmvorbereitung,
- Rasur: Rippenbogen bis 1/3 Oberschenkel (Abb. 4.14) am Operationstag,
- Prämedikation,
- Heparinisierung und Antithrombosestrümpfe.

Allgemeine postoperative Maßnahmen

- Eventuell Intensivtherapie;
- Überwachung der Vitalzeichen über 48 Stunden,
- Überwachung der Sekretion aus Magensonde (liegt evtl. 2–3 Tage), Zieldrain und ggf. Anus praeter;
- Überwachung der Darmperistaltik und Bauchdeckenspannung;
- Mobilisation: frühestmöglich;
- Kost:

Nahrungskarenz und komplette parenterale Ernährung bis zum 3. postoperativen Tag,
Kostaufbau: ab 4. postoperativen Tag mit GLP I beginnend, evtl. in Kombination mit Astronautenkost,
ab 8. postoperativen Tag Kost weiterhin steigern;
- nach Anus-praeter-Anlage: s. 3.6.2.3, Anus-praeter-Versorgung; Darmstumpf von rektal 1mal wöchentlich mittels Klistier entleeren, beginnend 1 Woche postoperativ.

Prophylaxen

- Pneumonie- und Dekubitusprophylaxe, Thromboseprophylaxe,
- Nasenpflege bei liegender Magensonde,
- Soor- und Parotitisprophylaxe bei parenteraler Ernährung (Patient erhält Antibiotika),
- Obstipationsprophylaxe: nach Teilresektion und End-zu-End-Anastomose (1zeitig) ab dem 3. postoperativen Tag täglich für Stuhlgang sorgen, ggf. Klistier verabreichen.

Maßnahmen im Operationsgebiet

- Zieldrainage (bei der Anastomose): am 2. Tag in den Verband leiten, am 8. und 9. Tag kürzen, am 10. Tag ziehen,
- steriler Verbandwechsel 2tägig,
- abdominelle Naht: am 10. Tag Nahtmaterial entfernen,
- bei Anus-praeter-Anlage: Douglas-Drain etwa am 5. Tag entfernen.

Maßnahmen vor der Entlassung

- Bei Anus praeter s. 3.6.2.3, Anus-praeter-Versorgung,

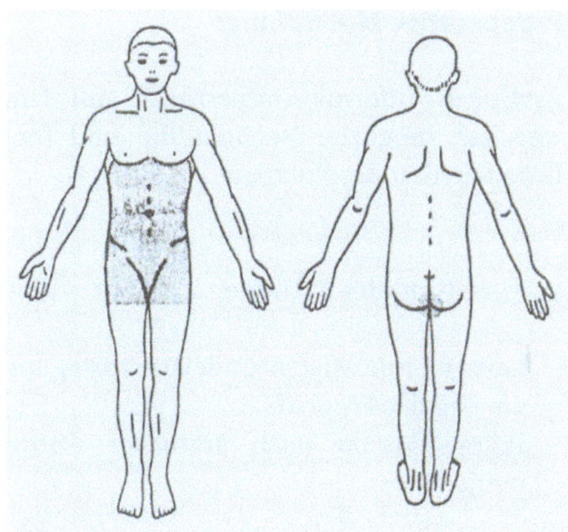

Abb. 4.14

- vor Entlassung ggf. Terminierung der Wiedervorstellung in der Sprechstunde und der Rückverlegung bzw. Darmresektion bei 2- und 3zeitigem Vorgehen,
- Kontaktaufnahme mit dem Sozialdienst, um Kur oder AHB zu planen,
- Nachkontrolle (Kolonkontrasteinlauf) nur bei erneuten Beschwerden.

4.2.13.2 Dickdarmpolypen

Operative Maßnahmen

- Endoskopische Polypabtragung,
- transanal operativ (maximal 12–15 cm vom Anus entfernt),
- transabdominale Segmentresektion.

Diagnostik

- Schema I,
- CEA,
- Blutgruppe, 1–2 EK bei transabdominaler Segmentresektion,
- Rektoskopie, Koloskopie (mit PE),
- ggf. Doppelkontrasteinlauf.

Präoperative Maßnahmen

Ärztliches Informationsgespräch mit Hinweis auf mögliche Nachblutung und fragliche Dignität des Polypen.

Vorbereitung des Patienten zur Endoskopie

- Lavage ohne Magensonde am Vortag und am Tag des Eingriffs,
- Prämedikation nach ärztlicher Anordnung.

Vorbereitung des Patienten zur transanalen Polypabtragung

- Reinigungseinläufe am Vortag und am Tag des Eingriffs,
- Rasur: handbreit perianal, am Operationstag,
- Antithrombosestrümpfe,
- Heparinisierung,
- Prämedikation.

Vorbereitung des Patienten zur transabdominalen Segmentresektion

- Lavage mit Magensonde am Vortag des Eingriffs,
- Rasur: Rippenbogen bis Leistenbeuge am Operationstag,
- Thromboseprophylaxe,
- Prämedikation.

Allgemeine postoperative Maßnahmen

- Kontrolle der Vitalzeichen über 24–48 Stunden.
- Kontrolle der Darmperistaltik;
- Laborkontrollen nach Segmentresektion;
- Kost:
  nach Endoskopie: keine Einschränkungen,
  nach transanalem Eingriff abhängig von der Ausdehnung und der wiedereinsetzenden Peristaltik,
  nach Segmentresektion: ab 2. Tag schluckweise Tee, ab 3. Tag GLP-I-Kost, ab 4. Tag Kost steigern.

Prophylaxen

- Nach Segmentresektion ggf. Pneumonie-, Dekubitus- und Thromboseprophylaxen,
- Obstipationsprophylaxe: ab dem 3. Tag täglich für Stuhlgang sorgen, ggf. Klistier verabreichen. Nach endoskopischer und transanaler Polypabtragung orale Laxanzien.

Maßnahmen im Operationsgebiet

- Nach Segmentresektion: ggf. Drainage (Anastomose) am 8. Tag kürzen, am 10. Tag ziehen,
- Verbandwechsel 2tägig,
- Nahtmaterial am 10. Tag entfernen.

Maßnahmen vor der Entlassung

- Diätberatung mit Hinweis auf ballaststoffreiche Ernährung,
- ärztliches Informationsgespräch mit Hinweis auf die Rezidivneigung, die Ernährung und ggf. Kontrolluntersuchungen,
- Terminierung der Wiedervorstellung zur endoskopischen Kontrolle: alle 6 Monate in den ersten 3 Jahren, danach jährlich.

4.2.13.3 Kolonmalignome

Operative Maßnahmen

- Hemikolektomie rechts mit Resektion des terminalen Ileums bei Malignomen im Bereich von Caecum und Colon ascendens und rechter Flexur,
- Querkolonresektion mit beiden Flexuren bei Malignom im Querkolon,
- Hemikolektomie links bei Malignom im Colon descendens und linker Flexur,
- erweiterte Hemikolektomie links mit Sigmaresektion bei Malignomen im Colon descendens oder Colon sigmoideum,
- Segmentresektionen des Sigmas als Palliativeingriff (oder alle anderen Lokalisationen),
- palliative Anlage einer Kolostomie (endständig oder doppelläufig) im Bereich von Colon descendens bis Sigma, im Bereich des rechten Kolons als Ileotransversotomie,
- vorübergehende Anlage eines doppelläufigen Anus praeter zur Entlastung einer End-zu-End-Anastomose,
- Anlage eines Hartmann-Stumpfs mit endständigem Anus praeter als Palliativeingriff.

Diagnostik

- Schema II,
- CEA,
- Blutgruppe, 2–4 EK,
- Lebersonographie,
- Koloskopie mit PE,
- evtl. Kontrasteinlauf, CT.

Präoperative Maßnahmen

Ärztliche Aufklärung

- Ärztliches Informationsgespräch mit umfangreicher Aufklärung,
- im Rahmen der ärztlichen Aufklärung Anzeichnen günstiger Lokalisationen im Sitzen, Liegen und Stehen,
- pflegerisches Informationsgespräch über Stomapflege, Selbsthilfegruppen und postoperativen Verlauf.

Vorbereitung des Patienten

- Methode der Darmvorbereitung ist abhängig vom Befund. Angestrebt wird eine Lavage über Magensonde, die jedoch bei Stenosierung nicht möglich ist (evtl. Schwenkeinlauf, ballaststofffreie Nahrung);
- Rasur: Rippenbogen bis Leistenbeuge, bei zusätzlichem rektalen Zugangsweg auch perianal am Operationstag;
- Heparinisierung,
- Antithrombosestrümpfe,
- Prämedikation.

Allgemeine postoperative Maßnahmen

- Intensivtherapie und -pflege für 2–3 Tage;
- Vitalzeichenkontrolle über 48 Stunden, Temperaturkontrolle bis 10. Tag;
- Kontrolle der Darmperistaltik;
- Laborkontrollen;
- Kontrollen der Sekretproduktion aus Magensonde und Drainagen, ggf. Beobachtung des Anus praeter;
- Magensonde für 2–3 Tage;
- Cystofix: 3–5 Tage belassen, anschließend Restharnkontrolle: bei Restharn <50 ml den Cystofix entfernen;
- Mobilisation: frühestmöglich, unter Vermeidung der Bauchpresse;

- Kost:
  parenterale Ernährung bis zum 3. Tag,
  ab 3. Tag schluckweise Tee,
  am 4. Tag GLP I, passiert,
  ab 5. Tag Infusionen reduzieren,
  ab 6. Tag GLMP-II-Kost und weiterhin steigern.

Prophylaxen

- Pneumonie-, Dekubitus- und Thromboseprophylaxe,
- Soor- und Parotitisprophylaxe,
- Nasenpflege bei liegender Magensonde,
- Obstipationsprophylaxe: bei erhaltener Passage ab dem 3. Tag täglich Klistier; evtl. in den ersten postoperativen Tagen mehrmals täglich ein Darmrohr legen (unter besonderer Berücksichtigung der Anastomosenhöhe).

Maßnahmen im Operationsgebiet

- Zieldrainage: am 2. Tag in den Verband leiten, am 3. und 4. Tag kürzen, am 5. Tag (rechtes Kolon) bzw. 8.–10. Tag (linkes Kolon) ziehen;
- 1 oder 2 Redon-Drainagen: am 1.–2. Tag ziehen;
- Abdominalnaht: jeden 2. Tag Verbandwechsel, Entfernung des Nahtmaterials am 10. Tag;
- Anus-praeter-Versorgung: s. 3.6.2.3;
- bei Periduralkatheter und zentralem Venenkatheter jeden 2. Tag Verbandwechsel.

Maßnahmen vor der Entlassung

- Nach Anlage eines Anus praeter s. 3.6.2.3,.
- Nach Anlage eines Hartmann-Stumpfs muß der Patient lernen, Klistiere zu instillieren (etwa 1mal pro Woche). 1. Klistier nach Absprache. Der Patient muß in der Lage sein, mit einer erhöhten Stuhlfrequenz zurechtzukommen und die notwendige Flüssigkeitssubstitution zu beachten. Er sollte über die Möglichkeiten einer AHB sowie einer Anerkennung als Schwerbehinderter informiert sein (Sozialdienst).
- Terminierung der Wiedervorstellung zur endoskopischen Kontrolle:
  im 1. postoperativen Jahr 4mal,
  im 2. postoperativen Jahr 2mal,
  ab dem 3. postoperativen Jahr jährlich 1mal.

4.2.14 Rektum (Rektummalignome)

Operative Maßnahmen

- Anteriore Rektumresektion mit erhaltener Kontinenz bei Tumorsitz im oberen Rektumdrittel,
- tiefe anteriore Rektumresektion mit erhaltener Kontinenz bei Tumorsitz im mittleren Rektumdrittel,
- abdominoperineale Rektumamputation mit Anlage eines Anus praeter sigmoideus bei Tumorsitz im unteren Rektumdrittel.

Diagnostik

- Schema II,
- CEA,
- Blutgruppe, 4–6 EK,
- Rektoskopie mit PE, Koloskopie,
- Röntgen: Kontrasteinlauf, CT,
- Lebersonographie,
- evtl. urologisches und gynäkologisches Konsil (bei Rektumkarzinom der Vorderwand).

Präoperative Maßnahmen

Ärztliches Gespräch

- Hinweis auf geplante oder evtl. intraoperativ indizierte Anus-praeter-Anlage,
- Hinweis auf mögliche Potenzstörungen nach Rektumoperationen,
- Hinweis auf die Gefahr der Anastomoseninsuffizienz.

Vorbereitung des Patienten

- Pflegerisches Gespräch;
- Darmvorbereitung in Abhängigkeit vom Befund:
  ohne Stenose: Lavage über Magensonde am Vortag,
  mit Stenose: einige Tage präoperativ vollresorbierbare Kost, dann am Vortag ggf. Lavageversuch, Schwenkeinläufe (cave: Tumorverletzung!);
- Rasur: vom Rippenbogen bis in die Leiste sowie perineal am Operationstag;
- bei geplanter Anus-praeter-Anlage: Anzeichnen im Sitzen, Stehen, Liegen;
- Prämedikation.

Allgemeine postoperative Maßnahmen

- Vitalzeichenkontrolle nach Übernahme von der Intensivstation;
- Kontrolle der Sekretion über Magensonde und Drainagen (Magensonde für 2–3 Tage);
- Kontrolle der Darmperistaltik;
- Laborkontrollen, Kontrolle des Anus praeter;
- Mobilisation: frühestmöglich, unter Vermeidung der Bauchpresse;
- Kost:
  bei Amputation parenterale Ernährung bis zum 3. Tag, ab 3. Tag schluckweise Tee, ab 4. Tag GLP-I-Kost passiert, ab 5. Tag weiterhin Kostaufbau,
  bei tiefer anteriorer Resektion: 8–10 Tage parenterale Ernährung.

Prophylaxen

- Pneumonie-, Dekubitus- und Thromboseprophylaxe,
- Soor- und Parotitisprophylaxe bis zur enteralen Ernährung,
- Nasenpflege bei liegender Magensonde,
- Obstipationsprophylaxe, ggf. oral.

> **! Merke**
> Rektale Abführmaßnahmen, rektale Temperaturmessungen und das Legen eines Darmrohres sind bei tiefen Anastomosen kontraindiziert!

Maßnahmen im Operationsgebiet

- Extraperitoneale, anastomosennahe Drainage, in der Regel transabdominell abgeleitet:
  am 3. Tag in den Verband leiten,
  am 8. Tag kürzen,
  am 10. Tag ziehen;
- Abdominalnaht am 10. Tag entfernen;
- Perinealnaht: in der Regel primär verschlossen, evtl. Drainage/Lasche bis zum 5. Tag; täglicher Verbandwechsel und sorgfältige Wundinspektion auf okkulte Infektion;
- Cystofix: 3–5 Tage belassen. Nach Ausschluß von Blasenentleerungsstörungen und einem Restharn von weniger als 50 ml kann der Cystofix entfernt werden. Bei tiefer anteriorer Resektion und anteriorer Resektion muß der Cystofix über 8–10 Tage belassen werden;
- Periduralkatheter (ggf.): alle 2 Tage Verbandwechsel;
- bei Anlage eines Anus praeter s. 3.6.2.3.

Maßnahmen vor der Entlassung

- Nach Anus-praeter-Anlage sollte der Patient ggf. in der Lage sein, eine Irrigation selbständig durchzuführen. Der Patient sollte über eine mögliche AHB und die Rechte auf Schwerbehindertenvergünstigungen informiert werden (Sozialdienst).
- Terminierung der Wiedervorstellung:
  im 1. postoperativen Jahr 4mal,
  im 2. postoperativen Jahr 2mal,
  ab dem 3. bis zum 5. Jahr postoperativ 1mal jährlich zur endoskopischen Kontrolle (nach Arztanordnung).

4.2.15 Proktologie

Operative Maßnahmen

Fissur

Rhagadenartiges Analulkus bei pathologisch erhöhtem Sphinktertonus führt zu Schleimhauteinrissen und analem Reizzustand. Typische Lokalisation: 6 Uhr.

Therapie
Fissurektomie inklusive lateraler Sphinkterotomie (Ausschneidung des Ulkus und Durchtrennung des inneren Schließmuskels zu $^1/_3$).

Perianalabszeß

Infektion, ausgehend von einer Kryptitis; Vorstadium der Fistelbildung. Typische Lokalisation: Hintere Kommissur.

Therapie
Abszeßöffnung (Spaltung) bzw. -exzision.

Anorektalfistel/Perianalfistel

Fistelkanal, der von einer Krypte ausgeht, mit unterschiedlichem Gangverlauf.

Therapie
Fistelspaltung, evtl. mit Teildurchtrennung des äußeren Sphinkters, häufig 2- oder mehrmalige Eingriffe.

Hämorrhoiden

Äußere Hämorrhoiden
Operationsindikation ist die Thrombose der Vv. anales.

Therapie. Enukleation des Koagulum in Lokalanästhesie sowie abschwellende Maßnahmen postoperativ.

Innere Hämorrhoiden (Aa. haemorrhoidales superiores et mediales)
Typische Lokalisation: 3 Uhr, 7 Uhr und 11 Uhr.

Therapie. Bei Grad III–IV: Hämorrhoidektomie nach Parks bzw. Milligan-Morgan mit Replantation des prolabierten Anoderms durch Situationsnähte.

Analprolaps

Altersbedingte Analsphinkterschwäche, Vorfall der gesamten Hämorrhoidalzone (radiäres Faltenmuster).

Therapie
Sphinkterraffung (radiäre Koagulation des Mukosaprolapses), typische Hämorrhoidektomie.

Rektumprolaps

Insuffizienz der Beckenbodenmuskulatur (M. levator ani; zirkuläres Faltenmuster).

Therapie

Reposition, kaudale Beckenbodenplastik oder transabdominelle Fixation am Kreuzbein (Rektopexie).

Sinus pilonidalis (Haarnest)

Steißbeinfistel mit subkutanem Einschluß von Haaren und Talgdrüsen.

Therapie

Exzision mit Primärnaht oder offene Wundbehandlung und Sekundärheilung bei größeren Hautdefekten; ggf. Wunddeckung mittels Verschiebeplastik in 2. Sitzung.

Analkarzinom

Therapie

Rektumamputation mit Anlage eines endständigen Anus praeter naturalis, ggf. primäre Radiochemotherapie nach bioptischer Sicherung und Staging.

Diagnostik

- Schema I,
- Inspektion, Palpation und rektal-digitale Untersuchung,
- Proktoskopie (evtl. mit Biopsie),
- Rektoskopie (evtl. mit Biopsie),
- Magen-Darm-Passage bei rezidivierenden Fisteln und Verdacht auf Morbus Crohn,
- Blutgruppenbestimmung und Blutkonservenbestellung bei Rektumprolaps und Analkarzinom.

Präoperative Maßnahmen

Ärztliche Aufklärung

- Hinweis auf mögliche Inkontinenz und Schmerzen in der postoperativen Phase,
- bei geplantem Anus praeter umfangreiche Information über die Problematik, präoperatives Anzeichnen des Kolostomas,
- pflegerisches Gespräch über postoperatives Vorgehen und Bedeutung der Obstipationsprophylaxe; bei geplantem Anus praeter umfangreiche Information über pflegerische Hilfestellung im Umgang mit dem Stoma (s. 3.6.2.3).

Vorbereitung am Vortag

- Bei kleineren Eingriffen Klistier,
- bei Rektumamputation Schwenkeinläufe,
- ab 22.00 Uhr Nahrungskarenz.

Vorbereitung am Operationstag

- Rasur bei kleineren Eingriffen handbreit perianal (Abb. 4.15), bei Rektumamputationen zusätzlich vom Rippenbogen bis in

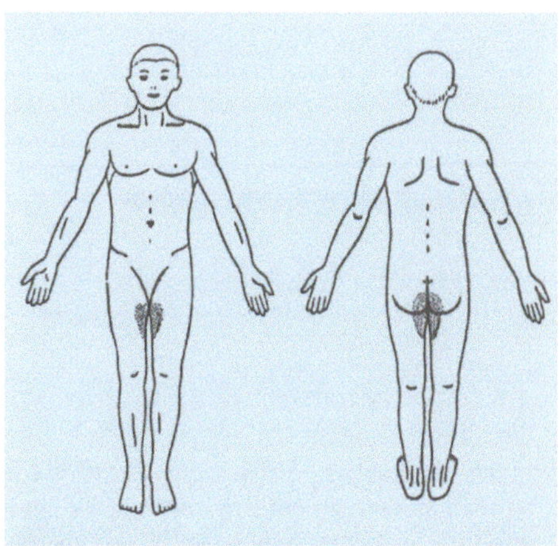

Abb. 4.15

die Leisten. Intraoperativ wird ein Cystofix gelegt;
- bei Hämorrhoidenoperation Klistier auf Abruf bzw. 1 Stunden vor Operation,
- Antithrombosestrümpfe,
- Heparinisierung,
- Prämedikation.

Allgemeine postoperative Maßnahmen

- Überwachung der Vitalzeichen für 24 Stunden;
- auf Nachblutung – auch ins Rektum – achten;
- Lagerung: anästhesieabhängig, auf weicher Unterlage, Sitzring für mobile Patienten;
- Mobilisation: frühestmöglich, in Abhängigkeit von der Anästhesieform; extreme Bewegungen vermeiden (z.B. Treppensteigen);
- Kost: ballaststoffreich, evtl. Joghurt, Verdauungsmüsli u.ä., viel Flüssigkeit;
- Obstipationsprophylaxe ggf. mit oralen Laxanzien, evtl. Einführen eines Abführsuppositoriums.

> **! Merke**
> Klistier nach proktologischen Eingriffen nur auf ärztliche Anordnung!

Maßnahmen im Operationsgebiet

Fissur, Hämorrhoiden, Anorektalabszeß, Anal- und Rektumprolaps, Anorektalfistel

- Ab 1. postoperativen Tag: Sitzbäder mit Kamille (10 Minuten) 2mal täglich und nach Stuhlgang. Falls eine Tamponade eingelegt wurde, wird diese beim ersten Sitzbad entfernt. Auflegen einer sterilen Kompresse mit Braunovidon-Salbe.
- Ab 3. postoperativen Tag: Sitzbäder mit Kamille und Bepanthen-Salbenkompresse (keimarm).

Sinus pilonidalis

- Bei Primärnaht: Nahtinspektion und trockener steriler Verband ab 1. postoperativen Tag; am 10. Tag Fäden entfernen;
- bei offener Wundbehandlung: nach den Sitzbädern (s. oben) Austamponieren der Wundhöhle mit sterilen Kompressen;
- bei starker Körperbehaarung evtl. Nachrasur der perianalen Region.

Analkarzinom

- Anale Wunddrainage mittels 1 oder 2 Redons: Entfernung je nach Sekretion;
- Douglas-Silikon-Drainage: Entfernung nach Absprache;
- täglicher Verbandwechsel, da häufig Wundheilungsstörungen oder okkulte Infektionen auftreten;
- Abdominalnaht: täglich steriler Verbandwechsel, trocken;
- Entfernung der Klammern/Fäden am 10. Tag;
- Anus-praeter-Versorgung (s. 3.6.2.3).

Maßnahmen vor der Entlassung

- Proktologische Kontrolluntersuchung,
- Information zur Obstipationsprophylaxe,
- Entlassung nach kleineren Eingriffen in der Regel am 3.–5. postoperativen Tag,
- zur Fortsetzung der Wundbehandlung Entlassungsrezept über Kamillensitzbäder, Panthenol-Salbe und keimarme Kompressen 10 × 10 cm,
- Terminvereinbarung zur Wiedervorstellung in der proktologischen Ambulanz,

- bei Entlassung nach Rektumamputation und Anus-praeter-Anlage s. 3.6.2.3. Ärztlicherseits wird der Patient über seine weitere Betreuung informiert (z.B. Wiedervorstellung, Ausbreitungsdiagnostik).

4.2.16 Obere Extremitäten

4.2.16.1 Schulter

Operative Maßnahmen

- Klavikulafraktur: Plattenosteosynthese (bei offenen Frakturen und Pseudarthrosen), ansonsten konservativ mit Rucksackverband;
- Akromioklavikularluxation mit Bandruptur: Zuggurtung (bei Akromioklavikularsprengung vom Typ Tossy III) und Bandnaht;
- Schulterluxation: Reposition und Desault-Verband für 3–4 Wochen.

Diagnostik

- Schema I,
- Röntgen der Schulter in 2 Ebenen,
- bei Verdacht auf Luxatio acromioclavicularis a.-p.-Aufnahme im Seitenvergleich mit 10 kg in jeder Hand.

Präoperative Maßnahmen

- Schmerzarme Lagerung des Arms,
- Rasur, evtl. unter Anästhesie: Axilla, Schulter und proximaler Oberarm (Abb. 4.16),
- Heparinisierung,
- Antithrombosestrümpfe,
- Prämedikation.

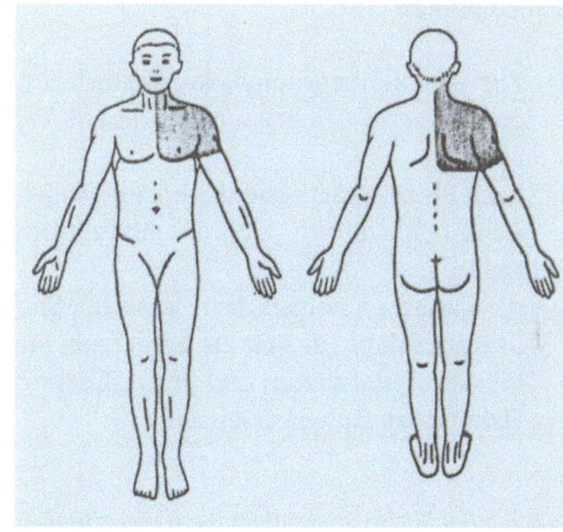

Abb. 4.16

Allgemeine postoperative Maßnahmen

- Röntgenkontrolle,
- Kontrolle der Vitalzeichen,
- Kontrolle der Sensibilität und der peripheren Durchblutung,

Der Patient ist bei vielen Aktivitäten des täglichen Lebens auf Hilfe angewiesen, z.B. sich waschen und kleiden, Nahrungszubereitung etc.

Lagerung und Mobilisation

- Nach Klavikulafraktur: Ruhigstellung für 5 Tage im Gilchrist-Verband, anschließend KG mit Armpendelübungen und Anheben des Arms zur Horizontalen;
- nach Luxatio acromioclavicularis: je nach Ausmaß der Bandläsion; Behandlung wie bei Klavikulafraktur oder Anlegen einer Thoraxabduktionsschiene für 6 Wochen, dann KG mit Armabduktion bis 90°;
- nach Schulterluxation: Desault-Verband für 21 Tage, dann KG.

Prophylaxen

- Zur Dekubitusprophylaxe Abpolsterung des Arms bei Gilchrist- oder Desault-Verbänden;
- nach Plexusanästhesie sichere und weiche Armhochlagerung, ggf. in Abduktionsstellung;
- die Patienten neigen dazu, ausschließlich in Rückenlage im Bett zu liegen: zur Mobilisation motivieren und im Steißbereich Dekubitusprophylaxe leisten!

Maßnahmen im Operationsgebiet

- Redon-Drainage (selten): am 1.–2. Tag ziehen;
- Wundnaht: Nach Entfernung des Gilchrist- oder Desault-Verbands aseptischer Verbandwechsel jeden 2. Tag;
- Entfernen des Nahtmaterials nach 21 Tagen.

Maßnahmen vor der Entlassung

- Termin für Metallentfernung (Zuggurtung) 8–12 Wochen postoperativ vereinbaren;
- danach KG mit Armabduktion über die Horizontale hinaus. Da diese Übungen schmerzhaft sind, bedarf es einer aktivierenden Begleitung durch die Pflegenden;
- Röntgenkontrolle;
- Terminierung der Wiedervorstellung:
  bei Plattenosteosynthese nach 12 Monaten,
  bei Zuggurtung nach 3 Monaten,
  bei Reposition nach 3 Wochen.

4.2.16.2 Oberarm

Operative Maßnahmen

Proximale Humerusfraktur

- Ruhigstellung im Desault-Verband (bei subkapitalen, nicht dislozierten Frakturen),
- T-Platte bei Dislokation,
- Humeruskopfresektion (bei sehr alten Patienten).

Humerusschaftfraktur

- Reposition und Ruhigstellung im Desault-Verband,
- Plattenosteosynthese (breite DC-Platte; bei offenen Frakturen, Nervenläsion, Repositionshindernis oder bei Pseudarthrose).

Distale Humerusfraktur

Offene Reposition und Schraubenosteosynthese (oder Platten), überwiegend aber konservativ.

Diagnostik

- Schema I;
- Röntgen:
  Schulter a.-p., proximaler Humerus: Humerus a.-p. und seitlich (transthorakal),
  Humerusschaft: Humerus a.-p. und seitlich (transthorakal),
  distaler Humerus: Ellenbogen a.-p. und seitlich (ggf. im Seitenvergleich).

Präoperative Maßnahmen

- Pflegerische Maßnahmen: schmerzarme Lagerung des Patienten, Ring abnehmen (Schwellungsgefahr!),
- Rasur, evtl. unter Anästhesie: Axilla, Ober- und Unterarm (Abb. 4.17),
- Antithrombosestrümpfe,
- Heparinisierung,
- Prämedikation.

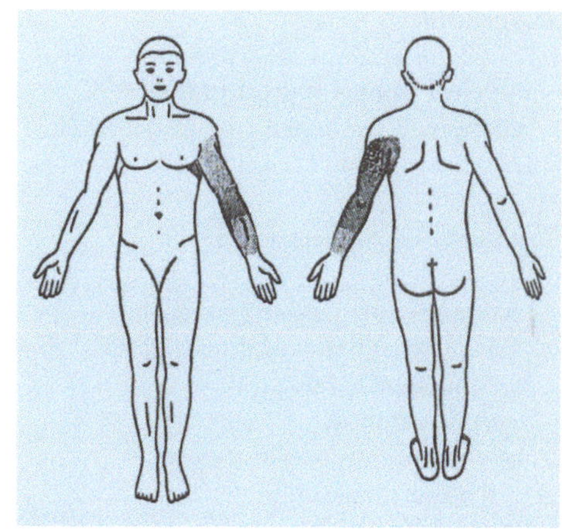

Abb. 4.17

Allgemeine postoperative Maßnahmen

- Röntgenkontrolle in 2 Ebenen,
- Kontrolle der Vitalzeichen,
- Kontrolle der Redon-Drainage,
- Kontrolle der Sensibilität und der peripheren Durchblutung,
- Hilfestellung bei vielen Aktivitäten des täglichen Lebens.

Lagerung und Mobilisation

- Nach proximaler Humerusfraktur:
  1. 5–10 Tage im Desault-Verband, dann KG mit Heben des Arms bis zur Horizontalen,
  2. nach Osteosynthese Ruhigstellung im Gilchrist-Verband für 5 Tage, dann KG für 6 Wochen;
- nach Humerusschaftfraktur: Ruhigstellung im Desault-Verband für 4–5 Tage, evtl. Thoraxabduktionsschiene für 3–4 Wochen, danach KG;
- nach distaler Humerusfraktur: Ruhigstellung im Oberarmgips für 4–6 Wochen, danach KG.

Maßnahmen im Operationsgebiet

- Redon-Drainage: am 1.–2. Tag entfernen,
- Wundnaht: am 10.–12. Tag bzw. nach Entfernen des Gipses Fäden entfernen.

Maßnahmen vor der Entlassung

- Röntgenkontrolle nach 8 Wochen,
- Terminierung der Wiedervorstellung nach 8 Wochen, zur Metallentfernung nach 12–18 Monaten.

4.2.16.3 Ellenbogen

Operative Maßnahmen

Ellenbogenluxation

Reposition und Ruhigstellung in Oberarmgipsschiene für 3 Wochen.

Olekranonfraktur

1. Ruhigstellung in Oberarmgips für 4–6 Wochen bei fehlender Dislokation,
2. Zuggurtungsosteosynthese (bei dislozierten Frakturen).

Diagnostik

- Schema I ohne Röntgenthorax,
- Röntgen: Ellenbogen a.-p. und seitlich.

Präoperative Maßnahmen

- Schmerzarme Lagerung auf Kissen,
- Rasur, evtl. unter Anästhesie: Axilla, Ober- u. Unterarm, (Abb. 4.18),
- evtl. Nagelpflege,
- ggf. Antithrombosestrümpfe,
- ggf. Heparinisierung,
- Prämedikation.

Allgemeine postoperative Maßnahmen

- Röntgenkontrolle: Ellenbogen a.-p. und seitlich,
- Kontrolle der Vitalzeichen,
- Kontrolle der Sensibilität und der peripheren Durchblutung.

Der Patient ist auf Hilfe bei vielen Aktivitäten des täglichen Lebens angewiesen.

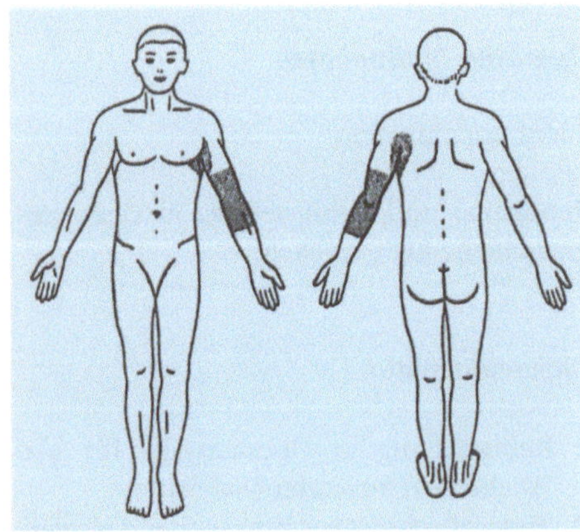

Abb. 4.18

Lagerung und Mobilisation

- Nach Luxation: Oberarmgips für 3 Wochen, danach KG;
- nach Olekranonfraktur: Gipsschiene, ab 2. Tag Übungsbehandlungen, ab 7. Tag Anlegen der Schiene nur nachts, ab 12. Tag Schiene entfernen;
- Prophylaxen: zur Kontrakturenprophylaxe Hochlagerung des Arms, zeitweise in Abduktionsstellung beim liegenden Patienten.

Maßnahmen im Operationsgebiet

- Redon-Drain (selten): am 1.–2. Tag ziehen (mit Sog),
- Wundnaht: am 10.–12. Tag bzw. nach Entfernung des Gipses Fäden entfernen.

Maßnahmen vor der Entlassung

- Röntgenkontrolle nach 8 Wochen,
- Terminierung der Wiedervorstellung nach 8 Wochen, Metallentfernung nach 6–9 Monaten.

4.2.16.4 Unterarm

Operative Maßnahmen

Radiusköpfchenfraktur

1. Ruhigstellung in dorsaler Oberarmgipsschiene (nicht bei dislozierten Frakturen),
2. Schraubenosteosynthese (bei dislozierten Frakturen),
3. Resektion des Radiusköpfchens mit Silikatprothese (bei Trümmerfraktur).

Unterarmschaftfraktur

1. Reposition und Ruhigstellung im Oberarmgips für 6 Wochen (bei eingestauchten oder sicher verzahnten Frakturen),
2. Plattenosteosynthese (generell bei Erwachsenen, bei allen Unterarmfrakturen, dislozierten und offenen Frakturen).

Distale Radiusfrakturen

1. Reposition und Ruhigstellung in Unterarmgipsschiene (bei geringfügig dislozierten Frakturen) ohne Abriß des Processus styloideus ulnae; in Oberarmgipsschiene bei Abbruch des Processus styloideus ulnae,
2. Reposition und Spickung mit Kirschner-Drähten (bei Dislokation und/oder Gelenkbeteiligung).

Diagnostik

- Schema I ohne Röntgenthorax;
- Röntgen:
  Radiusköpfchenfraktur: Ellenbogen a.-p. und seitlich,
  Unterarmschaftfraktur: Unterarm a.-p. und seitlich,
  distale Radiusfrakturen: Handgelenk in 2 Ebenen.

Präoperative Maßnahmen

- Schmerzarme Lagerung des Arms auf Kissen,
- Rasur, evtl. unter Anästhesie: Axilla, Ober- und Unterarm mit Hand,
- ggf. Nagelpflege,
- Antithrombosestrümpfe,
- Heparinisierung,
- Prämedikation.

Allgemeine postoperative Maßnahmen

- Röntgenkontrolle postoperativ, nach 3, 8 und 28 Tagen,
- Kontrolle der Vitalzeichen,
- Kontrolle der Sensibilität und der Durchblutung.

Lagerung und Mobilisation

- Bei Gipsbehandlung Armhochlagerung auf Kissen beim liegenden Patienten:
  1. nicht dislozierte Radiusköpfchenfraktur (konservativ): 5 Tage dorsale Oberarmgipsschiene, danach KG,
  2. nach Unterarmschaftfraktur (konservativ): 6 Wochen Oberarmgips, danach KG,
  3. bei distaler Radiusfraktur (konservativ): dorsale Unter- oder Oberarmschiene bis zum Abschwellen, dann zirkulärer Unterarmgips für 4–5 Wochen, danach KG;
- bei Osteosynthesen:
  1. nach Radiusköpfchenfraktur: frühfunktionelle Übungsbehandlung,
  2. nach Unterarmschaftfraktur: KG nach 5 Tagen,
  3. nach distaler Radiusfraktur: KG nach Fädenziehen oder früher;
- Prophylaxen: Kontrakturenprophylaxe des Schultergelenks.

Maßnahmen im Operationsgebiet

- Redon-Drain (selten): am 1.–2. Tag entfernen (mit Sog);
- Wundnaht: Pflasterwechsel jeden 2. Tag, Entfernen des Nahtmaterials am 10. Tag (bzw. bei Gipsentfernung);
- Kontrolle der Kirschner-Draht-Einstichstellen und Pflasterwechsel täglich.

Maßnahmen vor der Entlassung

- Röntgenkontrolle in 2 Ebenen,
- Terminierung der Wiedervorstellung nach 4–6 Wochen, ggf. der Kirschner-Draht-Entfernung nach 5–6 Wochen, ggf. Metallentfernung nach 12–18 Monaten.

4.2.16.5
Hand

Operative Maßnahmen

Handwurzelfrakturen

- Ruhigstellung in Unter- bzw. Oberarm-Faust-Gips für 12 Wochen,
- bei Navikularefraktur: 6 Wochen Oberarmgips, dann Röntgenkontrolle, danach evtl. weitere 6 Wochen Unterarmgips.

Mittelhandfrakturen

1. Ruhigstellung in Unterarmgips für 3–5 Wochen,
2. Osteosynthese mit Schrauben, Platten oder Kirschner-Drähten (bei Dislokation und/oder Gelenkbeteiligung).

Phalangeale Frakturen

1. Ruhigstellung in Unterarmgips für 4–6 Wochen,
2. Osteosynthese mit Schrauben, Platten oder Kirschner-Drähten (bei Schräg- und Torsionsfrakturen der Phalangen).

Dupuytren-Kontraktur

Entfernung der Palmaraponeurose (Fasziektomie) im Stadium II–IV.

Diagnostik

- Schema I ohne Röntgenthorax und EKG;
- Röntgen:
  Handwurzelfrakturen: Handgelenk a.-p. und seitlich,
  evtl. Spezialaufnahme in Überpronation und Zitherstellung (=„Navikulare-Quartett“), ggf. im Seitenvergleich,
  Mittelhandfrakturen: Hand a.-p. und seitlich,
  phalangeale Frakturen: Hand a.-p. und „Zielaufnahme“,
  Dupuytren-Kontraktur: kein Röntgen erforderlich.

Präoperative Maßnahmen

- Ärztlicher Hinweis auf Rezidivrisiko bei Dupuytren-Kontraktur,
- Hochlagerung der Hand und des Arms bei Fraktur,
- ggf. Kühlung mit Kühlelement,
- Rasur am Operationstag: Axilla, Unterarm und Hand (Abb. 4.19),
- ggf. Nagelpflege,

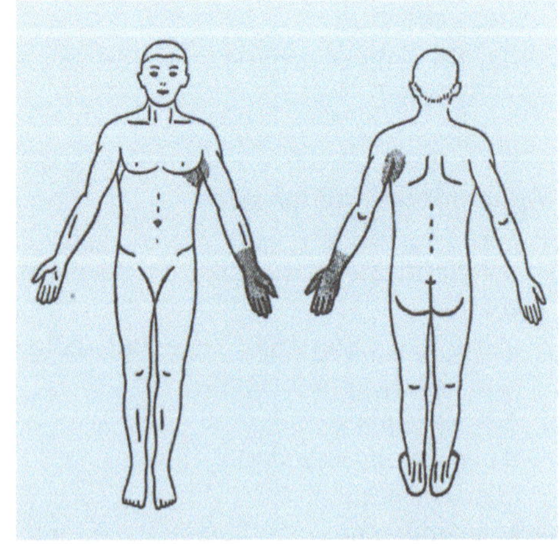

Abb. 4.19

- Heparinisierung,
- Antithrombosestrümpfe,
- Prämedikation.

Allgemeine postoperative Maßnahmen

- Röntgenkontrolle (bei Frakturen),
- Kontrolle der Vitalzeichen,
- Kontrolle der Sensibilität und der peripheren Durchblutung.

Lagerung und Mobilisation

Nach Navikularefraktur

1. Konservativ: 12 Wochen Unterarm-Faust-Gips bzw. 6 Wochen Oberarm-Faust-Gips und dann 6 Wochen Unterarm-Faust-Gips, anschließend KG;
2. operativ: frühfunktionelle Übungsbehandlung.

Nach Mittelhandfraktur

1. Konservativ: Unterarmgips in Funktionsstellung für 3–5 Wochen, dann KG;
2. operativ: frühfunktionelle Übungsbehandlung.

Nach Fingerfraktur

1. Konservativ: 4–6 Wochen Schiene;
2. operativ: frühfunktionelle Übungsbehandlung bei Kirschner-Draht nach etwa 2 Wochen.

Nach Dupuytren-Kontraktur

- Elastisch anwickeln,
- KG erst nach dem 14. Tag,
- Armhochlagerung (besonders nachts).

Maßnahmen im Operationsgebiet

Frakturen

- Bei Gipsbehandlung: Entfernung des Nahtmaterials nach 10–12 Tagen bzw. beim Gipswechsel;
- bei Osteosynthese: 2tägiger aseptischer Verbandwechsel, Entfernen des Nahtmaterials am 10.–12. Tag, Entfernung des Mini-Redon.

Dupuytren-Kontraktur

- Zweitägiger aseptischer Verbandwechsel mit anschließender Weichpolsterung,
- Kompressen zwischen den Fingern und elastische Bindenfixierung,
- Entfernen des Nahtmaterials nach 3 Wochen,
- Entfernen des Mini-Redon etwa am 2. Tag.

Maßnahmen vor der Entlassung

- Röntgenkontrolle (Frakturen),
- Terminierung der Wiedervorstellung nach etwa 4 Wochen, zur Metallentfernung nach 4–6 Monaten.

4.2.17 Untere Extremitäten

4.2.17.1 Oberschenkelhals

Frakturen des Oberschenkelhalses

- Pertrochantäre Oberschenkelfraktur,
- mediale und laterale Oberschenkelhalsfraktur.

Operative Maßnahmen

- Dynamische Hüftschraube (DHS),
- Ender-Nagelung (bei älteren Patienten),
- Winkelplatte,
- Verschraubung (bei jungen Patienten).

Diagnostik

- Schema I;
- Blutgruppe, 1–2 EK;
- Röntgen:
  Beckenübersicht,
  Hüfte a.-p. und axial.

Präoperative Maßnahmen

- Ärztliches Informationsgespräch;
- pflegerische Maßnahmen:
  stabile Lagerung in einer Schaumstoffschiene,
  ggf. Kreislaufüberwachung,
  Rasur am Operationstag: betreffendes Bein mit Gesäßhälfte von der Leiste bis zu den Zehen (Abb. 4.20);

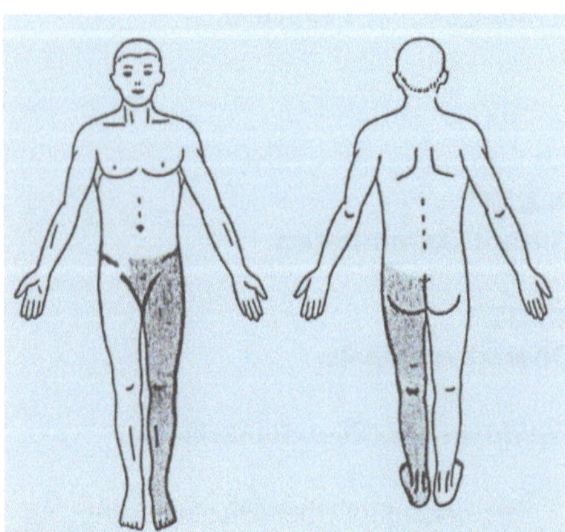

Abb. 4.20

- Thromboseprophylaxe;
- Prämedikation;
- KG anmelden.

Allgemeine postoperative Maßnahmen

- Röntgenkontrolle in 2 Ebenen,
- Kontrolle der Vitalzeichen über 12 Stunden,
- Kontrolle der Temperatur bis zum Fädenziehen,
- Kontrolle der Redon-Drainage,
- Laborkontrolle postoperativ, ggf. am 1. Tag.

Lagerung und Mobilisation

- Unterschenkelhochlagerung auf einem Kissen (oder einer Schaumstoffschiene),
- Hochstellen des Bettfußendes (etwa 15°),
- Mobilisation bei DHS nach Absprache,
- bei Ender-Nagelung: frühestmögliche Vollbelastung nach Absprache.

Prophylaxen

- Thromboseprophylaxe: Antithrombosestrumpf am nichtbetroffenen Bein, am operierten bis zur Rückbildung des Ödems elastische Binden, später Antithrombosestrümpfe beidseits;
- Fuß- und Beinpflege, bis der Patient sich wieder bücken kann.

Maßnahmen im Operationsgebiet

- Gegebenenfalls Redon-Drainage/n am 1. Tag liften, am 2. Tag ohne Sog ziehen,
- Verbandwechsel: 1- bis 2tägig,
- bei DHS: am 10. Tag Fäden ziehen,
- bei Ender-Nagelung: Inspektion der knienahen Eintrittspforte.

Maßnahmen vor der Entlassung

- Abklärung der häuslichen Versorgung des Patienten, ggf. unter Mitwirken des Sozialdienstes und der Überleitungspflege (s. 3.12.2);
- AHB abklären;
- ambulante KG abklären;
- ggf. Rezeptierung der Gehhilfen;
- Röntgenkontrolle:
  bei DHS nach ärztlicher Anordnung,
  bei Ender-Nagelung nach 3 Wochen;
- Terminierung der Wiedervorstellung nach ärztlicher Anordnung.

4.2.17.2 Hüfte

Operative Maßnahmen

- Zementierte Totalendoprothese (TEP): bei dislozierten Schenkelhalsfrakturen, medial und lateral, bei Patienten über 65. Lebensjahr;
- teilzementierte Schraub-TEP: bei Elektiveingriffen, z.B. bei Koxarthrose;
- Variokopfprothese bei Schenkelhalsfrakturen alter Menschen.

Diagnostik

- Schema II;
- Blutgruppe, 2–4 EK (Eigenblut!);
- Röntgen:
  Beckenübersicht,
  Femur a.-p. und seitlich.

Präoperative Maßnahmen

- Ärztliches Informationsgespräch;
- bei Frakturen:
  stabile Lagerung in einer Schaumstoffschiene,
  Kreislaufüberwachung.

Vorbereitung am Vorabend

- Entfällt bei notfallmäßigem Eingriff: Klistier;
- bei Elektiveingriffen:
  Gehtraining an Unterarmgehstützen,
  ggf. Eigenblutentnahme (Anästhesie),
  sonstiges wie bei Frakturen, ggf. Fußpflege.

Vorbereitung am Operationstag

- Rasur: betreffende Seite von der Zehenspitze bis inklusive Leiste, Schambehaarung, Gesäßhälfte (Abb. 4.21), ggf. Spongiosaentnahmestelle (ärztl. Information einholen),
- Antithrombosestrumpf am nichtbetroffenen Bein,
- Prämedikation.

Postoperative Maßnahmen

- Röntgenkontrolle (Hüfte a.-p.),
- Kontrolle der Vitalzeichen über 12–24 Stunden,

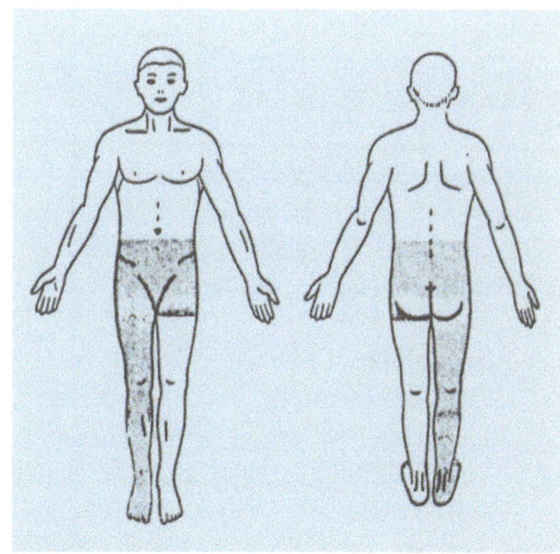

Abb. 4.21

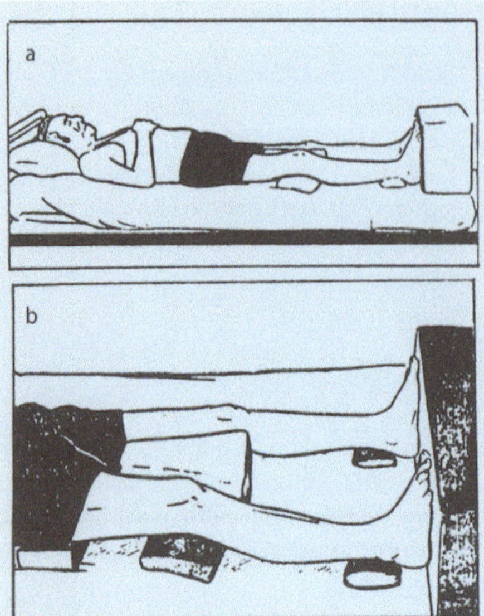

Abb. 4.22a, b.

- Temperaturkontrolle bis zum Fädenziehen,
- Kontrolle der Redon-Drainagen, ggf. drosseln,
- Laborkontrolle postoperativ und am 1. Tag.

Lagerung des operierten Beins während der Bettruhe

Rückenlagerung (Abb. 4.22)
Lagerung auf Schaumstoffschiene oder Kissen und Spreizkissen. Vorwiegend Oberkörperlagerung bis 30°.

- Hüftgelenk:
  Flexion/Extension: Die Beugestellung so gering wie möglich halten (Abb. 4.22). Die Beugung erfolgt in der Regel ausreichend beim Üben und beim Sitzen. Bei freier Streckung zeitweise in Nullstellung lagern.
  Abduktion/Adduktion: etwa 20° Abduktion. Verwendung des Abduktionskeils, Kontrolle des Beckengeradstands (Verwendung bis zum 8. Tag, besonders nachts).
  Innenrotation/Außenrotation: möglichst Nullstellung. Bei Insuffizienz der Innenrotatoren Unterlagerung der Trochanter- und proximalen Oberschenkelgegend mit Keil.
- Kniegelenk: Flexion/Extension: geringe Unterlagerung, der Stärke des Fersenpolsters entsprechend. Zeitweise in Nullstellung lagern.
- Oberes und unteres Sprunggelenk: Nullstellung, Fersenpolster und Bettverkürzer oder festes Kissen. Die Bettdecke darf nicht auf den Zehen lasten.
  Sind diese Stellungen infolge von Kontrakturen nicht erreichbar, dann werden die Lagerungen so abgewandelt, daß sie unter Muskelentspannung und Beschwerdefreiheit der Idealstellung möglichst nahe kommen.

Auch bei der Anwendung von Schienen soll eine Dauerlagerung in Hüftflexion vermieden werden, besonders dann, wenn der Patient zu aktivem Lagewechsel noch nicht fähig ist. Es muß peinlich genau darauf geachtet werden, daß das Becken nicht mit Hüftbeugung in eine nachgiebige Matratze sinkt und nicht durch Hochstellen des Bettkopfteils ein Dauersitzen erzielt wird.

Junge Patienten liegen flach. Bei älteren Patienten ist es günstiger, Kopf und Brustkorb mit einem Keilkissen anzuheben. Der Patient wird mehrmals täglich umgelagert, und die Atemübungen werden intensiviert. Sobald wie möglich wird zeitweise die Bauchlage eingenommen.

Seitenlage

In der Seitenlage soll das operierte Bein oben liegen; es wird nicht adduziert. Auch während des Umlagerns wird die Abduktionsstellung beibehalten. Luxationsgefahr! Deshalb sind 2 Pflegende notwendig, die das operierte Bein halten und ein dritter, der den Patienten auf die Seite dreht.

Korrekte Ausführung: Zur Herstellung einer stabilen Lage wird das untere (gesunde oder nichtoperierte) Bein in Hüft- und Kniegelenk gebeugt. Das obenliegende (operierte) Bein wird, möglichst gestreckt in Hüft- und Kniegelenk, hinter das untere Bein auf einen Schaumgummiblock (oder 2 Kissen) passender Größe gelagert (Abb. 4.23). Material, das zusammengedrückt werden oder verrutschen kann, ist als Unterlage ungeeignet (z.B. doppeltes Kopfkissen).

Bauchlage

- Hüftgelenk:
  Flexion/Extension: Nullstellung. Besteht eine Beugekontraktur, ausreichende Unterlagerung (Abb. 4.24);
  Abduktion bzw. Adduktion: etwa 20° Abduktion mit Abduktionskeil;
  Innenrotation/Außenrotation: Nullstellung.
- Kniegelenk für Flexion/Extension: Beugestellung, abhängig von der Länge des Fußes.
- Fußgelenke: Nullstellung. Unterlagerung mit Rolle, kein Zehendruck.

Grundsätzlich für alle Lagerungen

Bei jeder Lagerung ist darauf zu achten, daß die Beckenkämme in gleicher Höhe stehen. Die korrekte Beckenstellung ist dem Patienten bewußt zu machen. Sie ist mehrmals täglich herzustellen und immer wieder zu kontrollieren.

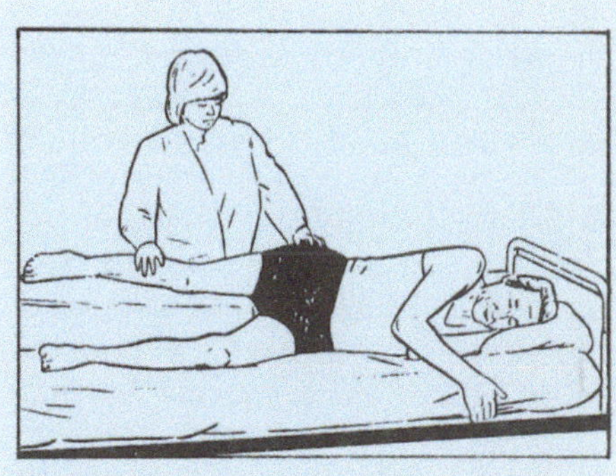

Abb. 4.23

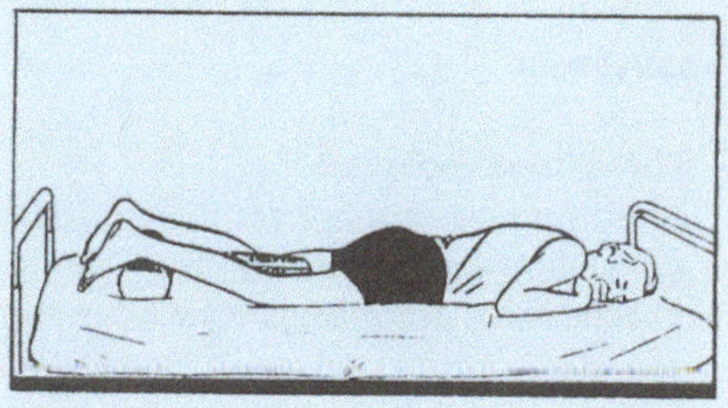

Abb. 4.24

Mobilisation

- Die Mobilisation erfolgt zum frühestmöglichen Zeitpunkt:
  bei zementierten TEP: Vollbelastung,
  bei teilzementierten TEP: Vollbelastung nach Absprache;
- operiertes Bein bis zur Hüfte wickeln, nichtoperiertes Bein mit Stützstrumpf versehen, Fußteil des Bettes leicht erhöhen (15°);
- Herangehen und Heraussetzen von der operierten Seite;
- Beine parallel aus dem Bett nehmen, wenn die Eigenaktivität noch ungenügend ist (Fußbank bereitstellen wegen des Sohlendrucks!);

- geschlossenes Schuhwerk mit rutschsicherer Sohle;
- Achtung: das operierte Bein nicht mit dem gesunden aus dem Bett „hebeln";
- bei Benutzung des Steckbeckens: operiertes Bein unterstützen und den Patienten das Bein mit anspannen lassen;
- Nachttisch auf die operierte Seite, Infusion möglichst auf die nichtoperierte Seite;
- beachte: Patient darf sich 12 Wochen lang nicht bücken (Luxationsgefahr)!

Prophylaxen

- Thromboseprophylaxe,
- Antithrombosestrumpf am nichtbetroffenen Bein, am operierten Bein bis zur Rückbildung des Ödems elastische Binden, dann Antithrombosestrümpfe beidseits, bis der Patient überwiegend mobil ist,
- Fuß- und Beinpflege, bis Patient sich wieder bücken kann.

Maßnahmen im Operationsgebiet

- 2 Redon-Drainagen: am 1. Tag liften, subkutaner Redon: am 2.–3. Tag mit Sog ziehen, intraartikulärer Redon: am 3.–4. Tag ohne Sog ziehen,
- Verbandwechsel: 1- bis 2tägig,
- Einzelstichnaht: am 10.–12. Tag Fäden ziehen.

Maßnahmen vor Entlassung

- Röntgenkontrolle: Hüfte in 2 Ebenen,
- Abklärung der häuslichen Versorgung des Patienten, ggf. unter Mitwirken des Sozialdienstes und der Überleitungspflege (s. 3.12.2),
- AHB abklären,
- ambulante KG abklären,
- ggf. Rezeptierung der Gehhilfen,
- Terminierung der Wiedervorstellung etwa 12 Wochen postoperativ (nach AHB).

4.2.17.3 Oberschenkel

Operative Maßnahmen

- Subtrochantäre Femurfraktur: Osteosynthese mit Winkelplatte;
- Femurschaftfraktur: Plattenosteosynthese oder Marknagelung;
- distale suprakondyläre und diakondyläre Femurfraktur:
  Osteosynthesen mit Kondylenplatte, evtl. mit Zugschraube bei diakondylärer Fraktur,
  bei suprakondylärer Fraktur Kondylenplatte.

Diagnostik

- Schema I,
- Blutgruppe,
- Röntgen: Oberschenkel, ggf. Beckenübersicht, je nach Trauma.

Präoperative Maßnahmen

- Ärztliches Informationsgespräch;
- pflegerische Maßnahmen:
  für eine schmerzarme, sichere Lagerung des Beins sorgen (ggf. Gipsschiene), auf Hämatombildung und Kreislaufreaktionen achten,
  Darmvorbereitung: entfällt bei notfallmäßigem Eingriff, sonst Klistier am Vorabend,
  - Rasur am Operationstag (Abb. 4.25): etwaige Gipsschienung nur auf ärztliche Anordnung kurzfristig zur Rasur entfernen,
  KG anmelden.

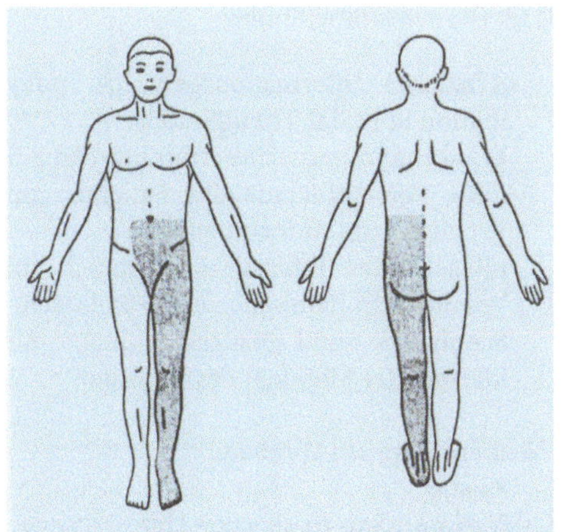

Abb. 4.25

Allgemeine postoperative Maßnahmen

- Vitalzeichenkontrolle über 12–48 Stunden,
- Kontrolle der Sekretion aus der/den Redon-Drainage/n.

Lagerung

- Nach Plattenosteosynthese: achsengerechte Hochlagerung auf Kissen oder Schiene (ärztliche Anordnung);
- nach Marknagelung:
  Lagerung auf Kirschner-Schiene;
- bei Extensionstherapie:
  Unterschenkellagerung
  auf Krapp-Schiene,
  Gewichte: $^1/_{10}$–$^1/_7$ des Körpergewichts (6–8 kg für 8–12 Wochen), in der Regel wird das Gewicht nach 2 Tagen reduziert,
  Fußende 20–30 cm hochstellen, so daß der Patient nicht aus dem Bett gezogen wird.

Mobilisation

- Nach Plattenosteosynthese: frühestmöglich an Unterarmgehstützen ohne Belastung, nach 6–8 Wochen 25–30 kg, nach 12 Wochen $^1/_2$ Körpergewicht, nach 16 Wochen Vollbelastung;
- nach Marknagelung: ab 3. Tag 30 kg Teilbelastung für 4 Wochen, nach 4 Wochen Vollbelastung;
- bei Extensionstherapie: keine Mobilisation möglich!

Prophylaxen

- Dekubitusprophylaxen:
  Patient zum Umlagern animieren,
  Frühmobilisation,
  Superweichlagerung auf Spezialmatratze,
  Hautpflege,
  phasenweise Hohllagerung,
  Fersen frei lagern;
- Pneumonieprophylaxe:
  Einreibung mit Bronchialbalsam,
  Inhalationen,
  Atemgymnastik;
- Thromboseprophylaxe: Antithrombosestrumpf am gesunden Bein;
- Obstipationsprophylaxe: ballaststoffreiche Kost, ausreichend Flüssigkeit;
- Kontrakturenprophylaxe:
  ggf. Aufhängen des Vorfußes, in jedem Fall aber 90°-Lagerung im oberen Sprunggelenk sichern,
  Gelenke in Funktionsstellung, Knie in Flexionsstellung (130°),
  Kniekehle unterpolstern (cave: Peronäusläsion).

Maßnahmen im Operationsgebiet

- Redon-Drainage/n: am 1. Tag liften, am 2.–3. Tag mit Sog ziehen;

- bei Gipsschiene: 1. Verbandwechsel am 10. Tag, dann alle 2 Tage Pflasterwechsel;
- Eintrittsstellen der Fixationsdrähte: täglich Verbandwechsel, ggf. mit Braunovidon-Salbe;
- bei Marknagelung: 1. Verbandwechsel am 1. Tag, dann 2tägig Verbandwechsel.

Maßnahmen vor der Entlassung

- Röntgenkontrolle: Oberschenkel in 2 Ebenen;
- Patient wird mit Unterarmgehstützen entlassen (Rezept rechtzeitig organisieren);
- ggf. ambulante Weiterbehandlung durch KG;
- nach Beendigung der Extensionstherapie Mobilisationstraining durch die KG: über mehrere Wochen 15–30 kg Teilbelastung, ab 16.–20. Woche Vollbelastung;
- Terminierung der Wiedervorstellung nach ärztlicher Absprache, Metallentfernung nach 18 Monaten.

4.2.17.4 Knie

Knieprothesen

Operative Maßnahmen

- Schlittenprothese, mono- oder bikondylär,
- Totalprothese.

Diagnostik

- Abklärung einer internistischen oder rheumatischen Grunderkrankung,
- Schema I,
- Blutgruppe, EK nach Absprache,
- Röntgen: Knie in 2 Ebenen (CT, ggf. NMR).

Präoperative Maßnahmen

- Ärztliches Informationsgespräch, Information über das Therapieziel,
- krankengymnastisches Training (Anmeldung vor Aufnahme des Patienten mit Vermerk zum Aufnahmedatum),
- pflegerisches Informationsgespräch mit besonderem Hinweis auf geschlossenes Schuhwerk und Badebekleidung; Abklärung der Mobilität des Patienten.

Vorbereitung am Vorabend

- Klistier,
- Nahrungskarenz ab 22.00 Uhr.

Vorbereitung am Operationstag

- Rasur: ab unterhalb Leiste bis inklusive Zehen (Abb. 4.26), ggf. Nagelpflege (cave: bei AVK, Diabetes mellitus, Mykosen),
- Prämedikation,
- Antithrombosestrumpf,
- Heparinisierung.

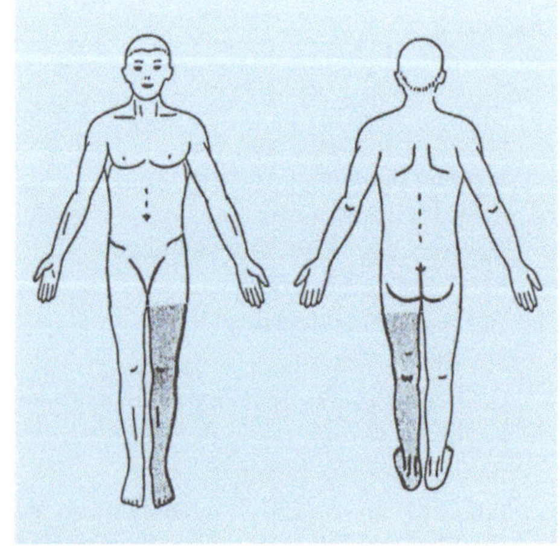

Abb. 4.26

Allgemeine postoperative Maßnahmen

- Formulierung eines therapeutischen und pflegerischen Ziels (Mobilisation, Schmerzfreiheit, Mobilisationsgrad bei Entlassung),
- Röntgenkontrolle (Knie in 2 Ebenen),
- Kontrolle der Vitalzeichen über 12 Stunden,
- Kontrolle der Sekretion über den Redon, ggf. Anlegen einer Drosselschraube,
- Kontrolle der Temperatur bis zum Fädenziehen, Laborkontrolle postoperativ und am 1. Tag.

Lagerung

- Unterschenkelhochlagerung auf einem Kissen oder in einer Schaumstoffschiene,
- phasenweise Hochlagerung des Knies zur vollständigen Streckung nach ärztlicher Anordnung,
- 30°-Hochlagerung des Bettfußendes.

Mobilisation

- Ohne Bandbeteiligung: etwa 8 Tage Teilbelastung, dann Vollbelastung;
- nach Bandnaht/-plastik: zuerst ohne Belastung, dann Teilbelastung mit eingeschränkter Beugung, später Vollbelastung (ggf. Anlegen einer Mekron-Schiene, v.a. nachts!).

Prophylaxen

- Thromboseprophylaxe,
- Kontrakturenprophylaxe (Patient neigt schmerzbedingt zur Immobilität),
- Übung der Plantarflexion und -extension,
- beim Rheumatiker: Vermeidung von funktionellen Gelenkstellungen!

Maßnahmen im Operationsgebiet

- Am 1. Tag: Entfernen der elastischen Binden, Hautpflege, erneut elastisch anwickeln,
- baldmöglichst Fußbad,
- 1–2 Redons: am 1. Tag liften, am 2. Tag ohne Sog ziehen,
- Verbandwechsel alle 2 Tage,
- Einzelstichnaht: am 10. Tag Fäden ziehen.

Nach dem Fädenziehen kann eine forcierte krankengymnastische Therapie im Bewegungsbad erfolgen.

Maßnahmen vor der Entlassung

- Abklärung der häuslichen Versorgung des Patienten, ggf. unter Mitwirken des Sozialdienstes bzw. der Überleitungspflege, s. 3.12.2,
- AHB abklären,
- ambulante KG abklären,
- ggf. Rezeptierung der Gehhilfen,
- Röntgenkontrolle: Knie in 2 Ebenen,
- Terminierung der Wiedervorstellung: etwa 12 Wochen postoperativ (nach AHB).

Frakturen und Bandläsionen

Operative Maßnahmen

Patellafraktur

- Zuggurtungsosteosynthese,
- ggf. Patellektomie (selten).

Bandrupturen

- Gipstutor bei erhaltener Stabilität (6–8 Wochen),
- Bandnaht/-plastik,
- Verschraubung und Zerklage bei knöchernem Ausriß.

Meniskusläsionen

- Arthroskopische oder
- arthrotomische Menisektomie.

Diagnostik

- Schema I;
- Röntgen:
  Patellafraktur: Knie in 2 Ebenen plus Tangentialaufnahme der Patella,
  Bandrupturen: Knie in 2 Ebenen plus gehaltene Aufnahme, ggf. Seitenvergleich,
  Meniskusläsionen: NMR, ggf. Arthroskopie.

Präoperative Maßnahmen

- Ärztliches Informationsgespräch;
- pflegerische Maßnahmen:
  wenn möglich (vor Elektiveingriffen) Gehtraining an Unterarmgehstützen; ggf. stabile Hochlagerung und Kühlung mit Kühlelementen,
  Darmvorbereitung: Klistier am Vorabend,
  Rasur: vom Sprunggelenk bis proximalem Oberschenkel am Operationstag (Abb. 4.27);

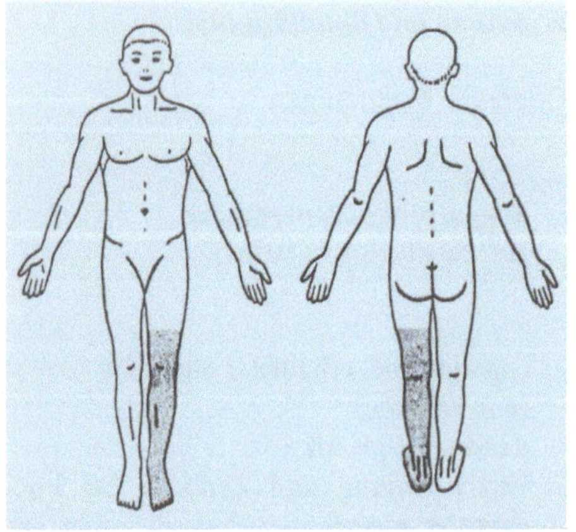

Abb. 4.27

- KG anmelden, Unterarmgehstützen bereitstellen.

Allgemeine postoperative Maßnahmen

- Vitalzeichenkontrolle über 8 Stunden,
- Kontrolle der Sekretion aus der/den Redon-Drainage/n.

Lagerung

- Nach Patellafraktur: Mekron-Schiene;
- nach Bandrupturen: Oberschenkelliegegips für 6 Wochen (Hochlagerung auf Kissen oder Schiene);
- nach Meniskusläsion: Hochlagerung auf Kissen oder Schiene.

Mobilisation

- Nach Patellafraktur: frühzeitige Übungsbehandlung (KG), Vollbelastung nach 6 Wochen;
- nach Bandrupturen: frühzeitige Übungsbehandlung (KG), Beugungssteigerung, Vollbelastung nach ärztlicher Anordnung;
- nach Meniskusläsion: Beginn der aktiven Bewegungsübungen ab 1. postoperativem Tag, Teilbelastung nach 5 Tagen, Vollbelastung nach 10–14 Tagen postoperativ.

Prophylaxen

- Thromboseprophylaxe: Antithrombosestrumpf am gesunden Bein, Fußbad sobald möglich, Hochstellung des Bettfußendes;
- Kontrakturenprophylaxe: konsequentes gymnastisches Training unterstützen! Frühestmöglicher Verzicht auf Lagerungsmittel, so daß eine vollständige Kniestreckung erreicht wird.

Maßnahmen im Operationsgebiet

- Redon-Drainagen am 1. Tag liften, am 2. Tag ohne Sog ziehen,
- Wundnaht: 2tägiger Verbandwechsel,
- Entfernen des Nahtmaterials nach Absprache.

Maßnahmen vor der Entlassung

- Röntgenkontrolle: Knie in 2 Ebenen,
- Terminierung der Wiedervorstellung nach ärztlicher Anordnung.

4.2.17.5 Unterschenkel

Operative Maßnahmen

- Tibiakopffraktur: Osteosynthese mit Platten und Schrauben, ggf. Spongiosaplastik;
- Tibia- und Fibulaschaftfraktur:
  Extensionstherapie im Gipsverband (bei dislozierten geschlossenen Frakturen),
  Marknagelung (bei geschlossenen Frakturen im mittleren Drittel),
  Fixateur externe (bei ausgedehnter Weichteilschädigung);
- distale Unterschenkelfraktur: Osteosynthese mittels Zugschraube und Neutralisationsplatte (bei geschlossenen Frakturen im unteren Drittel).

Diagnostik

- Schema I,
- Blutgruppe,
- Röntgen: Unterschenkel in 2 Ebenen, ggf. Schräg- und Schichtaufnahmen (Impressionsfraktur).

Präoperative Maßnahmen

- Ärztliches Informationsgespräch mit Hinweis auf die erforderliche Eigenbeobachtung des Patienten hinsichtlich Druck, Schmerz und Sensibilitätsstörungen (Kompartmentsyndrom);
- pflegerische Maßnahmen:
  für eine schmerzarme, sichere Lagerung sorgen (Gipsschiene),
  Darmvorbereitung entfällt,
  Rasur: erfolgt im OP,
  KG anmelden, Unterarmgehstützen bereitstellen.

Allgemeine postoperative Maßnahmen

- Röntgenkontrolle,
- Kontrollieren der Sensibilität und Vitalität,
- Kontrolle der Vitalzeichen über 12 Stunden,
- Kontrolle der Sekretion über die Redon-Drainage/n.

Lagerung

- Bei Osteosynthese und Marknagelung: Lagerung auf Kissen;
- bei Extension: Kalkaneusdrahtextension und Oberschenkelliegegips, Gewichte: 2–4 kg (etwa 3 Wochen), nach 3 Wochen neuer Gips (Ende der Extensionstherapie);
- bei Fixateur externe: Kissenlagerung.

Mobilisation

- Bei Osteosynthese und Marknagelung: nach übungsstabiler Versorgung Bewegungsschiene, nach 6 Wochen Teilbelastung, nach 14–16 Wochen Vollbelastung;
- bei Extension: nach 3 Wochen Teilbelastung, nach 6–8 Wochen Gehgips für etwa 5–10 Wochen mit Vollbelastung;

- nach Fixateur externe: nach 3 Tagen Mobilisation an Unterarmgehstützen ohne Belastung, nach etwa 6 Wochen Teilbelastung, nach 10–12 Wochen Vollbelastung.

Prophylaxen

- Thromboseprophylaxe: Antithrombosestrumpf am gesunden Bein, Hochstellen des Bettfußendes;
- Dekubitusprophylaxe:
Superweichlagerung auf Spezialmatratze, Hautpflege, ggf. Hohllagerung;
- Pneumonieprophylaxe: Einreibung mit Bronchialbalsam, Inhalationen, Atemgymnastik.

Maßnahmen im Operationsgebiet

- Bei Osteosynthese und Marknagelung:
Redon-Drainage/n am 1. Tag liften, am 2. Tag mit Sog ziehen,
1. aseptischer Verbandwechsel am 1. Tag, dann alle 2 Tage,
Entfernen des Nahtmaterials am 10. Tag;
- bei Extension:
Bohrdrahtkontrollen täglich,
Versorgung der Einstichstellen;
- bei Fixateur externe:
täglich aseptischer Verbandwechsel der Eintrittstellen der Fixationsdrähte, ggf. Spülung mit Braunol,
Dauer der Therapie, weitere Handhabung nach ärztlicher Absprache, z.B. Sys-purderm-Hautdeckung und später Transplantation.

Maßnahmen vor der Entlassung

- Röntgenkontrollen:
bei Osteosynthese und Marknagelung: direkt postoperativ, auf ärztliche Anordnung,
bei Extension: direkt postoperativ, nach 7 Tagen, nach 3 Wochen, vor Entlassung,
bei Fixateur externe: direkt postoperativ, nach ärztlicher Anordnung;
- bei Bedarf Rezept über Unterarmgehstützen;
- Terminierung der Wiedervorstellung:
nach Osteosynthese bei Tibiakopffraktur: Metallentfernung nach 10–14 Monaten,
nach Osteosynthese bei distaler Tibiafraktur: Metallentfernung lateral nach 8 Monaten, medial nach 14 Monaten,
nach Marknagelung bei Schaftfraktur: Metallentfernung nach 12–18 Monaten.

4.2.17.6 Sprunggelenk

Operative Maßnahmen

Obere Sprunggelenkfraktur

- Weber A (Fibulafraktur distal der intakten Syndesmose): Gipsbehandlung für 4–6 Wochen;
- Weber B (Fibulafraktur in Höhe der evtl. mitbetroffenen Syndesmose): Gipsbehandlung für 12 Wochen oder Verschraubung, Verplattung bzw. Zuggurtung sowie Bandnaht:
- Weber C (Fibulafraktur proximal der rupturierten Syndesmose): s. Weber B plus Syndesmosenstellschraube,
- trimalleoläre Fraktur (Abbruch der hinteren Tibiakante=Volkmann-Dreieck): Osteosynthese mittels Zugschraube.

Bandruptur

- Außenbandruptur: Bandnaht bzw. Bandplastik (selten!),
- Achillessehnenruptur: Sehnennaht.

Diagnostik

- Schema I;
- Röntgen:
  Frakturen: oberes Sprunggelenk in 2 Ebenen (a.-p.-Aufnahme in 20° Innenrotation),
  Ruptur: 1. oberes Sprunggelenk in 2 Ebenen; 2. gehaltene Aufnahme a.-p. (evtl. im Seitenvergleich).

Präoperative Maßnahmen

- Ärztliches Informationsgespräch;
- schmerzarme, stabile Hochlagerung des gipsgeschienten Unterschenkels auf Kissen bzw. Schiene (ggf. Kühlung mit Kühlelementen);
- bei längerer präoperativer Phase (z.B. Bandruptur) Gehtraining an Unterarmgehstützen;
- immer KG anfordern und Unterarmgehstützen bereitstellen;
- Darmreinigung: Klistier am Vorabend (entfällt bei notfallmäßigem Eingriff);
- Rasur am Operationstag:
  Bandruptur: Fuß und gesamter Unterschenkel,
  Frakturen: Rasur erfolgt im OP (Abb. 4.28).

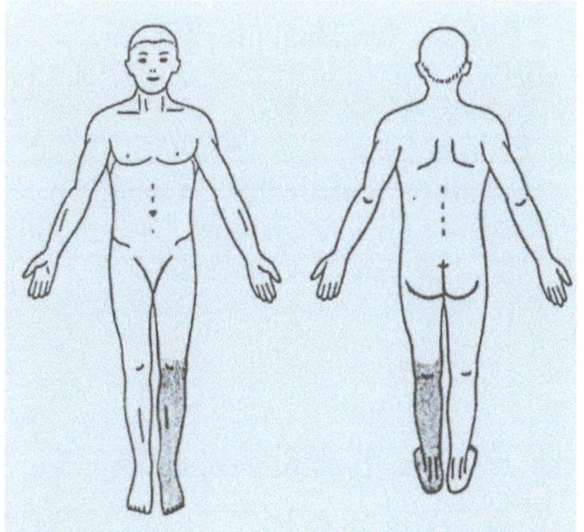

Abb. 4.28

Allgemeine postoperative Maßnahmen

- Kontrolle der Vitalzeichen über 8 Stunden,
- Kontrolle der Sekretion über Redon-Drainage,
- Röntgenkontrolle nach Osteosynthesen unmittelbar postoperativ,
- Kontrolle der Sensibilität und Durchblutung.

Mobilisation

- Nach Osteosynthese: bei übungsstabiler Versorgung ohne Gips funktionelle Weiterbehandlung ohne Belastung für 6 Wochen;
- nach Stellschraubenentfernung: nach 6 Wochen Teilbelastung, nach 10–12 Wochen Vollbelastung;
- nach Bandnaht oberes Sprunggelenk: Mobilisation mit Liegegips ohne Belastung für 2 Wochen, nach 2 Wochen Teilbelastung, nach 6 Wochen Vollbelastung;
- nach Achillessehnennaht: Unterschenkelliegegips in Spitzfußstellung 6 Wochen, dann 90°-Gehgips für 4 Wochen.

Lagerung

Unterschenkellagerung auf Kissen oder Schiene sowie Hochstellung des Bettfußendes.

Prophylaxen

Thromboseprophylaxe: Antithrombosestrumpf am gesunden Bein; bei Therapie ohne Gips Anwickeln des betroffenen Beins mit elastischen Binden.

Maßnahmen im Operationsgebiet

- Redon-Drainage am 1. Tag liften, am 1.–2. Tag ohne Sog ziehen;
- ohne Gips:
  aseptischer Verbandwechsel alle 2 Tage (Pflasterverband),
  Entfernen des Nahtmaterials am 10. Tag;
- mit Gips:
  Verbandwechsel am 8.–10. Tag,
  Entfernen des Nahtmaterials beim Anlegen eines Gehgipses.

Maßnahmen vor der Entlassung

- Röntgenkontrollen: direkt postoperativ und vor Entlassung,
- bei Bedarf Rezept über Unterarmgehstützen,
- Terminierung der Wiedervorstellung.

4.2.17.7 Fuß

Operative Maßnahmen

Talusfraktur

- Ruhigstellung im Liegegips für 4–6 Wochen bei Frakturen ohne Dislokation,
- Reposition und ggf. Verschraubung und Kirschner-Drähte bei dislozierten Frakturen,
- Talusresektion mit primärer Arthrodese zwischen Tibia und Kalkaneus bei offenen Trümmerfrakturen (selten!).

Kalkaneusfraktur

- Ruhigstellung im Unterschenkelliegegips für 6–8 Wochen bei Frakturen ohne Dislokation,
- Reposition und Fixation mit Kirschner-Drähten,
- Fixation mit Schraube bei Entenschnabelfraktur (Tuber-calcanei-Fraktur).

Fußwurzelfraktur

- Reposition und Gipsbehandlung für 6 Wochen,
- Plattenosteosynthese,
- Kirschner-Drahtosteosynthese.

Metatarsal- und Zehenfrakturen

- Ruhigstellung im Unterschenkelliegegips für 6–8 Wochen,
- Kirschner-Drahtosteosynthese,
- Heftpflasterdachziegelverband bei Zehenfrakturen ohne größere Dislokation.

Diagnostik

- Schema I,
- Röntgen: Aufnahmen in 2 Ebenen.

Präoperative Maßnahmen

- Ärztliches Informationsgespräch;
- ruhige und schmerzarme Hochlagerung des betroffenen Fußes;
- Darmreinigung: am Vorabend Klistier (entfällt bei notfallmäßigem Eingriff);
- Rasur: von der Zehenspitze bis zum Knie (Abb. 4.29) am Operationstag;
- KG anmelden und Unterarmgehstützen bereitstellen.

Allgemeine postoperative Maßnahmen

- Röntgenkontrolle,
- Kontrolle der Vitalzeichen über 6 Stunden,

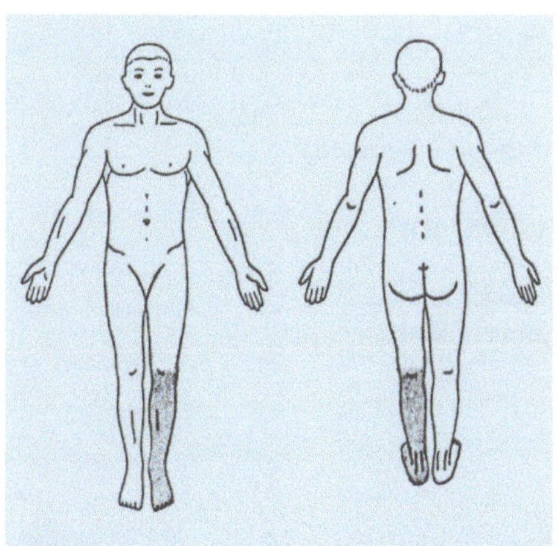

Abb. 4.29

- Kontrolle der Sensibilität,
- Kontrolle auf stärkere Nachblutung.

Lagerung

Hochlagerung des Unterschenkels.

Mobilisation

Frühestmöglich in Abhängigkeit von der Anästhesie.

Nach Talusfraktur

Unterschenkelliegegips für 4–6 Wochen, dann Entlastung für 8–10 Wochen im Gehapparat, Vollbelastung nach 16–20 Wochen.

Nach Kalkaneusfraktur

- Konservativ: Mobilisation ohne Belastung für etwa 10 Wochen, Mobilisation mit Allgöwer-Gehapparat für 12 Wochen;
- operativ: Teilbelastung für 8 Wochen, Vollbelastung nach ärztlicher Anordnung.

Nach Mittelfuß und Zehenfrakturen

Unterschenkelliegegips für 4 Wochen, Teilbelastung für 4 Wochen.

Maßnahmen vor der Entlassung

- Röntgenkontrollen: unmittelbar postoperativ, nach 1 Woche und vor Entlassung. Nach Talusfrakturen besonders engmaschige Kontrollen bei Verdacht auf aseptische Knochennekrose.
- Ärztliches Informationsgespräch über mögliche Folgeschäden, die das Tragen von orthopädischem Schuhwerk erforderlich werden lassen.
- Terminierung der Wiedervorstellung: individuell.

Inhaltsübersicht

4.3 Gynäkologische Operationen

Ingeborg Kalter, Dagmar Schneider, Franz Sitzmann, Eike Zellmer, Christoph Zerm

4.3.1 Allgemeine prä- und postoperative Pflege und Betreuung (Pflegeabsprachen)

> **! Merke**
> Grundsatz: Entscheidend ist immer die individuelle Situation des Patienten, daher sind Abweichungen von aufgestellten Plänen immer möglich bzw. notwendig!

4.3.1.1 Diagnostik vor Operation und anderen Therapien (Tabelle 4.1)

Anästhesierücksprache ist erforderlich bei

- anamnestischen Besonderheiten,
- Befundauffälligkeiten in der präoperativen Labordiagnostik (nachmittags).

4.3.1.2 Präoperative Pflege

Vorbereitung am Vortag der Operation

Der Patientin den Ablauf des Operationstags erklären, evtl. auch die ersten Tage auf der Intensivstation.

Tabelle 4.1. Diagnostik vor Operationen und anderen Therapien

Vor Operationen/Therapie	Diagnostische Maßnahmen
Grundsätzlich präoperativ	EKG: ab 40 Jahre und/oder Herz-Lungen-Problematik oder prästationär Röntgenthorax: über 60 Jahre und/oder Herz-Lungen-Problematik BZ: im Einzelfall Kreuzblut für EK-Bestellung: einen Tag vorher ins Labor geben
Abortabrasio	Blutbild, Elektrolyte, BG (wenn nicht vorhanden)
Abrasio/Konisation	Blutbild, BSG, Elektrolyte (ohne Ca)
Chemotherapie - CMF - Platin Nach der 1., 3. und Abschlußchemotherapie	Differentialblutbild, BSG, SGOT, PT, γ-GT, LDH, Elektrolyte, AP, U-Status Zusätzlich: HST, Kreatinin, Kreatininclearance Audiometrie: Befund möglichst schon bei Aufnahme mitbringen lassen
Fiebertherapie	Vor und nach der Therapie: Differentialblutbild
Hysterektomie, vaginale	Differentialblutbild, BSG, Elektrolyte, SGPT, γ-GT, AP, Kreatinin, Quick, PTT, BG (wenn nicht vorhanden), U-Status
Hysterosalpingographie	Blutbild, BSG, U-Status, HCG im Urin, mit Röntgenschein Untersuchung durch Sekretariat anmelden lassen
Laparoskopie	Blutbild, BSG, Elektrolyte, BG (wenn nicht vorhanden)
Laparoskopie zur Sterilisation	Keine BG
Laparotomie	Differentialblutbild, BSG, Elektrolyte, SGPT, γ-GT, AP, Kreatinin, Quick, PTT, BG (wenn nicht vorhanden), U-Status
Mammaablatio	Differentialblutbild, BSG, Elektrolyte, SGPT, γ-GT, AP, Kreatinin, Quick, PTT, Blutgruppe (bei Bedarf beim Legen der Braunüle: Blutentnahme für BG)
Mamma-TE/PE	Blutbild, BSG, Elektrolyte
Mamma-TE/PE mit Karzinomverdacht	s. Mammaablatio
Sectio (Schnittentbindung)	Blutbild, Gerinnung, Elektrolyte, Harnstoff, Harnsäure, Kreatinin, GOT, GPT, LDH

- Laboruntersuchungen und andere Diagnostik, s. Tabelle 4.1;
- Nagellack von Fuß- und Fingernägeln entfernen lassen;
- Lavendelvollbad anbieten, sonst Ganzkörperdusche;
- essen bis 22 Uhr, trinken bis 24 Uhr;
- für Operationstag bereitlegen: Antithrombosestrümpfe, Operationshemd, Netzhose, Metallnierenschale und Zellstoff;
- für den OP erforderliche Unterlagen:
  Dokumentationsmappe, evtl. alte Krankengeschichte,
  Anästhesieanamnese und Narkoseprotokoll mit übernommenen Laborbefunden,
  Größe, Gewicht, RR, Puls,
  Narkose- und Operationseinverständniserklärung.

Operationstag

Vorbereitung auf Station

- Rasur aus hygienischen Gründen erst unmittelbar vor der Operation,
- Thromboseprophylaxe: s. 4.1.2.1,
- Vitalzeichen, Temperatur,
- Harnblase entleeren lassen,
- Schmuck (auch Ehering), Zahnprothese, Brille oder Kontaktlinsen ablegen lassen,
- Verschluß von Wertsachen anbieten (auf Verantwortung hinweisen),
- Kontrolle: Nagellack entfernt?
- Operationshemd und Netzhose anziehen lassen, beim Anziehen der Antithrombosestrümpfe behilflich sein, auf korrekten Sitz achten,
- Prämedikation beachten,
- vollständige Krankenakte mitnehmen.

Vorbereitung an der OP-Schleuse

- Patientin zur OP-Schleuse fahren; wird ein Patient bereits eingeschleust, genügend Abstand halten (Intimsphäre der Patienten wahren),
- Krankenakte übergeben,
- Patientin über Einschleusung informieren,
- beim Umlagern auf den Operationstisch behilflich sein, mit vorhandenem Molton-Tuch zudecken, Wärmeschutz bedenken (Wärmelampe),
- mit Operationshaube alle Haare bedecken,
- Patientin an Operationsteam übergeben.

Maßnahmen nach dem Einschleusen

- Nicht routinemäßig ein frisches Bett aus dem Bettenpaternoster entnehmen: Das vorhandene Bett der Patientin kann, wenn es nicht länger als 7 Tage präoperativ benutzt und durch Stuhl, Urin oder Blut nicht kontaminiert wurde, weiterverwendet werden. Ist es postoperativ angebracht, ein Hydraulikbett mit Schaumstoffauflage zu verwenden (größere Operationen), so muß dieses um 7.30 Uhr in der Bettenzentrale bestellt werden.
- Das Bett mit Nierenschale, Zellstoff und kleinem, auf den Namenszettel geklebtem Namensetikett in den Aufwachraum bringen.

Vorbereitung des Patientenzimmers

- Zimmer durchlüften,
- Infusionsständer bereitstellen,
- Blutdruckgerät, Stethoskop bereitstellen,
- Patientenruf (Klingel) überprüfen,
- Mundpflegetee (Hibiskus, Zitrone) mit großen Watteträgern bereitstellen,
- Müllbeutel an Nachtschrank befestigen.

4.3.1.3 Postoperative Maßnahmen im Patientenzimmer

- Überwachungsbogen anlegen, in Patientendokumentation hochstellen;
- Anordnungen des Anästhesisten beachten, dabei Befinden der Patientin berücksichtigen:
  Infusionstherapie,
  Vitalzeichenkontrolle,
  Schmerztherapie,
  Essen und Trinken;
- auf Nachblutungen achten;
- Temperatur kontrollieren;
- Mundpflege anbieten;
- erstes Aufstehen nur in Begleitung (spätestens am Abend);
- Braunüle mit Mandrin verschließen, evtl. abends ziehen.

4.3.1.4 Weitere prä- und postoperative Routineanordnungen

Labor

- 1. postoperativer Tag:
  große Operation: Blutbild, Elektrolyte, Gesamteiweiß,
  kleine Operation: nur nach Arztanordnung;
- 1–2 Tage vor Entlassung nach großer Operation: Blutbild und auffällige Serumwerte.

Infusionen zur Operation

- Bei Karzinomoperation immer eine Viscum-Infusion in den OP mitgeben (im Zweifelsfall Iscador M 1 mg/500 ml Tutofusin),
- immer mit Inhaltsangabe, Zeitangabe des Richtens, Infusionsbesteck und Patientennamen versehen,
- Hinweis an Anästhesie: Infusion darf aus hygienischen Gründen nicht später als eine Stunde nach dem Aufziehen verabreicht werden!

Rasierplan (präoperativ)

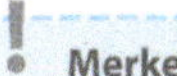

Merke
Grundsatz: Rasur aus hygienischen Gründen erst unmittelbar vor Operation.

1. Abrasio, Konisation, Cerclage und alle übrigen kleinen Eingriffe: Schamlippenhaare stutzen, Schamhügelhaare belassen. Bei Kombination mit anderen, evtl. größeren Eingriffen auch die dort angegebene Rasiervorschrift beachten (Abb. 4.30).
2. Mamma-TE: evtl. vorhandene Haare im Bereich der zu operierenden Brust, insbesondere am Warzenhofrand, rasieren (Abb. 4.31).
3. Mamma-PE (Schnellschnitt) bzw. erweiterte Mastektomie: Wie unter 2. Mamma-TE, zusätzlich die zugehörige Achselhöhle bis Mitte Oberarm rasieren.

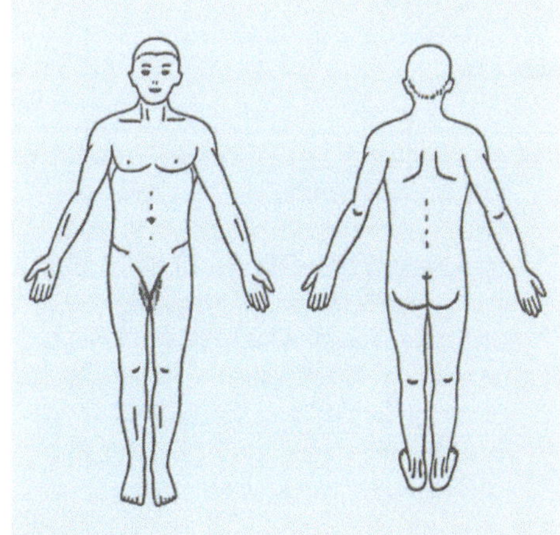

Abb. 4.30

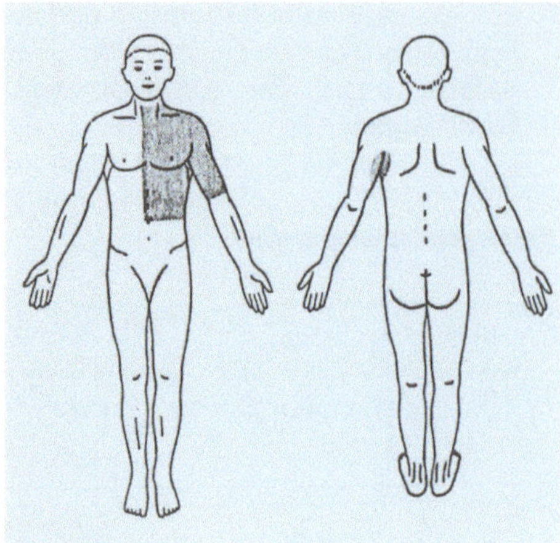

Abb. 4.31

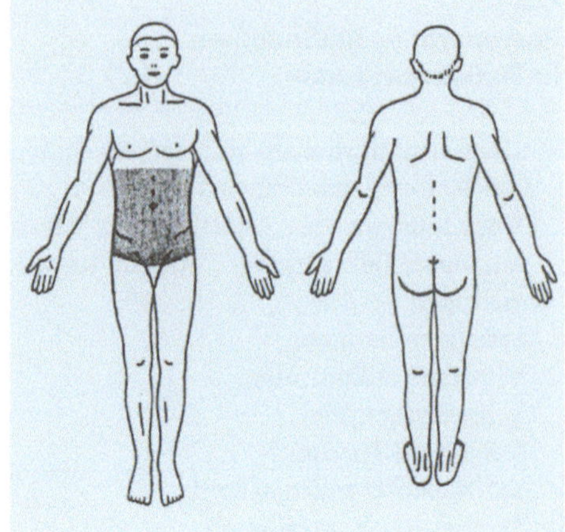

Abb. 4.33

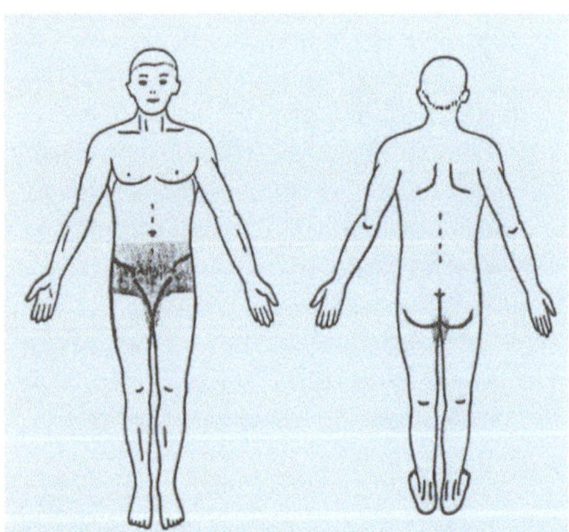

Abb. 4.32

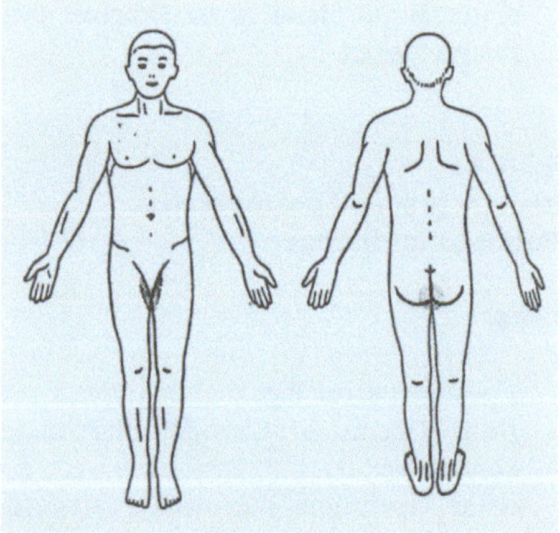

Abb. 4.34

4. Alle großen vaginalen Eingriffe (vaginale Hysterektomie, vaginale Plastiken einschließlich Zoedlerband, Kolpokleisis, Vulvektomie, Kolponeiplastik usw.): Rasieren im Bereich des Schamhügels, Schamlippen einschließlich Falten zwischen den Schamlippen und im Dammbereich (bei Kombination mit Laparotomie: s. unter 7; Abb. 4.32).
5. Laparoskopie einschließlich Tubenkoagulation: Nabelgegend und Schamhügel einschließlich Unterbauch rasieren, Haare der Schamlippen stutzen. Nabel bis zum Grund entleeren und reinigen (Abb. 4.33).
6. Sterilisation im Wochenbett: Nabelgegend einschließlich Unterbauch mit Schamhügel rasieren, Haare der

Schamlippen bleiben unverändert. Nabel reinigen.

7. Alle großen Abdominaleingriffe (abdominale Hysterektomie, Blasenhebung nach Burch, abdominale Adnexoperationen, diagnostische Laparotomien usw.): Unterbauch vom Bauchnabel abwärts, Schamhügel und Schamlippen rasieren. Nabel reinigen.
8. Sectio caesarea: Schamhügel rasieren, Schamlippenhaare stutzen.
9. Marsupialisation von Bartholin-Zysten bzw. Abszessen, Kondylomabtragung, Introituserweiterung, Scheidenzysten, gutartige Vulvatumoren, Scheidenseptumoperation usw.: Schamlippenhaare und Dammhaare rasieren, Schamhügelhaare kürzen (Abb. 4.34).

! Merke

Wichtig: Zur vollständigen Rasur des Dammes gehören auch die evtl. zirkulär um den Anus befindlichen Haare. Rasur entweder mit Elektrorasierer oder bei Anwendung eines Einmalrasierers mit Rasierschaum durchführen (Trockenrasur mit Einmalrasierer schmerzhaft!).

Blasentraining

Grundsätzlich ist ein Training der Blase bei liegendem Blasenkatheter kontraindiziert und neurophysiologisch nicht möglich. Es ist unnötig, da eine evtl. im Volumen eingeschränkte Blase sich bald wieder erweitert. Die bisherige Form des Blasentrainings fördert durch den Rückstau eine Harnwegsinfektion.

Nach Anlage eines suprapubischen Blasenkatheters kommt es darauf an, die Patientin wieder den Entleerungsdrang spüren zu lassen. Deshalb wird folgende Verabredung getroffen:

- 5. postoperativer Tag (tagsüber): den Katheter 2 Stunden lang abklemmen, dann 10 Minuten öffnen, Vorgang wiederholen.
- 6. postoperativer Tag (tagsüber): 3 Stunden den Katheter abklemmen, Patientin zum Wasser lassen im WC auffordern, ggf. Katheter 10 Minuten öffnen, Vorgang wiederholen.
- 7. postoperativer Tag (tagsüber): Katheter nur noch nach jeder Miktion öffnen (Restharnbestimmung, evtl. mit Ultraschall), Restharnmenge <100 ml: Katheter dauernd abgeklemmt lassen.
- 8. postoperativer Tag: Restharnbestimmung wie am Vortag. Wenn Menge wieder unter 100 ml, den suprapubischen Katheter nach Entnahme von K-Urin für Urinstatus entfernen. Liegt die Restharnmenge über 100 ml, Vorgang mit Ultraschallrestharnbestimmung wiederholen.
- Bei bestehender postoperativer Harnblasenverletzung das Blasentraining erst ab dem 10. postoperativen Tag beginnen. Vor Entlassung eine Ultraschallrestharnbestimmung vornehmen lassen.

Postoperative Thrombosepropylaxe

- Antithrombosestrümpfe in angepaßter Größe,
- frühzeitige postoperative Mobilisation,
- Fraxiparin-Gabe: Bei kleineren problemlosen Operationen und unauffälliger Anamnese wird keine medikamentöse Thromboseprophylaxe durchgeführt. Sonst erfolgt am Operationstag die Fraxiparin-Gabe um 7 Uhr, bei Operationsbeginn am späten Vormittag erfolgt die Zeitangabe durch den Anästhesisten. Postoperativ wird Fraxiparin am Vormittag gegeben. Die Verordnungsdauer richtet sich nach der Operationsdauer (bei mehr als 2 Stunden mindestens 2 Tage), der Mobilität und der präoperativen Anamnese der Patientin.

Fäden- und Klammerentfernung

- Klammern: am 6. postoperativen Tag alle entfernen;
- Donati-Rückstichnähte (Prolene-Fäden):
  Abdomen: am 6. postoperativen Tag ziehen,
  Mamma-PE: am 6. postoperativen Tag ziehen (bei starker Zugspannung später),
  Mammaablatio: am 9. postoperativen Tag ziehen (bei starker Zugspannung ggf. am 6. postoperativen Tag Teilfäden ziehen);
- Prolene-Fäden (glatt: nicht resorbierbar) als Intrakutannaht:
  Abdomen: am 6. postoperativen Tag ziehen,
  Mamma: am 9. postoperativen Tag ziehen;
- Vicrylfäden (resorbierbar) als Intrakutannaht:
  am 6. postoperativen Tag die Enden kürzen (Fäden werden nicht gezogen),
  Abdomen: am 6. postoperativen Tag,
  Mamma: am 9. postoperativen Tag,
  Laparoskopie: am 4. postoperativen Tag.

Kostaufbau nach Laparotomie und vaginaler Hysterektomie

- Trotz Routineanordnung die individuelle Lage der Patientin berücksichtigen;
- Operationstag: wenn keine Übelkeit besteht, kann abends auf Verlangen Tee schluckweise getrunken werden;
- 2. postoperativer Tag: 2mal 300 ml Tee, 2000–3000 ml Infusion, auf Verlangen Knäckebrot oder heller Zwieback;
- 2. postoperativer Tag: Trinken frei; 1500 ml Infusion:
  bei guten Darmgeräuschen: morgens Bohnenkaffee, wenn gewohnt und gewünscht,
  mittags: klare Brühe,
  abends: Haferschleim;
- 3. postoperativer Tag: bei Flatulenz GLP I;
- Abführen mit Klistier, spätestens am 4. postoperativen Tag. Nach Stuhlgang: Kostaufbau GLP I, Schonkost, gewünschte Kost.

4.3.2 Abrasio (ggf. ambulante Operation mit Entlassung am gleichen Tag)

Präoperative Maßnahmen

- Laboruntersuchungen und andere Diagnostik: s. Standardabsprache,
- weitere präoperative Maßnahmen: s. Standardabsprache.

Postoperative Maßnahmen

- Auf Blutungen achten,
- Braunüle mit Mandrin verschließen, evtl. abends ziehen,
- Trinken: sobald klar bei Bewußtsein,
- Essen: ab abends leichte Kost (wenn keine Übelkeit),
- zum ersten Urinlassen Aufstehen nur in Begleitung (spätestens am Abend),
- abends Beginn mit Arnika Pl. tota D 3 (Dil) und Cardiodoron Dil, jeweils 10 Trpf., 3mal täglich,
- evtl. beim Waschen behilflich sein,
- wenn Befinden gut: Antithrombosestrümpfe ausziehen,
- evtl. Entlassung am Abend des Operationstags.

4.3.3 Abort-Abrasio (ggf. ambulante Operation mit Entlassung am gleichen Tag)

Orientierung an der Abrasio.

Präoperative Maßnahmen

- Laboruntersuchungen und andere Diagnostik: s. Standardabsprache,
- weitere Unterlagen: Mutterpaß.

Vorbereitung am Operationstag

Bei Patientinnen mit Blutgruppe rh-negativ - nach Arztanordnung - Anti-D-Prophylaxe mit einer Ampulle Partobulin bzw. Rhesogam i.m.

4.3.4 Abrasio-Konisation

Orientierung an der Abrasio.

Postoperative Maßnahmen

Patientin darüber informieren, daß

- sie sich aufgrund der Nachblutungsgefahr körperlich schonen muß (z. B. zunächst keine langen Spaziergänge);
- die Schonung am 5.–7. Tag beim Abstoßen der Wundkruste besonders wichtig ist.

4.3.5 Cerclage

Orientierung an der Abrasio.

Präoperative Maßnahmen

- Siehe Standardabsprache.
- Zusätzlich in den OP mitnehmen: 1000 ml Tutofusin OPX und 10 Amp. á 10 ml Bryophyllum 5% (in die Infusion eingegeben!) mit Inhaltsangabe, Zeitangabe des Richtens, Infusionsbesteck und Patientennamen versehen. Geänderte Dosierung nach Arztanordnung.
- Hinweis an Anästhesie: Infusion darf aus hygienischen Gründen nicht später als 1 Stunde nach dem Aufziehen verabreicht werden!

Postoperative Maßnahmen

- Angedeutete Kopftieflage (Entlastung der Gebärmutter),
- CTG-Kontrolle,
- Mobilisation: auf der Bettkante sitzen,
- bei wehenartigen Schmerzen Hebamme oder Arzt benachrichtigen,
- Waschen im Bett, Wasserlassen in Steckbecken im Bett oder Toilettenstuhl am Bett.

1. postoperativer Tag

- Bei wehenartigen Schmerzen Hebamme oder Arzt verständigen,
- Ausscheidung und Körperpflege wie am Vortag, evtl. Gang zur Toilette, Waschen am Waschbecken, sonst aber überwiegend Bettruhe.

2. postoperativer Tag

- Bei wehenartigen Schmerzen wie oben,
- Steigerung der Mobilisation, d. h. öfteres und längeres Aufstehen.

4.3.6 Eingriffe an der Brust

4.3.6.1 Mamma-PE (Probeentnahme)

- Laboruntersuchungen und andere Diagnostik: s. Tabelle 4.1;

- zusätzlich bei Karzinomverdacht: s. Vorgabe Ablatio;
- zusätzliche Unterlagen für OP (bei Schnellschnitt):
  Histologieschein,
  Hormonrezepturschein,
  Taxischein mit Adressette und Arztstempel,
  mitgebrachte oder hier gefertigte Röntgenbilder (Mammographiebilder) dürfen nie fehlen,
- bei Axillenbeteiligung: KG anmelden.

Pflegerische Betreuung: der Situation angepaßt.

4.3.6.2 Mamma-Ablatio mit Axillardissektion

Präoperative Maßnahmen ambulant

Labor- und weitere Diagnostik (Röntgen, EKG): s. Tabelle 4.1.

Präoperative Maßnahmen stationär

- Weitere präoperative Maßnahmen: s. Tabelle 4.1.
- Am Operationstag bei Karzinomoperation: immer Viscum-Infusion in den OP mitgeben. Bei fehlender Anordnung Iscador M 1 mg in 500 ml Tutofusin mit Besteck und Beschriftung; die Infusion ersetzt die Mistelinjektion, der Injektionsrhythmus bleibt jedoch bestehen.
- Vorbereitung des Patientenzimmers:
  s. allgemeine präoperative Pflege und Betreuung,
  eine Triangel am Bettbügel ist kontraindiziert, da die Schulter der Patientin einseitig belastet wird. Diese Absprache mit den Krankengymnasten bitte beachten.

Postoperative Maßnahmen

Nach der Operation im Patientenzimmer

- Verband auf Nachblutung kontrollieren; evtl. Kompressionsverband anlegen und 24 Stunden belassen. Wenn durchgeblutet: Verbandwechsel erforderlich.
- Arm der betroffenen Körperseite auf 2. Kopfkissen hochlagern, so daß keine Spannung im Schultergelenk besteht.
- Während der Mobilisation Patientin auffordern, den Arm der betroffenen Körperseite mit in die Aktivität einzubeziehen.
- Medikamente abends: Arnica (Pl. tota) Dil D 3, Cardiodoron Dil, je 10 Trpf., Infusion belassen.
- Nach axillärer Dissektion KG anmelden.
- Sonst wie Laparotomie (4.3.7).

1. postoperativer Tag

- Labordiagnostik: Blutbild;
- wenn Befinden gut, Infusion abnehmen;
- Fraxiparin 0,3 s.c.;
- Arnica (Pl. tota) Dil D 3, Cardiodoron Dil je 10 Trpf. 3mal täglich per os (7 Tage);
- pflegerische Maßnahmen:
  Beinwaschung und Beineinreibung im Bett, Rückenwaschung durch Pflegende am Waschbecken, sonst Patientin selbständig lassen,
  Einreibung mit Bronchialbalsam,
  Inhalation,
  Redon-Wechsel mit Mengendokumentation.

2. postoperativer Tag

- Hilfe bei Rücken- und Beinwaschung,
- nachdem Operationsverband entfernt wurde, noch liegende Redon-Drainage steril verbinden, Schlauch mit Pflaster fixieren,

- Redon-Wechsel, evtl. nach Arztanweisung ziehen.

Vorgehen in den nächsten Tagen

- Redon entfernen nach Arztanweisung,
- 1–2 Tage vor Entlassung Anweisungen für Laborkontrollen erfragen.

4.3.7 Laparotomie (abdominale Hysterektomie), vaginale Hysterektomie

Präoperative Maßnahmen

- Laboruntersuchungen und andere Diagnostik: s. Tabelle 4.1;
- weitere Maßnahmen: s. allgemeine präoperative Pflege und Betreuung;
- zusätzlich: Einmalklistier, bei Obstipation mit Darmrohr durchführen;
- Vorbereitung des Patientenzimmers: s. allgemeine präoperative Pflege und Betreuung, zusätzlich Triangel bereitlegen und beim Abholen Bettbügel anbringen.

Postoperative Maßnahmen

Am Operationstag

- Siehe allgemeine postoperative Pflege und Betreuung,
- Vorlage begutachten, Verband auf Nachblutung kontrollieren,
- Lagerungskissen unter die Kniekehle zur Entlastung der Bauchdecke legen,
- Mundpflege mehrmals anbieten,
- wenn gewünscht und kein Brechreiz besteht, am Abend leichten Fencheltee schluckweise anbieten,
- abends Beginn mit Arnica D 3 und Cardiodoron 1%, jeweils eine Ampulle s.c. injizieren,
- Mobilisation je nach Befinden der Patientin,
- Oberkörperwaschung, Intimspülung, Einreibung mit Bronchialbalsam, Inhalation, wenn sie akzeptiert wird.

1. postoperativer Tag

- Labordiagnostik: Blutbild, Elektrolyte, Gesamteiweiß,
- Medikamente: 2000–3000 ml Infusion,
- 2mal täglich Arnica D 3 und Cardiodoron 1%, je eine Ampulle s.c.,
- Schmerztherapie nach Verlangen der Patientin und Arztverordnung,
- morgens Fraxiparin s.c.,
- Kost: 2mal 300 ml Tee, auf Verlangen Zwieback oder Knäckebrot.

Vormittags

- Bilanz erstellen und dokumentieren,
- Vitalzeichen-, Temperaturkontrolle,
- Verabreichung der Medikamente,
- Gelegenheit zum Zähneputzen geben,
- Intimspülung mit 1 Liter wohltemperiertem Wasser und 25 ml Calendula-Essenz 10%,
- Beinwaschung mit anschließender Beineinreibung mit Hauttonicum WELEDA, Rosmarinöl 5% für Einreibungen, Rosmarin Salbe 10% WELEDA, Antithrombosestrümpfe wieder anziehen,
- Oberkörperwaschung mit Rückenwaschung am Waschbecken oder, wenn nötig, im Bett,
- zur Mobilisation mindestens auf der Bettkante sitzen lassen,
- Einreibung am Steißbein mit Calendula-Echinacea-Salbe,
- Enreibung mit Bronchialbalsam,
- Inhalation,

Wechsel der Redon-Flasche, Menge dokumentieren.

Tagsüber

Auf Infusion, Urinausscheidung und Befinden achten,
Vitalzeichenkontrolle,
sorgfältige Dokumentation.

Abends zur Nacht

- Medikamente und Tee, Angaben s. oben,
- Temperatur-, Vitalzeichenkontrolle,
- Urinmenge im Beutel, Menge dokumentieren,
- Intimspülung im Bett,
- Waschhilfe im Bett oder am Waschbecken,
- Mobilisation nach Befinden der Patientin,
- Steißeinreibung,
- Einreibung mit Bronchialbalsam,
- Inhalation.

2. postoperativer Tag

- Medikamente: Infusion bis 1500 ml, Arnica D 3, Cardiodoron 1% 2mal 1 Amp. s.c., Fraxiparin morgens;
- Kost: frei trinken, wenn Darmgeräusche gut: morgens eine halbe Tasse Bohnenkaffee, mittags klare Brühe, abends Haferschleim, je nach Wunsch.

Pflege vormittags

- Entsprechend des Mobilisationsgrads und Arztabsprache Dauerkatheter entfernen. Dauerkatheter abklemmen, wenn Patientin Druck auf Blase verspürt, K-Urin (Urinstatus im sterilen Röhrchen) entnehmen, Dauerkatheter auf WC entfernen;
- Vitalzeichen-, Temperaturkontrolle;
- Intimspülung im Bett oder Patientin auf WC anleiten; wenn Dauerkatheter entfernt, keine Intimspülung mehr;
- Waschhilfen (Beine und Rücken) auf Bettkante oder am Waschbecken;
  Bein- und Bronchialeinreibung im Bett;
  Antithrombosestrümpfe erneuern;
  Redon-Wechsel oder nach Arztangabe Redon ziehen;
  wenn Operationsverband entfernt, liegenden Redon steril verbinden, Schlauch mit Pflaster sichern.

Pflege tagsüber

- Auf Infusion, Urinausscheidung und Befinden achten,
- zum Aufstehen animieren, Hilfe anbieten.

Pflege abends

- Maßnahmen wie oben beschrieben,
- Essenskarte ggf. GLP I für den nächsten Tag richten.

3. postoperativer Tag

- Medikamente: nach Anordnung, evtl. keine Infusionen mehr, Arnica (Pl. tota) Dil D 3, Cardiodoron Dil, jeweils 10 Trpf., 3mal täglich (insgesamt die Medikamente 7 Tage geben);
- Fraxiparin s.c.-Injektion;
- Kostaufbau: GLP I – Diät bei Flatulenz, sonst Einmalklistier verabreichen;
- Blasendauerkatheter entfernen;
- bei der morgendlichen Pflege, tagsüber und abends der Patientin Hilfe anbieten, der Situation angepaßt.

4. postoperativer Tag

- Medikamente, s. Vortag;
- Abführmaßnahme mit Einmalklistier, wenn die Patientin noch nicht ausreichend Darmentleerung hatte;
- nach Darmentleerung Kostaufbau: GLP II, Schonkost, weitergehend Vollkost mit der Patientin absprechen;
- zu erwarten ist, daß die Patientin weitgehend selbständig ist und nur noch wenig Hilfe benötigt.

4.3.8
Vaginale Hysterektomie mit vorderer oder hinterer Plastik

Siehe allgemeine prä- und postoperative Pflege und Betreuung.

Ergänzende Maßnahmen

Ab 3. postoperativen Tag

Abends 1 Eßlöffel Agiolax.

Am 5. postoperativen Tag

- Kamillensitzbad nach Arztabsprache.
- Kamillendampfsitzbad nur dann, wenn aus anatomischen Gründen ein Sitzbad nicht möglich ist.
- Nach Anlage eines suprapubischen Blasenkatheters kommt es darauf an, die Patientin wieder den Entleerungsdrang spüren zu lassen: Vorgehen wie bei den allgemeinen Pflege- und Betreuungshinweisen beschrieben.

4.3.9
Vaginale Hysterektomie mit ausschließlicher hinterer Plastik

Siehe allgemeine prä- und postoperative Pflege und Betreuung.

Ergänzende Maßnahmen

Ab 1. postoperativen Tag

Abends 1 Eßlöffel Agiolax (Pressen vermeiden),
etwaigen Dauerkatheter am 2. postoperativen Tag entfernen,

- weitere Pflege: s. vaginale Hysterektomie, sonst der Situation angepaßt.

4.3.10
Operation nach Wertheim

Vorbereitung und postoperative Pflege, s. 4.3.7 Laparotomie und vaginale Hysterektomie.

Weitere präoperative Maßnahmen

- Weitere Voruntersuchungen nach Arztanordnung, z. B. i.v.-Pyelogramm, Zystoskopie, Rektoskopie, Koloskopie, Kolonkontrasteinlauf, Röntgenthorax, CT-Abdomen (die jeweils erforderliche Vorbereitung der Patientin aus dem entsprechenden Kapitel entnehmen);
- am Nachmittag vor Operation: evtl. Darmlavage nach Arztanordnung.

Postoperative Maßnahmen

- Der 1. und 2. Tag wird auf Intensivstation verbracht.
- Auf Gynäkologischer Station:
  Kostaufbau und Infusionen: wie Laparotomie, wenn keine weiteren ärztlichen Angaben;
  Pflege: s. Laparotomie, der Situation angepaßt.

4.3.11
Laparoskopie

Präoperative Maßnahmen

Laboruntersuchungen und andere Diagnostik: s. Tabelle 4.1,
weitere pflegerische Betreuung: s. allgemeine präoperative Pflege und Betreuung,

- Ergänzung: Einmalklistier bei Obstipation mit Darmrohr durchführen.

Postoperative Maßnahmen im Patientenzimmer

- Ergänzungen: abends Beginn mit Arnica (Pl. tota) Dil D 3 und Cardiodoron Dil, jeweils 10 Trpf., 3mal täglich (bei Erbrechen, jeweils eine Ampulle s.c. injizieren);
- baldmöglichst Mobilisation, nur in Begleitung;
- bei Blähungsbeschwerden (ausstrahlende Schmerzen des N. phrenicus): Rückenabstriche und/oder leichte Kümmelöl-10%-Baucheinreibungen, körperwarme Kümmelöl-10%-Bauchauflage, Kopftieflage;
- wenn Infusionstherapie beendet, Braunüle mit Mandrin abstöpseln und bis zum nächsten Tag belassen;
- bei gutem Befinden kann leichte Kost (ohne blähende Lebensmittel) gereicht werden.

Ergänzende Maßnahmen am 1. postoperativen Tag

- Braunüle ziehen;
- evtl. beim Waschen behilflich sein;
- bei Blähungsbeschwerden: Vorgehen wie am Operationstag;
- Aufstehen und Bettruhe im guten Gleichgewicht;
- wenn Befinden und Mobilisation ausreichend gut: Antithrombosestrümpfe ausziehen und absetzen;
- nach dem Befinden und Mobilisationsgrad auch die Fraxiparin-Gabe richten.

4.3.12 Hysterosalpingographie

- Notwendige Untersuchungen meldet die Sekretärin der Gynäkologischen Ambulanz an;
- Rasur: am Untersuchungstag, s. allgemeine präoperative Pflege und Betreuung;
- Spasmolytikum: nach Arztanordnung;
- Patientin mit dem Bett zur Röntgenabteilung bringen.

4.3.13 Sectio caesarea (Schnittentbindung)

CORINA GRÜNING-MOLLS und CHRISTOPH ZERM

Präoperative Maßnahmen

- Diagnostik: s. Tabelle 4.1.
- Abführen der Patientin bei unregelmäßiger Verdauung mit einem Microklist am Vorabend. Achtung: kann wehenauslösend wirken!

Am Operationstag

- Körperrasur: s. allgemeine präoperative Pflege und Betreuung,
- Reinigung des Nabels bis auf den Grund,
- Antithrombosestrümpfe anziehen,
- Verabreichen der Fraxiparin-Injektion 2 Stunden vor dem Eingriff.

Postoperative Maßnahmen

Operationstag

- Wenn bei Patientinnen die Sectio nach 16.00 Uhr durchgeführt wird, zählt der folgende Tag als Operationstag.
- Nach Sectios, die in Peridualanästhesie (PDA) durchgeführt wurden, werden die Neugeborenen unmittelbar danach an die Brust gelegt; nach Sectios in Intubationsnarkose (ITN) etwa 12 Stunden später.
- Nach PDA darf die Patientin sofort schluckweise Tee trinken; nach ITN Arzt- oder Anästhesieanordnung beachten.

- Infusionstherapie: etwa 2.000 ml Tutofusin und Tutofusin OPX im Wechsel.
- Nach Abhören der Darmperistaltik durch den Arzt darf die Patientin auf Anordnung frei trinken und Zwieback, Haferschleim, Knäckebrot und/oder Bouillon zu sich nehmen.
- Schmerzmedikation nach Bedarf entsprechend der Anästhesieanordnung.
- Mobilisation in Begleitung.
- Blasendauerkatheterpflege durch Genitalspülung mit Calendula-Essenz 10%.

1. postoperativer Tag

- Diagnostik: Blutbild, Elektrolyte;
- Infusionstherapie: etwa 2000 ml Tutofusin und Tutofusin OPX im Wechsel bei schlechter Darmperistaltik;
- bei guter Darmperistaltik und guter Verträglichkeit der verabreichten Kost kann nach Absprache mit dem Arzt die Infusion abgesetzt werden;
- Schmerzmedikation nach Bedarf;
- Blasenkatheterpflege mit Genitalspülung: 1 Liter wohltemperiertes Wasser und 25 ml Calendula-Essenz 10%;
- Katheter entfernen bei ausreichender Mobilisation, vorher Katheterurinentnahme.

2. postoperativer Tag

- Essen: nach Abgang von Winden (evtl. auch schon am 1. postoperativen Tag) darf die Patientin mit Magen-III-Kost beginnen, sonst Vorschrift wie bisher;
- Genitalspülung und Katheter entfernen, vorher Katheterurinentnahme;
- weiter Mobilisation fortführen.

Weiterer Verlauf

- Nach 3 Tagen sollte die Patientin abgeführt haben, sonst muß Microklist verabreicht werden;
- weiterer Aufbau der Kost mit Schonkost, wenn Abführen erfolgreich.

Inhaltsübersicht

4.4 Urologische Operationen und Eingriffe

Jörg Henneberg, Michael Risse,
Burkhard Koll, Franz Sitzmann

Handlungsanweisungen bei urologischen Krankheitsbildern

Die folgenden Ausführungen verstehen sich als Richtschnur und erheben keinen Anspruch auf Vollständigkeit; sie müssen von den Pflegenden an die Situation des jeweiligen Patienten angepaßt werden. Siehe auch die ausführliche Beschreibung der allgemeinen prä- und postoperativen Maßnahmen in 4.1.

* An der Erstellung der Handlungsanweisung für die 1. und 2. Auflage war Frau Almut Ledwig beteiligt.

4.4.1 Diagnostik vor Operation und anderen Therapien

Rücksprache mit der Anästhesie ist erforderlich, wenn

- anamnestische Besonderheiten oder
- Befundauffälligkeiten aus der Labordiagnostik noch nachmittags auftreten.

4.4.2 Präoperative Pflege

Im folgenden werden nur die abteilungsspezifischen Handlungsanweisungen genannt; für die allgemeinen präoperativen Maßnahmen s. 4.1.

Am Vortag der Operation

- Abführmaßnahmen: um 11 Uhr 15 Trpf. Laxoberal verabreichen; wenn bis abends keine Wirkung eintritt: Klistier;
- Suspensorium bei skrotalen Eingriffen.

Am Operationstag

- Rasur aus hygienischen Gründen erst unmittelbar vor Operation, Operationsbeginn einkalkulieren;
- nach dem Einschleusen: Bett bei transurethralen Operationen mit Plastikstecklaken schützen.

4.4.3 Kock-Pouch (bei Zystektomie), Bricker-Blase

Eingriffsort: OP

Präoperative Maßnahmen

- Labor: 4 EK bestellen;
- 2 Tage vor Operation: Astronautenkost;
- 1 Tag vor Operation:
  Röntgen: i.v.-Urogramm, Thorax nach Anordnung,
  weiterhin Astronautenkost;
- Operationstag: Körperrasur (Abb. 4.35).

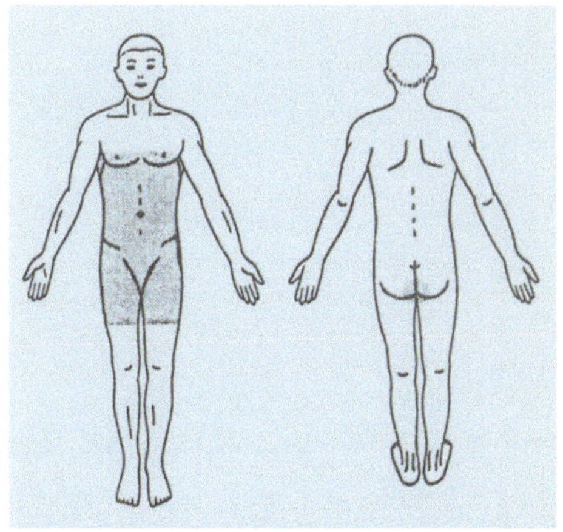

Abb. 4.35

Postoperative Maßnahmen

- 1. Tag: Mobilisation; Drain, Katheter und Sonden nach Anordnung versorgen;
- 10. Tag: Fäden ziehen.

4.4.4 Hodentumor (Semikastration – inguinale Ablatio testis)

Diagnostik

- Tumormarker: AFP und β-HCG,
- Röntgenthorax zur Metastasenabklärung nach Anordnung.

Präoperative Maßnahmen

- Körperrasur (Abb. 4.36) am Operationstag,
- am Vortag der Operation Darmreinigungskost,
- Abführen: um 11 Uhr am Vortag Liquidepur oder Laxoberal-Tropfen verabreichen.

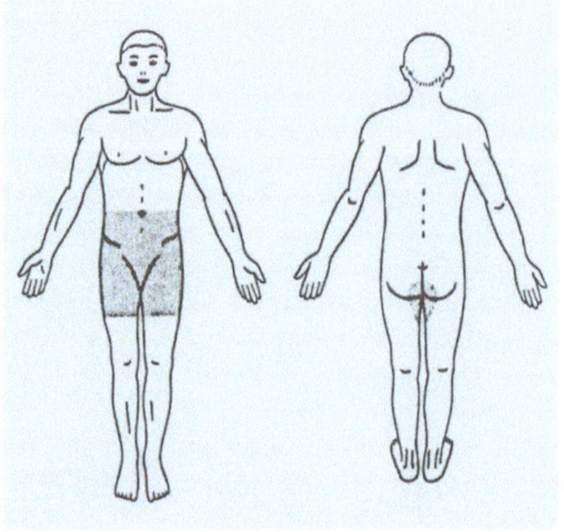

Abb. 4.36

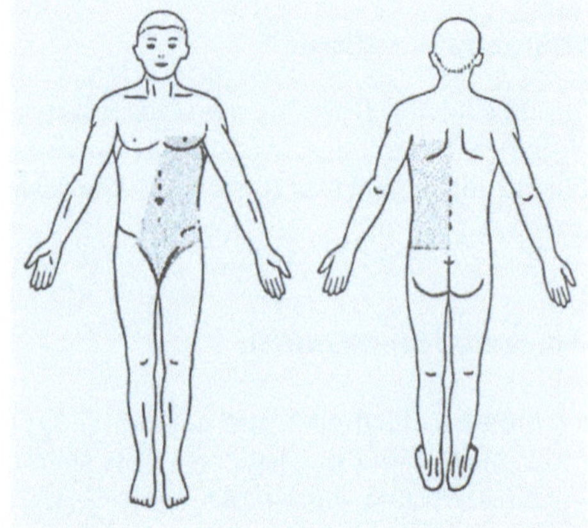

Abb. 4.37

Postoperative Maßnahmen

- Mobilisation je nach Narkoseart; dabei ist zur Ruhigstellung des Hodens nach Möglichkeit ein Suspensorium anzulegen;
- Kost abhängig von der Narkoseart;
- Verband;
- am 7. Tag Fäden ziehen.

4.4.5 Nephrektomie (einfach), Nierenbeckenplastik

Eingriffsort: OP

Diagnostik

- Blutgruppe,
- Röntgen: Urogramm, Thorax auf Anordnung.

Präoperative Maßnahmen

- Körperrasur (Abb. 4.37) am Operationstag,
- Körperreinigung: Vollbad,
- Kost: am Vorabend Darmreinigungskost,
- Abführen: am Vortag um 11 Uhr 15 Trpf. Laxoberal verabreichen.

Postoperative Maßnahmen

- 1. Tag Mobilisation,
- Kost: aufbauend, am 1. postoperativen Tag nach Anordnung,
- Trinken: meist ab dem 1. postoperativen Tag.

4.4.6 Harnleitersteinoperation

Operative Maßnahmen und Eingriffsorte

- Transurethral mit Schlinge bzw. Ureteroskop: urologischer Röntgenraum,
- Flankenschnitt: OP.

Diagnostik

Röntgen: i.v.-Urogramm, Blasenübersicht, Thorax auf Anordnung.

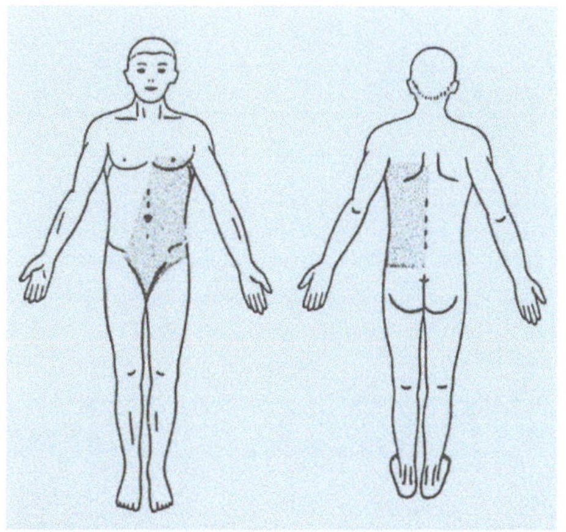

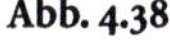

Abb. 4.38

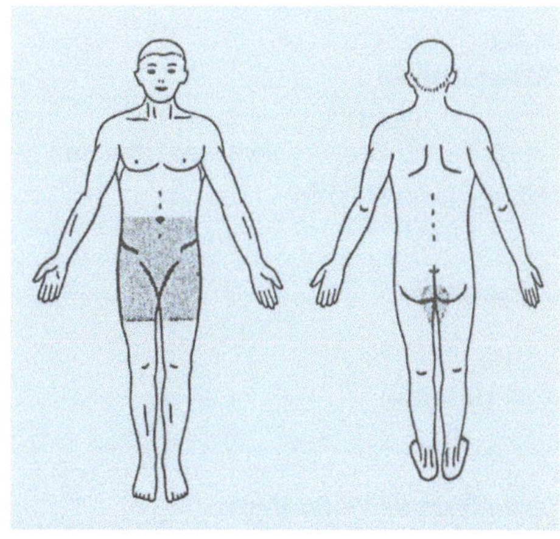

Abb. 4.39

Präoperative Maßnahmen

- Auch vor der Operation den Urin sieben.
- Vom Verlauf abhängige, sorgfältige Beobachtung von Temperatur, RR, Puls; bei Schüttelfrost und/oder auftretendem Fieber *umgehend Urologen* informieren. Es besteht die Gefahr der Sepsis, die auch nach Anlegen der Ureterschienung durch Verstopfen der Schiene eintreten kann;
- Körperrasur am Operationstag (nur bei Flankenschnitt; s. Abb. 4.38);
- Körperreinigung: Dusche oder Bad;
- Kost: am Vorabend Darmreinigungskost;
- Abführen: am Vortag (11 Uhr) Liquidepur, Laxoberal-Tropfen.

Postoperative Maßnahmen

- Mobilisation am gleichen oder am nächsten Tag (narkoseabhängig),
- weiter Urin durchsieben (Kontrolle auf Harnsteine).

4.4.7 Vasektomie

Eingriffsort: Urologischer Eingriffsraum (als ambulante Operation)

Präoperative Maßnahmen

- Reduzierte Körperrasur: Symphyse, Hodenbereich, Leiste, $^1/_3$ des Oberschenkels innen am Operationstag (Abb. 4.39),
- Körperreinigung: Dusche,
- Kost: keine Karenz.

Postoperative Maßnahmen

Mobilisation: sofort vor Abklingen der Anästhesie, dazu ein Suspensorium anlegen als Schutz vor Berührungsschmerzen.

4.4.8 Meatotomie

Eingriffsort: Urologischer Eingriffsraum (als ambulante Operation).

Diagnostik

- Hb,
- Urinstatus.

Präoperative Maßnahmen

- keine Rasur,
- keine Einschränkung bei der Kost,
- Körperreinigung: Dusche,
- Netzhose und sterile Vorlage (Zetuvit) mitgeben.

Postoperative Maßnahmen

- Mobilisation: je nach Art der Anästhesie,
- keine Einschränkung bei der Kost,
- auf Ausscheidung achten: Nachblutung, blutiger Urin,
- Sitzbad mit Kamillosan ab dem 1. postoperativen Tag.

4.4.9 Varikozele

Eingriffsort: OP

Diagnostik

Labor: Routine.

Präoperative Maßnahmen

- Körperrasur nach Abb. 4.40 am Operationstag,

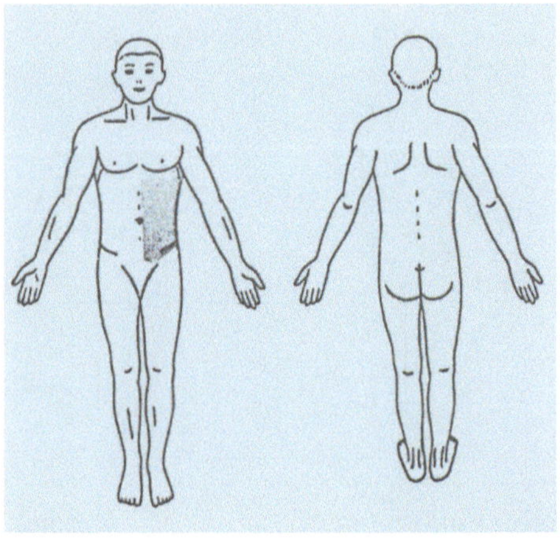

Abb. 4.40

- Kost: am Vorabend Darmreinigungskost,
- Abführen: am Vortag um 11 Uhr 1 Eßlöffel Liquidepur, Laxoberal,
- Körperreinigung: Bad oder Dusche.

Postoperative Maßnahme

- Mobilisation: am Operationstag,
- Kost: Karenz bis zum nächsten Tag,
- Trinken: abends, dann aufbauende Kost, abends GLPM I,
- am 7. Tag Fäden ziehen.

4.4.10 Hydrocele testis

Präoperative Maßnahmen

- Körperrasur nach Abb. 4.41 am Operationstag,
- Kost: am Vorabend Darmreinigungskost,
- Abführen: am Vortag um 11 Uhr 20 Trpf. Laxoberal,
- Körperreinigung: Bad, Dusche,
- Suspensorium in den OP mitgeben.

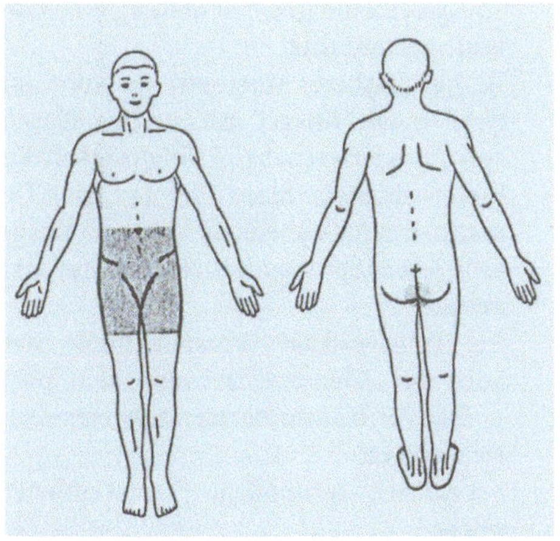

Abb. 4.41

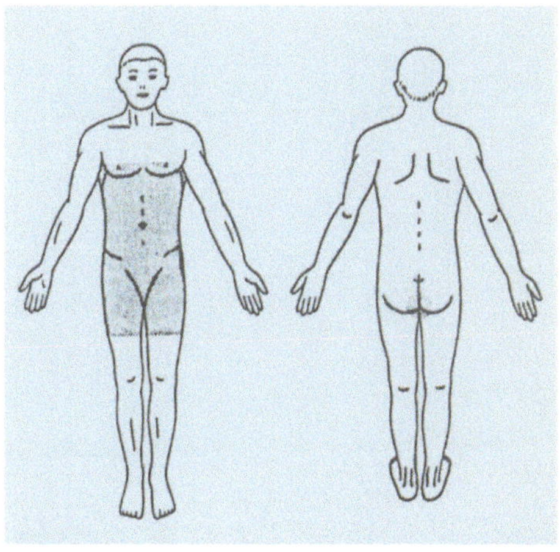

Abb. 4.42

Postoperative Maßnahmen

- Mobilisation in Abhängigkeit von der Anästhesieart,
- Kost: Trinken sofort, abends essen,
- Verband und Suspensorium,
- am 7. Tag Fäden ziehen.

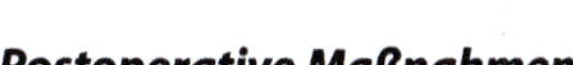

4.4.11 Paraaortale Lymphknotenausräumung

Eingriffsort: OP

Diagnostik

Blutgruppe, Kreuzprobe, 2 EK.

Präoperative Maßnahmen

- Röntgen: nach Anordnung,
- Kost: 2 Tage präoperativ Astronautenkost,
- Abführen: am Vortag um 11 Uhr 1 Eßlöffel Liquidepur,
- Körperrasur nach Abb. 4.42 am Operationstag.

Postoperative Maßnahmen

- Mobilisation: am gleichen Tag,
- Kost: nach Abführen aufbauend,
- Verbandkontrolle,
- Fäden am 7. oder 8. postoperativen Tag ziehen.

4.4.12 Prostataresektion

Operative Maßnahmen und Eingriffsorte

- Transurethrale Elektroresektion: urologischer Eingriffsraum,
- transvesikal (Hautschnitt oberhalb der Symphyse, Eröffnung der Harnblase): OP,
- suprapubische Prostatektomie nach Freyer: OP.

Diagnostik

- Blutgruppe (und EK auf Anordnung),
- Phosphataseuntersuchungen entfallen,
- Harnsäureuntersuchung entfällt.

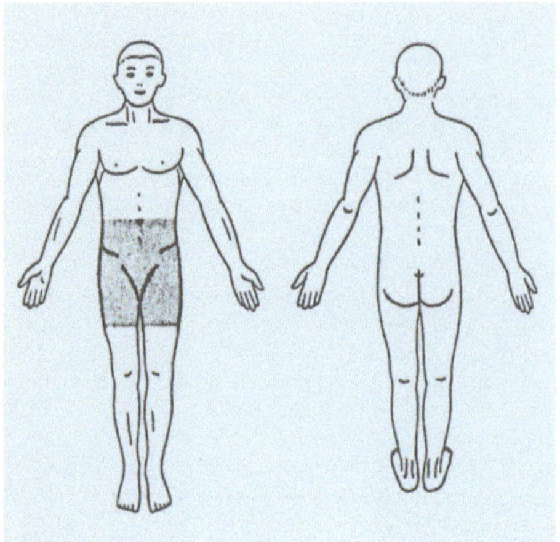

Abb. 4.43

Präoperative Maßnahmen

- Körperrasur (nur bei transvesikalem und suprapubischem Eingriff) nach Abb. 4.43 am Operationstag,
- Abführen: am Vortag um 11 Uhr 20 Trpf. Laxoberal,
- keine Einschränkungen in der Ernährung am Abend vor Operation.

Maßnahmen während Operation

Bei TURP ist während des Eingriffs ein Spülbett vorzubereiten und vor den urologischen Eingriffsraum zu stellen; ein Infusionsständeroberteil ist an ein hydraulisch verstellbares Bett zu befestigen, 3 Liter NaCl-0,9%-Spüllösung anhängen, TUR-Überleitungssystem anbringen, Bettlaken mit Papier-Plastik-Unterlage schützen.

Postoperative Maßnahmen

- Spülung mindestens 24 Stunden über SFK/Dauerkatheter oder Spülkatheter.
- Spülgeschwindigkeit ist abhängig von der Blutungsintensität.
- Ist der Katheter verstopft, anspülen mit NaCl 0,9%; Koagel mit steriler Blasenspritze aspirieren, bei Erfolglosigkeit Katheter wechseln: Blase über 24 Charr Tiemann-Einmalkatheter spülen und Koagel aspirieren; Spülung mittels Katheter fortsetzen.
- Bei transvesikaler Prostatektomie darf auch bei Adenomentfernung kein postoperativer transurethraler Katheterwechsel erfolgen.
- Sorgfältige Intimpflege, Dauerkatheterpflege.
- Labor: Blutbild und EDTA am Nachmittag sowie am 1. postoperativen Tag.
- Mobilisation: nach Anordnung.
- Infusionstherapie: nach Anordnung.
- Zur Entfernung des transurethralen Katheters nach TURP muß vor der Entfernung die Blase mit NaCl 0,9% aufgefüllt werden, damit der Patient sofort nach Entfernung des Katheters Wasser lassen kann.

4.4.13 Phimosenoperation

Präoperative Maßnahmen

- Essen und Trinken erlaubt,
- Anästhesie: Penisblockade.

Postoperative Maßnahmen

- Aufstehen sofort,
- Essen und Trinken frei,
- ab 1. Tag Kamillosan-Sitzbad,
- Verbandwechsel mit Braunovidon-Salbe nach Miktion.

4.4.14 Spermatozele

Eingriffsort: OP.

Maßnahmen wie bei Hydrocele testis (s. 4.4.10).

4.4.15 Transurethrale Resektion eines Blasentumors (TURBT)

Eingriffsort: urologischer Eingriffsraum.

Präoperative Maßnahmen

- keine Rasur,
- Blutgruppe bestimmen,
- Routinelabor,
- während der Operation das Bettlaken mit Papier-Plastik-Unterlage schützen,
- Spülbett auf Anordnung (präoperativ oder bei Abgabe des Patienten).

Postoperative Maßnahmen

- Blutungsintensität beobachten, bei starker Blutung besteht die Gefahr einer Blasentamponade;
- sorgfältige Intimpflege und Dauerkatheterpflege;
- evtl. Spülung über Spülkatheter. Cave bei manueller Spülung: *Rupturgefahr*, daher keine großen Spülvolumina manuell einbringen, Rücksprache mit Operateur;
- Dauerkatheter wird meist bis zum nächsten Tag belassen;
- Labor: 1. postoperativer Tag: kleines Blutbild.

4.4.16 Nierenbeckenfistelkatheter-Anlage

Eingriffsort: urologischer Röntgenraum.

Diagnostik

Blutgruppe.

Präoperative Maßnahmen

- Röntgenschein (Anmeldung) vor dem Operationstag,
- Rasur im Bereich der vorgesehenen Nierenseite am Operationstag,
- bei Erstanlage nüchtern ab 22 Uhr des Vortags.

4.4.17 Stentimplantation

Eingriffsort: urologischer Röntgenraum.

Präoperative Maßnahmen

- Rasur oberhalb der Symphyse für SFK-Anlage,
- sonst Routine.

Postoperative Maßnahmen

Beachte: Nach Implantation darf kein transurethraler Katheter mehr zur Harnableitung eingelegt werden; bei Harnverhaltung SPK (Cystofix).

4.4.18 Radikale Prostatektomie

Eingriffsort: OP.

Präoperative Maßnahmen

- Rasur: Nabel bis 1/3 des Oberschenkels,
- Labor: Blutgruppe, 4 EK bestellen.

Postoperative Maßnahmen

> **Beachte**
> Der transurethrale Katheter dient dem Schutz der Anastomose zwischen Harnröhre und Blase und muß deshalb für etwa 10 Tage ertragen werden.

4.4.19 Orchiektomie

Eingriffsort: OP.

Präoperative Maßnahmen

Rasur: Genitalbereich und Leiste.

Postoperative Maßnahmen

- Suspensorium,
- sonst Routine.

Inhaltsübersicht

4.5 Neurochirurgische Operationen

Thomas Dressler, Teresa Kaliparambil, Franz Sitzmann, Dietrich Winkler

4.5.1 Allgemeine prä- und postoperative Pflege und Betreuung (Handlungsanweisungen)

> **! Merke**
> Grundsatz: Entscheidend ist immer die individuelle Situation des Patienten, daher sind Abweichungen von aufgestellten Plänen immer möglich bzw. notwendig!

Information des Patienten

Durch einen examinierten Pflegenden wird der Patient über die postoperative Situation aufgeklärt:

- Schmerzen,
- Lagerung,
- Nahrungs- und Flüssigkeitskarenz, Infusionen, Katheter (z. B. Blasenkatheter),
- Patienten über die abendliche Vorbereitung aufklären und Zeiten verabreden,
- Vorstellung des Patienten durch den Pflegenden auf der Intensivstation, wenn der Patient dort vorübergehend bleiben soll,
- Informationsgang mit dem Patienten zur OP-Schleuse,
- Verschluß von Wertgegenständen des Patienten im Patientenschrank oder in der Krankenhauskasse. Dabei Hinweis auf Haftung.

Kost

Nach Verordnung. Essenskarte entsprechend ändern.

Darmreinigung

Klistier.

Körperrasur

Großzügige Haarentfernung im Operationsgebiet *am Operationstag* entweder durch Enthaarungscreme oder Rasur. Unter hygienischen Gesichtspunkten hat sich besonders die Elektrorasur bewährt, da hier keine Mikroläsionen gesetzt werden. Die Körperrasur ist abhängig von der Art und dem Umfang der Operation.

Körperreinigung

- Bad (mit Lavendelzusatz entspannende Wirkung) am Vorabend, Dusche am Operationstag,
- Nagellack an Finger- und Fußnägeln entfernen lassen (mit Nagellackentferner oder Azeton).

Thromboseprophylaxe

- Anpassen der Antithrombosestrümpfe und Tragen ab dem Operationstag,
- Übungen zur Thromboseprophylaxe erklären und üben (z.B. Füße kreisen lassen).

Organisatorische Vorbereitungen für die Operation

Die folgenden Unterlagen werden bereitgelegt:

- Einwilligungserklärung zu ärztlichen Eingriffen vom Patienten;
- Narkoseeinverständniserklärung (Bestätigung über die Aufklärung, Einwilligungserklärung);
- Anästhesieprotokoll (vorbereitet);
- Krankenakte mit allen vorhandenen Untersuchungsergebnissen neben den dazugehörigen Unterlagen:
  evtl. alte Akte,
  Laborbefunde,
  Röntgenbilder, evtl. Myelographiebilder,
  CT-Bilder, NMR-Bilder,
  EKG;
- Operationshemd und Einmalunterhose zurechtlegen.

Prämedikation

- Nach Verordnung,
- Schlafmedikation durch Nachtwache verabreichen lassen.

4.5.2 Präoperative Maßnahmen bei allen stationären Patienten am Operationstag

Vor der Operation

- Morgens den Patienten nüchtern lassen;
- Rasieren oder Enthaarungscreme verwenden;
- Körperreinigung;
- Antithrombosestrümpfe anziehen helfen bzw. kontrollieren;
- Fraxiparin je nach Anordnung verabreichen;
- Harnblase entleeren lassen;
- Operationshemd und Einmalunterhose anziehen;
- Prothesen jeder Art, Perücke, Brille, Kontaktlinsen usw. ablegen lassen;
- Schmuck ablegen lassen, verschließen; Patienten auf Haftung hinweisen;
- Patienten ggf. nach Verordnung prämedizieren;
- Patienten mit vollständiger Krankenakte zur OP-Schleuse fahren. Auf Pünktlichkeit achten. Falls ein Patient bereits eingeschleust wird, bitte ausreichenden Abstand halten, um Intimsphäre der Patienten zu wahren;
- beim Umlagern auf den Operationstisch helfen. Dabei den Patienten mit einem Molton-Tuch zugedeckt lassen (Intimsphäre) und das Wärmebedürfnis des Patienten bedenken (Heizstrahler).

Während der Operation

- Bett, beschriftet mit dem Namen und der Station, in den Bettenpaternoster schieben (nicht routinemäßig, sondern bei kontaminiertem Bett). Ein frisches Bett aus der Bettenzentrale holen und, mit kleiner Adressette beschriftet, in den Aufwachraum/Umbettraum bringen. Vorher Stecklaken und Einmalschutzlaken ergänzen.

- Zimmer vorbereiten:
  Lüften und aufräumen,
  Infusionsständer bereitstellen,
  Nierenschale mit Zellstoff bereitstellen,
  Mullbinde und unsterile Kompressen bereitstellen,
  Bettflasche und Steckbecken bereitstellen,
  Mundpflegeset mit Nierenschale und 6–8 großen Wattestäbchen bereitstellen,
  Mundpflege zum Pinseln, Unguentum leniens zur Lippenpflege richten,
  Stethoskop und Überwachungsbogen bereitlegen,
  Patientenruf (Klingel) überprüfen.

4.5.3 Postoperative Versorgung des Patienten

Übernahme des Patienten

Das Abholen des Patienten vom Aufwachraum muß durch 2 Personen geschehen, darunter muß mindestens 1 examinierte Pflegekraft sein. Nutzen Sie bitte den Patientenbegleitdienst als 2. Begleitperson. Das Bett wird in Fußrichtung gefahren, damit der Patient in die Richtung schauen kann, in die er gefahren wird. Die erfahrenere Person geht am Kopfende des Bettes, um den Patienten zu beobachten.

Mündliche Übergabe

Den Patienten nicht ohne ausführliches Übergabegespräch übernehmen. Anhand des Anästhesieprotokolls sind folgende Punkte abzuklären:

- Operationsverlauf und Diagnose,
- Anästhesieverfahren,
- Lagerung des Patienten,
- Sauerstoffgabe,
- RR, Puls- und Temperaturkontrollen,
- Infusionsprogramm (Operationsflüssigkeitsbilanz),
- Medikamente, Analgetika,
- Labor,
- Röntgen,
- Sonden, Katheter, Drainagen,
- Nahrungsaufnahme,
- Mobilisation, wenn nicht vom Operateur
- anders angeordnet.

Kontrollen

- Bewußtseinslage,
- Atmung,
- Kreislauf (Puls, Blutdruck, Hautfarbe),
- venöser Zugang (Lage, Durchfluß),
- Verband, Drainagen (geöffnet?),
- Vollständigkeit der schriftlichen Unterlagen, z.B. Röntgenbilder beachten.

Den Patienten zügig auf die Pflegegruppe zurückfahren. Dabei grobe Erschütterungen bei den Dehnungsfugen des Fußbodens und in den Aufzügen durch langsames Fahren vermeiden.

Versorgung des Patienten im Zimmer

- Auf eine gute Lagerung achten.
- Regelmäßige Überwachung, auch des Verbands und der Drainagen. Auf Farbe und Menge in der Redon-Flasche achten: fortlaufend numerieren und von Dienstschicht zu Dienstschicht die Flaschen markieren.
- Auf operationsuntypische Schmerzäußerungen achten.
- Wärmesituation des Patienten bedenken, evtl. 2. Decke auflegen, jedoch keine

Wärmflasche. Bei Leitungsanästhesie oder durch eingeschränkte Bewußtseinslage besteht Verbrennungsgefahr!
- Pneumonieprophylaxe durch Einreiben mit Bronchialbalsam und Inhalation, auf Patientenwunsch auch mit Franzbranntwein (erfrischender Effekt; Nachteil: Haut trocknet aus und muß gepflegt werden).
- Aktualisierung der Pflegedokumentation, Verlaufsbogen führen.
- KG und Mobilisation im weiteren Pflegeverlauf nach Absprache mit dem Arzt anmelden.

4.5.4 Operationen im Halswirbel- und Lendenwirbel-Bereich (erweiterte Pflegeabsprachen gegenüber den allgemeinen Hinweisen)

Operative Maßnahmen

Halswirbelsäule

- Zervikale Fusion bei Bandscheibenprolaps,
- Foraminotomie zur Erweiterung des Nervenwurzelraums,
- Laminektomie, z.B. bei raumfordernden Prozessen im Halswirbelbereich.

Lendenwirbelsäule

- Flavektomie,
- Hemi- oder Laminektomie bei Spinalstenose,
- Entlastungslaminektomie bei raumfordernden Prozessen.

Präoperative Maßnahmen

- Bei Frauen: Umgang mit Steckbecken üben (in Seitenlage reichen);
- Übungen mit dem Patienten: rückenfreundliches Drehen im Bett, rückenfreundliches Aufstehen aus dem Bett;
- bei HWS-Operation: Zervikalstütze (nach Prof. Hensge) anpassen;
- Patient darf abends normal essen.

Vorbereitungen am Operationstag

- Rasur:
  bei HWS-Operation von hinten: je nach geplanter Operationshöhe in Absprache mit dem Arzt,
  bei HWS-Operation von vorne: vom Kinn bis Sternum mit Haarschneidemaschine und Elektrorasierer,
  bei LWS-Operation: je nach Höhe ca. Handbreit um den Operationsbereich mit Einmalrasierer;
- bei HWS-Operation: Zervikalstütze in den OP mitgeben.

Postoperative Maßnahmen

Operationstag

- Infusionslösung im Zimmer bereitstellen: 1500 ml Tutofusin OPX;
- Motorik und Sensibilität von Armen und
- Beinen kontrollieren;
- bei postoperativer Harnsperre evtl. Einmalkatheterismus, s. auch 5.5.28;
- Lagerung: 2 bezogene Lagerungskissen (große Kissen) vorbereiten. Einige Stunden Rückenlage zur Kompression der Wunde, Knie mit dem Kissen unterstützen (wird subjektiv als Entlastung empfunden). Gegen Abend Seitenlage (Rücken und obenliegendes Bein mit Kissen abstützen) oder Rückenlage;
- abends Temperaturkontrolle;
- Waschen je nach Befinden;
- Einreibung der Brust mit Bronchialbalsam;

- Mund- und Lippenpflege;
- Tee anbieten.

Weiterer Pflegeverlauf

- Körperpflege: Teilwäsche mit Waschschüssel im Bett (in Seitenlage ist Patient recht selbständig). Beine und Rücken übernimmt Pflegender. Fußbad alle 2 Tage.
- Patient darf ab dem ersten postoperativen Tag normal essen.

Prophylaxen

- Zur Thromboseprophylaxe: 1mal täglich Beineinreibung, Antithrombosestrümpfe jeden 2. Tag wechseln, Tragedauer 5–7 Tage. Fraxiparin-Gabe 5–7 Tage oder je nach Mobilisationsgrad (Arztanordnung).
- Pneumonieprophylaxe: 2mal täglich Einreibung mit Bronchialbalsam; Patient zum tiefen Durchatmen auffordern.

Maßnahmen im Operationsbereich

- Redon-Drainage: Menge und Farbe beobachten;
- bei Liquorfluß sofort Sog entfernen und die Flasche dauerhaft belüften, um die Saugdrainage in eine Heberdrainage umzuwandeln;
- auf Sog achten;
- Wechsel der Flasche bereits, wenn sie zu $^2/_3$ oder maximal zu $^4/_5$ gefüllt ist, da der Sog mit zunehmendem Flüssigkeitsvolumen in der Flasche abnimmt;
- Redon-Flaschenwechsel auch nach Dekonnektierung des Verbindungsschlauchs;
- Redon-Drainage ziehen auf Anordnung (üblicherweise nach 24 Stunden), auf Nachblutung achten;
- Wundverband: Verband bei normalem Verlauf 7 Tage belassen, anschließend nur noch mit sterilem Pflaster (Hansapor) abdecken;
- nach Entfernen des Verbands Hautdesinfektion mit alkoholischem (Softasept N) oder PVP-Jod-Präparat (Braunol 2000);
- Fäden werden am 7. Tag gezogen, bei Komplikationen Absprache mit dem Arzt;
- Bad mit Kamillenbad Robugen am Abend;
- bei Bedarf Calendula-Echinacea-Salbe auf die Narbe auftragen.

Mobilisation

- Nach Möglichkeit unter Anleitung eines Krankengymnasten, sonst in Begleitung eines examinierten Pflegenden:

1. Drehen zur Seite: Beine nacheinander aufstellen, Schulter und Becken gleichzeitig drehen.
2. Aufstehen aus der Seitenlage: Unterschenkel aus dem Bett, gleichzeitig hochstützen mit Arm und Ellenbogen.
3. Hinlegen über die Seitenlage.

Bewegungen beim Aufstehen, Hinlegen und Drehen immer gleichmäßig in einem Zug.

Auf Schmerzen, motorische Schwäche und Taubheitsgefühl achten. Liegen und Gehen ist besser als Sitzen. Zuerst kürzere Strecken gehen, häufige Ruhepausen im Bett einlegen. Die Gehstrecken sollen von Tag zu Tag nach persönlichem Befinden des Patienten gesteigert werden. Treppensteigen in den ersten Tagen vermeiden. Patienten über weitere krankengymnastische Betreuung (Bewegungsbad, Rückenschule, Entspannungsgruppe) aufklären und anmelden.

4.5.5 Operationen am Schädel (erweiterte Pflegeabsprachen gegenüber den allgemeinen Hinweisen)

Operative Maßnahmen

Kraniotomie:

1. bei Tumoren oder Blutungen (epi- oder subdurale Hämatome),
2. in Verbindung mit Shunteinlage bei Hydrozephalus;

- transnasale Adenomentfernung bei Hypophysentumor.

Präoperative Maßnahmen

- Eventuell Umstellung der Antikonvulsiva abklären,
- EK bei Bedarf bestellen,
- Fortecortin-Medikation und Fraxiparin abklären,
- Patient darf abends noch normal essen,
- Rasur: häufig werden nicht alle Haare rasiert, sondern es wird nur eine Teilrasur nach Absprache der Rasurstelle mit dem Operateur durchgeführt. Die Vorrasur der Kopfhaare mit der Haarschneidemaschine vornehmen, eine Glattrasur mit dem Elektrorasierer. Den Kopf anschließend mit einem Schlauchverband abdecken.

Postoperative Maßnahmen

- Übernahme des Patienten von Intensivstation mit ausführlicher Übergabe. Dabei auch den neurologischen Status erfragen, da z.B. die Kenntnis von Schluckstörungen, Orientierungsproblemen, Paresen usw. für die Weiterbetreuung sehr wichtig ist und die weitere Pflege beeinflußt;
- Anlegen eines Verlaufsbogens zur Dokumentation;
- Häufigkeit der Kontrollen absprechen: Vitalzeichen mit Atmung, Orientierung, Pupillenreaktion, Hirndruckzeichen, Motorik, ZVD-Messung;
- Flüssigkeitsbilanzierung;
- spezifisches Gewicht des Urins;
- Blasenkatheter so schnell wie möglich entfernen. Bei vielen intrakraniellen Erkrankungen, speziell nach Hypophysenoperationen, kann es zum Diabetes insipidus (mit Polyurie) kommen. Hier muß sorgfältig bilanziert und das spezifische Gewicht des Urins bestimmt werden;
- Medikamente abklären (z.B. Kortison, Antiepileptika, Spasmolytika);
- Nahrungsaufnahme je nach Befinden (Arztanordnung), Hilfestellung;
- Körperpflege des Patienten je nach Befinden.

Prophylaxen

- Tägliche Beineinreibung;
- Antithrombosestrümpfe jeden 2. Tag wechseln (verbunden mit Fußbad im Bett), Strümpfe tragen, bis der Patient mobil ist;
- Pneumonieprophylaxe: Einreibung der Brust mit Bronchialbalsam 2mal täglich und Inhalation.

Maßnahmen im Operationsbereich

- Redon-Drainage wird vom Arzt entfernt;
- Wundverband: 1. Verbandwechsel wird vom Arzt durchgeführt, anschließend alle 2 Tage durch das Pflegepersonal;
- Fäden nach Anordnung ziehen (in der Regel am 7. Tag);
- Narbenpflege, wenn Fäden gezogen sind: lockere Krusten entfernen, fester haftende über Nacht mit in Öl getränkter Kompresse lockern, mit Pinzette abtragen. Abends Vollbad je nach Befinden. Vorsicht: Voll-

bäder nur bei nachgewiesenem stabilen Kreislauf und wenn keine Anfallsgefährdung vorliegt; diese kann nach allen intrakraniellen Eingriffen bestehen. Eventuell nur im ständigen Beisein eines Pflegenden.

Maßnahmen vor der Entlassung

- AHB oder Rehabilitationsmaßnahme klären: Sozialarbeiter einbeziehen,
- Klären, ob spätere Tumorbestrahlung notwendig.

4.5.6 Operationen an der Hand (erweiterte Pflegeabsprachen gegenüber den allgemeinen Hinweisen)

Operative Maßnahmen

- CTS (Karpaltunnelsyndrom),
- Ulnarisneurolyse.

Präoperative Vorbereitungen am Operationstag

- Rasur des entsprechenden Operationsgebiets und der Axilla bei Plexusanästhesie,
- Nagelpflege bei Operationen an der Hand.

Postoperative Maßnahmen

- Arm auf Kissen hochlagern; bei Mobilisation im Dreiecktuch, bis die Plexusanästhesie abgeklungen ist;
- Sensibilität, Motorik und Hautfarbe des betroffenen Arms kontrollieren;
- 1. Aufstehen nur in Begleitung;
- Patient darf nach Anweisung der Anästhesie oder des Operateurs (bei Lokalanästhesie) essen und trinken, Hilfestellung leisten;
- Wundverband: 1. Kontrolle führt Arzt durch; anschließend wird der Patient entlassen;
- Fäden werden ambulant am 7. postoperativen Tag gezogen.

Inhaltsübersicht

4.6 Vorbeugung von Wundinfektionen

Wundinfektionen sind nicht immer zu vermeiden, da die Art des operativen Eingriffs nicht beeinflußt werden kann und darüber hinaus zusätzliche Faktoren die Abwehr des Patienten gegenüber Krankheitserregern schwächen können. Es sind uns heute jedoch eine Reihe von Hygienemaßnahmen (Tabelle 4.3) bekannt, mit denen die Zahl der Wundinfektionen zu reduzieren ist. Eine Vernachlässigung würde zwangsläufig zu einem Anstieg der Infektionsrate führen.

4.6.1 Pflegerisch-hygienische Aspekte zur Wundinfektionsverhütung

Franz Sitzmann

> **! Merke**
> Grundsatz: Hauptgefahr für die Wunde besteht während der Operation, die nachoperative Periode trägt kaum zum Risiko von Wundinfektionen bei.

Prinzipien einer hygiene- und umweltgerechten Verbandtechnik

- Vor und nach dem Verbandwechsel hygienische Händedesinfektion durchführen;
- Durchbluteten oder durchnäßten Verband wechseln;
- nach 72 Stunden postoperativ keinen Verband mehr anlegen: aseptische Wunde verschlossen; „Verbundenheit“ von Arzt und Pflegenden zum Patienten nicht durch Verbandwechsel bekunden!;
- Duschen nach 3 Tagen möglich;
- Beachtung der *No-touch-Methode*, z.B. alte Wundauflage mit Handschuh (unsteril), u.U. mit Hilfe einer sterilen Pinzette entfernen; Anlegen des neuen Verbands mit sterilen Handschuhen, sterilen Instrumenten und sterilem Verbandmaterial;
- zum Verbandwechsel nach aseptischer Operation kein Antiseptikum verwenden;
- kein Staub- oder Keimaufwirbeln durch gleichzeitige Reinigungsarbeiten im Zimmer, Betten des Nachbarpatienten, Fenster- und Türenöffnung oder „Menschenansammlungen“;
- statt Verbandwagen Tablettsystem nutzen;
- Verbandtrommeln und „Dauerstandgefäße“ mit Kornzangen sind veraltet;
- keine unsterilen Salben und Lösungen;
- unsauberes Material *sofort* in mitgebrachten Abwurfbeutel, anschließend entsorgen;
- benutzte Instrumente u.ä. zur Aufbereitung ablegen (nicht ein„*weichen*“).

> **! Merke**
> Aseptische Wunden *von innen nach außen reinigen* (Abb. 4.44);
> septische Wunden *von außen nach innen* (Abb. 4.45).

Tabelle 4.3. Prä- und postoperative pflegerisch-hygienische Aspekte zur Wundinfektionsverhütung

Präoperative pflegerisch-hygienische Einwirkungsmöglichkeiten	Postoperative pflegerisch-hygienische Einwirkungsmöglichkeiten
- Möglichst kurze präoperative Verweildauer des Patienten (Veränderung des Keimspektrums durch Klinikaufenthalt) - Elektrorasur oder Enthaarungscreme nur am Operationstag - Duschen	- Streng aseptischer Umgang mit Wundsekretableitungssystemen - Kontrolle von Aussehen, Menge und Geruch des Sekrets - Um Kreuzinfektionen zu vermeiden, sollten Patienten mit septischen und aseptischen Wunden in getrennten Zimmern liegen (gesonderte Station ist nicht sinnvoll) - Hygienische, umweltschonende Verbandtechnik

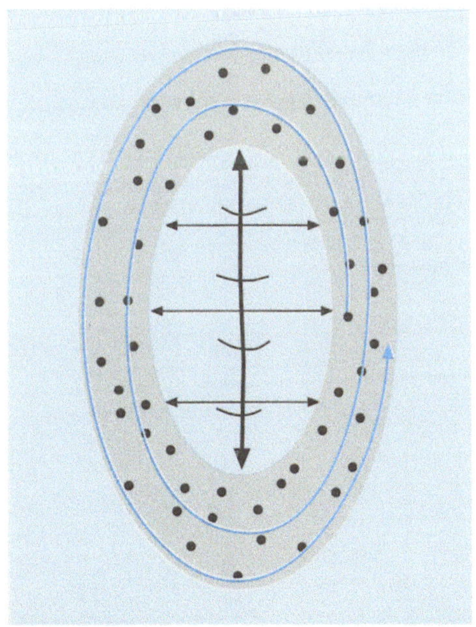

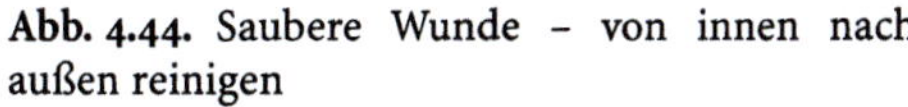

Abb. 4.44. Saubere Wunde - von innen nach außen reinigen

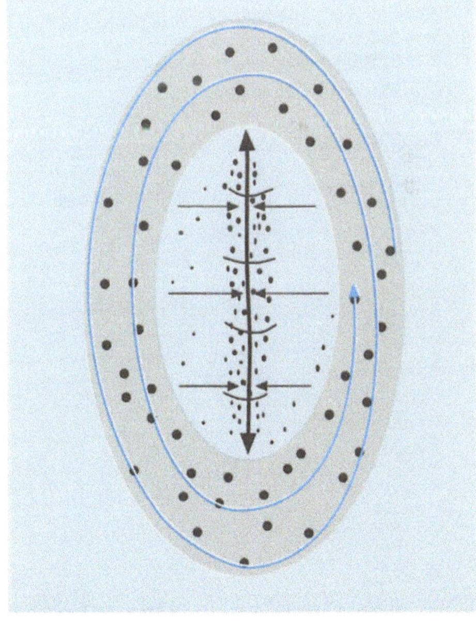

Abb. 4.45. Unsaubere Wunde - von außen nach innen reinigen

Material

Luft- und wasserdampfdurchlässig (bei chronischen Problemwunden: feuchte Wundbehandlung!),

- saugfähig,
- hautverträglich,
- größenangepaßt.

Reihenfolge

Bei mehreren Verbandwechseln ist die Reihenfolge unwesentlich: Die jeweilige Ausführung muß auch bei septischen Wunden so erfolgen, daß keine Erregerübertragung stattfindet.

Benötigtes Material (Tabelle 4.4)

Bei der Betreuung von *Patienten mit septischen Wunden* an die gezielte tägliche Desinfektion von patientennahen Flächen (Nachttisch, Bettplatz, Waschbecken, WC usw.) sowie des Fußbodens denken. Die Anmeldung der desinfizierenden Flächenreinigung erfolgt an die hauswirtschaftliche Mitarbeiterin und – durch die PBL – an die Reinigungsfirma.

Bei Aufhebung der Isolierung septischer Patienten (auch bei MRSA) sauberes Material (u.a. verpacktes Verbandmaterial, verpackte Handschuhe, Moltexunterlagen, Absaugsonden, jedoch keine Salben und Lösungen) in durchsichtigen Plastiksäcken verpackt an den Mitarbeiter der Klinikhygiene

Tabelle 4.4. Benötigtes Material für Verbandwechsel

Steril	Unsteril
– Einmalhandschuhe (kein Latex!)	– Einmalschürzen (Textilschürze)
– Einzeln verpackte Kompressen	– Einmalhandschuhe (kein Latex!)
– Eventuell salbenhaltige Gaze	– Abwurfbeutel (befestigt am Nachttisch)
– Eventuell NaCl 0,9%, H_2O_2 3%; sie wirken jedoch granulationshemmend, besser Ringer- oder Glukoselösung	– Mund-Nasen- und Haarschutz bei großflächigen Wunden bzw. besonderer Infektiosität
– Eventuell Wundantiseptika (beachte streng die Indikation!), zu bevorzugen ist LAVASEPT 0,1% in Ringer-Lösung	
– Eventuell Abdecktuch	
– Schere	
– Pinzette	
– Klemme	
– Eventuell Material zur Faden- oder Klammerentfernung	

für eine 6wöchige Quarantänelagerung geben. Danach kann dieses kostbare Material wieder eingesetzt werden!

4.6.2 Weitere Gesichtspunkte zur Wundinfektionsverhütung

Vor der Operation

Mikrobielle Besiedlung der Haut und Schleimhäute des Patienten mit hospitalspezifischen Erregern vor dem operativen Eingriff

Möglichst kurze präoperative Verweildauer durch schnelle Abwicklung vorbereitender diagnostischer und therapeutischer Maßnahmen (vorstationär) und durch vorausdenkende Operationsplanung.

Kleinstverletzungen der oberen Hautschicht des zu desinfizierenden Hautareals: Einige Anmerkungen zur präoperativen Rasur

Das Diktat „porentief ausrasieren", dem sich schon Generationen von Pflegenden gefügt haben, ist zu einer rituellen Gewohnheit geworden. Aus leidvoller Erfahrung, was alles am Operationsmorgen den gewohnten Arbeitsgang durcheinanderbringen kann, wird die Operationsvorbereitung, soweit es irgend geht, am Tag vor dem großen Ereignis abgeschlossen. Gemäß dem Grundsatz der Bequemen: „Haben wir immer schon so gemacht ...", wird dann auch die großzügige Rasur der Körperbehaarung 1 oder 2 Tage vor der Operation durchgeführt.

Erkenntnisse der Krankenhaushygiene zur präoperativen Haarentfernung, die bereits seit fast 2 Jahrzehnten vorliegen (s. Literatur), stehen dieser Praxis entgegen. Doch der in einem Hause gültige Hygienekodex setzt sich aus sicherem Wissen, überregionaler Empirie, dem Sicherheitsbedürfnis sowie lokaler und personengebundener Tradition zusammen und ist nur schwer zu korrigieren. Hinzu kommt, daß insbesondere die Krankenhaushygiene im Fächerkanon der Medizinerausbildung noch ein Entwicklungsgebiet ist. Demgegenüber sind die Pflegenden, denen die präoperative Rasur nach ärztlicher Anordnung obliegt, auf diesem Gebiet häufig aktueller und intensiver ausgebildet. Sollen die angesprochenen Verhaltensweisen abgestellt werden, muß ein fairer und nicht im hektischen chirurgischen Alltag geführter interprofessioneller Dialog geführt werden, der sich auf Fakten aus der inzwischen umfangreichen Literatur stützt (Tabelle 4.5).

Durchführung der präoperativen Rasur

a) Haarkürzung mittels elektrischer Haarschneidemaschine: Die auswechselbaren Scherköpfe nach jedem Einsatz am Patienten trocken reinigen (Pinsel) und desinfizieren (Einlegen in 70% Alkohol). Obwohl sie als Einmalscherköpfe bezeichnet werden, ist eine Aufbereitung mehrmals möglich.
b) Haarentfernung mittels Enthaarungscreme: Zur Vermeidung hautallergischer Reaktionen müssen unbedingt die Angaben des Herstellers beachtet werden.

Keimbelastung des Operationsbereichs durch den Patienten (vor Transport zum Operationsbereich)

Pflegerisch-hygienische Maßnahmen vor geplanten Operationen

- Ganzkörperduschung oder Waschung des Patienten.
- Frisches Operationshemd.

Tabelle 4.5. Was gibt es gegen das präoperative „porentiefe“ Ausrasieren, trocken mit dem Einmalrasierer, 1 oder 2 Tage vor der Operation argumentativ vorzubringen?

Hygienefehler	Postulate	Erläuternde Empfehlungen
1. Haarentfernung im Operationsgebiet durch Trockenrasur mit Einmalrasierer	Rasur so oft wie möglich vermeiden! Stutzen der Haare mit Schere reicht oft aus, andernfalls elektrisch rasieren Bei dieser Praxis wurde das geringste Wundinfektionsrisiko beobachtet	Trockenrasur verletzt und schmerzt häufiger, außerdem ist sie sehr müllaufwendig
2. Verwenden vonHaarentfernungscreme ohne Verträglichkeitstest	Allergische Hautreaktionen durch chemische Depilation müssen vermieden werden	Die Depilation, die für den Patienten die angenehmste Methode der Haarentfernung darstellt, darf nur nach einem Verträglichkeitstest mit einer kleinen Salbenmenge in der Ellenbeuge angewandt werden
3. Körperrasur vor dem Operationstag	Eine trotz der vorhandenen wissenschaftlichen Argumente geforderte Rasur ausschließlich *am Operationstag außerhalb* der Operationseinheit durchführen!	Hautschonend ist die Naßrasur. Bei der Rasur am Vortag entstandene Mikroläsionen (durch Schnitte, Abschürfungen, Wundsein) mit ihrer endogenen und exogenen Besiedlung durch Mikroorganismen führen zu erheblich höheren Wundinfektionsraten

- Da sich die präoperative Verweildauer der Patienten in unserem Krankenhaus immer mehr reduziert, besteht aus hygienischer Sicht nur in Einzelfällen die Notwendigkeit, dem Patienten postoperativ ein frisches Bett zu geben. Patienten erhalten dann ein frisches Bett, wenn sie präoperativ inkontinent sind,
  vor der Operation stark geblutet haben (z.B. vor Sectio oder bei Unfallaufnahme),
  septische Wunden vor der Operation haben,
  mehr als 1 Woche vor der Operation bereits in ihrem Bett gelegen haben.
  Wahrscheinlich gibt es noch weitere Einzelfälle, bei denen ein frisches Bett postoperativ indiziert ist. Es ist dies aber keinesfalls nach einer ambulanten Operation erforderlich.
- Mit dem Krankenbett eine saubere Metallnierenschale in den Aufwachraum bringen, evtl. mit „Bettgalgen“ und anderen dem Eingriff entsprechenden Materialien.
- Einmalunterhose.
- Kopfhaarbedeckung (an der Patientenschleuse).

Besondere Maßnahmen bei Akutverletzten

Offene Verletzungen sind grundsätzlich nur mit Mund-Nasen-Schutz und sterilen Handschuhen zu inspizieren. Anschließend sind sie mit sterilen, schleimhautdesinfektionsmittelgetränkten Kompressen abzudecken.

Hautkeimflora in unmittelbarer Nähe des Operationsfelds

Haut-/Schleimhautdesinfektion (s. Hygieneplan-OP).

Wundversorgung postoperativ

4 Wundformen

- Klinisch saubere Operationswunde (unwesentliche Kontamination),
- klinisch saubere, aber kontaminierte Wunde (frisch traumatisierte Wunde; operationsbedingte Eröffnung eines Hohlraumsystems),
- kontaminierte Wunde (offene Fraktur mit erheblichem Keimeintrag; Biß-, Schuß-, Quetschwunde; operationsbedingte Eröffnung eines Hohlraumsystems mit Keimaussaat),
- massiv kontaminierte oder infizierte Wunde (verzögerte Versorgung; fäkale Kontamination, manifeste Infektion).

Da bei primär verschlossenen Wunden sowohl der sterile Verband als auch ein sich nach etwa 24 Stunden bildender Fibrinbelag ein Eindringen von Keimen unmöglich macht, ist das Risiko eines postoperativen Keimeintrags in die Wunde weitaus geringer als bei drainierten und offenen Wunden.

Bei letzteren kann es zum postoperativen Wundinfekt kommen, wenn nicht bei Manipulationen wie dem Flaschen-/Beutelwechsel oder dem Verbandwechsel aseptische Techniken und entsprechende organisatorische Maßnahmen Beachtung finden.

Wundtherapeutika und Wundreinigung

Häufig werden bei der Vielfalt der Wundtherapeutika Medikamente verwendet, die eher zellschädigend wirken. Dies zeigt sich durch eine Zytotoxizität ohne Aussage einer Reversibilität in Form von

- Zytozidie (Zellen sterben ab: Nekrose, Zelluntergang mit resultierender Gewebsnekrose),
- zytopathologischer Wirkung (zellschädigende Wirkung) oder
- zytostatischer Wirkung (Verhinderung der Zellteilung).

Deshalb folgende Ratschläge:

- Chirurgische Wundreinigung (Débridement) auf ärztliche Anordnung; auch beim konsiliarischen Verbandwechsel in der Akutambulanz mit Skalpell möglich (nicht mit einem stumpfen „scharfen“ Löffel, Schere);
- Dauer der Anwendung beachten: keine Dauerbehandlung!;
- Materialien, die unbedingt zu meiden sind: Schwermetalle, Farbstoffe;
- Materialien, die eher geeignet sind: Lavasept 0,1% in Ringer-Lösung;
- Pflege von Granulationsgewebe und Wundrändern:
  frische Granulationsränder: keine Reinigung und Spülung, keine Salben zur Granulationsförderung, Wundruhe durch atraumatische Verbände, Feuchthalten,
  schmierige, schlaffe, stagnierende Granulationen; mögliche Ursachen: Blutminderversorgung, Druckbelastung, mangelhafte Wundreinigung,
  überschießende Granulation: Ätzstift.

Aufsteigende Infektionen bei drainierten Wunden

Anschluß und Wechsel von Drainagen unter Beachtung hygienischer Kautelen:

a) Schwerkraftdrainagen: sterile Einmalauffangbeutel verwenden; beim Wechsel Handschuhe tragen (hier genügt ein Polyäthylenhandschuh), den Anschlußkonus desinfizieren (alkoholisches Desinfektionsmittel).

b) Saugdrainagen:
sterile, evakuierte Redon-Flaschen,
Handschuhe tragen,
Flaschenwechsel nach Arztanordnung (s. Pflegeabsprachen zu den einzelnen Operationen), Verbindungsstücke vor und nach Diskonnektion desinfizieren. Niemals den Redon-Stopfen abschneiden, sondern bei Problemen mit dem Wechsel Drainageschlauch kurz über dem Stopfen mit einer sterilen Schere abschneiden. Dadurch wird der hochwertige Stopfen nicht beschädigt.
Achtung! Sog regelmäßig auf einwandfreie Funktion kontrollieren.

Verband-Tablettsystem

Optimale Methode für den Verbandwechsel, wenn es sich um einen kleineren Verbandwechsel handelt. Das Tablett ist zum Transport der benötigten Arbeitsmaterialien gedacht und wird im Patientenzimmer als unsterile Arbeitsfläche mitbenutzt. Die Materialmenge pro Tablett ist auf das erforderliche Mindestmaß zu reduzieren und entsprechend der individuellen Wundsituation zu bestücken.

Eine Kontamination von wiederverwendbaren Materialien wie Flaschen, Tuben usw. ist zu vermeiden.

Ausgedehnte, schwierige (schmerzhafte) Verbandwechsel und Inspektionen werden in der Akutambulanz als Konsil angemeldet (s. 7.9). Auf diese Weise wird ein hygienisch einwandfreier Verbandwechsel erleichtert.

Desinfektion und Reinigung von Tabletts für den Verbandwechsel usw.

Grundsatz: Einmalhandschuhe (hier: puderfreier Latex!) tragen!

Kontaminierte Tabletts nach Verbandwechsel, Punktionen usw. werden zur Desinfektion in 1%ige Afid-Lösung oder 1,5% SEKUSEPT-plus-Lösung gegeben.

Desinfektion und Reinigung von Redon-Flaschen

Grundsatz: Einmalhandschuhe (hier: puderfreier Latex!) tragen!

1. Desinfektionslösung 1% Afid oder 1,5% SEKUSEPT plus.
2. Den Redon-Flascheninhalt in die Steckbeckenspüle entleeren, mit Wasser ausspülen.
3. Redon-Flaschen und Zubehör in die Lösung geben. Die Flaschen müssen vollständig gefüllt sein. Gummistopfen mit einer Einmalspritze durchspülen.
4. Nach 1 Stunde Einwirkzeit Redon-Flaschen und Zubehör unter fließend kaltem Wasser abspülen. Gummistopfen mit einer Einmalspritze erneut durchspülen. Redon-Flaschen und Zubehör abtrocknen und danach an dem dafür vorgesehenen Platz für die Zentralsterilisation bereitstellen.

Äußere Anwendungen

5

5.1 Einleitung

MONIKA KRAUSE, BÄRBEL UHLMANN*

Die äußere Anwendung ist eine Therapie über die Haut und entfaltet ihre Wirkung von dort aus auf den gesamten Organismus. Mit Hilfe der äußeren Anwendungen werden die Selbstheilungskräfte im Menschen angeregt; für die weitere Therapie (Heilmitteltherapie, künstlerische Therapien) wirken die äußeren Anwendungen vorbereitend und unterstützend auf den Organismus.
Als wesentlicher Bestandteil anthroposophischer Medizin und Pflege läßt sich ihre Wirksamkeit aus der Anschauung der funktionellen Dreigliederung des Menschen verdeutlichen. Dieser Erkenntnisansatz berücksichtigt den Menschen nach Leib, Seele und Geist. Weitere Hinweise dazu im Literaturnachweis.

5.1.1 Allgemeine Kriterien zur Durchführung

Phasen der Durchführung

1. Beobachtung

Der Patient wird während der Behandlung durch äußere Anwendungen mit aufmerksamer Beobachtung begleitet (s. Abb. 5.1).

Die Beobachtungen stützen sich auf die Eigenwahrnehmungen des Patienten, die im Gespräch mit ihm erfragt werden können, und auf die gezielten Beobachtungen des Pflegenden und des Arztes. Sie werden *vor*, *während* und *nach der Behandlung* festgehalten und dokumentiert, damit die Wirkung der äußeren Anwendung beurteilt werden kann und ggf. Korrekturen der Therapie erfolgen können.

Beobachtungskriterien

- Auswirkungen auf das Allgemeinbefinden (auch seelisches Erleben).
- Veränderungen der Atmung und des Kreislaufes.
- Wärme-/Kälteempfinden des Patienten.
- Stoffwechselreaktionen (Haut, Ausscheidungen).
- Schmerzen (lindernd oder auslösend).
- Beeinflussung der Sinneswahrnehmungen.
- Veränderungen des Schlafes.
- Auswirkungen auf das Bewußtsein.

2. Planung

Folgende Punkte werden zuvor in einem Gespräch zwischen Patient, Arzt, Pflegendem festgelegt:

- therapeutisches Ziel der Anwendung,
- Zeitpunkt der Anwendung (Tageszeit in Abstimmung mit anderen Therapien, Diagnostik usw.),

* An der Erarbeitung für die 1. und 2. Auflage war Frau Christa Spranger beteiligt, die Indikationsbeschreibungen für die verschiedenen äußeren Anwendungen hat Herr Klaus Fischer vorgenommen.

Adressette, klein	Art der Anwendung und Substanz	
Diagnose	Tageszeiten:	
	Tag/Woche	
Zielformulierung:		
Beobachtungen des Pflegenden/Empfindungen des Patienten		
Datum	während der Anwendung	nach der Anwendung

Abb. 5.1. Formblatt: Äußere Anwendungen und Beobachtungen

- Häufigkeit und Dauer der Anwendung,
- Nachruhezeit.

Jede Behandlung sollte ungestört ablaufen. Es sollen nicht mehrere Behandlungen in kurzen Abständen folgen. Die rhythmische Folge der Anwendungen mit entsprechend großen „Atempausen" spielt eine wichtige therapeutische Rolle.

3. Vorbereitung

Vorbereitung der Materialien

- Verwendung natürlicher Stoffqualitäten wie Wolle, Baumwolle und Leinen, ohne Beimischung von Kunstfasern.
- Verwendung unbehandelter (ungespritzter) Substanzen.
- Bereitstellung der Materialien: Sicherheitsnadeln oder Pflaster zum Fixieren (Sicherheit des Patienten beachten), weitere Materialien: s. Einzelanwendungen.

Vorbereitung des Patienten

- Dem Patienten vorher den Toilettengang ermöglichen.
- Für eine bequeme Lagerung des Patienten sorgen, z.B. ein Kissen unter die Knie legen.
- Wenn der Patient kalte Füße hat, muß vor der Anwendung dafür gesorgt werden, daß die Füße warm werden (Wärmflasche). Während der Anwendung wird die Wärmflasche (bis auf Ausnahmen) von

den Füßen entfernt (nicht 2 Wärmequellen gleichzeitig an verschiedenen Körpergebieten!).

Vorbereitung des Zimmers

- Das Zimmer soll gut gelüftet und warm sein.
- Evtl. das Zimmer leicht abdunkeln (Fenstervorhang zuziehen, keine grelle Deckenbeleuchtung).
- Während der Anwendungs- und Ruhezeit sollten Störungen durch Besuche, Telefonate, Radio usw. vermieden werden. Evtl. an die Zimmertür ein Schild anbringen: „Bitte nicht stören!".

4. Durchführung

Prinzipien

- Sicheres und zügiges Arbeiten;
- Intimsphäre des Patienten wahren;
- Wärme erhalten/zuführen, den Patienten gut zudecken, die Bettdecke an den Körper „modellieren", so daß keine Luftlöcher entstehen;
- für Sicherheit sorgen (gründliche Information geben; Patientenruf in Reichweite).

Weiteres siehe bei den einzelnen Anwendungen.

5. Nachbereitung

Nach der Wirkzeit wird das Kompressentuch, der Wickel oder die Packung durch den Pflegenden – nicht selbständig durch den Patienten – abgenommen.

Prinzipien

- Sicherheit vermitteln und Auskühlung vermeiden.
- Bei Wickeln und Kompressen werden das Wringtuch und das „innere" Tuch ausgespült, denn Teereste und Ausdünstungen müssen ausgewaschen werden.
- Die Tücher nicht auf der Heizung trocknen. Tücher können meist 1 Woche lang, d.h. 5- bis 6mal, benutzt werden.
- Die Wärmflaschenhüllen beim Patienten lassen.

6. Nachruhe

Sofern keine anderslautende Anordnung vorliegt, folgt jeder äußeren Anwendung eine Nachruhezeit von mindestens 30 Minuten. Die Nachruhezeit hat eine große Bedeutung, da sich die Wirkung der äußeren Anwendung oftmals erst in dieser Phase entfalten kann. Der Patient sollte sich über die Nachruhezeit hinweg warm halten.

Die Nachruhe sollte allerdings nicht „überschlafen" werden, d.h. der Patient sollte nicht in einen tiefen, langen Schlaf fallen, es sei denn, die äußere Anwendung dient der Unterstützung des Nachtschlafes.

Wärmflaschen

Die Entscheidung, ob bei einem Patienten eine Wärmflasche eingesetzt werden darf, muß von einem examinierten Pflegenden getroffen werden.

> **! Merke**
> Nach allen Eingriffen, die unter periduraler Anästhesie erfolgten, und bei Sensibilitäts- und Durchblutungsstörungen dürfen keine Wärmflaschen angelegt werden, weil die Wärmeregulation aufgrund gestörter Nervenfunktion nicht physiologisch funktioniert. Die Kapillaren werden zwecks Abbau der Fremdwärme nicht weit gestellt, und es tritt somit eine Gewebeschädigung ein. Der Patient ist in bestimmten Teilen des Körpers gefühllos und kann sich verbrennen.

In diesen Fällen darf die Wärmflasche auch nicht indirekt angewendet werden. Erfahrungen haben gezeigt, daß schon das Anlegen einer nur warmen Wärmflasche bei einem solchen Patienten Blasenbildung und andere Verbrennungserscheinungen verursachen kann.

Wärmflaschen müssen vor jeder Benutzung sorgfältig auf Brüchigkeit (Verfärbungen, kleine Risse an Spannungsteilen) beobachtet und rechtzeitig ausgewechselt werden.

Auch das nicht korrekte Füllen und Verschließen von Wärmflaschen kann Verbrennungen verursachen.

Korrektes Füllen einer Wärmflasche

- In ein Meßgefäß 1/3 kaltes Leitungswasser und 2/3 kochendes Wasser geben, ergibt ca. 60°C.
- Wasser in die Wärmflasche gießen. Es ist sinnvoll, die Wärmflasche dabei „halbiert" in der Hand zu halten. Auf diese Weise wird die Wärmflasche mit der richtigen Menge Wasser gefüllt und die Luft entweicht.
- Wärmflasche mit dem passenden Verschluß versehen.
- Prüfen, ob die Wärmflasche wirklich gut verschlossen ist.
- Schutzhülle um die Wärmflasche ziehen und so dem Kranken anlegen, dabei Verschluß der Wärmflasche nach außen legen.

Inhaltsübersicht

5.2 Therapeutische Abwaschungen

Abwaschungen werden ruhig und zügig durchgeführt. Der Patient darf sich dadurch nicht belastet fühlen, und es darf ihm dabei nicht kühl werden. Wohltuend ist es, wenn Griffqualität und Strichführung dem Krankheitszustand angepaßt werden.

Grundsätzlich: Je leichter gearbeitet wird, um so besser kann eine gesamte Durchwärmung, Durchblutung und Belebung des Gewebes stattfinden.

5.2.1 Abwaschungen

Die Abwaschungen bewirken für den Patienten eine Erfrischung und Entlastung. Überschüssige Wärme und Ausschwitzungen werden von der Hautoberfläche abgezogen. Je nach Indikation wird eine Teil- oder auch Gesamtabwaschung vorgenommen.

Material

- 1 große Waschschüssel,
- 1 Duschtuch,
- 1 Handtuch,
- 2 Waschhandschuhe,
- frische Bettwäsche (eventuell),
- Patientennachthemd,
- evtl. Unterwäsche.

Substanzen

1. Bei Teeabwaschungen: ca. 2 Liter Tee in doppelter Trinkstärke (s. Teeliste, Tabelle 3.11) werden 2 Liter warmes Wasser zugesetzt.
2. Bei Abwaschungen mit Emulsionen: Emulsion dem warmen Waschwasser nach Vorschrift beigeben.
3. Bei Abwaschungen mit Sole: 2 EL Salz in 4 Liter warmem Wasser auflösen.
4. Bei Abwaschungen mit Soda: 60 g Soda-Kristall in 4 Liter warmem Wasser auflösen.
5. Bei Abwaschungen mit Zitrone: in 4 Liter warmen Wasser die Schale einer 1/2 Zitrone unter Wasser mit einem Messer einritzen und den Saft mit einem Glas ausdrücken (s. Abb. 5.13).

Durchführung

Das Duschtuch wird unter den jeweils zu behandelnden Körperteil des Patienten gelegt. Das Trockenhandtuch liegt bereit.

Merke
Mittelmaß an Nässe und nicht extra abtrocknen!

Für eine Gesamtabwaschung kann die hier beschriebene Reihenfolge gelten:

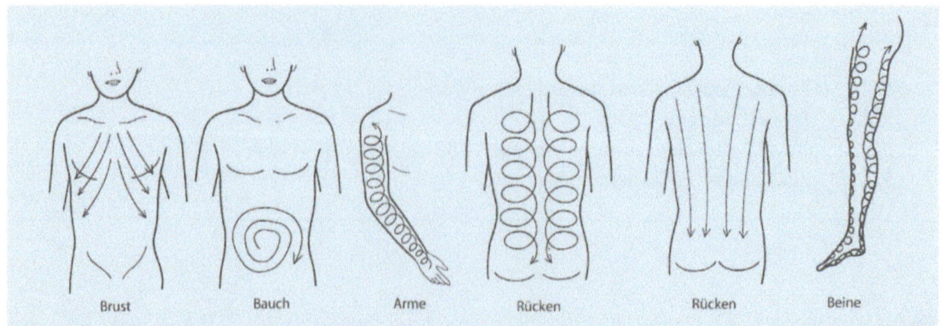

Abb. 5.2. Ganzabwaschung

- Brust: In leichten Strichen von der Schulter über das Brustbein, den Rippen folgend nach außen (Abb. 5.2); zudecken.
- Bauch: Auswickelnde Spirale in Richtung des Uhrzeigers, zudecken. Brust und Bauch zugedeckt lassen.
- Arme: An der Hand beginnend in runden Formen zum Schultergelenk. Jeden Arm nach dem Waschen sofort zudecken.
- Rücken: Der Patient wird in Seitenlage gebracht und es wird an der HWS begonnen (zuerst rechts, dann links der Wirbelsäule), kreisend den ganzen Rücken abwärts bis einschließlich Steißbein-Hüft-Bereich. Nach den abschließenden Abstrichen gut zudecken. Es kann auch mit 2 Waschhandschuhen, d.h. mit beiden Händen, gearbeitet werden.
- Beine: Von den Zehenspitzen aufwärts leicht kreisend bis zur Hüfte waschen. Zudecken.

Nachbehandlung

Nachruhe: 30 Minuten.

5.2.2 Oberkörperabwaschung mit Sole

Nur auf Verordnung.

Vorbereitung

1 gehäufter EL Meersalz (bei Steinsalz die Hälfte) soll am Abend vorher in 0,5 Liter kaltem Wasser angesetzt werden, damit die Lösung langsam geschieht. Es kann auch eine stärkere Konzentration angewendet werden, aber immer muß das Salz vollständig gelöst sein.

Material

- Meersalz (oder Steinsalz),
- 1 Badetuch,
- 1 Frottiertuch,
- 1 großer Waschhandschuh,
- 1 Schüssel.

Durchführung

Der Patient liegt bis zur Körpermitte auf dem Badetuch. Nun wird mit dem Waschhandschuh in großen, kräftigen Strichen abgewaschen (Abb. 5.3).

Zuerst im Sitzen den Rücken, dann die Arme nacheinander im Liegen. Jeder Arm wird sofort mit dem Badetuch eingehüllt. Zuletzt kommt die Brust an die Reihe. Sie wird anschließend mit dem Frottiertuch abgedeckt.

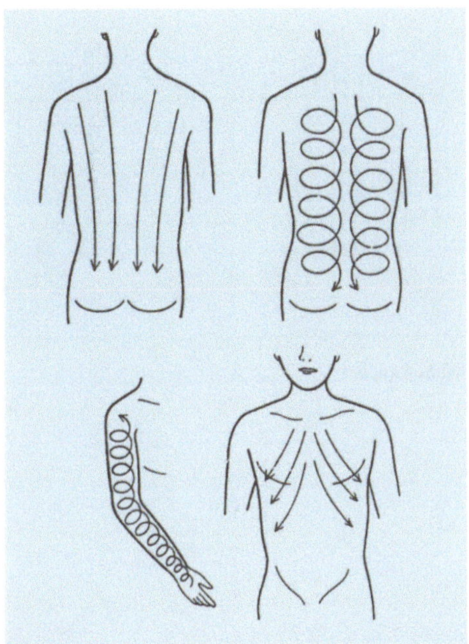

Abb. 5.3

Die Abwaschung soll zügig und rhythmisch gemacht werden und darf nicht länger als 5 Minuten dauern.

Nachbehandlung

Der Patient liegt noch 15 Minuten zugedeckt im Bett. Danach, je nach Verordnung, aufstehen und spazierengehen.

5.2.3 Rückenabwaschungen

Indikationsbeschreibung

Rückenbehandlung zur Dekubitusprophylaxe.

Vorbereitung

Den Patienten auf die Seite legen und so abstützen, daß er bequem liegt. Eventuell muß ein Helfer den Patienten halten, oder das Bett muß zum Schutz des Patienten mit einem Bettgitterteil und Polsterung versehen werden.

Material

- 1 Schüssel mit ca. 2 Liter Wasser (gut warm),
- 2 Waschhandschuhe,
- 2 Frottiertücher,
- Hauttonikum (Lotio Pruni comp.).

Substanz

Zusatzauswahl nach individueller Hautbeschaffenheit, Erkrankung und Auswirkung auf die Haut (eventuell Absprache mit Arzt):

- 1 Käppchen der entsprechenden Waschemulsion (Rosmarin, Pfefferminz, Zitrone, Fichtennadel, Lavendel, Thymian).
- Weitere Zusatzmöglichkeiten sind Tees in doppelter Trinkstärke (s. Teeliste, Tabelle 3.11), der zubereitet in Thermosflaschen bereitsteht (Salbeitee, Schachtelhalmtee, Kamillentee, Pfefferminztee).

Durchführung

Ein Frottiertuch zum Abdecken des Bettes nehmen. In langen Strichen den ganzen Rücken, zweihändig mit beiden Waschhandschuhen beginnend:

1. Vom Hals rechts und links der Wirbelsäule bis Kreuzbein.
2. Schulterblatt bis Gesäß.

3. Achselhöhle und Flanken bis Trochanter abwärts waschen (Abb. 5.4a). Mit Frottiertuch unten zudecken und den oberen Rücken in Kreistouren beginnend rechts und links der Wirbelsäule zweihändig bis zur Taille waschen (Abb. 5.4b).
   Oberen Rücken mit dem Frottiertuch zudecken.
   Den unteren Teil des Rückens von der LWS abwärts und die Hüfte einbeziehend ebenso behandeln. Dabei die gefährdeten Stellen besonders beachten. Danach den gesamten Rücken in größeren und kleineren Kreistouren mit Hauttonikum einreiben und mit langen Abwärtsstrichen enden. Der ganze Vorgang muß rasch und mit leichter Hand ablaufen.
   Diese Behandlung kann mehrmals täglich wiederholt werden.

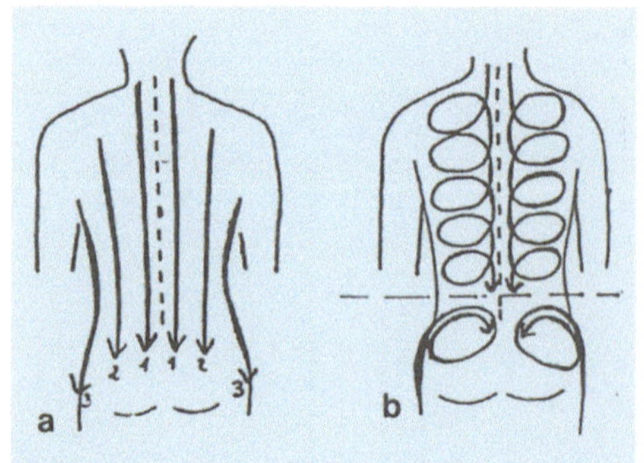

Abb. 5.4a, b

Inhaltsübersicht

5.3 Medizinische Bäder und Teilbäder

Monika Krause, Bärbel Uhlmann

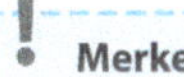

Merke

Grundsätzlich dient das medizinische Bad nicht zur Reinigung. Das bedeutet auch, daß dabei keine Seife benutzt wird.

Allgemeine Arbeitsschritte

1. Ärztliche Verordnung

- Dauer,
- Häufigkeit,
- Badewassertemperatur,
- Badezusatz,
- Nachruhezeit oder Bewegung.

2. Information und Einverständnis des Patienten

Eventuell Angebot von Hilfestellungen und Einsatz des Patientenlifters planen.

3. Planung und Koordination

- Mahlzeiten,
- diagnostische Maßnahmen,
- Pflegemaßnahmen,
- andere Therapien.

Beachten, daß keine anderen größeren Behandlungen am Badetag stattfinden und daß genügend Nachruhe und Reaktionszeit eingehalten wird.

4. Vorbereitung seitens des Patienten

- Urin- oder Stuhlentleerung notwendig?
- Intimpflege erforderlich?

5. Vorbereitung

- Vorbereitung des Baderaumes und evtl. des Patientenlifters; Fußbank, Kissen, Matte bereitstellen,
- Vorbereitung des Bettes mit Tüchern für die Packung,

- Bademantel, evtl. Strümpfe, frisches Nachthemd o.ä.
- „Belegt"-Kennzeichnung außen an der Badezimmertür anbringen.

6. Zubereitung des Badewassers

Nach entsprechender Temperaturangabe zubereiten. Es ist sinnvoll, den Badezusatz erst in die volle temperaturregulierte Wanne zu geben. Zur Belebung des Wassers und zur Verteilung des Badezusatzes werden im Wasser 10–15 Doppel-Lemniskaten mit beiden Händen ausgeführt (Abb. 5.5). Einen ähnlichen Effekt erzielt man, wenn man das Bad durch das Dispersionsgerät einlaufen läßt, da die Wirbelbildung der Wasserbewegung entspricht. Den Badezusatz kann man in diesem Fall auch durch das Gerät zugeben.

7. Durchführung des Bades ohne Packung

- Vom Patienten die Wassertemperatur prüfen lassen;
- Patientenruf (Klingel) griffbereit hängen;
- Badetücher auf der Heizung oder mit Wärmflaschen vorwärmen, wenn notwendig;
- beim ersten Bad oder unbekannter Reaktion den Patienten nicht allein lassen;
- Puls kontrollieren, Befinden erfragen;

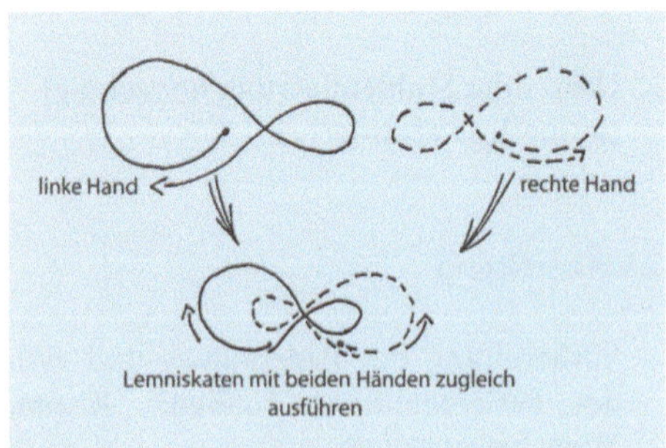

Abb. 5.5

- wenn der Patient allein gelassen werden kann, sollte man keine zeitaufwendigen anderen Tätigkeiten beginnen. Den Patienten im Bewußtsein behalten.

8. Nachbereitung

Nach der Beendigung des Bades den Patienten warm bekleidet zurückgehen lassen. Darauf achten, daß das Zimmer gelüftet und warm ist.

9. Nachbehandlung

Nachruhezeit: 30 Minuten.

10. Beobachtungen

- Das Wärmeempfinden erfragen;
- Körpertemperatur kontrollieren;
- Durchblutung der Haut;
- Kreislaufsituation;
- Veränderung der kreislaufspezifischen Symptome;
- Veränderung des allgemeinen Befindens.

Alle genannten Punkte sind in der Pflegedokumentation festzuhalten.

Besondere Maßnahmen bei Packungen nach dem Bad (bei Öldispersionsbad, Schwefelbad, Nährbad)

1. Vorbereitung

Bett in das Bad holen.

2. Materialien

- 1 gelbe Baumwolldecke,
- 1 Laken,

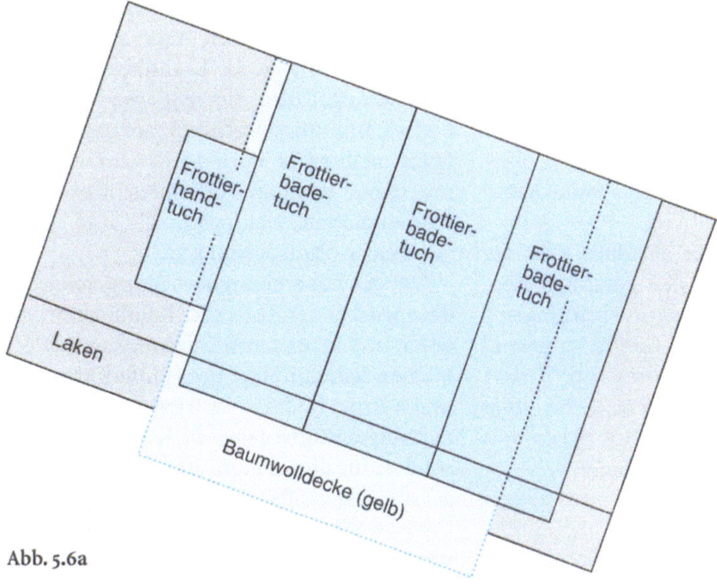

Abb. 5.6a

- 1 Frottierhandtuch,
- 2–3 Frottierbadetücher,
- 3 Wärmflaschen.

3. Vorgehen

Tücher auf dem Bett ausbreiten (Abb. 5.6a) und mit den Wärmflaschen vorwärmen; Wärmflaschen mit den Tüchern großflächig einschlagen. Beim Öldispersionsbad kann auf das Anwärmen des Bettes verzichtet werden; ein nicht vorgewärmtes Bett begünstigt die Entwicklung der Eigenwärme.

Kurz bevor der Patient in die Packung gelegt wird, die Tücher wieder ausbreiten und die Wärmflaschen entfernen.

Ablauf (Abb. 5.6b)

- Bei der Durchführung der Packung zügig arbeiten, damit der Patient nicht auskühlt.
- Patient nicht abgetrocknet auf die Tücher legen.
- Oberes Badetuch um den Leib schlagen, so daß der Intimbereich sofort mit bedeckt ist.
- Mit dem unteren Badetuch Beine und Füße einzeln bedecken, damit nicht Haut auf Haut liegt.
- Handtuch um die Schultern schlagen.
- Laken auf der linken Seite in ganzer Länge lose über Arm und Bein schlagen (als erster Wärmeschutz).
- Nun an der rechten Seite das Laken unter die Achselhöhle und um den rechten Arm legen, indem der rechte Arm des Patienten mit dem Lakenzipfel in der Hand ausgestreckt angehoben wird.
- Anschließend den eingepackten Arm angewinkelt auf den Körper legen.
- Den unteren Teil des Lakens um beide Beine und Füße schlagen.
- Dann die linke Lakenseite am linken Arm ebenso herumschlagen.

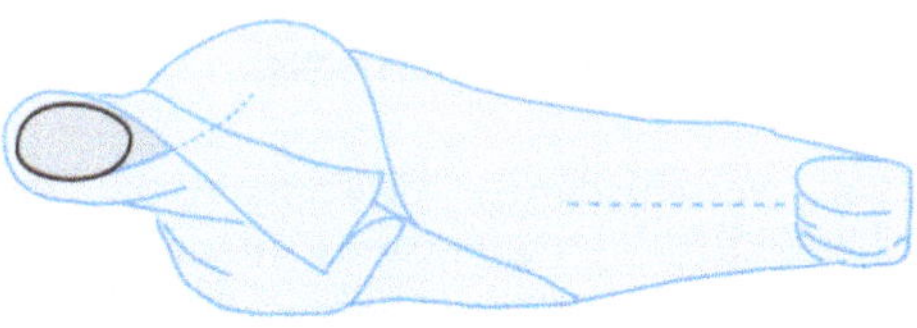

Abb. 5.6b

- Den Kopf leicht einhüllen und entsprechend Falten über Schultern und Brust legen, damit kein Luftzug eindringen kann.
- Den unteren Teil des Lakens wieder um beide Beine und Füße schlagen.
- Die Füße müssen gut eingehüllt sein, ohne daß das Tuch an den Zehen spannt. Kniekissen, wenn nötig!
- Gelbe Baumwolldecke ebenfalls über die Schultern falten und den gesamten Körper und die Beine gut darin einschlagen.
- Um dem Patienten das Gefühl zu geben, daß er selber die Packung bei Bedarf lockern kann, läßt man ihn 2- bis 3mal leicht die angewinkelten Arme heben und senken („Schmetterlingsprobe").
- Bettdecke überlegen und an den Seiten leicht unterstecken.
- Kopfteil je nach Wunsch und Notwendigkeit etwas erhöhen. Die Bedeckung des Kopfes ist vor allem für den Transport über den Flur wichtig.

4. Nachbehandlung

Nachruhezeit: in der Packung 30 Minuten. Dann dem Patienten aus der Packung helfen und mit Nachthemd oder Pyjama bekleidet weitere 30 Minuten Ruhezeit einhalten lassen.

5.3.1 Öldispersionsbad

5.3.1.1 Öldispersionsbad, genannt Jungebad®

Michaela Buchholz, Bärbel Uhlmann

Grundsätzliche Erläuterungen

Bei verschiedenen Erkrankungen des menschlichen Organismus besteht eine Schwäche der Wärmebildung. Dies drückt sich aus in niedrigen Körpertemperaturen (unter 36,5 °C) und einer fehlenden Temperaturperiodik im Laufe von 24 Stunden. Dazu gehören z. B. die Krebserkrankungen, Erkrankungen des rheumatischen Formenkreises, Immunschwächeerkrankungen, Diabetes mellitus (s. auch 5.3.1.2 „Erfahrungen mit dem Rosmarin-Öldispersionsbad bei schmerzhaften Neuropathien", und 5.3.1.3 „Rosmarin-Öldispersionsbad").

Bei der Zubereitung von Öldispersionsbädern wird in der Regel eine Kombination von fetten und ätherischen Ölen verwandt. Beide können sich nur unter dem Einfluß von Licht und Wärme bilden. Das Olivenöl ist ein einfach ungesättigtes fettes Öl. Es eignet sich besonders für die Therapie und dient in der Regel als Trägersubstanz der ätherischen Öle. Diese werden je nach Therapieziel ausgewählt, z.B. Lavendel oder Rosmarin; daneben kommt auch Hypericum zum Einsatz.

Durch das Öldispersionsgerät werden kleinste Tröpfchen Öl von Wasser umschlossen. Es entsteht eine allerfeinste Verteilung des Öles im Waser – ohne Zusatz eines Emulgators – und die Oberfläche des Öles wird um ein Vielfaches vergrößert, d.h. das Öl wird in feinst verteilter Form angewandt. Die dispergierten Ölpartikel halten sich so lange im Schwebezustand, bis ein größerer Körper eintaucht und sie durch seine Anziehungskräfte an seiner Oberfläche kondensieren läßt. Durch die Haut wird das ätherische Öl in den Organismus aufgenommen.

Ziel des Öldispersionsbades ist die Anregung des Wärmeorganismus durch das Öl und nicht die Erwärmung durch die Wassertemperatur.

Man beginnt das erste Bad erfahrungsgemäß 1 °C über Körpertemperatur und kann im Laufe der Kur allmählich die Temperatur senken, nämlich dann, wenn sich die Wärmeentwicklung im Bad fühlbar einstellt. Der Patient darf im Wasser jedoch nicht frieren und muß während der Bäder befragt werden, um sein kurzfristiges und längerfristiges Temperaturverhalten genau dokumentieren zu können. Dazu ist die Temperatur 1 Stunde nach dem Bad und mindestens zweimal täglich zu messen und auf dem dazugehörigen Formular und/oder der Patientenkurve einzutragen. Die gemessenen Werte dienen der Vorbereitung der folgenden Bäder.

Indikationsbeschreibung

Zur Regulierung des Wärmehaushaltes, vor allem bei arthrotischen und gichtischen Zuständen, aber auch bei allgemeiner Arteriosklerose.

Vorbereitung

Siehe allgemeine Einführung von 5.3 mit anschließender Packung.

Material

- 5 ml Öl nach Verordnung,
- Öldispersionsapparat,
- Badethermometer,
- Zubehör für die Packung (s. oben),
- Badematte,
- Nackenstütze.

Vorbereitung des Patienten

Ermitteln der Körpertemperatur unmittelbar vor dem Bad.

Durchführung

- Einlassen von 20 Liter gut warmem Wasser durch den Öldispersionsapparat zur Anwärmung der Wanne. Dann wird die gewünschte Badetemperatur eingestellt.
- Einfüllen des Öles bis zur Graduierung (ca. 5 ml). Es muß beachtet werden, daß die Düse durchgängig ist und eine feine Dispersion entsteht. Kein kaltes Wasser nachlaufen lassen und auch keine zusätzlichen Lemniskaten zum Vermischen durchführen, da hierdurch die Disperson als optimale Verteilung zerstört würde.
- Der Patient soll im Wasser ruhig liegen, damit sich der feine Ölfilm ungestört der Haut mitteilen kann. Das Öldispersionsgerät bleibt auch während des Bades am Duschschlauch angeschlossen, um eine eventuell notwendig werdende Warmwasserzufuhr über das Gerät zu realisieren.

Dauer und Nachbehandlung

Die Dauer kann im Verlauf mehrerer Bäder von anfänglich 10–15 Minuten auf bis zu 20 Minuten gesteigert werden.

Beim Aussteigen oder beim Herausheben des Patienten ist besondere Vorsicht geboten, da das Öl die Haut sehr glatt macht. Deshalb kann man den Patienten eventuell nicht sicher halten oder er würde bei fehlender Fußmatte ausgleiten. Der Patient muß sehr schnell auf die vorbereiteten Packungstücher gelegt und eingehüllt werden. In der Packung darf der Patient jedoch nicht schwitzen.

Dauer der Packung 30 Minuten; danach nochmals 30 Minuten Nachruhe (mit Nachthemd oder Pyjama bekleidet) oder 1 Stunde in der Packung, je nach Empfinden des Patienten.

Nachbereitung

- Reinigung der Wanne und eventuell des Patientenlifters;
- Aufhängen der mit den Patientendaten
- gekennzeichneten Packungstücher;
- Befinden des Patienten erfragen;
- Temperaturmessung;
- Dokumentation der gemessenen und beobachteten Daten (Abb. 5.7);

Name:				Menge, Art und Konzentration des Öles:
geboren:				
Diagnose:				Bürstungen: ja/nein
Änderungen:				ab:
Datum Uhrzeit	Körpertemperatur vor dem Bad in °C	Badetemperatur in °C	Körpertemperatur 1 und 3 Std. nach dem Bad	Beobachtungen am/Empfinden des Patienten während des Bades und danach

Abb. 5.7. Dokumentation der Erfahrungen mit dem Öldispersionsbad

- am Tag des Bades und wenigstens 1 Tag nach dem Bad den Patienten nicht duschen oder baden lassen.

Gebrauchsanweisung für den Öldispersionsapparat

Anschluß des Apparats

Beim Anschluß an den Brauseschlauch ist darauf zu achten, daß der Dichtungsring in der Verschraubung des Brauseschlauches vorhanden ist. Dann wird der Düsenreiniger (ein sehr dünner Draht mit roter Haltefahne) aus der Düse entfernt und der Ölbehälter mit dem Öl gefüllt (Markierungslinie oder genaue Verordnungen beachten!). Das durch den Apparat strömende Wasser saugt selbständig das Öl an. Bei intaktem Gerät ist der Strahl gleichförmig wie ein Schirm und das Öl wird so langsam dispergiert, daß es erst bei vollständig gefüllter Wanne durchgelaufen ist.

Maßnahmen bei Verstopfung der Düse

Eine eventuell eintretende Verstopfung der kapillaren Düsenöffnung kann mit dem Düsenreiniger schnell behoben werden. Sollte sich einmal im Öl ein Fremdkörper befinden, der sich mit dem Düsenreiniger nicht durch die Düsenöffnung stoßen läßt (niemals Gewalt anwenden!), dann werden die Wasserhähne noch einmal zugedreht, danach der Kaltwasserhahn nur ein wenig geöffnet und mit dem Daumen die Auslaßöffnung des Apparates zugehalten. Nun drückt das langsam einfließende Wasser die im Wirbelkörper befindliche Luft durch die Öldüse hinaus und befördert den verstopfenden Fremdkörper in den Ölbehälter, aus dem er dann leicht entfernt werden kann.

Eine andere Möglichkeit der Verstopfung der Düse ist gegeben, wenn Ölreste in der Düse zurückbleiben und eintrocknen. Daher nach jedem Gebrauch die Düse mit einer Seifenlösung durchspülen. Den Ölbehälter nach Gebrauch mit Seifenlösung füllen und mittels Staubschutzkappe durch die Düse pumpen; mit klarem Wasser nachspülen.

Ein unsymmetrischer Sitz der Düse stellt eine funktionelle Notwendigkeit dar und nicht etwa eine Ungenauigkeit bei der Herstellung und darf auf keinen Fall verändert werden. Bei Beschädigung oder nicht mehr funktionierender Düse den Apparat zum Einsenden zur Reparatur in die Abteilung Einkauf geben.

Anmerkung zur Montage

Die Mitarbeiter der Haus- und Betriebstechnik montieren das empfindliche Gerät auf eine aus Aluminium gefertigte sichere Badewannenhalterung; damit ist das Gerät nach Gebrauch an einen Haken im Badezimmer aufzuhängen.

5.3.1.2 Erfahrungen mit dem Rosmarin-Öldispersionsbad bei schmerzhaften Neuropathien

Wilhelm Rimpau

Grundsätzliche Erläuterungen zur Polyneuropathie (PNP)

Die (Poly-) Neuropathie (PNP) ist eine Krankheit, die das periphere Nervensystem als Organ betrifft. Hauptsymptome sind schlaffe Lähmungen, sensible Reizerscheinungen und Ausfallsymptome sowie Störungen der vegetativen Innervation. Phänotypisch werden Symptome nach der Körperverteilung als distal-symmetrisch oder als Schwerpunkt-Neuropathie beobachtet. Es können bevorzugt die Hirnnerven, Nervenwurzeln, die Axone oder die Myelinscheiden betroffen sein. Die Krankheit kann akut (z.B. als Landry-Paralyse) oder chronisch schleichend auftreten. Als Ursachen der PNP gelten neben einer genetischen Disposition Stoffwechselstörungen, Mangel- und Fehlernährung, Infektionskrankheiten, Arteriopathien und exogen-toxische Expositionen. Die häufigsten Ursachen für eine PNP sind der Diabetes mellitus und der Alkoholabusus. Entsprechend der unterschiedlichen Ätiologie kommt PNP bei allen Menschen in jeder Altersstufe und bei allen Rassen auf allen Kontinenten vor.

Kranke mit entsprechenden Beschwerden sollten immer vom Neurologen untersucht und beraten werden. Dieser wird nach der Anamnese, in der Zeitablauf und Art der Beschwerden dargestellt werden, eine klinisch-neurologische Untersuchung durchführen. Da die Differentialdiagnose bei der PNP ausgeprochen schwierig ist, sollten immer alle neurologischen Systeme bei der Untersuchung erfaßt werden. So können nicht nur Störungen des peripheren Nervensystems, sondern auch Krankheiten des Gehirns, des

Rückenmarks oder des Muskelsystems identifiziert werden. Zur weiteren ätiologischen Abklärung sind neben Anamnesedaten immer auch Laboruntersuchungen notwendig. Trotz all dieser Verfahren kann bei einem Drittel der Kranken die Ursache der PNP nicht ermittelt werden.

Überlegungen zum therapeutischen Einsatz von Ölen

Die Anwendung von Ölen zu therapeutischen Zwecken wird aus allen Zeiten und von allen Völkern berichtet. Dabei ist zwischen fetten und ätherischen Ölen zu unterscheiden.

Fette Öle

Fette Öle sind Triglyceride (Esterbindungen aus Glycerin und gesättigten und ungesättigten Fettsäuren). Das Verteilungsmuster der Fettsäuren ist nie ganz konstant, aber doch charakteristisch für ein Öl bestimmter Herkunft. Fette Öle stammen aus Früchten und Samen und wirken als hoch konzentrierte Energie- und Nahrungsquelle (1g Öl = 40 kJ). Trotz einer höheren Viskosität ist die relative Dichte der fetten Öle im Vergleich zum Wasser geringer, meist 0,90–0,92. *Olivenöl* wird im Alten und Neuen Testament und im Koran erwähnt. Den Israeliten diente es als Brennstoff für Lampen, als Arzneimittel und Massageöl, den Römern als Wagenschmiere. Frisch geerntete Früchte werden kalt gepreßt. Das DAB 9 legt Qualitätsmerkmale fest. Typisch für Olivenöl ist der Gehalt an Squalen (bis 0,7%), Phytosterolen (bis 0,2%) und Tocopherolen (bis 0,2%). Das Olivenöl ist im Vergleich zu anderen Ölen leichter in Wasser dispergierbar und insofern für Öldispersionsbäder zu bevorzugen.

Ätherische Öle

Ätherische Öle sind flüchtige, stark riechende aromatische Stoffgemische. Die relative Dichte entspricht den fetten Ölen, ihre Viskosität ist aber geringer. Sie sind in Wasser kaum löslich („Rosenwasser“), aber mischbar mit Alkohol und organischen Lösungsmitteln. *Rosmarinöl* wird gewonnen durch Wasserdampfdestillation aus den Zweigspitzen von Rosmarinus officinalis. Das Öl ist fast farblos und hat einen angenehmen, frischen, etwas kampferartig würzigen Geruch. Der Geschmack ist leicht bitter und würzig. Rosmarin wird in verschiedenen Zubereitungen für Bäder verwendet, ebenso in Linimenten, Gelen und Salben. Das Rosmarinöl 10% für Öldispersionsbäder wird entsprechend der Herstellungsvorschrift 12 Stunden des HAB hergestellt; dabei wird 1 Teil ätherisches Rosmarinöl mit 9 Teilen Olivenöl gemischt. Rosmarinöl hat eine antiphlogistische Wirkung (Wagner 1995). Als Irritantium wirkt es auf die Haut; über diese wird es resorbiert und hat eine Allgemeinwirkung auf Muskeln, Nerven und Gelenke. Dieses ist seit langem bekannt und vielfach experimentell bewiesen. Es wurde eine spasmolytische Wirkungskomponente ausgemacht, die aus der Hemmung der durch Acetylcholin induzierten Kontraktion resultiert (Ammon 1989).

Therapeutische Anwendung ätherischer Öle

Von W. Wyers und R. Brodbeck wurde 1989 nachgewiesen, daß ätherische Öle sich bei geeigneter dermaler Applikation im Muskelgewebe unterhalb der Applikationsstelle in Mengen anreichern, die eine direkte Depolarisierung der Skelettmuskulatur ermöglichen.

R. Steiner hat 1920 in seinem ersten medizinischen Kurs die Anwendung von Ölen in feinster Verteilung im Wasser vorgeschlagen.

Am Beispiel des Diabetes mellitus betrachtet er die therapeutische Forderung, den Patienten sein *Ich* entwickeln zu lassen, in Analogie zum Ölbildungsprozeß. Wasser ist dabei das vermittelnde Element. Franziska und Werner Junge entwickelten seit 1937 ein Verfahren zur feindisperten Verteilung von Ölen in Wasser, für das 1971 als Jungebad das deutsche Patent erteilt wurde. Es hat sich inzwischen in vielen therapeutischen Einrichtungen bewährt.

Therapeutische Maßnahmen bei Polyneuropathie

Mit Eintritt in das GKH 1983 fand der Autor die Anwendung von Öldispersionsbädern als etabliertes Therapieverfahren vor. Unser besonderes Interesse richtete sich seitdem insbesondere auf die Behandlung schmerzhafter Neuropathien, die sich in der Behandlung als besonders schwierig erweisen. Als medikamentöse Möglichkeiten bieten sich an: Thioctsäure, Carbamazepin, Diphenylhydantoin, Clonidin, Thymoleptika, Neuroleptika neben der Behandlung der Grunderkrankung, z.B. der adäquaten Einstellung des Diabetes mellitus. Die medikamentöse Therapie soll an dieser Stelle nicht näher erläutert werden.

Die Kranken plagt häufig ein nächtlicher Schmerz, verbunden mit Muskelkrämpfen, Pelzigkeitsgefühl, Gefühl, als wäre eine Gliedmaße eingeschlafen, Taubheitsgefühl, Kribbeln („wie Ameisenlaufen"), Überempfindlichkeit gegen Berührung, Prickeln („wie Nadelstiche"). Eine Sonderform sind die „unruhigen Beine" (Restless-legs-Syndrom oder Burning-Feet) mit erheblichen Schlafstörungen, weil die Kranken wegen Muskelkrämpfen in der Wade und/oder brennenden Mißempfindungen unwillkürliche Beinbewegungen durchführen, die sie zwingen aufzustehen und zu laufen.

Physikalische Maßnahmen

In der pflegerischen Therapie gestalten wir mit dem Kranken immer zunächst „physikalische" Maßnahmen:

- Vermeiden von Körperkleidung aus Kunststoffasern (Wollsocken).
- Körperhygiene (Sorgfalt beim richtigen Schneiden insbesondere der Fußnägel).
- „Bettbahnhof" zum Vermeiden von Bettdeckenkontakt.
- Nach Möglichkeit Laufen in Hüttenschuhen oder Wollsocken im Wohnbereich oder barfuß auf (warmem) Sandstrand.
- Lagern der Füße auf vorgewärmten Sand- oder Reissäcken und „Spielen" mit den Füßen.
- Vor dem Schlafengehen können Lavendelöl-Fußbäder helfen.
- Wärmflaschen sind zu vermeiden.

Einsatz des Öldispersionsbads

Im Inneren des Dispersionsapparats entsteht ein Strömungswirbel, der das Öl in seine Mitte hineinsaugt. Dabei entstehen Millionen winziger, von einem Ölfilm umhüllter Wassertröpfchen unterschiedlicher Größe. Durch diesen Dispersionsvorgang erreicht man eine Vergrößerung der Oberfläche um ungefähr das 2000fache, was damit zur Körperoberfläche eines Menschen von ca. 1,8 m^2 korrespondiert. Der Patient soll ruhig im Wasser liegen, damit sich der feine Ölfilm ungestört der Haut anlegen kann. Der statische Druck des Wassers vermindert sich durch die Feinstverteilung des Öls im Badewasser um 10%.

Das Bad dauert zwischen 10 und 20 Minuten. Verstärkt wird die Wirkung des Bades durch Bürstung. Mit zwei Bürsten bearbeitet der Therapeut aufsteigend von den Füßen den ganzen Körper. Dabei wird die Kräftigkeit und die Dauer der Bürstung individuell abgestimmt (weiteres s. 5.3.1.1).

Wir führen eine 10-Tageskur mit täglichen Bädern durch. Da das Bad anstrengend ist, verzichten wir auf zusätzliche Anwendungen der physikalischen Therapie.

Protokollierung

Im Interesse einer Validierung suchten wir seit 1983 nach einer Form der Dokumentation. Es galt zunächst, die Beschwerden der Patienten in Ausfall- bzw. Reizerscheinungen der motorischen, sensiblen und vegetativen Nervenfunktion zu gliedern. Das Beschwerdeprotokoll erlaubt auf einer offenen Skala, die subjektiven Angaben der Patienten semiquantitativ zu erfassen (Protokoll s. Originalarbeit).

Ausblick

Die Anwendung von Öldispersionsbädern ist fester Bestandteil des Therapieangebotes für unsere Patienten. Neben der Indikation für Kranke mit PNP werden Bäder beispielsweise auch durchgeführt bei

- Motoneuronerkrankungen,
- Schlafstörungen,
- M. Parkinson,
- Lumbo-Ischialgien,
- spastischen Paresen.

5.3.1.3 Rosmarin-Öldispersionsbad

Klaus Fischer

Indikationsbeschreibung

- Vollbad zur Anregung des Kreislaufes vor allem bei hypotonen Kreislaufverhältnissen.
- Bei Anwendung mit höheren Temperaturen (keine Überwärmungsbäder!) auch zur Anregung des Aufbau-Stoffwechsels, insbesondere bei Neigung zu Ablagerungen und Deformationen.

Vorbereitung

Siehe allgemeine Einleitung unter 5.3 und 5.3.1.1.

Bei Verwendung von ätherischen Ölen sollte ein Öldispersionsgerät zur Verwendung kommen, das eine Applikation von 3–5 ml Rosmarinöl erlaubt. Das Gerät, das direkt am Wasserhahn angebracht ist, fügt dem einlaufenden Wasser nach dem Wasserstrahlpumpen-Prinzip die eingebrachte Menge an ätherischem Öl in feinst verteilter Form hinzu.

Material

Rosmarin Öl für Dispersionsbäder 10%.

Durchführung

- Bei Verwendung von Temperaturen von einem bis zu einem halben Grad unter der Körpertemperatur bewirkt das Bad vorrangig eine Anregung des Kreislaufes; bei Temperaturen von einem bis zu einem halben Grad über der Körpertemperatur kommt es dagegen hauptsächlich zur Stoffwechselanregung.
- Günstigste Anwendungszeit ist der späte Vormittag. Anschließend eine Stunde Ruhe.

Dauer

- Bei kreislauflabilen Patienten vorsichtiger Beginn mit 5 Minuten, schließlich steigernd auf ca. 10–15–20 Minuten pro Bad.

- In einer Woche sollten 3–4 Bäder genommen werden, wobei der einmal gewählte Abstand von 1–2 Tagen zur Wahrung eines Rhythmus beibehalten werden sollte. Nach einer sog. Kur von 12–14 Bädern wird eine Pause von mindestens einer Woche empfohlen. Es ist gut möglich, 3mal wöchentlich (Montag, Mittwoch und Freitag) ein Bad mit einer Wochenendpause durchzuführen, wieder beginnend am darauffolgenden Montag.

Beobachtung

Der Patient sollte sich nach dem Bad ermüdet und entspannt, nach einer Stunde Ruhe erfrischt fühlen.

Bemerkung

Wenn Stoffwechselerkrankungen, wie z.B. ein Diabetes mellitus, zusätzlich vorliegen, ist die Verwendung von etwas höheren Temperaturen anzuraten.

5.3.2 Vollbäder mit Emulsionen, Essenzen und Tee

Indikationsbeschreibung

- Wärmeorganismus anregend,
- entkrampfend,
- durchblutungsfördernd,
- morgens mehr stoffwechselanregend,
- abends mehr beruhigend auf den Nervensinnesbereich,
- zusätzlich abhängig von der Substanzauswahl.

Vorbereitung

Siehe allgemeine Einleitung zu 5.3.

Material

- Emulsionen (Portionsflasche) entsprechend der Gebrauchsinformation verwenden (Lavendel-Bad 20 ml, Rosmarin-Bad 20 ml, Fichtennadel-Waschemulsion 40 ml).
- Essenzen (Portionsflasche) entsprechend der Gebrauchsinformation verwenden.
- Tee: 2 Liter Tee entsprechend der Teeliste (Tabelle 3.11) in 4facher Trinkstärke.
- Kaliumpermanganat: Die Apotheke liefert Kaliumpermanganatlösung 5%ig (100 ml): dem Wasser so viel zugeben, bis dieses hellviolett (durchsichtig) ist.

Durchführung

Die Emulsion, Essenz oder der Tee wird dem einlaufenden Wasser, das eine Temperatur von ca. 37–38 °C hat, zugegeben.

Dauer

Etwa 15 Minuten.

Nachbereitung

Wenn nicht anders verordnet, den Patienten 1 Stunde nachruhen lassen.

5.3.3 Nährbad

Indikationsbeschreibung

Stoffwechsel harmonisierend bei zu starken Abbauprozessen.

Durchführung

Ein- bis zweimal wöchentlich, bei zu schwachen Patienten sind ersatzweise Milchkompressen anzuwenden (s. 5.5.9).

Vorbereitung

Siehe allgemeine Einleitung unter 5.3.

Material

Aus der Küche bestellen:

- 1/4 Liter Milch,
- 1 Eigelb,
- 1 Zitrone (ungespritzt; bei gespritzten, behandelten Früchten nur den Saft),
- 1 Messer,
- Badethermometer.

Durchführung

- Badewasser 1 °C über der augenblicklichen Körpertemperatur des Patienten richten; evtl. nachwärmen, wenn der Patient das Bad als zu kühl empfindet.
- Die mit dem Eigelb verquirlte Milch in das Badewasser geben, dann mit einigen Lemniskaten vermischen.
- Die Zitrone unter Wasser anritzen, durchschneiden und unter Wasser ausdrücken. Danach das Wasser nochmals mit einigen Lemniskaten bewegen.

Dauer

Der Patient sollte 7 Minuten in dem Badewasser ruhen.

Nachbereitung

Patient in die Packung legen und ruhen lassen.

5.3.4 Schwefelbad

Indikationsbeschreibung

Zur Anregung des Stoffwechsels und des Kreislaufs.

Vorbereitung

Siehe allgemeine Einleitung zu 5.3.

Material

- 25 ml Schwefelleber-Lösung (Kaliumsulfuratum pro balneo 10%),
- Tücher für die Packung.

Durchführung

Die Wirkung des Schwefels ist temperaturabhängig, bei untergewichtigen Patienten Badewasser nicht mehr als 1 °C über der Körpertemperatur des Patienten. Bei übergewichtigen Patienten Steigerung der Wärmezufuhr so weit, wie der Patient dies als angenehm empfindet.

Dauer

Das erste Bad sollte 5 Minuten dauern. Bei weiteren Bädern kann dann (je nach Verordnung) bis zu 20 Minuten gesteigert werden; Badetemperatur dabei erhalten.

Nachbereitung

Patienten in die Packung legen.

5.3.5 Sitzbad

Indikationsbeschreibung

Stoffwechsel anregend, Darmtätigkeit beruhigend. Spezielle Anwendungen entstehen durch Zusätze.

Vorbereitung

Siehe allgemeine Einleitung zu 5.3.

Material

- Handtuch,
- Badethermometer,
- evtl. Badetuch zum Warmhalten des Patienten,
- Bademantel.

Substanzen

- Calendula-Essenz spezial 10%: auf 60 Liter Wasser 60 ml Calendula-Essenz spezial 10%.
- Cortex Quercus (Eichenrinde): 1 Liter nach der Teeliste (Tabelle 3.11) zubereitet.
- Kamillen Bad Robugen (entsprechend Beipackzettel).
- Kamillentee und andere Tees: 1 Liter nach der Teeliste (Tabelle 3.11) zubereitet, jedoch 4fache Konzentration.
- Mercurialis-Essenz (20%) (WELEDA), 1 Fläschchen (50 ml).
- 5%ige Kaliumpermanganat-Lösung: soviel dem Wasser zugeben, bis dieses hellviolett (durchsichtig) ist.

Durchführung

- So viel Wasser einlassen, bis der Hüftbereich des Patienten bedeckt ist.
- Wassertemperatur und Substanz nach Verordnung.
- Während des Sitzbades die Füße mit Schuhen und Strümpfen bekleidet lassen, soweit möglich die Beine und den Oberkörper bedecken.

Dauer

10–15 Minuten.

Nachbereitung

Den Patienten evtl. 1/2 Stunde bis 1 Stunde nachruhen lassen.

5.3.6 Ansteigendes Armbad

Indikationsbeschreibung

- Entspannung und Entkrampfung bei pektanginösen Beschwerden,
- Anregung der aufbauenden Kräfte im Stoffwechsel (Blutbildung).

Material

- 1 große Waschschüssel (evtl. das Waschbecken benutzen),
- 1 Handtuch,
- 1 Thermometer,
- evtl. Zusatz nach Verordnung,
- Litergefäß.

Substanz

- 1 EL Essenz,
- 1 TL Bademilch.

Durchführung

- In die Schüssel (oder das Waschbecken) 36–37 °C warmes Wasser geben.
- Die Arme müssen bis zur Mitte des Oberarmes mit Wasser bedeckt sein. Evtl. den verordneten Zusatz hineingeben.
- Sehr warmes Wasser mit dem Litergefäß so lange nachgießen, bis 38–39 °C erreicht sind. Der Patient darf nicht schwitzen. Kreislauf beachten!

Dauer

10–15 Minuten.

Nachbereitung

Den Patienten 1/2–1 Stunde nachruhen lassen.

5.3.7 Fußbäder mit Essenzen, Emulsionen, Tee oder Salz

Indikationsbeschreibung

- Ausscheidung anregend,
- zur Ableitung bei verstärkten Stoffwechsel- und Durchblutungsreaktionen im Kopfbereich,
- zur Wundbehandlung, z.B. bei Ulcus cruris.

Material

- Fußbadewanne mit Fußmatte,
- 1 Handtuch,
- Badethermometer.

Substanz

- Emulsionen: 1 Teelöffel der verordneten Bademilch,
- Essenzen, z.B. Calendula-Essenz spezial 10% (n. Vorschrift), Kaliumpermanganat-Lösung. 5%; das Wasser darf hier nur leicht rosa sein.
- Tee: 1/2 Liter entsprechend der Tee-Liste in 4facher Trinkstärke zubereitet,
- Kamillen Bad Robugen: entsprechend Beipackzettel,
- Salz: 1 Eßlöffel auf 500 ml Wasser.

Durchführung

Fußbadewanne bis Wadenhöhe mit 37–38 °C warmem Wasser füllen. Substanz nach Verordnung beigeben.

Dauer

Etwa 10 Minuten.

Nachbereitung

Füße warmhalten und Patienten 30 Minuten nachruhen lassen.

5.3.8 Ansteigendes Fußbad

Indikationsbeschreibung

- Anregung der Entleerungs- und Ausscheidungsprozesse,
- Entspannung und Entkrampfung der Muskulatur,
- Erleichterung bei polyneuropathischen Beschwerden.

Material

- Fußbadewanne mit Fußmatte,
- evtl. Zusatz nach genauer Verordnung mit Mengenangabe,
- Litergefäß,
- Frottierhandtuch,
- Badethermometer.

Durchführung

Die Anfangstemperatur des Wassers beträgt 36 °C. Durch langsames Zugießen von heißem Wasser muß die Wassertemperatur innerhalb von 15 Minuten auf 39–40 °C angestiegen sein (je nach Verordnung). Kreislauf beobachten!

Nachbereitung

- Beine und Unterleib gut warmhalten;
- 1/2 bis 1 Stunde Nachruhe.

5.3.9 Wechselfußbad

Indikationsbeschreibung

Zur Kreislaufanregung.

Material

- 2 Fußbadewannen mit Fußmatte,
- Litergefäß,
- evtl. Zusatz nach Verordnung,
- 1 Frottierhandtuch,
- Badethermometer.

Durchführung

- Die erste Wanne mit 38–39 °C warmem Wasser zubereiten. Allmählich warmes Wasser nachgießen, da die Temperatur nicht unter 38 °C sinken darf.
- Die zweite Wanne mit zimmertemperaturwarmem (20 °C oder noch kühlerem) Wasser zubereiten. Je größer der Temperaturunterschied zwischen den beiden Wannen ist, desto wirksamer sind die Wechselbäder. Jedoch sollte eine Schockwirkung für den Patienten vermieden werden.
- Füße zuerst 3 Minuten in das warme Wasser, dann maximal 30 Sekunden in das kalte Wasser. Diesen Vorgang 3mal wiederholen und mit dem kalten Wasser aufhören.

Nachbereitung

Je nach dem Schweregrad der Erkrankung sollte der Patient (nach Verordnung des Arztes) nachruhen oder einen Spaziergang machen.

5.3.10 Senfmehlfußbad

Indikationsbeschreibung

- bei beginnenden Kopfschmerzen (nicht im Migräneanfall),
- bei Erkältungen, Grippe,
- als Migränetherapie (kurmäßig).

Kontraindikationen

- Nicht intakte Haut,
- Hautempfindlichkeit,
- starke Varizen.

Material

- Fußbadewanne mit Fußmatte,
- Senfmehl,
- 1 Handtuch,
- 1 Spülgefäß (Litergefäß),
- 1 Waschschüssel,
- Lavendelöl (2%).

Durchführung

- Fußbadewanne mit warmem Wasser füllen (nicht über 38 °C) und an das Bett des Patienten stellen. Das Wasser reicht bis zur Mitte der Wade.
- 4 Hände voll Senfmehl ins Wasser geben.
- Der Patient sitzt auf einem Stuhl neben seinem Bett, gibt nun die Füße in das Senfbad und rührt mit ihnen das Senfmehl solange um, bis keine Klumpen mehr im Wasser sind.
- Den Patienen bitten, sich zu melden, wenn seine Füße zu brennen anfangen. Dieser Effekt beginnt ca. 2–10 Minuten nach dem Eintauchen der Füße in das Senfmehlfußbad.

- Nach dem Einsetzen des Brenneffektes sollten die Füße des Patienten bei stets zunehmendem Brennen dann noch ca. 5–10 Minuten im Wasser gelassen werden.
- Empfindliche Hautreaktionen bei hellhäutigen Menschen beachten.
- Zwischendurch prüfen, ob die Rötung in dem 10-Minuten-Zeitraum zu stark wird, oder ob ein unangenehmer Schmerz einsetzt; ggf. wird das Bad abgebrochen. Im Normalfall wird bei dieser Behandlung jedoch ein intensives 5- bis 10minütiges Brennen angestrebt.
  Über diesen Zeitraum hinaus besteht Verbrennungsgefahr!
- Füße aus dem Bad in die Waschschüssel stellen und mit angenehm warmem Wasser das Senfwasser von den Beinen des Patienten abspülen.
- Abtrocknen der Füße und Beine.
- Der Patient legt sich in sein Bett.
- Lavendelöl (2%ig) ganz dünn auf die Beine auftragen. Die Füße bekommen nur einen „Hauch" von Öl, da der Patient seine Füße sonst als unangenehm feucht und kalt empfindet.
- Wiederholung der Anwendung frühestens am nächsten Tag und nach Abklingen der Rötung.

Nachbereitung

Der Patient soll ½–1 Stunde Nachruhe einhalten.

5.3.11 Kohlensäurebäder

Klaus Fischer

Indikationsbeschreibung

Vollbad zur Unterstützung einer Normalisierung des Blutdruckes und zur Trainingsbehandlung des Kreislaufes.

Ort der Anwendung

Vollbad als Ganzkörperbad.

Vorbereitung

Siehe allgemeine Einleitung unter Punkt 5.3.

Der Patient sollte ½ Stunde vor dem Bad ruhen und keine größere Mahlzeit zu sich genommen haben.

Material

Fertigsubstanz BASTIAN für ein Bad laut Packungsbeilage.

Durchführung und Dauer

- Inhalt der Packung wird in das einlaufende Bad gegeben, dessen Temperatur 1–½ °C unter der Körpertemperatur liegen sollte.
- Die Dauer des Bads darf zunächst 5 Minuten nicht überschreiten. Bei kreislauflabilen Patienten evtl. erst mit einem Teilbad beginnen. Dauer des einzelnen Bades langsam auf max. 15 Minuten steigern.
- Vor und nach dem Bad Blutdruckkontrolle.
- Im Anschluß an das Bad eine Stunde Ruhe. Die Häufigkeit der Bäder sollte 2- bis 3mal wöchentlich nicht überschreiten. Durchführung immer an den gleichen Wochentagen, mit denen man begonnen hatte. Anwendung vorzugsweise am späten Vormittag.
- Vorsicht bei gleichzeitiger Verwendung von Antihypertonika, der Blutdruckabfall nach dem Bad kann beträchtlich sein.
- Die Gesamtzahl der Bäder liegt in der Regel zwischen 10 und 12 bei einer sog. Kur, die einen stabilisierenden Effekt hat. Danach Pause von mindestens einer Woche.

Beobachtung

Der Patient darf sich nach dem Bad durchaus etwas ermattet und müde fühlen. Nach 1 Stunde Ruhe sollte allerdings eine deutliche Belebung und Aktivierung seiner Lebenskräfte eintreten.

Bemerkung

Die Tageszeit, zu der eine Anwendung erfolgt, ist nicht ohne Bedeutung. Anwendungen am späten Nachmittag oder Abend können zu Schlafstörungen führen.

5.3.12 Lavendelbäder

KLAUS FISCHER

Indikationsbeschreibung

Vollbad bei nervöser Unruhe, Einschlafstörungen, Verspannungen und Verkrampfungen der Muskulatur.

Kontraindikation

Ekzeme der Haut.

Ort der Anwendung

Vollbad als Ganzkörperbad.

Vorbereitung

- Siehe allgemeine Einleitung unter 5.3.
- Seit der letzten größeren Mahlzeit sollte mindestens eine Stunde vergangen sein.

Material

- Lavendelbad, Portionsflasche mit 20 ml 7,5% Emulsion ätherischen Öls.

Durchführung und Dauer

- Portionsflasche des oben angegebenen Auszuges auf ein Vollbad, wobei auf bis zu 2 Portionsflaschen gesteigert werden kann. Der Badezusatz sollte in das einlaufende Wasser erfolgen.
- Die Dauer des einzelnen Bades kann zwischen ca. 10–15 Minuten liegen. Es sollte bei entsprechender Indikation ein Vollbad am Abend nach dem Essen in dem angegebenen Abstand von einer Stunde zur Mahlzeit gemacht werden, aber nicht später als 19 Uhr, oder zwischen 17 und 19 Uhr vor der Abendmahlzeit.
- Die Temperatur des Wassers sollte die Körpertemperatur nicht überschreiten, der Patient sollte aber nicht frieren.
- Nach dem Bad sollte der Patient zunächst eine Stunde ruhen und dann nicht länger als 2 Stunden wach bleiben.

Beobachtung

Der Entspannungszustand nach dem Bad hält in der Regel bis zur normalen Einschlafzeit an. Sollten die Einschlafstörungen sich sogar verstärken, war entweder der Zeitpunkt der Anwendung zu spät oder die Temperatur etwas zu hoch.

Ergänzung des Herausgebers. Interessant sind Untersuchungen zur Behaglichkeitstemperatur im Wasser. Um bei völliger Ruhe thermische Behaglichkeit zu erreichen, muß die Wassertemperatur 35–36 °C betragen. Je dicker die subkutane Fettschicht ist, desto niedriger ist die Untergrenze; bei Untersuchungen an unterschiedlich dicken Personen wurden untere Grenzwerte zwischen 31 und 36° C gefunden (Smith 1975, zit. Simon 1995).

Inhaltsübersicht

5.4 Rhythmische Einreibungen

Monika Krause, Bärbel Uhlmann

Die rhythmischen Einreibungen sind ein wesentlicher Bestandteil anthroposophisch erweiterter Pflege und dienen dem Auftragen von heilenden Substanzen auf die Haut. Sie haben ihren Ursprung in der von Dr. Ita Wegman und Dr. Margarete Hauschka entwickelten „Rhythmischen Massage". Es ist jedoch zu unterscheiden zwischen *Massagen*, die nur von ausgebildetem Fachpersonal ausgeführt werden dürfen, und *Einreibungen*, die in den Kompetenzbereich der Pflegenden fallen. Werden beide Maßnahmen ergriffen, so sollte eine Abstimmung zwischen Masseur und Pflegekraft erfolgen.

Die Art und Weise der Einreibung beruht auf den Gesetzmäßigkeiten des Rhythmus. Es gibt Grundformen, die der Körperform abgelesen sind und sich ihr anpassen.

Grundqualitäten der Einreibung

Die Einreibung zeichnet sich durch verschiedene Grundqualitäten aus:

Leichte

Leichte bedeutet, daß die rhythmische Einreibung ohne Druck durchgeführt wird. Die einreibende Hand wird vom Oberarm geführt; das Handgelenk ist dabei entspannt und locker. Wichtig ist der freie Stand des Einreibenden. Der Kontakt wird durch die Hand bewußt wahrnehmend im sogenannten „wandernden Kontakt" hergestellt; auf diese Weise wird vermieden, daß das Gewebe gestoßen, geschoben oder gedrückt wird oder beim Patienten ein „Kitzelgefühl" entsteht.

Bewußtes Wahrnehmen

Konzentration ist die Grundlage für bewußte Wahrnehmung während der Einreibung. Der Einreibende ist sich jeder seiner Handlungen bewußt; gleichzeitig entsteht zwischen dem Einreibenden und dem Patienten eine angemessene Distanz.

Die Einreibung erhält einen ruhigen und sicheren Ausdruck; der Patient fühlt sich wahrgenommen, berührt. Es wird auch der Zustand des einzureibenden Körpergebietes (z.B. Kälte/Wärme, Feuchte/Trockenheit, Glätte/Rauheit) vom Einreibenden bewußt erfaßt.

Ruhe

Die beschriebene Konzentration erzeugt eine innerlich und äußerlich wahrnehmbare Ruhe.

Äußerlich wird dies durch eine gute Vorbereitung, innerlich durch ein kurzes

Innehalten des Einreibenden vor Beginn der Behandlung unterstützt.

Wärme

Als weitere Qualität der rhythmischen Einreibung ist die Wärme gleichzeitig Voraussetzung und erwünschte Wirkung. Der Einreibende sorgt dafür, daß die eigenen Hände vor Beginn der Einreibung warm sind. Neben einem warmen Zimmer ist es wichtig, daß nur das einzureibende Körperteil aufgedeckt und nach der Einreibung unmittelbar wieder abgedeckt wird, um die entstehende Wärme zu halten.

Überschüssige Substanz (Öl, Salbe usw.) kann kühlend wirken. Deshalb wird von der Substanz nur so viel benutzt, wie von der Haut angenommen werden kann.

Die rhythmische Gestaltung der Einreibung ist eine wesentliche Voraussetzung für die Wärmebildung. Wichtig ist auch, daß der Patient die Einreibung als „rund" erlebt, d.h. auch eine gerade Strichführung (z.B. der Substanzverteilungsstrich an der Wade) wird durch eine gedanklich weiter begleitete Strichführung räumlich zu einem Rund.

Rhythmus

Rhythmus entsteht in der Begegnung von Polaritäten. In der rhythmischen Einreibung ist dies erkennbar, indem innerhalb einer Strichführung (z.B. einem Kreis an der Wade) ein verdichtender (anschwellender) und ein lösender (abschwellender) Prozeß hergestellt wird. Zwischen An- und Abschwellen muß vom Einreibenden willentlich ein inneres Lösen hergestellt werden; dies geschieht, ohne daß der Hautkontakt unterbrochen wird. Dieser Lösmoment folgt zeitlich unmittelbar der stärksten Dichte und wird als innerer Umkehrmoment bezeichnet. Der Entschluß, erneut verdichtenden Kontakt zum Gewebe aufzunehmen, ist der äußere Umkehrmoment. Dies kann sich in einer Umkehr der Hand ausdrücken, z.B. an der Wade von der Pronation zur Supination.

Die Einreibung wird nicht gleichmäßig („im Takt") durchgeführt, sondern jeder Kreis erfährt in sich eine geringe Abwandlung und Erneuerung. Als weitere Komponente des rhythmischen Prozesses kommt die elastische Anpassung hinzu, d.h. die Hand des Einreibenden paßt sich der jeweiligen Körperform an.

Wirkungen und Anwendungsmöglichkeiten der Einreibungen

Die rhythmische Einreibung kann

- Verspannungen und Verkrampfungen lösen,
- Beruhigung und Vertrauen schaffen,
- Durchblutung und Durchwärmung fördern,
- die Verdauung anregen,
- die Atmung vertiefen und beruhigen,
- den Schlaf unterstützen,
- den Menschen zu sich führen, z.B. verwirrte Menschen.

Aus- und Fortbildung in den rhythmischen Einreibungen

Grundlagen für die Einreibungen werden in den hausinternen Einführungskursen für neue Mitarbeiter vermittelt. Darüber hinaus werden in regelmäßigen Abständen Aufbaukurse angeboten (siehe: Aus- und Fortbildung 8.3.3).

Eine Arbeitsgruppe für rhythmische Einreibungen, die sich aus Pflegenden der verschiedenen Fachbereiche zusammensetzt, steht den Mitarbeitern anleitend und beratend sowohl in den Kursen als auch bei Fragen in der Praxis zur Seite. Die Ansprechpartner können über das Ausbildungsinstitut für Krankenpflege erfragt werden.

Weitere Kurse werden im „Fortbildungsinstitut des Verbandes anthroposophisch orientierter Pflegeberufe" in Bad Liebenzell-Unterlengenhardt durchgeführt.

5.4.1 Kümmelöl-Einreibung

Klaus Fischer

Indikationsbeschreibung

Zur Unterstützung von Verdauungsschwäche mit Luftbildung (Blähungen).

Ort der Anwendung

Leib, unterer Brustkorb.

Vorbereitung

Patient legt sich entspannt auf den Rücken in sein Bett, beide Arme seitlich am Körper angelegt. Die Atmung sollte regelmäßig und leicht vertieft sein. Die Extremitäten sollten gut durchwärmt sein, was am besten durch eine vorangehende Ruhepause im Bett erreicht werden kann.

Material

Kümmelöl 10%.

Durchführung

- Siehe die einleitenden Hinweise (5.4).
- Es ist keine Massage! Es wird lediglich eine leichte Verreibung des Öls vorgenommen, so daß nur eine dünne Schicht erzeugt wird. Anschließend sollte ein Wolltuch übergelegt werden.

Dauer

Die Einreibungen sollten je nach Bedarf 1- bis 2mal täglich erfolgen, am besten morgens und abends, frühestens eine Stunde nach der Mahlzeit.

Beobachtung

Es ist durchaus erwünscht, daß der Behandelte die Einreibung riecht.

5.4.2 Aconitöl-Einreibung

Klaus Fischer

Indikationsbeschreibung

Zur Linderung der Beschwerden bei Nervenentzündungen, z.B. bei Herpes zoster in den Spätstadien, wenn die äußere Haut intakt ist.

Ort der Anwendung

Auf die Haut im Bereich der Beschwerden.

Vorbereitung

Die Haut in dem angegeben Bereich muß sauber und trocken sein.

Material

Öl aus der Wurzelknolle des Eisenhutes, 5%: Aconitum napellus, Tuber Öl 5%.

Durchführung

- Siehe die einleitenden Hinweise (5.4.).
- Ganz vorsichtige, leichte Einreibung des Öls an den schmerzenden Stellen. Anschließend mit einem Wolltuch abdecken, dem ein Leinentuch untergelegt werden kann, da dieses häufig als angenehmer empfunden wird.

Zeitpunkt. Einreibungen morgens und abends möglich.

Beobachtung

Die Erwärmung, die durch das Wolltuch erzeugt wird, kann manchmal als unangenehm empfunden werden. In diesem Fall nur die leichte Einreibung durchführen.

Bemerkung

Der Effekt tritt manchmal erst bei der zweiten oder dritten Anwendung auf.

Inhaltsübersicht

5.5 Kompressen und Wickel

Monika Krause, Bärbel Uhlmann

Allgemeine Einleitung

Kompressen

Kompressen sind örtliche Auflagen auf Organgebiete (Leber, Magen, Herz, Nieren usw.).

Für Kompressen benutzt man Baumwollstoff, mehrfach gefaltet, um eine rasche Abkühlung zu vermeiden. Außerdem kann so genügend Wirksubstanz aufgenommen werden.

Das abdeckende Moltontuch muß die Kompresse nach allen Seiten um 2–3 cm überragen.

Wickel

Wickel umhüllen den zu behandelnden Körperteil ganz (Thorax, Waden, Handgelenke usw.). Auch für Wickel benutzt man Baumwollstoff, doppelt gefaltet.

Das abdeckende Moltontuch muß das Wickeltuch oben und unten um 2–3 cm überragen; es dient als Halt und Wärmeschutz.

- Fußwickel reichen von den Zehenspitzen bis zur halben Wade.
- Wadenwickel reichen von den Zehenspitzen bis unterhalb des Knies.
- Beinwickel umfassen Fuß, Unter- und Oberschenkel.
- Große Beinwickel umfassen Fuß, Unter- und Oberschenkel sowie die Hüfte.
- Pulswickel umfassen das Handgelenk 8–10 cm breit (bis auf den Daumenballen).
- Brustwickel umfassen den Thorax vom Rippenbogen bis zur Achselhöhle.

Hygienischer Hinweis. Wickelmaterial wöchentlich wechseln.

Salbenlappen

Für Salbenlappen werden stets Baumwoll-Restetücher verwendet, die doppelt gelegt werden. Sie werden nicht bis zum Rand bestrichen.

Salbenlappen werden meist nachts aufgelegt. Auf eine gute Befestigung, die dem Patienten nicht lästig werden darf, ist dabei zu achten.

Man kann den Salbenlappen auch auf ein Moltontuch mit Leukosilk kleben und das ganze wie einen Wickel anlegen oder den Lappen mit einer elastischen Binde befestigen.

Der Salbenlappen kann einige Stunden am Tag oder über Nacht angelegt bleiben.

- Pflanzensalben messerrückendick aufstreichen, so daß eine fettige glänzende Oberfläche entsteht. Pflanzensalben müssen täglich nachgestrichen werden.
- Metallsalben sehr dünn und gleichmäßig auftragen, so daß die Oberfläche glatt wie ein Spiegel ist. Alle 3–4 Tage nachstreichen, wenn der Spiegel nachgelassen hat.
- Mischungen aus Metallen und Pflanzen werden wie reine Metallsalben behandelt.

Hygienischer Hinweis. Salbenlappen können ggf. bis zu 10 Tage benutzt werden, wenn die Haut nicht zu stark absondert. Sie werden zusammengelegt und luftig aufbewahrt (nicht in Schubladen legen oder in Folientüten wickeln!).

5.5.1 Arnika-Kopfhaube

Indikationsbeschreibung

Zerebrale Durchblutungsstörungen (z.B. Apoplexie).

Vorbereitung

- Siehe „Allgemeine Einleitung“ (5.5).
- Arnika-Allergie ausschließen bzw. die Reaktion des Patienten gut beobachten.

Material

- 1 Dusch- oder Badetuch,
- 1 großes Molton-Tuch,
- Sicherheitsnadeln,
- 1 Baumwoll-Innentuch (am besten eine große Windel), so groß, daß daraus eine gut anliegende Haube gefaltet werden kann,
- 1 Kompressentuch,
- 1 kleine Schüssel,
- 1 Meßgefäß mit 250 ml angenehm warmem Wasser,
- 15 ml Arnika-Essenz.

Durchführung

- Patient setzt sich im Bett auf.
- Duschtuch um die Schultern des Patienten legen.
- Arnika-Essenz in das Meßgefäß mit 250 ml warmem Wasser geben.
- Das Kompressentuch wird in die kleine Schüssel gelegt und mit der Arnika-Lösung übergossen.
- Das Kompressentuch wird ausgedrückt und als feuchte Kompresse über die ganze Kopfbreite bis zu beiden Schläfen aufgelegt. Bei Hemiplegikern wird bei rechtsseitiger Lähmung die linke Kopfseite mit der feuchten Kompresse belegt, bei linksseitiger Lähmung verfährt man umgekehrt.

Danach wird das Innentuch, welches vor der Stirn und seitlich zur Haube gefaltet ist, darüber gut angelegt, so daß kein Luftzug die Kompresse kühlen kann. Mit dem Molton-Tuch und Sicherheitsnadeln wird alles gut festgesteckt.

Zum Abschluß wird das Duschtuch leicht um den Kopf und die Schulterpartie gelegt.

Dauer

- Der Patient ruht mit der Arnika-Haube 30–45 Minuten.

Nachbereitung

- Das feuchte Tuch wird nach 30–45 Minuten entfernt; der Patient ruht anschließend mindestens noch 30–60 Minuten in der Haubenpackung.
- Sind die Haare des Patienten nach dem Entfernen der Haube noch feucht, dann sollten sie trocken geföhnt werden.
- Das feuchte Tuch ausspülen und mit den anderen Tüchern zum Lüften aufhängen.

5.5.2 Meerrettich-Auflage auf die Stirnhöhle oder auf die Kieferhöhlen

Indikationsbeschreibung

Sinusitis.

Vorbereitung

Die Haut des Patienten muß intakt sein. Den Behandlungsablauf mit dem Patienten besprechen, da die Behandlung mit stark brennenden Hautreizungen einhergeht.

Siehe auch „Allgemeine Einleitung" (5.5).

Material

- 1 Stück frischer ungeschälter Meerrettich (aus der Zentralküche),
- 1 Lage Baumwoll-Restestoff (15 cm × 15 cm) oder 5 cm × 5 cm ES-Kompresse,
- 1 Rohkostreibe,
- 1 kleine Schüssel,
- Watte,
- Leukosilk,
- Vaseline,
- Heilsalbe,
- 1 Mülleimerbeutel.

Durchführung

- Meerrettich reiben und auf den Baumwollstoff in der Mitte 5 cm × 5 cm groß fingerdick auflegen. Von allen Seiten zusammenfalten und zukleben. Bei der Anwendung auf die Kieferhöhlen sind 2 solcher Kompressen zu richten.
- Die geschlossenen Augenlider des Patienten mit Vaseline bestreichen. Dann auf jedes Auge einen größeren Wattebausch legen, den der Patient während der Behandlung festhält, um die Augen zu schützen.
- Der Pflegende legt die Kompresse auf die Stirnmitte bis zur Nasenwurzel oder auf beide Kieferhöhlen auf und hält sie während der ganzen Zeit mit vorsichtigem Druck (Abb. 5.8a, b).
- Nach Abnahme der Kompresse soll die Haut darunter scharf umgrenzt gerötet sein. Auf der geröteten Stelle wird vorsichtig etwas Heilsalbe verteilt. Jetzt erst nimmt der Patient die Watte von den Augenlidern ab.
- Kompresse im geschlossenen Plastikbeutel (wegen der Geruchsbelästigung) entsorgen.

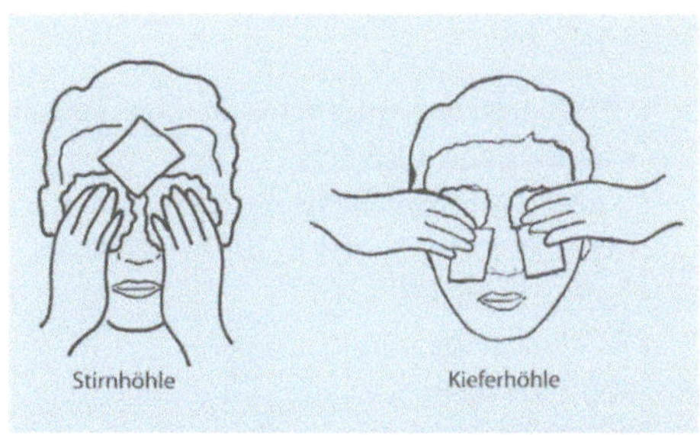

Abb. 5.8. **a** Stirnhöhle, **b** Kieferhöhle

Dauer

Wenige Sekunden bis höchstens 4 Minuten!

- Bei starken Schmerzäußerungen des Patienten kontrollieren, ob bereits eine Hautrötung eingetreten ist.
- Wiederholung der Behandlung frühestens am nächsten Tag, jedoch erst nach Abklingen der Hautreizung.

5.5.3 Meerrettich-Auflage im Nacken

Indikationsbeschreibung

Kopfschmerzen.

Vorbereitung

- Der Patient soll bequem mit aufgestützten Armen am Tisch oder im Bett sitzen.
- Die Haut im Nacken muß intakt sein.
- Den Behandlungsablauf mit dem Patienten besprechen, da die Behandlung mit stark brennenden Hautreizungen einhergeht.
- Siehe auch „Allgemeine Einleitung" (5.5).

Material

- 1 Stück frischer, ungeschälter Meerrettich (aus der Zentralküche),
- 1 Lage Baumwoll-Restestoff (20 cm × 25 cm) oder 10 cm × 20 cm ES-Kompresse,
- 1 kleine Schüssel,
- 1 Rohkostreibe,
- 1 Molton-Tuch,
- Leukosilk,
- Heilsalbe oder Lavendelöl 2%,
- 1 Müllbeutel (klein).

Durchführung

- Meerrettich reiben und dann auf den Baumwollstoff in der Mitte 8 × 12 cm groß fingerdick verteilen, von allen Seiten zusammenfalten und zukleben.
- Die Kompresse im Nackenbereich des 7. Halswirbels auflegen und mit dem Molton-Tuch bedecken.
- Der Pflegende bleibt für die Dauer der Behandlung anwesend.
- Nach dem Entfernen der Kompresse wird auf der geröteten Nackenstelle vorsichtig etwas Heilsalbe oder Lavendelöl 2% verteilt.
- Kompresse im geschlossenen Müllbeutel (wegen der Geruchsbelästigung) wegwerfen.

Dauer

Beim ersten Mal höchstens 4 Minuten.

- Bei starken Schmerzäußerungen des Patienten kontrollieren, ob die Hautrötung eingetreten ist (dokumentieren).
- Spätere Behandlungen können zeitlich bis zu 10 Minuten gesteigert werden, je nach Verträglichkeit.
- Wiederholung der Behandlung frühestens nach Abklingen der Hautrötung.

Nachbehandlung

- Nacken warm halten.
- Der Patient soll anschließend 15 Minuten im geschlossenen Raum bleiben.

5.5.4 Zwiebel-Auflage (Ohrgegend)

Indikationsbeschreibung

Lindernd bei Ohrenschmerzen.

Vorbereitung

- Vorgewärmtes Molton-Tuch um den Kopf binden.
- Siehe „Allgemeine Einleitung“ (5.5).

Material

- 1 Zwiebel,
- 1 ES-Kompresse (20 cm × 20 cm),
- 1 handgroßes Stück Watte,
- 1 kleiner Müllbeutel,
- Leukosilk,
- Einmal-Handschuhe (kein Latex!),
- 1 Messer,
- 1 schmales Molton-Tuch,
- 1 Wärmflasche.

Durchführung

- Einmal-Handschuhe anziehen.
- Von der Zwiebel eine flache Scheibe so abschneiden, daß die Blätter einzeln abgelöst werden können. 3–4 Blätter in der Mitte abbrechen, damit der Saft austritt. Diese Blätter dann in die Kompresse legen und zukleben.
- Vor dem Auflegen der Kompresse werden Watte und Zwiebelpäckchen in die Plastiktüte gesteckt und mit der Wärmflasche angewärmt. Hierbei muß die Wärmflasche unbedingt vor dem Zwiebelsaft geschützt werden.

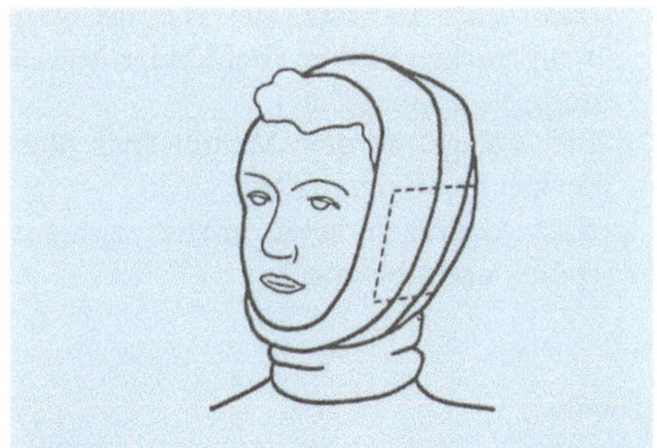

Abb. 5.9

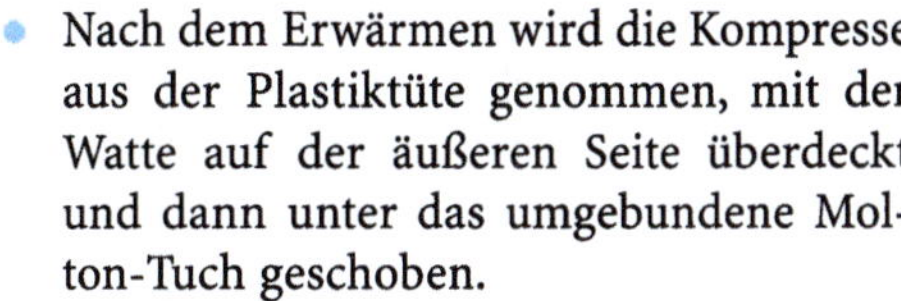

- Nach dem Erwärmen wird die Kompresse aus der Plastiktüte genommen, mit der Watte auf der äußeren Seite überdeckt und dann unter das umgebundene Molton-Tuch geschoben.
  Dabei beachten: Die Auflage muß vor dem Ohr beginnen, das ganze Ohr bedecken und hinten ca. 4 cm überragen (Abb. 5.9).
- Handschuhe, Papier, Watte und Zwiebelpäckchen nach dem Gebrauch im geschlossenen Müllbeutel wegwerfen.

Dauer

Die Auflage kann 2–3 Stunden auf dem Ohr bleiben, evtl. über Nacht. Die Behandlung kann mehrmals täglich wiederholt werden.

Nachbehandlung

Nach der Behandlung muß der Kopf des Patienten warmgehalten werden.

5.5.5 Salbenlappen am Hals

Indikationsbeschreibung

- Begleittherapie bei Schilddrüsen- und Lymphknotenerkrankungen,
- Schmerzlinderung bei Halsentzündungen.

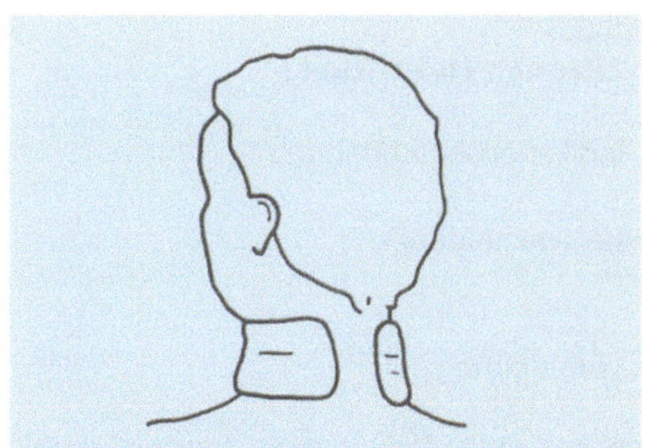

Abb. 5.10

Vorbereitung

Siehe „Allgemeine Einleitung“ (5.5).

Material

- Verordnete Salbe,
- Spatel,
- fester Baumwollstoff, doppelt gelegt,
- 1 Mullbinde, 6 cm breit,
- Leukosilk.

Durchführung

- Salbe auf den doppelt gelegten Stoff aufstreichen. Dabei nach allen Seiten des Lappens einen mindestens 2 cm breiten Rand von der Salbe freihalten.
- Salbenlappen nach Angabe auflegen, mit der Mullbinde sorgfältig befestigen (Abb. 5.10).

Nachbehandlung

Keine.

5.5.6 Zitronen-Halswickel I

Indikationsbeschreibung

Halsentzündungen.

Vorbereitung

Siehe „Allgemeine Einleitung“ (5.5).

Material

- ½ Zitrone, ungespritzt,
- 1 Baumwoll-Innentuch, doppelt gelegt, ca. 20 cm × 30 cm,
- 1 überdeckendes Molton-Tuch,
- 1 kleine Schüssel,
- 2 Sicherheitsnadeln/Pflaster.

Durchführung

- In die Schüssel 200 ml warmes oder kaltes Wasser gießen (je nach Verordnung) und die Zitrone unter Wasser anschneiden und ausdrücken.
- Das doppelt gelegte Baumwoll-Innentuch wird nun in der Schüssel getränkt, ausgewrungen und um den Hals so angelegt, daß rechts und links der Wirbelsäule je 2 cm trocken bleiben (bei kühler Anwendung Neuralgiegefahr).
- Die Auflage mit dem Molton-Tuch überdecken und fixieren (Abb. 5.11).
- Nach Gebrauch beide Tücher gut ausspülen und trocknen.

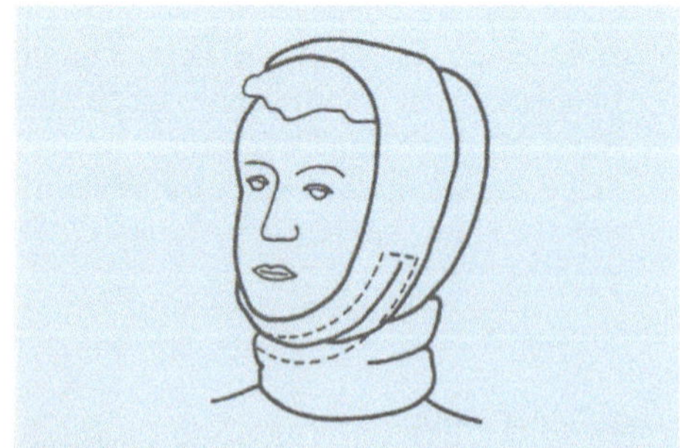

Abb. 5.11

Dauer

30–60 Minuten. Die Behandlung muß als angenehm empfunden werden, andernfalls ist der Halswickel abzunehmen. Auf Hautreizungen achten.

Nachbehandlung

Der Patient sollte anschließend den Hals warmhalten.

5.5.7 Zitronen-Halswickel II

Indikationsbeschreibung

Halsschmerzen.

Vorbereitung

Siehe „Allgemeine Einleitung“ (5.5).

Material

- 1 ungespritzte Zitrone, da die Schale einbezogen ist,
- Reststoff-Kompressentuch, 20 cm × 20 cm,
- 1 überdeckendes Molton-Tuch,
- 1 Brettchen,
- 1 Messer,
- 2 Sicherheitsnadeln/Pflaster.

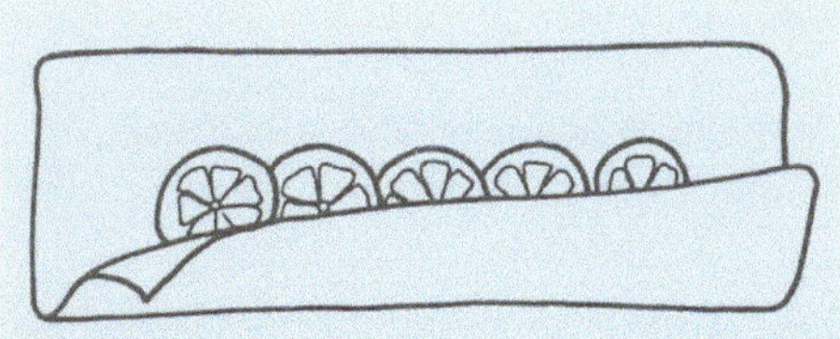

Abb. 5.12

Durchführung

Von der Zitrone werden auf dem Brettchen 4–6 Scheiben (ca. 0,5 cm dick) abgeschnitten, dann in der Mitte der Kompresse nebeneinandergelegt und eingeschlagen (Abb. 5.12).

Nun wird mit dem Handballen jede Zitronenscheibe leicht gedrückt.

Es muß geschätzt oder probiert werden, wieviele Zitronenscheiben nötig sind.

Der Halswickel wird um den Hals so angelegt, daß die Wirbelsäule ausgespart bleibt. Dann die Auflage mit dem Molton-Tuch überdecken und fixieren (s. Abb. 5.11). Nach dem Gebrauch die Zitronenscheiben wegwerfen.

Tuch gut ausspülen und trocknen.

Dauer

60 Minuten. Anwendungsdauer nicht verlängern, da die Gefahr starker Hautreizung besteht.

- Wenn die Zitronensäure Juckreiz oder Schmerzen hervorruft, wird die Ausführung I (5.5.6) des Zitronenwickels angewandt.
- Die Behandlung kann mehrmals am Tage wiederholt werden.

Nachbehandlung

Der Patient sollte anschließend den Hals warmhalten.

5.5.8 Senfauflage am Oberarm (links)

Indikationsbeschreibung

Entkrampfende und schmerzlindernde Beeinflussung von pektanginösen Beschwerden.

Kontraindikationen

- Nicht intakte Haut,
- Hautempfindlichkeit.

Vorbereitung

- Siehe „Allgemeine Einleitung" (5.5).
- Prüfen, ob die Haut am linken Oberarm intakt ist und Rötungen von etwaigen Vorbehandlungen abgeklungen sind.

Material

- Senfmehl,
- 2 Blatt Zellstoff, etwa 25 cm × 45 cm,
- 1 Frottiertuch,
- 1 Baumwoll-Innentuch, 15 cm breit,
- 1 Baumwoll-Zwischentuch, 15 cm breit,
- 1 Molton-Tuch, überdeckend,
- Sicherheitsnadeln/Pflaster,
- Lavendelöl (2%),
- 1 Schüssel,
- 1 Abfallbeutel.

Durchführung

- Den Zellstoff auf das glatte Baumwoll-Innentuch legen, sehr faltiges Tuch zwecks besserem Glätten vorher anfeuchten, und das Senfmehl in der Mitte 2 mm dick aufstreuen, so daß ein Streifen von 10 × 20 cm bedeckt ist. Von allen Seiten so einschlagen, daß kein Senfmehl austreten kann.

- Auflage in die Schüssel mit Wasser (nicht wärmer als 38 °C) eintauchen und durchziehen lassen. Danach mit flachen Händen ausdrücken. Nicht wringen!
- Die Auflage soll nur 3/4 des Oberarmes, d.h. die Außenseite bedecken. Die Innenseite des Oberarmes ist auszuschließen. Die Auflage danach mit dem aufgerollten Baumwoll-Zwischentuch und dem Molton-Tuch abschließen und feststecken.
- Nach Abnehmen Lavendelöl 2% auftragen und Arm bedecken.

Soll die Anwendung wiederholt werden, ehe die Hautrötung abgeklungen ist, so muß hierfür eine andere Auflagestelle gewählt werden.

Dauer

Möglichst 3–7 Minuten, über diesen Zeitraum hinaus besteht Verbrennungsgefahr!

Empfindliche Hautreaktion bei hellhäutigen Menschen beachten und zwischendurch prüfen; ggf. die Behandlung beenden.

Nachbehandlung

- Den Patienten 30–60 Minuten ruhen lassen.
- Zusammengerolltes Wickelmaterial in der leeren Schüssel heraustragen, Zellstoffkompressen aus den Innentüchern in den Abfallbeutel geben und verschließen.
- Die Tücher müssen vor dem Aufhängen sehr gut ausgespült werden.

5.5.9 Milchkompressen auf die Arme (oder nur Oberarme)

Indikationsbeschreibung

Diese Behandlung wird bei schwachen Patienten anstelle eines Nährbades angewandt.

Vorbereitung

- Siehe „Allgemeine Einleitung" (5.5).
- Der Patient soll entspannt liegen.

Material

- 1/4 Liter rohe kalte Milch,
- 1/4 Liter heißes Wasser,
- 2 Baumwoll-Innentücher entsprechender Größe,
- 2 Molton-Tücher,
- 4 Sicherheitsnadeln/Pflaster,
- 1 kleine Schüssel.

Durchführung

- 1/8 Liter Milch mit 1/8 Liter Wasser handwarm machen.
- Wickeltücher separat aufrollen.
- Innentücher in der Milch tränken und wringen.
- Nacheinander die Arme zuerst mit dem Innentuch, dann mit dem Molton-Tuch umwickeln.
- Den Patienten locker zudecken.
- Nach etwa 20 Minuten die Wickel abnehmen, im zweiten Teil der erwärmten Milch neu tränken und nochmals anlegen.
- Für die nächste Behandlung neue Tücher verwenden.

Dauer

2mal 20 Minuten.

Nachbereitung

Arme gut bedecken und den Patienten 30 Minuten ruhen lassen.

5.5.10 Senf-Brustwickel

Indikationsbeschreibung

Zur lokalen Anwendung und Mitbehandlung von Pneumonien oder anderen akut entzündlichen Reaktionen im Bronchial- und Lungenbereich.

Kontraindikationen

- Hauterkrankungen,
- nicht intakte Haut.

Vorbereitung

- Information des Patienten über die auftretende Hautreizung.
- Die Haut muß intakt sein, eine etwaige starke Rötung aufgrund einer vorangegangenen Behandlung muß abgeklungen sein.
- Siehe „Allgemeine Einleitung" (5.5).

Material

- Senfmehl,
- ungebleichter Zellstoff, große Lagen,
- 2 Baumwoll-Innentücher (vorher den Umfang des Brustkorbes abmessen),
- 1 Baumwoll-Zwischentuch (vorher den Umfang des Brustkorbes abmessen),
- 1 abdeckendes Molton-Tuch (vorher den Umfang des Brustkorbes abmessen); zusätzlich ein Frottierbadetuch für die Schultern,
- 1 Frottier- oder Molton-Tuch zur Nachbehandlung,
- 1 große Schüssel,
- Gefäß mit warmem Wasser (nicht wärmer als 38 °C),
- Vaseline weiß, 2 Purzellin-Tupfer,
- 2mal 4 Lagen geschnittener Zellstoff als Achselhöhlenschutz,
- 2 Sicherheitsnadeln/Pflaster,
- Nässeschutz (Einmalunterlage oder anderes),
- Lavendelöl (2%ig),
- 1 kleiner Abfallbeutel.

Durchführung

- Es ist ratsam, den Thoraxwickel in 2 großen Kompressen vorzubereiten.
- Ein Innentuch ganz glatt auslegen. Faltige Tücher vorher leicht anfeuchten. Zellstoff doppellagig darauf ausbreiten, und zwar so groß, daß die Kompresse den hinteren Brustkorb bis in die Flanken bedeckt und von der Breite nicht tiefer als der Rippenbogen reicht.
- Senfmehl 2 mm dick gleichmäßig verteilt aufstreuen und mit einer zusätzlichen Zellstofflage bedecken. Zuerst den Zellstoff, dann das Innentuch einfalten. Kompresse vorsichtig zusammenrollen bzw. falten, so daß sich das Senfmehl nicht verschiebt.
- Die zweite Kompresse ebenso zubereiten. Sie muß den vorderen Thorax bis zur Axillarlinie bedecken und von der Breite nicht tiefer als der Rippenbogen reichen.
- Im Zimmer des Patienten die Kompressen in warmes Wasser (nicht wärmer als 38 °C) legen, durchziehen lassen und mit flacher Hand ausdrücken. Nicht wringen! Die Kompressen sollen feucht und nicht naß angelegt werden.
- Dem Patienten zum Aufsitzen verhelfen. Bettschutz in Thoraxhöhe einlegen. Darüber das Frottier-Badetuch und das von beiden Seiten halb eingerollte Molton-Tuch mit dem Zwischentuch legen.
- Dem Patienten die Rückenkompresse so anlegen, daß sie unterhalb der Achselhöhlen liegt. Dann das Molton-Tuch mit dem Zwischentuch darübergeben und den Patienten hinlegen lassen.

- Die mit Vaseline versehenen Purzellin-Tupfer auf die Brustwarzen legen (auch beim Mann). Zellstofflagen in die Achselhöhlen legen. Vordere Kompresse anlegen und mit den Wickeltüchern überdecken und fixieren.

Dauer

Zu Anfang wenigstens 3 Minuten, später dann, je nach Hautrötung, bis zu 10 Minuten. einwirken lassen. Über diesen Punkt hinaus besteht Verbrennungsgefahr!

- Bei der ersten Behandlung beim Patienten bleiben, u.U. auch bei allen weiteren Behandlungen. Kontrollieren, wann das Hautbrennen einsetzt.
- Empfindliche Hautreaktionen bei hellhäutigen Menschen beachten und zwischendurch prüfen; ggf. die Behandlung beenden.

Nachbehandlung

- Beim Abnehmen die Kompressen, Tupfer und den Zellstoff sofort mit den Wickeltüchern bedecken (Geruchsbelästigung, Reizung der Schleimhäute!).
- Die eventuell vorhandenen Senfspuren zügig mit feuchtem Lappen entfernen. Öl auftragen, aber nicht einreiben und mit dem Frottiertuch oder dem zweiten Molton-Tuch einhüllen. Entstandene Wärme erhalten, zügig arbeiten!
- Den Patienten 30–60 Minuten nachruhen lassen.
- Zusammengerolltes Wickelmaterial in der leeren Schüssel heraustragen. Zellstoff-Senfkompressen aus den Innentüchern in den Abfallbeutel geben und verschließen. Die Tücher müssen vor dem Aufhängen sehr gut ausgespült werden.

5.5.11 Quark-Brustwickel oder Thorax-Kompressen

Indikationsbeschreibung

- Entzündliche, eitrige Prozesse im Bronchial- und Lungenbereich,
- Mastitis.

Vorbereitung

- Siehe „Allgemeine Einleitung“ (5.5).
- Das Bett muß mit einem Nässeschutz gegen austretende Nässe geschützt werden (Einmalunterlage oder anderes).

Material

- 1–2 kg Magerquark (aus der Krankenhausküche),
- 1 Baumwoll-Innentuch, dem Brustumfang angemessen,
- 1 Baumwoll-Innentuch von der Größe des Molton-Tuches,
- 1 Molton-Tuch, das Innentuch überdeckend, ein zusätzliches Frottierbadetuch für die Schultern,
- 4 Kompressen, 20 cm × 20 cm, unsteril,
- 2–4 Sicherheitsnadeln/Pflaster,
- 4–5 Wärmflaschen,
- 1 Plastiksack zum Schutz der Wärmflaschen,
- 1 großes Messer oder 1 breiter Löffel,
- 1 Schüssel,
- 1 Waschlappen,
- 1 Frottiertuch,
- 1 Wagen (Servierwagen) oder Tablett.

Durchführung

- Es erweist sich als günstig, diesen großen Wickel in 2 Kompressen aufzuteilen und beim Anlegen zu zweit zu arbeiten.

- Auf einem Patienten-Küchentablett ein Baumwoll-Innentuch glatt auslegen, darüber wird eine doppeltgroße Kompresse gelegt. Der Quark (mit Zimmertemperatur) wird 0,5 cm dick gleichmäßig in entsprechender Größe aufgestrichen und mit dem überstehenden Mull überdeckt.
- 2 mit dem Plastiksack überzogene Wärmflaschen werden unter das Innentuch gelegt (zu zweit arbeiten!).
- Für die Zubereitung der zweiten Kompresse wird ebenso verfahren.
- Man trägt die Tabletts zum Patienten. Der Quark soll durch die Wärmflaschen leicht erwärmt sein.
- Dem Patienten zum Aufsitzen verhelfen. Den Nässeschutz und das Frottiertuch ausbreiten und darauf die entsprechenden Wickeltücher legen. Nun die Rückenkompresse auf das Zwischentuch legen und mitsamt dem Molton-Tuch gespannt greifen und dem Patienten anlegen. Patient legt sich hin.
- Die vordere Kompresse anlegen und den Wickel schließen. Beachten, daß Arme und Schultern des Patienten mit dem Frottiertuch gut bedeckt sind.

Dauer

Die Einwirkzeit richtet sich nach dem Befinden des Patienten und der ärztlichen Verordnung, sie kann bis zu 5 Stunden betragen.

Nachbereitung

- Vor dem Abnehmen des Wickels gut warmes Waschwasser bereitstellen.
- Zuerst die vordere, dann die hintere Kompresse entfernen und in die Wickelschüssel ablegen. Den Nässeschutz beseitigen. Die Haut schnell abwaschen und gut abtrocknen.
- Den Brustkorb warmhalten!
- Mit den gebrauchten Kompressen achtsam umgehen, da der getrocknete Quark sehr bröselt. Die Tücher (auch das Molton-Tuch) werden einige Zeit warm eingeweicht, dann gründlich ausgespült und zum Trocknen aufgehängt (nicht im Patientenzimmer). Für die nächste Behandlung frische Tücher verwenden.

Weiterführende Literatur

Zegelin-Abt (1997)

5.5.12 Öl-Brustwickel

Indikationsbeschreibung

Zur Beruhigung und Unterstützung der Atmung (z.B. bei Asthma bronchiale).

Vorbereitung

Siehe „Allgemeine Einleitung" (5.5).

Material

- Lavendelöl 2%,
- Baumwollrestetuch in abgemessener Größe, doppelt gelegt,
- 1 Wattepackung, das Öltuch abdeckend (doppelt gelegte, fingerdicke Lage Watte), in ES-Kompressen eingeschlossen, Pflasterverschluß,
- 1 Molton-Tuch, überdeckend,
- 2 Wärmflaschen,
- 1 Plastiktüte (lebensmittelgeeignet, kein Müllbeutel!),
- Sicherheitsnadeln/Pflaster.

Durchführung

- Das Baumwollrestetuch in der geöffneten Plastiktüte ausbreiten, mit dem Öl übergießen und gleichmäßig verteilen (gut durchgezogen, aber nicht durchtränkt).

- Die Plastiktüte wird zwischen die beiden gut warmen Wärmflaschen gelegt. Die Wattepackung und das Molton-Tuch darumschlagen und durchwärmen lassen.
- Dem Patienten zum Aufsitzen verhelfen. Wattewickel mit aufgerolltem Molton-Tuch und dem Ölwickel zusammen von beiden Seiten greifen und zügig am Rücken anlegen.
- Der Patient legt sich hin. Den Wickel zügig am vorderen Brustkorb anlegen und mit Sicherheitsnadeln/Pflaster befestigen. Dafür sorgen, daß die Schultern und Arme gut bedeckt sind.
- Es werden keine Wärmflaschen angelegt!

Dauer

Nach Verordnung. Die Behandlung kann sich über mehrere Stunden erstrecken und auch über Nacht erfolgen. Die Anwendung muß vom Patienten als angenehm empfunden werden. Er sollte dabei nicht schwitzen.

Nachbereitung

- Nach dem Abnehmen des Brustwickels dafür sorgen, daß der Brustkorb warmgehalten wird.
- Wattepackung und Molton-Tuch nach Gebrauch luftig aufhängen.
- Öltuch in der Plastiktüte verschlossen aufbewahren. Bei einer Wiederholung der Behandlung jedesmal nur einige Tropfen neues Öl zuträufeln. Der Duft muß frisch sein.
- Erneuerung des Wickeltuches bei Bedarf, spätestens jedoch nach 10 Anwendungen.

5.5.13 Heißer Zitronen-Brustwickel

Indikationsbeschreibung

Zur Anregung der Atmung und Beeinflussung der Spastik bei Asthmatikern.

Vorbereitung

Siehe „Allgemeine Einleitung" zu 5.5.

Material

- 1/2 Zitrone, möglichst ungespritzt, bei behandelten Früchten nur den Saft verwenden (Zitronenpresse),
- 1 Schüssel,
- 1 spitzes Messer,
- 1 Gabel,
- 1 Glas (zum Auspressen der Zitrone unter Wasser),
- 1 Baumwoll-Innentuch, am Patienten abmessen,
- 1 überdeckendes Molton-Tuch,
- 1 Wringtuch,
- 2 Sicherheitsnadeln/Pflaster,
- 2 Frottiertücher als zusätzlicher Wärmeschutz.

Durchführung

- Der Wickel sollte von zwei Pflegepersonen ausgeführt werden.
- 3/4 Liter fast kochendes Wasser in die Schüssel gießen. Den Saft von 1/2 Zitrone hinzugeben oder die halbe Zitrone unter Wasser mit Messer und Gabel einritzen und mit dem Glas ausdrücken (Abb. 5.13). Das ätherische Öl der Schale teilt sich so dem Wasser mit.
- Das von beiden Seiten gleichmäßig aufgerollte Innentuch in das Wringtuch legen

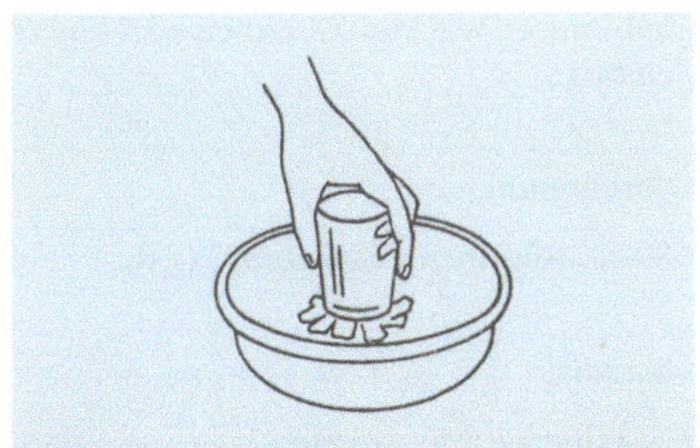

Abb. 5.13

und in die Schüssel eintauchen. Zu zweit rasch und kräftig auswringen. Je weniger naß der Wickel ist, um so heißer wird er ertragen und desto länger hält er die Wärme.

- Patient zum Aufsetzen verhelfen; 1 Frotteetuch bis Achselhöhe ins Bett legen. Das Frottiertuch griffbereit auf das Kopfkissen legen.
- Das von beiden Seiten aufgerollte Molton-Tuch zusammen mit dem heißen Wickeltuch greifen und nahe am Rücken haltend anfächeln, bis die Wärme erträglich ist. Dann so heiß wie möglich bis zu den Flanken anlegen.
- Frottiertuch über die Schultern des Patienten legen, ihm zum Hinlegen verhelfen und nacheinander die Seiten des Wickels, ebenfalls vorsichtig anfächelnd, auflegen. Das Molton-Tuch gut abschließend fixieren.
- Nun das Frottiertuch um die Schultern vorn schließen und das 2. Frottiertuch um Brustkorb und Oberbauch. Bettdecke an den Seiten gut einstecken, soweit es den Patienten nicht beengt. Er soll nicht schwitzen!

Dauer

30 Minuten. Während des Wickels nach Atmung und Befinden des Patienten schauen.

Nachbereitung

- Bei Beendigung zuerst nur das feuchte Baumwoll-Innentuch entfernen und den Patienten in den warmen Tüchern noch 30–60 Minuten nachruhen lassen.
- Das Baumwoll-Innentuch und das Wringtuch gründlich ausspülen und mit den anderen Tüchern zum wiederholten Gebrauch zum Trocknen aufhängen.

5.5.14 Bronchialbalsamlappen

Indikationsbeschreibung

- Bronchitis,
- zur Hustenlinderung.

Vorbereitung

Siehe „Allgemeine Einleitung“ (5.5).

Material

- Bronchialbalsam,
- 1 Baumwollrestetuch, doppelt gelegt,
- 1 Spatel,
- Leukosilk,
- 1–2 Molton-Tücher (je nach Brustumfang),
- 2 Sicherheitsnadeln/Pflaster,
- 2 Wärmflaschen.

Durchführung

- Das Baumwolltuch etwa 10 cm breit und etwas länger als das Brustbein zurechtlegen und 1 mm dick mit Bronchialbalsam bestreichen. Hierbei muß eine glänzende geschlossene Oberfläche entstehen, welche etwa 6 cm breit ist, so daß rechts und

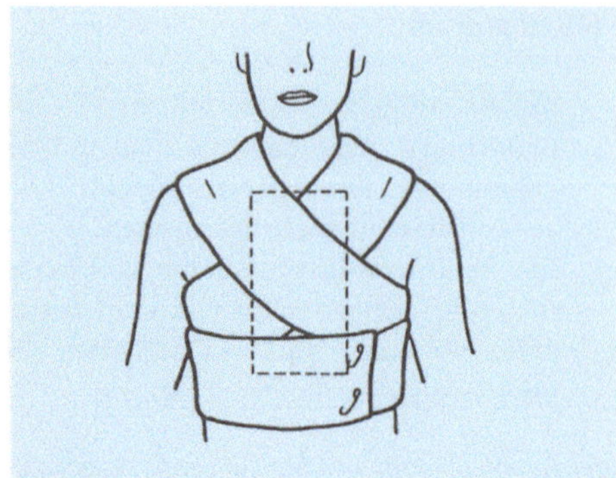

Abb. 5.14

links des Baumwolltuches 2 cm frei bleiben.
- Zwischen 2 Wärmflaschen werden Molton-Tuch und Salbenlappen vorgewärmt. Die Vorwärmzeit für den Salbenlappen soll dabei nur etwa 30 Sekunden betragen.
- Nun wird der Salbenlappen über dem Brustbein aufgelegt.
- Zuletzt wird das vorgewärmte Molton-Tuch kreuzweise darübergelegt und festgesteckt. Nachthemd oder ähnliches wieder anziehen lassen (Abb. 5.14).

Dauer

Der Bronchialbalsamlappen kann einige Stunden angelegt bleiben. Der Patient sollte dabei ruhen. Es empfiehlt sich, gleichzeitig warmen Hustentee zu geben.

Nachbereitung

Hals, Oberkörper und Arme warmhalten!

5.5.15 Herzsalbenlappen

Indikationsbeschreibung

Zur Anregung und Harmonisierung des Herzens durch lokale Verwendung geeigneter Substanzen wie Metalle, Blüten oder Wurzelauszüge.

Vorbereitung

Siehe „Allgemeine Einleitung" (5.5).

Material

- Salbe nach Verordnung,
- 1 Baumwollrestetuch, 20–25 cm im Quadrat, doppelt,
- 1 Molton-Tuch, 25–30 cm im Quadrat,
- 1 Spatel,
- Leukosilk,
- Sicherheitsnadeln/Pflaster.

Durchführung

- Den Baumwollstoff auf einer Fläche von etwa 18 cm × 18 cm etwa 1 mm dick bestreichen.
- Dann den Salbenlappen auf dem Molton-Tuch befestigen (Abb. 5.15), dieses wiederum am Unterhemd des Patienten fixieren.

Dauer

1 bis mehrere Stunden, eventuell auch über Nacht.

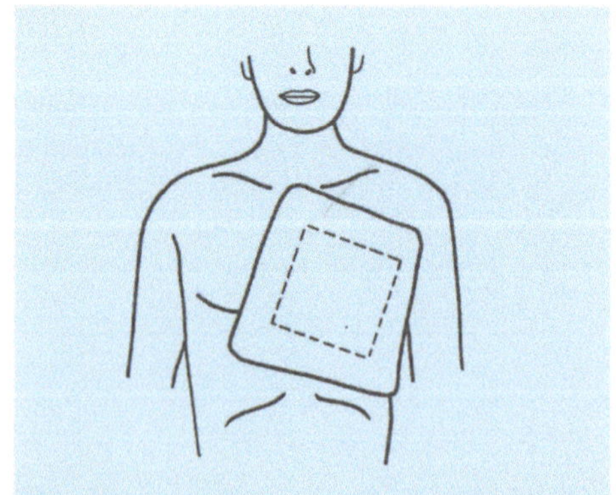

Abb. 5.15

Nachbereitung

Keine.

5.5.16 Herzkompresse (mit Arnika-Essenz 20% oder Orthoklas 0,1%-Lotion)

Indikationsbeschreibung

Zur Linderung kardialer Beschwerden, vor allem bei innerer Unruhe und Ängstlichkeit.

Vorbereitung

Siehe „Allgemeine Einleitung" (5.5).

Material

- 200 ml Wasser, je nach Verordnung gut warm, lauwarm oder kühl,
- 10 ml des verordneten Zusatzes,
- 1 Baumwoll-Innentuch, die Herzgegend bedeckend, doppelte Lage,
- 1 Molton-Tuch, überdeckend,
- 2–4 Sicherheitsnadeln/Pflaster,
- 1 kleine Schüssel,
- 1 Meßbecher.

Durchführung

- In einem Meßbecher 200 ml des nach Temperatur verordneten Wassers mit 10 ml der verordneten Essenz mischen.
- Das Kompressentuch damit tränken, leicht auswringen und auflegen (Abb. 5.16). Mit dem Molton-Tuch abdecken und evtl. am Nachthemd oder an der Pyjamajacke feststecken. Zuletzt Schultern und Arme bedecken, wenn dies dem Patienten angenehm ist.
- Keine Wärmflasche verwenden!

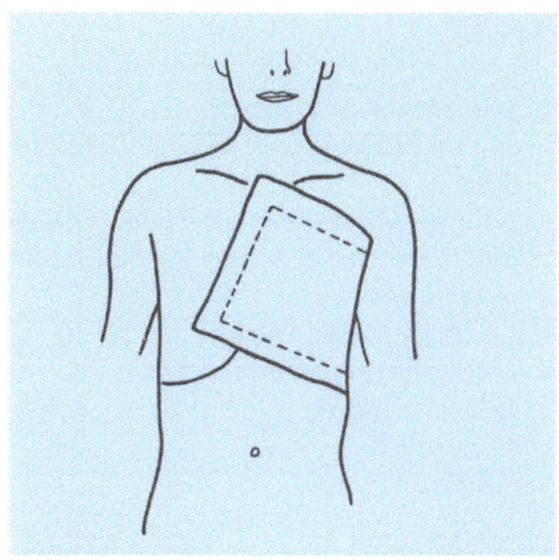

Abb. 5.16

Dauer

10–15 Minuten, evtl. mehrmals wiederholen.

Nachbereitung

- Tücher ausspülen und zum Trocknen aufhängen.
- Der Patient hält 1 Stunde Bettruhe ein.

5.5.17 Pulswickel mit Arnika (heiß)

Indikationsbeschreibung

Pektanginöse Beschwerden.

Vorbereitung

- Siehe „Allgemeine Einleitung" (5.5).
- Die Arme müssen entspannt und leicht gebeugt liegen, evtl. mit kleinen Kissen lagern.

Material

- 3mal 10 ml Arnika-Essenz,
- 600 ml heißes Wasser in einer Thermosflasche,
- 2 Kompressentücher aus Baumwoll-Restestoff, 4fach gefaltet, zusammengelegt auf 10 cm × 25 cm,
- 2 schmale Molton-Tücher,
- 2 Sicherheitsnadeln/Pflaster,
- 1 kleine Schüssel,
- 1 Wringtuch,
- 1 Meßbecher.

Durchführung

- In einem Meßbecher 200 ml heißes Wasser mit 10 ml Arnika-Essenz mischen.
- Die 2 Kompressentücher in ein Wringtuch rollen, in die Schüssel legen und mit der Mischung übergießen, gut auswringen und so heiß es vertragen wird (je nach Empfinden des Patienten) auflegen. Das Molton-Tuch glatt darüber festwickeln und befestigen.
- Zur Wiederholung ist neue Lösung herzustellen.
- Evtl. gleiche Wickel an den Fesseln anlegen.

Dauer

Insgesamt 30 Minuten; dabei den Pulswickel alle 10 Minuten wechseln.

Nachbereitung

Kompressentuch und Wringtuch gut ausspülen und zum Trocknen aufhängen.

5.5.18 Leberkompresse mit Schafgarben-Tee (heiß) oder Oxalis-Essenz 20% (warm)

Indikationsbeschreibung

- Anregung der Lebertätigkeit im Hinblick auf die Verdauungsarbeit (mit Schafgarbe),
- Förderung des Fettstoffwechsels und der abbauenden Kräfte (mit Oxalis).

Vorbereitung

Siehe „Allgemeine Einleitung“ (5.5).

Material

- 300 ml Schafgarben-Tee in Thermosflasche (s. Tabelle 3.11), oder 15 ml Oxalis-Essenz 20% mit 300 ml 40°C warmem Wasser (Oxalis wird bei Hitze unwirksam),
- Molton-Tuch, das den ganzen Leib umschließt,
- 1 kleines Molton-Tuch in der Größe des Kompressentuches,
- 1 Baumwoll-Kompressentuch, 2–3fach gelegt die Lebergegend bedeckend. Es ist ratsam, die abzudeckende Körpergegend vorher abzumessen: Fläche bis Magengegend.
- 1 Wringtuch (für die heiße Schafgarbenkompresse),
- 2 Sicherheitsnadeln/Pflaster,
- 1 Wickelschüssel,
- 1 Wärmflasche.

Durchführung

- Am vorbereiteten Patienten das große Molton-Tuch hinter dem Rücken unterlegen, und zwar so, daß die kürzere Seite rechts liegt und bis zur Magengegend

reicht und die linke Seite dann bis rechts als zweite Schicht herübergeschlagen werden kann.
- Danach die gut ausgewrungene Kompresse auf das kleine Molton-Tuch ausbreiten, zusammen anfächeln und so warm wie möglich anlegen. Zügig mit dem Wickeltuch von rechts und dann von links bedecken und dieses faltenfrei feststecken.
- Die Wärmflasche mit dem Verschluß nach oben an der rechten Flanke hochstellen (Oxaliskompresse ohne Wärmflasche). Bettdecke gut unterschieben.
- Die Arme und die Schultern mit einem Tuch oder einer Bettjacke gut bedecken oder unter die Decke nehmen lassen.

Dauer

30 Minuten.

Nachbereitung

- Nach dem Entfernen des Kompressentuches und des kleinen Molton-Tuches den Patienten mindestens 30 Minuten nachruhen lassen, evtl. mit der Wärmflasche. Dann auch das Molton-Tuch entfernen.
- Kompressentuch und Wringtuch gut ausgespült zum Trocknen aufhängen.

5.5.19 Magenkompresse (warm) mit Kamillentee oder Oxalis-Essenz 20%

Indikationsbeschreibung

Zur Beruhigung der Magentätigkeit bei Hypermotilität, aber auch bei entzündlichen Reizzuständen.

Vorbereitung

Siehe „Allgemeine Einleitung" (5.5).

Material

- 1 Molton-Tuch, das den ganzen Leib umschließt.
- 1 kleines Molton-Tuch in der Größe des Kompressentuches.
- 1 Baumwoll-Kompressentuch, 3fach gelegt, die Magengegend bedeckend. Es ist ratsam, vorher abzumessen.
- 1 Wickelschüssel.
- 1 Wärmflasche, flach gefüllt.
- 1 Wringtuch (für die heiße Kamillenkompresse).
- 2 Sicherheitsnadeln/Pflaster.
- 300 ml Kamillentee in Thermosflasche (s. Tabelle 3.11) oder 15 ml Oxalis-Essenz 20% mit 300 ml 40 °C warmen Wassers (Oxalis wird bei Hitze unwirksam).

Durchführung

- Am vorbereiteten Patienten das große Molton-Tuch hinter dem Rücken unterlegen.
- Danach die gut ausgewrungene Kompresse auf das kleine Molton-Tuch ausbreiten, zusammen anfächeln und gut warm anlegen. Schnell mit dem Wickeltuch von rechts und dann von links bedecken und dieses dann faltenfrei feststecken.
- Die Wärmflasche auflegen, Oxaliskompresse ohne Wärmflasche. Bettdecke gut unterschieben.
- Die Arme mit Schultertuch oder Bettjacke gut bedecken oder unter die Decke nehmen lassen.

Dauer

30 Minuten.

Nachbereitung

- Nach dem Entfernen des Kompressentuches und des kleinen Molton-Tuches den Patienten 30 Minuten nachruhen lassen, evtl. auch ohne Wärmflasche.

- Kompressentuch und Wringtuch gut ausspülen und zum Trocknen aufhängen.

5.5.20 Heißer Leibwickel (Kamille, Schafgarbe, andere verordnete Tees, Essenzen)

Indikationsbeschreibung

Krampflösung und Stoffwechselanregung (Wärmehaushalt).

Vorbereitung

Siehe „Allgemeine Einleitung" (5.5).

Material

- 1 Baumwoll-Innentuch, doppelt gefaltet (von Magengegend bis Symphyse reichend und den Leib reichlich umspannend),
- 1 Molton-Tuch, überdeckend,
- 1 zusätzliches Wärmetuch für die Nachruhe,
- 1 Wringtuch,
- 1 Schüssel,
- 4 Wärmflaschen, flach gefüllt,
- Sicherheitsnadeln/Pflaster,
- 1 Schultertuch oder ähnliches.
- 1 Liter verordneter Tee (doppelte Trinkstärke) in Thermosflasche (muß sehr heiß eingefüllt werden),

oder:

- Oxalis-Essenz 20% (2mal 15 ml) in 600 ml Wasser, Wassertemperatur hier max. 40°C.

Durchführung

- Der Wickel muß von zwei Pflegepersonen angelegt werden.
- Patient sitzt auf, das Nachruhetuch unterlegen, das von beiden Seiten aufgerollte Molton-Tuch darüber.
- Das von beiden Seiten aufgerollte Innentuch in das Wringtuch legen. Tee darübergießen; zu zweit kräftig auswringen. Je trockener ausgewrungen wird, um so heißer wird der Wickel vertragen und um so länger hält sich die Wärme.
- Die Pflegenden stehen je an einer Seite des Bettes. Das Innentuch leicht geöffnet auf das noch eingerollte Molton-Tuch legen. Beide Tücher zusammenhaltend am Rücken des Patienten anfächeln und bis zur Flanke ausrollen (Abb. 5.17).
- 2 Wärmflaschen werden mit dem Kopfteil nach außen in den Rücken gelegt.
- Der Patient legt sich hin.
- Nun zuerst die rechte Seite, dann die linke Seite des Wickels am Bauch anlegen und schnell einwickeln. 2 Wärmflaschen seitlich anlegen, das Nachruhetuch darüberlegen und die Decke gut an den Seiten einstecken, um damit die Wärmflaschen zu fixieren.

Dauer

30 Minuten.

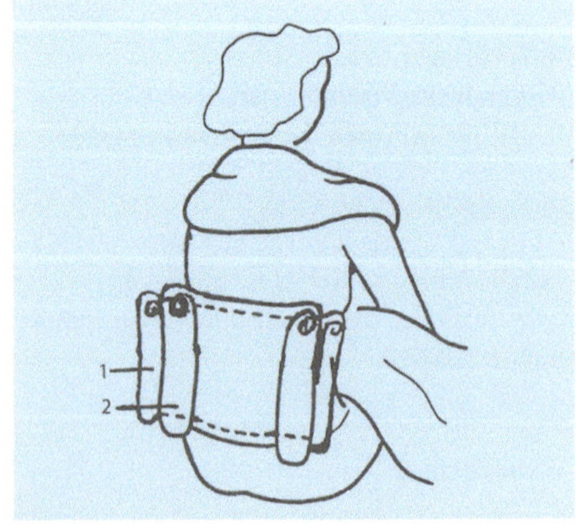

Abb. 5.17. *1* Innentuch, *2* Molton-Tuch

Nachbereitung

- Nach 1/2 Stunde das feuchte Wickeltuch und das Molton-Tuch entfernen; den Patienten eine weitere 1/2 Stunde evtl. mit 2 Wärmflaschen im Wärmetuch nachruhen lassen.
- Wickeltuch und Wringtuch gut ausspülen und zum Trocknen aufhängen.

5.5.21 Nierenkompresse mit Senf

Indikationsbeschreibung

- Zur Anregung der ausscheidenden Nierentätigkeit,
- zur Anregung der Durchblutung.

Kontraindikationen

- Hauterkrankungen,
- nicht intakte Haut.

Vorbereitung

- Information des Patienten über die auftretende Hautreizung.
- Die Haut muß intakt sein. Eine starke Rötung nach vorangegangener Behandlung muß abgeklungen sein.
- Siehe „Allgemeine Einleitung" (5.5).

Material

- Senfmehl,
- Zellstoff,
- 1 Baumwoll-Innentuch (ca. 40 cm × 45 cm),
- 1 überdeckendes Molton-Tuch, welches den Körper umschließt,
- 1 Baumwoll-Zwischentuch, nicht größer als das Molton-Tuch,
- 1 Gefäß mit warmem Wasser (nicht wärmer als 38 °C),
- 1 Schüssel,
- Lavendelöl (2%ig),
- 2 Sicherheitsnadeln/Pflaster,
- 1 Molton-Tuch (zur Nachbehandlung),
- Nässeschutz,
- 1 kleiner Abfallbeutel.

Durchführung

- Innentuch ganz glatt auslegen (faltiges Tuch vorher anfeuchten).
- Den Zellstoff doppellagig auf dem Innentuch ausbreiten, und zwar so groß, daß er abschließend von allen Seiten eingefaltet werden kann. Die Kompresse soll die Nierengegend gut bedecken.
- Senfmehl 2 mm dick aufstreuen, dabei in Höhe der Wirbelsäule 3 cm frei lassen. An der Wirbelsäule tritt durch das Aufliegen sonst zu früh das Brennen auf. Zuerst den Zellstoff, dann das Innentuch einfalten und die Kompresse vorsichtig von beiden Seiten zur Mitte hin einrollen, so daß sich das Senfmehl nicht verschiebt.
- Im Zimmer des Patienten die Kompresse in warmes Wasser (nicht mehr als 38 °C) legen und durchziehen lassen. Dann mit flacher Hand die Kompresse ausdrücken. (Nicht wringen!) Die Kompresse soll feucht, aber nicht naß angelegt werden.
- Dem Patienten zum Aufsitzen verhelfen. Nässeschutz und vorbereitete Wickeltücher in das Bett legen. Die Kompresse glatt anlegen, die Wickeltücher darüber legen und den Patienten sich hinlegen lassen. Das Molton-Tuch nach vorne befestigen. Hohlkreuz mit Decke oder Kissen ausgleichen bzw. Knierolle geben.
- Während der Behandlung auf Hautreaktionen bei hellhäutigen Menschen achten, ggf. die Behandlung abbrechen.

Dauer

Kontrollieren, wann das Hautbrennen einsetzt. Zu Anfang wenigstens 3 Minuten, später je nach Hautrötung bis zu 10 Minuten einwirken lassen. Über diesen Zeitpunkt hinaus besteht Verbrennungsgefahr! Auf die geröteten Hautbereiche zügig das Lavendelöl 2%ig auftragen. Nicht einreiben!

Nachbereitung

- Zusammengerolltes Wickelmaterial in der leeren Schüssel heraustragen. Die Tücher müssen vor dem Aufhängen sehr gut gespült werden.
- Zellstoff-Kompressen aus den Innentüchern in den kleinen Abfallbeutel geben, Abfallbeutel verschließen.
- Den Patienten 30–60 Minuten nachruhen lassen.

5.5.22 Nierenkompresse mit Equisetum

Indikationsbeschreibung

Zur Anregung der auf die Nierentätigkeit hin erfolgenden aufbauenden Stoffwechselarbeit.

Vorbereitung

Siehe „Allgemeine Einleitung“ (5.5).

Material

- 30 ml Equisetum-Essenz 10% (wenn die Essenz nicht zur Verfügung steht, wird ein Tee gekocht; s. Teeliste, Tabelle 3.11);
- 300 ml heißes Wasser in einer Thermosflasche,
- 1 Baumwoll-Kompresse, der Nierengegend des Patienten angepaßt, 2- bis 3fach gefaltet,
- 1 kleines Molton-Tuch entsprechend der Kompressengröße,
- 1 Molton-Wickel, welcher den ganzen Leib umschließt,
- 1 Schüssel,
- 1 Meßbecher,
- 1 Wringtuch,
- 2 Wärmflaschen, flach gefüllt,
- 2 Sicherheitsnadeln/Pflaster,
- 1 Knierolle.

Durchführung

- Den Patienten aufsitzen lassen und die beiden Wärmflaschen mit den Verschlüssen nach außen in Nierenhöhe ins Bett legen. Den Molton-Wickel darüber ausbreiten. Der Patient bleibt anschließend sitzen oder legt sich vorübergehend noch einmal hin.
- In einem Meßbecher 300 ml heißes Wasser mit 30 ml Equisetum-Essenz mischen. Das 2- bis 3fach gefaltete Kompressentuch in ein Wringtuch rollen, in die Schüssel legen, mit der Mischung übergießen und danach gut auswringen. Anschließend das Kompressentuch auf das kleine Molton-Tuch ausbreiten, zusammen anfächeln und so warm wie möglich anlegen.
- Den Patienten sich hinlegen lassen und den Wickel fixieren. Damit die Kompresse gut anliegt, gibt man dem Patienten eine Knierolle. Dadurch wird ein Hohlkreuz vermieden. Die Bettdecke an den Flanken (unter den Wärmflaschen) gut unterschieben.

Dauer

30 Minuten; danach die Kompresse und das kleine Molton-Tuch entfernen. Den Patienten noch 30 Minuten im Molton-Wickel, evtl. mit Wärmflasche, nachruhen lassen.

Nachbereitung

- Kompressentuch und Wringtuch gut ausspülen und mit Molton-Wickel aufhängen.
- Darauf achten, daß der Patient die Nierengegend immer gut warmhält.

5.5.23 Nieren-Salbenlappen

Indikationsbeschreibung

Mit Cuprum metallicum 0,4% Salbe beispielsweise als Begleittherapie zur Harmonisierung der Nierentätigkeit.

Vorbereitung

Siehe „Allgemeine Einleitung“ (5.5).

Material

- Verordnete Salbe,
- Baumwoll-Restestoff, doppelt zusammengelegt, etwa 22 cm × 16 cm,
- 1 Molton-Tuch,
- 1 Spatel,
- 2 Sicherheitsnadeln/Pflaster.

Durchführung

- Das Baumwolltuch mit der verordneten Salbe bestreichen, so daß die Oberfläche glatt wie ein Spiegel aussieht, dabei einen Rand von 2 cm belassen.
- Den Salbenlappen auf die Nierengegend legen (Abb. 5.18) und mit dem Molton-Tuch fixieren. Evtl. vorher auf der Heizung oder mit einer Wärmflasche etwas anwärmen.

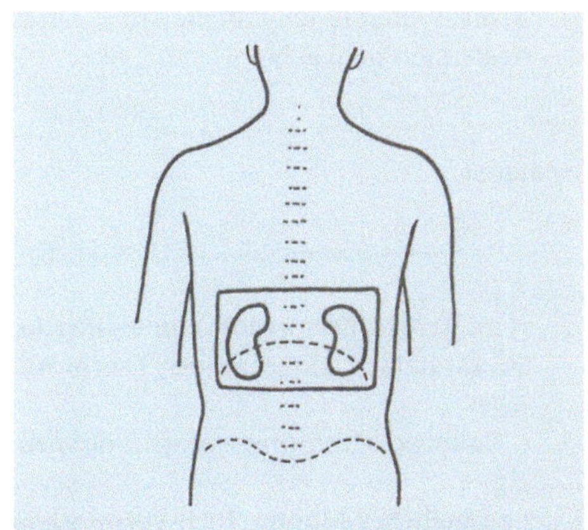

Abb. 5.18

Dauer

Mehrere Stunden am Tage oder die ganze Nacht. Deshalb den Salbenlappen gut befestigen.

Nachbereitung

Keine.

5.5.24 Heiße Arnika-Kompresse (Wirbelsäule)

Indikationsbeschreibung

- Bei länger zurückliegenden äußeren Gewalteinwirkungen (Traumen) auf die Wirbelsäule, wie Stauchungen, Verzerrungen und Erschütterungen. Wegen Hämatomgefahr nicht bei akuten Traumen.
- Konservative Therapie bei Lumbago und Ischialgie.
- Zur Bewußtmachung der Wirbelsäule bei Haltungsschäden des Kindes.

Vorbereitung

- Siehe „Allgemeine Einleitung“ (5.5).

- Arnika-Allergie ausschließen bzw. den Patienten gut beobachten.

Material

Örtliche Wirbelsäulenkompresse HWS, BWS oder LWS

- 15 ml Arnika-Esenz (20%) im Meßbecher,
- 250 ml heißes Wasser in der Thermosflasche,
- 1 Baumwoll-Kompressentuch, doppellagig,
- 1 zusätzliches Molton-Tuch entsprechend der Kompressengröße,
- 1 Molton-Tuch, das den ganzen Leib umschließt,
- Sicherheitsnadeln/Pflaster,
- Wärmflasche(n),
- 1 Schüssel,
- 1 Meßbecher,
- 1 Wringtuch.

Zusätzliches Material für eine Kompresse entlang der ganzen Wirbelsäule

- 1 Badefrottiertuch als zusätzlicher Wärmeschutz,
- 2 Molton-Tücher (groß),
- 1 Baumwoll-Kompressentuch (Länge der Wirbelsäule).

Durchführung

Örtliche Wirbelsäulenkompresse HWS, BWS oder LWS (Abb. 5.19a)

- Lagerung des Patienten: ggf. Seitenlagerung.
- Das von beiden Seiten aufgerollte Molton-Tuch dem Patienten unterlegen.
- Im Meßbecher 250 ml heißes Wasser mit 15 ml Arnika-Essenz 20% mischen. Das 2- bis 3fach gefaltete Kompressentuch in ein Wringtuch rollen, in die Schüssel legen, mit der Mischung übergießen und ansch-

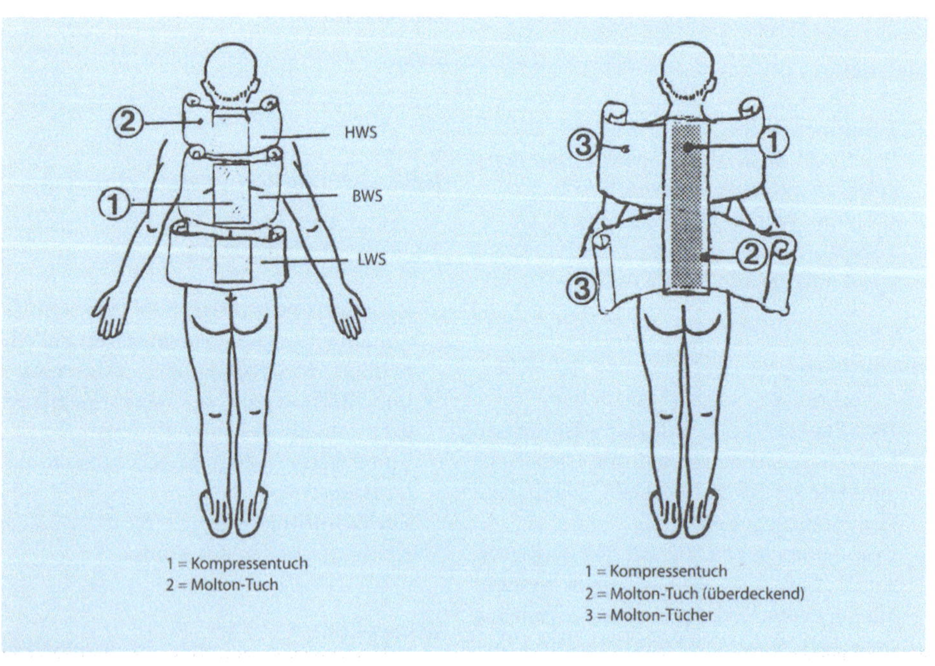

Abb. 5.19a, b

ließend gut auswringen (je trockener, desto besser).

- Das Kompressentuch auf dem kleinen Molton-Tuch ausbreiten, zusammen anfächeln, so warm wie möglich anlegen und mit dem Molton-Tuch fixieren.
- Wärmflasche mit Verschluß zur Flanke anlegen.

Kompresse entlang der ganzen Wirbelsäule (Abb. 5.19b)

- Wenn möglich, den Patienten aufsitzen lassen, sonst Seitenlagerung.
- Zuerst das Frottiertuch und dann zwei Molton-Tücher in Höhe der HWS/BWS und der LWS unterlegen.
- Das ausgewrungene, eingerollte Kompressentuch mit einem längs gelegten eingerollten Molton-Tuch zusammenfassen und von der HWS zur LWS langsam ausrollend anlegen.
- Den Patienten sich hinlegen lassen und die Kompresse mit den zwei quer gelegten Molton-Tüchern und dem Frottiertuch fixieren.

Dauer

20–30 Minuten. Danach das Kompressentuch, das kleine bzw. längs gelegte Molton-Tuch und die Wärmflasche(n) entfernen. Nach einer $^1/_2$ Stunde Nachruhezeit werden auch die anderen Molton-Tücher entfernt.

Nachbereitung

Kompressen- und Wringtuch ausspülen und zum Trocknen aufhängen.

5.5.25 Wadenwickel mit Zitrone

Indikationsbeschreibung

- Fiebersenkung,
- Linderung fieberbedingter Kopfschmerzen.

Kontraindikation

Bei kalten Füßen und Beinen dürfen keine Wadenwickel gemacht werden.

Vorbereitung

Siehe „Allgemeine Einleitung“ (5.5).

Material

- 1 Zitrone, möglichst unbehandelt; bei behandelten Früchten nur den Saft verwenden (Zitronenpresse),
- 2 lange Baumwoll-Innentücher,
- 2–4 Molton-Tücher, evtl. Sicherheitsnadeln/Pflaster,
- 1 Schüssel,
- 1 spitzes Messer,
- 1 Gabel,
- 1 Glas,
- 3 Liter Wasser,
- 1 Bettlaken (Quertuch).

Durchführung

- Das Bett wird am Fußende mit einer wasserdichten Unterlage und mit einem Bettlaken (Quertuch) oder Badefrottiertuch gegen Nässe geschützt.
- 2–3 Liter lauwarmes Wasser in die Schüssel geben, die ungespritzte Zitrone unter Wasser halbieren und unter Zuhilfenahme von Messer und Gabel jede Hälfte vielfach einritzen, sternförmig einschneiden und mit dem Glas ausdrücken. Die ätherischen Öle der Schale bleiben so im Wasser.

- Die aufgerollten Innentücher in der Schüssel tränken und bis auf ein Mittelmaß an Nässe ausdrücken (gut feucht, aber nicht naß).
- Der Wadenwickel wird, am Fuß beginnend, um das nun erst aufgedeckte Bein gewickelt. Darüber dann ein Molton-Tuch locker wickeln und feststecken. Beides endet unterhalb des Knies. Anschließend wird mit dem anderen Bein ebenso verfahren.
- Den Patienten evtl. nur mit einer leichten Decke, jedoch gegen Luftzug abgeschlossen, zudecken.

Dauer

Die Wadenwickel müssen viertelstündlich gewechselt werden, dabei naßgewordene Molton-Tücher durch trockene ersetzen. Die Körpertemperatur sollte nach 1 Stunde eine sinkende Tendenz zeigen. Wenn dies nicht der Fall ist, sollten mit dem Arzt neue Maßnahmen besprochen werden.

Nachbereitung

Keine besondere Nachbereitung.

Weiterführende Literatur
Faschingbauer C (1996), von Samson, E (1995), Sitzmann F (1996).

5.5.26 Borago-Umschläge, Beine (kühl)

Indikationsbeschreibung

Bei venösen Stauungen und entzündlichen Reaktionen im Bereich der Extremitäten.

Komplikation

Bei längerer Anwendung dieser kühlen Umschläge am Oberschenkel besteht die Gefahr der Unterkühlung des Unterleibes!

Vorbereitung

Siehe „Allgemeine Einleitung“ (5.5).

Material

- 20 ml Borago-Essenz 20%,
- 1 Liter Wasser in einer Schüssel (Zimmertemperatur),
- lange Baumwoll-Innentücher,
- lange Molton-Tücher, schmal,
- evtl. Sicherheitsnadeln/Pflaster,
- Nässeschutz,
- Stecktuch,
- Bettbogen.

Durchführung

- Das Bett wird im Beinbereich mit einer wasserdichten Unterlage und einem Stecktuch darüber gegen Nässe geschützt.
- Die Borago-Essenz in das Wasser geben. Die aufgerollten Innentücher eintauchen, leicht auswringen und um den betreffenden Beinteil wickeln; dabei Faltenbildung an der Wade vermeiden. Das Molton-Tuch so darüber wickeln, daß das Innentuch überdeckt wird, und feststecken.
- Bettbogen darüber stellen und zudecken.

Dauer

Maximal 2 Stunden. Die Umschläge müssen halbstündlich erneuert werden, wobei die fertige Lösung wiederholt benutzt werden kann.

Nachbereitung

Die Tücher bei längerer Behandlung zwischendurch ausspülen.

5.5.27 Soda- oder Salzwickel

Indikationsbeschreibung

- Zum Beispiel an der Wirbelsäule: zur Unterstützung der Behandlung von entzündlichen Prozessen im Nervensystem (z.B. Meningitis), vor allem bei Kindern.
- Bei fieberhafter Grippe mit Gelenkbeteiligung.

Ort der Anwendung

Ganze Wirbelsäule.

Vorbereitung

Siehe „Allgemeine Einleitung" (5.5).

Material

- 1 Badefrottiertuch als zusätzlicher Wärmeschutz,
- 3 Molton-Tücher,
- 1 Kompressentuch (Länge der Wirbelsäule),
- 1 Wickelschüssel,
- 1 Meßgefäß,
- Sicherheitsnadeln/Pflaster,
- 30 g Kristall-Soda (in 50-ml-Gläsern in der Apotheke erhältlich),
- 300–500 ml Wasser, gut warm, oder 1 EL Meersalz auf 500 ml Wasser; nicht raffiniertes Meersalz wird in Wasser in 10–12 Stunden aufgelöst.

Durchführung

Siehe auch Arnika-Wickel für die ganze Wirbelsäule (5.5.24).

- Den Patienten aufsitzen lassen; zuerst das Frottiertuch und dann 2 Molton-Tücher (in Höhe der HWS/BWS und der LWS) unterlegen.
- Das Soda in dem aus der Apotheke gelieferten 50-ml-Glas mit gut warmen Wasser auflösen.
- 300 ml warmes Wasser wird im Meßbecher mit dem gelösten 30 g Soda oder dem Meersalz vermischt bzw. weiter gelöst.
- Das gerollte Kompressentuch wird in der Wickelschüssel mit der warmen Lösung übergossen und anschließend ausgewrungen.
- Das warme Kompressentuch nun mit dem längs gelegten aufgerollten Molton-Tuch zusammenfassen, von der HWS zur BWS langsam ausrollend anlegen. Den Patienten sich hinlegen lassen.
- Abschließend mit zwei weiteren quergelegten Molton-Tüchern fixieren (s. Abb. 5.19b).

Dauer

Nach 45 Minuten das feuchte und das längsgelegte Molton-Tuch entfernen. Der Patient soll 30 Minuten nachruhen.

Nachbereitung

Das Kompressentuch auswaschen und zum Trocknen aufhängen.

5.5.28 Öl-Kompresse

Indikationsbeschreibung

Eucalyptus-Blasenkompresse

- Bei schmerzhaften bei Blasenentzündungen.
- Zur Unterstützung einer regelmäßigen Miktion (bei Harninkontinenz).

- Zur Prophylaxe des postoperativen Harnverhalts nach lumbaler Bandscheiben-OP (Belzner 1997).

Hypericum-Öl-Blasenkompresse
Bei Bettnässen.

Hypericum-Öl-Rückenkompresse
Bei degenerativen Wirbelsäulenbeschwerden.

Lavendel-Öl-Bauchkompresse
Nächtliche Unruhe.

Kümmel-Öl-Bauchkompresse
Bei Blähungen.

Vorbereitung

Siehe „Allgemeine Einleitung" (5.5).

Material

- Öl nach Verordnung,
- 1 Baumwollrestetuch in entsprechender Größe (doppelte Lage),
- Wattepackung (fingerdickes Stück Watte in ES-Kompressen mit Pflaster fixiert),
- 1 Plastiktüte (lebensmittelgeeignet, keine Mülltüte!),
- 1 Molton-Tuch,
- 2 Sicherheitsnadeln/Pflaster,
- 2 Wärmflaschen.

Durchführung

- Das Baumwollrestetuch in der geöffneten Plastiktüte ausbreiten, mit dem Öl übergießen und gleichmäßig verteilen (gut durchzogen, aber nicht durchtränkt).
- Die Wattepackung und die Plastiktüte werden nun zwischen die beiden gut warmen Wärmflaschen gelegt. Das Molton-Tuch darumschlagen und durchwärmen lassen.
- Danach die Öl-Kompresse auf die entsprechende Körperstelle legen und zügig mit der Wattepackung und dem Molton-Tuch abdecken und fixieren. Es wird keine Wärmflasche benutzt.

Dauer

Mindestens 1 Stunde, evtl. auch über Nacht.

Nachbereitung

- Nach dem Abnehmen der Kompresse den Patienten gut warmhalten.
- Wattepackung und Molton-Tuch luftig aufhängen.
- Öl-Kompresse zum Aufbewahren wieder in die Plastiktüte geben (Luftabschluß).
- Bei einer Wiederholung der Behandlung jedesmal nur einige Tropfen Öl dazuträufeln. Der Duft der Kompresse muß stets frisch sein.
- Erneuerung des Kompressentuches nach Bedarf, jedoch spätestens nach 10 Anwendungen.

5.5.29 Combudoron-Kompresse (Verband)

Indikationsbeschreibung

- Verbrennungen,
- oberflächliche Venenentzündungen, z.B. nach Reizung durch peripheren Venenzugang.

Vorbereitung

- Siehe „Allgemeine Einleitung" (5.5),
- Arnika-Allergie ausschließen bzw. den Patienten gut beobachten.

Material

Bei defekter Haut

- 1 Baumwoll-Kompressentuch oder Gaze-Kompresse,
- Combudoron-Essenz,
- 1 Baumwoll-Innentuch zum Abdecken,
- 1 elastische Binde zur Fixierung (eventuell),
- 1 sterile Spritze,
- normales Leitungswasser.

Bei intakter Haut

- Sterile Kompressen,
- Combudoron-Essenz,
- steriles Umschlagtuch (aus der Zentral-Sterilisation),
- Aqua destillata (steril.),
- sterile Spritze.

Durchführung

Bei defekter Haut

- In der Spritze Combudoron-Essenz und Leitungswasser in einem Verdünnungsverhältnis 1:10 mischen.
- Die Kompresse wird so angelegt, daß sie mittels der Spritze feuchtgehalten werden kann. Die Häufigkeit des Wechselns ist mit dem Arzt abzusprechen (mindestens 1mal täglich).
- Nässeschutz beachten!
- Mit zunehmender Besserung wird die Konzentration der Lösung auf 2 TL in 1/4 Liter Wasser, später auf 1 TL in 1/4 Liter Wasser reduziert.

Bei intakter Haut

- Bei Verbrennung 2. Grades, also mit deutlicher und ausgedehnter Blasenbildung, wird das betroffene Gebiet mit einer ausreichend großen, satt mit unverdünntem Combudoron getränkten Kompresse abgedeckt.
- Darüber legt man eine weitere, noch größere und dickere Kompresse, getränkt mit Aqua dest. (steril.). Dieser Feuchtverband bleibt auf der Brandstelle liegen, wird je nach Bedarf immer wieder mit Aqua dest. (steril.) feucht gehalten.
- Höchstens 1mal täglich Kompressen wechseln.

5.5.30 Ingwer-Anwendung (Ingwer-Kompresse mit Pulver)

Indikationsbeschreibungen für verschiedene Organgebiete

- Lunge: Zur Beeinflussung entzündlicher Prozesse von außen, wenn der Senfwickel zu stark ist. Geeignet auch bei chronisch entzündlichen Prozessen in der Lunge.
- Blase: Schmerzhafte entzündliche Blasenentzündungen.
- Bauch: Bei krampfartigen Beschwerden, wie z.B. beim Reizkolon, bei Ileitis terminalis und bei Beschwerden infolge einer Colitis ulcerosa.

Ort der Anwendung

- Niere,
- Abdomen,
- Thorax,
- Gelenke.

Vorbereitung

- Siehe „Allgemeine Einleitung" (5.5).
- Patienten über eventuelle Reaktionen (leichtes Prickeln bis Brennen) informieren (Tabelle 5.1).

Tabelle 5.1. Übersicht über erwartete und unerwünschte Reaktionen während und unmittelbar nach Ingwerwickel

Beobachtungsfelder	Erwartete oder tolerierte Reaktionen	Unerwünschte oder paradoxe Wirkungen	Interventionen
Haut	Geringe Hautrötung, meist nur an den Wickelrändern, geringe bis fehlende Erwärmung der Haut unter dem Wickel. Gelegentlich leichter, erträglicher Juckreiz zu Beginn des Wickels	Heftiger, anhaltender Juckreiz Allergische Reaktion (bisher nicht beobachtet)	Wickel mit Wringtuch anlegen Wickel absetzen!
Wärme	Langsam von außen nach innen sich ausbreitende Wärme. Mollige Durchwärmung des ganzen Körpers, spätestens in der Nachruhe. Keine Steigerung der zentralen Körpertemperatur nach dem Wickel, Steigerung der Oberflächentemperatur. (Messungen zur Oberflächentemperatur stehen noch aus). „Gestaltung der Wärme"	Lokale Wärmeentwicklung bleibt aus Auskühlung des ganzen Körpers oder der Extremitäten Wärmestauungen in Händen, Kopf oder Füßen	Wickeltechnik überprüfen! Evtl. Dosierung steigern Wickeltechnik überprüfen! Füße vor Wickel erwärmen (Fußbad, Wärmflasche) Evtl. Wärmflasche auch während des Wickels an den Füßen belassen. Dosierung vermindern, Anwendungsdauer vermindern
Atmung	Gleichmäßige, oft inspirationsbetonte Atmung. Sekretlösung und produktiver Husten. Lösung einer Spastik während oder nach dem Wickel.	Unproduktiver Hustenreiz. Spastik der Atemwege während oder nach dem Wickel.	Indikation überprüfen und Wickel absetzen
Ausscheidungen	Forcierte Diurese (bes. bei Nierenauflage), Schwitzen, Speichelfluß (Zur Anwendung bei Nierenerkrankungen liegen noch keine auswertbaren Erfahrungen vor)		
Beweglichkeit	Zunahme der Beweglichkeit in Gelenken unmittelbar nach dem Wickel	Steifigkeit in Gelenken	Wärmesymptome überprüfen. Indikationsstellung überprüfen
Schmerz	Schmerzlinderung	Verstärkung der Schmerzen (gelegentlich bei Tumorpatienten beobachtet) Auftreten von Kopfschmerzen	Wickel absetzen! Wickel nach 20–30 Minuten abnehmen! Sind die Füße warm? Evtl. Wickel absetzen.

Tabelle 5.1. (Fortsetzung)

Beobachtungsfelder	Erwartete oder tolerierte Reaktionen	Unerwünschte oder paradoxe Wirkungen	Interventionen
Gefühle. Stimmungen	Während des Wickels: Introversion, Auftauchen innerer Bilder von z.T. eindrücklicher Intensität. Auftreten z.T. schmerzlicher Erinnerungsbilder.	Überwältigung durch innere Bilder.	Aufgreifen der Erlebnisse im Gespräch. Dosierung verringern. 30 Minuten Wickeldauer nicht überschreiten.
	Träumen, dösen, Traurigkeit, Gefühl der Geborgenheit. Seelische Wärme! Nach dem Wickel: Impuls zum Aufstehen. Tatendrang. Erfrischung wie nach erholsamen Schlaf.	Gefühl innerer Lähmung, fehlender Impuls sich aus unangenehmer Lage zu befreien. Zerschlagenheit, gelegentlich noch den ganzen Tag anhaltend. Gefühl, nicht zu sich zu kommen.	Patienten während des Wickels nach dem Befinden befragen. Beendigung des Wickels nie dem Patienten überlassen. Wickeldauer von 30 Minuten nicht überschreiten. Dosierung verringern. Behutsames „Wecken" des Patienten aus dem Wickel. Indikationsstellung überprüfen.
Sonstige Bewußtseinssymptome	Schlaf während des Wickels und der Nachtruhe. Gesteigerte Sensibilität für Geruchs-, Geschmacks-, Seh-, Wärme- und Höreindrücke.		Fernhalten von Sinnesreizen während des Wickels und der Nachruhe (nicht lesen, kein Radio, keine Besuche, keine Visite, keine Putzaktionen. Licht dämpfen.)

Material

- 1 Kompressentuch (evtl. auch 2 bei ganzem Thoraxwickel),
- 1 Molton-Tuch,
- 1 kleines Molton-Tuch,
- evtl. zusätzliches Frottiertuch als Wärmeschutz,
- Sicherheitsnadeln/Pflaster,
- 1 kleine Schüssel,
- 1 Thermoskanne mit heißem Wasser (ca. 75 °C),
- 1 Wringtuch, kann bei Bedarf benutzt werden,
- 1 Meßbecher,
- 1–2 Teelöffel Ingwerpulver, je nach Auflagegröße.

Durchführung

- Das Ingwerpulver zunächst mit wenig Wasser in einem Meßbecher anrühren und und ca. 30 Sekunden quellen lassen; abdecken. Mit dem restlichen heißen Wasser aufgießen.
- Zuerst das Wringtuch und dann das Kompressentuch ausgebreitet in die Schüssel legen. Den gelösten Ingwer darüber gießen, das Kompressentuch gut auswringen, mit dem kleinen Molton-Tuch zügig und warm anlegen und mit dem großen Molton-Tuch befestigen.
- Kleine Brösel am Kompressentuch schaden nicht. Sollten dennoch nach der ersten Behandlung kleine Hautreizungen

auftreten, kann man bei der zweiten Behandlung das Kompressentuch in das Wringtuch einrollen und erst dann mit der Lösung übergiessen, so daß keine Brösel am Kompressentuch haften.
- Bei der ersten Behandlung in der Nähe des Patienten bleiben und die Reaktion abwarten. Es muß gut beobachtet werden, ob eine allergische Reaktion auftritt. Zum Beispiel kann eine Kreislaufreaktion besonders bei hellblonden oder rothaarigen Patienten auftreten. In diesem Fall ist die Kompresse sofort abzunehmen und die behandelte Hautstelle mit warmem Wasser abzuwaschen. Die Behandlung wird dann abgesetzt.

Dauer

Die Einwirkungsdauer kann von anfangs 20 Minuten bis hin zu 30 Minuten gesteigert werden.

Nachbereitung

- Nach dem Abnehmen der feuchten Kompresse und des kleinen Molton-Tuchs den Patienten 30 Minuten nachruhen lassen, eine Hautnachbehandlung ist nicht erforderlich.
- Kompressentuch gut ausspülen und mit Molton-Tuch zum Trocknen aufhängen.

5.5.31 Heilerde-Anwendungen

Indikationsbeschreibungen

Bei entzündlichen Prozessen in den Gelenken, an den Muskeln oder intradermal ohne Verletzung der obersten Hautschichten, z.B. Erythema nodosum.

Vorbereitung

Siehe „Allgemeine Einleitung" (5.5).

Material

- Luvos-Heilerde 2 (äußerlich),
- Baumwollstoff, entsprechend der Auflagestelle (Restestoff),
- elastische Binde oder schützendes Außentuch,
- 1 Schüssel,
- lauwarmes Wasser im Meßgefäß,
- 1 Eßlöffel,
- 1 Spatel,
- 1 Handtuch,
- 1 Waschlappen.

Durchführung

- Zur Herstellung des Heilerdebreies wird nur sehr wenig Wasser benötigt. Es muß eine solche Menge Brei hergestellt werden, daß die zu behandelnde Körperstelle etwa 2–3 cm dick bedeckt ist.
- Dazu wird zuerst Heilerdepulver in die Schüssel gegeben. Lauwarmes Wasser teelöffelweise unter Rühren hinzugeben, bis ein gut streichbarer Brei entsteht.
- Nach dem Auftragen direkt auf die Haut wird der Baumwollstoff darübergelegt und das schützende Außentuch oder die elastische Binde zum Fixieren benutzt.

Dauer

Zirka 2–3 Stunden.

Nachbereitung

- Nach Ende der Anwendung wird das Innentuch mit der Heilerde vorsichtig abgenommen, da die Heilerde zerbröckelt. Anschließend die Haut angenehm warm abwaschen.
- Für die nächste Behandlung neue Heilerde und Restestoff verwenden.

Inhaltsübersicht

5.6 Andere äußere Anwendungen

5.6.1 Kohlblatt-Auflagen

Indikationsbeschreibung

- Zur Wundbehandlung bei Dekubitus und Ulcus cruris,
- zur Schmerzlinderung bei rheumatischen Gelenken und Spannungsschmerz,
- abschwellend bei Lymphstau.

Ort der Anwendung

- Leib,
- Brustkorb,
- Gliedmaßen,
- Gelenke.

Vorbereitung

Siehe „Allgemeine Vorbereitung" (5.5).

Material

- Wirsingkohlblätter: zur Behandlung von schmerzhaften Gelenken und Spannungsschmerzen.
- Weißkohlblätter: zur Wundbehandlung, bei Lymphstau.
- 1 scharfes Messer.
- 1 Baumwoll-Innentuch, am Patienten abmessen.
- 1 Teigrolle oder Flasche.
- 2 Wärmflaschen.
- 1 Molton-Tuch oder elastische Binde.
- Sicherheitsnadeln/Pflaster.

Durchführung

- Man nimmt vom Kohlkopf soviele Blätter ab, wie nötig sind, um die betreffende Körperstelle zu bedecken. Dabei keine beschädigten oder angewelkten Blätter verwenden!
- Die Blätter lauwarm abspülen und die dicken Blattrippen mit dem Messer abflachen oder ganz ausschneiden. Abgetropft auf das Baumwolltuch legen und dann mit der Teigrolle oder der Flasche so darüberrollen, daß der Saft leicht auszutreten beginnt.
- Die so behandelten Blätter in das Tuch einschlagen und zwischen 2 Wärmflaschen kurz anwärmen. Dies besonders dann, wenn die Blätter am Rumpf angelegt werden.
- Die Kohlblätter direkt auf die Haut oder die Wunde legen, mit dem Baumwolltuch bedecken und mit dem Molton-Tuch oder der elastischen Binde fixieren.

Dauer

Mehrere Stunden, auch über Nacht möglich. Ein Wechseln der Blätter ist erforderlich, wenn die Blätter welk sind oder die Wundsekretion eingetreten ist.

Beobachtung

Es ist eine aufmerksame Beobachtung der Schmerzäußerungen des Patienten bzw. seiner Haut- oder Wundsituation erforderlich.

Nachbereitung

Wunden entsprechend der Verordnung versorgen.

Weiterführende Literatur

Glaser H (1995)

5.6.2 Kamillen-Kissen (Trockenanwendung)

Indikationsbeschreibung

- Schmerzen bei Sinusitis und Otitis,
- Gelenkschmerzen,
- Übelkeit.

Ort der Anwendung

- Nebenhöhlen, Kiefer, Ohren,
- Gelenke,
- Bauch.

Vorbereitung

Siehe „Allgemeine Einleitung" (5.5).

Material

- Getrocknete Kamillenblüten,
- dünner Restestoff, entsprechend der Auflagefläche,
- 1 handgroßes Stück Watte, in ES-Kompressen gepackt mit Pflaster zukleben,
- 2 Wärmflaschen,
- 1 entsprechend großes Molton-Tuch,
- 2 Sicherheitsnadeln/Pflaster.

Durchführung

- In den Restestoff die Kamillenblüten ca. 3 cm hoch einstreuen und zu einem Kissen zukleben.
- Die beiden Wärmflaschen heiß und flach füllen. Dann das Kamillen-Kissen und das Wattepolster zwischen den Wärmflaschen ca. 10 Minuten erwärmen.
- Danach das Kamillen-Kissen mit dem Wattepolster darüber auf die vorgesehene Körpergegend auflegen und mit dem Molton-Tuch fixieren.
- Die Behandlung kann je nach Bedarf mehrmals täglich wiederholt werden.

Dauer

Bis zu 2 Stunden, auch über Nacht möglich.

Nachbereitung

Kamillen-Kissen können 4- bis 5mal verwendet werden. Wenn der Duft nachläßt, müssen neue Kissen gemacht werden.

5.6.3 Handbad in feinkörnigem Sand

Indikationsbeschreibung:

- Gelenkversteifungen,
- Polyneuropathie der Finger und Hände.

Vorbereitung

- Siehe „Allgemeine Einleitung" (5.5).
- Der Patient sitzt bequem im Bett oder am Tisch.

Material

- 2–3 Liter Sand (feinkörnig),
- 1 Edelstahl-Schüssel,
- 1 Frottiertuch.

Durchführung

- Die Schüssel muß so groß sein, daß die Hand bequem darin liegen kann.
- Den Sand mindestens 10–12 cm hoch in die Schüssel einfüllen und im Backofen bei 60 °C erhitzen.
- Die Schüssel auf das 4fach gefaltete Frottiertuch stellen.
- Nun legt der Patient seine Hand auf den Sand und „wühlt" sie langsam hinein. Die Finger sollen einige Zentimeter vom Sand bedeckt sein und immer leicht bewegt werden.
- Am Schluß wird die Hand noch 10 Minuten im Frottiertuch eingepackt warmgehalten.

Dauer

Etwa 15 Minuten bzw. solange, wie der Sand angenehm warm ist.

5.6.4 Leinsamen-Kataplasma

Indikationsbeschreibung

Metastasenbedingte Knochenschmerzen.

Anwendungsort

Wirbelsäule und andere Knochenbereiche.

Vorbereitung

Siehe „Allgemeine Einleitung" (5.5).

Material

- Leinsamen, geschrotet (3 EL für ca. 10 × 10 cm),
- Wasser, kochend,
- 1 Topf mit Deckel,
- 1 Kompressen-Tuch, entsprechend der Auflagestelle,
- 1 Wattepackung, entsprechend der Auflagestelle, mit Pflaster fixiert (doppelt gelegte Lage Watte in ES-Kompresse gepackt),
- 1 Molton-Tuch, welches das betreffende Körperteil umschließt,
- ES-Kompressen,
- 1 Wärmflasche,
- Sicherheitsnadeln/Pflaster.

Durchführung

- Das Wattepolster und das Molton-Tuch mit der Wärmflasche vorwärmen.
- In die auseinandergefaltete ES-Kompresse wird die entsprechende Menge Leinsamenschrot gegeben, anschließend wird die Kompresse wieder zusammengefaltet.
- Um die sehr heiße Kompresse wieder aus dem Topf nehmen zu können, wird eine auseinandergefaltete ES-Kompresse so in den Topf gelegt, daß die Ränder nach außen überstehen. Die zusammengefaltete Leinsamenkompresse in den so vorbereiteten Topf legen und mit kochendem Wasser übergießen, bis die Kompresse bedeckt ist. Auf kleiner Heizstufe 10 Minuten ziehen lassen.
- Das Kataplasma mittels der Kompresse herausnehmen, abtropfen lassen.
- Das fertige Kataplasma auf das mit dem Kompressentuch geschützte Wattepolster legen und vorsichtig anlegen. Verbrennungsgefahr!
- Mit dem Molton-Tuch abdecken und fixieren.

Dauer

30 Minuten bzw. solange, wie die Packung warm ist und als angenehm empfunden wird.

Nachbereitung

Kompresse mit dem Leinsamenbrei, evtl. auch das Wattepolster wegwerfen.

Allgemeine Hygienemaßnahmen, Umweltschutz und Umgang mit Abfall

6

Inhaltsübersicht

6.1 Einführung

Franz Sitzmann

Hygiene wird in unserem Krankenhaus nicht nur als Bezeichnung für Desinfektions- und Sterilisationsmaßnahmen verstanden, sondern auch in der ursprünglichen Wortbedeutung: der Gesundheit zuträgliche Kunst, Wissenschaft.

Merke

Hygiene ist demnach eine Gesundheitslehre, die sich mit der Erhaltung und Förderung der Gesundheit und ihren natürlichen und sozialen Vorbedingungen befaßt. Sie beinhaltet somit auch die Individual- und Arbeitshygiene sowie den Umweltschutz.

Eine solch umfassende Wortbedeutung kommt in verschiedenen Teilen dieses Handbuchs zum Tragen. Soweit hygienische Gesichtspunkte einzelnen Tätigkeiten zugeordnet werden konnten, erfolgte dies beim jeweiligen Thema. In diesem Kapitel sollen mehr allgemeingültige Gesichtspunkte zur Hygiene mit Vorbeugemöglichkeiten von nosokomialen Infektionen (NKI) angeführt werden.

Erfahrungen aus dem klinischen Alltag zeigen, daß die Hygiene sieben „Feinde" hat:

1. Überforderung/Überbelastung der Mitarbeiter: „Das schaffen wir nicht mehr!"

2. Bequemlichkeit und Gleichgültigkeit: „Ist ja doch egal."
3. Mangelnde Kenntnisse: „Hab' ich nicht gewußt!"
4. Betriebsblindheit: „Haben wir schon immer so gemacht!"
5. „Schlüsselpersonen" als schlechtes Beispiel: „Guckt nur, der Chef."
6. Furcht vor Kontrollen: „Jetzt beobachtet mich keiner."
7. Übertriebene Hygienevorstellung: „Keimfreies Krankenhaus!"

Das Risiko für den Patienten, während des Krankenhausaufenthalts durch eine Infektion zusätzlich zu erkranken, schwankt je nach Untersucher und Größenklasse der untersuchten Krankenhäuser zwischen 0% bis 9% aller Krankenhauspatienten und kann durch geeignete Hygienemaßnahmen gesenkt werden. Immer sind jedoch die Risikofaktoren des Patienten (Alter, Grunderkrankung usw.) und die übrigen Umgebungsbedingungen, die Atmosphäre der Pflege und Behandlungen, mitbestimmend. Allerdings: Alle Bemühungen werden fragwürdig, wenn von seiten der Pflegenden und Behandelnden und aller Helfer nicht hygienisch sauber gearbeitet wird.

Objektive und subjektive Ursachen für die Häufung von NKI:

- Wandel der Struktur der betreuten Patienten nach Alter und Grundkrankheit.
- Ausweitung der Indikationen für diagnostische und therapeutische Maßnahmen.
- Anwendung spezieller, oft invasiver Techniken für Diagnostik und Therapie („apparativer Hospitalismus").
- Neue Therapieformen (Immunsuppression, Zytostatika u.a.).
- Schaffung neuer Bereiche mit erhöhter Infektionsgefährdung (Intensivpflege mit Dialyse usw.).
- Selektion, Vermehrung und Ausbreitung (multi)resistenter und/oder hochvirulenter Keime.
- Vernachlässigung elementarer Regeln der Anti- und/oder Aseptik, auch durch Personalmangel.
- Falsche Einschätzung technischer Möglichkeiten.

6.2 Persönliche Hygiene

Franz Sitzmann

Einige Grundsätze der persönlichen Hygiene

1. Händewaschen ist die wichtigste, sicherste, einfachste und billigste Maßnahme zur Verhütung von Kreuzinfektionen. Einmalhandtücher benutzen!
2. Sorgfältige Fingernagelpflege! Haare zurückbinden!
3. Berufskleidung möglichst täglich wechseln und bei sog. Schmutzarbeiten Vorbindeschürzen, Extra-Schutzkittel und Einmalhandschuhe tragen. Das heißt auch: Bei Arbeiten mit Körperkontakt zum Patienten soll im Krankenzimmer keine Privatkleidung wie Strickjacken oder Jeans getragen werden.

Händehygiene

Beim Thema Händehygiene (Sitzmann 1997) hat jeder die Auffassung: „Davon habe ich schon 'ne Menge gehört!", und verhält sich nach dem Motto: „Ich höre, was ich hören will – und nicht was Du sagst!" (Sitzmann 1995). Wissen wurde in den letzten Jahren reichlich vermittelt – doch Wissen allein verändert nur selten Verhalten.

Trotz des Wissens um die Bedeutung der Händehygiene im Hinblick auf nosokomiale Infektionen verhalten sich die professionell Tätigen im Krankenhaus kaum anders als Laien. Das ist zu beweisen: Denn wer kennt ihn nicht, den Spruch: „Nach dem Stuhlgang und vor dem Essen, Hände waschen nicht vergessen." Und wie sieht die Realität aus? In einer Untersuchung wurde nach Stuhlkeimen auf den Händen von Pflegenden, Ärzten und auf Toilettenbrillen gesucht. Hier das Ergebnis:

Untersuchung auf Stuhlkeime und andere Krankheitserreger:

Sie fanden sich auf den Händen von

- 10% der Pflegenden und
- 42% der Ärzte, aber nur auf 5,2% der Toilettenbrillen (von Autobahnraststätten, Krankenhäusern und Büros).

Diesem eher anedoktenhaften Beispiel lassen sich Aspekte für ethische Handlungskonflikte beifügen. Zunächst ist die Frage, wie wir unsere Blicke schärfen können für unsere „Alltagsethik" (Rimpau 1996)? Gehört dazu nicht auch der Umgang miteinander: zwischen Professionellen und ihrem Klientel, auch unter dem Gesichtspunkt der Vermeidung von Komplikationen? Wenn wir wissen, daß sich durchschnittlich 32% aller nosokomialen Infektionen durch effektive Überwachungs- und Kontrollprogramme, d.h. durch konsequente Prävention bei entsprechendem Mitarbeiterverhalten, vermeiden lassen, wird die Bedeutung des persönlichen wie kollektiven Verhaltens besonders auf dem Gebiet der Händehygiene deutlich.

Es ist ein humanitäres Problem, denn die Folgen für den betroffenen Patienten reichen von zusätzlichen Leiden, Verlängerung des Krankenhausaufenthaltes bis zu tödlichen Infektionen. Bereits Epiktet (griech. Philosoph, 50 bis 140 n.Chr.) wies auf die erschreckende Kluft zwischen Vernunft und Wille, also dem Konflikt zwischen Erkennen einer Gefahr und dem entsprechenden Handeln hin.

Heute kann man in der Klinik oft den Eindruck haben, daß die vorbeugende Hygiene (Kontaminationsschutz mit Handschuhen oder Instrumenten = Prinzip der Non-Infection), gleichermaßen die konsequente Händehygiene, nochmals erfunden werden müßte. Als Ausweg besteht dann vielfach die Auffassung, daß sich durch Dienstanweisung o.ä. Hygieneverhalten ändern läßt. Rigide Vorstellungen, ohne Bedenken alternativer Distanzierungsmöglichkeiten (Tragen von Schutzhandschuhen) machen jedoch deutlich, daß es nicht damit getan ist, in der Hygiene Dienst nach Vorschrift zu fordern oder durchzuführen!

Gerade bei Hygienefragen ist festzustellen, daß sich jeder Mensch seine Wahrheit selbst schafft. Obwohl überwiegend das persönliche Wissen um das Auftreten von Hospitalinfektionen vorhanden ist oder zumindest geahnt wird, besteht eine erhebliche Diskrepanz zwischen dem Wissen und der daraus folgenden Notwendigkeit einer auch persönlichen Verhaltensänderung. Hier ist es gut möglich, sich in der Mitarbeitergruppe zu 'verstecken' und vollmundig von anderen allseits akzeptierte Hygieneverbesserungen zu fordern. Es geht wie bei vielen Bereichen der Hygiene um Probleme der Akzeptanz. Besonders auf diesem Arbeitsgebiet ist es wichtig, Wesentliches von Unwesentlichem zu unterscheiden. Im Unterschied zur routinemäßigen Fußbodendesinfektion ist die Händehygiene wesentlich eher begründet und verpflichtend.

Risikopotential und -management im Bereich der Krankenhaushygiene ist im hohen Maße von Mitarbeitermotivation und -können abhängig, und Sicherheit in der Hygiene ist nur auf einzelnen Gebieten überprüf- und meßbar. Dabei sollte es selbstverständlich sein, eine Wissensvermittlung nicht als selbsternannte Hygienepolizei mit erhobenem Zeigefinger zu praktizieren. Von hoher

Bedeutung ist in dieser Funktion das aus dem Umweltschutz bekannte Prinzip der Nachhaltigkeit.

Prinzipien der persönlichen Händehygiene im Krankenhaus

1. Guter Rat der Großmutter: „Beherrsche Deine Hände"

Mit diesem Ratschlag, nicht ständig die Finger in den Haaren, den Nasenlöchern oder sonstwo im Gesicht zu haben, wird an Gewohnheiten appelliert, die in der Küche, beim Verbandwechsel, sterilen Absaugen und Warten vor der Verkehrsampel zu beobachten sind.

Diesen Rat möchte man auch den Mitarbeitern im OP und in anderen Reinraumbereichen zurufen, die den benutzten Mund-Nasen-Schutz um den Hals hängen haben und nach der wohlverdienten Pause wieder hochziehen. Nach Verlassen des Saales muß der Mund-Nasenschutz sofort abgeworfen werden.

Eine Beobachtungsaufgabe, uns selbst oder unsere Mitmenschen für eine Weile bewußt auf die Wirkorte von Händen und Fingern zu kontrollieren, macht uns die hygienische Relevanz deutlich. Vorbildlich ist in meinen Augen die Konsequenz und Selbstdisziplin der Kolleginnen in der Bakteriologie.

2. Beachte Prinzipien der Distanzierungsmöglichkeit

Non-touch-Technik kann in der Klinik nicht nur durch aufwendige technisch-apparative Lösungen (u.a. Schleusen, life-island) erreicht werden, sondern u.a. auch durch wenig aufwendiges Benutzen von Instrumenten und Handschuhen zum Kontaminationsschutz bei den verschiedenen Tätigkeiten. Unsere Schutzkleidung gehört genauso dazu wie das Beherzigen des Ausspruchs: „Auf den Fußboden des Krankenhauses gehört nichts außer Rollen und Füssen." Das Steckbecken, Essenstablett, die schmutzige Bettwäsche usw. sollen eben nicht erst auf den Boden abgelegt werden und beim Aufheben Hände und Kleidung kontaminieren.

3. Beachte: Eine Hand wäscht die andere – aber richtig!

Oder wie es in einem Gedicht von Goethe heißt: „... Hand wird nur von Hand gewaschen ...". Eine Unterweisung im hygienisch korrekten Händewaschen muß folgende Aspekte berücksichtigen:

- Die richtige Wassertemperatur (unbedingt unter 40 °C).
- Der Reduktionsfaktor im Vergleich zur Händedesinfektion (von besonderer Wichtigkeit bei der Verbreitung des EHEC-Erregers, für den bereits eine niedrige Infektionsdosis ausreicht).
- Das gründliche Abspülen der Tensidreste.
- Den Hinweis, daß Wasser unser wichtigstes Nahrungsmittel ist.
- Das re-kontaminationsfreie Abdrehen des Wasserhahns mit dem benutzten Papierhandtuch.

Häufiges Waschen der Hände, verbunden mit einer qualitativ schlechten Waschsubstanz und mangelnde Hautpflege, wirkt vielfach schädigender auf die Haut als konsequente Händedesinfektion.

Jede Waschgelegenheit hier im Krankenhaus ist mit einem Papierhandtuchspender und einem Sammelbehälter für gebrauchte Papierhandtücher ausgestattet. Diese werden dem Altpapier zugeführt.

Waschmittel- und Desinfektionsmittelspender sollten so angebracht sein, daß sie leicht zu erreichen und zu bedienen sind. Sie müssen außerdem gut zu reinigen und gut zu desinfizieren sein.

Der Gebrauch von Seifenstücken ist nicht zulässig.

4. Setze Deine Haut nicht aufs Spiel – Vom richtigen Abtrocknen

Die Verbindung besteht hier zur Händepflege und der Vermeidung von Hautirritationen. Alkoholische Händedesinfektionsmittel, auf die nicht sorgfältig getrocknete Hand gegeben, fördern die Schädigung der Haut. Ein gründliches Abtrocknen ist also gerade in kalter Jahreszeit mit Wind und Frost wesentliche Grundlage der Hautpflege.

5. Desinfektion der Hände (hygienische und chirurgische)

Eine indikationsbezogene Gegenüberstellung von Händewaschen und Händedesinfektion soll eine Hilfe für die Praxis sein (s. Tabelle 6.1). Ein Arbeitspapier als Beispiel:

Arbeit schändet nicht – und macht oft schmutzig!

Genauso, wie niemand ein Auto reparieren kann, ohne ölig-schwarze Hände und Kleider zu bekommen, kann niemand mit Schmutz, Bakterien, Viren u. a. in Kontakt kommen, ohne daß danach auf Händen und Kleidung Mikroorganismen zu finden wären.

Mikroorganismen an Händen und Kleidung eines Pflegenden, eines Arztes oder eines Mitarbeiters in der Küche sind also genauso normal und gehören zum Beruf wie das Öl an Händen und Kleidern des Mechanikers.

Genauso aber, wie das Reinigen der Hände bei einem Wechsel zu einer anderen Beschäftigung, z.B. vom Motor und Bremsen reparieren zur Probefahrt, zur Selbstverständlichkeit gehört, muß doch eigentlich auch eine Entfernung von Mikroorganismen vor Beginn einer neuen Arbeit selbstverständlich sein. Da die Mikroben aber nicht sichtbar sind, müssen wir mit Kopfarbeit, also Denken, die Anlässe bestimmen, bei denen das Waschen mit Wasser und Seife ausreicht, und andere Gelegenheiten, in denen unbedingt desinfiziert werden muß.

Chirurgische Händedesinfektion

Sie ist vor allen operativen Eingriffen nötig und betrifft hauptsächlich die Mitarbeiter der Operationsabteilung (s. Hygieneplan OP).

Auf einen immerwährenden Streitpunkt der Hygiene soll hingewiesen werden:

> **! Merke**
> Der Ehering oder Schmuckring ohne Stein hat keinen negativen Einfluß auf die Wirkungsweise von Desinfektionsmitteln. Größere Ringe sind allerdings ein Problem der Unfallverhütung: Auf der Haut unter den Ringen können Desinfektionsmittel- und Seifenreste eine hautschädigende Wirkung haben. Schmuck kann außerdem Schutzhandschuhe beschädigen.

Also: Eher sind die Länge der Fingernägel und eine korrekte Durchführung der Händedesinfektion hygienerelevant, die Desinfektionsmittel wirken unter dem Ring ausreichend.

6. Mit heiler Haut davonkommen – Hautpflege ist nicht nur Frauensache!

Die Haut der Mitarbeiter unterscheidet sich – diese banale Beobachtung wird meist nicht genügend bedacht. Einmal wird dieses Thema auch in Lehrbüchern viel zu wenig beachtet, andererseits heißt es meist nur, daß Pflege wichtig ist, da geschädigte Haut nicht

Tabelle 6.1. Wann müssen Hände gewaschen, wann müssen sie desinfiziert werden?

Kontaminationsarmes Händewaschen (Beispiele)	Hygienische Händedesinfektion (Beispiele)

- Vor und nach Dienstende.
- Nach WC-Benutzung.
- Vor Einreibungen.
- Vor dem Verteilen von Essen und Medikamenten.
- Zwischen verschiedenen pflegerischen Tätigkeiten an Patienten, z.B. nach dem Betten nichtinfizierter Patienten.
- Vor Kontakt mit abwehrgeschwächten Patienten.
- Bei Verschmutzung der Hände. Hiernach ist eine hygienische Händedesinfektion erforderlich. Man sollte auf keinen Fall routinemäßig gleichzeitig die Hände waschen und anschließend desinfizieren: Dies beansprucht die Haut übermäßig. Die klassische Empfehlung, zuerst Desinfizieren, dann Waschen, ist praxisfremd und unästhetisch. Bei Blutkontakt zunächst mit desinfektionsmittelgetränkten Einmalhandtuch Haut abwischen, anschließend waschen. Bei zu erwartender Kontamination mit Blut, Sekret, Eiter, Stuhl, Sputum und Urin ist das Tragen von Schutzhandschuhen von vornherein angebracht: sie bieten jedoch keinen vollständigen Schutz (erwiesene Virus- und Desinfektionsmitteldurchlässigkeit).
- Zur persönlichen Hygiene: vor dem Essen, nach Husten, Niesen oder Naseputzen, nach Toilettenbenutzung.
	- Wegen Undichtigkeiten der Handschuhe auch nach Tragen von Handschuhen und starker Kontamination.
	- Vor der Zubereitung steriler Medikamentenflüssigkeiten, Transfusionen, Infusionen und Zumischungen von Medikamenten in die Infusionen.
	- Vor dem Richten der Infusionssysteme.
	- Vor dem Richten von Sterilmaterialien.
	- Vor und nach dem Kontakt mit peripheren und zentralen Venenkathetersystemen.
	- Vor und nach dem Legen von Blasendauerkathetern, der Durchführung von Verbandwechseln, dem Wechsel von Redon-Flaschen.
	- Vor und nach dem Kontakt mit dem Bereich von Eintrittsstellen, Wunddrainagen, Blasendauerkathetern.
	- Vor und nach dem Absaugen durch endotracheale Tuben (trotz durch Handschuh geschützter Hand!).
	- Vor Injektionen.
	- Nach Kontakt mit Blut, Sekret und Exkrementen von Patienten: sollten die Hände trotz Handschuhen stark verschmutzt sein (z.B. Stuhl), vorher ohne Verspritzen säubern oder mit desinfektionsmittelgetränktem Einmalhandtuch abwischen.
	- Nach dem Kontakt mit kontaminierten Gegenständen: besser ist hier die Vorbeugung durch das Tragen von Schutzhandschuhen.
	- Vor dem Kontakt mit Patienten, die in besonderem Maße vor Kontamination und Infektion geschützt werden müssen:
	  - frisch operierte Patienten nach großen Eingriffen und bei vorhandener Abwehrschwäche,
	  - Patienten unter Immunsuppressivbehandlung oder Bestrahlung,
	  - Patienten mit Immunabwehrschwäche,
	  - Patienten mit großflächiger Verbrennung oder Polytraumatisation.
	- Nach dem Kontakt mit Patienten, die an Infektionen erkrankt sind.
	- Bei Patienten mit Wundinfektionserregern.

mehr desinfizierbar ist. Eine geschädigte Haut ist aber auch nicht mehr in der Lage, die vielfältigen und wunderbaren Erfahrungen und Sinneseindrücke zu erleben. Bei Hautschäden zeigt es sich deutlich, daß wir mehr als 5 Sinne haben, wenn wir allein die Hautsinne Druck- und Berührungssinn, Temperatursinn, Schmerzsinn und die Tiefensensibilität betrachten.

Daß sich die Haut der Menschen unterscheidet, zeigt sich an den Bedürfnissen einer individuellen Hautpflege. Es kann deshalb keine Stationscreme-Dose für alle geben, die jedem Bedürfnis entgegenkommt und eine suffiziente Hautregeneration ermöglicht.

Hautpflege ist nicht nur Frauensache – das zeigt sich bei alternder Haut, bei der es zu einer Abnahme der Elastizität kommt und dies muß schon den Jungen des starken Geschlechtes verdeutlicht werden. Und: die Haut wird nicht faul durch sorgfältige Pflege, wie es noch einige Dermatologen vermitteln. Die Funktion der verschiedenen Hautdrüsen, hier insbesondere der Talgdrüsen, muß unterstützt werden, um die Elution (das Herauswaschen der schützenden Fettschicht) durch die aktive Chemie auszugleichen.

Im Winter braucht die Haut besonderen Schutz durch

- Kälte,
- häufigen Wechsel von innen und außen (kaltes Winterwetter und geheizte, lufttrockene Räume),
- trockene Luft mit eisigem Wind,
- häufigen Temperaturwechsel und wechselnde Wetterlagen,
- erhöhte Schadstoffkonzentration.

Deshalb darf es für Mitarbeiter aus dem Krankenhaus wieder als modern gelten, außerhalb geschlossener Räume Leder- oder textile Handschuhe zu tragen.

7. Latex-Probleme – hautnah

Das aktuelle Thema der Hautirritationen und Allergien durch Latex, seine Bestandteile und die Wirkung des Handschuhpuders soll hier nur kurz erwähnt werden. Folgende Aspekte sollten die Mitarbeiter bedenken:

- Nicht bei jeder Tätigkeit einen Latex-Handschuh benutzen. Es gibt auch andere hilfreiche Handschuhmaterialien für differenziertes Arbeiten. In den verschiedenen Pflegeleitlinien sind sie angegeben (z.B. Copolymer, Polyäthylen, Vinyl = PVC, ungepuderte Latex-Handschuhe mit geringem Naturlatexprotein-Gehalt).
- Ein dicht schließender Handschuh ist zum Dauergebrauch ungeeignet.
- Die Bedeutung von Latexunverträglichkeiten sollte ermessen werden: In unserer Umwelt ist Latex überall präsent.
- Die Gefährdung für chronisch Kranke muß berücksichtigt werden: Spina bifida-Patienten, Querschnittgelähmte, Kinder, die häufig operiert wurden u.a.

6.3 Reinigung und Desinfektion

Desinfektionsmaßnahmen haben allgemein das Ziel, eine Übertragung von Mikroorganismen zu verhüten.

Das antimikrobielle Wirkungsspektrum kann sein:

- bakterizid (Bakterien abtötend),
- fungizid (Pilze abtötend),
- tuberkulozid (Tuberkelbakterien abtötend),
- sporizid (Sporen abtötend),
- viruzid (Viren abtötend),
- virusinaktivierend.

Es ist zu bedenken, daß Mikroorganismen nicht die Ursache von Erkrankungen darstellen, sondern immer die Bedingungen für ein krankmachendes Wirken berücksichtigt werden müssen. Beispielsweise haben auf der Haut oder im Darm Mikroorganismen unter physiologischen Bedingungen eine lebenserhaltende Funktion. Übertreibungen und Einseitigkeiten bei Desinfektionsmaßnahmen schaden. Pilze und Bakterien haben auch harmonisierende Aufgaben.

Die Infektionsbereitschaft eines Menschen wird durch individuelle körperliche und seelische Faktoren beeinflußt. Freude, Entwicklungsprozesse im seelischen Leben, eine sorgende, behütende Atmosphäre und liebevolle Anteilnahme sind Qualitäten, die auch im Krankenhaus für die Infektionsgefährdung von Menschen eine erhebliche Rolle spielen, meist aber in diesem Zusammenhang gering geachtet werden.

Desinfektionsmaßnahmen werden nach Richtlinien der DGHM (Deutsche Gesellschaft für Hygiene und Mikrobiologie), des RKI (Robert-Koch-Institutes) sowie der DVG (Deutsche Veterinärmedizinische Gesellschaft) im Küchenbereich ausgeführt. Im Normalfall haben diese Richtlinien Empfehlungscharakter; nur in Seuchenfällen (also nicht bei Einzelinfektionen) und bei behördlich angeordneten Entseuchungen werden Vorschriften des RKI verbindlich (entsprechend dem Bundesseuchengesetz BSeuchG § 10c).

Hausreinigung und Flächendesinfektionsmaßnahmen

Desinfektion und Sterilisation stehen im Bereich der Krankenhaushygiene im Mittelpunkt der Betrachtungen, Prüfungen und Diskussionen. Dabei wird meist vergessen, daß die Reinigung von Flächen, aber auch Materialien, eine Voraussetzung für jede Desinfektion und Sterilisation ist:

- zur Entfernung von Schmutz (z.B. Staub, organisches Material),
- zur Beseitigung eines großen Teils von Mikroorganismen (inkl. Bakteriensporen) und
  auf sauberen, trockenen Flächen eine Vermehrung von Mikroorganismen erschwert ist.

Fußböden, Wände und Oberflächen der Einrichtungsgegenstände sind wohl immer mikrobiell kontaminiert; ihre krankenhaushygienische Relevanz ist jedoch von untergeordneter Bedeutung, wenn Gegenstände, mit denen Patienten an infektionsgefährdeten Körperstellen in Kontakt kommen, hygienisch einwandfrei aufbereitet sind. Nachfolgend sind die Auswirkungen einer professionellen Hausreinigung dargestellt (Tabelle 6.2)

Reinigung und Desinfektion von Patientenzimmern

Außer der routinemäßigen gründlichen Reinigung der Patientenzimmer und der anderen Räumen des Krankenhauses werden besondere zeitaufwendige Reinigungs- und Desinfektionsmaßnahmen nur nach Rücksprache mit den Pflegerischen Bereichsleitungen, evtl. in Absprache mit dem Hygienebeauftragten durchgeführt (s. Auftragsformular, Abb. 6.1).

Die auszuführenden Tätigkeiten sind mit den jeweiligen Bereichen abgesprochen.

Erläuterungen zur Notwendigkeit und zum Ablauf besonders aufwendiger reinigender Desinfektionsarbeiten

Grundsatz

Die Entscheidung über die Ausführung trifft der pflegerische Bereichsleiter/die Geschäftsführung für den Pflegebereich evtl. in Absprache mit den Mitarbeitern der Klinikhygiene.

Tabelle 6.2. Wirkungen professioneller Hausreinigung (ohne Rangfolge)

Einfluß auf	Ziele	Bedingungen
Schmutz auf Flächen (Fußboden, Einrichtung)	Entfernung unter Vermeidung von Keimverschleppung	Geeignete Reinigungsmethode
Mikroorganismen (Bakterien, Pilze) auf Fußböden, Küchenflächen, Biomülltonnen und Geräten, in Bädern und Sanitärfugen	Verminderung	Professionelle Reinigung, gezielte Desinfektion
Resistenzentwicklung krankmachender Mikroorganismen	Vermeidung bei einem Einsatz von Desinfektionsmitteln	Gezielter, sensibler Einsatz Korrekte Temperatur Korrekte Konzentration
Häusliche Ungeziefer (Schaben, Pharaoameisen, Fliegen, Silberfischchen)	Hemmende Einwirkung auf Entwicklung und Verbreitung	Küchen Lagerräume (z.B. Obst, Getreideprodukte) Ungeeigneter (Boden)belag und Sockelleisten
Mitarbeiterschädigung	Vermeidung/ geringe Auswirkungen	Geeignete Methode Geeignete Mittel Korrekte Arbeitswerkzeuge
Materialschädigung	Vermeidung/ geringe Auswirkungen	Geeignete Mittel
Umweltschädigung -beeinflussung	Möglichst geringe Auswirkungen	Geeignete Mittel (Verzicht auf „Ökohämmer“) Korrekte Dosierung Sorgfältige Müll-Sortierung

1. Grundreinigung

Notwendig ist oft eine gründliche Reinigung des Zimmers nach Entlassung eines Patienten, der sich langfristig im Zimmer aufgehalten hat und umfangreichen pflegerischen Aufwands bedurfte. Vor der gründlichen Fußbodenreinigung muß in einzelnen Fällen eine Reinigung der Wände erfolgen.

2. Desinfektionsarbeiten

Scheuerwisch-Desinfektion (zur Vermeidung einer Kreuzinfektion von Patient zu Patient = Hospitalismus-Prophylaxe):

Beachte

- Eine routinemäßige Scheuerwisch-Desinfektion in bestimmten Abständen ist auf der Station nicht erforderlich, ebensowenig nach Todesfällen oder nach Entlassung nicht infizierter Patienten.
- Zur Hospitalismus-Prophylaxe genügen niedrige Konzentrationen der Desinfektionsmittellösungen, momentan **Incidin plus 0,5%,** einem Präparat ohne Aldehyden oder QAV auf der Basis von Glucoprotamin.
- Ein Versprühen oder Vernebeln von Desinfektionsmitteln ist aus arbeitsmedizinischen und hygienischen Gründen nicht notwendig oder sinnvoll.

Von: **GfP/Pflegerische Bereichsleitung**

An: **Hauswirtschaft oder Reinigungsfirma** Herdecke, den

Wir bitten auf Pflegegruppe: ______________ Kostenstelle: ________________

Zimmer-Nr. ___________ um Ausführung einer:

❒ Grundreinigung

❒ Desinfizierenden Fußbodenreinigung des Zimmers während der Behandlung eines septischen Patienten

Ausführung ab: (Datum) ____________

Abschluß: (Datum) _______________

❒ Scheuerwisch-Desinfektion nach Entlassung eines infizierten Patienten
Zimmer frei ab: ________ Uhr

Bitte jeweils auch an die **Benachrichtigung der hauswirtschaftlichen Mitarbeiterin** denken zur desinfizierenden Reinigung der direkten Patientenumgebung!

(Ausführung entsprechend den Erläuterungen zum Ablauf besonders aufwendiger reinigender Desinfektionsarbeiten)

____
(Unterschrift)

Ausgeführt am: ______________________

von: _______________________________ Zeitaufwand: ______________

____
(Unterschrift Reinigungsfirma)

Original: Nach Desinfektion/Reinigung mit Zeitbestätigung an Hauswirtschaftsleitung
Duplikat: Nach Desinfektion/Reinigung mit Ausführungsbestätigung an GfP

(Sitzmann 10/92, 5/94, 10/94, 2/95, 3/96, 5/97)

Abb. 6.1. Antragsformular zur Reinigung und Desinfektion von Patientenzimmer

2.1. Desinfizierende Fußbodenreinigung des Zimmers während der Behandlung septischer Patienten

Bei Patienten mit großen eiternden Wunden, Gangrän, Ulcus cruris und multiresistenten Keimen ist täglich eine desinfizierende Reinigung des Fußbodens durchzuführen. Nehmen Sie bitte die An- und Abmeldung bei der Reinigungsfirma über die PBL/GfP vor.

2.2. Scheuerwisch-Desinfektion während des Aufenthaltes und nach Entlassung von Infektionspatienten

Notwendig ist die Durchführung einer Scheuerwisch-Desinfektion auf der Station während der Behandlung und nach Entlassung eines Infektionspatienten, dessen Umgebung massiv kontaminiert wurde, z.B. durch Trachealsekret, Sputum, Blut, Urin, Stuhl, Sekret usw. Schutzkittel und Handschuhe werden durch das Krankenhaus gestellt und nur einmal getragen.

Ausführende. Pflegende, hauswirtschaftliche Mitarbeiter, Mitarbeiter der Reinigungsfirma.

Vorbereitungen durch die Pflegenden bzw. hauswirtschaftlichen Mitarbeiter. Die Desinfektion von Instrumenten, Geräten, Fieberthermometern, Sauerstoffververneblern, RR-Geräten, Steckbecken, Urinflaschen usw. werden nach dem üblichen Desinfektionsplan (Eimer mit Desinfektionslösung) im Zimmer durchgeführt, bevor sie in den normalen Verkehr kommen. Materialien in die Lösung (0,5% Konzentration) einlegen oder abwischen.

Weitere Vorbereitungen durch Mitarbeiter der Hauswirtschaft auf der Intensivstation. Auf der Intensivstation werden folgende Maßnahmen durchgeführt:

- Alle Kabel werden vom Monitor entfernt und mit Desinfektionslösung (0,5% Incidin plus) abgewischt.
- Pflegematerial in den Ablagen der Säulen wird verworfen (Salben etc, aber nicht Absaugsonden u.a. sauberes Einmalmaterial).
- Monitore und deren Standflächen werden desinfizierend abgewischt (Incidin plus 0,5%).
- Rückseite der Säule: Kabel von der Säule entfernen, desinfizierend abwischen und trocknen lassen; sämtliche Geräte von den Halterungen nehmen und desinfizieren.

Wäsche. Die abgezogene Bettwäsche, die Handtücher und (hauseigene) Waschlappen werden in einen gelben Infektionswäsche-Tuchsack gegeben. Dieser Wäschesack wird in einen durchsichtigen Plastiksack zum Abholen bereitgestellt.

Bett. Das gesamte Bett mit Zubehör ist mit dem Vermerk „Reinigungshinweis an Bettenzentrale angekreuzt" auf dem Schildchen am Fußende zur Aufbereitung in den Bettenpaternoster zu geben. Kopfkissen und Bettdecken werden von der Bettenzentrale zum Waschen gegeben. Spezialbetten bitte direkt in die Bettenzentrale bringen. Eine immer wieder zur Debatte gestellte Abdeckung des schmutzigen Bettes ist bei der Verwendung des Bettenpaternosters unnötig. Die Betten aus dem Kinderhaus werden von den Mitarbeitern des Hol- und Bringedienstes transportiert, auch die kontaminierten Betten.

Vorschriften für die Behandlung von Abfällen, deren Sammlung und Transport. Aus infektionsvorbeugender Sicht innerhalb des Krankenhauses sind besondere Vorsichtsmaßnahmen einzuhalten (z.B. für Kanülen, Skalpelle, mit Blut, Sekreten und Exkreten behaftete Einmalartikel, Stuhlwindeln, Wundverbände). Sie gelten bei allen Patienten, unabhängig von deren Grundkrankheit, zum Schutz insbesondere der Mitarbeiter.

Pflege- und Behandlungsmaterialien (Einmal-Materialien) müssen nach der Schlußdesinfektion nicht verworfen werden.

Wenn sie im Klarsichtsack verpackt an den Hygienebeauftragten gegeben werden, ist ein Einsatz nach 6 Wochen Quarantänelagerung wieder möglich. Bitte keine Tuben, Flaschen u. ä. Materialien in den Sack geben. Unbenutzte Bettwäsche kann in der Bettenzentrale verpackt nach Absprache dampfdesinfiziert werden.

Ausführung der Scheuerwisch-Desinfektion durch die Mitarbeiterinnen der Reinigungsfirma. Notwendige Reinigungsutensilien:

- frisch gewaschene Scheuerlappen oder Einmaltücher,
- desinfizierter Eimer,
- Feuchtwischverfahren mit desinfiziertem Mop,
- Einmal-Handschuhe und Schutzkittel,
- Desinfektionsmittel (werden von der Reinigungsfirma gestellt).

Ausführung: Sämtliche Gegenstände, die unmittelbar mit den Patienten in Berührung kommen, z.B. Nachttisch, Telefon, Lampen, Stühle und Tische, Waschbecken, vor allem aber alle horizontale Flächen sind mit Desinfektionsmittellösung abzuwaschen. Die Wände sind nur bei Verschmutzung mit Sekreten und Exkreten abzuwaschen. Türgriffe, Fenstergriffe, Patientenklingel und Lichtschalter werden ebenfalls mit in die Desinfektion einbezogen. Auf der Intensivstation werden auch die *freigeräumten Flächen* (horizontal und vertikal), leere Schubladen, Gestänge der Säulen in die Wischdesinfektion einbezogen. Anschließend wird der Fußboden mit Desinfektionsmittellösung gewischt.

Belegbarkeit des Zimmers. Das Zimmer kann meist 1 Std. nach erfolgter Scheuerwisch-Desinfektion nach Abstimmung mit der Reinigungsfirma und der hauswirtschaftlichen Mitarbeiterin wieder benutzt werden.

Geruchsverbesserung. Zur Geruchsverbesserung der Gegenstände wird das anschließende Abreiben mit Eukalyptusmilch empfohlen.

3. Scheuerwisch-Desinfektion bei meldepflichtigen Erkrankungen nach BSeuchG (z.B. Hepatitis A, Meningitis, offene Lungen-Tbc)

Ausführende:

- Vorbereitungsarbeiten durch Pflegende (s. oben).
- Ausführung der Scheuerwisch-Desinfektion durch die Mitarbeiterinnen der Reinigungsfirma, wie oben ausgeführt. Schutzkleidung (Kittel und Handschuhe) werden durch das Krankenhaus gestellt.
- *Konzentration des INCIDIN plus bei TBC 1% 1-Stunden-Wert!*

Nur in Seuchenfällen, also im Fall einer Epidemie und dann auch nur auf behördliche Anordnung, müssen Desinfektionsmittel und Konzentrationen gewählt werden, die vom RKJ zugelassen sind. In diesen seltenen Fällen wird die Desinfektion durch einen Desinfektor ausgeführt.

4. Beratung durch die Klinikhygiene

Bei Unklarheiten im Zusammenhang mit Isolierung, Hygienemaßnahmen, Umgang mit Abfall u.a. stehen der

- hygienebeauftragte Arzt, Herr Dr. Oster, Rufgerät 74.154 ...
- hygienebeauftragte Pflegende, Herr Franz Sitzmann, Rufgerät 74.230 ...
- sowie die übrigen Mitglieder der Hygienekommission (Herr Nockemann, Herr Dr. Portsteffen, Herr Rehm) zur Verfügung.

Nachfolgend werden verschiedene Beispiele korrekter Aufbereitung von Pflegematerialien dargestellt:

Desinfektion der Waschschüsseln und Nierenschalen

Siehe unter 3.4.3.

Desinfektion der Steckbecken, Urinflaschen und Halterungen, Urinsammelgefäße und Irrigatoren

Für Steckbecken und Urinflaschen stehen auf jeder Pflegegruppe thermisch wirksame Steckbecken-Desinfektionsgeräte zur Verfügung. Sie bringen ökologische Verbesserungen. Alle übrigen Materialien werden in Wannen aufbereitet: für 24 Stunden mit 0,5%iger Incidin-plus-Lösung richten. Alle Teile müssen mit der Lösung bedeckt sein und mindestens 1 Stunde darin liegen bleiben. Anschließend herausnehmen, gründlich reinigen, spülen und trocknen.

Desinfektion und Reinigung der Badewannen, Sitz- und Teilbadewannen, Gummimatten, Kopf- und Fußstützen

Erforderlich nach Bädern bei Patienten mit offenen Wunden, nach Bädern bei Patienten mit künstlichem Darmausgang, nach Bädern bei Patienten mit Infektions-und Hautkrankheiten, nach Bädern bei stuhl- und harninkontinenten Patienten; sonst ist Reinigung ausreichend.

Grundsatz: Einmalhandschuhe tragen!

1. Badewasser ablaufen lassen, mit der Dusche Haare usw. wegspülen. Wanne wieder abstöpseln.
2. Mit dem Meßbecher 8 Liter kaltes Wasser in die Wanne geben und 40 ml Incidin plus hineingeben (= 0,5%ige Lösung).
3. Mit einem Wischtuch und der Lösung die Badewanne vollständig auswischen, Kopf- und Fußstütze sowie Gummimatte benetzen und in die Lösung legen. Wirkung wird durch einstündiges Eintrocknen der Lösung erreicht. Keinesfalls muß die Badewanne mit Desinfektionslösung gefüllt werden: Umwelt und Kosten!
4. Danach mit fließendem Wasser die Badewanne und das Zubehör von Desinfektionsmitteln befreien und mit Neutralseife auswaschen. Gut nachspülen! Badematte und Kopfstütze an die Fliesen hängen, nie auf die Heizung legen.
5. Baderaum so in Ordnung bringen, daß der nächste Patient ihn benutzen kann.

Desinfektion von Sitzbadewannen mit hoher Benutzungsfrequenz

Siehe unter 3.4.3.

Desinfektion und Reinigung von chirurgischen Instrumenten, Kathetersets, Punktionsbestecken, Blasenspritzen

Grundsatz: Einmalhandschuhe tragen!

1. Desinfektionslösung herstellen. Ein gestrichener Meßlöffel Sekusept-Pulver auf 1 Liter lauwarmes Wasser ergibt eine 2%ige Lösung. Durch vorsichtiges Bewegen des Wassers das Pulver auflösen.
2. Danach die zu desinfizierenden Gegenstände in die Lösung einlegen. Alles muß vollständig von der Lösung bedeckt sein. Hohlrauminstrumente wie Punktionsnadel und Sonden müssen mit einer Einmalspritze in der Lösung durchgespült werden.
3. Nach 1 Stunde Einwirkzeit die Gegenstände unter fließendem Wasser abspülen. Hohlrauminstrumente erneut mit einer Einmalspritze durchspülen. Alle Gegenstände abtrocknen und im Instrumentenkasten für die Zentralsterilisation bereitstellen.

4. Überprüfen, ob alle zusammengehörenden Einzelteile dabei sind.

Bis Inbetriebnahme der umgebauten Zentralsterilisation wird die Instrumentendesinfektion auf operativen Pflegegruppen in 30 Liter Wannen mit 1%iger Afid-Lösung bei einer Standzeit von 14 Tagen durchgeführt oder Sekusept plus 1,5% Lösung mit täglichem Wechsel.

In einzelnen Bereichen konnte die Trokkenentsorgung der Instrumente realisiert werden. Die neue Zentralsterilisation mit größerer Waschmaschinenkapazität ermöglicht die Trockenentsorgung in Stahl-Transport-Containern und die weitere desinfizierende maschinelle Aufbereitung durch Mitarbeiter der Zentralsterilisation für alle Bereiche des Hauses.

Desinfektion und Reinigung von Topf- und Rollstühlen

Für Topf- und Rollstühlen gelten folgende Maßnahmen:

1. Liegt keine grobe Verschmutzung vor, dann genügt eine Reinigung mit Neutralseifenlösung oder Eukalyptusreinigungsmilch.
2. Bei stärkerer Verschmutzung wird der Topf- oder Rollstuhl zwecks Flächendesinfektion in die Bettenzentrale gebracht. Hier wird er gründlich desinfiziert und gereinigt und kann noch am selben Tag abgeholt werden.
3. Zur kurzfristigen Desinfektion und Reinigung ist eine Scheuer-Wisch-Desinfektion mit einer 0,5%igen Incidin-plus-Lösung, 4 Liter, angesetzt in einem 8-Liter-Eimer, und frischem Wischtuch angebracht.

Eine andere Verabredung gilt für die Querschnittgelähmtenstation:

Incidin plus-Desinfektionslösung 0,5% zur desinfizierenden Reinigung (kurzfristige Einwirkzeit) der Duschliegen und Duschstühle herstellen. Nach jeder Benutzung mit Lösung, Handschuhen und täglich frisch ausgekochtem Lappen sorgfältig abwischen. Vor Benutzung aus Hautverträglichkeitsgründen klar abwaschen. Lösung wird täglich von der hauswirtschaftlichen Mitarbeiterin frisch angesetzt:

4 Liter kaltes Wasser (Markierung am Eimer), 20 ml Incidin plus, 1 frischer ausgekochter Lappen.

Desinfektion und Reinigung von Silberkanülen (Sprechkanülen)

Grundsatz: Einmalhandschuhe tragen!

1. Tägliche Reinigung mit Wasser, bei Bedarf mit Wasserstoffperoxid (H_2O_2). Falls eine Desinfektion notwendig ist, eine 1,5%ige Desinfektionslösung mit Sekusept plus herstellen.
2. Silberkanüle 1 Stunde lang darin einlegen. Darauf achten, daß auch das Innere der Kanüle benetzt ist. Luftblasen vermeidet man, in dem die Kanüle mit dem Bogen nach unten eingelegt wird.
3. Nach der Einwirkzeit die Silberkanüle unter fließendem Wasser gründlich abspülen und von Desinfektionsmittel reinigen. Manuelle Reinigung mit weicher Bürste und schonendem Reinigungsmittel (Neutralseife). Bürste anschließend desinfizierend reinigen.
4. Die Silberkanüle in den Instrumentenkasten für die Zentralsterilisation geben.
5. Braune oder schwarze Verfärbungen sind typisch für Silber. Zur Entfärbung sind vor der Sterilisation handelsübliche Silbertauchbäder geeignet. Danach ist jedoch nochmals eine sorgfältige Reinigung zur Entfernung der anhaftenden Reste des Tauchbades erforderlich. (Aufgabe der Mitarbeiter der Zentralsterilisation).

6.4 Hygienepläne

Für verschiedene Bereiche im Gemeinschaftskrankenhaus wurden gemeinsam mit den Mitarbeitern Hygienepläne erarbeitet. Eine Auswahl soll abgedruckt werden.

6.4.1 Akutambulanz

Nachfolgend der Hygiene- und Desinfektionsplan (Tabelle 6.3) sowie der Reinigungsplan in der Akutambulanz (Tabelle 6.4).

Bei sichtbarer Verschmutzung mit Blut und anderen Sekreten bitte mit einer 0,5%igen INCIDIN plus-Lösung arbeiten, die täglich vor der morgendlichen reinigenden Desinfektion frisch angesetzt werden muß!

Bitte alle Reinigungs- und Desinfektionsarbeiten mit Handschuhen durchführen, 0,5% Lösungen (= 1-Stunden-Wert) mit ausgedrücktem Lappen wischen, nicht mit trockenem Lappen nachwischen!

Seife und Desinfektionsmittel bitte bei Bedarf auffüllen, Einmalhandtücher werden von der Reinigungsfirma aufgefüllt.

6.4.2 Abteilung für Querschnittgelähmte

Der Hygieneplan ist in Tabelle 6.5 wiedergegeben.

Bei der Anwendung von Desinfektionslösungen immer Handschuhe tragen. Die Lösungen täglich frisch ansetzen.

6.4.3 Pädiatrie

Die Maßnahmen für Hygiene und Desinfektion auf einer pädiatrischen Abteilung sind aus Tabelle 6.6 ersichtlich.

6.5 Isolierung von Patienten

Franz Sitzmann

Eine Isolierung ist die stärkste prophylaktische Hygienemaßnahme, um die Verbreitung von pathogenen Keimen aus einer bekannten Quelle zu verhindern. Die verschiedenen Arten von Isolierung haben die Konsequenz, daß Patienten, Mitarbeiter, Besucher und Umgebung vor dem Einfluß von Infektionen geschützt sind. Da Pflegende Isolierung nicht täglich erleben und auch nicht anzuordnen haben, geht es nicht darum, Indikationen auswendig zu lernen.

Erfahrungsgemäß löst die Notwendigkeit einer Isolierung bei vielen Pflegenden zuerst einmal Verwirrung aus. Der Ablauf mutet wie ein magisches Ritual an, magisch solange, wie die notwendigen Handlungen dem Einzelnen nicht logisch nachvollziehbar sind. Deshalb empfiehlt sich eine patientenindividuelle Absprache mit dem Hygienebeauftragten über den Umfang der Isolierung mit Ausfüllen eines patientenbezogenen Epidemiologieprotokolls (Abb. 6.2).

Begriffe und Beispiele

Es gibt verschiedene Arten von Patienten-Isolierung:

- Protektive Isolierung (Umkehrisolierung), z.B. Patienten mit Aids, Leukopenie, zum Schutz des jeweiligen abwehrgeschwächten Patienten.
- Standard-Isolierung, z.B. bis zur Realisierung des patienten- und krankheitsbezogenen Isolierungskonzeptes (Epidemiologieprotokoll), um der Weiterverbreitung in der Klinik vorzubeugen.
- Gruppen-Isolierung (in der Medizinsprache als Kohortisolierung bezeichnet, z.B. zwei Patienten mit Wundinfektionen im gleichen Zimmer).

Tabelle 6.3. Hygiene- und Desinfektionsplan. (Erarbeitet: Stark/Sitzmann: 2/93, Petersen/Sitzmann 3/97)

Was?	Wann?	Womit?	Wie?
Händereinigung	Bei Betreten bzw. Verlassen des Arbeitsbereiches, vor und nach Patientenkontakt	Händewaschmittel	Flüssigseife, Einmalhandtuch
Händedesinfektion, hygienische	z.B. vor und nach Verbandswechsel, Wundversorgung, Absaugen, Blasen-Venen-Katheter legen und -pflege, Injektionen, nach Kontakt mit infizierten Pat., nach Kontakt mit kontaminiertem Material (bei grober Verschmutzung vorher Hände mit desinfektionsmittelgetränktem Papierhandtuch reinigen, anschließend waschen)	Sterillium	Etwa 3 ml Desinfektionsmittel in den Händen verreiben, bis Hände trocken sind. Kein Wasser zugeben! Hautschäden beim Einreiben von Sterillium in feuchte Haut! Wichtig: Hautpflege!
Präoperative Hautdesinfektion	vor Punktionen, Wundversorgungen	Braunol 2000	OP-Feld mit sterilen Tupfern, Hautdesinfektionsmittel und steriler Kornzange desinfizieren. Hautdesinfektion mind. 2mal durchführen. Abtrocknung abwarten. Einsprühen genügt nicht!
Hautdesinfektion vor Legen einer peripheren Venenverweilkanüle und eines Venenkathers		softasept N	Mind. 30 Sekunden mit sterilem Tupfer, bei Venenkatheter mit Kornzange desinfizieren, mind. 2mal durchführen, Abtrocknung abwarten!
Hautdesinfektion vor Legen eines zentralen Venenkatheters		Braunol 2000	Hier: 60 Sekunden Einwirkzeit abwarten. Sterilen Verband anlegen.
Standgefäße mit Kornzange	Vor jeder Wundversorgung steril		Zentralsterilisation bereitet auf.
Instrumente	Nach Gebrauch	Trockenablage in Siebschale/Container	Ablegen; maschinelle Aufbereitung in Zentralsterilisation
Blutdruckmanschette	Nur Kontamination (vor allem mit Blut)	INCIDIN plus 0,5%	Mit sauberem, ausgekochtem Lappen abwischen
Fußboden	einmal täglich	umweltfreundlicher Allzweckreiniger	Klinikübliches Reinigungssystem
Fußboden nach Kontamination mit infektiösem Material		INCIDIN plus 0,5%	desinfektionsmittelgetränktes Einmaltuch, Einmalhandschuhe

Tabelle 6.4. Reinigungsplan Akutambulanz. (Erarbeitet: Stark/Sitzmann: 2/93, Petersen/Sitzmann 3/97)

Was?	Wann?	Womit?	Wie?	Wer?
- Vertikale und horizontale Arbeitsflächen	einmal täglich	INCIDIN Plus 0,5%	Wischdesinfektion mit frisch ausgekochten Tüchern	Mitarbeiter Firma Ahr
- OP-Leuchten	einmal täglich	umweltfreundlicher Reiniger	mit frisch ausgekochtem Tuch abwischen	Mitarbeiter Firma Ahr
- Handgriffe für OP-Leuchte	einmal täglich	sterilisieren		Pflegende Zentralsteri
- Fußbank	einmal täglich	umweltfreundlicher Reiniger	feucht abwischen	Mitarbeiter Firma Ahr
- Untersusuchungsliegen	einmal täglich	INCIDIN Plus 0,5%ig	Wischdesinfektion mit frisch ausgekochten Tüchern	Pflegende
- Hocker	einmal täglich	umweltfreundlicher Reiniger	feucht abwischen	Mitarbeiter Firma Ahr
- Verbandwagen	einmal täglich	INCIDIN Plus 0,5%ig	Wischdesinfektion mit frisch ausgekochten Tüchern	Pflegende
- Türgriffe	einmal täglich	umweltfreundlicher Reiniger	feucht abwischen	Pflegende
- Schränke außen	einmal täglich	umweltfreundlicher Reiniger	feucht abwischen	Mitarbeiter Firma Ahr
- Unterschränke innen	bei Bedarf	umweltfreundlicher Reiniger	feucht abwischen	Pflegende
- Wände/Türen	einmal wöchentlich und bei Bedarf	umweltfreundlicher Reiniger	feucht abwischen	Mitarbeiter Firma Ahr
- Wäsche-/Abfallwagen	einmal täglich	INCIDIN Plus 0,5%ig	Wischdesinfektion mit frisch ausgekochten Tüchern	Mitarbeiter Firma Ahr
- WC	einmal täglich	umweltfreundlicher Reiniger	gründlich reinigen	Mitarbeiter Firma Ahr

Tabelle 6.5. Hygieneplan (Reinigung und Desinfektion): Abteilung für Querschnittgelähmte (Erarbeitet: Sitzmann mit Morgenthal 1/95, Detert/Lemmen 2/95, Buhl/Gies 12/96, 2/97)

Was?	Wer macht's?	Wie oft?	Was wird genommen?
Dusch-Toiletten-Stuhl	Mitarbeiter	nach jeder Benutzung	Wischdesinfektion INCIDIN plus 0,5%, Einwirkzeit kurz, mit Wasser klar abspülen vor jeder Benutzung
Desinfektionslösung für D-T-Stühle	Stationshilfe	täglich	markierter Eimer: 4 Liter Waser + 20 ml INCIDIN plus = 0,5% Lösung mit jeweils frischem Lappen
Einmalhandschuh für digitales Anreizen	Pflegender	bei jeder Benutzung	Iatrogene Puder-Silikose vermeiden, behandschuhte Hand (PVC-Handschuh) mit Wasser abwaschen
Patientenlifter: Gurtsystem	Pflegender	nach Verschmutzung	Waschmaschine
Patientenlifter: Rahmen + Räder	Außendienst	1x monatlich	Neutralseife und sauberer, ausgekochter Lappen
Waschschüsseln, Nierenschalen	Pflegender	täglich	Wischdesinfektion INCIDIN plus 0,5%, 1 Std. Einwirkzeit, vor erneuter Benutzung mit Wasser abspülen
Desinfektionslösung für Waschschüsseln in den Bädern	Stationshilfe Pflegende	täglich am Wochenende	markierter Eimer: 4 Liter Wasser + 20 ml INCIDIN plus = 0,5%, Lösung mit frischem Lappen
Thermometer	Außendienst	montags	Einlegen in INCIDIN plus 0,5%, 1 Std. Einwirkzeit
benutzte Katheter-Set mit gefülltem Urinbeutel in Wanne sammeln	Außendienst	pro Dienstschicht	mit Schürze und Handschuhen sortieren und Beutel entleeren, Wanne desinfizierend auswischen
Instrumenten-Desinfektionslösung	Nachtwache	nur freitags	1 l H_2O bodenbedeckt + 15 ml SEKUSEPT plus = 1,5% Lösung
Redon-Flaschen	Pflegende	nach Verwendung	1 l H_2O + 15 ml SEKUSEPT plus = 1,5% Lösung
Patientenzimmer: Nachtschrank	Stationshilfe	täglich	Eukalyptus-Reinigungszusatz zum Wasser, evtl. mit Neutralseife
Septische Patienten: Nachtschrank	Stationshilfe	täglich	Wischdesinfektion INCIDIN plus 0,5% Lösung mit frischem Lappen
Händedesinfektionsmittel, Seife	Stationshilfe	wechseln nach Bedarf	

Tabelle 6.5. (Fortsetzung)

Was?	Wer macht's?	Wie oft?	Was wird genommen?
Fußboden	Mitarbeiter Firma Ahr	täglich	Eukalyptus-Reinigungszusatz 2,5 ccm/8 l zum Waser + RZ
Fußboden und weitere horizontale Flächen bei sept. Patienten	Mitarbeiter Firma Ahr	täglich	INCIDIN plus 0,5% Lösung; An- und Abmeldung bei GfP erforderlich!
Waschbecken, Toiletten, Armaturen, Sonstiges	Firma Ahr	täglich	DX 100 pur auf frisch gekochtem Leder, Alkosoft, Push flüssig
Medikamenten-Tages-Dispenser	Außendienst	1. und 3. Montag im Monat	Wasser + wenig Neutralseife + frischer gekochter Lappen
Medizinschrank	Außendienst	einmal im Quartal	dito
Arbeitsfläche zum Aufziehen von Injektionen und Infusionen	jeder Pflegender	bei jedem Aufziehen	Alkohol 70% und frisches Tuch oder Papierhandtuch
Papierhandtücher **im** Spender	Mitarbeiter Firma Ahr	bei Bedarf, kein Vorrat auf Spender	
Oberflächen: Möbel, Telefon usw.	Mitarbeiter Firma Ahr	täglich	Alkosoft 1/4-Tasse: 4 ltr. H_2O
Flecken aller Art	Mitarbeiter Firma Ahr	bei Bedarf	Terosoft
Bad, Patientenzimmer: Abflußrost (insbes. Haare)	Mitarbeiter Firma Ahrlich	1x wöchent-	DX 100, mechanisch
Visitenwagen	HVA-Pflegender	monatlich	Neutralseife und sauberer, ausgekochter Lappen
Stethoskop	jeder persönlich	bei Bedarf	mit Alkohol z.B. softasept und Watteträger
Stationswagen, Infusionsständer, Inhalator, inkl. Räder	Stationshilfe	1x wöchentlich	dito, einschließlich Räder ölen
Sauerstoff-Befeuchtung	Pflegender	bei jeder O_2-Anwendung	steriles geschl. System (auch bei Patientenwechsel 3 Monate an Sauerstoff-Spender belassen), Nasensonde (tägl. Wechsel), grüner Verbindungsschlauch (tägl. Wechsel); bei Nicht-Gebrauch angebrochener Flaschen: neue Sonde + Verbindungsschlauch **mit Verpackung** an Flasche anschließen.
Absaugeinheit	Pflegender	täglich	Sekretauffangflasche, Schlauchsystem und Fingertip: 24stdl. wechseln und desinfizieren; Spülköcher: in Leitungswasser Zusatz von PVP-Jod-Lösung (1% Desinfektionslösung)

Tabelle 6.6. Hygieneplan Pädiatrie. (Erarbeitet: Mitarbeiter 8West + Klinikhygiene 2/94, 9/94, 4/97)

Was?	Wann?	Womit?	Wie?
Händereinigung	Bei Betreten bzw. Verlassen des Arbeitsbereiches, vor dem Essen, vor und nach Patientenkontakt, nach dem Bettenmachen, nach WC-Besuch, nach Husten oder Niesen	Hakalind	Flüssigseife, 1x Handtuch, Wichtig: regelmäßiger Hautschutz!
Händedesinfektion, -hygienische	z.B. vor Verbandwechsel, Absaugen, Blasen- und Venenkatheter legen und -Pflege, Injektionen, nach Kontakt mit infizierten Pat., nach Kontakt mit kontamin. Material (bei grober Verschmutzung vorher Hände mit desinfekt. mit getränktem Papierhandtuch reinigen, anschließend waschen)	Sterillium	ca. 3 ml in die trockenen Hände verreiben, bis Antrocknung erreicht, kein Wasser zugeben! Problem: Hautschäden beim Einreiben von Sterillium in feuchte Haut!
Umgang Hickman-Broviac-Katheter	siehe ges. Verabredung		
Hautdesinfektion	vor Punktion, Injektion, bei Verbandwechsel usw.	Softasept N Braunol 2000	ca. 30 Sekunden einwirken lassen, mit Tupfer mehrmals abwischen; nur Einsprühen genügt nicht!
Schleimhautdesinfektion	z.B. vor Blasenkatheterlegen	Braunol 2000	unverdünnt auftragen **2 Minuten einwirken lassen**
Nabelpflege	bei jedem Wickeln: – trockener unkomplizierter Nabel – nässender stinkender Nabel s.a. Basisvereinbarung Pflege Früh- und Neugeborener	– trockener steriler Tupfer – reinigen mit sterilem Tupfer	– um den Nabelrest bei jedem Wickeln gelegt – Softasept N (Alkohol) zur Hautdesinf. oder reinigen mit Salvia D_1 – oder tupfen mit Braunol 2000
Instrumente	z.B. Ohrtrichter, Spatel des Laryngoskopes, Tablett nach Gebrauch	Sekusept plus 1,5% 1 Std.	einlegen, anschließend klar abspülen, zur Zentralsterilisation
Blutdruckmanschette	nach Kontamination (vor allem mit Blut)	Alkohol 70% Sekusept plus 1,5% 1 Std.	abreiben einlegen, ausspülen, trocknen
Thermometer	nach Gebrauch	Alkohol 70%	abreiben
Vernebler, Masken	nach Gebrauch, spätestens nach 24 Std.	Auskochen	anschl. trocknen und staubfrei aufbewahren
Absaugsystem	s. Verabredung Pneumonie		
Waschbecken	1x täglich	Scheuerpulver	gründlich reinigen

Tabelle 6.6. (Fortsetzung)

Was?	Wann?	Womit?	Wie?
Fußboden	einmal täglich	umwelt-vertr. All-zweckreiniger	klinikübliches Reinigungs-system
	unmittelbar nach Kontamination mit infektiösem Material	Alkohol 70% Perform 0,75%	desinf. m. getränktem 1xTuch, Einmalhandschuhe, 1 Std.
Bettenreinigung	nach Belegung	umweltvertr. Reiniger	mit frischem Tuch Bett-gestell abwischen
Bettendesinfek-tion	nach Kontamination oder Belegung mit infektiösen Patienten	s. Betten-zentrale	
Inkubatoren	s. ges. Verabredung		
Wickeltische	täglich	umweltvertr. Reiniger, Eucalyptus-Reinigungs-milch 1%	mit frisch ausgekochtem Tuch abwischen
	nach Kontamination mit infekt. Material oder bei Kindern mit Diarrhoe nach Benutzung	– Alkoh. 70% – Perform 0,75% 1 Std.	dito
Badewannen, Duschen	nach Gebrauch	– umweltver-trägl. Reiniger	mit frisch ausgekochtem Tuch abwischen
	nach Kontamination mit infektiösem Material	Perform 0,75% 1 Std.	
Bettpfannen Urinflaschen	nach Gebrauch	Steckbecken-spülautomat	reinigen + desinfizieren
Waschschüsseln	nach Gebrauch	Perform 0,75% 1 Std.	mit frisch ausgekochtem Tuch auswischen, nach 1 Std. nachspülen, tocken lagern
Haarbürsten	nach Entlassung	Sekusept plus 1,5% 1 Std.	einlegen, mit klarem Was-ser nachspülen
Mobiliar, Geräte usw.	einmal täglich	umweltvertr. Reiniger	mit frisch ausgekochtem Tuch abwischen
	nach Kontamination	Perform 0,75% 1 Std.	dito
Spielsachen aus Patientenzimmer	nach Entlassung (Kontamination durch infizierte Kinder)	Sekusept plus 1,5% Waschmasch.	einlegen chemisch-thermisch desinfizieren
Flaschenwärmer	täglich	umweltvertr. Reiniger	innen u. außen reinigen, alle 12 Std. Wasser wechseln
Sauger, Schnuller	nach jedem Gebrauch ausspülen unter fließendem Wasser, aufbewahren in Cromagan-Becher, morgens Sauger im Vaporisator auskochen und in sterilen Becher geben; nach Entlassung Sauger in Spülmaschine und Vaporisator aus-kochen, Weiterverwendung solange in Ordnung		

Strikte Isolierung: z.B. Diphtherie, Milzbrand, Cholera, Pest, virusbedingtes hämorrhagisches Fieber, nur in speziellen Infektionsstationen.
Keine Isolierung erforderlich, sondern übliche krankenhaushygienische Vorbeugemaßnahmen, z.B. bei bei Patienten mit Hepatitis B + C, HIV.

> **! Beachte**
> Wichtig: Persönlicher Kontakt mit Patienten muß bestehen bleiben, besonders bei Kindern.

Erläuterung des Epidemiologie-Prokolls am Beispiel einer Standardisolierung

Bitte sofort die Klinikhygiene über eine Infektionserkrankung oder den Verdacht informieren. Bis zur vollständigen Abklärung gilt die Standardisolierung.

1. Unterbringung: Möglichst in einem Zimmer mit eigener Toilette (dies betrifft die Zimmer mit den Endnummern 02, 17, 31, 32, 40, 48). An der Tür des Krankenzimmers ist ein Hinweisschild mit der Aufschrift „Besucher bitte im Stationszimmer melden" anzubringen. Diese Schilder können bei der GfP/Pflegerische Bereichsleitung angefordert werden.
2. Schutzkittel: Pflegepersonal, Ärzte, MTAs usw. (auch Besucher) müssen vor dem Betreten des Zimmers einen Schutzkittel überziehen. Die entsprechende Anzahl von Kitteln wird vor der Tür des Zimmers an einem Infusionsständer aufgehängt, und zwar mit der Schmutzseite nach innen. Die Kittel müssen je nach Bedarf gewechselt werden, mindestens aber einmal täglich. Arzt und Pflegende müssen mit dem Patienten absprechen, ob und welche Besucher kommen dürfen. Werden die Schutzkittel im Patientenzimmer aufgehängt, muß die kontaminierte Seite nach außen zeigen.
3. Vor dem Zimmer sollen bereitstehen: Gut passende Einmalhandschuhe (hier puderfreie Latexhandschuhe), Desinfektionsmittelspender am Infusionsständer (in der Bettenzentrale zur Verfügung), Papierkorb mit eingespanntem Einmalmüllsack.
4. Händedesinfektion: Nach dem Verlassen des Zimmers die Tür kontaminationslos (z.B. mit dem Ellenbogen) schließen, Handschuhe ausziehen, den Kittel öffnen, abstreifen und mit der Schmutzseite nach innen aufhängen. Danach die Hände mit Desinfektionsmittel (z.B. Sterillium) desinfizieren.
5. Pflegematerialen und Verbandmaterial: Es soll nur das Notwendige im Zimmer bleiben. Pflegeutensilien im Zimmer belassen. Zimmer nur mit Tagesbedarf bestücken. Verabredung zum hygienisch einwandfreien Umgang mit Pflegebedarf bei Aufhebung der Isolierung beachten (Quarantänelagerung). Für den Patienten können kleine Einheiten von Tuben und Gefäßen mit Salben, Lotionen und Emulsionen aus der Apotheke besorgt werden. Sich stets bewußt machen, daß das Ende der Isolierung die Vernichtung der Medikamente zur Folge hat.
6. Bei Kontamination sollten Stauschlauch, Blutdruckmanschette, Stethoskop usw. mit einem desinfektionsmittelgetränkten Lappen abgewischt werden. Während der Isolation sollten diese Artikel im Zimmer bleiben.
7. Vorbeugung gegen Kanülenverletzungen oder Verletzungen durch scharfe, spitze, zerbrechliche Gegenstände ist bei der Standardisolierung besonders wichtig. Dies kann durch entsprechende Abwurfgefäße, die beim Patienten benutzt werden, sichergestellt werden. Nach einer Kanülenverletzung wird von ärztlicher Seite in der Akutambulanz entschieden,

Epidemiologie-Protokoll

Adressette des aufgenommenen Patienten mit Symptomen/Verdacht auf Infektionserkrankung nach **BSeuchG** (Hierdurch wird nicht die Meldepflicht nach BSeuchG erledigt, die den Lt. Arzt betrifft!)

Meldung bitte an Klinikhygiene Rufgerät 74.230 ...

Diagnose/Verdachtssymptome: ______________________________

Mitpatienten: ____________ Erreger/Infektiöses Material: ____________

____

Empfohlene Schutzmaßnahmen nach RICHTLINIE für Krankenhaushygiene und Infektionsprävention BGA 5/94, BENZ Handbuch der Infektionskrankheiten für den stationären Alltag. Bremen 1994, DASCHNER Praktische Krankenhaushygiene und Umweltschutz. Berlin 1997, 2. Aufl.

- ❒ **Einzel**zimmer (Zimmer kennzeichnen, Besucher müssen sich anmelden)
- ❒ **Mehrbett**zimmer möglich
- ❒ **Händedesinfektion** vor und nach Patientenkontakt bzw. Betreten des Zimmers
- ❒ **Patienten** in hygienische **Händedesinfektion** einweisen (z.B. nach **WC**-Benutzung)
- ❒ **Eigenes WC** oder Nachtstuhl zuweisen mit täglicher desinf. Reinigung
- ❒ Schutzkittel (täglich/pro Schicht frisch) bei
  - ❒ Betreten des Patientenzimmers
  - ❒ Kontakt mit Körperflüssigkeiten/Ausscheidungen/Sekreten/Betten des Patienten/ Kontakt mit kontaminierten Körperarealen
- ❒ Einmalhandschuhe (bei Kontakt mit Körperflüssigkeiten/Ausscheidungen/Sekreten/ bei Kontakt mit kontaminierten Körperarealen)
- ❒ **Mund-Nasenschutz** erforderlich: ______________________
- ❒ **Wäsche**abwurf im Zimmer in gelbgestreiften Textilsack mit äußerem Klarsicht-Plastiksack
- ❒ **Müll**abwurf in grünen Plastiksack (auf ges. Anforderung: Klinikhygiene/HBD)
- ❒ **Speisereste** zurück in die Spül-Küche
- ❒ **Flächen** (Fußböden, Möbel, Leisten, Nachtschränke, Bettgestelle u.a.) und Gegenstände (Bücher, Spielzeug, Geschirr u.a.) werden **gereinigt**
- ❒ Sichtbare Kontaminationen (**Verunreinigungen** durch Ausscheidungen/Sekreten/Blut) müssen sofort desinfizierend gereinigt werden
- ❒ **Laufende Desinfektion** der Pflege-/Behandlungs-/Untersuchungsmaterialien (Instrumente, Steckbecken, Urinflaschen, Thermometer, Nagelschere, Haarbürsten)
- ❒ **Laufende Desinfektion** der Flächen (Fußboden, patientennahe Flächen)
- ❒ **Schlußdesinfektion** als Scheuer-Wisch-Desinfektion
- ❒ **Stuhlprobe** bei **allen** direkten Kontaktpersonen (Namensliste zum Betriebsarzt)
- ❒ Stuhlprobe **nur** von Kontaktpersonen **mit Symptomatik** (Durchfall/Erbrechen)
- ❒ **Aufhebung** der Isolierungsmaßnahmen:
  - ❒ **Drei negative Stuhlproben** im Abstand von je 48 Stunden
  - ❒ **Fünf negative Stuhlproben** im Abstand von je 48 Stunden

Alle Flächendesinfektionsarbeiten mit INCIDIN Plus 0,5% 1 Std. Wert und Handschuhen. Beachten Sie bitte beigefügte **Anlagen:**

Datum: __________ Unterschrift: ______________________

12/92, 10/93, 7/94, 2/97 Klinikhygiene Mitarbeiter Pflege

Kopie: Patientenakte/Akte Hygienekommission

Abb. 6.2. Epidemiologie-Protokoll

welche Behandlung eingeleitet werden muß.

8. Eine gesonderte Behandlung des Essentabletts ist bei Infektionen, die in unserem Krankenhaus ohne eigene Infektionsstation behandelt werden können, nicht erforderlich. In der Regel kann das benutzte Geschirr wieder zurückgehen und chemothermisch aufbereitet werden.
9. Wickel und Kompressentücher sollten mit Wickelschüssel und Wärmflasche im Zimmer bleiben.
10. Wäschewechsel: Besonders staubarmes Abziehen praktizieren, nichts vom Bett auf den Boden schütteln. Die abgezogene Bettwäsche, die Handtücher und (hauseigene) Waschlappen werden in einen gelben Infektionswäsche-Tuchsack gegeben. Dieser Wäschesack wird in einem durchsichtigen Plastiksack zum Abholen bereitgestellt.
11. Abfall und Essensreste werden in einem Abfallsack im Zimmer gesammelt. Dieser Sack wird in einen außerhalb des Zimmers bereitgehaltenen Abfallsack gegeben und zum Abholen bereitgestellt.
    Sogenannter Infektionsabfall (C-Abfall) entsteht in unserem Krankenhaus in der Regel weder in der Dialyseabteilung noch im Normalpflegebereich. Bei Patienten mit Hepatitis B, Hepatitis C und offener Lungen-TBC sind Rückfragen an die Klinikhygiene zu richten (s. auch Epidemiologie-Protokoll, Abb. 6.2).

Maßnahmen zur Kontrolle von methicillinresistenten Staph. aureus (MRSA)

Unterscheidung von

- patientenorientierten Maßnahmen (Tabelle 6.7),
- mitarbeiterorientierten Maßnahmen.

Bei gehäuftem Auftreten (2 oder mehr Patienten in 2 Wochen):

Durchführung von mitarbeiterorientierten Maßnahmen:

- Prüfung der Kolonisierung der Mitarbei-
- ter (z.B. Nasenschleimhaut),
- Freistellungen,
- Wasch- und Pflegehinweise,
- Lokalbehandlung der kolonisierten Körperstellen,
- Kontrollabstriche.

Patiententransport innerhalb und außerhalb der Klinik:

- Nur bei dringender Indikation.
- Bei Wundinfektion evtl. zuvor Verbandwechsel durchführen.
- Mund-Nasen-Schutz für Patienten bei naso-pharyngealer Besiedlung.
- Händedesinfektion bei Patienten durchführen lassen. – Auf Trage etc. umlagern.
- Mitarbeiter frischen Kittel anziehen lassen (anschl. im Patientenzimmer lassen oder in die Wäsche geben).
- Evtl. Einmalhandschuhe für Mitarbeiter mit Hautläsionen.
- Patiententrage, benutzte Geräte (Röntgenplatte, EKG-Elektroden usw.) nach Transport desinfizieren.
- Abschließende Händedesinfektion.

Tabelle 6.7. Patientenorientierte Maßnahmen bei Infektion mit methicillinresistenten Staph. aureus (MRSA)

Maßnahmen	Isolierungsstufe I[a]	Isolierungsstufe II[b]
Einmalhandschuhe		
– bei Kontakt mit infizierten/kontaminierten	ja	ja
Körperstellen und deren Sekreten		ja
– unbedingt bei Verbandwechsel (PE + Copolymer)	ja	ja
– bei endotrachealem Absaugen (Copolymer)	ja	ja
– bei Mundpflege (PE + Copolymer)	?	ja
– bei Manipulationen am Blasenkatheter (PE)	ja	ja
Mund-Nasen-Schutz bei Betreten des Zimmers	nein	ja
Händedesinfektion	ja	ja
– vor und nach infektionsgef. Tätigkeiten		
– nach Benutzung von Einmalhandschuhen		
– vor Verlassen des Patientenzimmers (kein Händeschütteln)		
Einzelzimmer oder Gruppen-Isolierung (als Standard-Isolierung)	ja	ja
– Tür geschlossen halten		
– Patient soll Zimmer nicht verlassen, bei notwendiger Verlegung, s. eigene Verabredung		
Schürzen/Kittel		
– Textilschürzen für übliche pflegerische Tätigkeiten	ja	ja
– unsterile rentex-Mikrofaser-Kittel bei intensiverem Kontakt (Waschen des Patienten, Lagern, Physiotherapie)	nein	ja
– Schürzen/Kittel sollen im Zimmer bleiben, Wechsel 3mal täglich		
Laufende Desinfektion der patientennahen Flächen INCIDIN Plus 0,5% und	ja	ja
Scheuer-Wischdesinfektion nach Entlassung, s. eigene Verabredung, beachte auch Quarantäne für Pflegematerialien	ja	ja
Nasenabstrich auf multiresistente Erreger bei allen von anderen Kliniken übernommenen Patienten	ja	ja
Wäsche- und Müllentsorgung	ja	ja
– täglich Bettwäsche und Nachthemd nach dem Waschen wechseln		
– Bettwäsche in gelben Textil- und durchsichtigen Plastiksack, übliche Müllentsorgung		

[a] **Beispiele für Isolierungsstufe I:** multiresistente Erregerlokalisation: Venen-Katheter- und Urosepsis, kleiner Dekubitus, Harnwege, Liquorshunt, kleine Wunde

[b] **Beispiele für Isolierungsstufe II:** Erregerlokalisation (multiresistente): Pneumonie, großer Dekubitus, Sputum, Trachea, große Wunde

Bei sichtbarer Verschmutzung mit Blut und anderen Sekreten bitte mit einer 0,5%igen INCIDIN-plus-Lösung arbeiten, die täglich vor der morgendlichen reinigenden Desinfektion frisch angesetzt werden muß! Bitte alle Reinigungs- und Desinfektionsarbeiten mit *Handschuhen* durchführen, 0,5%-Lösungen (= 1-Stunden-Wert) mit ausgedrücktem Lappen wischen, nicht mit trockenem Lappen nachwischen! Seife und Desinfektionsmittel bitte bei Bedarf auffüllen, Einmalhandtücher werden von der Reinigungsfirma aufgefüllt.

6.6 Abfallentsorgung und Umweltschutz im Krankenhaus

6.6.1 Abfall im Krankenhaus

Franz Sitzmann

Für die Umweltschutzarbeit im Krankenhaus lassen sich einige ökologische Handlungsprinzipien aufstellen, die in der täglichen Arbeit weiterzuentwickeln sind (Sitzmann 1996):

1. Kooperationsprinzip,
2. Prinzip der Wahrhaftigkeit,
3. Offenheitsprinzip,
4. Prinzip der schöpferischen Unduldsamkeit,
5. Prinzip der medienübergreifenden Funktion,
6. Sorgfaltsprinzip,
7. Kostensenkungsprinzip,
8. Prinzip der Nachhaltigkeit,
9. Abfallvermeidungsprinzip.

Auf diesem Gebiet sind ständig Veränderungen zu realisieren. Zukünftig wird es noch mehr darauf ankommen:

- Müll durch den Einkauf zu vermeiden,
- die Müllsortierung noch besser durchzuführen,
- weitergehende Umweltschutzvorhaben auszuführen.

Die folgende Verabredung zur Abfallsortierung ist ein Beispiel für eine langjährige bewährte Praxis, die sich durch die menschliche Sorgfalt verbessern läßt (Tabelle 6.8).

6.6.2 Zytostatika-Aufbereitung und Behandlung von Zytostatika-Abfall

Michael Schnur, Franz Sitzmann

Zytostatika sind hochtoxisch:

- wirken lokal auf Haut und Schleimhaut ätzend,
- lebertoxisch,
- mutagen (Veränderungen im Erbgefüge),
- teratogen (Mißbildungen auslösend),
- (ko-)kanzerogen, d.h. bösartige Geschwulste mitauslösend.

Bei sachgemäßem Umgang ist eine gesundheitliche Gefährdung der Mitarbeiter nicht zu befürchten. Da aber die Möglichkeit eines Zwischenfalles theoretisch besteht, dürfen Schwangere, Stillende, Minderjährige und Pflegende in Ausbildung nicht mit Zytostatika umgehen.

Der Grad der Gefährdung hängt von der Intensität und Dauer des Kontakts sowie von der Giftigkeit der Substanz ab, die Gefährdung durch Abfall und Medikamentenreste von der physikalisch-chemischen Stabilität der Medikamentengruppe.

Zytostatika-Aufbereitung

Im Gemeinschaftskrankenhaus haben die Mitarbeiter der Apotheke einen zentralen Zytostatika-Service mit der Abgabe applikationsfertiger Zubereitungen eingerichtet (hygienischer Schutz mit Laminar-Airflow-Werkbank).

Tabelle 6.8. Mülltrennung = Kostenreduzierung (besser ist Abfallvermeidung!) (Erarbeitet: Sitzmann 2/93, 6/95, 4/97)

WAS?	mit ungefähren Angaben der „Entsorgungs-Kosten"	WOHIN?	STANDORT?
	Infusionsflaschen (ohne Besteck: im Stopfen abgebrochen) und andere Glasflaschen	Glas-Tonne (ohne Sack-Einlage	Spülraum + Pflegezentrale
GLAS (kostenlose Abholung)	braunes/grünes/weißes Glasleergut von Medikamenten	Apothekenkiste	Pflegezentrale
	übriges Glas (Ampullen, Scherben)	Restmüll-Tonne (mit blauer Sackeinlage)	Pflegezentrale
LEICHTSTOFFE (kostenlose Abholung: im Einkaufspreis enthalten	Kunststoffflaschen, Folien-/Papierkombinationen, Blisterverpackung, Metalldosen, Folien, Styropor, Yoghurtbecher, Aluminium **Keine Handschuhe, Spritzen, Infusionsbestecke!**	Leichtstoff-Tonne mit Grünem Punkt-Symbol (**ohne Sackeinlage**)	Pflegezentrale
	Salbentuben, Spraydosen (Medikamente)	Apothekenkiste	
PAPIER/PAPPE (etwa DM 191/t)	Medikamentenverpackung	Apothekenkiste	Pflegezentrale
	benutzte Papierhandtücher, Papier aus Sterilverpackung, Altpapier, Zeitungen,	Papiersammler mit weißem Netzsack	Pflegezentrale + Spülraum + Mitarbeiter WC
RESTMÜLL (etwa DM 487/t)	Infusionsbestecke ohne Dorne, Handschuhe, Verbandmaterial, schmutziger Zellstoff, Kompostmaterial	Restmüll-Tonne (mit blauer Sackeinlage)	Pflegezentrale Spülraum
	Spritzen	Sackhalter mit blauem Sack	
	Scherben, Ampullen	Restmüll-Tonne (mit blauer Sackeinlage)	Pflegezentrale
KANÜLEN (etwa DM 3200/t)	Kanülen direkt am Patienten in Kanülensammler: beste Aids- und Hepatitis-Prophylaxe!	Kanülensammler 1 Liter	Pflegezentrale + Patientenzimmer (zu bestellen von der Apotheke!)
	Braunülen, Butterfly, Überleitungsgeräte, Aufzieh-Kanülen	Kanülensammler 6 Liter	Pflegezentrale

Anhängen der Zytostatika und Entsorgung der Rückstände

Folgende Vorsichtmaßnahmen müssen dabei berücksichtig werden:

- Anhängen der Zytostatika nur mit Latex-Handschuhen. Nierenschale oder Tupfer als Tropfenfänger beim Anhängen und Entlüften verwenden.
- Der auf der Station anfallende Zytostasemüll (entleerte Infusionsflasche oder Perfusorspritze mit System) wird in einem extra dicken, gekennzeichneten Plastikbeutel (aus dem Zentrallager zu beziehen) gesammelt und dem Hol- und Bringedienst zur Abholung bereitgestellt.
- Infusionsflaschen mit mehreren Milliliter Substanzresten sind mit im Stopfen abgebrochenen Infusionsbesteck in beschriftete dicke Plastikbeutel zu geben. Anschließend dicht verschließen: mehrmals umgefaltete Öffnung mit Klammergerät (Tacker) oder Klebestreifen. Dem Hol- und Bringedienst zur Abholung beim Labormaterial bereitstellen. Bei Anfall mehrerer Flaschen pro Tag Bereitstellung in Sammeltonne, gleiches gilt für Erbrochenes vom Patienten mit Zellstoff (gilt als D-Müll, u.a. Laborchemikalien, Zytostatikareste).
- Die Ausscheidungen von Zytostase-Patienten dürfen nur mit Latex-Handschuhen entsorgt werden.
- Nicht verabreichte Präparate in der Transportkiste zurück an die Apotheke geben.

Anmerkungen. Für exponierte Mitarbeiter wird alle 3 Jahre eine arbeitsmedizinische Untersuchung empfohlen. Um einen hohen Standard an Sicherheit und Hygiene aufrechtzuerhalten, können regelmäßige gegenseitige Supervisionen und eine gründliche Einarbeitung von neuen Mitarbeitern helfen.

6.6.3 Thermometerbruch

Franz Sitzmann

Abfallvermeidung hat auch mit einem Prinzip der medienübergreifenden Funktion zu tun. Wir gehen schädigend mit Wasser, Luft und Boden um. Aus der Alternative für Quecksilberthermometer ergeben sich geringere Sondermüllmengen und Abwasserverunreinigungen. Unser Beispiel Geratherm als quecksilberfreies Glasthermometer (mit einem Eutektikum, einem Metallgemisch aus Gallium, Indium und Zinn) hat sich seit Jahren bewährt. Zerbrochene und unbrauchbar gewordene Fieberthermometer werden in speziellen Recyclingbehältern dem Zentrallager zur Aufbereitung zugeleitet.

Flecken von zerbrochenen Geratherm auf dem Fußboden lassen sich am besten sofort mit angefeuchteten Papierhandtüchern und Handwaschlotion oder anderen unverdünnten handelsüblichen Spülmitteln oder Allzweckreinigern wegwischen. Reste nicht trocken, sondern

- sofort mit angefeuchtetem Zellstoff größere Gallium-Legierungspartikel aufnehmen und anschließend
- mit dem unverdünnten tensidhaltigem Mittel bis zur vollständigen Entfernung nachwischen.

Das Metallgemisch ist nicht toxisch, trotzdem sollte man bei der Entsorgung einen Handschuh tragen.

Noch einzeln vorhandene quecksilberhaltige Fieberthermometer (für Frühgeborene) und zerstörte quecksilbergefüllte Blutdruckgeräte sollen wegen der Umweltgefährdung auf keinen Fall mit dem Hausmüll beseitigt werden. Ist Quecksilber aus zerbrochenen Instrumenten freigesetzt worden, so kann es mit einem speziellen „Bindemittel“ absorbiert werden. Das für diesen Zweck vorgesehene Mercurisorb-Set sowie das Nachfüllen verbrauchten Bindemittels wird von der Apotheke angeboten. Zerbrochene oder defekte quecksilberhaltige Instrumente werden in kleinen weißen Plastikgefäßen gesammelt. Diese Sammelgefäße erhalten Sie ebenfalls von der Apotheke. Andere, insbesondere nicht dicht schließende oder Metallgefäße dürfen für diesen Zweck nicht eingesetzt werden. Kein Wasser, Papier oder vermeidbaren Müll in diesem Sammelgefäß deponieren!

7 Zusammenarbeit mit anderen Abteilungen und Berufsgruppen

Inhaltsübersicht

7.1 Hauswirtschaft

Eva-Maria Brinkkemper, Eva Selberg-Dasher, Franz Sitzmann

7.1.1 Stationshilfen

Ziel der Zusammenarbeit der Mitarbeiterinnen aus der Hauswirtschaft mit den Pflegenden einer Pflegegruppe ist die Einbindung in das Stationsteam mit dem Wunsch, Höhen und Tiefen des Stationsalltags gemeinsam zu bewältigen. Die hauswirtschaftlichen Mitarbeiter unterstützen die Pflegenden in der ganzheitlichen Pflege und Betreuung der Patienten. Voraussetzung für eine gute Zusammenarbeit ist ein Ansprechpartner auf jeder Pflegegruppe (z.B. pflegerischer Außendienst) und die Wahrnehmung der Aufgaben entsprechend eines Aufgabenkataloges.

Allgemeine Aufgaben

- Wäsche in den Wäscheschränken nachfüllen.
- Wascheckenvorhänge bei Bedarf, mindestens einmal jährlich, zur Wäsche geben.
- Aufenthaltsräume und Besuchersitzecken täglich aufräumen, Tischdecken wechseln, Aschenbecher auf den Balkonen leeren, Blumen pflegen.
- Seifenspender-/Desinfektionsmittelspender in den Vorräumen von Besucher-und Mitarbeiter-WCs besorgen.
- Reparaturnotwendigkeiten und andere Mängel auf der Station sowie unvollständige Reinigung durch die Reinigungsfirma dem Pflegerischen Außendienst bzw. der Hauswirtschaftsleitung melden.
- Hinbringen und Abholen von Reparaturartikeln zur Werkstatt.
- Mithilfe im Hauswirtschaftsbereich bei hohem Arbeitsanfall auf der Nachbarstation.
- Patientenkühlschränke regelmäßig kontrollieren und reinigen.

Pflegezentrale und Teeküche

- Frühstückstisch decken und Frühstück aus dem Speisesaal besorgen.
- Frühstückstisch abräumen und das Geschirr spülen.
- Regale und Schränke von innen säubern (14tägig).
- Kühlschränke von innen säubern (14tägig).
- Seifen-/Desinfektionsmittelspender besorgen.

Putzräume

- Schmutzwäsche und Abfallsäcke wechseln und bereitstellen.
- Waschschüsseln und Nierenschalen der Patienten desinfizierend reinigen.
- Infusionsständer, Rollstühle und Topfstühle reinigen.
- Desinfektionslösung nach Anweisung herstellen.
- Reinigungsmaterial vom Zentrallager anfordern und abholen.
- Für Ordnung und Sauberkeit in den Putzräumen sorgen.

Patientenzimmer

- Wasser- und Medizingläser spülen.
- Bei Entlassung Garderobenschränke von innen reinigen.
- Tischdecken wechseln.
- Seifen- und Desinfektionsmittelspender besorgen.
- In Zusammenarbeit mit den Pflegenden für bettlägerige Patienten den persönlichen Lebensbereich unterstützen: evtl. persönliche Wäsche zum Waschen bringen, mit Zeitungen und Büchern versorgen, Post zur Pforte bringen usw.
- Kühlschränke in Einzelzimmern abtauen und reinigen.

Mitarbeiter-Umkleideräume

- Umkleideräume in Ordnung halten. Kleidung aus dem Wäschelager holen, sortieren und verteilen.
- Stationsspezifische Besonderheiten in Absprache mit Pflegegruppe und Hauswirtschaftsleitung.

Arbeitszeit

Montag bis Freitag 7.00 bis 13.30 Uhr, Samstag 7.00 bis 12.30 Uhr, abzüglich jeweils 30 Minuten Pause.

7.1.2 Mitarbeiterinnen des Gebäudereinigungsdienstes

Nachfolgende Arbeiten werden durch die Mitarbeiterinnen des Gebäudereinigungsdienstes erledigt:

- Fenstervorhänge einmal jährlich abnehmen, zur Wäsche geben und wieder aufhängen.
- Nachtschränke von entlassenen Patienten reinigen.
- Nachtschränke in den Patientenzimmern reinigen.

7.2 Zivildienstleistende

Elke Malitz, Bärbel Uhlmann

Organisatorische Einbindung

Zivildienstleistende in der Krankenpflege, die keine Ausbildung in diesem Beruf haben, erhalten eine examinierte Pflegekraft als Ansprechpartner. Diese ist auch für die Einarbeitung verantwortlich; sie soll den Zivildienstleistenden in den Stationsablauf und die Rahmenbedingungen einweisen.

Der Zivildienstleistende wird informiert über:

- Räumlichkeiten,
- Tagesablauf,
- Arbeitszeiten/Dienstplan,
- Pflegeorganisation der Gruppe (z. B. Bezugspflege),
- Dokumentationssystem/Plantafel,
- Diagnostik/Therapie,
- Bestellwesen/Nachfüllen,
- Küche,
- Verhalten in Notfallsituationen,
- Information über Einführungstage für Zivildienstleistende.

Unter Umständen arbeitet der Zivildienstleistende kurz (2 Tage bis 1 Woche) in den Arbeitsbereichen Hauswirtschaft, Patientenbegleitdienst, Außendienst mit. Damit kann er sich dem Patienten langsam nähern und Tätigkeiten kennenlernen, die später in seinen Aufgabenbereich fallen.

Allgemeine Aufgaben

Folgende Aufgaben können durch den Zivildienstleistenden wahrgenommen werden:

- Auf Ordnung und Sauberkeit achten
  im Patientenzimmer,
  in den Arbeitsräumen,
  im Stationszimmer,
  auf dem Flur.
- Ansetzen von Desinfektionslösungen.
- Betten richten, vorbereiten, beziehen und entsorgen.
- Assistenz bei der Gewinnung von Untersuchungsmaterial (z.B. Sammelurin).
- BSG bereitstellen und ablesen.
- Alle anfallenden Hol- und Bringedienste, wenn Hol- und Bringedienst nicht zur Verfügung steht.
- Patienten zu Untersuchungen begleiten, wenn Patientenbegleitdienst nicht zur Verfügung steht.
- Geschirrspülen.

Aufgaben in der Patientenbetreuung

Der Zivildienstleistende arbeitet in Zuordnung zu einem examinierten Pflegenden, d.h. er assistiert dem examinierten Pflegenden in der Durchführung pflegerischer Aufgaben. Tätigkeiten, in die der Zivildienstleistende eingewiesen ist (angeleitet und Fähigkeit wiederholt überprüft) und die er sicher beherrscht, können durch den Pflegenden an ihn delegiert werden.

Dies betrifft nicht Tätigkeiten der Negativliste (s. unten)!

> **! Merke**
> Der examinierte Pflegende ist für die Tätigkeiten des Zivildienstleistenden verantwortlich.

Besondere Beobachtungen des Zivildienstleistenden sollen dem examinierten Pflegenden immer mitgeteilt werden!

Die nachstehenden Tätigkeiten orientieren sich an den Aktivitäten des tägliches Lebens (ATL), bezogen auf einen Patienten, der seine Bedürfnisse selbst äußern, einschätzen und gezielt notwendige Hilfestellungen benennen kann.

Bewußtsein

- Betreuung von Patienten mit Bewußtseinsstörungen (z.B. Altersverwirrtheit) nur in in Zusammenarbeit mit einem examinierten Mitarbeiter.
- „Auffällige" Beobachtungen sofort mitteilen.

Kommunikation

- Persönlichen Kontakt durch Unterhaltung mit dem Patienten herstellen (hier ist nicht das Führen von pflegerisch-therapeutischen Gesprächen oder Beratungsgesprächen gemeint).
- Erweitern des Kommunikationsradius eines Patienten durch persönliche Hilfestellung in Absprache mit den examinierten Pflegenden, z.B. Begleitung beim Spaziergang, vorlesen, Buch oder Zeitung besorgen, Brille putzen, ein Spiel spielen, Hilfe beim Telefonieren, für den Patienten einen Brief schreiben, Bedienung eines Hörgeräts kennen.

Atmung, Kreislauf, Temperatur

Messen von Temperatur, Puls, Blutdruck, Größe, Gewicht und Dokumentation dieser Daten; Information des examinierten Pflegenden bei Auffälligkeiten.

Atmung

- Einreibung mit Bronchialbalsam,
- Umgang mit dem Dampfinhalator und Richten des Inhalators für den Patienten,
- Reinigung und Richten eines Pari-Inhalators,
- Richten und Entsorgen des Sputumbechers.

Kreislauf

- Einreibung der Beine,
- Anziehen von Antithrombosestrümpfen.

Temperatur

- Beobachten, ob ein Patient schwitzt/friert, sich warm/kalt anfühlt;
- auf Anordnung eine Wärmflasche vorbereiten;
- axillar und oral Messen der Körpertemperatur bei Patienten, die keine Bewußtseinsstörungen haben.

Mobilität

- Hilfe beim Hinsetzen, Aufstehen, Gehen, Treppensteigen.
- Kennen der und Umgang mit den üblichen Hilfsmitteln wie Gehstock, Gehstützen oder Rollstuhl.
- Kennen der Notwendigkeit des Lagerns und Mithilfe beim Lagern.
- Einreibungen im Rahmen der Dekubitusprophylaxe.

Körperpflege

- Hilfestellung bei der Körperpflege am Waschbecken oder im Bett (bei Frauen nur nach konkreter Absprache mit der Patientin und dem zuständigen examinierten Pflegenden).
- Hilfestellung beim Duschen, Reinigungsbad, Haarwäsche, Rasur, Mundspülen, Zahnprothesenpflege.
- Assistenz bei der Versorgung schwerkranker Patienten.
- Auftragen von Substanzen im Sinne der Hautpflege nach Pflegeplan.

Schmerz

Auf Schmerzäußerungen des Patienten achten und sie dem examinierten Pflegenden melden.

Schlaf

- Zubereitung eines Schlaftees nach Anordnung.
- Schlaffördernde, individuelle Hilfen beachten (nach Absprache), z.B. Vorlesen, Fenster auf/zu, Licht aus/an, bequeme Lage.

Essen und Trinken

- Assistieren beim Austeilen der Mahlzeiten, einschließlich der Diäten.
- Zubereitung medizinischer Tees nach Anordnung.
- Hilfe beim Richten der Mahlzeiten.
- Hilfe bei der Nahrungsaufnahme, sofern keine Schluckstörung vorliegt.
- Dokumentation der oralen Einfuhrmenge.

Ausscheidung

- Dokumentation von Häufigkeit und Menge bei Urin- und Stuhlausscheidung und bei Erbrechen.
- Anreichen von Steckbecken und Urinflasche.
- Umgang mit Hilfsmitteln bei Inkontinenz.

Soziale Situation, besondere Interessen

Dem Patienten ermöglichen, in seinem sozialen Umfeld Kontakte zu pflegen, z.B. Begleitung zum Gottesdienst, Besuch in der Cafeteria, Begleitung zu Veranstaltungen etc.

Tätigkeiten, die der Zivildienstleistende auf keinen Fall ausführen darf (Negativliste)

Nachfolgende Tätigkeiten dürfen nicht von einem Zivildienstleistenden ausgeführt werden:

- Injektionen (richten, aufziehen und verabreichen) jeder Art.
- Umgang mit Infusionen.
- Umgang mit Drainagen.
- Katheterisieren der Blase.
- Trachealabsaugung und Umgang mit Trachealkanülen.
- Richten und Austeilen von Medikamenten.
- Selbständiger Verbandwechsel.
- Legen einer Magensonde.
- Verabreichung von Sondenkost.
- Selbstständiges Abholen von Patienten aus dem OP, von speziellen Untersuchungen, aus der Notaufnahme.
- Auskunft über Patientendaten und Dokumentationsinhalt (Schweigepflicht).

7.2.1 Beurteilungen und Bescheinigungen für Praktikanten und Zivildienstleistende

Hildegard Vornweg

Bei der Ausstellung einer Beurteilung oder Bescheinigung über eine Praktikanten- oder Zivildienstzeit durch pflegerische Mitarbeiter der betreffenden Pflegegruppe ist darauf zu achten, daß dieses Schreiben nur die ganz persönliche Meinung des einzelnen Pflegenden ausdrücken darf.

Die Verwendung eines Briefbogens und/oder die Verwendung eines Dienststempels des Krankenhauses muß unterbleiben, damit durch diese Beurteilung bzw. Bescheinigung nicht der Eindruck einer offiziellen und damit arbeitsrechtlich relevanten Form des Arbeitsverhältnisses entstehen kann. Die Mitarbeiter der GfP können bestätigen, daß der Unterzeichner als Pflegender im Gemeinschaftskrankenhaus tätig ist.

Falls Wünsche nach offizieller Beurteilung oder Bescheinigung bestehen, so sind diese an die pflegerischen Bereichsleiter oder die GfP zu richten.

7.3 Stationssekretariat

Hildegard Vornweg

Die Stations- und/oder Ambulanzsekretärin ist in ihrer Abteilung für die Wahrnehmung sämtlicher Sekretariatsaufgaben verantwortlich.

Sie bildet die Koordinationsstelle zwischen den um Pflege und medizinische Betreuung nachfragenden Patienten einerseits und den jeweiligen spezifischen Krankenhausmitarbeitern. Ihre Vermittlungsfunktion führt sie gemäß den Unternehmensgrundsätzen aus.

Die Sekretärin ist dem leitenden Arzt der Abteilung zugeordnet. Sie ist ihm gegenüber weisungsgebunden sowie berichts- und rechenschaftspflichtig.

In Fragen der Schreibdienstorganisation des gesamten Hauses, insbesondere hinsichtlich der Arbeitsablauforganisation zwischen Station, Sekretariat und Verwaltung ist sie weisungsgebunden gegenüber der Leiterin des Ärztlichen Schreibdienstes. Mit dieser stimmt sie sich auch hinsichtlich Urlaub oder sonstigen Vertretungen ab.

Hauptaufgaben des Stationssekretariats

- Sorgfältige Erfassung aller aktuellen Belegungsdaten („Pendelliste“) mit zeitnaher Meldung an die entsprechenden Stellen (Aufnahme, Station, Ambulanz), ggf. auch selbständige Erstellung von Statistiken.
- Hausbezogene Erfassung (Eingabe in EDV) der PPR (Pflegepersonalregelung).
- Terminkoordination und Einbestellung zur ambulanten oder/und stationären Behandlung nach Vorklärung der Behandlungsmöglichkeiten, wenn nötig unter Einbeziehung der Pflegenden oder eines Arztes.
- Erledigung des ärztlichen Schriftverkehrs (wie z.B. Arztbriefe, Befunde ect.) sowie Schriftverkehr mit Kosten- und Leistungsträgern. Soweit dabei die Hilfeleistung von internen oder externen Schreibdiensten in Anspruch genommen wird, trägt die Sekretärin die Verantwortung für zeit- und sachgerechte Erledigung.
- Terminkoordination außerhäusiger Untersuchungen und Behandlungen.
- Erfassen und Abrechnung der ambulanten und stationären Leistungen nach entsprechenden Ziffern von GOÄ/BMÄ und E-GO. Weiterleitung der aufbereiteten Unterlagen an die Fakturierung.
- Abschließende Bearbeitung der Patientenakte und deren Weiterleitung an das Archiv.
- Weitere Sekretariatsarbeiten:
  stationsinterne und/oder übergreifende Terminvereinbarungen und Koordinationen (Reisevor- und Nachbereitung, Veranstaltungen, Fortbildungen etc.);
  Führen der Anwesenheitslisten, Urlaubsplanung;
  allgemeine Büroorganisation (Post, Ablage, Archivierung etc.).

7.4 Zusammenarbeit von Pflegenden und Ärzten (Rahmenvereinbarung der inneren Abteilungen)*

FRANZ SITZMANN

Um die Zusammenarbeit zwischen Pflegenden und Ärzten zu verbessern, wurden in einer Strukturgruppe der inneren Abteilung folgende Empfehlungen vereinbart. Sie sollen als Ausgangspunkt eines kontinuierlichen Prozesses dienen, der auf einem ehrlichen und angstfreien, partnerschaftlichen Umgang miteinander beruht.

Die Verabredungen betreffen das tägliche Miteinander und lauten:

1. Kurzer Informationsaustausch bei Dienstbeginn des Stationsarztes. Wichtig erscheint uns, daß eine Regelung getroffen wird, die eindeutig und verbindlich ist („betroffener Arzt“ trifft „kompetenten Mitarbeiter“ der Pflege).
2. Planungsbesprechung am Morgen: Belegung, Entlassung, Einbestellung, Pflegesituation, besondere Belastungen oder besondere Vorhaben werden kurz durchgesprochen (Tages- und Wochenplanung). Entscheidungsbefugt vertreten sind: Ärzte, Pflegende, Sekretärin sowie ein Pflegender der Pflegeüberleitung (s. 3.12.2), um sofort den evtl. Bedarf des Patienten zur Entlassung festzustellen. Einmal wöchentlich ist der Sozialdienst vertreten. Die Mitarbeiter stimmen Möglichkeiten, Grenzen und Notwendigkeiten miteinander ab; die Absprachen sind auch für nicht Anwesende verbindlich. Bei den am Morgen sehr engen Terminen ist die zeitliche Zuverlässigkeit aller Angesprochenen Voraussetzung (Besprechung sollte nicht länger als 10–15 Minuten dauern).

* Dieses Kapitel wurde mit Frau Angelika Jensen inhaltlich abgestimmt.

3. Ärztliche Anordnungen:
   a) Sie sind eindeutig (z.B. Potenz, Dosierungsrhythmen) schriftlich zu formulieren;
   b) Anordnungen, die die aktive Mitarbeit der Pflege betreffen (Wickel usw.), erfordern einen kurzen Gedankenaustausch mit dem Pflegenden (zeitliche, technische Machbarkeit);
   c) Anordnungen bei neuaufgenommenen Patienten werden im Regelfall bis 16 Uhr getroffen. Wichtige Anordnungen sind in Absprache mit der Pflege auch danach möglich.
4. Visitenplanung: Der zeitliche Rahmen (Anfang und geplantes Ende) der Visiten wird von der therapeutischen Gemeinschaft festgelegt. Die Visite sollte durch Rufgeräte nicht gestört werden. Es muß je nach Stationsbedingungen entweder das Rufgerät abgestellt oder abgegeben werden (Ausnahme nur bei Notfallbereitschaft des Arztes).
5. Die therapeutischen Gemeinschaften haben die Möglichkeit, einen Tag mit getrennter Visite (s. 7.5) anzusetzen, wenn eine Tischvisite (Rückkopplung mit der Pflege) gewährleistet ist.
6. Die Patientendokumentation gehört in den Visitenwagen. Ausleihe erfordert die eindeutige Information des Bezugspflegenden (wo und wie lange?).
7. Verabreichte Injektionen werden mit Datum dokumentiert (z. B. abgehakt). Medikamente für i.v.-Injektionen werden von der Pflege gestellt. Aufziehen und Injektion fallen in die Verantwortlichkeit des Arztes. Abweichende Regelungen sind in den therapeutischen Gemeinschaften unter besonderen Bedingungen nach Absprache möglich.
8. Für den ärztlichen Bereitschaftsdienst ist zu berücksichtigen, daß der Dienstarzt in einer besonderen Belastungssituation steht, so daß hier in der Regel die Spritzen vorbereitet und aufgezogen werden sollten. Dazu wird den Bereitschaftsdienst leistenden Ärzten empfohlen, die nötigen Spritzen und Spritzenzeiten am Anfang des Dienstes zu erfassen und eindeutige Regelungen mit der Pflege zu treffen, um lange Lagerzeiten für aufgezogene Medikamente (was zum Wegwerfen der Medikamente führen muß) wie auch Wartezeiten von seiten des Arztes zu vermeiden.
   Verabredung: Richten von Antibiotika, i.v.-Injektion usw. um 7.30, 15.00 und 22.00 Uhr, der Arzt kommt unaufgefordert zu diesen Terminen auf die Pflegegruppen.
9. Selbstverständlichkeiten, die eigentlich nicht erwähnt werden müssen:
   a) für das Einhalten von Terminen ist jeder selbst verantwortlich;
   b) Spritzen und sonstige Abfälle werden von dem entsorgt, der damit umgegangen ist.

7.5 Getrennte Pflege- und Arztvisite

Bärbel Irion

Der Vorschlag einer getrennten Pflege- und Arztvisite geht davon aus, daß

- nur das direkte Gespräch von Person zu Person den Aufbau vertrauensvoller und für den Heilungsprozeß bedeutsamer therapeutischer Beziehungen ermöglicht;
- es darüber hinaus einen verläßlichen Kreis zusammenarbeitender Menschen um den Patienten geben muß – die therapeutische Gemeinschaft (s. 7.6).

Die Pflegevisite wird von examinierten Pflegenden bei den Patienten durchgeführt, welche sie jeweils betreuen. Dabei verschaffen sie sich einen Überblick über folgende Punkte:

- Pflegezustand und Befinden der Patienten.
- Probleme einzelner Patienten.

- Welche Untersuchungen und Therapien stehen für welchen Patienten an?
- Welche Verordnungen sind durchzuführen?

Diese Punkte können morgens beim Bettenmachen, bei der Vitalzeichenkontrolle und beim Verteilen der Medikamente gut abgeklärt werden. Dies führt zu einem ausreichenden Gesamtüberblick. Die Arztvisite wird vom Arzt allein vorgenommen. Ein gemeinsamer Austausch über die aktuelle Situation der Patienten, über Veränderungen in den letzten 24 Stunden sowie über die Behandlung für die nächsten 24 Stunden erfolgt dann zwischen den behandelnden Ärzten und den Pflegenden während der Übergabe (meist mittags). Punktuell sind nach Möglichkeit auch die darüber hinaus mit dem Patienten tätigen Therapeuten einzubeziehen. Dies kann z.B. bei einer erweiterten Übergabe an einem bestimmten Wochentag erfolgen.

7.6 Auf dem Weg zur therapeutischen Gemeinschaft

Gabriele Grüttgen †, Dr. Bärbel Irion

Herkömmlicherweise arbeiten wir im Krankenhaus in hierarchischen Strukturen. Das heißt: Jeder hat seinen fest umschriebenen Arbeitsbereich. Die Entscheidungsbefugnis ist festgelegt. Die Verordnungswege sind kurz -Rückkopplung und Kontrolle sind eindeutig. Bei optimaler Kompetenz auf jeder Stufe ist das Team schnell und effektiv handlungsfähig.

Aber es gibt auch eine Alternative – die therapeutische Gemeinschaft: Alle, die therapeutisch mit einem Patienten zu tun haben, arbeiten so Hand in Hand, daß Defizite erkannt und behandelt, Ressourcen erschlossen und gefördert werden. Der Patient steht im Mittelpunkt der Aufmerksamkeit und aller Bemühungen: Er wird nach seinen Möglichkeiten aktiv mit einbezogen. Die Compliance wird dadurch optimiert. Es entscheidet, wer kompetent, betroffen und verantwortlich ist!

Voraussetzungen

- Gemeinsame Zielsetzung.
- Genaue Absprachen und Verbindlichkeit.
- Gegenseitige Akzeptanz.
- Einüben einer gemeinsamen Sprache.
- Bereitschaft, Verantwortung zu tragen.

Gestaltungselemente

- Kontinuität,
- Pünktlichkeit,
- Rhythmus,
- aus der Aufgabe Motivation schöpfen.

Strukturelemente

- Visitenform.
- Übergabe mit anderen Berufsgruppen (Kunsttherapeuten, Physiotherapeuten).
- Mandatierung bestimmter Aufgaben.
- Fallbesprechung.
- Teamabende.
- Supervision.
- Tutorenschaft für neue Mitarbeiter, Auszubildende, Praktikanten.

Stärken

- Förderung des Entwicklungspotentials bei Patienten und Mitarbeitern.
- Offenheit und Wertschätzung für Fragen.
- Toleranter Umgang mit Schwächen als gemeinschaftsbildendes Element.
- Motivationssteigerung durch mehr Verantwortung, z.B. in der Bezugspflege oder durch Mandate.

Gefahren

- Mittelmäßigkeit, Stagnation mangels Druck von „oben".
- Persönliche Krisen erfassen alle.
- Scheinbeschlüsse.
- Keiner ist verantwortlich.
- Chaos.

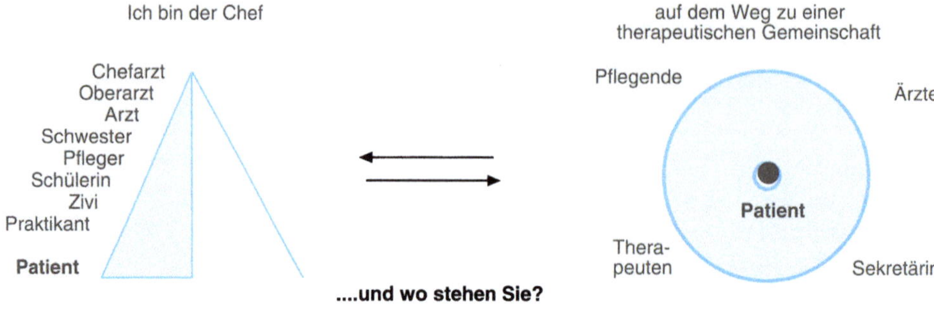

Abb. 7.1

Auf dem Weg zu einer therapeutischen Gemeinschaft (Abb. 7.1)

7.7 Auf dem Weg zur Verantwortung in der therapeutischen Gemeinschaft: Fallbeispiel Neurologie

Elke Malitz

Die Effektivität der therapeutischen Gemeinschaft - oder besser Therapiegemeinschaft der an Pflege und Therapie beteiligten Mitarbeiter - ist als ein Qualitätsbereich im GKH anzusehen. Nachfolgend soll der Beginn einer interprofessionellen Entwicklungs- und Qualitätsarbeit durch die therapeutische Gemeinschaft der Neurologie aufgezeigt werden. Auf die Darstellung des Ergebnisses wird in diesem Zusammenhang verzichtet.

Der Begriff „Therapeutische Gemeinschaft" wird in der neurologischen Abteilung in zweifacher Bedeutung genutzt: Zunächst bildet sich die therapeutische Gemeinschaft um einen Patienten aus der verantwortlich Pflegenden, dem verantwortlichen Arzt und den konkret beteiligten Therapeuten. Sie trägt Sorge für einen bestimmten Patienten.

Im weiteren umfaßt die therapeutische Gemeinschaft der Neurologie weitere Mitarbeiter des Gemeinschaftskrankenhauses, die im weitesten Sinn zur Therapie in der Fachabteilung Neurologie beitragen. Verantwortlich für die Entwicklung dieser therapeutischen Gemeinschaft zu einer Abteilung im Sinne eines „teilautonomen Bereiches" sind der leitende Arzt und der pflegerische Bereichsleiter, die eng zusammenarbeiten. Dieser Verantwortungsbereich gegenüber der Unternehmensleitung umfaßt unter anderem das Personalkosten- und Sachkosten-Budget, die Mitarbeiterführung und die Qualitätsentwicklung der Abteilung.

Es soll deutlich werden, daß der Anstoss zu diesem Entwicklungsprozess durch die beiden Verantwortlichen gegeben wird, die inhaltliche Arbeit durch die jeweils beteiligten Mitarbeiter geschieht und die Ergebniskontrolle Aufgabe der Leitenden ist.

Anlaß waren die veränderten Anforderungen von außen. Die besondere Beachtung von Fallzahl und Liegezeit der Patienten führen zu einer Intensivierung von Akutmedizin und Diagnostik. Langfristig angelegte therapeutische Behandlungsformen werden erschwert.

Zum anderen hat sich die Anzahl der Mitarbeiter in der Abteilung durch Stellenplanerweiterung und Zunahme der Teilzeitmitarbeiter erhöht. Absprachen werden dadurch erschwert, es kommt zu Reibungsverlust und Problemen in der Ablauforganisation.

Nach Wahrnehmung dieser Situation durch den leitenden Arzt und dem Pflegerischen Bereichsleiter gaben diese beiden Abteilungsverantwortlichen den Anstoß, ein Qualitätsentwicklungsprojekt durchzuführen. Die Unternehmensleitung des Krankenhauses wurde darüber informiert.

Projektplanung

Zielformulierung

- Erkennen der Probleme in der therapeutischen Gemeinschaft.
- Realistische und akzeptable Lösungsvorschläge entwickeln.
- Lösungsvorschläge umsetzen und beibehalten.
- Eine neue Kommunikations- und Entscheidungskultur soll erlebt werden.

Prinzipien des Projekts

- Berufsgruppen-, fach- und hierarchieübergreifenden Arbeitsgruppen.
- Grundsatz, daß die betroffenen Mitarbeiter Lösungsexperten ihrer Probleme sind; sie werden an der Entscheidungsfindung maßgeblich beteiligt.
- Klare Kompetenzen und Aufgaben.

Durchführung des Projekts gemäß der Zeitplanung

Die Neurologie Vollversammlung

Bei einer Neurologie-Vollversammlung werden die Mitarbeiter über das Vorhaben informiert. Sie werden aufgefordert, ihre Probleme und Wünsche in bezug auf Patientenbetreuung und Zusammenarbeit zu nennen. Die Statements werden gesammelt und anschließend geordnet. Es entstehen 4 Problemkomplexe, die später in den Projektgruppen bearbeitet werden sollen:

- Ziele der Neurologie,
- Therapieangebote,
- Ablaufgestaltung des Patientenaufenthaltes,
- Aufnahme und Entlassung des Patienten.

Die Kerngruppe

Mit der Bearbeitung der Ziele der Neurologie wird eine Kerngruppe beauftragt. Die vom leitenden Arzt und dem pflegerischen Bereichsleiter einzeln angesprochenen und eingeladenen Teilnehmer erfüllen bestimmte Kriterien:

- Die entscheidenden Berufsgruppen sollen vertreten sein (Pflege, Arzt, Physiotherapie, Kunsttherapie).
- Die Teilnehmer sollen in der Lage sein, Arbeitsgruppen zu moderieren.
- Die Teilnehmer sollen motiviert sein, verbindlich teilzunehmen.

Die Kerngruppe erarbeitet in 4 Treffen

- Welche Veränderungen erwarte ich durch diese Arbeit?
- Was ist der Auftrag der Neurologie und was ist mein Anteil daran?
- Eine differenzierte Betrachtung und Ergänzung der Problemsammlung.
- Zusammenstellung der „Ziele der neurologischen Abteilung im GKH".

Diese Zusammenstellung ist ein wesentliches Arbeitsergebnis. Sie bildet die Grundlage für die zukünftige Arbeit in der Abteilung – nicht nur für die folgenden Aktivitäten in den Arbeitsgruppen, die ihre Ergebnisse am Neurologieziel messen werden.

Gesichtspunkte zur Patientenwahrnehmung in der therapeutischen Gemeinschaft

„... Eine therapeutische Gemeinschaft, die sich immer wieder neu um einen Patienten bildet, benötigt eine gemeinsame Methode zur Patientenwahrnehmung, um zu einem therapeutischen Ansatz zu kommen. Über Hierarchien und Berufsgrenzen hinweg sind die Mitarbeiter einzubeziehen, nicht erst seit übergreifende Qualitätssicherung durch gemeinsame Projekte von Ärzten, Pflegenden und anderen nahe am Patienten Tätigen aktuell geworden ist. Dabei ist es selbstverständlich, auch die Vorstellungen des Patienten bei der Ermittlung und Bestimmung von therapeutischen Konsequenzen zu berücksichtigen. Dabei unterscheidet sich aufmerksame Begegnung mit dem kranken Menschen wesentlich von der Beobachtung des Naturwissenschaftlers. Der Wissenschaftler ruht und beobachtet ein sich bewegendes oder ebenfalls ruhendes Objekt, zu dem er eine „Objektbeziehung" hat.

Der Unterschied zur Beobachtung in einer therapeutischen Beziehung ist außerordentlich groß. Der Pflegende oder Therapeut beobachtet „in Bewegung" und wird selbst beobachtet. Die Wechselwirkung zwischen ihm und dem Patienten ist wesentlich größer als die zwischen dem Wissenschaftler und seinem Forschungsprojekt. Auch das Ziel der Beobachtung ist unterschiedlich: Wissenschaftliche Beobachtung hat primär zum Ziel, das Wissen zu vermehren; das primäre Ziel der Patientenwahrnehmung dagegen ist es, in Übereinstimmung mit einem Menschen sinnvoll handelnd zu reagieren." (Sitzmann 1996)

7.8 Konsiliarische Untersuchungen

Franz Sitzmann

Ein Konsil ist die fachliche Beratung der behandelnden Ärzte.

Es ist indiziert, wenn die abteilungsinternen Möglichkeiten ausgeschöpft sind bzw. fachfremde Beurteilung für Diagnostik und Therapie angezeigt ist. Konsiliarische Ratschläge sollte der behandelnde Arzt mit seinem Patienten besprechen und Schlußfolgerungen abstimmen.

Da die Konsilanforderungen patientenbezogene Fragestellungen mit Diagnosen, Differentialdiagnosen usw. enthalten, sollte auf den Datenschutz geachtet und diese Anforderungen im Hauspostumschlag weitergegeben werden.

Augenarzt

Der Anforderungsschein „Konsilschein" wird, nachdem er mit den Personalien und der Station gekennzeichnet wurde, vom behandelnden Arzt ausgefüllt und unterschrieben.

Jeden Mittwoch von 8.00–9.00 Uhr finden die Untersuchungen statt. Eine vorherige Anmeldung ist nicht erforderlich.

Alle gehfähigen Patienten sollen sich um 8.00 Uhr vor dem Untersuchungsraum in der 2. Ebene neben der Akutambulanz befinden.

Der Konsiliarschein ist mitzubringen!

Andere Konsiliarscheine (z.B. aus dem Postfach oder an der Pforte hinterlegt) können nicht berücksichtigt werden.

Bettlägerige Patienten müssen um 8.00 Uhr unter Tel. ... angemeldet werden. Sie werden dann abgerufen, damit keine Wartezeiten entstehen.

Konsilanforderungen an Internisten

Ab sofort bitte die Anforderungsscheine bis 7.30 Uhr in das Fach Innere Endoskopie an der Röntgenabteilung (durch Patienten-Begleitdienst) geben.

Die Konsile werden um 7.45 Uhr bei der Morgenbesprechung verteilt und am selben Tag erledigt.

Sofortkonsile bitte direkt bei dem gewünschten Facharzt telefonisch anfordern.

Andere konsiliarische Untersuchungen

Für diese Untersuchungen wird der entsprechend ausgefüllte und unterschriebene, 2fach durchschreibende „Konsilschein" in das jeweilige Postfach des Facharztes oder (durch den Patientenbegleitdienst) in das zuständige Sekretariat gebracht.

7.9 Akut-Ambulanz/Notfallaufnahme

PETER STAHLBERG

Aufgaben der Abteilung

In der allgemeinärztlich geleiteten Akutambulanz und Notfallaufnahme des GKH werden neben direkt hierhin überwiesenen Poliklinik-Patienten alle medizinisch-dringlich oder organisatorisch vorrangig zu versorgenden Patienten der anderen Fach-Polikliniken des Gemeinschaftskrankenhauses, alle Unfälle sowie alle internistischen, chirurgischen und neurologischen, ambulanten und stationär weiterzuversorgenden Notfallpatienten, teilweise auch gynäkologische, pädiatrische und psychiatrische Notfälle betreut. Hier findet auch, ergänzt durch Spezialsprechstunden der Fachchirurgen, die poliklinisch-chirurgische Sprechstunde und ein erheblicher Teil der durchgangsärztlichen Versorgung (einschließlich berufsgenossenschaftlicher und allgemein sozialmedizinischer Gutachtertätigkeit) statt.

Insgesamt werden hier von 8 Pflegemitarbeitern etwa 7.000 bis 8.000 Patienten jährlich ambulant betreut. Etwa ein Viertel aller stationären Aufnahmen ins GKH erfolgen über die Notfallaufnahme.

Von den beiden Ärzten/Ärztinnen der Akut-Ambulanz wird zusätzlich werktäglich tagsüber der Notarztdienst für Herdecke und Wetter versehen. Eine Sekretärin in der Anmeldung der Akut-Ambulanz versieht die Verwaltungstätigkeiten und organisiert teilweise die Arzttermine der fachchirurgischen Sprechstunde.

Diese Vielfalt erfordert eine gute Organisation.

Nicht immer können verabredete Termine eingehalten werden!

Tagdienstzeiten der Ärzte der Akut-Ambulanz: 7:30 Uhr bis 16:30 Uhr.

Mit-Versorgung stationärer Patienten des GKH

Diese erfolgt durch das Ambulanzteam im Rahmen der „kleinen Chirurgie“ und bei besonderen Fragestellungen (dann auch „von Arzt zu Arzt“) nach Anmeldung bei der Sekretärin oder bei der Pflegegruppe.

(Fachchirurgische Konsilgesuche – Frage nach OP-Indikation, nach stationärer fachchirurgischer Mitbehandlung etc. – sind mit einem Konsilschein, in dringenden Fällen auch telefonisch an das Sekretariat der Chirurgie auf Ebene 4 zu richten.)

Bitte geben Sie den vom behandelnden Arzt ausgefüllten und unterschriebenen „Konsilschein“ bis um 8.30 Uhr in der Akut-Ambulanz ab (durch den Patientenbegleitdienst). Es erfolgt dann grundsätzlich die Behandlung noch an diesem Tag.

Der Abruf des Patienten geschieht telefonisch. Die abgerufenen Patienten bringen Sie bitte sofort mit Röntgenbildern und Krankenakte in die Akutambulanz, damit dort keine Wartezeiten entstehen.

Von 16.30–7.30 Uhr des folgenden Tages ist nur ein Bereitschaftsdienst verfügbar. Während dieser Zeit ist nur in Ausnahmefällen die Versorgung von stationären Patienten möglich.

Stationäre Aufnahmen aus der Notfallaufnahme

Wenn die Notfallaufnahme der Pflegegruppe mitteilt, daß ein notfallmäßig aufgenommener Patient abgeholt werden kann, dann ist dieses umgehend zu tun.

Falls keine anderslautende Information von der Notfallaufnahme gegeben wurde, ist stets von der Pflegegruppe ein Bett mitzubringen.

Bei Anfragen durch die Notfallaufnahme ist jedes freie Bett anzugeben. Soweit es möglich ist, wird auf die Pflegesituation der einzelnen Station Rücksicht genommen.

Das ist auch deshalb notwendig, weil sich der durch die GfP/Pflegerische Bereichsleitung erstellte „Bettenspiegel" ändern kann.

Hilfsmittel

Extensionen. Das Depot für Extensionsmaterial ist die Notfallaufnahme. Die Rückgabe der kompletten Extensionen bitte sofort nach der Demontage veranlassen.

Bei Zeitmangel ist es auch möglich, das Bett mit der noch montierten Extension vor den Gipsraum zu stellen.

Rollstühle. Rollstühle und andere ausgeliehene Gegenstände bitte sofort nach Gebrauch in die Notfallaufnahme zurückbringen.

Patienteneigentum

Bei einigen Patienten (bewußtlosen, verwirrten und anderweitig behinderten Personen) kann es erforderlich sein, das Eigentum so zu sichern, daß nichts abhanden kommt.

In solchen Fällen wird das Patienteneigentum in einen gekennzeichneten Beutel mit Aufzeichnungsformular gegeben. Der Beutel ist außen mit den nötigen Daten versehen.

Zusammen mit dem Patienten gelangt der Beutel auf die betreffende Station.

Bei Problemen bitte an die GfP/Verwaltung verweisen.

7.10 Patientenbegleitdienst

HILDEGARD VORNWEG

Aus dem Konzept der Bezugspflege und der Absicht, qualifizierten Pflegenden soweit wie möglich die Ausführung von unmittelbarer Pflegetätigkeit zu ermöglichen, wurde im Gemeinschaftskrankenhaus ein Patientenbegleitdienst eingerichtet. Dieser wird von einem Mitarbeiter wahrgenommen, der nach Einweisung folgende Aufgaben übernimmt:

1. Patienten zu Röntgenabteilung oder EKG und zurück begleiten.
2. Verteilen der Laborbefunde und Therapie- und Diagnostikanforderungen.
3. Begleitung von Patienten aus dem Aufwachraum (nur als Assistenz eines examinierten Pflegenden!).

Die Arbeitszeit ist montags bis freitags von 8.00 bis 15.45 Uhr, 30 Minuten Pause eingeschlossen. Dieser Mitarbeiter ist dem pflegerischen Dienst zugeordnet.

7.11 Therapieanforderungen

7.11.1 Zum Therapiebegriff

WILHELM RIMPAU

Aus dem Griechischen:

Therapeia: Dienst, Behandlung, Pflege, Heilung

Therapeutes: Diener, Wärter, Pfleger, Waffengefährte.

Therapiebegriff in der Encyclopaedia Britannica: Behandlung und Pflege (Sorge) von Kranken mit dem Ziel, Krankheiten oder Verletzungen zu bekämpfen.

Die Therapie befaßt sich mit der vollständigen Behandlung der Patienten, eingeschlossen die Kontrolle der Ernährung, der Etablierung von symptomatischen bzw. helfenden Maßnahmen zur Schmerzverminderung und Linderung von Unannehmlichkeiten.

Behandlung mit Medikamenten, Impfstoffen, Antitoxinen.

Operative Wiederherstellung oder Entfernung kranker Organe.

Implantation von künstlichem oder natürlichem Gewebe.

Bestrahlung.

Anwendung von Wärme und physikalischen Übungsbehandlungen.

Pflege.

Psychiatrische Behandlung.

Menschliche Zuwendung und Verstehen.

Entwicklung sozialer Kompetenz unter den einschränkenden Bedingungen von Behinderung und Krankheit in Familie, Schule, Freizeit, Beruf.

Mein Therapiebegriff. Therapie ist die (gekonnte) gezielte Antwort auf Probleme, die körperliche, seelische oder soziale Notlage (oder Leiden, Pathogenese) eines Menschen erfordert, wenn die Eigenkräfte (Salutogenese) nicht ausreichen. Der Betroffene hat für diese Notlage nicht immer eine Eigenwahrnehmung, so daß der Therapeut in eine Stellvertreterfunktion gerät. Neben Individuen richtet sich Therapie (und/oder Prophylaxe) auch an Bevölkerungsgruppen.

Therapie ist immer begrenzt!

Therapie ist Kunst (oder Handwerk), will erlernt und überprüfbar sein.

Therapie muß sich vermitteln können.

Therapie ist ein menschlicher, zeitlicher und ökonomischer Aufwand.

Therapie hat immer Neben- (oder Begleit-)Wirkungen.

Die Übereinstimmung (im Einsehen wie im Tun) von Betroffenen und Therapeuten im Ziel, Sinn, Zweck, Wirkung und Nebenwirkung einer Therapie ist die Compliance.

7.11.2 Physiotherapie/Krankengymnastik

MITARBEITERGRUPPE DER „KG“

Die Krankengymnastik zielt darauf, den betroffenen Menschen im Erreichen seiner größtmöglichen Selbständigkeit und Lebensqualität zu unterstützen. Mit Hilfe einer sorgfältigen Befunderhebung und Analyse wird die Behandlung individuell entsprechend den Bedürfnissen des Patienten angepaßt. Dabei wird ein breites Spektrum vielfältiger Therapieansätze, -techniken, -konzepte in sinnvoller Zusammensetzung genutzt. Es finden Einzel- und Gruppentherapien statt. Im Bedarfsfall werden Akutpatienten auch samstags und an Feiertagen behandelt.

Für die sinnvolle Unterstützung des Heilungsprozesses ist eine gute Teamarbeit unabdingbar. Sie beinhaltet unter anderem auch die Anleitung von Angehörigen, Hilfsmittelberatung usw.

Das Bewegungsbad wird als zusätzliches Medium mit hohem therapeutischen Wert genutzt.

Die Krankengymnastikabteilung verfügt über Einzelbehandlungsräume im Untergeschoß des Altbaus. Außerdem stehen ein Gruppenraum, eine große Therapiehalle, ein Raum für die Gangschulung und ein höhenverstellbares Bewegungsbad (4 × 12 m, bis 1,80 m Wassertiefe, Wassertemperatur 34 °C) zur Verfügung.

Mitarbeiter können als Mitglied des Vereins „Seepferdchen“ das Bewegungsbad zu bestimmten Zeiten benutzen.

Zur Anforderung von KG-Behandlung verwenden Sie bitte das Formular „Krankengymnastik, Bäderabteilung, Logopädie, Hippotherapie, Ergotherapie“. Für jede Therapieform ist jeweils ein Verordnungszettel auszufüllen. Die sorgfältig ausgefüllte, mit großer Adressette versehene und vom behandelnden Arzt unterschriebene Verordnung werfen Sie bitte in den Briefkasten mit der Aufschrift „Bäder- und Krankengymnastikabteilung“ vor der Röntgenabteilung. Die Leerung erfolgt montags bis samstags um 7.30 Uhr.

Der behandelnde Krankengymnast hält dann Rücksprache mit dem Arzt oder den Pflegenden und vereinbart einen Termin mit dem Patienten. Falls es erforderlich ist, wird der Patient von dem Patientenbegleitdienst oder den Pflegenden zur Behandlung gebracht. Sollte es einmal nicht möglich sein, daß der Patient den Termin für die Krankengymnastik wahrnehmen kann, dann bitte rechtzeitig die Krankengymnasten unter der Tel. … informieren. Auch von der bevorstehenden Entlassung eines Patienten sind die Krankengymnasten so früh wie möglich zu benachrichtigen.

7.11.3 Hippotherapie*

Petra Frensch-Pomsel

Hippotherapie ist eine krankengymnastische Behandlung auf neurophysiologischer Grundlage mit und auf dem Pferd. Das Pferd dient dabei als therapeutisches Medium durch Bewegungsübertragung in der Gangart Schritt.

Der Bewegungsablauf des Pferdes ist dem menschlichen Gang verwandt. Ein Großpferd überträgt im Schritt 90–100 mehrdimensionale Schwingungsimpulse pro Minute auf den Patienten. Die Verarbeitung dieser rhythmisch einwirkenden Impulse stimuliert Bewegungsantworten, über die mit Hilfe des Krankengymnasten eine physiologische Bewegungskorrektur aufgebaut werden kann. Dies geschieht über Stimulation von

- Gleichgewicht,
- Tonusregulierung,
- Koordination,
- Muskelkräftigung und
- Symmetrie der Bewegungen.

Die besserungsfähige Symptomatik betrifft die spastische und die hypoton-ataktische Komponente von Krankheitsbildern sowie das gestörte Bewegungsschema des Rumpfes. Die Rumpfkoordinationsschulung in der Sitzbalance in gangtypischer Vorwärtsbewegung bewirkt eine optimale Gangschulung.

Diese Stimulation feinkoordinierter Bewegungen des Rumpfes ermöglicht das Einüben von Balance und Bewegungskorrekturen über den entwicklungsphysiologischen Weg: Die Entwicklung der Motorik wird eingeleitet über das Erlernen des Sitzens als Voraussetzung für ungestörte Kopf-, Arm- und Beinfunktion.

Neben diesem neuromotorischen Wirkprinzip der Hippotherapie vermittelt sie eine ausgeprägte sensomotorische Wirkung über Einüben von Basisfunktionen: Raum-Lage-bewußtsein, Bewegungsplanung, taktile Wahrnehmung, Reaktionsfähigkeit, Geschicklichkeit und Körperbewußtsein lassen sich entwickeln und schulen.

Indiziert ist Hippotherapie bei neurologischen Bewegungsstörungen verschiedener Ätiologie. Schwerpunktindikationen sind bei Kindern:

- Folgen frühkindlicher Hirnschädigungen,
- posttraumatische und
- postentzündliche neurologische Symptomatik.

Bei Erwachsenen:

- Multiple Sklerose,
- posttraumatische,
- postentzündliche und
- degenerative neurologische Symptomatik.

Die psychische Motivation aller Patienten für ihre Mitarbeit bei der Therapie ist einzigartig.

---

* Den Text für die 1. und 2. Auflage bearbeitete Frau Elise Larsson-Pfotenhauer.

Die Anmeldung zur Hippo- oder Reittherapie erfolgt mittels des weißen Scheines „Krankengymnastik, Bäderabteilung, Hippotherapie, Ergotherapie". Nachdem der Schein vom behandelnden Arzt ausgefüllt und unterschrieben worden ist, wird er in den Briefkasten mit der Aufschrift „Krankengymnastik" vor der Röntgenabteilung eingeworfen. Die Leerung erfolgt Montag bis Samstag um 7.30 Uhr.

Die Anmeldung kann auch telefonisch erfolgen unter ..., der Anschluß ist mit einem Anrufbeantworter ausgestattet, so daß Sie bei Abwesenheit der Therapeutin evtl. auch eine Nachricht hinterlassen können. Sie ruft dann baldmöglichst zurück.

Die behandelnde Therapeutin vereinbart mit dem Patienten einen Termin, teilt diesen den Pflegenden mit und hält Rücksprache mit dem zuständigen Arzt.

Therapiezeiten sind
Mo, Di, Do Fr von 8–12 Uhr
Mi von 10–12 und 14–18 Uhr.

Stationäre Behandlung vorwiegend Di + Do.

Sollte es einmal vorkommen, daß der Patient einen vereinbarten Termin für die Hippotherapie nicht wahrnehmen kann, so soll er nach Möglichkeit einen Tag vorher hierüber unter Tel. ... (Anrufbeantworter) eine entsprechende Nachricht für die Hippotherapeuten hinterlassen. Wenn Sie Auskunft oder Beratung wünschen, geben Sie bitte Ihre Telefonnummer in der Hippotherapie bekannt, Sie werden zurückgerufen.

Ebenfalls soll der Therapeut so früh wie möglich von der bevorstehenden Entlassung eines Patienten in Kenntnis gesetzt werden.

7.11.4 Bäderabteilung

Gabriele Brinkmöller

Die Bäderabteilung befindet sich im Untergeschoß des Krankenhauses, hier wird die anthroposophisch erweiterte Physiotherapie angewendet. Durch Dr. Ita Wegman und Dr. Margarethe Hauschka wurden die klassischen Massage- und Bädertechniken auf menschenkundlicher Grundlage vertieft und verwandelt.

Sie finden als rhythmische Massage – dazu gehören auch die Organeinreibungen – und rhythmische Bäder (Lemniskatenbad, Bürstenbad, Reibebad und Wellenbad) ganzheitlich und individuell bei Krankheitszuständen an Körper, Lebenskraft, Seele und Geist Anwendung.

Darüber hinaus werden Komplexe Physikalische Entstauungstherapien (KPE) mit Manueller Lymphdrainage, Bienenwachspackungen, Fangopackungen, Brandungsbäder nach Lieske-Usbeck, Öldispersionsbäder nach Junge, Überwärmungsbäder, Unterwasserdruckstrahlmassagen, Stangerbäder und Saunatherapie durchgeführt.

Die Anwendungen werden durch den Arzt verordnet.

Zur Anforderung verwenden Sie bitte das Formular „Krankengymnastik, Bäderabteilung, Logopädie, Hippotherapie, Ergotherapie" ausfüllen. Die sorgfältig ausgefüllte, mit großer Adressette versehene und vom Arzt unterschriebene Anforderung werfen Sie bitte nur in den Briefkasten „Bäderabteilung, Krankengymnastik" vor der Röntgenabteilung.

Die behandelnde Masseurin vereinbart darauf mit dem Patienten und den Pflegenden den Behandlungstermin.

Auch die erste Kneipp-Anwendung erfolgt nach einer vorhergegangenen Rückmeldung durch die Bäderabteilung. Der Patient begibt sich am vereinbarten Tag um 7 Uhr vollständig angezogen (auch mit Socken), mit Handtuch und Badebekleidung in die Bäderabteilung.

Zum Überwärmungsbad und zum Lemniskatenbad muß der Patient unbedingt mit Bett in die Bäderabteilung gebracht werden, um nach der Anwendung direkt im eigenen Bett die Nachruhe einhalten zu können.

Insgeamt fordern die oben aufgeführten Therapien vom Organismus so viel Kraft und Reaktion, daß in der Regel Nachruhe (kein Lesen, kein Telefon, kein Radio) notwendig ist. Die Dauer wird mit dem Patienten abgesprochen, beträgt aber z. B. nach der Rhythmischen Massage 20–30 Minuten.

Wenn ein Termin von einem Patienten nicht wahrgenommen werden kann oder die Entlassung des behandelten Patienten bevorsteht, informieren Sie bitte die Mitarbeiter der Bäderabteilung unter Telefon ... so früh wie möglich.

7.11.5 Logopädie

ULRIKE MÜLLER-BUSCH

Die Anforderung logopädischer Behandlung erfolgt mittels des Scheines „Krankengymnastik, Bäderabteilung, Logopädie, Hippotherapie, Ergotherapie".

Nachdem der Schein vom behandelnden Arzt ausgefüllt und unterschrieben worden ist, wird er in den Briefkasten mit der Aufschrift „Krankengymnastik" oder „Logopädie" vor der Röntgenabteilung oder aber in der Pflegezentrale 1c abgegeben.

Die Logopädin hält dann Rücksprache mit dem behandelnden Arzt, vereinbart einen Termin mit dem Patienten und den Pflegenden.

Sollte es dem Patienten nicht möglich sein, einen Termin wahrzunehmen, dann bitte rechtzeitig unter der Telefonnummer ... oder dem Rufgerät ... in der Zeit von 8.00–12.00 Bescheid geben, damit der Termin anderweitig vergeben werden kann.

Auch vor der Entlassung eines Patienten ist die Logopädin so früh wie möglich zu informieren, damit rechtzeitig der Abschlußbericht für den Arztbrief erstellt werden kann.

Fragen, die im Umgang mit *sprach- und schluckgestörten Patienten* auftreten, sowie beratend-begleitende Gespräche für Angehörige und Pflegende sowie Übungsstunden können nach Bedarf vereinbart werden.

Das Merkblatt „Hilfen beim Essen und Trinken bei Patienten mit Schluckstörungen" kann ebenfalls angefordert werden.

Indikationen für logopädische Diagnostik, Therapie und Beratung im GKH:

- Störungen der Nahrungsaufnahme: Kau- und Schluckstörungen.
- Störungen der Mimik, Mundmotorik, Fazialisparesen.
- Störungen der Sprache: Aphasien.
- Störungen des Sprechens: Dysarthrophonien.
- Störungen der Stimme: z. B. postoperative Rekurrensparesen.
- Störungen des Redeflusses.
- Zustand nach Schädel-Hirn-Trauma, Locked-in-Syndrom, Langzeitbeatmung etc.
- Hirnleistungstraining.

In der Pädiatrie:

- Saug-, Eß-, Trink- und Schlucktraining im Säuglings- und Kleinkindalter.
- Diagnostik bei Sprachentwicklungsstörungen (inkl. Stimme, orofazialer Bereich), bei Störungen des Redeflusses.
- Aphasien, Dysarthrophonien im Kindesalter.
- Legastheniediagnostik – nur bedingt.

7.11.6 Ergotherapie

CHRISTIAN JÖRN

Die Ergotherapieabteilung des GKH ist mit Entstehung der Abteilung für Rückenmarkverletzte gegründet worden. Seit 1987 konnte die Abteilung ein ständig erweitertes Aufgabenfeld wahrnehmen. Zu der ursprünglichen Versorgung der Querschnittpatienten kam die Betreuung der Neurologiepatienten hinzu.

Durch einen Umbau der Querschnittgelähmten (QS)-Abteilung in 1993 konnten die Räumlichkeiten der Ergotherapieabteilung erweitert werden. So verfügt die Abteilung neben zwei Behandlungsräumen auf der zweiten Ebene über ein Büro und eine Übungsküche auf dem gleichen Flur in direkter Nachbarschaft zur QS-Station. Die im Untergeschoß befindlichen Werkstatträume und Rollstuhllager ergänzen die Abteilungsräumlichkeiten.

Das Tätigkeitsfeld der Ergotherapeuten stellt sich wie folgt dar:

- Hilfsmittelversorgung der Patienten zur Vorbereitung des nachstationären Aufenthaltes.
- Motorisch-funktionelle Beübung der Restfunktionen bei Teilfunktionsstörungen der oberen Extremitäten.
- Selbsthilfetraining zur Wiedererlangung der größtmöglichen Selbstständigkeit im Bereich des Essens, des Anziehen, des Transfer und der Körperhygiene.
- Haushaltstraining zur Schulung des Umgangs in einer behindertengerechten Küche.
- Schreib- und Hirnleistungstraining unter Einsatz von computergeeigneten Programmen.
- Hausbesuche zur Abklärung der häuslichen Situation mit Umbauplanung und Angehörigenberatung.

Des weiteren stellen die Ergotherapeuten Hilfsmittel für den stationären Aufenthalt für alle Patienten im Haus zur Verfügung und betreuen die Nutzung und Wartung der krankenhauseigenen Rollstühle und des Zubehörs. Zur Ergänzung der im Haus befindlichen Patientenruf- (Klingel) und Telekommunikationsanlage können adaptierte Geräte eingesetzt werden, die auch für schwerbehinderte Menschen bedienbar sind.

Eines der inhaltlichen Ziele der Ergotherapeuten ist es, dem Patienten eine Mitentscheidung an der Hilfsmittelversorgung zu ermöglichen. Nur so wird der Patient seine Selbst- bzw. Teilselbstständigkeit wieder erlangen. Durch Informationen und praktischen Gebrauch soll der Patient befähigt werden, seine eigenen Bedürfnisse zu formulieren und durchzusetzen.

7.11.7 Künstlerische Therapien

Die Anmeldung zu diesen Therapieformen erfolgt mit dem entsprechenden Formular bzw. nach persönlicher Rücksprache mit dem behandelnden Therapeuten durch den Stationsarzt.

7.11.7.1 „Alles ist Bewegung" – Heileurythmie

Ellen Lösch, Barbara Trapp-Hoyer

Wie selbstverständlich gehört Bewegung zu unserem alltäglichen Sein: Bewegung in der Funktion der Glieder, im Gehen, Heben, etc., aber auch der inneren Organabläufe im funktionellen Bereich bis hin zu Kreislauf und Atmung. Darüber hinaus gibt es Bewegung auch im seelisch-geistigen Bereich -'es bewegt mich etwas'- von den bewegenden Emotionen bis hin zu klaren Gedankenabläufen.

Es wirken die verschiedenen Bereiche ineinander. Können sie nicht miteinander wirksam werden, kann Krankheit entstehen. In der Begegnung mit dem Patienten erfahren wir täglich, wie stark z. B. organische Erkrankungen auch das Seelische-Geistige beeinflussen und umgekehrt.

Die Bewegungen der Heileurythmie sind urbildhafte Gebärden, die aus diesem schöpferischen Gesamtzusammenhang geschaut wurden. Grundlage dazu ist die Sprache, in der der Logos wirksam ist. Sowie der Luftstrom durch die Sprache mit jedem Laut anders plastiziert wird, liegt jedem Laut eine entsprechende Gebärde zugrunde, die dann heileurythmisch mit Armen und Beinen ausgeführt wird. So wird der Mensch zu einem Erklingenden durch seinen Leib hindurch. Die verschiedenen Qualitäten stehen im Zusammenhang mit den Kräften von Tierkreis und Planeten, die im Seelischen wie auch im Organischen wirksam sind. Im Erüben dieser Gebärden kann der Mensch diese Kräfte neu in sich aufrufen.

Der Therapeut nimmt erst den Bewegungsgestus des Patienten wahr, dann werden die heileurythmischen Bewegungen individuell angepaßt. Der Patient übt wiederholt diese Bewegungen, bis das Organ „gelernt" hat, wieder in gesunden, harmonischen Abläufen zu wirken. Dabei ist die Eigenaktivität des Patienten von großer Bedeutung, er muß am Gesundungsprozeß mitarbeiten wollen.

Die Übungen wirken immer auf den ganzen Menschen, auf Leib, Seele und Geist. Damit hat die Heileurythmie ein weites Wirkungsspektrum und kann bei akuten und chronischen Erkrankungen wie auch im psychosomatischen und psychiatrischen Bereich und in der Pädiatrie angewendet werden. Die Verordnung geht jeweils vom behandelnden Arzt aus. In regelmäßigen Besprechungen findet ein Austausch zwischen Ärzten, Pflegenden und Therapeuten statt. Die Heileurythmie ist eine Einzeltherapie.

7.11.7.2 Plastiziertherapie

Ulrich Kleinrath

Die Plastiziertherapie setzt, wie alle künstlerischen Therapien, über die eigenaktive Mobilisierung gestaltbildender und gesundender Kräfte im Menschen an.

Der Gestaltungsprozeß, die Art und Weise wie plastische Formen entstehen, wird therapeutisch genutzt. Es geht also nicht nur um das „was", die Form, sondern auch um das „wie", den Gestaltungsvorgang. Formen und Prozesse aus der mineralischen, der pflanzlichen, der tierischen und der menschlichen Welt sowie aus dem menschlichen Bewußtsein bilden die vielfältigen Elemente, die unter plastischen Aspekten zur Anwendung kommen.

In der klinischen Plastiziertherapie wird meist als Material Ton benutzt, aber auch Holz, Stein und Metall kommen zur Anwendung. Die Therapie findet als Einzeltherapie in der Gruppe statt, d. h. die Patienten arbeiten zu mehreren im Raum, werden aber individuell begleitet. Die künstlerisch-plastische Diagnose, die Aufgabenstellung und der Verlauf werden im therapeutischen Team besprochen und nach Abschluß der Therapie dokumentiert.

7.11.7.3 Maltherapie

Angela Freyer, Birgit Lühr, Susanne Zanker*

Grundsätzlich wird die Maltherapie vom behandelnden Arzt verordnet. Anregungen hierzu können vom pflegerisch-therapeutischen Team kommen.

Die Maltherapie bietet die Möglichkeit zur Selbsterfahrung im kreativen Umgang mit verschiedenen Techniken: Malen, Zeichnen und Formenzeichnen.

Beim Malen werden gesunde Fähigkeiten und Kräfte angeregt. Krankmachende Tendenzen und Prozesse können auf sanfte Weise durch ausgleichende Übungen bearbeitet und überwunden werden. Den künstlerischen Weg begleitet der Kunsttherapeut, er

* Den Text für die 1. und 2. Auflage bearbeitete Marianne Altmaier.

macht auf Qualitäten von Farbe und Linie aufmerksam und setzt deren spezifische Wirkung gezielt ein: beruhigend, anregend, strukturierend, ausgleichend und formend. Die dabei auftretende individuelle Fragestellung wird gemeinsam in einem Übungsweg bearbeitet. Die anregende Kraft der künstlerischen Therapie kann ein neues, positives Selbstempfinden, ein gestärktes Selbstwertgefühl unterstützen und einen veränderten Umgang in der alltäglichen Lebensgestaltung fördern.

7.11.7.4 Musiktherapie

Dagmar Gustorff, Peter Hoffmann

In unserem Haus wird die schöpferische Musiktherapie (s. Literatur) praktiziert, eine Form der aktiven Musiktherapie. Dabei sind Klient/Patient und Therapeut beide musizierend tätig. Neben dem Klavier und der Singstimme stehen dazu unterschiedliche Instrumente zur Verfügung. Alle sind ohne Vorkenntnisse und besondere Begabung spielbar:

- Schlaginstrumente (wie unterschiedliche Trommeln und Becken, Xylophon, Metallophon, Steel-Drum u.a.).
- Blasinstrumente (wie unterschiedliche Flöten).
- Saiteninstrumente (wie Harfen, Klangspiele, Leiern).

Die therapeutische Begegnung vollzieht sich im künstlerischen Tun der beteiligten Personen, in der Regel im Rahmen von Improvisationen.

Die Möglichkeit, Musik zu erleben und darüber hinaus aktiv gestaltend mitzuvollziehen, mag für den gesunden, normal entwickelten Menschen eine Selbstverständlichkeit sein. Im Krankheitsfall jedoch kann es zu Verlust bzw. Einschränkung der Wahrnehmung, des Erlebens und/oder der selbstbestimmten Handlungsfähigkeit kommen. Dies findet auch seinen Niederschlag im musikalischen Erleben und Gestalten, und zwar auf ganz unmittelbare und deutlich hörbare Art und Weise.

Aufgabe der Musiktherapie ist es, neue Wege zur Entfaltung von Wahrnehmungs- und Gestaltungsmöglichkeiten zu eröffnen und zu beschreiten. Über die improvisierte Musik treten Patient und Therapeut in eine lebendige Beziehung zueinander. Man hört, gibt das Gehörte in die Musik zurück und beeinflußt dadurch die weitere Entwicklung nach den eigenen Möglichkeiten.

Die jeweils entstehende, ganz individuelle Improvisation beschreibt die momentane Befindlichkeit des Patienten. Für den Therapeuten wird es in der Musik möglich, sich lauschend und handelnd einzufühlen. Dabei sucht er nicht nach Begrenzungen im Spiel des Patienten, sondern nach Potentialen, die es zu entdecken, zu erkennen und zu fördern gilt. Der Therapeut hat hier die Rolle des Begleitenden und des „Ermöglichers". Die bei diesem Prozeß entstehende Musik kann alle erdenklichen Stilrichtungen umfassen.

In der Therapie mit verschiedenen Patienten rücken natürlich jeweils ganz unterschiedliche Aspekte in den Mittelpunkt:

- So kann beispielsweise das Weinen und Schreien eines autistischen Kindes in der musikalischen Begegnung zu einem Gesang werden, der nicht als unangemessen und störend empfunden wird, sondern als mögliche Form der musikalischen Kommunikation, als erster Schritt in die Welt der anderen.
- Die kleinsten Bewegungen eines Menschen mit eingeschränkten motorischen Möglichkeiten können große Bedeutung erhalten, wenn sie auf ein Instrument gelenkt werden und so als Klang Ausgangspunkt für ein gemeinsames musikalisches Werk werden.

- Viele Patienten erleben in ihrer Erkrankung, den eigenen Sinneseindrücken im Übermaß ausgeliefert zu sein. In der Musiktherapie wird auch dies aufgenommen. Patient wie Therapeut erfahren in der gemeinsamen musikalischen Aktivität die ordnenden Kräfte musikalischer Strukturen.
- In wieder anderer Form begegnet man den Auswirkungen von Schmerz und Trauer: Wiederum werden sie miteinander geteilt im Rahmen der Improvisation. Ein ganz unmittelbares Verstehen wird erfahrbar. Darüber hinaus können Wege aus seelischer Erstarrung, Isolierung und Vereinsamung im musikalischen Handeln erlebbar und verfügbar werden.
- Der im Alltag Sprachlose findet über den gesungenen Ton vielleicht zurück zum Klang seiner Stimme und zu dem Vertrauen, diese wieder zur Kommunikation einsetzen zu können.
- Und schließlich kann die musikalische Umsetzung des Atemrhythmus eines bewußtlosen Menschen durch den Gesang des Therapeuten für den Patienten zu einer besonderen Art der Begegnung werden, zu einer Möglichkeit, ihn in seinem außergewöhnlichen Zustand als Person anzusprechen und zu erreichen.

! Merke

Zusammenfassend bietet sich die Musiktherapie unabhängig von einzelnen Diagnosen u.a. bei Menschen an,

- die ihre Sprache verloren haben, bzw. „sprachlos" geworden sind,
- die keinen Zugang (mehr) zu ihren Erlebnismöglichkeiten haben,
- die ihre Beziehung zu sich und der Umwelt verloren haben,
- die unter Wahrnehmungs- und Körperschemastörungen leiden.

In unserem Hause wird die Musiktherapie in der Behandlung sowohl von Kindern und Jugendlichen als auch von erwachsenen und alten Menschen eingesetzt. Als Einzel- und/ oder Gruppentherapie gehört sie zum Behandlungsangebot der Psychiatrie, Psychosomatik, Neurologie, Inneren Medizin, Gynäkologie und – in abgewandelter Form – der Intensivmedizin.

Die Musiktherapie findet in der Regel in einem der schallisolierten Musiktherapieräume statt, bei Bedarf aber ebenso im Krankenzimmer.

Ganz gleich, mit welchen Beeinträchtigungen oder Problemen die Patienten zur Therapie kommen, immer lebt die Musik ganz von den Möglichkeiten und Entwicklungen des jeweiligen Menschen. Er steht mit seinen natürlichen künstlerischen Potentialen im Mittelpunkt allen Bemühens.

7.12 Krankenhausseelsorge

Die Aufgabe der Krankenhausseelsorger besteht in der Begleitung als freiem Angebot an alle, die vom Kranksein betroffen sind und sich betreffen lassen:

Die Kranken selbst, die Angehörigen und die Mitarbeiter der therapeutischen Dienste.

Es ist Angebot und nicht Vereinnahmung.

Evangelische Krankenhausseelsorge

Pfarrerin Karin Erteld und Pastor Thomas Rechenberg sind für Sie zu erreichen:

- unter Tel. ...,
- über die Pforte unter Tel. ....

(Die Mitarbeiter an der Pforte notieren Ihren Anruf im roten Ringbuch).

Sprechstunde im Gemeinderaum im 2. Untergeschoß (U2) (Tel. ...) nach Vereinbarung.

Evangelischer Gottesdienst hier im Hause: jeden Samstag 9.30 Uhr im Gemeinderaum im 2. Untergeschoß (U2)

Gottesdienst am Sonntag in der Dorfkirche Ende um 9.30 Uhr

Gottesdienst am Sonntag in der Stiftskirche Herdecke um 10.00 Uhr

Abendmahl auf Wunsch im Krankenzimmer samstags ab 10.30 Uhr oder zu anderer Zeit nach Vereinbarung.

Die Patienten können sich direkt oder über die Pflegegruppe melden.

Christengemeinschaft

Die Christengemeinschaft wurde 1922 als selbständige Kirchengemeinschaft gegründet. Der Kreis der 45 Begründer setzte sich aus Angehörigen der beiden traditionellen Kirchen zusammen. Eine größere Anzahl unter ihnen waren evangelische Pfarrer und Theologiestudenten. Sie stellten sich die Aufgabe, das religiöse Leben durch Pflege der Sakramente, durch Lehre und Bildung freier Gemeinden zu erneuern. Auf dem Wege zur Begründung der Christengemeinschaft wurde Rudolf Steiner den Begründern zum Wegweiser und Lehrer. Er hat als geistiger Berater und Vermittler gewirkt.

In der Christengemeinschaft werden die 7 Sakramente: Taufe, Konfirmation, Beichte, Menschenweihehandlung, Trauung, Priesterweihe und Heilige Ölung gespendet.

Die Lehre der Christengemeinschaft umfaßt die christlichen Inhalte der Bibel und alles, was in der Tradition des Christentums sowie in Gegenwart und Zukunft als fortwirkende Offenbarung erkannt werden kann. Die Inhalte des Christentums werden so verkündet, daß sie dem Bewußtsein des heutigen Menschen zur eigenen Erfahrung und selbsterlebten Wahrheit werden können.

Am Gemeinschaftskrankenhaus Herdecke will der Pfarrer der Christengemeinschaft den kranken Menschen helfend begleiten; dies im ständigen Austausch mit Angehörigen, Pflegenden und Ärzten. Sofern es ein Patient wünscht, führt der Pfarrer Gespräche über Lebens- und Schicksalsfragen, um den Sinn einer Krankheit zu erhellen oder helfender Begleiter im Sterbevorgang zu werden. Dem Sterbenden spendet er die Heilige Ölung, einem Kinde, das in Lebensgefahr schwebt, die Taufe.

Jeder Kranke kann an den Gottesdiensten und Veranstaltungen der Christengemeinschaft teilnehmen. Die Kapelle befindet sich im 6. Stock des Altbaues.

Als Pfarrer der Christengemeinschaft arbeitet gegenwärtig in Herdecke – Herr Bernd Bogusch, Tel. 12722.

Der Pfarrer ist auch über das Postfach im Postraum (1. UG), über das „Rote Buch" an der Pforte (die Mitarbeiter an der Pforte notieren Ihren Wunsch) oder über die Pflegegruppe Ihrer Station zu erreichen.

Katholische Krankenhausseelsorge

Zu Besuchen und Gesprächen ist der katholische Krankenhausseelsorger Theo Hoppe regelmäßig im Haus.

Sie erreichen ihn über das „grüne Buch" an der Pforte oder direkt unter Tel. ...

Zur Spendung der heiligen Kommunion ist er gern nach Vereinbarung bereit.

Sonntagsmessen: 10.00 Uhr in der St. Urban-Kirche, Herdecke-Ende.

Samstag 18.30 Uhr und Sonntag 9.00 Uhr und 11.00 Uhr in St. Philippus und Jakobus, Herdecke (Altstadt).

Besonderheiten (wie z.B. Abwesenheit) werden im „grünen Buch" vermerkt.

Bei dem Wunsch nach den Sakramenten der Krankensalbung und der Beichte können Sie sich auch direkt an die Herdecker Seelsorger

Pfarrer ..., Tel. ... oder
Pfarrer ..., Tel. ... wenden.
Das Sakrament der Krankensalbung ist:

- Zeichen und Zusage der besonderen Nähe Gottes in der Krankheit,
- Zeichen der Verbundenheit mit der Gemeinschaft der Glaubenden.

Ist einer von euch krank? Dann rufe er die Ältesten der Gemeinde zu sich; sie sollen Gebete über ihn sprechen und ihn im Namen des Herrn mit Öl salben. Das gläubige Gebet wird den Kranken retten, und der Herr wird ihn aufrichten; wenn er Sünden begangen hat, werden sie ihm vergeben (Jakobus 5,14).

Die Spendung der Krankensalbung ist sinnvoll und angebracht in ernsthafter Krankheit, wobei der Begriff „ernsthaft" nicht zu eng gefaßt werden sollte, z.B.

- vor einer schweren Operation,
- bei einer längeren Krankheit,
- im Alter, bei spürbarem Nachlassen der Kräfte.

Eine Wiederholung der Krankensalbung ist durchaus möglich und sinnvoll, z.B.

- wenn der Kranke nach empfangener Krankensalbung wieder zu Kräften gekommen ist und erneut krank wird,
- bei einer erneuten Operation,
- wenn bei Fortdauer derselben Krankheit eine weitere Verschlechterung eingetreten ist,
- wenn eine neue Krankheit hinzukommt.

Bei der Frage der Feier der Krankensalbung sollte sowohl die objektive Situation (Schwere der Krankheit) als auch das subjektive Erleben (Angst, Lebens-, Glaubenskrise) des Kranken mit berücksichtigt werden.

Der Normalfall sollte sein, daß

- der Kranke selbst entscheiden kann, ob er die Hilfe dieses Sakraments empfangen möchte oder nicht;
- der Kranke bei vollem Bewußtsein die Spendung der Krankensalbung miterleben und die Gebete mitsprechen kann.

Die Anwesenheit von Angehörigen und/oder der Pflegekräfte ist für manchen Kranken hilfreich und dem Gemeinschaftscharakter der Krankensalbung angemessen.

Zeichen, die bei der Krankensalbung verwendet werden:

- Salbung mit Öl (auf der Stirn und auf den Händen),
- Auflegen der Hände.

Öl war schon in der Antike ein weitverbreitetes Heil- und Pflegemittel. Die Jünger Jesu haben schon zu seinen Lebenszeiten Kranke mit Öl gesalbt (vgl. Markus 6,13).

Die Handauflegung wurde von Jesus selbst gegenüber Kranken geübt. Er hat dieses auch seinen Jüngern aufgetragen, und diese haben es getan (Apostelgeschichte 9, 12–17; 28,8).

Wenn möglich, sollten Kreuz und Kerzen für die Feier der Krankensalbung zur Verfügung stehen.

Spendeformel:

„Durch diese heilige Salbung helfe Dir der Herr in seinem reichen Erbarmen, er stehe Dir bei mit der Kraft des Heiligen Geistes. Der Herr, der Dich von Sünden befreit, rette dich, in seiner Gnade richte er Dich auf."

Das Mißverständnis der „Letzten Ölung" ist immer noch weit verbreitet.

Bereits Verstorbenen Sakramente zu spenden ist nicht mehr sinnvoll. Zu empfehlen ist ein Abschiedsgebet, das die Situation aufnimmt, Vaterunser, Ave Maria, evtl. ein Gebet, das der Verstorbene gern gebetet hat, Segen (jeder kann und darf segnen) und mit einem Zeichen des Abschieds, z.B. Kreuz auf die Stirn. Dies kann von Angehörigen, Ärzten, Schwestern/Pflegern oder einem Seelsorger übernommen werden.

Der „Versehgang" umfaßte früher die 3 Sakramente Beichte, Krankensalbung und

Kommunion (in dieser Reihenfolge). Heute gehört die Krankensalbung normalerweise nicht mehr in den Zusammenhang des Versehgangs, sondern in den des Krankenbesuchs oder -gottesdienstes. Das eigentliche Sterbesakrament ist die Wegzehrung, d.h. Kommunion im Angesicht des Todes.

7.13 Sozialdienst

HERBERT KRUSCHE, ELKE PAULSEN

7.13.1 Allgemeiner Sozialdienst

Sozialarbeit hat immer mit Menschen zu tun, unabhängig davon, ob sie krank oder gesund sind. Sozialarbeit kommt nicht umhin, sich den Herausforderungen auch im gesellschaftlichen Kontext zu stellen. Sie hat den Auftrag, Menschen bei der Suche nach den Bedingungen für ihre Gesundheit zu unterstützen oder bei der Auseinandersetzung mit ihrer Krankheit Hilfestellung zu geben und auf krankmachende Situationen hinzuweisen. Die Kranken und Gesunden unserer Gesellschaft spiegeln die Lebens- und Arbeitswelt, in denen sie sich bewegen, deutlich wider. Sozialarbeit, auch im Gesundheitswesen, ist daher in hohem Maße politische Arbeit.

Die Erkenntnis, daß Krankheit auch soziale Ursachen und Auswirkungen haben kann, tritt in der von der Technik geprägten modernen Medizin oftmals in den Hintergrund. So erleben wir immer wieder, daß der Mensch nicht als Ganzheit betrachtet wird, sondern sich der Blick auf einzelne körperliche Fehlfunktionen fixiert, die nach allen Regeln der ärztlichen Kunst wieder zu „reparieren" sind.

Dabei wird häufig verdrängt, daß zu jeder Krankheit eine ganz persönliche Krankheitsgeschichte gehört, die erst die vielschichtigen Krankheitsursachen und Heilungshindernisse erklärt, die aus der Beziehung des Kranken zu Familie, Beruf und Gesellschaft erwachsen können.

Sozialarbeit im Krankenhaus betrachtet Krankheit, Unfall und Behinderung als vielschichtiges Geschehen und begleitet die Patienten bei der Bewältigung in persönlichen, sozialen und auch sozialrechtlichen Fragen. Sie kann dazu beitragen, daß medizinisches und pflegerisches Handeln für den Menschen zu einem Leben führen kann, das qualitativ akzeptabel und sinnerfüllt ist und das er relativ autonom und selbstverantwortlich führen und bestimmen kann.

Sozialarbeit im Krankenhaus orientiert sich am mündigen Patienten, der selbst die Verantwortung für seine Gesundheit übernimmt. Fast jeder weiß aus eigener Erfahrung, wie sehr ein Krankenhausaufenthalt durch die vorhandenen Strukturen und Rollenverteilungen und Rollenerwartungen zu Passivität verleiten kann, aber eben auch Gelegenheit zu einer inneren Neubesinnung möglich macht. Hier liegt u.a. ein Ansatzpunkt, um die gesundheitsfördernden und die krankheitsbewältigenden Kräfte der Patienten zu mobilisieren.

Bezogen auf das therapeutische Team – Pflegende, Arzt u.a. – der Pflegegruppen ist eine weitere Aufgabe des Sozialdienstes die Herstellung einer Verbindung/Vernetzung zwischen Innenstruktur des Krankenhauses und dem sozialen Umfeld des Patienten. Die Zusammenarbeit zwischen Behandlungs-

> **! Merke**
> Retten, heilen, Leiden mildern und verhindern – das sind in allen Bereichen des Gesundheitswesens die wichtigsten Handlungsziele. Um diese Ziele zu erreichen, ist neben der ambulanten und stationären medizinischen, ärztlichen und krankenpflegerischen Betreuung auch die Arbeit der Sozialarbeiter unverzichtbar.

team und Sozialdienst hat eine fachbezogene Ergänzung des medizinischen und pflegerischen Angebots zum Inhalt.

Um diese Ergänzung kontinuierlich zu gewährleisten, sind die Mitarbeiter des Sozialdienstes einerseits dem somatischen und andererseits dem psychiatrischen Bereich fest zugeordnet. Die Aufteilung nach diesen zwei Arbeitsschwerpunkten erfolgte, da sich die Tätigkeitsmerkmale auf den somatischen Stationen sehr stark von den Erfordernissen auf den psychiatrischen Stationen unterscheiden.

Neben dem Sozialdienst besteht im Gemeinschaftskrankenhaus Herdecke seit einigen Jahren eine eigene Abteilung für Pflegeüberleitung, deren Mitarbeiter – schwerpunktmäßig unter pflegerischen Gesichtspunkten – die Entlassung von Patienten in den häuslichen Bereich vorbereiten und begleiten (s. 3.12.2). Dies stellt für die Patienten und deren Angehörige und insgesamt für das Krankenhaus eine Erweiterung des Angebotes Sozialer Arbeit durch die rein pflegerische Komponente dar. Die Zusammenarbeit beider Abteilungen ist geprägt durch einzelne Verabredungen, Vereinbarungen und Ergänzungen, zugleich aber auch durch die notwendige inhaltliche Abgrenzung.

Die Zusammenarbeit aller Mitarbeiter dient letztlich einer umfassenden Betrachtungsweise von Krankheit, von Krankheitsgeschehen und erfährt somit eine Erweiterung der medizinisch-pflegerischen Sicht um die soziale gesellschaftliche Komponente.

7.13.2 Sozialarbeit und Psychiatrie

Der Ausbruch einer psychischen Krankheit belastet in seinem Erleben meistens nicht nur den Betroffenen, sondern stellt auch eine Herausforderung für sein soziales Umfeld dar.

Psychische Störungen können als Lösungs-, Anpassungs- und Selbsthilfeversuche eines Menschen unter Beachtung seiner gesamten sozialen Umwelt, d.h. neben der Familie auch die Wohn- und Arbeitsumgebung, die ökonomische Situation und die soziokulturelle Umwelt, gesehen werden. Daher versteht sich der Sozialdienst in der Psychiatrie als Vermittler zwischen dem Patienten, den tätigen Menschen im Krankenhaus und dem sozialen Umfeld mit einem zeit- und institutionsübergreifenden Auftrag.

Psychisch kranke Menschen haben oft die Erfahrung gemacht, sich nicht mehr auf sich selbst verlassen oder sich selbst nicht mehr vertrauen zu können. Häufig handelt es sich daher um beziehungsgestörte Menschen mit einem niedrigen Selbstwertgefühl und einem gestörten Selbtbewußtsein. Die häufig schweren Kommunikationsstörungen und das große Mißtrauen gegenüber anderen Menschen resultieren zum einen aus der ausgeprägten Sensibilität und damit auch Kränkbarkeit des Betroffenen, zum anderen aus der Fähigkeit des psychisch Erkrankten, seine Mitmenschen sehr zu irritieren und bisweilen tief zu verletzen.

Daher ist der erste Schritt der Hilfe die Gestaltung einer tragfähigen Beziehung. In dieser muß sich Offenheit für Klage und Leid des Erkrankten, Akzeptanz und Wertschätzung wiederfinden. Dem innerseelischen Erleben des Gegenübers darf nicht mit Unverständnis begegnet werden. In der sozialarbeiterischen Tätigkeit wird dem psychisch Kranken in einer verständnisorientierten Haltung entgegengekommen, und es wird versucht, die Probleme auch aus der Sicht des Betroffenen zu interpretieren, um dann auf der Grundlage dieses Verstehens mit dem Patienten praktische Bewältigungsstrategien zu entwickeln. Dazu muß der Mitarbeiter des Sozialdienstes die individuellen sozialen Bezüge des Patienten kennenlernen und mit ihm gemeinsam herausfinden, welche denkbaren Hilfen und Maßnahmen herausgearbeitet und durch Vermittlung in Gang gebracht werden sollen.

Da der Ausbruch einer psychischen Erkrankung oft eine Herausforderung zur Veränderung auch der innerfamiliären Beziehung darstellt, kann sich sozialarbeiterisches Handeln in der Psychiatrie nicht nur auf den Einzelmenschen beziehen, sondern bedeutet das Einlassen auf eine ganze Familie bzw. auf das soziale System, in dem der Betroffene lebt. Daher ist es erforderlich, im Krankenhaus eine offene Angehörigengruppe anzubieten.

Ziele der Sozialarbeit sind die existentielle Sicherung für die Bereiche Wohnen, Arbeit und Familie ebenso wie die Wiederherstellung der materiellen Möglichkeit, wieder eigenständig in den vertrauten Verhältnissen leben zu können.

Die Sozialarbeit in der Psychiatrie versucht, bestimmte Lebenskrisen bewältigen zu helfen. Das berufliche Handeln vollzieht sich auf der Basis von Rechtsgrundlagen und wird unter anderem durch die Bedürfnisse, Erwartungen und Wünsche der Menschen bestimmt, für die und mit denen wir tätig werden, und durch deren familiäres, soziales und berufliches Umfeld.

Gemeinsam mit den Betroffenen werden praktische Bewältigungsstrategien unter Nutzung der zur Verfügung stehenden Ressourcen und unter Einbeziehung des Netzwerkes regionaler Institutionen in die Hilfeplanung entwickelt. Es wird Klarheit darüber geschaffen, worin das Problem besteht, und interveniert, um belastende Lebenssituationen zu verändern und Konfliktsituationen zu lösen. Der Sozialdienst kann an andere Dienste und Institutionen durch Koordinierung von Dienstleistungen über die Grenzen des Krankenhauses hinweg vermitteln.

Insbesondere vor dem Hintergrund zunehmender gesellschaftlicher sozialer Ausgrenzungen und Chancenlosigkeit, der Hilflosigkeit und Resignation der Betroffenen, muß sich jeder in der Sozialarbeit Tätige neue Wege suchen und aufmerksam bleiben für die Folgen von sozialer Ungerechtigkeit in einer Gesellschaft, die entgegen ihrer inhumanen sozialen Wirklichkeit an das soziale System einen humanen Anspruch hat.

Sozialarbeit läßt sich im somatischen wie auch im psychiatrischen Bereich als „Biographiehilfe“ verstehen, die sich an Menschen orientiert, die mit dem in Widerspruch geraten sind, was in ihrem Lebenslauf und Schicksal angelegt ist, worin sie sich entwickeln und bewähren können und wollen. Sie erstreckt sich auf materielle und immaterielle Hilfsangebote bezogen auf die jeweilige Individualität im Kontext ihres Umfeldes und ihrer gesellschaftlichen Beziehungen.

Die Art, wie der sozialarbeiterisch tätige Mensch seinem Gegenüber begegnet, welches Bild der „Helfende“ vom Menschsein in sich trägt, seine persönliche Sichtweise von der Welt und sein Menschenbild bestimmen wesentlich den Kontakt, die Intensität der Begleitung und die Dimension der helfenden Beziehung.

7.14 Häusliche Krankenpflege

7.14.1 Familien- und Krankenpflege e.V. Herdecke/Wetter

Die Familien- und Krankenpflege e.V. ist ein freier, unpolitischer, konfessionell nicht gebundener, gemeinnütziger Verein. Er ist Mitglied im Deutschen Paritätischen Wohlfahrtsverband und als eingetragener Verein in Bochum, Essen, Herdecke, Herne, Mühlheim, Wetter und Witten vertreten. Adressen siehe Anhang.

Die Dienste der Station kann jedermann in Anspruch nehmen, unabhängig von Alter, Konfession oder Nationalität. Die Sozialstationen haben regelmäßige Sprechzeiten.

Außerdem kann eine kurze Nachricht auf den Anrufbeantworter gesprochen werden: Name, Telefonnummer, Anschrift und Grund des Anrufs. Ein Mitarbeiter setzt sich dann umgehend mit Ihnen in Verbindung.

Die häusliche Krankenpflege wird von den Mitarbeitern in der Wohnung auf Anforderung des Patienten, seiner Angehörigen oder des behandelnden Arztes geleistet. Sie umfaßt sachgemäße Pflege von Kranken und Behinderten jeglichen Alters, z.B. Waschen, Betten, Spülungen, Gesundheitsvorsorge, Hilfen zur Rehabilitation, seelsorgerische Betreuung und Beistand bei Sterbenden.

Die häusliche Altenpflege bedeutet Hilfe, Betreuung und Pflege für alte Menschen. Hier kommt eine Pflegefachkraft auf Anforderung in die Wohnung. Sie führt ärztliche Verordnungen aus, fördert Eigeninitiativen und hilft, neue Kontakte zu finden.

In den Stationen können Pflegehilfsmittel entliehen werden wie Krankenfahrstühle, Hebegeräte, Gehhilfen, Nachtstühle, Spezialkrankenbetten. Die Pflegefachkräfte geben gerne Auskunft und Anleitung.

Zu den Dienstleistungen der Stationen gehört die Beratung in pflegerischen und allgemeinen sozialen Fragen. Eine umfassende soziale Beratung wird von den Mitarbeitern vermittelt.

Die nachfolgende Tabelle 7.1 zeigt ein Auszug aus dem Programm der Familien- und Krankenpflege e.V.

7.14.2 Sozialstation des Gemeinnützigen Vereins für Sozialeinrichtungen Herdecke e.V. (GVS)

Der GVS bietet durch seine Sozialstation vielfältige Hilfen im Bereich der häuslichen Krankenpflege, Familienpflege und Mobilen Sozialen Dienste.

Das Leistungsspektrum umfaßt Hausbesuche zur Beratung über die erforderlichen Hilfestellungen und Unterstützung bei der Antragstellung bei den zuständigen Kostenträgern.

Angebote im Bereich der individuellen Krankenpflege sind:

- Umfassende Krankenpflege mit individuellem Pflegeansatz bei jedem Krankheitsbild.
- Pflegeeinsätze für Bezieher von Pflegegeld.
- Bereitstellung und Ausleihen von Pflegehilfsmitteln, teilweise gegen geringe Gebühr.
- Zusammenarbeit mit den niedergelassenen Haus- und Fachärzten.
- Unterstützung und Hilfestellung für pflegende Angehörige im Gesprächskreis „Kontakte“.
- Sterbebegleitung.
- Vermittlung von Anschlußangeboten des GVS (Tagespflege, Kurzzeitpflege, Heimaufnahme).

Im Bereich Mobiler Sozialer Dienste (MSD):

- Mahlzeitendienst für Klienten der Sozialstation des GVS.
- Hilfen im Haushalt (Reinigen der Wohnung, Flurdienst, Einkäufe, Begleitung zum Arzt, Versorgung von Haustieren etc.).

Im Bereich der Familienpflege: Hilfe für erkrankte, erziehende Mütter/Väter, die ein Kind unter 12 Jahren im Haushalt zu versorgen haben.

Zu erreichen ist die Sozialstation des GVS unter der Telefonnummer 89 00 01. Sollte unser Büro nicht besetzt sein, kann eine Nachricht auf dem Anrufbeantworter hinterlassen werden, der regelmäßig von einer Pflegefachkraft abgehört wird.

Tabelle 7.1. Die Leistungen der Familien- und Krankenpflege e.V. (Auszug aus dem Programm)

Was bieten wir an?	Wer finanziert was?	Welche Mitarbeiter helfen uns?
Tägliche Krankenpflege in der Wohnung	Pflegeversicherung auf Antrag, privat	Examinierte Krankenschwestern und Krankenpfleger Krankenpfleger
Tägliche Altenpflege mit Haushaltsführung	Pflegeversicherung, privat	Examinierte Altenpflegerinnen, Altenpflegehelferinnen, Hauspflegehelferinnen
Weiterführung des Haushalts in Abwesenheit der Mutter	Krankenkassen, Sozialamt, Landesversicherungsanstalt, BfA, privat	Hauswirtschaftsleiterinnen, Praktikanten der Sozialarbeit, Familienpflegerinnen, Hauspflegerinnen
Ambulanter Putzdienst für alte und behinderte Bürger	Sozialamt, privat	Viele sozial denkende und tätige Hausfrauen aus allen Schichten,
Essen auf Rädern (montags–freitags warm) Freitags wird Tiefkühlkost für das Wochenende geliefert	Kostendeckende Kalkulation, Zuschuß vom Sozialamt bei Bedürftigkeit	Studentinnen und Studenten, Zivildienstleistende, Schülerinnen über 17 Jahre
Betreuung Behinderter und psychisch Kranker	Sozialamt,	
Individuelle Kinderbetreuung und Schularbeitenhilfe	Privat, ehrenamtlich	

7.14.3 Das Pflegeteam Verwaltungs GmbH, Herdecke

Anschrift siehe örtliches Telefonbuch.

7.15 Altenheim

Adressen von Altenheimen in Herdecke und in der näheren Umgebung finden Sie im Anhang.

Es hat sich als hilfreich erwiesen, wenn die Pflegeüberleitung einbezogen wird und dem Patienten bei der Entlassung ins Altenheim ein von den Pflegenden angefertiger Pflegebericht mitgegeben wird (3.12.2).

8 Aus- und Fortbildung

Inhaltsübersicht

8.1 Praktika im Pflegebereich

Marga Nicolay, Franz Sitzmann

Mit dieser Beschreibung soll der Praktikant einen Einblick in die Tätigkeitsmerkmale eines krankenpflegerischen Praktikums bekommen. Der Praktikant soll dazu befähigt werden, bestimmte Aufgaben unter Anleitung oder auch selbständig auszuführen. Es ist seine Pflicht, Beobachtungen und Wahrnehmungen an die Krankenschwestern und -pfleger der Gruppe weiterzugeben.

* Dieses Kapitel wurde mit der Mitarbeiterin in der Geschäftsführung für den Pflegebereich, Frau Hildegard Vornweg, abgestimmt.

Tagesablauf

Der Tagesablauf in den einzelnen Gruppen sieht in etwa wie folgt aus:

6.30	Arbeitsbeginn
7.30–9.00	Frühstück der Patienten und Mitarbeiter
vormittags	– Visite – Begleitung therapeutischer und diagnostischer Maßnahmen (durch examinierte Mitarbeiter)
11.30–12.30	Mittagessen der Patienten
ab 12.15	Mittagessen der Mitarbeiter
13.00–14.00	Frühdienst endet, Spätdienst beginnt; gemeinsame Übergabe 45 min
13.00–17.00	Verordnungen, therapeuti-

	sche und diagnostische Maßnahmen
17.30–18.30	Abendbrot der Patienten und Mitarbeiter
18.30–20.00	Versorgung der Patienten zur Nacht und therapeutische Maßnahmen

Einsatzort und Dienstzeit

1. Der Praktikant kann nach den Gegebenheiten des Hauses eingesetzt werden. Die Verteilung der Einsätze übernimmt die Geschäftsführung für den Pflegebereich (GfP).
   Individuelle Wünsche und Interessen werden soweit wie möglich berücksichtigt.
2. Der Praktikant akzeptiert die an seinem Einsatzort übliche Dienstzeit.

Aufgabenschwerpunkte

1. Dem Praktikanten werden Aufbau und Organisation einer Pflegegruppe vermittelt.
2. Der Praktikant lernt die wichtigsten Räume des Krankenhauses kennen.
3. Er begleitet Patienten zu Untersuchungen.
4. Er soll einen Einblick in die Grundpflege erhalten und lernen, die Grundbedürfnisse des Patienten zu erkennen, einzuschätzen und wenn möglich zu berücksichtigen.

Überblick zur Mithilfe bei der allgemeinen Krankenpflege

1. Der Praktikant soll unter Anleitung grundpflegerische Maßnahmen erlernen:
   Mithilfe beim Waschen, beim Duschen, bei der Ganzköperpflege.
   Mithilfe beim Bettenmachen und Lagern des Patienten.
   Mithilfe bei der Nahrungsaufnahme.
   Mithilfe bei der Mundpflege.
   Begleitung zur Toilette.
   Umgang mit Desinfektionsmitteln.
   Aufstellen und Überwachen des Inhalationsgeräts.
   Sonstige Arbeiten nach Anleitung durch Krankenschwester/-pfleger der jeweiligen Gruppe.
2. Weitere Arbeiten und Aufgaben im Pflegebereich für Praktikanten und Aushilfen:
   Essen austeilen.
   Tabletts einsammeln.
   Melden, wenn nicht oder weniger gegessen wurde.
   Tisch decken im Dienstzimmer.
   Teezubereitung entsprechend den Verordnungen und nach Anweisung (Teeliste, s. Tabelle 3.11).
   Aufräumen von: Wickel-, Abstell- und Arbeitsräumen; Pflegeschränken, evtl. Nachttischen, Patientenzimmern, Aufenthaltsraum für Mitarbeiter und für Patienten, Umkleideraum.
   Abwaschen von stationseigenem Geschirr, Medizingläsern, Medizinlöffeln.
   Auffüllen von Spritzen–und Kanülenbehältern, Verbandstoffen, Wickeltüchern.
   Aufrollen der elastischen Binden aus der Wäscherei.
   Einräumen von Wäschelieferung, Verbandmaterial.
   Grundsatz: Vorhandenes nach vorn, neues nach hinten!
   Austauschen der vollen Wäsche- und Müllsäcke.
   Redonflaschen reinigen und in die Zentralsterilisation bringen.
   Holen und bringen von: Lagerungshilfsmitteln, Anforderungsscheinen (in den entsprechenden Briefkasten), Befunden, Untersuchungsgefäßen (Urinbecher, Blutröhrchen, Sputumbecher, Abstrichröhrchen) aus dem Labor.

Klingeldienst bei Besprechungen nach Absprache.

Schweigepflicht

Der Praktikant unterliegt in einem Krankenhaus der Schweigepflicht während der befristeten Zeit und auch nach der Beendigung des Praktikums. Es geht darum, ein bestehendes Vertrauensverhältnis zu schützen und nicht unbefugt ein Geheimnis preiszugeben. Ein Beispiel: Sollten sich Nachbarn nach dem Befinden eines Patienten erkundigen, der auf der Station des Praktikanten liegt, so ist die Praktikantin/der Praktikant nicht befugt, Auskunft zu geben. Auch das Nennen von Namen, wenn man sich beispielsweise in einer Gaststätte über bestimmte Krankheiten unterhält, ist unter Strafe verboten.

Der Praktikant verpflichtet sich zur Schweigepflicht: Verletzung von Privatgeheimnissen, § 203 StG. (s. 3.13.3).

8.2 Krankenpflegeausbildung in unserem Hause

Dörthe Krause-Kümmell †, Mathias Bertram, Gabriele Weber

8.2.1 Inhalte und Gliederung

Mit fortschreitender Technisierung und Spezialisierung im Krankenhaus ist der Pflegeberuf in der Gefahr, sich immer mehr von der eigentlichen Krankenpflege zu entfernen. Der Blick des Pflegenden muß aber in erster Linie auf den kranken Menschen gerichtet sein können, der in seiner Krankheit und der damit verbundenen Behinderung persönlicher Betreuung bedarf. Deshalb wird neben der pflegerisch-medizinischen Ausbildung, die auch besondere Behandlungsmethoden wie Einreibungen, Wickel und Hydrotherapie umfaßt, gleicher Wert auf allgemeinbildende und künstlerische Fächer gelegt wie

- anthroposophisch erweitertes Natur- und Menschenverständnis,
- Biografik, Temperamentenlehre, Kulturgeschichte, Geschichte der Pflege und der Medizin,
  Plastizieren, Malen, Eurythmie, Sprachgestaltung.

Durch die Integration dieser Fächer in das Bildungskonzept und eine ausgewogene Vermittlung von Theorie und Praxis kann neben der fachlichen Kompetenz auch die Entwicklung der eigenen Persönlichkeit gefördert werden. Anstelle von Lernzielen wird die Vermittlung von Schlüsselqualifikationen (Mertens 1976) angestrebt. Pflege wird verstanden als Profession, deren Ausübung individuelle Urteilsfähigkeit, Flexibilität, Geistesgegenwart, Kommunikationsfähigkeit, Kritikfähigkeit und andere instrumentelle Fähigkeiten erfordert und sich nicht in der Ausführung von unreflektierten Standards erschöpft.

Die Ausbildung ist gegliedert in:

1. Ausbildungsjahr:
   Erwerb der Sicherheit in der allgemeinen Krankenpflege,
   Übungen zur Krankenbeobachtung,
   Schritte zur Pflegeplanung.
2. Ausbildungsjahr:
   Festigung der Fähigkeiten des 1. Ausbildungsjahres.
   Spezielle Pflege auf verschiedenen Fachabteilungen,
   Praktika in den Funktionsbereichen des Krankenhauses (Akut-Ambulanz, Operationsabteilung, Kreißsaal, Endoskopie), in der Psychiatrie, in einer Sozialstation und anderen kooperierende Einrichtungen.
   Einwöchige Exkursion zu anthroposophischen sozialen Einrichtungen, Kliniken und Betrieben.
3. Ausbildungsjahr:

Ergänzung und Vertiefung der allgemeinen und speziellen Krankenpflege.
Üben weiterer verantwortlicher Tätigkeiten im Rahmen geplanter individueller Pflege, Pflegeorganisation und Anleitung der Teilnehmer des 1. Ausbildungsjahres in der Praxis.

8.2.2 Methoden und Aufgaben

Die Strukturveränderungen im Gesundheitswesen stellen immer höhere Anforderungen an die Pflegenden, die weit über die bisher beschriebenen Aufgaben hinausgehen.

„Der Pflegeberuf befindet sich inzwischen auch in Deutschland zunehmend auf dem Weg zu einer Profession. (...) Es sind Kompetenzen gefordert, die Pflegende in die Lage versetzen, aus eigener Urteilsfähigkeit und Handlungskompetenz Entscheidungen zu treffen und verantworten zu können. (...) Bei der raschen Entwicklung, die heute alle Berufe mehr oder weniger durchmachen, geht eine Ausbildung ins Leere, die nichts weiter kann, als standardisierte Handlungsmuster zu trainieren." (Bertram 1996, S. 40 f.)

Das heißt, Pflegende sind als ganze Menschen, also als denkende, fühlende und handelnde Wesen gefragt. Wir sehen ein wesentliches Ziel unserer Krankenpflegeausbildung darin, die jungen Menschen so zu fördern und zu fordern, daß sie sich selbst aktiv in den Entwicklungs- und Bildungsprozeß hineinstellen. Wir bemühen uns, sie auf der kognitiven Ebene so anzusprechen, daß sie lernen zu differenzieren, zu analysieren, Zusammenhänge zu erkennen und sie auch selbst herzustellen. Auf der Gefühlsebene stehen wir vor der Anforderung, mit ihnen zusammen das Spannungsfeld von Ideal und Wirklichkeit in die Ausbildung mit einzubeziehen und zu reflektieren. Wir müssen die Erlebnisse der Praxis aufgreifen und helfen, sie in einen Sinnzusammenhang mit dem Alltag zu stellen. Schließlich geht es im Bereich des Handelns darum, alle Urteilsfähigkeit in lebenspraktisches Tun einmünden zu lassen. Dies betrifft die menschliche Begegnung ebenso wie die Umsetzung von Ideen zu Abläufen und Strukturen.

So können die Auszubildenden die Persönlichkeit des Kranken und Behinderten wacher wahrnehmen, sie akzeptieren und unterstützen. Indem das Geschichts- und Menschenbild sich erweitert, werden den Teilnehmern Möglichkeiten aufgezeigt, sich verantwortungsbewußt in ein soziales Umfeld zu stellen und sich mit dem Beruf zeitgerecht auseinanderzusetzen. Die Beschäftigung mit dem Gedanken der Anthroposophie kann hilfreich sein, dieses Ziel zu erreichen. Wir erwarten, daß die Teilnehmern die Fähigkeit erwerben, aktiv und verantwortungsvoll ihre Ausbildung mit in die Hand zu nehmen (Krause-Kümmell 1992; Weber 1995).

Aus diesem Grund sind unsere Zwischenprüfungen am Ende des 1. und 2. Ausbildungsjahres durch Lernstandsgespräche ersetzt worden. In diesen Gesprächen gehen wir sehr individuell auf die Entwicklung in der Ausbildung ein und entwerfen gemeinsam mit dem Schüler weitere Lernschritte und Aufgabenstellungen. Es geht hier um eine realistische Beurteilung des Lernstands, nicht jedoch um eine Bewertung. Immer steht die konstruktive Frage im Vordergrund, welche Kompetenzen und Fähigkeiten schon vorhanden sind und an welchen noch gearbeitet werden kann.

Außerdem erwarten wir gemäß den jeweiligen Terminabsprachen u. a. folgende Leistungsnachweise:

- Schriftliche und künstlerische Arbeiten zur Krankenbeobachung,

- Pflege- und Nachtwachenberichte, sowie je einen Bericht vom Psychiatrie- und Sozialstationseinsatz,
- selbständige Bearbeitung und Darstellung eines frei gewählten Themas im 2. Ausbildungsjahr.

8.2.3 Praktische Ausbildung

Zur Ausbildung in der Praxis erhalten die Schüler klinischen Unterricht am Krankenbett. Dieser wird geleistet durch Lehrer für Pflege, die dem Kollegium des Ausbildungsinstitutes angehören. Ziel einer jeden Anleitung ist es, in Kooperation mit dem Schüler eine kontrollierte Lernsituation zu schaffen. Die Anleitesituationen gehen von der morgendlichen Versorgung über die Durchführung spezieller pflegerischer Anwendungen (Wickel, Auflagen, Rhythmische Einreibungen etc.) bis hin zur Begleitung bei der Versorgung einer ganzen Patientengruppe. Sie mündet in einen schriftlichen Bericht, den der Schüler in Zusammenarbeit mit dem Lehrer verfaßt. Aus diesem gehen Lernhinweise hervor, die dem Schüler Übungsmöglichkeiten für die weitere praktische Ausbildung aufzeigen.

Unbedingte Voraussetzung für eine ausbildungsorientierte Einsatzgestaltung ist die Herauslösung der Schüler aus dem Stellenplan des Krankenhauses. Auf diese Weise kann jeder Schüler in 3 Jahren etwa 60 Stunden klinischen Unterricht am Krankenbett durch die Lehrer erhalten.

Gemessen an der Gesamtstundenstahl der praktischen Ausbildung (bei uns etwa 3200 Stunden) ist das allerdings ein geringer Ausschnitt, der es notwendig macht, daß jeder pflegerische Mitarbeiter des Gemeinschaftskrankenhauses die praktische Ausbildung aktiv unterstützt. Dazu gehören vor allem Anleitung und die Koordination und Gestaltung des praktischen Einsatzes in der jeweiligen pflegerischen Abteilung.

Als Elemente seien da das Vorgespräch genannt, in welchem man sich mit Hilfe der Praxismappe des Schülers über seinen Ausbildungsstand austauscht und so gemeinsam plant, was in diesem Einsatz zu lernen ansteht. Auch die Stationsmitarbeiter sollen durch eine gezielte Anleitung im Stationseinsatz ihre speziellen Kenntnisse weitergeben und spontane Lernsituationen nutzen. Die pflegerische Fortbildung des Gemeinschaftskrankenhauses bietet jedem engagierten Mitarbeiter die Möglichkeit, sich für diese Aufgabe zu qualifizieren. Im Zwischengespräch mit dem Schüler sollte geklärt werden, wie weit man gemeinsam in bezug auf die gesteckten Ziele gekommen ist. Zum Abschluß des Einsatzes wird von der Abteilung bzw. von der Bezugsperson, die den Schüler betreut hat, ein frei zu formulierender Beobachtungsbogen geschrieben. Dieser kann auch das Protokoll des gemeinsam geführten Abschlußgespräches enthalten und dokumentiert so die Entwicklungsschritte in der Praxis. Diese Aufgaben erfordern von den Stationsmitarbeitern viel Engagement und Durchhaltewillen, helfen aber auch den Einsatz auf der Station so zu gestalten, daß er für beide, Ausbilder und Schüler, ein gegenseitiges Geben und Nehmen ist.

Weitere aktuelle Regelungen des Ausbildungsverhältnisses enthalten die Ausbildungsmappen des jeweiligen Pflegenden in Ausbildung.

8.3 Fort-und Weiterbildungsmaßnahmen auf Initiative des Mitarbeiters

BRIGITTE BÜLBRING, BÄRBEL UHLMANN, GABRIELE WEBER

8.3.1 Fortbildungskonzept

Das Fortbildungskonzept für den Pflegebereich stützt sich auf die 3 Elemente einer umfassenden Pflege, wie sie von de la Houssaye (1988) beschrieben werden:

- Versorgen.
- Vermitteln.
- Begleiten.

Versorgen

Der Aspekt des Versorgens bezieht sich auf das Stützen und Erhalten der Grundbedürfnisse des Menschen. Hierbei ist die Einschätzung der individuellen Patientensituation Voraussetzung, um zu erkennen, in welchem Umfang der Patient Hilfestellung oder Anregung zur Eigenaktivität braucht.

Das Versorgen verlangt vom Pflegenden fachlich fundierte Kenntnisse und das Beherrschen spezieller Pflegetechniken.

Vermitteln

Der Aspekt des Vermittelns meint, den Beziehungsprozeß zum Patienten aktiv zu gestalten. Dieses wird möglich durch eine Kontinuität in der Betreuung des Patienten. Der Pflegende wird auch vermittelnd tätig zu den anderen am therapeutischen Prozeß Beteiligten und schafft für den Patienten die Möglichkeit, seine sozialen Kontakte zu pflegen.

Die Aufgabe des Vermittelns bedarf sozialer Fähigkeiten des Pflegenden in bezug auf Nähe und Distanz und zur Bewältigung seelischer Belastungen. Sie erfordert ebenso die Bereitschaft zur Verantwortungsübernahme, die Selbständigkeit im Handeln sowie Planungs-und Koordinationsfähigkeiten.

Begleiten

Das Begleiten setzt ein Wahrnehmen des Patienten im Leiblichen, Seelischen und Geistigen voraus. Für eine Zeitspanne steht der Pflegende dem kranken Menschen zur Seite, d.h. er wird zu seinem Wegbegleiter in einer durch die Erkrankung hervorgerufenen Krise.

Zum Element des Begleitens gehört die Auseinandersetzung mit biographischen Aspekten und den Fragen nach Leben und Tod, Gesundheit und Krankheit.

8.3.2 Zielsetzungen und Methoden

Die Zielsetzungen der Fort-und Weiterbildung basieren auf dem Leitbild der Pflege im GKH und dem Entwicklungsprozeß der Pflege.

- Förderung einer fachlich fundierten Pflege auf der Grundlage aktueller Erkenntnisse aus Forschung und Lehre der Pflege.
- Hinwirken auf die Bereitschaft zur Verantwortungsübernahme und Selbständigkeit im Handeln.
- Befähigung zu Planungs-und Koordinationsaufgaben.
- Schulung sozialer Fähigkeiten zur Bewältigung seelischer Belastungen.
- Schulung reflektierender Fähigkeiten zur Evaluation der eigenen Arbeit.
- Unterstützung zur Findung persönlicher beruflicher Entwicklungsmöglichkeiten.
- Möglichkeiten zur Auseinandersetzung mit Erkenntnisinhalten der Anthroposophie schaffen.

Die Methoden in der Durchführung von Fortbildungen spiegeln sich in den oben genannten Zielsetzungen wieder. Sie berücksichtigen den individuellen Lernweg des Teilnehmers durch Integration der Lernprozesse und leiten sich ab aus den Prinzipien der Erwachsenenbildung, deren Aufgabe es ist, Situationen zu schaffen, in denen die Teilnehmer sich entwickeln können und zu einer eigenen freien Urteilsbildung kommen.

8.3.3 Aufbau der innerbetrieblichen Fortbildung

- Einarbeitungskonzept:
  Einführungskurse,
  Praxisbegleitung in der Einarbeitungsphase (s. Einarbeitung neuer Mitarbeiter).
- Individuelle Standortbestimmung im Sinne einer Evaluation:
  Jahresgespräche,
  Praxisbegleitung,
  Fortbildungsangebote im Baukastensystem: aufeinander aufbauende Themen.
- Voraussetzungen:
  Individueller Fortbildungsbedarf,
  Freistellung zur Teilnahme,
  Bestätigung der Teilnahme.

Einführungskurs

Die Basis für die Fortbildung im Pflegebereich bildet der Einführungskurs.

Zielsetzung. Der neue Mitarbeiter ist eingeführt in:

- spezielle Pflegemethoden (rhythmische Einreibungen, Kompressen, Wickel, medizinisch-therapeutische Bäder, spezielle Methoden der Waschung),
- die Pflege Schwerkranker,
- den Umgang mit Verstorbenen,
- in die Pflegeplanung,
- in die hausinterne Pflegedokumentation.

Der neue Mitarbeiter sollte mit folgenden Aspekten vertraut werden:

- Erweiterung der Pflege durch die Anthroposophie,
- Biografik,
- künstlerische Therapie,
- Leitbild der Pflege im GKH,
- Methoden der Anleitung,
- Tagesablaufgestaltung.

Der neue Mitarbeiter ist informiert über:

- den Entwicklungsprozeß der Pflege im GKH,
- den Bereich der Krankenhausseelsorge,
- das Ausbildungsinstitut für Krankenpflege,
- die Arbeit verschiedener Bereiche: Hauswirtschaft, Aufnahme, Bettenzentrale u.a.

Aufbauend und erweiternd zum Einführungskurs werden u.a. folgende Themen angeboten:

- Aufbaukurse für rhythmische Einreibungen,
- Pflegeaufbauseminare,
- Seminare zu Methoden der Anleitung,
- Gesprächsführungsseminare,
- Seminare zur Dienstplanung,
- Seminare zum Pflegeprozeß.

Eine Übersicht über das Fortbildungsangebot erscheint halbjährlich. Verantwortlich für Organisation und Gestaltung der Fortbildung:
Ausbildungsinstitut für Krankenpflege am Gemeinschaftskrankenhaus, erreichbar unter Tel. ...

Um die Bildungsaufgaben im Pflegebereich zu bündeln, hat die Geschäftsführung für den Pflegebereich das Mandat für die Fortbildung dem Ausbildungsinstitut übertragen. Damit verbunden sind Pläne für die Entwicklung von Qualitäts- und Forschungsfragen für die Praxis.

9 Vor- und Nachbereitung von Untersuchungen, Medikamente

Inhaltsübersicht

9.1 Röntgen und Ultraschall

ROSEMARIE BOESTEN

Allgemeines

Für die Anforderung von Untersuchungen bitte die Anforderungsformulare „Röntgenabteilung und Ultraschall Abdomen" benutzen. Es muß die große Adressette verwendet werden. Der Arzt beantwortet alle Fragen auf den Formularen und unterschreibt sie. Die ausgefüllten Anforderungsformulare müssen bis spätestens 17.00 Uhr im Briefkasten vor der Röntgenabteilung eingeworfen werden. Die Untersuchungen finden dann am folgenden Tag statt (Ausnahmen siehe bei den einzelnen Untersuchungen auf den folgenden Seiten). Die Patienten werden telefonisch von den Stationen abgerufen. Nutzen Sie den Patientenbegleitdienst.

Bei schlechtem Allgemeinzustand oder einer Behinderung des Patienten ist dies auf dem Anforderungsformular einzutragen. In dringenden Fällen außerhalb der Dienstzeit kann das Anforderungsformular persönlich beim Bereitschaftsdienst abgegeben werden. Bei allen Organuntersuchungen und solchen Untersuchungen, bei denen der Patient nüchtern sein muß, bittet die Röntgenabteilung um eine vorherige Terminabsprache.

Für die folgenden Untersuchungen sind besondere Vorbereitungen erforderlich:

- Kolonkontrasteinlauf (KE),
- Magen-Dünndarm-Untersuchung,
- Magen-Darm-Passage (MDP),

- perkutane transhepatische Cholangiographie (PTC),
- Cholezystographie,
- Cholangiographie,
- Urogramm,
- Phlebographie,
- Myelographie,
- Arthrographie,
- Angiographie.

Die Vorbereitungen werden im folgenden beschrieben. Für diese Untersuchungen ist unter Tel. ... ein Termin abzustimmen. Besonderheiten können dabei mit der Röntgenassistentin besprochen werden.

Dienstzeiten der Röntgenabteilung

Montag bis Freitag 7.45 bis 16.30 Uhr.

Für Notfälle steht in der übrigen Zeit der Bereitschaftsdienst unter Rufgerät ... zur Verfügung.

Befunde und Röntgentüten liegen im Fach der jeweiligen Pflegegruppe in der Röntgenabteilung.

Neuaufnahme eines Patienten

Beim Heraussuchen der Krankengeschichte soll gleichzeitig die alte Röntgentüte mit herausgesucht werden und in das entsprechende Stationsfach der Röntgenabteilung gelegt werden (Aufgabe der Stationssekretärin). Falls der Stationsarzt Einsicht in die Röntgenbilder haben möchte, muß er diese anschließend wieder zurück in das Fach legen.

Kolonkontrasteinlauf (KE)

Die Kolonkontrastuntersuchungen werden in der Regel im Doppelkontrastverfahren in Hypotonie durchgeführt. Dazu ist eine gute Vorbereitung des Patienten und die Gabe von Atropin notwendig.

Zur Vorbereitung bieten sich grundsätzlich 2 Methoden an, die aber, jede für sich, konsequent durchgeführt werden müssen.

1. Cascara-Salax-Methode: Anwendung, s. Beipackzettel.
   Bitte unbedingt beachten: Kein Einlauf am Untersuchungstag.
2. Zur Erreichung der optimalen Darmreinigung kann noch folgendes Verfahren angewendet werden:
   Man beginnt 2 Tage vor der Untersuchung mit schlackenarmer Kost sowie reichlich Flüssigkeit (2–3 Liter/Tag). Einen Tag vor der Untersuchung nur klare Flüssigkeiten. Mittags 30–60 ml Rizinusöl oder ein anderes Abführmittel (z.B. Agarol) geben. Zusätzlich morgens und abends je ein Reinigungseinlauf mit 2 Liter physiologischer, körperwarmer Flüssigkeit unter Linksrotation des Patienten. Am Untersuchungstag soll der Patient nicht essen, trinken oder rauchen.

Soweit keine Kontraindikation gegen Atropin besteht, können entweder 1 mg Atropin oral 2 Stunden vor der Untersuchung oder 0,5 mg subkutan etwa $^1/_2$ Stunde vorher gegeben werden.

Die Kontraindikationen gegen Atropin (vorwiegend Tachykardie, Glaukom, Blasenentleerungsstörungen bei Prostatahypertrophie) müssen aus organisatorischen Gründen vom Stationsarzt abgeklärt werden. Unmittelbar vor der Untersuchung wird in der Röntgenabteilung eine weitere Ampulle Atropin intravenös gegeben.

> **! Merke**
> Bitte unbedingt beachten: Kein Einlauf am Untersuchungstag!

Magen-Dünndarm-Untersuchung

Dringend zu beachten ist, daß auf den Anforderungsscheinen nicht MDP geschrieben wird, wenn nur eine Magen-Duodenum-Untersuchung gewünscht wird.

Die MDP ist sowohl für die Röntgenabteilung als auch für den Patienten viel zeitaufwendiger, und sie bedeutet darüber hinaus eine deutlich höhere Strahlenbelastung.

Vorbereitung

Der Patient darf am Abend vorher keine schwer verdaulichen Speisen (Käse, Tomaten, Gurken usw.) zu sich nehmen. Diese Speisen können z.T. noch am nächsten Morgen im Magen nachgewiesen werden und schränken die Aussagefähigkeit der Untersuchung erheblich ein. Sicherheitshalber sollte am Abend vorher nur noch flüssige Kost gereicht werden, jedoch keine Milch oder Milchprodukte!

Bei Verdacht auf Magenausgangsstenose bereits am Tag vorher keine feste Nahrung geben.

Magen-Duodenum-Untersuchungen in Hypotonie im Doppelkontrastverfahren

Dieses Untersuchungsverfahren, bei dem Buscopan i.v. kurz vor der Untersuchung gegeben und mit erheblich dichteren Kontrastmitteln gearbeitet wird, erlaubt in der Regel eine hervorragende Aussage über die Schleimhautstrukturen im Magen (die einzelnen Areae gastricae können beurteilt werden). Im Bereich des Duodenums sind Prozesse in der Umgebung (z.B. Pankreas) deutlich besser auszumachen.

Das Verfahren sollte in der Regel bei jüngeren gut beweglichen Patienten angewendet werden.

MDP (Magen-Darm-Passage)

Am Tag der Untersuchung den Patienten nüchtern lassen. Nicht essen, nicht trinken, nicht rauchen.

MDP nach Sellink

Vorbereitung mit Cascara-Salax; sonst s. „Magen-Dünndarm-Untersuchung". Am Tag der Untersuchung den Patienten nüchtern lassen. Nicht essen, nicht rauchen. Patient darf trinken, Blase vor der Untersuchung nicht entleeren!

PTC (perkutane-transhepatische Cholangiographie)

- Patient nüchtern lassen.
- Gerinnungsstatus.

Cholezystographie (i.v.-Galle)

Patient nüchtern lassen. Entblähen! Am Vortag ein mildes Abführmittel, z.B. Liquidepur.

Kurzzeitinfusion. Wird in der Röntgenabteilung angelegt. Nach Beendigung können mobile Patienten für etwa 60 Minuten auf die Station zurück, bevor die Röntgenaufnahmen angefertigt werden. Immobile Patienten bleiben bis zur Beendigung der Untersuchung in der Röntgenabteilung.

Langzeitinfusion (nur in Ausnahmefällen). Die Infusion wird am Vortag in der Röntgenabteilung abgeholt. Sie wird am nächsten Tag zu einem von der Röntgenabteilung festgelegten Zeitpunkt angelegt.

Cholangiographie (Darstellung der Gallengänge)

Vorbereitung und Durchführung wie bei der Cholezystographie.

Die Röntgenaufnahme wird jedoch bereits nach 30 Minuten angefertigt.

Urogramm (i.v.-Pyelogramm)

Vorbereitung mit Cascara-Salax (s. Beipackzettel). Zusätzlich Entblähung: 16.00, 18.00 und 20.00 Uhr jeweils 20 Trpf. sab simplex Suspension.

Patienten am Tag der Untersuchung nüchtern lassen.

Um 8.00 Uhr noch einmal 20 Trpf. sab simplex Suspension geben.

Bei Abruf zur Röntgenabteilung vorher nochmals Wasser lassen.

Phlebographie

Patienten nüchtern lassen.

Myelographie

Hirndruck stellt eine Kontraindikation für die Untersuchung dar.

Zwei sterile Röhrchen für Liquorentnahme und entsprechenden Laborschein zur Untersuchung mitbringen.

Nach der Untersuchung: Liquor zum Labor.

24 Stunden lang Bettruhe.

Den Patienten beobachten.

Arthrographie (Kniegelenkdarstellung)

Der Patient sollte das zu untersuchende Knie rasiert haben und 2 elastische Binden in die Röntgenabteilung mitbringen.

Angiographie

Termin mit Röntgenabteilung vereinbaren. Falls eine Vollnarkose erforderlich ist, muß die Anästhesie zwecks Terminabsprache benachrichtigt werden.

Den Patienten am Untersuchungstag nüchtern lassen.

Laboruntersuchungen: Gerinnungsstatus, Kreatinin, Hyperthyreose ausschließen.

Beide Leisten rasieren und Sandsäcke mitbringen.

Patient trägt ein OP-Hemd.

Nach der Untersuchung: Den Patienten beobachten: RR, Puls und Punktionsstelle. 24 Stunden Bettruhe. Das punktierte Bein darf in der Hüfte nicht gebeugt werden.

Ablauf von röntgenologischen Durchuntersuchungen

Nach röntgenologischen Kriterien (klinisch können sich andere Gesichtspunkte ergeben!) ist folgender Untersuchungsablauf optimal:

1. i.v.-Urogramm,
2. Choleographie, evtl. am gleichen Tag Kolonkontrasteinlauf,
3. Magen-Duodenum- bzw. Magen-Darm-Passage.

Die Beachtung dieses Ablaufs vermeidet längere Wartezeiten zwischen den Untersuchungen.

Ultraschalluntersuchungen

Auf dem Anforderungsschein „Ultraschall, Abdomen“ ist jeweils hinter der einzelnen Untersuchung angegeben, welche Vorbereitung zu treffen ist.

Darüber hinaus sind keine Vorbereitungen notwendig.

9.2 Kernspintomographie (NMR, MRT), Computer-Tomographie (CT)

Der Anforderungsschein für diese Untersuchung ist 2fach. Es muß auf jede Seite eine Adressette geklebt werden, oder es muß kräftig und deutlich mit Kugelschreiber geschrieben werden.

Nachdem der Anforderungsschein vom behandelnden Arzt ausgefüllt und unterschrieben worden ist, wird durch einen Pflegenden unter Tel. ... ein Termin für die Untersuchung vereinbart.

Der Anforderungsschein wird zur Untersuchung mit dem Patienten in die Praxis gegeben.

Der Befund wird auf die Station oder zu dem behandelnden Arzt gebracht.

Für interne und externe Notfälle ist ein CT-Bereitschaftsdienst eingerichtet.

9.3 Elektrophysiologische Untersuchungen

MONIKA MICKLER, CHRISTINE HEUSCHEID*

EKG

Der Anforderungsschein „EKG-Abteilung" wird mit einer Adressette versehen und durch den behandelnden Arzt ausgefüllt und unterschrieben. Dieser Schein wird in den Briefkasten „EKG" vor der Röntgenabteilung gegeben. Die Leerung erfolgt montags bis freitags um 8.00 Uhr.

Die Patienten werden am gleichen Tag telefonisch einbestellt. Im Rahmen der Bemühungen um eine Entlastung der pflegerischen Arbeit von pflegefernen Aufgaben ist es nach Absprache mit den MTAs möglich, bei bettlägerigen Patienten das EKG auf der Pflegegruppe durchzuführen. Dieser Wunsch sollte auf dem Anforderungsschein angegeben werden.

Sollte sich herausstellen, daß der Patient beispielsweise durch eine andere Untersuchung verhindert ist, bitte die EKG-Abteilung unter Tel. 3563 informieren. Dienstzeit ist Montag bis Freitag von 8.00 bis 16.15 Uhr. Außerhalb dieser Zeit müssen Notfall-EKG von den diensthabenden Ärzten geschrieben werden. Das EKG-Gerät dafür steht im Arztzimmer der Station 3c/d.

Der Befund wird in das Stationsfach in der Röntgenabteilung gelegt.

24-Stunden-EKG

Die MTA gibt den Pflegenden telefonisch den Termin durch, zu dem das Gerät angelegt wird. Sollte sich herausstellen, daß der Patient verhindert ist, so ist die EKG-Abteilung unter der Tel. 3563 zu informieren. Am darauffolgenden Tag wird ebenfalls telefonisch durchgegeben, wann das Gerät wieder abgenommen wird.

Bitte beachten Sie, daß während des Untersuchungszeitraums keine anderen Untersuchungen durchgeführt werden können. Für die Beurteilung des Langzeit-EKG ist es wesentlich, daß der Patient für den Untersuchungszeitraum ein Protokoll über seine Aktivitäten und Ruhezeiten führt. Die Pflegenden werden gebeten, mit darauf zu achten.

Lungenfunktionsprüfung

Der Anforderungsschein „Lungenfunktion" wird mit einer Adressette oder dem Namen, Vornamen und Geburtsdatum des Patienten versehen. Wichtig ist die Angabe von Größe und Gewicht. Der vom behandelnden Arzt ausgefüllte und unterschriebene Schein wird in den Briefkasten „EKG" gegeben. Die Lee-

* An der Erarbeitung für die 1. und 2. Auflage war Frau Agathe Riesner beteiligt.

rung erfolgt montags bis freitags um 8.00 Uhr. Die Untersuchung findet auf Abruf statt. Die Patienten sollten geh- und mitarbeitsfähig sein, bei bettlägerigen Patienten kann diese Untersuchung nicht stattfinden. Bitte helfen Sie als Pflegende mit, daß sich der Patient für diesen Untersuchungstermin bereithält. Der Befund wird in das Stationsfach vor der Röntgenabteilung gegeben.

Echokardiographie (Herzultraschall)

Der Anforderungsschein und die Durchschrift ist jeweils mit Adressette zu versehen. Der vom behandelnden Arzt ausgefüllte und unterschriebene Schein wird in den Briefkasten „EKG“ vor der Röntgenabteilung gegeben. Die Leerung erfolgt montags bis freitags um 8.00 Uhr. Der untersuchende Arzt ruft die Patienten in der Regel am gleichen Tag telefonisch ab. Bei angelegtem 24-Stunden-EKG ist eine Echokardiographie nicht möglich. Sollten Unklarheiten darüber bestehen, welcher Arzt die Untersuchungen durchführt, kann dies bei Prof. Dr. Kümmell erfragt werden (Rufgerät ...). Der Befund wird entweder dem Patienten mitgegeben oder in das Stationsfach in der Röntgenabteilung gelegt.

9.4 Neurophysiologische Untersuchungen

Mette Kaeder*

Der Anforderungsschein für diese Untersuchungen ist einfach (s. gesonderte Anforderung für EEG und Neurophysiologie). Wenn für einen Patienten mehr als eine der u.a. Untersuchungen durchgeführt werden soll, so ist für jede Untersuchung ein gesonderter Anforderungsschein auszufüllen!
Der vom behandelnden Arzt ausgefüllte und unterschriebene Anforderungsschein wird in den entsprechenden Briefkasten vor der Röntgenabteilung gegeben. Die Leerung erfolgt montags bis freitags um 8.00 Uhr. Der Neurophysiologieraum befindet sich im 2. Stock neben der Neurologischen Ambulanz in der Nähe des Nebeneinganges Nord.

EEG (Elektroenzephalogramm)

Die Untersuchung findet in der Regel am Tage der Briefkastenleerung statt. Hierzu wird der Patient telefonisch abgerufen. Es ist erforderlich, daß der Patient eine frisch gewaschene Kopfhaut hat (zweckmäßigerweise die Kopfwäsche einen Tag vor der Untersuchung durchführen). Das Haar muß frei sein von Haarspray, Haargel und Frisiercreme. Der Patient darf nicht medikamentös sediert sein.

24-Stunden-EEG (Langzeit-EEG)

Die Anmeldung hierzu erfolgt mit dem Anforderungsschein wie für das EEG. Der Station wird dann telefonisch der Termin für das Anlegen des Geräts mitgeteilt. Es ist erforderlich, daß der Patient eine frisch gewaschene Kopfhaut hat (zweckmäßigerweise die Kopfwäsche einen Tag vor der Untersuchung durchführen). Das Haar muß frei sein von Haarspray, Haargel und Frisiercreme. Für die Auswertung des Langzeit-EEG ist es wesentlich, daß der Patient ein Protokoll über seine Aktivitäten und evtl.en Anfälle während des Untersuchungszeitraums führt. Die Pflegenden müssen mit darauf achten, daß dies geschieht. Bei Patienten, die selbst nicht in der Lage sind, das Protokoll zu führen, wird es durch die Pflegenden geführt. Bei der anzugebenden Uhrzeit orientieren Sie sich bitte stets an der Uhr des Geräts: Notieren Sie z.B. 14.12 Uhr, nicht 14.10 Uhr.

* Die Bearbeitung für die 1. und 2. Aufl. erfolgte durch Wilhelm Rimpau.

NLG (Nervenleitgeschwindigkeit)

Der Patient wird telefonisch abgerufen. Die Extremitäten des Patienten dürfen nicht mit fettigen oder öligen Substanzen eingerieben sein, sie sollen möglichst warme Extremitäten haben.

EMG (Elektromyelographie)

Der Patient wird telefonisch abgerufen. Die Extremitäten des Patienten dürfen nicht mit fettigen oder öligen Substanzen eingerieben sein.

Notwendig sind aktuelle laborchemische Ergebnisse, insbesondere der Gerinnung, deshalb die Patientenakte bitte mitgeben.

VEP (Visuell evozierte Potentiale)

Der Patient wird telefonisch abgerufen. Zur Untersuchung sind augenärztliche Vorbefunde und eine evtl. vorhandene Brille mitzubringen. Der Patient muß wach sein.

SEP (Sensibel evozierte Potentiale)

Der Patient wird telefonisch abgerufen. Für diese Untersuchung muß der Patient für etwa 1 Stunde ruhig liegen können. Deshalb kann eine Sedierung notwendig sein. Dann bitte Rücksprache mit dem untersuchenden Arzt.

AEP (Akustisch evozierte Potentiale)

Der Patient wird telefonisch abgerufen. Für diese Untersuchung sind evtl. vorhandene HNO-Vorbefunde, jedenfalls die Information über eine Ohrspiegelung erforderlich. Ein evtl. vorhandenes Hörgerät ist bitte mitzubringen.

MEP (Motorisch evozierte Potentiale)

Patient wird telefonisch abgerufen. Er darf keine Epilepsie haben, weiterhin wegen der Magnetfelder keinen Schrittmacher tragen und keine magnetstreifenlesbaren Scheckkarten mitbringen.

Doppler-Sonographie

Der Patient wird telefonisch vom Arzt, der die Untersuchung durchführt, abgerufen. Die Patientendokumentation bitte mitbringen.

9.5 Endoskopie

Andreas Becher, Rita Jung

In der Inneren Endoskopie werden folgende Untersuchungen durchgeführt:

- Gastroskopie (Ösophago-, Gastro-, Duodenoskopie),
- Ösophagusbougierung,
- ERCP (endoskopisch-retrograde Cholangiopankreatographie),
- PEG (perkutane endoskopische Gastrostomie),
- Koloskopie,
- Rektoskopie/Sigmoidoskopie,
- Proktoskopie,
- Hämorrhoidenverödung,
- Polypektomie,
- Bronchoskopie.

Allgemeines

Anmeldung

Der Konsilschein Endoskopie wird in das Fach „Endoskopie“ vor der Röntgenabteilung gegeben. Die Leerung ist täglich um 7.30 Uhr. Es erfolgt dann eine telefonische Rückmeldung mit Terminabsprache durch die Endoskopie-Abteilung. Telefonische Anmeldung nur in dringenden Fällen!

Vorbereitung und Unterlagen

Nähere Angaben entnehmen Sie bitte der entsprechenden Untersuchung.

Dienstzeiten der Inneren Endoskopie

Montag bis Freitag von 7.30 bis 15.00 Uhr.
Tel. 3528

Gastroskopie

Vorbereitung

Am Vortag
- Quick-Wert (darf nicht älter als 10 Tage sein),
- Einverständniserklärung.

Am Untersuchungstag
- Patient nüchtern lassen.
- Prämedikation nicht notwendig, nur in besonderen Fällen nach Absprache mit dem Stationsarzt.
- Befundsammelmappe mit Patientendokumentation.

Nachsorge

- Nach der Untersuchung 30 Minuten nicht essen und trinken.
- Prämedizierte Patienten 1 Stunden nicht ohne Begleitung aufstehen lassen.

Ösophagusbougierung

Vorbereitung

Am Vortag
- Quick-Wert,
- Thrombozyten,
- Einverständniserklärung.

Am Untersuchungstag:
- Patient nüchtern lassen.
- Patient im Bett zur Endoskopie bringen.
- Medikation erfolgt in der Endoskopie.

Nachsorge

- Nach der Untersuchung Nahrungskarenz nach Absprache mit dem Untersucher, mindestens aber für 1 Stunde.
- Begleitung beim Aufstehen wegen Medikation.

ERCP

Vorbereitung

Am Vortag
- Anmeldung in der Endoskopie und in der Röntgenabteilung.
- Einverständniserklärung.
- Unverträglichkeit von Kontrastmitteln abklären.
- Quick-Wert, Thrombozyten sowie Leberwerte.
- Vorbefunde wie Ultraschall, CT.
- Endoskopie-Anmeldung, Einverständniserklärung und Laborwerte müssen spätestens am Tag vor der Untersuchung in der Endoskopie vorliegen.

Am Untersuchungstag

- Patient nüchtern lassen.
- Patient im Bett in den Röntgenraum (Röntgen-Angiographie) bringen.
- Patientendokumentation mitbringen.
- Medikation erfolgt in der Endoskopie.

Nachsorge

- Nahrungskarenz nach Absprache mit dem Untersucher, mindestens aber 2 Stunden.
- Begleitung beim Aufstehen wegen Medikation.
- Bei Papillotomie (Gallengangaufschlitzung) erfolgen weitere Anweisungen. RR und Puls kontrollieren.

PEG (perkutane endoskopische Gastrostomie)

Vorbereitung

Bei fieberhaftem Infekt des Patienten ist vor dem Eingriff eine Rücksprache mit der Endoskopie-Abteilung erforderlich.

Am Vortag

- Quick-Wert und Thrombozyten,
- Einverständniserklärung,
- Endoskopie-Anmeldung, Quick-Wert und Einverständniserklärung des Patienten müssen spätestens am Vortag in der Endoskopie vorliegen.

Am Untersuchungstag

- Evtl. Bauchdecke vom Rippenbogen bis zum Nabel rasieren.
- Patient nüchtern lassen, eine gründliche Mundpflege durchführen lassen.
- Patient mit Bett zur Endoskopie bringen.
- Patientendokumentation mitbringen.
- Prämedikation erfolgt in der Endoskopie.

Nachsorge

- Nahrungskarenz am Untersuchungstag: aber bis zu 500 ml Tee; 1. Tag nach dem Eingriff: bis 500 ml Sondenkost und Tee; 2. Tag nach dem Eingriff: bei guter Verträglichkeit bis zu 1000 ml Sondenkost und Tee, dann Steigerung bis zur gewünschten Kalorienzahl und Einfuhrmenge.
- Verbandwechsel in den ersten 8 Tagen täglich, dann einmal wöchentlich.

Die Sonde kann mindestens 1 Jahr liegen bleiben.

Koloskopie

Vorbereitung

Am Vortag

- Quick-Wert (darf nicht älter als 10 Tage sein), Thrombozyten.
- Einverständniserklärung mit Erläuterung (bei Polypektomie gesondertes Formular).
- Mittags leichte Kost, z.B. Suppe.
- Um 14 Uhr 1 Flasche X-Prep trinken lassen; dazu soviel trinken lassen, wie auf der Gebrauchsinformation angegeben ist. Falls der Patient bis zum späten Nachmittag bzw. frühen Abend noch nicht abgeführt hat, mit einem Klistier nachhelfen.

Am Untersuchungstag

- Am Untersuchungstag Patienten nüchtern lassen, um 7 Uhr mit der Lavage beginnen: 1,5 l Ringerlösung -nach Belieben angewärmt- zügig trinken lassen, anschließend 30 ml sab simplex Suspension verdünnt einnehmen lassen; anschließend weitere 1,5 Liter Ringer-Lösung trinken und nochmals 30 ml sab simplex Suspension einnehmen lassen.

- Das Trinken sollte nach Möglichkeit bis um 10 Uhr beendet sein.
- Die Ringer-Lösung kann auch über eine Magensonde zugeführt werden.
- Die Ausscheidung sollte klar wie Kamillentee sein, ggf. noch mit einem Klistier oder Einlauf nachhelfen.
- Der Patient darf zwischendurch Kaffee oder Tee trinken, Bonbons dürfen gelutscht werden.
- Entsteht eine längere Wartezeit bis zur Untersuchung, ist es gut, wenn der Patient noch weiter etwas trinkt, z.B. Wasser oder Tee, da der Darm sonst zu trocken wird.
- Evtl. Medikamentengabe erfolgt in der Endoskopie.
- Patienten im Bett mit Pantoffeln und warmen Strümpfen zur Endoskopie bringen.
- Patientendokumentation und vorhandene Röntgenbilder (KE) mitbringen.

Nachsorge

- Patient darf sofort essen und trinken.
- Prämedizierte Patienten innerhalb von 1 Stunde nur unter Aufsicht aufstehen lassen.

Rektoskopie/Sigmoidoskopie

Vorbereitung

Am Vortag

- Quick-Wert (darf nicht älter als 10 Tage sein).
- Einverständniserklärung.
- Bei Patienten mit Abführproblemen abends leichtes Abführmittel oder am Untersuchungstag frühmorgens 1 Klistier geben.

Am Untersuchungstag

- Patient darf frühstücken.
- Auf Abruf 2 Klistiere durch ein Darmrohr verabreichen.
- Keine Prämedikation.
- Patient kann zu Fuß zur Untersuchung kommen.
- Patientendokumentation mitbringen.

Nachsorge

Keine.

Proktoskopie

Vorbereitung

Am Untersuchungstag

Auf Abruf oder 30 Minuten vor der Untersuchung ein Klistier.

Nachsorge

Keine.

Hämorrhoidenverödung oder Hämorrhoidenligatur

Vorbereitung

Am Untersuchungstag

Auf Abruf dem Patienten ein Klistier verabreichen.

Nachsorge

Auf Nachbluten und starke Schmerzen achten; Meldung an den Arzt.

Bronchoskopie

Vorbereitung

Am Vortag

- Quick-Wert (darf nicht älter als 10 Tage sein),

- Thrombozyten,
- Lungenfunktion,
- Blutgasanalyse,
- Einverständniserklärung.

Am Untersuchungstag
- Patient nüchtern lassen (auch nicht rauchen!).
- Patient im Bett zur Endoskopie bringen.
- Patientendokumentation und Röntgenbilder mitbringen.
- Prämedikation erfolgt in der Endoskopie.

Nachsorge
- 2 Stunden nicht essen und trinken, Mundausspülen ist erlaubt.
- Patient wegen Prämedikation nicht ohne Hilfe aufstehen lassen.
- Röntgenkontrolle nach Absprache mit dem Untersucher.

9.6 Hausinterne Laboruntersuchungen

Christoph Rehm

Im Labor des Gemeinschaftskrankenhauses werden derzeit folgende Untersuchungen durchgeführt:

- Albumin
- Alkalische Phosphatase
- α_1-Fetoprotein
- α-HBDH
- Ammoniak (Lithium-Heparinat)
- Amylase (pankreasspezifisch)
- Amylase im Urin (pankreasspezifisch)
- Analfilm Wurmeier
- Anorganische Phosphate
- Anti-HBs
- Antistreptolysintiter (immuntubidimetrisch)
- „Astrup" (Blutgasanalyse, Säure-Basen-Haushalt)
- AT-III (Citrablut)
- Bence-Jones-Protein (Urin)
- Bilirubin gesamt
- Bilirubin direkt/indirekt
- Blutbild:
  Erythrozyten
  Hämoglobin
  HbE
  Hämatokrit
  Leukozyten
  Thrombozyten
  MCV
  Differentialblutbild (Automat)
  Differentialblutbild (mikroskopisch)
- Blutgruppenserologie:
  Blutgruppe (ggf. mit Rh-Formel)
  Antikörpersuchtest (bei allen Blutgruppen außer Neugeborenen automatisch)
  Direkter Coombstest
  Antikörperdifferenzierung
  Kreuzprobe: Achtung: Kreuzproben für Montags-OP am Sonntag durchführen!
  Sonstiges auf Anfrage
- Blutungszeit
- Blutzucker
- C-reaktives Protein (quantitativ)
- Ca 15-3
- Ca 19-9
- Kalzium
- Kalzium im Urin
- Carbamazepin
- CEA
- Chlamydienantigen (Vaginalabstrich, Spezialabstrichsysteme)
- Chlorid
- Cholesterin
- Cholinesterase
- CK
- CK-MB
- Differentialblutbild, s. Blutbild
- Digitoxin
- Digoxin
- Eisen
- Eiweiß im Urin (quantitativ)
- Elektrophorese (Serum)
- Ferritin
- Fibrinogen (Clauss)
- Fibrinogenspaltprodukte (Anmeldung, Spezialabnahme, halbquantitativ)

- FT4
- γ-GT
- Gentamycin
- Gerinnung (Citratblut)
  Fibrinogen (Clauss)
  FSP, siehe Fibrinogenspaltprodukte
  PTT
  Quick
  TZ (3 IU Thrombin)
  TZ (6 IU Thrombin bei Heparintherapie)
  AT III
- Gesamteiweiß
- GLDH
- Glukose im Liquor
- Glukosebelastung
- GOT
- GPT
- Harnsäure
- Harnsäure im Urin
- Harnstoff
- Harnstoff im Urin
- HbA_{1C} (EDTA)
- HBsAG
- β-HCG (Schwangerschaftstest Urin)
- β-HCG quantitativ im Serum
- HDL-Cholesterin
- Hepatitisdiagnostik (HBsAG, Anti-HBs quantitativ)
- Immunhämatologie, s. Blutgruppenserologie
- Kalium
- Kalium im Urin
- Kreatinin
- Kreatinin im Urin
- Kupfer
- Laktat (Spezialabnahme! Fluorid-EDTA))
- LAP
- Liquor:
  Albumin, IgG
  Eiweiß
  Glukose
  Laktat
  Pandy
  Zellzahl (Leukozyten, Erythrozyten)
  Zytologie
- LDH
- Lithium
- Lymphozytendifferenzierung („Immunstatus") z.Z. Dr. Büssing Abt. Krebsforschung
- Magnesium
- Magnesium im Urin
- Malaria (Dicker Tropfen, Diff. -BB)
- Methotrexat (Rücksprache!)
- Mononukleose-Schnelltest
- Natrium
- Natrium im Urin
- Okkultes Blut im Stuhl
- Orale Glukosebelastung (Anmelden!)
- Osmolalität (Serum)
- Osmolalität (Urin)
- Osmotische Resistenz (EDTA)
- Pancreolauryl-Test
- pH-Wert im Stuhl
- Phenytoin
- Phosphate im Urin
- Prostataspezifisches Antigen (PSA)
- Retikulozyten
- Rheumafaktor (RF)
- Stuhl:
  Ausnutzung (Fett, Stärke, Muskelfasern)
  Reduzierende Substanzen (Kerry-Test)
  Wurmeier
- T3
- Theophyllin
- Thrombozyten
- Triglyceride
- Trypsinfilm (nur bei Kindern)
- TSH basal
- TSH nach 30 Minuten
- Urinstatus: Teststreifen, ggf. Sediment (falls Teststreifen positiv)
- Urin-Teststreifen:
  Bilirubin Urin
  Eiweiß Urin (auch quantitativ)
  Erythrozyten/Hämoglobin
  Ketone
  Leukozyten-Teststreifen
  Nitrit
  pH
  Spezifisches Gewicht (Messung über Ionenstärke)

- Glukose (auch quantitativ)
- Urobilinogen
- Valproinsäure
- Watson-Schwarz-Test
- Wurmeier
- Zählkammer Erythrozyten und Leukozyten (nur bei Kindern auf besondere Anforderung)

Bakteriologie (Varialabor und Enteritisdiagnostik)

Alle Anzüchtungen, Differenzierungen und Resistenzbestimmungen außer: Tbc und andere Erreger entsprechend BSeuchG §19 Abs. 1a.

Mykologie

Mikroskopien, Anzüchtung und Differenzierung von Hefen, Dermatophyten, Schimmelpilze, Resistenzbestimmung von Hefen auf Anfrage.

Zeiten

Abgabe von Untersuchungsmaterial Regelzeit Montag bis Freitag (außer Feiertage) bis 9.30 Uhr. Für Notfälle gelten Sonderabsprachen, ebenso mit den Ambulanzen und der chirurgischen Abteilung. „Spezialbestimmungen“ (rechte Seite Serumzettel) werden nur werktäglich und maximal 1mal pro Tag durchgeführt.

Abgabe von Anforderungen für Kapillarabnahmen (Blutzucker, ggf. Astrup oder Blutbild) bis 18 Uhr am Vortag. Späte Neuaufnahmen können nachgemeldet werden. Bei Notfällen Rücksprache des Arztes mit dem Labor.

Samstags, sonntags und feiertags sind keine Routinezeiten (Notfälle, Notfallprogramm!). Der Laborbereitschaftsdienst ist kein Dienst im Sinne des Nachtdienstes im Pflegebereich, sondern eine Bereitschaft für vital notwendige Analysen. Alles andere, auch Nachfragen, soweit sie keine vitale Bedeutung haben, gehört in die Routinezeiten (8.00 bis 16.00 Uhr werktags).

Materialausgabe (z.B. Stuhltöpfchen) 14.00 bis 16.00 Uhr.

Bakteriologie: Abgabezeit beliebig, ausgeimpft wird zum nächstmöglichen Termin. Beachten Sie die Hinweise am Brutschrank.

Anforderungsscheine

Anforderungsscheine sind auszufüllen für:

- Blutbild, Differentialblutbild, Thrombozyten, Retikulozyten.
- Blutzucker.
- Serum/Plasma für klinische Chemie und Gerinnung, Immunologie.
- Liquor/Blutgasanalyse.
- Urin/Stuhl.
- Immunlabor: für nicht täglich durchgeführte Immunologische Untersuchungen.
- Bakteriologie: für Urin-, Stuhl-, Sputumproben und Abstriche, jedoch nicht für Tbc (Ausnahme: Ziehl-Neelsen-Färbung). Diese siehe unter Kap. 9.7.
- Blutgruppe/Kreuzprobe: für die gesamte Immunhämatologie.

Beim Ausfüllen der Anforderungsscheine unbedingt Etikett des Patienten aufkleben. Falls nicht vorhanden: Aufnahmenummer angeben. Falls der Patient noch nicht aufgenommen ist: Name, Vorname, Geburtsdatum und Pflegegruppe angeben. Aus Identifizierungsgründen müssen die Anforderungen diesen Kriterien genügen (EDV). Für die Blutröhrchen liefert die Aufnahmeabteilung eigene kleine Aufkleber.

Bei telefonischen Rückfragen bitte folgende Anschlüsse benutzen:

- Zentrale/Annahme/klinische Chemie und Aufenthaltsraum Tel. ...
- Bakteriologie Tel. ...
- Hämatologie/Blutgruppen/Urine Tel. ...
- Blutzucker Tel. ...
- Immunlabor (Hormone etc.) Tel. ...
- Laborleitung Tel. ...

9.7 Externe Laboruntersuchungen

CHRISTOPH REHM

Alle übrigen Untersuchungen werden z.Z. überwiegend im Labor Dr. Eberhard in Dortmund durchgeführt.

Im Zweifelsfall und bei Unsicherheiten in bezug auf die Abnahme des Untersuchungsmaterials, die Verpackung und die entsprechenden Begleitscheine bitte das Labor, Tel. ... anrufen (ab 16.00 Uhr Rufgerät ... für Notfälle). Ggf. den Laborleiter, Tel. ... (Rufgerät ...) fragen.

9.8 Umgang mit Medikamenten

ANDREAS PORTSTEFFEN

9.8.1 Allopathische Medikamente

Bestellung

Siehe „Arzneimittelversorgung" (10.9).

Stellen (Richten) der Medikamente

Das Stellen der Medikamente erfolgt nur durch examinierte Pflegende und Pflegende in Ausbildung nach entsprechender Anleitung. Es hat möglichst kurzfristig vor dem Verteilen zu erfolgen. Dabei ist darauf zu achten, daß allopathische und homöopathische/anthroposophische Medikamente in jeweils extra Medizingläschen gegeben werden. Tropfen sind sofort mit Mineralwasser zu verdünnen. Die Pflegenden einer Gruppe verständigen sich darüber, wieviel Mineralwasser zugesetzt wird, damit die Patienten Vertrauen in die Handhabung behalten.

Die Tabletts werden nach dem Stellen bis zum Verteilen abgedeckt.

Betäubungsmittel (BTM)

Die Handhabung ist in der Apothekenordnung nachzulesen, die der Präsenzliste der Apotheke beigeheftet ist. Ein examinierter Pflegender führt das BTM-Buch verantwortlich.

Der Stationsarzt ist für die regelmäßige Bestandskontrolle verantwortlich.

Gebrauchsinformation („Waschzettel")

Arzneimittel, Gebrauchsinformation und Umhüllung gehören grundsätzlich zusammen. Sofern aus praktischen Gründen die Gebrauchsinformation herausgenommen werden muß, ist sie in dem dafür vorgesehenen Ordner aufzubewahren. Dieser muß auf dem neuesten Stand gehalten werden, da sich die Angaben immer wieder ändern. Ein sog. „Apothekenordner" ist jeder Station für diesen Zweck zur Verfügung gestellt worden.

Medikamentenschränke

Die Medikamentenschränke sind abgeschlossen zu halten. Die Arzneimittel sind so zu lagern, daß sie Patienten und anderen Personen nicht leicht zugänglich sind.

Kühlschrank

Der Kühlschrank des Dienstzimmers ist lediglich für kühlpflichtige Medikamente und evtl. Kühlelemente zu benutzen. Nachdem leere Blutbeutel dicht und mit Datumaufschrift in einem Müllbeutel verpackt sind, können sie auch für 24 Stunden im Medikamentenkühlschrank aufbewahrt werden. Die kühlpflichtigen Medikamente sind durch den Lagerungshinweis des Herstellers (meist 2–8 °C) gekennzeichnet. Sie sind in der Mitte des Kühlschrankes zu lagern. Präparate mit einer Lagerungstemperatur bis 20 °C dürfen auch im Butter- oder Gemüsefach gelagert werden. Dies gilt ebenso für andere dort häufig lagernde Medikamente, z.B. Suppositorien, Suspensionen.

Injektionen und Infusionen

Medikamente und Infusionen zur i.m.-, i.v.-, s.c. Injektion werden aus hygienischen Gründen jeweils unmittelbar vor der Verabreichung zubereitet und aufgezogen.
Wegen der Verantwortlichkeit s. auch 2.6.

9.8.2 Homöopathische und anthroposophische Heilmittel

Bestellung

Siehe 10.9.

Stellen (Richten) der Heilmittel

Das Stellen der Heilmittel erfolgt nur durch examinierte Pflegende und Pflegende in Ausbildung nach entsprechender Einweisung.

Das Stellen hat möglichst kurzfristig vor dem Verteilen zu erfolgen. Dabei ist zu beachten, daß diese Heilmittel nur in Medizingläser (kein Plastik!) und nicht zusammen mit allopathischen Medikamenten in ein Gefäß gegeben werden.

Es fördert das Vertrauen der Patienten in die Heilmittel, wenn bei den Tropfen und Pulvern immer die gleichen Mengen verabreicht werden. Deshalb ist es notwendig, daß sich die Pflegenden einer Gruppe darüber verständigen, wieviel Mineralwasser den Tropfen zugesetzt wird.

Die Einnahme soll nach dem Frühstück, aber 30 Minuten vor den weiteren Mahlzeiten erfolgen. Spezielle Einnahmezeiten verordnet der Arzt.

Tropfen (Dilution)

- Bis D8 kann zusammengeschüttet werden, höhere Potenzen jeweils in ein extra Glas.
- Immer mit Mineralwasser verdünnen, außer Bitterstoffe wie Amara, Absinthium, Cichorium, Anagallis, Gentiana.
  Diese in ein extra Glas, nicht verdünnen!
- Der Lagerungshinweis für Rh-Dilutionen lautet: Nach Anbruch kühl gelagert 3 Wochen haltbar.

Pulver (Trituration)

- Mehrere Pulver können zusammengeschüttet werden.
- Eine Messerspitze bedeutet 1 cm eines normalen Tafelmessers.

Streukügelchen (Globuli)

- Sollen perlingual eingenommen werden.

Ampullen

- Unmittelbar vor der Verabreichung der Injektion aufziehen.

- Bei Potenzen unter D6 sind allergische Reaktionen möglich. Patienten entsprechend beobachten!
- Applikation i.d.R. subkutan.

Öl

Beim Einsatz der verschiedenen Ölzubereitungen ist darauf zu achten, daß die Verwendung entsprechend den Angaben auf dem Etikett oder der Gebrauchsinformation erfolgt.

Öle für z.B. Einreibungen, Öldispersionsbäder oder Wickel haben unterschiedliche Ölgrundlagen. Jeweils so, daß eine optimale Verwendung möglich ist. Ebenso ist die Konzentration abhängig von der Verwendungsart.

Zäpfchen (Suppositorien)

Zäpfchen können, um eine festere Konsistenz zu bekommen, im unteren Teil des Kühlschrankes (Gemüsefach) gelagert werden.

9.8.3 Mistelpräparate

Die Bestellung der verschiedenen Mistelpräparate erfolgt mit einem gesonderten Bestellformular. In der Apotheke werden dann die für den Patienten vorgesehenen Mistelampullen zusammengestellt.

Für die Lagerung gelten die Angaben des Herstellers, bei Raumtemperatur (15–25 °C).

Da die individuell benötigten Mistelampullen ausgegeben werden, sollen bei Entlassung oder Therapieänderung überzählige Ampullen zur Weiterverwendung an die Apotheke zurückgegeben werden.

Die ärztliche Verordnung sollte folgende Informationen für die Pflegenden enthalten:

- welches Präparat, welcher Wirtsbaum, evtl. mit welchem Metall kombiniert,
- Konzentration der Zubereitung und Reihenfolge der Verabreichung,
- Häufigkeit der Injektion (Zeitplan),
- Ort der Injektion,
- Zeitpunkt.

Die Dosierung wird vom Arzt festgelegt.

Zeitpunkt

Der Zeitpunkt der Applikation wird vom Arzt festgelegt. In der Regel wird die Misteltherapie frühmorgens gegeben, damit der Patient noch ruhen kann, unter Wahrung der Nachtruhe. Das kann aber bei verschiedenen Präparaten unterschiedlich sein.

Verabreichung

Die Applikation erfolgt i.d.R. subkutan. Mistelpräparate können nicht mit anderen Medikamenten gemischt verabreicht werden.

Die Lokalisation der Injektion ist in der Regel in Tumornähe oder nahe dem Gefährdungsgebiet (Abstand 3–4 cm), evtl. die Region umspritzen. In Bestrahlungsfelder sollte nicht injiziert werden. Sollte die Injektion im angegebenen Gebiet für den Patienten subjektiv zu belastend oder nicht durchführbar sein, so kann dann auf die Bauchregion oder den Oberschenkel ausgewichen werden.

Temperaturmessung

Die Temperaturmessung erfolgt 1–2 Tage vor Behandlungsbeginn und während der Behandlung nach festgelegtem genauem Plan mit dem Führen eines Temperaturprofils mindestens 4mal pro Tag, in der Regel auch an injektionsfreien Tagen.

Die Reaktion in Form eines Temperaturanstiegs von 3–5 Teilstrichen (0,3–0,5 °C) ist erwünscht. Bei Fieber (über 38 °C) den Arzt informieren, da in der Regel dann die Therapie mit Mistelpräparaten unterbrochen wird.

Nebenwirkungen und Kontraindikationen

Als Nebenwirkungen sind Rötungen (rund, 1–2 cm) an der Einstichstelle unbedenklich und klingen nach einigen Tagen meist ab. Starke lokale Reaktionen, Rötungen und Schwellungen, die darüber hinausgehen, sind Anzeichen einer Überreaktion und sind sofort dem Arzt zu melden.

Sie können durch kühlende Umschläge mit Calendula-Essenz, Arnika-Essenz oder mit Mercurialis-Salbe 10% behandelt werden (Anordnung des Arztes).

Als Kontraindikationen gelten: Gravidität, Menses, Epilepsie, Commotio cerebri, Grippe, akut hochfiebriger Zustand, Hirndruckzeichen.

Diätvorschriften sollen beachtet werden.

Alkohol und Rauchen sind zu vermeiden.

Andere Medikamente werden in der Regel weiter gegeben. Mistelpräparate werden jedoch nicht mit anderen Arzneimitteln gemischt. Antiphlogistika und temperatursenkende Schmerzmittel sollten nach Möglichkeit nicht gleichzeitig mit Mistelpräparaten verabreicht werden.

Weitere Maßnahmen

Die Laborkontrollen beinhalten ein Differentialblutbild vor Behandlungsbeginn und in regelmäßigen Abständen (z.B. 1mal pro Woche) während der Behandlung.

Informationsmaterial für den Arzt zum Mistelpräparat und zur Therapie wird von den verschiedenen Herstellern angeboten.

10 Unterstützende Dienste

Inhaltsübersicht

10.1 Küche

Udo Böhm, Heinz Fischer

Für das leibliche Wohl unserer Patienten und Mitarbeiter sorgen die Mitarbeiter in einer mit modernsten Geräten ausgerüsteten Küche. Hier werden Lebensmittel nach hohen Qualitätsansprüchen schonend zubereitet, um die Genesung unserer Patienten wirkungsvoll zu unterstützen. Seit Gründung der Klinik ist die Vollwertkost ein fester Bestandteil des Speiseplans. Sämtliche Grundnahrungsmittel stammen aus biologisch-dynamischem Anbau und tragen das Gütezeichen „Demeter". Um die wertvollen Bestandteile von Getreideprodukten unverändert zu erhalten, verfügt die Küche über eine eigene Getreidemühle, auf der täglich Mehle aus verschiedenen Getreidearten frisch gemahlen werden. Es werden 17 verschiedene Kostformen angeboten; darüber hinaus kann auf viele diätetische Sonderverordnungen eingegangen werden. Diese Vielfalt der Gerichte ist nur möglich durch eine ständige enge Zusammenarbeit mit den pflegerischen und ärztlichen Mitarbeitern.

Vegetarische und fleischhaltige Küche stehen gleichwertig nebeneinander.

Die Weiterentwicklung auf dem Gebiet der Ernährung des Kranken wird in Zusammenarbeit mit anderen Kliniken und wissenschaftlichen Instituten durch fortlaufende Forschung unterstützt.

Bestellung von Lebensmitteln

Bestellungen für Lebensmittel aus der Zentralküche können einmal in der Woche ausgeführt werden.

Bitte füllen Sie das Formular „Küchenanforderungsschein" aus und geben Sie es in dem grauen Kasten mit Stationskennzeichnung am Sonntag auf den Essenwagen.

Die Auslieferung der bestellten Materialien erfolgt in der Regel am Montag mit dem Essenwagen.

Bedenken Sie, daß jede Woche bestellt werden kann und daß deshalb eine größere Bevorratung nicht notwendig ist.

Mitarbeiteressen

Mitarbeiter der Pflege können sich das Mittagessen mit dem Essenwagen auf die Pflegegruppe bringen lassen. Geben Sie nach dem Frühstück Ihre Bestellung (vegetarisch oder Vollkostform) mit einer Essensmarke zu den Essenskarten der Patienten. Sie erhalten dann mittags das gewünschte Menue. Essensmarken werden im Speisesaal montags bis freitags von 7.40 bis 8.30 Uhr verkauft.

Diätkost

Ausfüllen der Essenskarten

Die Essenskarten sollten entsprechend den Vorlagen im „Küchenordner" geklebt werden. Bei Unklarheiten bitte mit den Diätassistentinnen Rücksprache halten.

Bei sämtlichen Koständerungen, die die Diätküche angehen, bitte telefonische Anmeldung.

Diät- und Ernährungsberatung

Für Patienten, die eine Diätberatung benötigen, bitten wir um ein Diätkonsil. Bitte die Meldung rechtzeitig in der Küche abgeben. Weiterhin ist die Diätassistentin für kurzfristige Ernährungsberatung über ein Rufgerät zu erreichen. Wir bieten für alle Patienten des Krankenhauses einmal wöchentlich eine Sprechstunde an. Die genauen Termine und Zeiten sind in der Krankenhausküche zu erfragen.

10.2 Sondenkost

Udo Böhm, Heinz Fischer)

Sondenkost kann in unserer Küche selbst hergestellt werden. Fertigsondenkost ist in der Apotheke erhältlich (s. aktuelle Apothekenliste).

Im „Küchenordner" finden Sie ausführliche Hinweise zur Sondenkost. Weitergehende Fragen beantworten Ihnen die Mitarbeiter der Küche bzw. Apotheke.

Die Fertigung von Sondenkost bei uns in der Küche wurde durch den Einsatz von industriellen Fertigpräparaten in den Hintergrund gedrängt. Bitte überprüfen Sie zunächst anhand der Präsenzliste der Apotheke, welche Präparate sofort zur Verfügung stehen; beachten Sie bitte ferner die Verfallsdaten und die bestellten Mengen, da die Kostenanteile der diätetischen Nahrungsmittel nicht unerheblich sind und diese deshalb einer Indikation bedürfen.

In bezug auf ballaststoffreiche und reduzierte Kost wird in der Küche an einer Fortentwicklung gearbeitet. Wenn in dieser Hinsicht Anregungen vorliegen, bitten wir um Ihre Hilfe.

Die gezielte Behandlung mit enteraler Sondenernährung (s. 3.5.4.3) ist auch an ein gut funktionierendes Applikationssystem gebunden. Deshalb ist das Sondensystem der Firma Fresenius mit Dosierpumpen eingeführt worden; eine entsprechende Beratung ist durch die Mitarbeiter in der Inneren Endoskopie möglich.

10.3 Betten

10.3.1 Bettenzentrale

EVA SELBERG-DASHER, HOLGER HÖHNE

Standardbetten (Hydraulik-Bett und Bergbett) werden ausschlielich in den Bettenpaternostern den Pflegegruppen zur Verfügung gestellt.

Folgende Spezialbetten stehen im Gemeinschaftskrankenhaus zur Verfügung (beachte auch 3.2.1.3: Vorhande Matratzensysteme):

- Müller-Bett (Hebebett, z.B. für Patienten mit Beckenfraktur).
- Wasserbett: Kann nur montags bis freitags abgeholt werden, da es nach telefonischer Anmeldung in der Bettenzentrale mit angewärmtem Wasser aufgefüllt werden muß. Anmeldung bitte bis 9.00 Uhr.
- Herz-Bett.
- Stryker-Bett: für Querschnittsabteilung.
- Stehbett: für Querschnittsabteilung.
- Intensivpflegebett: nur für Intensivabteilung.
- Stiegelmeyer-Bett: für extreme Liegeflächentiefstellung.

Diese Betten können nur direkt in der Bettenzentrale von Montag bis Freitag in der Zeit von 7.00 bis 14.00 Uhr und samstags in der Zeit von 8.00 bis 9.00 Uhr abgeholt werden. Außerhalb dieser Zeiten können sich die Pflegenden in dringenden Fällen an den Bereitschaftdienst der pflegerischen Bereichsleiter/GfP wenden. Die abholende Station trägt ihre Stationsbezeichnung und das Abholdatum auf eine Tafel in der Bettenzentrale ein.

Spezialbetten dürfen nach Gebrauch nicht in den Bettenpaternoster gegeben werden (s. hierzu auch die Hinweistafeln an den Bettenpaternostern), sondern müssen direkt von der Station in die Bettenzentrale zurückgebracht werden. Der Abholvermerk auf der Tafel in der Bettenzentrale wird von der jeweiligen Station bei der Rückgabe des Bettes gelöscht.

Kinderbetten werden durch den Hol- und Bringedienst zum Kinderhaus transportiert. Es stehen immer einige reine, abgedeckte Kinderbetten im Bettenstauraum, Kinderhaus 7. Stock zur Verfügung. Werden nach Dienstschluß der Bettenzentrale zusätzliche Kinderbetten benötigt, so ist der Hol- und Bringedienst oder der Bereitschaftsdienst der GfP anzurufen. Kinderbetten dürfen nach Gebrauch nicht in den Bettenpaternoster gegeben werden.

Topf- und Rollstühle, die gründlich gereinigt und desinfiziert werden müssen, können Mittwoch morgens in die Bettenzentrale gebracht werden. Bitte den dort anwesenden Mitarbeitern eine entsprechende Mitteilung machen und mit ihnen ein Rückholtermin verabreden. In der Regel ist dies der gleiche Tag.

Tetraplegierollstühle: Es stehen vier dieser Rollstühle in der Bettenzentrale bereit. Beim Abholen bitte Stationsbezeichnung und Abholdatum auf der Tafel in der Bettenzentrale vermerken. Nach Rückgabe diesen Vermerk bitte wieder löschen.

10.3.2 Bettenpaternoster

Holger Höhne, Franz Sitzmann

Die Bettenpaternoster als automatische Verbindung zur Bettenzentrale im 6. Stock des Neubaus haben eine wichtige Funktion bei den Bemühungen um eine Reduzierung pflegeferner Tätigkeiten. Durch falsche Bedienung des Bettenpaternosters ist es in der Vergangenheit einige Male zu Störungen gekommen, die Beschädigungen bis hin zur völligen Zerstörung der zu transportierenden Betten zur Folge hatten. Außerdem führen Bedienungsfehler beim Einschieben der schmutzigen Betten in den Aufzug immer wieder zu erheblichen Erschwernissen bei den Mitarbeitern in der Bettenzentrale. Aus diesen Gründen ist es unbedingt erforderlich, bei der Benutzung des Bettenpaternosters die folgenden Regeln einzuhalten:

1. Im Bettenpaternoster befinden sich nur Standardbetten, das sind unsere Hydraulikbetten. Alle übrigen Betten sind Spezialbetten und werden nicht im Bettenpaternoster transportiert, weder auf der reinen noch auf der unreinen Seite.
2. Spezialbetten bitte von der Bettenzentrale abholen und nach Gebrauch direkt zurückbringen, s. auch die Hinweistafeln am Bettenpaternoster.
3. Benutzte Betten auf persönliche Dinge des Patienten durchsehen. Die Adressette am Bettbügel (unter Klemmschale) bitte ausfüllen mit Stationsnummer und Name des Patienten. Dies ist sinnvoll, um im Bett zurückgebliebene Hilfsmittel und Patienteneigentum zuordnen zu können. Auch Fehlbedienungen des Paternosters oder des Bettgestells können aufgrund der Angaben aufgeklärt werden.
   Bitte auf der Adressette ebenfalls technische Defekte vermerken.
   Wenn das Bett (Bettgestell, Matratzen und Kissen) zu desinfizieren ist, bitte dringend den „Reinigungshinweis an die Bettenzentrale" ankreuzen. Dies trifft zu bei:
   Betten von Patienten mit meldepflichtigen übertragbaren Krankheiten (Hepatitis A, Salmonellen, Tuberkulose u.a.).
   Betten, die mit Patientenmaterial kontaminiert sind (z.B. Blut, Eiter, Stuhl, Urin, Sekrete).
4. Durchnäßte und stark verschmutzte Bettwäsche (Blut, Urin, Stuhl, Erbrochenes) bitte auf der Pflegegruppe abziehen. Infektiös durchnäßte Wäsche in gelbe Wäschesäcke und anschließend in durchsichtige Plastiksäcke geben. Mit Blut verschmutzte Wäsche abziehen und in die roten Stoffsäcke und anschließend in durchsichtige Plastiksäcke geben und zum Abholen bereitstellen. Wenn stark verschmutzte oder durchblutete Bettwäsche auf dem Bett bleibt, zieht es in die Matratze ein und macht sie unbrauchbar.
5. Teile des Bettverlängerers nach Gebrauch abmontieren und auf das Bett legen. Fußbrett und Bettbügel wieder einsetzen, da sonst die Halterungen im Paternoster das Bett während des Transportes nicht schützen und das Bett mit der Kabine zerstört werden kann.
6. Die Sperrklinke (rechts neben der Schachttür) in waagerechte Stellung bringen. Die heruntergeklappte Sperrklinke sichert das Bett gegen Verrutschen, sonst kann es auch zur Zerstörung des Bettes und der Kabine kommen.
7. Betten stets mit dem Fußende zuerst in den Bettenpaternoster schieben. Zuvor das Bett in die Grundposition bringen: horizontale Stellung und vollständig abgesenkt.
8. Bettbremse ebenfalls in waagerechte Position bringen, niemals die Feststellbremse des Bettes fixieren. Die Betten werden in der Bettenzentrale von der anderen Seite aus dem Paternoster gezogen. Eine festgestellte Bettbremse kann von dieser Seite aus nicht wieder gelöst werden.

9. Keine Einzelteile (Kopfkissen, Decken, Matratzen) von sauberen Betten entnehmen. Für diese Einzelteile steht der Lagerungshilfsmittelraum in der Bettenzentrale jederzeit zur Verfügung.
10. Saubere, jedoch unvollständige Betten aus der reinen Seite nicht zurück in die unreine Seite schieben. Fehlende Teile müssen in diesem Ausnahmefall aus dem Lagerungshilfsmittelraum besorgt werden oder das unvollständige reine Bett muß in die Bettenzentrale zurückgebracht werden. Das gleiche gilt für evtl. versehentlich auf der reinen Seite entnommene Betten, da alle Betten der unreinen Seite aufbereitet werden müssen.

10.4 Lagerungshilfsmittelraum

HOLGER HÖHNE

Der Lagerungshilfsmittelraum befindet sich gegenüber dem Eingang West der Bettenzentrale. Jede Pflegegruppe hat einen Schlüssel für diesen Raum. Im einzelnen befinden sich dort die folgenden Lagerungshilfsmittel (alphabetisch geordnet):

- Baumwolldecken/Häkeldecken
- Bettgalgen und Trapezhaltegriffe
- Bettgitter
- Bettgitterpolster
- Bettverkürzer
- Bettverlängerer für Hydraulikbett (mit Matratze)
- Deckenheber „Bahnhof"
- Einzelmatratzen für Lagerung (Stufenbett)
- Einziehdecken
- „Fritzchen"
- Knierollen
- Kopfkissen
- Lagerungskissen
- Matratzen für Bettverlängerer
- Nackenrollen
- Sauerstoff-Flaschen (gefüllte und leere)
- Schaumgummiauflagen mit und ohne Loch für Dekubitusprophylaxe
- Schaumgummischienen (Volkmann, Braunsche)
- „Speukissen"/Sandsäcke
- Wolldecken

Aus Platzgründen lagern folgende Lagerungshilfsmittel in der Bettenzentrale:

- Bettenverkürzer
- Cliniplot-Würfelmatratze
- Dänische Fibermatratze
- Rhombofil-Lagerungskissen
- Rhombomed-Lagerungskissen
- Spaltbettmatratzen (Packs)
- Wassermatratzen

Weiterhin befinden sich hier an Infusionsständer montierte Desinfektionsmittelspender für Isolierfälle.

Außerhalb der Dienstzeit der Bettenzentrale erhalten Sie in dringenden Fällen Zugang über den Bereitschaftsdienst der pflegerischen Bereichsleiter/GfP.

In der chirurgischen Ambulanz lagern Extensionen.

10.5 Wäschelager

EVA-MARIA BRINKKEMPER, EVA SELBERG-DASHER

Die Wäscheversorgung erfolgt im Mietsystem. Die saubere Wäsche wird 5mal wöchentlich angeliefert und täglich, außer sonntags und feiertags, von den hauswirtschaftlichen Mitarbeitern in den jeweiligen Wäscheschränken und im Wickelraum aufgefüllt. Sollte einmal Wäsche fehlen, wenden Sie sich bitte an diese Mitarbeiterinnen oder die Mitarbeiterinnen im Wäschelager.

Berufskleidung

Examinierte Pflegende erhalten zu Beginn ihrer Tätigkeit Berufskleidung gestellt. Die saubere Berufskleidung bringt die hauswirtschaftliche Mitarbeiterin aus dem Wäschelager mit.

Krankenpflegeschüler erhalten ebenfalls zu Beginn ihrer Ausbildung Berufsbekleidung gestellt. Die saubere Wäsche holen sie sich jedoch selbst aus dem Wäschelager, da die Ausbildungsorte häufig wechseln.

Zivildienstleistende, Praktikanten und Hospitanten im Pflegebereich erhalten zu Beginn ihres Dienstes einen Satz Berufskleidung. Saubere Berufskleidung erhalten sie jeweils im Austausch gegen die benutzte Kleidung im Wäschelager.

Aushilfen erhalten Berufskleidung zu Beginn des Dienstes von den pflegerischen Bereichsleitern oder der GfP. Nach Beendigung ihrer Arbeit geben sie die Berufskleidung in den entsprechenden Wäschesack.

10.6 Hol- und Bringedienst

Wolfgang Schreiber

Zugeordnet der Abteilung Haus- und Betriebstechnik, sind die Mitarbeiter des Hol- und Bringedienstes über Tel. … oder Rufgerät … zu erreichen.

Als Dienstleistungsgruppe ist der Hol- und Bringedienst zuständig für das Transportieren, Lagern, Einsammeln, Verteilen, Versorgen und Entsorgen.

Aufgabenverbund

- Essenwagentransport von der Küche zu allen Pflegegruppen: Hin- und Rücktransport und Beladung des Wagens mit Getränken, Geschirr und Lebensmittelbedarf, weiterhin der Zwischenmahlzeiten für Patienten.
- Apotheke: Bestellungen einsammeln, Medikamente ausfahren.
- Zentralsterilisation: Benutzte Instrumente zur Zentralsterilisation bringen, sterilisierte Instrumente zurückbringen.
- Zentrallager: Bestellungen für medizinischen Bedarf und Anforderungen für Büro- und Schreibbedarf einsammeln und an die Besteller ausliefern.
- Entsorgung:
  Schmutzwäsche von allen Stationen und Abteilungen einsammeln und zwischenlagern.
  Abfallstoffe: getrennte Sammlung von Restmüll, klinischen Abfällen, zytostatikakontaminiertem Material, Altglas, Altpapier/Kartonagen und Leichtstoffe.
  Auskünfte zur Beseitigung und Verwertung von Abfällen.
- Labor: Untersuchungsmaterial von allen Pflegegruppen zum Labor bringen.
  1. Durchgang Beginn 7.00 Uhr, 2. Durchgang Beginn 8.30 Uhr, Ende 9.15 Uhr.
- Bettenaustausch: Saubere Betten zu den Kinderhausstationen 6 und 8 sowie zum Bettenstauraum Ebene 7. Unsaubere Betten vom Kinderhaus zurück zur Bettenzentrale.

Weitere Aufgaben des Hol- und Bringedienstes

- Posteingang – Postausausgang:
  Sortierung, Verteilung und hausinterne Zustellung.
  Telefax: Senden und hausinterne Zustellung.
  OP-Programm täglich kopieren und entsprechend dem Verteilerschlüssel austragen.
- Warenannahme: Übergabe der Lieferung oder Benachrichtigung des Verbrauchers/Bestellers.

- Gravieren: Namensschilder, sonstige Schilder und Texte.
- Kopieren: Hilfestellung und Aufsicht am Großkopiergerät; ggf. Kopieren.
- Fahrtendienst mit Pkw: Für Verwaltung, Einkauf/Haustechnik u.a.
- Reinigungsarbeiten: Naßreinigung von Altglassammelbehälter, Transportwagen, Standplatz für Altglascontainer.
- Datenschutz: Hilfestellung und Aufsicht am „Reißwolf" für datenschutzpflichtige Unterlagen; weiterhin datenschutzpflichtige Unterlagen nach Absprache abholen, vernichten oder Bereitstellung und Übergabe an Recyclingunternehmen.

10.7 Krankenfahrten und Transporte von Schnellschnittmaterialien

Ulrich Fischer

Für Beförderungen von Kranken und Transporten von Schnellschnittmaterialien, für die das Gemeinschaftskrankenhaus zahlen muß, besteht eine vertragliche Verabredung mit dem Unternehmen „Krankentransporte Herdecke".

Bei Fahrten von Patienten ergibt sich die Zahlungspflicht aus dem Behandlungsvertrag, ebenso bei Fahrten zu Untersuchungen oder therapeutischen Anwendung. Hier besteht *keine* Wahlmöglichkeit des Transportunternehmens. Ein vom Arzt unterschriebener „Transportschein" ist erforderlich.

Bescheinigung über Krankenfahrten

1. Bitte große Adressetten verwenden.
2. Kenntlichmachung durch „X", welches Fahrzeug eingesetzt werden soll.
3. Ausgangs- und Zielort
4. Es darf keine Korrektur vorgenommen werden.
5. Stempel und Arztunterschrift nicht vergessen.

Die folgenden Fahrzeuge stehen zur Verfügung:

- Rettungswagen, besetzt mit Rettungssanitäter und Sanitäter:
  1. Beförderung von Notfallpatienten, 2. Inkubatortransporte, 3. Beförderungen, wo zusätzlich ein Arzt anwesend sein muß.
- Krankenwagen, besetzt mit Rettungssanitäter und Sanitäter:
  1. Patienten, die liegend oder im Tragestuhl gefahren werden,
  2. Patienten, die an einer ansteckenden Krankheit leiden,
  3. Fahrten für Zwangseinweisungen von psychiatrischen Patienten.
- Rollstuhlkrankenwagen (Caddy), besetzt mit einem Sanitäter:
  1. Beförderung von nicht gehfähigen Patienten, die aber selbständig sitzen können;
  2. Beförderung im eigenen oder Firmenrollstuhl;
  3. Einsatz ausschließlich bei ebenerdigen Eingängen.
- Taxi oder Mietwagen, besetzt mit einem Sanitäter: Alle kreislaufstabilen und gehfähigen Patienten.

Bei Fahrten vor der stationären Aufnahme bzw. nach der Entlassung kann der Patient das Transportunternehmen frei wählen. Entweder zahlt er selbst oder sein Versicherungsträger die Fahrt; somit hat er die Entscheidung zu treffen, welches Unternehmen beauftragt werden soll.

Beförderung von Säuglingen und Kleinkindern

Aus Sicherheitsgründen werden Säuglinge und Kleinkinder in einem speziellen Babysitz gefahren. Selbstverständlich steht der Babysitz während der gesamten Konsilzeit zur Verfügung.

Der Babysitz kann in Liege- und Sitzposition gestellt werden. Das Kind kann durch festmontierte Tragegurte von der Betreuungsperson getragen werden. Durch das zusätzliche Anlegen der Sicherheitsgurte im Pkw wird das Baby sicherer gefahren, als wenn es auf dem Arm getragen wird.

10.8 Haus-, Betriebs- und Medizintechnik

Klaus Nockemann

Welchen Umfang die Technik im Krankenhaus von heute – so auch im Gemeinschaftskrankenhaus – einnimmt, ist den wenigsten Menschen bewußt. Oft wird unter dem Schlagwort „Apparatemedizin" oder mit „Technik im Krankenhaus" die Vorstellung verbunden, daß der Patient heute leicht zu einem Objekt zwischen den vielen diagnostischen und therapeutischen Geräten werden kann. Betrachten wir den Patienten als Auftraggeber, der ins Krankenhaus kommt, um als Mensch behandelt und geheilt zu werden, dann soll die Technik Werkzeug und Hilfsmittel in der Hand der verantwortlichen Handelnden sein. Im Gemeinschaftskrankenhaus unterscheiden wir die beiden Bereiche Haus- und Betriebstechnik und Medizintechnik.

10.8.1 Haus- und Betriebstechnik

Der Patient erwartet mit Recht Wärme, Licht, Wasser (kalt und warm), frische Luft und vieles mehr, mit einem Höchstmaß an Sicherheit und Verfügbarkeit (24 Stunden). Dies erfordert umfangreiche haus- und betriebstechnische Anlagen. Viele „Hände" (Ingenieure und Techniker) arbeiten daran, daß die Leistungen sicher und immer zur Verfügung stehen.

Reparaturanforderungen

Defekte mobile Einrichtungsgegenstände und/oder Arbeitsmittel werden mit einer ausgefüllten Reparaturanforderung (bitte mit lesbarer Unterschrift und der Stationsbezeichnung wegen evtl.er Rückfragen) vor der mechanischen Werkstatt Ebene 6 an dem entsprechend gekennzeichneten Platz abgestellt. In der Regel können sie dort einige Tage später repariert wieder abgeholt werden. Es erfolgt keine Benachrichtigung an den Reparaturauftraggeber. Rückfragen können an die Haustechnik montags bis donnerstags von 7.00 bis 15.30 Uhr und freitags von 7.00 bis 14.00 Uhr gerichtet werden.

Für andere Reparaturen, Änderungen o.ä. wird ebenfalls eine Reparaturanforderung ausgefüllt. Diese wird in das Postfach „Haustechnik" im Postraum eingeworfen. Wichtig dabei ist, daß alle Pflegegruppenmitarbeiter über die Reparaturanforderung Bescheid wissen, am besten der Mitarbeiter des pflegerischen Außendiensts. Damit ist sichergestellt, daß Mitarbeiter der Haustechnik für evtl. Rückfragen und Klärungen einen Gesprächspartner finden.

In dringenden Fällen, die keinen Aufschub dulden, rufen Sie bitte direkt in den Werkstätten der Haustechnik an. Wenn Sie dort niemanden erreichen, rufen Sie bitte die Technik über Rufgerät 132 an.

In der Regel sollten Sie dazu die Suchkennziffer 74 benutzen, danach die Nummer wählen, danach Ihre Stationstelefonnummer und nach Ertönen des Besetztzeichens den Hörer auflegen. In Notfällen ist natürlich die Suchkennziffer 72.132 immer der richtige Weg.

Außerhalb der regulären Dienstzeit (Montag bis Freitag von 7 bis 15.45 Uhr) besteht für die technische Abteilung Rufbereitschaft. Die Benachrichtigung erfolgt wiederum über Rufgerät 132, das dann in der Regel an der Pforte liegt. Die Pforte veranlaßt dann alles weitere. Da die Mitarbeiter der Rufbereitschaft stets von ihrer Wohnung (teilweise aus den Nachbarstädten) kommen müssen, sollten sie nur für solche Störungen in Anspruch genommen werden, die keinen Aufschub dulden.

10.8.2 Medizintechnik

JOACHIM PYKA

Im Rahmen eines vom Bundesministerium für Forschung und Technologie geförderten Projektes wurde 1979 im Gemeinschaftskrankenhaus eine medizintechnische Abteilung installiert, die sämtliche medizinischen Geräte und Anlagen betreut. Diese Abteilung wird über die Modellphase hinaus weitergeführt, weil sie eindeutig zur Erhöhung des Sicherheitsniveaus und zu einer Kosteneinsparung beiträgt.

Vom Krankenhaus angestellte Techniker warten regelmäßig eine Fülle von medizinischen Diagnostik- und Therapiegeräten. Es handelt sich hier, um nur einige zu nennen, um Laborgeräte, Röntgenanlagen, Dialysegeräte, Infusionspumpen u.ä., aber auch um viele Kleingeräte, z.B. Blutdruckmeßgeräte usw.

Nutzen Sie das Know-how der Mitarbeiter für die Aufgaben aus der Medizingeräteverordnung (MedGV).

Zur Beratung und Mitentscheidung bei Investitionen (Gerätemanagement) werden die Mitarbeiter der Medizintechnik herangezogen. Die Werkstätten der Medizintechnik befinden sich im Funktionstrakt 5. Stock.

Den Text für die 1. und 2. Auflage bearbeitete Werner Kreysch.

Reparaturanforderungen für medizintechnische Geräte

Bei Defekten an medizintechnischen Geräten rufen Sie bitte die Medizintechnik an (Tel. ... , in dringenden Fällen über Rufgerät ...). Die Mitarbeiter der medizintechnischen Arbeitsgruppe sind montags bis freitags in der Zeit von 8 bis 16.30 Uhr zu erreichen. An Dialysetagen findet während der Dialysedauer eine Rufbereitschaft statt. Der Kontakt erfolgt über die Pforte.

Dienstanweisung zur Medizingeräteverordnung

Seit dem 1. Januar 1986 ist die MedGV in Kraft. Sie regelt den Umgang mit medizinisch-technischen Geräten. Ziel ist es, diese Geräte und ihre Anwendungen noch sicherer zu machen. Betroffene dieser Verordnung sind neben Herstellern, Lieferanten und Betreibern (in unserem Fall die Krankenhausunternehmensleitung) auch diejenigen, die ein Gerät einsetzen (Anwender). Der Betreiber ist dafür verantwortlich, daß nur diejenigen Mitarbeiter Geräte der Gruppe 1 und 3 bedienen dürfen, die von einer im Umgang mit diesen Geräten erfahrenen Person in die Handhabung eingewiesen worden sind. Die Einweisung ist zu dokumentieren.

Die Aufgaben, die zur Erhaltung der „technischen Sicherheit" notwendig sind, wurden der Medizintechnik übertragen. Erfahrene Mitarbeiter, im Umgang mit den Geräten vertraut, können als „Gerätebeauftragte" fungieren und „Neue" in die Handhabung einführen bzw. den „Alten" für eine Auffrischung zur Verfügung stehen.

Der vollständige Text der Verordnung über die Sicherheit medizinisch-technischer Geräte (Medizingeräteverordnung – MedGV) befindet sich in dem roten Ordner „Medizinisch-technische Geräte" auf jeder Pflegegruppe und Abteilung.

10.9 Arzneimittelversorgung

Andreas Portsteffen

Die jeweils aktuellen Informationen zur Handhabung der Arzneimittelbestellungen können der „Internen Apothekenordnung" entnommen werden. Sie ist Bestandteil jeder Arzneimittelpräsenzliste.

Arzneimittelpräsenzliste

Die in der Präsenzliste aufgeführten Arzneimittel stellen den verabredeten Standard der medikamentösen Therapie dar. Sie wird jährlich überarbeitet und enthält Präparate der allopathischen und anthroposophischen Therapierichtung. Die Arzneimittelkommission des Hauses wählt die Präparate nach therapeutischen und wirtschaftlichen Gesichtspunkten aus.

Arzneimittelbestellung

Die werktägliche Ausgabe von Arzneimitteln an die Abteilungen erfolgt anhand von alphabetischen Bestellvorschlagslisten. Diese Listen werden speziell für die Abteilung zusammengestellt und enthalten die von der Abteilung am häufigsten bestellten Präparate der Präsenzliste.

Sonderrezepte, Sonderbestellungen

Arzneimittel, die nicht in der Präsenzliste aufgeführt sind, spezielle oder besonders teure Präparate werden per Sonderrezept vom leitenden Arzt bzw. seinem Vertreter verordnet.

Dabei soll das Rezept folgende Angaben enthalten:

- Datum, Station, Patientenname,
- Präparatename (oder Wirkstoff), Abgabeform und Stärke,
- Tagesdosis und Dauer der Anwendung.

Zytostatikabestellungen

Die für einen geplanten Therapiekurs für einen Patienten benötigten Zytostatika (Parenteralia) werden zusammen auf einem Formular verordnet.

Hier sind folgende Angaben notwendig:

- Datum, Station, Patientenname und Geburtsdatum,
- Größe, Gewicht und Körperoberfläche (m^2)
- Präparat bzw. Wirkstoff, Einzeldosis, Art und Anzahl der Applikationen,
- Unterschrift des behandelnden Arztes.

Mistelbestellungen

Aus der großen Anzahl der vorrätigen Mistelampullen werden die speziell für einen Patienten benötigten Ampullen in der Apotheke zusammengestellt. Ein spezielles Mistelbestellformular nennt die verfügbaren Sorten und Stärken, die gewünschten Ampullen sind anzukreuzen.

Betäubungsmittelbestellscheine

Die für den Krankenhausbereich eingeführten Btm-Bestellscheine werden vom jeweils leitenden Arzt einer Abteilung bei der Bundesopiumstelle des Bundesinstitutes für Arzneimittel und Medizinprodukte (BfArM) in Berlin angefordert und können dann an die Ärzte der Abteilung weitergegeben werden. Die rezeptierten Betäubungsmittel werden zusammen mit dem Verbleibsnachweisbuch der Abteilung in der Apotheke abgeholt und die Abgabe gegenseitig quittiert. Die Ausgabe erfolgt zu den bekannten Ausgabezeiten der Apotheke.

Versorgungsumfang der Krankenhausapotheke

Aus den gesetzlichen Vorschriften des Apothekenrechts ergeben sich die speziellen Versorgungsaufgaben der Krankenhausapotheke. Aus der Krankenhausapotheke dürfen versorgt werden:

- Patienten im stationären Aufenthalt,
- Patienten in einer prä- oder post-stationären Versorgung,
- ambulant operierte Patienten,
- Mitarbeiter des Hauses zum persönlichen Bedarf,
- Ambulanzen mit sog. Praxisbedarf,
- Notarztwagen und Rettungswagen.

Wirtschaftlichkeit der Arzneimittelversorgung

Neben dem therapeutisch sicheren Umgang mit Arzneimitteln ist der wirtschaftlich sinnvolle Umgang ein wichtiges Kriterium der Qualität der Arzneimittelversorgung im Krankenhaus. Neben einem wirtschaftlichen Einkauf liegen wesentliche Anteile im Bereich der Stationen bzw. der verordnenden Ärzte.
Günstig unter wirtschaftlichen Gesichtspunkten sind:

- Einsatz von Präparaten der Präsenzliste bei vergleichbaren Wirkstoffen,
- geringe Lagerhaltung und möglichst kein Verfall,
- Überwachung von Dauermedikationen auf aktuelle Notwendigkeit (z.B. bei Heparinen, Antibiotika ...),
- „richtiges, passendes Heilmittel".

10.10 Bestellungen an die Abteilung Einkauf

Alle Materialien und Einrichtungsgegenstände, die nicht im Zentrallager vorrätig sind, werden über einen Bestellschein (aus dem Bestellbuch) in der Abteilung Einkauf angefordert. Den Bestellschein gibt man in das Postfach des Einkaufs im Postraum. In der Regel müssen diese Bestellungen die Gegenzeichnung durch den pflegerischen Bereichsleiter/GfP als Zeichen der Einwilligung haben. Die Auslieferung erfolgt dann durch die Mitarbeiter des Hol- und Bringedienstes.

10.11 Schlüsselbestellungen

Alle Anforderungen für neue Schlüssel, mit Ausnahme von abgenutzten oder unbrauchbar gewordenen, gehen nach Gegenzeichnung über die pflegerische Bereichsleitung/GfP an die Haustechnik. In der Regel werden dann die Schlüssel einige Tage später gegen Unterschrift dem Mitarbeiter auf der Station ausgehändigt.

Bei akuten Schlüsselproblemen rufen Sie bitte in der Haustechnik unter Tel. ... an, in Notfällen über Rufgerät ...

10.12 Brand-aktuelle Aktivitäten*

Rudi Kindel, Klaus Nockemann

Unter Einsatz erheblicher öffentlich bereitgestellter Mittel wurde der *bauliche* Brandschutz im GKH verbessert. Dazu gehören z.B. der Brandschutz in den elektrischen Anlagen, aber auch die Erweiterung und Verbesserung des Brandmeldesystems zur Früherkennung von Brandereignissen.

* Redaktionelle Bearbeitung Franz Sitzmann.

Im Stellenwert noch höher zu sehen ist die *Schulung der Mitarbeiter*, die von seiten der technischen Abteilung durch Vortrag und Anschauungsmaterial unterstützt wird. Die Verantwortung für die regelmäßige Durchführung liegt im Bereich. Deshalb ein Aufruf an die Bereichsverantwortlichen, noch aktiver als bisher eine Regelmäßigkeit bei der Brandschutzunterweisung zu gewährleisten, insbesondere für neue Mitarbeiter.

Abgeleitet aus den Fragen, die in vielen Unterweisungen an uns gerichtet wurden, werden nachstehend 2 Themenkomplexe erläutert.

Evakuierungsmethoden

(Landesfeuerwehrverband)

Die Räumung von Krankenhäusern und Alten-/Pflegeheimen, einzelner Stationen und selbst einzelner Zimmer ist meist schwierig und zeitraubend.

Der Transport der Patienten über Treppen, die möglicherweise verqualmt sind, ins Freie ist äußerst problematisch und selbst die Rettung aus ebenerdigen Gebäudeteilen kann unter bestimmten Voraussetzungen kritisch sein (z.B. durch Sicherheitsverglasung der Fenster).

Da auch die Verwendung von Feuerwehrleitern und anderen Einsatzgeräten nur für die Rettung von Einzelpersonen, aber nicht für Massenevakuierungen in Frage kommen kann, sollten Evakuierungsmaßnahmen so angelegt sein, daß der Verbleib der Kranken im Gebäude ermöglicht wird, vorausgesetzt eine absehbare Gefahr besteht dadurch nicht.

Brandschutzfachleute bedienen sich dabei der Methodik eines sog. Aufenthalts- und Verzögerungskonzeptes. Dazu müssen vorbeugend alle Maßnahmen (z.B. Einrichtung von Brandabschnitten) getroffen werden, um im Brandfall in erster Linie den Aufenthalt der Patienten in ihren Zimmern gewährleisten zu können.

> **! Merke**
> Voraussetzung: Freihalten aller Feuerschutztüren. Es dürfen keine Stühle, Stehlampen, Putz- oder Essenswagen in die Brandabschnittstüren, auch nicht kurzfristig, gestellt werden!

Ist der weitere Aufenthalt der Menschen wegen der Gefahrenlage oder wegen mangelnder brandschutztechnischer Vorsorge nicht möglich, so ist eine Evakuierung in Nachbarstationen desselben Stockwerkes, also in der Horizontalen anzustreben. Ist auch dies wegen der vorgenannten Gründe nicht möglich, ist eine Verlegung der Patienten in tiefer gelegene Stockwerke – also vertikal – vorzunehmen.

Die Rettung von Patienten über Drehleitern, über Hubretter etc. kann wegen der Vielzahl der zu rettenden Personen nur als letztes Mittel der Wahl angesehen werden.

Die große Dichte der mehr oder weniger in ihrer körperlichen und geistigen Bewegungs- und Handlungsfreiheit behinderten Personen erfordert die konsequente Ausarbeitung und Einhaltung von Konzepten zur Gewährleistung vertretbarer Rettungs- und Evakuierungmaßnahmen im Brandfall.

Mit dieser Verzögerungstaktik kann in den meisten Fällen jene Zeit gewonnen werden, die erforderlich ist, den Brand völlig unter Kontrolle zu bringen. Im übrigen muß die Evakuierung in der Vertikalen stets von oben nach unten erfolgen. Es sind also zuerst die höchstgelegenen Stockwerke zu räumen und nach und nach – je nach Erfordernis -die tieferen Etagen in das Konzept einzubeziehen. Eine Räumung des gesamten Hauses ist nach Möglichkeit zu vermeiden.

Brandbekämpfung

Der Schwerpunkt unserer internen Ausbildung im Gemeinschaftskrankenhaus in Sachen Brandschutz liegt beim vorbeugenden

Brandschutz. Gleichwohl ist es immer wieder überraschend, daß während und nach Ende solcher Schulung die zentrale Frage steht: Was kann ich tun, wenn es brennt – und wie kann ich einen Brand bekämpfen?

Deshalb nochmals in Kürze: Feuer, offenes Licht und Rauchen sind verboten.

Verhalten im Brandfall

- *I. Alarmieren*
  Feuermelder (Druckknopfmelder) betätigen.
  Zusätzlich Pforte (Alarmzentrale) über Telefon 3333 informieren. Bei Telefonstörungen durch Boten: Inhalt: Wer meldet? – Wo brennt es? – Was brennt?
  In der Nähe befindliche Mitarbeiter verständigen.
- *II. Erstmaßnahmen*
  Gefährdete Menschen in Sicherheit bringen, z.B. in anderes Zimmer, auf Flur, auf Nachbarstation, ggf. Erste Hilfe leisten.
  Brandausbreitung und Verqualmung eingrenzen.
  Alle Türen schließen und geschlossen halten.
  Ruhe bewahren – Panik verhindern.
- *III. Brandbekämpfung und weitere Maßnahmen*
  Nur wenn Aussicht auf Erfolg besteht.
  Besser Brandherd abschotten um Rauchausbreitung zu verhindern.
  Eintreffende Feuerwehr und Hilfskräfte einweisen.
  Weisungen der Feuerwehr Folge leisten.

Die überall in unserem Hause angebrachten Feuerlöscher mit aufgedruckter Bedienungsanleitung lassen möglicherweise den Schluß zu, als sei damit ein Mittel vorhanden, ein Brandgeschehen zu beherrschen. Bitte bedenken Sie, daß ein Feuerlöscher im Grunde nicht mehr darstellt, als eine Art Verbandkasten und so wie dieser nur für kleinere, aber wirklich nur sehr kleine Ereignisse eine Abwehrmöglichkeit bietet. Aber: Übungen trainieren den wirkungsvollen Umgang mit dem Feuerlöscher!

Aus den vorgenannten Beispielen soll ersichtlich sein, welche Begrenztheit unsere eigenen Möglichkeiten haben, wenn ein Brand erst einmal entstanden ist.

> **! Merke**
> Der effektivste Brandschutz ist der vorbeugende Brandschutz!

Anhang

Inhaltsübersicht

A. Wichtige Anschriften

Franz Sitzmann

Wir haben es im Krankenhaus stets mit erkrankten Menschen zu tun, deren Leiden im seltensten Fall bei uns begonnen hat und noch seltener bei uns vollständig geheilt wird. Vielmehr hat jede Krankheit immer eine Geschichte mit Ursachen und Folgen. An dem Punkt des akuten Geschehens, der die Menschen zu uns bringt, wollen wir versuchen zu helfen. Neben der medizinischen, pflegerischen und menschlichen Hilfe müssen wir in der Lage sein, Tips und Anregungen zu geben, wie das Leben des entlassenen Patienten weitergehen kann. Meistens müssen schon vom Krankenhaus aus die ersten Schritte eingeleitet werden. Hier soll auf einige Anschriften solcher Einrichtungen hingewiesen werden, die direkt helfen oder aber bei der Problembewältigung beraten können. Es gibt sehr viele Institutionen, die helfen. Das Problem ist jedoch, die richtige Anschrift zu finden. Die hier aufgeführten Anschriften können und wollen nicht vollständig sein, sie wurden im Mai 1997 aktualisiert. Sie sollen auch durch eigene Adressen ergänzt werden. Bei schwierigen Problemen helfen die Mitarbeiter des Sozialdienstes im Hause gerne weiter.

Anschriften regional (s. Telefonverzeichnis)

Herdecke

- Altenpflegefamilie
- Altenzentrum Herdecke
- Altenzentrum Kirchende
- AWO Herdecke
- Das Pflegeteam
- DRK Herdecke
- GVS Sozialstation
- Familien-und Krankenpflege e. V.

Kreis

AIDS-Beratung
Gesundheitsamt des EN-Kreises
Hauptstr. 92
58332 Schwelm
Tel. 02336/932432

Wetter

- Altenheim e. V. Johannes-Zauleck-Haus
- Altenkrankenheim Bethanien
- Das mobile Pflegeteam
- Diakoniestation
- Familien-und Krankenpflege e. V.

Witten

- AWO
- Caritas
- Diakonie
- DRK
- DPWV
- Familien-und Krankenpflege e. V.

Hagen

- AWO
- Caritas
- Diakonie
- DRK
- DPWV

Dortmund

- Altenzentrum Hermann-Keiner-Haus
- AWO
- Caritas
- Diakonie
- DRK
- DPWV
- Malteser-Hospiz St. Christophorus

KISS Kontakt- und Informationsstelle
für Selbsthilfe
Leuthardstr. 6
44135 Dortmund
Tel. 0231/529097

Selbsthilfeverbände, überregional in alphabetischer Folge

Aktion Sonnenschein –
Hilfe für das mehrfach behinderte Kind e.V.
Kinderzentrum der Aktion Sonnenschein
Heiglhofstr. 63
81377 München
Tel. 089/710090

Aktion Sorgenkind e. V.
Franz-Lohe-Str. 17
53129 Bonn
Tel. 0228/2261

Deutscher Allergie-und Asthmabund e. V.
Hindenburgstr. 110
41061 Mönchengladbach 1
Tel. 02161/183024

Arbeiterwohlfahrt
Bundesverband e. V.
Oppelner Straße 130
53119 Bonn
Tel. 0228/66850

Arbeitsgemeinschaft allergiekrankes Kind –
Hilfen für Kinder mit Asthma, Ekzem oder
Heuschnupfen (AAK e. V.)
Bundesverband
Hauptstr. 29
35745 Herborn
Tel. 02772/928730

Arbeitsgemeinschaft Spina bifida
und Hydrocephalus e. V.
Münsterstr. 13
44145 Dortmund
Tel. 0231/834777

Blaues Kreuz in Deutschland
(Abhängigkeitskranke)
Freiligrath-Str. 27
42289 Wuppertal 2

Bund der Kriegsblinden Deutschlands e. V.
Schumannstr. 35
53113 Bonn 1
Tel. 0228/213134

Bundesverband für Rehabilitation
und Interessenvertretung Behinderter e. V.
Humboldtstr. 32, Postfach 1327
53115 Bonn
Tel. 0228/651012

Bund Deutscher Kriegsopfer, Körperbehinderter und Sozialrentner (BDKK) e. V.
Bonner Talweg 88, Postfach 190117
53113 Bonn 1
Tel. 0228/216116

Bund diabetischer Kinder und Jugendlicher e.V.
Hahnbrünnerstraße 46
67659 Kaiserslautern
Tel. 0631/76488

Bundesarbeitsgemeinschaft
der freien Wohlfahrtspflege
Franz-Lohe-Str. 17
53129 Bonn
Tel. 0228/2261

Bundesarbeitsgemeinschaft der Freundeskreise für Suchthilfe in Deutschland e. V.
Kurt-Schumacher-Str. 2
34117 Kassel
Tel. 0561/780413

Bundesarbeitsgemeinschaft der Clubs
Behinderter und ihrer Freunde e. V.
Eupener Str. 5
55131 Mainz 1
Tel. 06131/225514

Bundesarbeitsgemeinschaft Hilfe
für Behinderte e. V.
Kirchfeldstr. 149
40215 Düsseldorf
Tel. 0211/310060

Bundeselternvereinigung für anthroposophische Heilpädagogik und Sozialtherapie e.V.
Schloß Str. 9
61209 Echzell 2
Tel. 06035/81190

Bundesgemeinschaft der Eltern u. Freunde
schwerhöriger Kinder e. V.
Pirolkamp 18
22397 Hamburg
Tel. 040/6070344

Bundesverband Contergangeschädigter e.V.
Hilfswerk vorgeburtlich Geschädigter
Paffrather Str. 132–134
51069 Köln 80
Tel. 0221/6803479

Bundesverband der Angehörigen psychisch
Kranker e. V.
Thomas-Mann-Str. 49a
53111 Bonn 1
Tel. 0228/632646

Bundesverband der Elternkreise
Drogengefährdeter und Abhängiger
Herzbergstraße 82
10365 Berlin
Tel. 03055/67020

Bundesverband der Kehlkopflosen e.V.
Obererle 65
45897 Gelsenkirchen
Tel. 0209/592282

Bundesverband für die Rehabilitation
der Aphasiker e. V.
Oberthürstraße 11a
97070 Würzburg
Tel. 0931/573749

Bundesverband für Körper- und Mehrfachbehinderte e. V.
Brehmstr. 5–7
40239 Düsseldorf
Tel. 0211/640040

Bundesverband für spastisch Gelähmte und andere Körperbehinderte e.V.
Brehmstr. 5–7
40239 Düsseldorf 1
Tel. 0211/640040

Bundesverband Hilfe für das autistische Kind – Vereinigung zur Förderung autitischer Menschen e.V.
Bebelallee 141
22297 Hamburg
Tel. 040/5115604

Bundesverband Legasthenie e.V.
Gneisenaustr. 2
30175 Hannover

Bundesverband Selbsthilfe Körperbehinderter e.V.
74238 Krautheim/Jagst
Tel. 06294/680

Bundesvereinigung Lebenshilfe für geistig Behinderte e.V.
Raiffeisenstr. 18
35043 Marburg
Tel. 06421/491–0

Bundesvereinigung Stotterer Selbsthilfe e.V.
Kasparstr. 4
51149 Köln

Bund zur Förderung Sehbehinderter e.V.
Margarete Reinhardt
Max Planck Str. 24
40880 Ratingen
Tel. 02102/444737

Cinderella -Aktionskreis Eß-und Magersucht e.V.
c/o Universitäts-Nervenklinik
Nußbaumstr. 7
80336 München 2
Tel. 089/5021212

Dachverband Psychosozialer Hilfsvereinigungen e.V.
Thomas-Mann-Str. 49a
53111 Bonn
Tel. 0228/632646

Deutsche Gesellschaft für Muskelkrankheiten e.V.
Im Moos 4
79112 Freiburg
Tel. 07665/94470

Deutsche Gesellschaft zur Bekämpfung der Mucoviscidose e.V.
Konrad-Adenauer-Allee 11
53123 Bonn

Deutsche Gesellschaft zur Förderung der Gehörlosen und Schwerhörigen e.V.
Niemöllerallee 18
81739 München
Tel. 089/67920248

Deutsche Hämophiliegesellschaft zur Bekämpfung von Blutungskrankheiten e.V.
Halenseering 3
22149 Hamburg
Tel. 040/6722970

Deutsche Hauptstelle gegen Suchtgefahren
Westring 2
59065 Hamm
Tel. 02381/90150

Deutsche Heredo-Ataxie-Gesellschaft Bundesverband e.V.
Haußmannstr. 6
70188 Stuttgart
Tel. 0711/2155–114

Deutsche Huntington-Hilfe e.V.
Postfach 281251
47241 Duisburg
Tel. 0203/788777

Deutsche Ileostomie-Kolostomie-Urostomie-Vereinigung e.V.
Kepserstr. 50
85356 Freising
Tel. 08161/84911 und 84909 (vormittags)

Deutsche Interessengemeinschaft für Kinder für Phenylketonurie (PKU) und verwandten angeborenen Stoffwechselstörungen e.V.
Reinhard Rohr
Herzblattweg 3
12357 Berlin

Deutsche Krebshilfe e.V.
Informations- und Beratungsdienst
Thomas-Mann-Str. 40
53111 Bonn
Tel. 0228/729900

Deutsche Leukämie-Forschungshilfe Aktion für krebskranke Kinder e.V.
Joachim-Str. 20
53113 Bonn
Tel. 0228/9139430

Deutsche Liga zu Bekämpfung des hohen Blutdrucks e.V.
Berliner Str. 46
69120 Heidelberg
Tel. 06221/411774

Deutsche Morbus Crohn/Colitis ulcerosa Vereinigung Bundesverband für entzündliche Erkrankungen des Verdauungstraktes (DCCV)
Paracelsusstr. 15
51375 Leverkusen
Tel. 0214/876080

Deutsche Multiple Sklerose Gesellschaft e.V.
Rosental 5 IV, 2. Aufgang
80331 München

Deutsche Narkolepsie Gesellschaft e.V.
K. Günter Baus
Postfach 1107
42755 Haan
Tel. 02129/53723

Deutsche Parkinson-Vereinigung Bundesverband e.V.
Moselstr. 31
41464 Neuss
Te. 02131/41016/17

Deutsche Retinitis Pigmentosa Vereinigung e.V.
Schulstr. 7
25451 Quickborn
Deutsche Rheuma Liga e.V.
Rheinallee 69
53173 Bonn

Deutsche Sektion der Internationalen Liga gegen Epilepsie e.V.
Herforder Str. 5–7
33602 Bielefeld
Tel. 0521/124192

Deutsche Tinnitus Liga e.V.
Erbschlöerstr. 22
42369 Wuppertal
Tel. 0202/464584

Deutsche Vereinigung Morbus-Bechterew e.V.
Geschäftsstelle
Metzgergasse 16
97421 Schweinfurt
Tel. 09721/22033

Deutsche Vereinigung für die Rehabilitation Behinderter e.V.
Nationale Fachverbände für interdisziplinäre Fragen der Behindertenhilfe
Friedrich-Ebert-Anlage 9
69117 Heidelberg
Tel. 06221/25485

Deutsche Zöliakie-Gesellschaft e.V.
Filderhauptstr. 61
70599 Stuttgart
Tel. 0711/454514

Deutscher Behinderten-Sportverband e.V.
Am Schönenkamp 110
40599 Düsseldorf

Deutscher Blindenverband e.V.
Bismarckallee 30
53173 Bonn

Deutscher Caritasverband
Karlstr. 40
79104 Freiburg
Tel. 0761/2001

Deutscher Neurodermatiker Bund
Mozartstr. 11
22083 Hamburg

Deutscher Paritätischer Wohlfahrtsverband
Auf der Körnerweise 5
60322 Frankfurt/Main
Tel. 069/9552620

Deutscher Psoriasisbund e.V.
Oberaltenallee 20a
22081 Hamburg

Deutsches Rotes Kreuz
Friedrich Ebert-Allee 71
53113 Bonn
Tel. 0228/5411

Diakonisches Werk der Evangelischen Kirche in Deutschland
Stafflenbergstr. 76
70184 Stuttgart
Tel. 0711/21591

Dialysepatienten Deutschlands e.V.
Weberstr. 2
55130 Mainz
Tel. 06131/85152

Die Heilsarmee (Abhängigkeitskranke)
Hauptquartier, Talstr. 11
20359 Hamburg
Tel. 040/316543

Fördergemeinschaft der Paraplegiker in Deutschland e.V.
Silcherstr. 15
67591 Mölsheim
Tel. 06243/8425

Fraternität der Körperbehinderten und Langzeitkranken e.V.
An der Wolfsweide 48
60435 Frankfurt/Main
Tel. 069/543818

Frauenselbsthilfe nach Krebs Bundesverband e.V.
B 6, 10/11
68159 Mannheim
Tel. 0621/24434

Freundeskreis Camphill e.V.
(Zur Förderung Behinderter auf anthroposophischer Grundlage)
Gütergotzer Str. 85
14165 Berlin
Tel. 030/8012069

Großdruckbücher/Literaturkassetten
und Hörbüchereien über:
Deutscher Caritas Verband
Caritas Korrespondenz
Postfach 420
Emmendinger Straße 41
79106 Freiburg

Guttempler-Orden (Abhängigkeitskranke)
Adenauerallee 45
20097 Hamburg
Tel. 040/245880

Gesellschaft zur Förderung behinderter
türkischer Kinder e.V.
Vahrenwalder Str. 194
30165 Hannover

Jugend- und Drogenberatung
Wilhelmshöherallee 23
34117 Kassel
Tel. 0561/103641

KISS im Paritätischen Köln
Herwarthstr. 12
50672 Köln
Tel. 0221/9515420

Kreuzbund e.V.
Selbsthilfeorganisation und Helfergemeinschaft für Suchtkranke
Münsterstr. 25
59065 Hamm
Tel. 02381/672720

Kuratorium ZNS für Unfallverletzte mit
Schäden des zentralen Nervensystems e.V.
Humboldstr. 30
53115 Bonn

Landesverband Epilepsie Bayern
Renate Windisch
Mittelstr. 10
90596 Schwanstetten
Tel. 09170/1890

Liga gegen Epilepsie
Herforderstr. 5–7
33602 Bielefeld
Tel. 0521/124117

Mukoviszidose e.V.
Bendenweg 101
53121 Bonn
Tel. 0228/661026–27

SEKIS – Selbsthilfe Kontakt- und
Informationsstelle
Lotharstr. 95
53115 Bonn
Te. 0228/9145917

Selbsthilfegruppe Sklerodermie
in Deutschland e.V.
Jagdstr. 1
90559 Burgthann
Tel. 09188/512

Selbsthilfevereinigung für Lippen-Gaumen-Fehlbildungen e.V.
Wolfgang Rosenthal Gesellschaft
Hauptstraße 184
35625 Hüttenberg
Tel. 06403/5575 oder 2469

Sozialverband VdAK Verband der Kriegs-
und Wehrdienstopfer, Behinderten
und Sozialrentner Deutschlands e.V.
Wurzerstr. 4a
53175 Bonn
Tel. 0228/820930

Stiftung Michael (Stiftung für Epilepsie)
Münzkamp 5
22339 Hamburg
Tel. 040/5388540

Synanon Deutschland –
Für ein Leben ohne Drogen
Bernburger Str. 10
10965 Berlin
Tel. 030/2500010

Verband alleinerziehender Mütter und Väter e.V. -Bundesgeschäftsstelle
Beethovenallee 7
53173 Bonn
Tel. 0228/352995

Verwaiste Eltern München e.V.
Schrenkstraße 3
80339 München
Telefon 089/50 03 55 30,
Telefax 089/50 03 55 32

Zentrale Kontakt- und Informationsstelle „Verwaiste Eltern in Deutschland" und Verwaiste Eltern Hamburg e.V. in der Evangelischen Akademie
Esplanade 15
20354 Hamburg
Telefon 040/35 50 56–44,
Telefax 040/35 50 56–16

Kontaktanschrift, bei der Anschriften von Selbsthilfegruppen nachgefragt werden können

NAKOS – Nationale Kontakt- und Informationsstelle zur Anregung und Unterstützung von Selbsthilfegruppen
Albrecht-Achilles-Str. 65
10709 Berlin
Tel. 030/8914019

Adressen von Ausbildungseinrichtungen auf anthroposophischer Grundlage

Pflegeberufe

Altenpflegeseminar im Päd. Soz. Zentrum
Mergelteichstr. 47
44225 Dortmund

Ausbildungsinstitut für Krankenpflege am Gemeinschaftskrankenhaus Herdecke
Beckweg 10
58313 Herdecke

Fachseminar für Altenpflege
Hügelstraße 69
60433 Frankfurt/Main

Freie Krankenpflegeschule an der Filderklinik e.V.
Haberschlaiheide 1
70794 Filderstadt

Fort-und Weiterbildung

Fort-und Weiterbildungsinstitut für Pflegeberufe
Johannes-Kepler-Str. 19
75378 Bad Liebenzell-Unterlengenhardt

Friedrich Husemann-Klinik
79256 Buchenbach/Brsg.
(3monatiger Fortbildungskurs in psychiatrischer Krankenpflege)

Ita Wegman-Klinik
Pfenninger Weg 1
CH4144 Arlesheim
(1jähriger Fortbildungskurs für diplomierte Krankenschwestern)

Kunsttherapie

Berufsverband Künstlerische Therapie auf anthroposophischer Grundlage e.V.
Urachstr. 44
79102 Freiburg

Berufsverband der Heileurythmisten
Heubergstr. 15
70188 Stuttgart

Musiktherapie

Informationen zur Praxis, zur Ausbildung und zur Forschung in der Musiktherapie können bei nachfolgenden Stellen angefordert werden:

Abteilung Musiktherapie des GKH
Beckweg 4
58313 Herdecke

Institut für Musiktherapie
Universität Witten/Herdecke
Alfred-Herrhausen-Straße 50
58448 Witten

Physiotherapie

Margarete Hauschka Schule
Schule für künstlerische Therapie
und Massage
Gruibinger Straße 29
73087 Bad Boll/Göppingen

Medizin

Gesellschaft Anthroposophischer Ärzte
in Deutschland e.V.
Trossinger Straße 53
70619 Stuttgart 75

Verband der gemeinnützigen Krankenhäuser für anthroposophisch erweiterte Medizin e.V.

Friedrich-Husemann-Klinik
Fachklinik für Psychiatrie
79256 Buchenbach

Gemeinschaftskrankenhaus Havelhöhe
Kladower Damm 221
14089 Berlin

Gemeinschaftskrankenhaus Herdecke
Beckweg 4
58313 Herdecke/Ruhr

Klinik Öschelbronn
Am Eichhof
75223 Niefern-Öschelbronn 2

Kreiskrankenhaus Heidenheim
Abteilung Frau Dr. Kusserow
Schloßhausstr. 100
89522 Heidenheim/Brenz

Paracelsus-Krankenhaus
Burghaldenweg 60
75378 Bad Liebenzell-Unterlengenhardt

Ita-Wegman-Klinik
CH-4144 Arlesheim

Filderklinik Bonlanden
Im Haberschlai 7
70794 Filderstadt

Krankenhaus Rissen
Suurheid 20
22559 Hamburg

Lukas Klinik
CH-4144 Arlesheim

Paracelsus-Spital Richterswil
Bergstr. 16
CH-8805 Richterswil

Anhang B.
Verschiedene Formblätter

B1.
Stillbrief der Entbindungsstation im Gemeinschaftskrankenhaus Herdecke

Liebe junge Mutter,
dieses Schreiben soll Ihnen in den Stillanfängen neben der Hilfe und

Beratung durch die Kinderkrankenschwestern, Krankenschwestern,
Hebammen und Ärzte auf unserer Station behilflich sein!

Warum Stillen?

Trotz unvermeidlicher Schadstoffbelastung stellt Muttermilch die empfehlenswerteste und natürlichste Ernährung des Säuglings dar.
Muttermilch
- enthält eine optimale Nährstoffzusammensetzung, die genau auf den Bedarf des Kindes abgestimmt ist!
- enthält einen hohen Schutzstoffgehalt durch Immunglobuline und Antikörper, die Allergien und Erkrankungen vermeiden helfen!
- gewährleistet eine gute Verdaulichkeit und schützt somit vor einer Überforderung des Stoffwechsels!
- verhindert eine Überernährung durch optimale Energiezufuhr!
- fördert die Gaumen- und Gebißentwicklung durch das Saugen!
- ist die preiswerteste und einfachste Säuglingsernährung, da sie zu jeder Zeit ohne Zubereitung und richtig temperiert zur Verfügung steht.

Stillen bedeutet nicht nur,
das Kind optimal zu ernähren!

Meist wird das Schreien des Kindes als Zeichen des Hungers gedeutet; es kann aber auch Ausdruck von Einsamkeit durch Trennung von der Mutter sein. Durch das Anlegen und Saugen findet das Kind Befriedigung und Zuwendung. Es wird durch den Hautkontakt ruhig und fühlt sich geborgen.

Die Mutter-Kind-Beziehung wird gestärkt und die psychosomatische Entwicklung des Kindes gefördert.

Stillen hat für die Mutter
noch weitere Vorteile !

- Rückbildung der Gebärmutter:
  Durch das Saugen des Kindes an der Brust der Mutter setzen die sogenannten „Nachwehen“ ein. Die Gebärmutter zieht sich wehenartig zusammen und bildet sich zurück.
- Schutzwirkung gegen Brustkrebs:
  Statistiken haben gezeigt, daß Frauen, die gestillt haben, seltener an Brustkrebs erkranken.

Wie kommt das Stillen in Gang?

Die meisten Kinder werden bereits im Kreißsaal angelegt.

Seien Sie nicht enttäuscht, wenn Ihr Kind in den ersten Stunden nach der Geburt noch nicht saugen möchte. Es hat genau wie Sie eine anstrengende Geburt hinter sich und möchte sich erst einmal ausruhen. Manche Kinder haben im Kreißsaal schön gesaugt und schlafen erst einmal mehrere Stunden. Lassen Sie das Kind so lange schlafen, wie es möchte, ein gesundes Neugeborenes meldet sich von selbst, wenn es hungrig ist. Vertrauen Sie der Pflegenden, die Sie betreut. Sie wird Ihnen beim Anlegen helfen und auch Ihr Kind sehr genau beobachten. Viele Neugeborene spucken noch sehr viel geschlucktes Fruchtwasser in den ersten 24 Stunden, ihnen kann etwas übel sein, und sie möchten dann nicht saugen. Auch wenn das Kind erst am nächsten Tag richtig saugt, kommt das Stillen in der Regel erfolgreich in Gang.

- Sie können Ihr Kind in den ersten Tagen so oft anlegen, wie es danach verlangt.
  Lassen Sie sich von uns Pflegenden in den ersten Tagen helfen! Bedenken Sie auch, daß die Neugeborenen gerade in den ersten Lebenstagen häufig ein großes Bedürfnis zum Saugen haben.

Wenn dann genügend Muttermilch vorhanden ist, lassen Sie mindestens 2 Stunden zwischen den Stillvorgängen verstreichen, damit nicht frische Milch auf angedaute Milch im Magen des Kindes trifft, denn so entstehen Blähungen.

- Legen Sie in den ersten Tagen nur wenige Minuten an, d. h. am ersten Tag ca. 3, am zweiten ca. 5 und ab dem dritten Tag an jeder Brust höchstens 10 Minuten.
  Die Brustwarzen sind sehr empfindlich und müssen sich erst an das kräftige Saugen Ihres Kindes gewöhnen.
- Ein gesundes Neugeborenes braucht nach dem Anlegen keine zusätzliche Flüssigkeit! Später, wenn Sie zu Hause sind, können Sie Ihrem Kind ungesüßten Tee geben.
- Sollten Ihre Brustwarzen schmerzen oder sogar wund werden, legen Sie nicht zu häufig an und überbrücken lieber eine Mahlzeit mit Tee!

Ist von Anfang an Muttermilch vorhanden ?

Jede Frau hat Kolostrum, das ist die Vormilch, sie ist sehr wertvoll. Das Fett des Kolostrum kleidet den Darm des Kindes aus und das Mekonium (= „Kindspech" = erster Stuhlgang des Kindes) kann leichter ausgeschieden werden. Zusätzlich können Antikörper aus der Muttermilch besser von der Darmschleimhaut aufgenommen werden, wodurch das Kind vor Krankheiten geschützt wird. Das Kolostrum ist nicht bei jeder Frau sichtbar. Also nicht enttäuscht sein, es ist auf jeden Fall vorhanden. Etwa am dritten oder vierten Tag – das ist individuell verschieden – beginnt der „Milcheinschuß".

Sie bemerken ein Ziehen in den Brüsten, sie werden größer und fester. Dies bedeutet nicht, daß soviel Milch in den Brüsten ist, sondern daß das Gewebe anschwillt. Dieser Vorgang dauert etwa einen Tag lang an, danach werden die Brüste wieder weicher, und es beginnt die Muttermilch stärker zu laufen. Wichtig ist, daß Sie auch im Einschuß regelmäßig anlegen !

Lassen Sie sich dabei von uns helfen, da das Anlegen durch die festen Brüste etwas schwieriger wird und wir Anlegetricks und Hilfen kennen, die wir Ihnen gerne zeigen.

Tips zur Anregung der Milchproduktion

- Am wichtigsten für die Milchproduktion sind *Ruhe, Wärme und Ausgeglichenheit!*
- Häufiges Anlegen:
  Durch das Anlegen wird das Hormon Prolaktin von der Hypophyse (= Hirnanhangsdrüse) ausgeschüttet, das u.a. die Milchproduktion anregt.
- Viel trinken (ca. 3 Liter am Tag). Sie bekommen bei uns ab dem vierten Tag nach der Entbindung morgens und abends ein Kännchen *Milchbildungstee,* den Sie sich auch für zu Hause in Ihrer Apotheke besorgen können. Milchbildungstee besteht aus Brennesselblättern, Kümmel-, Anis- und Fenchelsamen zu gleichen Gewichtsanteilen.
- Halten Sie die Brüste, Schultern und Arme immer gut warm, vermeiden Sie Luftzug.
- Massieren Sie Ihre Brüste mit Milchbildungsöl (Oleum lactagogum)

Wie sollten Sie sich während der Stillzeit ernähren?

Alles, was Sie essen, hat Einfluß auf die Muttermilch. Ernähren Sie sich deshalb möglichst vollwertig! Essen Sie mehr:

- Vollkornprodukte (Hafer, Gerste = milchbildend),
- Gemüse und Obst(rohe Möhren, Blumenkohl = milchbildend),

- Kartoffeln,
- Frischmilch und andere Milchprodukte (Sauermilch, Schlagsahne = milchbildend),
- kaltgepreßte, unraffinierte Öle, - Butter oder ungehärtete Margarine,
- Mandeln und Mandelmus (= milchbildend).

Es gibt Lebensmittel, auf die der gestillte Säugling mit Blähungen, Ausschlag oder Wundwerden reagieren könnte. Dies ist jedoch individuell verschieden, deshalb sollten Sie ausprobieren, was Ihr Kind verträgt und was nicht ! Eventuell blähende Lebensmittel sind:

- alle Kohlsorten (außer Blumenkohl und Brokkoli),
- Zwiebeln, Knoblauch, Schalotten,
- Lauch, Schnittlauch, Paprika,
- Radieschen,Rettich,
- Hülsenfrüchte,
- Roggen, als ganzes Korn,
- sehr frisches Sauerteigbrot,
- kohlensäurehaltige Getränke,
- Steinobst.

Andere Probleme

- Vorsicht mit Spargel (macht Kinder „brustscheu“),
- Salbeitee kann abstillend wirken.

Achten Sie bei Genuß von Zitrusfrüchten und anderen säurehaltigen Früchten darauf, ob Ihr Kind dabei vermehrt wund wird.

Genußmittel, wie Kaffee, Tee, Alkohol sollten – wie in der Schwangerschaft – nur minimal zugeführt werden. Die Gerbstoffe im Tee verhindern die Mineralstoffaufnahme und Koffein macht das Kind munter.

Der Kalziumbedarf ist in der Stillzeit erhöht. Durch eine vollwertige Ernährung können Sie ihn ausreichend decken.

Bitte haben Sie Verständnis, wenn Sie bei uns auf der Station zu den Mahlzeiten auch einige der oben aufgeführten Lebensmittel erhalten. Unsere Küche kann keine Sonderkost für die Entbindungsstation anbieten, deshalb erhalten Sie eine sogenannte Schonkost und können zwischen vegetarischer und fleischhaltiger Kost, sowie Vollmilch oder Sauermilchprodukten, wählen.

Wann braucht ein Kind zusätzlich Flüssigkeit ?

- Sollte Ihr Kind „übertragen“, d.h. einige Tage nach dem rechnerischen Geburtstermin geboren sein und eine sehr rissige, trockene Haut haben, geben Sie ihm nach dem Anlegen noch etwas Fencheltee, damit die Haut mit Flüssigkeit versorgt wird.
- Sollte Ihr Kind in den ersten 24 Stunden noch keinen Urin gelassen haben, geben Sie Ihm etwas Tee, damit die Harnausscheidung gefördert wird.
- Sollte sich die Haut Ihres Kindes gelblich verfärben (s. Abschnitt „Bilirubingehalt im Blut des Kindes“), was meist ab dem 3. Tag eintritt, geben Sie Ihrem Kind nach dem Anlegen ausreichend Tee, damit das Bilirubin im Blut des Kindes verdünnt und somit leichter ausgeschieden wird.
- Sollten Sie ein Kind mit einem Geburtsgewicht unter 2500 g
oder über 4000 g bekommen haben, wird bei Ihrem Kind der Blutzuckergehalt im Blut bestimmt. Sollte der Blutzuckergehalt im Blut zu niedrig sein, was sich auch durch Zittrigkeit äußert, bekommt es nach Absprache mit Ihnen nach dem Anlegen Stutenmilch gefüttert, da durch Stutenmilch der Blutzuckerspiegel konstanter gehalten wird.

Wann sollte einem Kind zusätzlich zum Stillen in den ersten Tagen Milch gefüttert werden?

- Sollte Ihr Kind weniger als 2500 g wiegen, wird man ihm in den meisten Fällen Stutenmilch zufüttern, damit es seinen Blutzucker halten kann (s. oben), und, weil es zu wenig wiegt oder ein Frügeborenes ist und zusätzlich Nahrung braucht.
- Jedes Neugeborene nimmt in den ersten Tagen an Gewicht ab und hat etwa am 10. Tag sein Geburtsgewicht wieder erreicht. Sollte Ihr Kind mehr als 10% seines Geburtsgewichtes abgenommen haben, wird Ihnen der Kinderarzt raten, nach dem Anlegen Stutenmilch zuzufüttern.
- Sollte Ihr Kind sehr hungrig sein und mehr als 100 ml Tee stündlich trinken, raten wir Ihnen, Ihrem Kind nach dem Anlegen Stutenmilch nachzufüttern. Kein Kind sollte hungern!

Stutenmilch

Wenn Sie Ihrem Kind aus den oben genannten Gründen Milch zufüttern wollen oder auf Anordnung des Kinderarztes sollen, bieten wir Ihnen die Stutenmilch an. Die Stutenmilch ist der Muttermilch in ihrer Zusammensetzung am ähnlichsten und ist eine Alternative zu den synthetisch hergestellten Nahrungen. Sie enthält natürlich kein Kuhmilcheiweiß. Kuhmilcheiweiß stellt bei Kindern mit Allergieneigung den größten Allergieauslöser im ersten halben Lebensjahr dar. Das Problem der Allergieentwicklung ist bei Stutenmilch gering, da in der Regel im späteren Leben kein weiterer Kontakt mit Stutenmilch folgt. Reine Stutenmilch kann in den ersten zehn Lebenstagen gefüttert werden, danach reicht sie vom Kaloriengehalt her nicht mehr aus.

Bilirubingehalt im Blut des Kindes – Hilfe, mein Kind sieht so „gelb" aus!

Am 3. oder 4. Tag kann es vorkommen, daß Ihr Kind eine gelbe Gesichtsfarbe bekommt. Es scheint, als hätte es nicht so einen großen Appetit, und es schläft länger. Dies ist eine Reaktion auf den physiologisch erhöhten Bilirubingehalt im Blut des Kindes. Die Leber des Kindes ist noch unreif und schafft es nicht, alle roten Blutkörperchen im Blut abzubauen; deshalb steigt der Bilirubingehalt im Blut. Bei dem einen steigt der Wert höher, bei dem anderen bleibt er im Normbereich. Dies geschieht bei jedem Neugeborenen. Ihr Kind ist deshalb aber nicht krank. Wir Pflegenden beobachten jeden Tag, wie sehr sich die Haut Ihres Kindes gelb verfärbt und wie sich Ihr Kind dabei verhält. Eventuell nehmen wir Blut aus der Ferse Ihres Kindes ab, um den Gehalt im Labor bestimmen zu lassen. Bei einem zu hohen Wert, wird Ihr Kind im 4-Stunden-Rhythmus unter eine Phototherapie-Lampe gelegt. Diese strahlt den blauen Anteil des Lichts ab, der das Bilirubin umwandeln hilft. Somit kann es leichter ausgeschieden werden. Dies geschieht natürlich nur in Absprache mit Ihnen. Ein zu hoher Bilirubingehalt im Blut des Kindes kann dazu führen, daß sich das Bilirubin im Gehirn des Kindes zu sehr anreichert und zu Schäden führt. Durch die Phototherapie wird dem entgegengewirkt.

Sie können als Mutter auch etwas tun, damit der Bilirubinwert im Blut Ihres Kind nicht allzu sehr steigt. Legen Sie Ihr Kind zwischen dem 3. und 4. Tag mindestens alle 4 Stunden an; wecken Sie es, wenn es schläft. Füttern Sie ihm nach dem Anlegen genügend Tee, denn durch die Flüssigkeit wird das Blut verdünnt und das Bilirubin über den Stuhl und Urin ausgeschieden.

Außerdem raten wir Ihnen, Ihr Kind ans Fenster zu stellen, denn wie oben erwähnt

Tabelle 1. Vergleich der Zusammensetzung von Muttermilch, Stutenmilch und adaptierter Nahrung

Bezogen auf jeweils 100 ml	Muttermilch (5.–15. Tag) in 100 ml	Kolostrum (Muttermilch vom 3.–5. Tag)	Stutenmilch	Adaptierte Nahrung (synthetisch hergestellte Anfangsnahrung, die der Muttermilch quantitativ und qualitativ angepaßt ist)
Eiweiß (g)	1,6	2,7	2,1	1,5
Fett (g)	2,8	1,9	1,5	3,6
Kohlenhydrate	6,5	5,3	6,3	7,2
kJ (kcal)	259 (62)	226 (54)	(44)	286 (67)

wird das Bilirubin durch den blauen Anteil des Lichts in der Haut besser abgebaut. Vermeiden Sie aber die pralle Sonne.

Wie sollten Sie Ihre Brustwarzen pflegen?

Streichen Sie nach jedem Stillen etwas Muttermilch auf die Brustwarzen und lassen Sie Ihre Brustwarzen an der Luft trocknen (niemals feucht einpacken!).

Nehmen Sie im Sommer häufiger ein kurzes Sonnenbad, denn die Wärme pflegt die Brustwarzen.

Bei Problemen nehmen Sie Rücksprache mit Ihrer Hebamme.

Merke

Achtung: Niemals mit dem evtl. empfohlenen Hyperikum auf der Haut ein Sonnenbad nehmen, denn Sie könnten einen Sonnenbrand bekommen.
Wunde Brustwarzen sind nichts Ungewöhnliches beim Stillen, also verzagen Sie nicht.

Wie können Sie sich bei einem Milchstau oder gar bei einer Brustdrüsenentzündung (Mastitis) helfen?

Zeichen eines Milchstaus

- Sie bemerken einen Knoten oder eine Verhärtung in Ihrer Brust.
- Die Stelle ist gerötet und warm.

Zeichen einer Mastitis

- Sie bekommen zusätzlich Fieber

Was können Sie tun?

- Eine Mastitis oder ein Milchstau sind oft streßbedingt. Überlegen Sie, über was Sie sich geärgert oder wobei Sie sich überanstrengt haben und beseitigen Sie den Störfaktor und gönnen Sie sich Ruhe.
- Halten Sie Ihre Brüste, Schultern und Arme warm.
- Massieren Sie die Stelle vor dem Anlegen leicht z.B. mit einem durchwärmenden Öl

(Oleum lactagogum), denn dadurch löst sich die Milch in dem Milchgang und kann abfliessen.

- Legen Sie vor dem Anlegen einen warmen Waschlappen auf die Brust oder lassen Sie warmes Wasser darüberlaufen. Dadurch weiten sich die Milchgänge und die Milch kann abfließen.
- Legen Sie Ihr Kind so an, daß sich der Unterkiefer des Kindes an der Verhärtung befindet, denn dort saugt das Kind am stärksten; also sollte sich der Stau auf der Außenseite der Brust befinden, legen Sie das Kind so an, daß die Beine in die andere Richtung zeigen, denn dadurch trinkt das Kind hauptsächlich die Außenseite leer.
- Versuchen Sie beim Stillen die verhärtete Stelle vorsichtig auszustreichen.
- Legen Sie nach dem Stillen eine Kompresse mit Magerquark auf die Verhärtung, damit einer Mastitis vorgebeugt wird.
- Sollten Sie die Verhärtung auf diese Weise nicht beseitigen können, kaufen Sie sich eine Handpumpe in der Apotheke und streichen Sie beim Abpumpen die Verhärtung aus. Wenn man längere Zeit stillt, läßt sich die Milch meist nicht elektrisch abpumpen, da die elektrische Pumpe keinen ausreichenden Unterdruck erzeugen kann. Somit fehlt der Let-down-Reflex, d.h. die Milch wird nicht ausgeschüttet.

Wir wünschen Ihnen einen angenehmen Aufenthalt auf unserer Entbindungsstation!

Corinna Grüning-Molls
Kinderkrankenschwester

Redaktionelle Bearbeitung:
Franz Sitzmann 2/98

B2. Dekubitus bei der Aufnahme

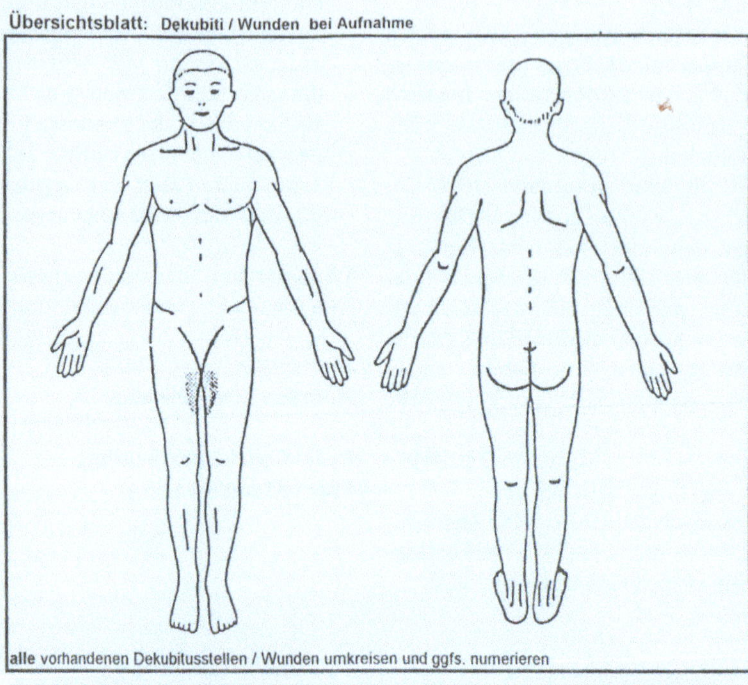

Beschreibung der Dekubiti:

Grösse:	Infektion:	Tiefe:	Photodokumentation
1 < Einmarkstück	a = nicht infiziert	I = Rötung	☐ ja ☐ nein
2 < Fünfmarkstück	b = infiziert	II = Defekt	
3 < Pflaumengross		III = Subcutis betroffen	Dat. ....
4 < Tennisballgross	**Nekrose:**	IV = Periost betroffen	....
5 < Handtellergross	k = keine Nekrose		....
6 > Handtellergross	N = Nekrose		....

	Beschreibung der numerierten Dekubiti nach der Legende

B3. Dekubitus-Behandlung

Patient:

Datum:

Pflegender:

Dekubitus / Wundbehandlungsplan (pro Wunde bitte einen Bogen verwenden)

Beschreibung des Dekubitus			Dekubitus umkreisen und ggfs. numerieren
Grösse:	1>	Einmarkstück	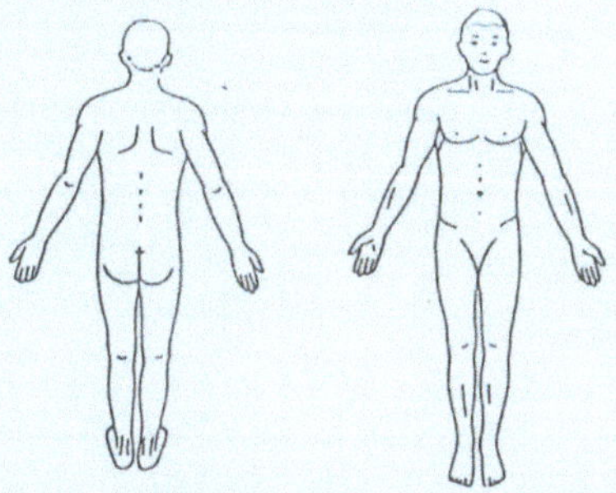
	2<	Fünfmarkstück	
	3>	Pflaumengross	
	4<	Tennisballgross	
	5<	Handtellergross	
	6>	Handtellergross	
Infektion:	a =	nicht infiziert	
	b =	infiziert	
Nekrose:	K =	keine Nekrose	
	N =	Nekrose	
Tiefe:	I =	Rötung	
	II =	Defekt der Cutis	
	III =	Subcutis betroffen	
	IV=	Periost betroffen	

Dat/HZ	**Wundbeobachtung**	**Ziel**	Dat/HZ

Dat/HZ	**Wundbehandlung**	Dat/HZ

B4. Abführdokumentation

Patient:

Datum:

Pflegender:

Problem	Ziel

Selbstständigkeit:

Transfer Bett/Duschstuhl:	O selbst	O 1 Person	O 2 Personen
Transfer Duschstuhl/Bett:	O selbst	O 1 Person	O 2 Personen
Suppositorium einführen:	O selbst	O Pflegender	
nachtasten:	O selbst	O Pflegender	
Reinigung:	O selbst	O Pflegender	

Ort:

O Bett O Duschstuhl O Toilette

geplanter Rhythmus:

O tägl. O 2 tägig O 3 tägig O Mo / Mi / Fr

O 1-0-0 O 0-0-1

Abführdokumentation:

Medikamente ▼	Datum ▶										
	Dosis / Uhrzeit										

abgeführt

Uhrzeit										
Konsistenz										
Menge										
Uhrzeit										
Konsistenz										
Menge										
Uhrzeit										
Konsistenz										
Menge										

Legende:

Konsistenz:	K1 = Kotsteine	K2 = hart	K3 = fest geformt	K4 = weich geformt	K5 = breiig	K6= flüssig
Menge:	M1 = Spur	M2 = Teelöffel	M3 = Esslöffel	M4 = Kaffeetasse	M5 = Kaffeebecher	M6 = Nierenschale

B5. Aufbahrung und Verabschiedung im Gemeinschaftskrankenhaus Herdecke

Aufbahrung von Verstorbene – Gesichtspunkte zur Praxis im Gemeinschaftskrankenhaus Herdecke

Der Tod eines nahen Menschen ist ein unwiederbringlicher Augenblick: Stille und Frieden, die er uns weist, brauchen nicht durch Geschäftigkeit gestört werden. Die „Formalitäten“ haben Zeit.

Alle Verstorbene werden in unserem Krankenhaus durch die Pflegenden der Station in besonders gestalteten Räumen aufgebahrt

- um Angehörigen eine würdige Verabschiedung von ihrem Verstorbenen zu ermöglichen,
- um Menschen, die es wünschen, das Begleiten des Verstorbenen auch über drei Tage anzubieten,
- um den pflegerischen und therapeutischen Mitarbeitern zu ermöglichen, die Verabschiedung zu gestalten.

Eine Aufbahrungskultur pflegt die Würde des Menschen über den Tod hinaus. Nach ärztlicher Rücksprache wird im Krankenhaus zur Feststellung der Todesursache manchmal eine Sektion durchgeführt; auch danach ist eine Aufbahrung möglich.

Beim Eintritt des Todes ...

Es ist hilfreich, wenn schon vorher Regelungen in Form einer Bestattungsvorsorge getroffen worden sind; persönliche Formen sind damit möglich.

Je nach individuellen Möglichkeiten können Angehörige Besorgungen, die heute üblicherweise der Bestatter übernimmt, selbst als letzten Dienst dem Verstorbenen gegenüber vollziehen. Dies kann sich auf das Anziehen des Verstorbenen mit eigener Kleidung (ohne Kunstfasern) beziehen, den Gang zum Standesamt mit der Sterbeurkunde des Krankenhauses sowie dem Stammbuch u.a. bedeuten.

Die Hausaufbahrung

Stirbt jemand zu Hause, kann der Verstorbene 36 Stunden zu Hause aufgebahrt werden. Durch Antrag bei der örtlichen Ordnungsbehörde kann die Frist verlängert werden, wenn ein Arzt bescheinigt, daß dagegen keine Bedenken bestehen.

Diese private Form der Aufbahrung ist auch dann möglich, wenn jemand im Gemeinschaftskrankenhaus gestorben ist.

Beginn des Bestattungsrituals im Krankenhaus ...

Sie haben die Möglichkeit, den Bestattungskultus durch eine Aussegnung am Sterbeort zu beginnen; sprechen Sie dazu Ihren Seelsorger an.

Die Gestaltung von Ritualen nichtchristlicher Religionen wollen wir möglichst unterstützen.

Hilfen ...

Um den Verstorbenen würdig zu begleiten, besteht ein Kreis von freiwilligen Mitarbeitern (Pflegende, Therapeuten, Mitarbeiter der Verwaltung, Pfarrer) im Gemeinschaftskrankenhaus, die sich zur Aufgabe gemacht haben

- ein- bis zweimaliges Besuchen der Verstorbenen, wobei auch auf körperliche Veränderungen geachtet wird.
- Sorge um das ständige Brennen von Kerzen.

- individuelles Gedenken.
- Mitarbeitern des Hauses bei Fragen, die mit Sterben und Tod zusammenhängen, mit Rat und Tat zur Seite stehen zu können. Dazu gehört ein 24-stündiger Bereitschaftsdienst. Der Name des jweiligen Mitarbeiters ist an der Pforte zu erfragen.

Grundsätzlich findet die Einsargung beim Abholen durch einen Bestatter in Anwesenheit eines Pflegenden statt. Auf diese Weise wird der Verstorbene bis zuletzt von den Pflegenden begleitet.

Die Abholung ausschließlich im Sarg ist montags–freitags zwischen 8 und 16 Uhr möglich.

Trennen kann keine Schranke,
Was im Geist vereint bewahrt,
Das licht-erglänzende und liebestrahlende
Ew'ge Seelenband.
So bin ich in eurem Gedenken
So seid ihr in meinem.
RUDOLF STEINER

Wichtige Notizen, die Sie ergänzen können

- Selbsthilfegruppe: Verwaiste Eltern 0231/41 33 64
- Telefonseelsorge Hagen 02331/1 11 01 oder 1 11 02
- Dortmund 0231/ 1 11 01 oder 1 11 02
- Krankenhausseelsorger:
  Pastor T. Rechenberg 02339/6595
  Pfarrer B. Bogusch 02330/12722
  Theo Hoppe 02335/69225
- Trauerbegleitung ...
- Gemeinde-Pfarrer ...
- Hausarzt ...
- Angehörige ...
- Standesamt ...
- Bestatter ...
- Annahme für Traueranzeige ...

Hilfen...
Um den Verstorbenen würdig zu begleiten, besteht ein Kreis von freiwilligen Mitarbeitern (Pflegende, Therapeuten, Mitarbeiter der Verwaltung, Pfarrer) im Gemeinschaftskrankenhaus, die sich zur Aufgabe gemacht haben

- ein- bis zweimaliges tägliches Besuchen der Verstorbenen, wobei auch auf körperliche Veränderungen geachtet wird.
- Sorge um das ständige Brennen von Kerzen.
- individuelles Gedenken.
- Mitarbeitern des Hauses bei Fragen, die mit Sterben und Tod zusammenhängen, mit Rat und Tat zur Seite stehen zu können. Dazu gehört ein 24-stündiger Bereitschaftsdienst. Der Name des jeweiligen Mitarbeiters ist an der Pforte zu erfragen.

Grundsätzlich findet die Einsargung beim Abholen durch einen Bestatter in Anwesenheit eines Pflegenden statt. Auf diese Weise wird der Verstorbene bis zuletzt von den Pflegenden begleitet.
Die Abholung ausschließlich im Sarg ist montags-freitags zwischen 8 und 16 Uhr möglich.

Trennen kann keine Schranke,
Was im Geist vereint bewahrt,
Das licht-erglänzende
Und liebestrahlende
Ew'ge Seelenband.

So bin ich in eurem Gedenken
So seid ihr in meinem.

Rudolf Steiner

Wichtige Notizen, die Sie ergänzen können:

- Selbsthilfegruppe:
  Verwaiste Eltern 0231/41 33 64

- Telefonseelsorge Hagen 02331/ 1 11 01
  oder 1 11 02
  Dortmund 0231/1 11 01 oder 1 11 02

- Krankenhausseelsorger:
  Pastor T. Rechenberg 02339/6595
  Pfarrer B. Bogusch 02330/12722
  Theo Hoppe 02335/69225

-Trauerbegleitung...

- Gemeinde-Pfarrer...

- Hausarzt...

- Angehörige...

- Standesamt...

- Bestatter...

- Annahme für Traueranzeige...

Über den Tod hinaus ...

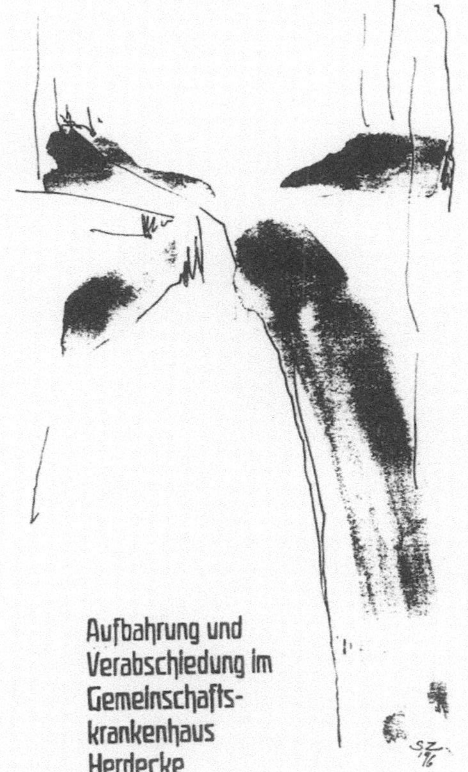

Aufbahrung und Verabschiedung im Gemeinschafts-krankenhaus Herdecke

Zur Aufbahrung von Verstorbenen -

Gesichtspunkte zur Praxis im Gemeinschaftskrankenhaus Herdecke

Der Tod eines nahen Menschen ist ein unwiederbringlicher Augenblick: Stille und Frieden, die er uns weist, brauchen nicht durch Geschäftigkeit gestört werden. Die 'Formalitäten' haben Zeit.

Alle Verstorbenen werden in unserem Krankenhaus durch die Pflegenden der Station in besonders gestalteten Räumen aufgebahrt

- um Angehörigen eine würdige Verabschiedung von ihrem Verstorbenen zu ermöglichen,
- um Menschen, die es wünschen, das Begleiten des Verstorbenen auch über drei Tage anzubieten,
- um den pflegerischen und therapeutischen Mitarbeitern zu ermöglichen, die Verabschiedung zu gestalten.

Eine Aufbahrungskultur pflegt die Würde eines Menschen über den Tod hinaus. Nach ärztlicher Rücksprache wird im Krankenhaus zur Feststellung der Todesursache manchmal eine Sektion durchgeführt; auch danach ist eine Aufbahrung möglich.

Beim Eintritt des Todes...

Es ist hilfreich, wenn schon vorher Regelungen in Form einer Bestattungsvorsorge getroffen worden sind; persönliche Formen sind damit möglich.

Je nach individuellen Möglichkeiten können Angehörige Besorgungen, die heute üblicherweise der Bestatter übernimmt, selbst als letzten Dienst dem Verstorbenen gegenüber vollziehen. Dies kann sich auf das Anziehen des Verstorbenen mit eigener Kleidung (ohne Kunstfasern) beziehen, den Gang zum Standesamt mit der Sterbeurkunde des Krankenhauses sowie dem Stammbuch u.a. bedeuten.

Die Hausaufbahrung

Stirbt jemand zu Hause, kann der Verstorbene 36 Stunden zu Hause aufgebahrt werden. Durch Antrag bei der örtlichen Ordnungsbehörde kann die Frist verlängert werden, wenn ein Arzt bescheinigt, daß dagegen keine Bedenken bestehen.

Diese private Form der Aufbahrung ist auch dann möglich, wenn jemand im Gemeinschaftskrankenhaus gestorben ist.

Beginn des Bestattungsritiuals im Krankenhaus...

Sie haben die Möglichkeit, den Bestattungskultus durch eine Aussegnung am Sterbeort zu beginnen; sprechen Sie dazu Ihren Seelsorger an.

Die Gestaltung von Ritualen nichtchristlicher Religionen wollen wir möglichst unterstützen.

Literatur

Zum Vorwort

Ebner H, Heimerl-Wagner P (1996) In: Heimerl-Wagner P, Köck C (Hrsg) Management in Gesundheitsorganisationen. Ueberreuter, Wien, S 407

Francois-Kettner H (1996) Einführung der stationsgebundenen Qualitätssicherung. In: Dahlgaard K, Schiemann D (Hrsg) Qualitätsentwicklung in der Pflege. Nomos Verlagsgesellschaft, Baden-Baden

Zegelin A (1997) Was ist eigentlich ein: „change agent"? In: Bienstein C, Zegelin A, Georg J (Hrsg) Pflegekalender 1998. Ullstein-Mosby, Berlin Wiesbaden

Zu 1.2: Pflege auf dem Weg in die Profession ...

Bäcker G (1990) Arbeitsbedingungen in der Krankenpflege. In: Neander K-D (Hrsg) Ausbildung und Arbeitsssituation der Pflege in der Diskussion. Zuckschwerdt, München, S 66

Camps A, Star A van der (1993) Menschenkundliche Aspekte zur Qualität in der Krankenpflege. Urachhaus, Stuttgart

Heine R, Bay F (1995) Pflege als Gestaltungsaufgabe – Anregungen aus der Anthroposophie für die Praxis. Hippokrates, Stuttgart

Houssaye E de la, Benthem A van, Bos S (1988) Krankenpflege zu Hause auf der Grundlage der anthroposophisch orientierten Medizin, 3. Aufl. Freies Geistesleben, Stuttgart

Käppeli S (Hrsg) (1994) Pflegekonzepte. Gesundheits-, entwicklungs- und krankheitsbezogene Erfahrungen, 1. Nachdruck. Hans Huber, Bern Göttingen Toronto

NN (1989) Gemeinnütziges Gemeinschaftskrankenhaus (Hrsg.) Gemeinschaftskrankenhaus Herdecke. Klinikum der Universität Witten Herdecke Informations-Presse-Verlags-GmbH, Düsseldorf

Richter G (1982) Chartres, 5. Aufl. Urachhaus, Stuttgart

Seidler E (1993) Geschichte der Pflege des kranken Menschen, 6. Aufl. Kohlhammer, Stuttgart

Zu 2.1: Organisatorische und qualitative Aspekte der Pflegeentwicklung

Andraschko H-G (1996) Das System der Bezugspflege. Pflegezeitschrift 12: 1–12

Hofer M (1987) Patientenbezogene Krankenhausorganisation. Springer, Berlin Heidelberg New York Tokyo

Schlettig H-J, von der Heide U (1995) Bezugspflege. Springer, Berlin Heidelberg New York Tokyo

Schmidbauer P (1996) Kritische Betrachtung der Übergabe am Bett. Pflegezeitschrift 5: 2–11

Sitzmann F (1996) Mit wachen Sinnen wahrnehmen und beobachten. Teil 2. RECOM, Baunatal, S 7

Zu 2.3: Pflegeprozeß und Pflegedokumentation

Fiechter V, Meier M (1985) Pflegeplanung. RECOM, Basel

Zu 2.5: Radio in der Pflegezentrale, im Sekretariat usw.

Lusseyran J (1987) Gegen die Verschmutzung des Ich. Freies Geistesleben, Stuttgart

Schmoll H (1996) Die Droge der Dauerberieselung. Frankfurter Allgemeine Zeitung Nr. 100 vom 29.4.96, S 1

Sitzmann F (1995) Mit wachen Sinnen wahrnehmen und beobachten. Teil 1. RECOM Basel/Eberswalde, S 119

Solschenizyn A (1971) Krebsstation, Bd 1. Rowohlt, Reinbek bei Hamburg

Zu 3: Gliederung des Inhalts an den Aktivitäten und existentiellen Erfahrungen des Lebens (AEDL)

Krohwinkel M (1993) Der Pflegeprozeß am Beispiel von Apoplexiekranken. Nomos, Baden-Baden

Zu 3.1.1.1: Absprachen zur Betreuung von Patienten mit Hirninfarkt

Beckmann M, Rehabilitation in der Krankenpflege. Kunz, Hagen

Bundesministerium für Gesundheit (Hrsg) Praktischer Ratgeber Schlaganfall. Gesundheits-Arbeitsgemeinschaft Unna-Fröndenberg-Holzwickede

Fenzl K (1993) Pflege bei Hemiplegie. Heilberufe 11/12: 558–559

Johnstone M (1987) Die Betreuung des Schlaganfallpatienten. Fischer, Stuttgart

Zieger A (1993) Dialogaufbau in der Frühphase der Rehabilitation mit Patienten im Koma auf der Intensivstation. Die Schwester/Der Pfleger 6: 480–488

Zu 3.1.1.3: Epilepsie

Arns W, Jochheim KA, Remschmidt H (1978) Neurologie und Psychiatrie für Krankenpflegeberufe, 4. Aufl. Thieme, Stuttgart New York, S 308–325

Behandlungskalender der Firma Desitin Arzneimittel GmbH

Huhn S (1995) Sturzprophylaxe – Aufgabe für die Pflege. Pflegezeitschrift 1: 33–34

Leitfaden zur Anfallsbeschreibung der Klinik Bethel, entwickelt auf Mara I und II 1982

Wolf P (1993) Herdhinweise durch die Anfälle. In: Brenigk, Holthausn, Tutharn (Hrsg) Das anfallskranke Kind. Edition m&p

Zu 3.1.2.1: Verkleisternde Sprache ... auf Sprachhygiene achten

Diederich K (1994) Das Leben der Sprache als Werden und Vergehen. die Drei 2: 114–122

Helmstaedter C (1995) Wenn: Heiminsassen fertiggemacht“ werden. Pro Alter 1/95

Jung M (1996) Die Sicht der Anthroposophen. Heilberufe 48: 50–51

Lock E (1990) Sprache, ein Instrument der Diskriminierung. Krankenpflege 12: 647 –652

Lusseyran J (1984) Der Blinde in der Gesellschaft, 5. Auf. Verlag Freies Geistesleben, Stuttgart, S 33

Mitscherlich A (1978) Der Patient – nur ein Werkstück? Der Spiegel Nr. 38: 238–239

Patzlaff R (1994) Sprachzerfall und Aggression. Verlag Freies Geistesleben, Stuttgart

Remschmidt H (1993) Zyklen der Gewalt: Anmerkungen zur Gewalttätigkeit junger Menschen. Dtsch Ärztebl 90/39: A1–2539–2544

Schmoll H (1995) Gemeinsinn, soziale Verantwortung, Sprachkultur-Eine Studie über Gewalt in der Schule. Frankfurter Allgemeine Zeitung vom 31.1.1995, Nr. 26, S 3

Schönfeld E (1995) alles easy – Ein Wörterbuch des Neudeutschen. Beck, München

Sitzmann F (1989) Pflege in Freiheit und Verantwortung: Euthanasie in unserer Gesellschaft. RECOM Monitor 4: 32–34

Sitzmann F (1995) Mit wachen Sinnen wahrnehmen und beobachten, Bd 1: Grundlagen einer Schulung der Beobachtungsfähigkeit. RECOM Basel Eberswalde

Sitzmann F (1996a) Mit wachen Sinnen ... Sprache hygienisch pflegen. Die Schwester/Der Pfleger 6: 491–495

Sitzmann F (1996b) Abfallhandling im Klinikalltag. In: Bazan M, Biedermann H (Hrsg) Müll im Krankenhaus. Fischer, Stuttgart Jena

Steppe H, Koch F, Weisbrod-Frey H (1986) Krankenpflege im Nationalsozialismus, 4. Aufl. Dr. Mabuse, Frankfurt/Main

Tamaro S (1995) Geh, wohin dein Herz dich trägt. Diogenes, Zürich

Walter I (1995) Nur Schall und Rauch? Pflege 4: 285–286

Zu 3.2: Sich bewegen

Bienstein C, Schröder G et al. (1990) Dekubitus – Prophylaxe, Therapie. DBfK, Frankfurt/Main

Buck M, Beckers D (1993) Rehabilitation bei Querschnittlähmung Springer, Berlin Heidelberg New York Tokyo

Fankhauser H, Ganzheitliche Pflege – die Chance für erfolgreiche Rehabilitation, Handbuch für die Praxis. Büro für internationale Beziehungen und Kongresswesen der AUVA, Wien

Gerner H-J (1992) Querschnittlähmung. Blackwell, Oxford

Haas U (1994) Bewegung in der Pflege – Beobachtungen auf einer Abteilung für Rückenmarksverletzte. Rundbrief Ostern Verband anthroposophisch orientierter Pflegeberufe 16+17

Kaltwasser B (1994) Querschnittlähmung – Dekubitusprophylaxe. Die Schwester/Der Pfleger 7: 529–534

Knobel S (1996) Wie man sich bettet, so bewegt man. Pflege 2: 134–139

Neander K-D (1995/1996) Aktuelle Therapieformen des Dekubitus. Die Schwester/Der Pfleger (mehrteilige Folge)

Neander K-D (1995) Zusätzliche Liegezeiten wegen klinikverursachtem Dekubitus. führen & Wirtschaften 2: 192–195

Sielaff R (1991) Notwendigkeit der Erstellung und Durchsetzung wissenschaftlich begründeter Standards in der Krankenpflege. Die Schwester/Der Pfleger 10: 925927; 12: 1102–1105

Zu 3.3.2: Atmen

Bettecken F (1964) Nil nocere!: Vergiftungssymptome bei Säuglingen nach Gebrauch mentholhaltiger Salben. Münch Med Wochenzeitschr 27: 1218–1219

Kober P, Werner H-P, Kramer A (1996) Infektionsgefährdung durch Inhalation im privaten Bereich. Hyg Med 21(4): 241–246

Koedam A (1982) Antimikrobielle Wirksamkeit ätherischer Öle. In: Kubeczka KH (Hrsg) Ätherische Öle. Thieme, Stuttgart, S 232–243

Schilcher H (1994) Ätherische Öle. Heilberufe 1: 40–43

Zu 3.3.3: Kreislauf

Diehm C, Stammler F, Amendt K (1997) Die tiefe Venenthrombose. Dtsch Ärztebl 94: A-301–311

Krause-Riedl K, Matthias U (1996) Ein Weg zur besseren Nutzung von Patientenressourcen. Pflege Aktuell 2: 108–110

Zegelin A, Gerlach A (1996) Thromboseprophylaxe. Pflege Aktuell 1: 23–25

Zu 3.4: Sich pflegen

Bienstein C, Fröhlich A (1991) Basale Stimulation in der Pflege. Verlag selbstbestimmtes Leben, Düsseldorf (Es werden Möglichkeiten einer aktivierenden Förderung und Pflege, auch von Schwerkranken, aufgezeigt, die sowohl psychologisch-emotionale wie neurophysiologische Aspekte berücksichtigt. Eine elementare Ansatzmöglichkeit in der Rehabilitation.)

Davies PM (1986) Hemiplegie. Springer, Berlin Heidelberg New York (Grundlagenwerk zur Theorie und Behandlung der Hemiplegie nach Bobath)

Heide von der U (1995) Die Rhythmische Einreibung. In: Heine R, Bay F (Hrsg) Pflege als Gestaltungsaufgabe-Anregungen aus der Anthroposophie für die Praxis. Hippokrates, Stuttgart, S 154–155

Sacks O (1984) Der Tag, an dem mein Bein fortging. Rowolt, Reinbek (Sehr prägnanter Erfahrungsbericht eines Neurologen, der einen Neglect erlitten hatte.)

Zu 3.4.2: Bedeutung einer sorgfältigen Hautpflege

Sitzmann F (1996) Mit wachen Sinnen wahrnehmen und beobachten. Teil 2. RECOM, Baunatal, S 7 (ÜE 5.1.1+5.2.2)

Zu 3.5.4: Enterale Ernährung

Beisecker C (1996) Pflegerische Unterstützung der Nahrungsaufnahme bei alten Patienten. Die Schwester/Der Pfleger 2: 111–114

Bux E, Kappstein I (1997) Prävention von Infektionen in der Intensivmedizin und Anästhesiologie. In: Daschner F (Hrsg) Praktische Krankenhaushygiene und Umweltschutz, 2. Aufl. Springer, Berlin Heidelberg New York Tokyo

Fenzl K (1993) Sondenernährung. Heilberufe 45 (11/12): 568–569

Fresenius AG: Merkblatt für die PEG-Versorgung

Mensdorf B (1996) Das Einverständis der Patienten ist Voraussetzung. Pflegezeitschrift 12: 784–787

Senkal M et al. (1995) Praktische Durchführung enteraler Ernährung. Dtsch Ärztebl 92(11): A-754–762

Zu 3.5.4.5: Erweiterte Hygienemaßnahmen beim Auftreten von Enteritis

Aspöck Ch, Breuer M, Koller W et al. (1996) Diarrhöen im Krankenhaus – auch ein krankenhaushygienisches Problem. Hyg Med [Suppl 2]: 65

Zu 3.6.1: Urin ausscheiden

Kappstein I (1997) Epidemiologie und Prävention von Harnwegsinfektionen. In: Daschner F (Hrsg) Praktische Krankenhaushygiene und Umweltschutz, 2. Aufl. Springer, Berlin Heidelberg New York Tokyo, S 81

Rettberg H, Weidner W(1995) Harnwegskatheterismus und urologische Endoskopie. In: Beck EG, Eikmann T (Hrsg) Hygiene in Krankenhaus und Praxis. ecomed, Landsberg/Lech, S 4 III–1.3

Sökeland J (1989) Katheterismus. Perimed, Erlangen

Walsh/Ford (1996) Pflegerituale. Ullstein-Mosby, Wiesbaden, S 24

Zu 3.6.1.2: Urininkontinenz

Elstermann von Elster F W (1989) Geriatrie. In: Mischo-Kelling M, Zeidler H (Hrsg) Innere Medizin und Krankenpflege. Urban&Schwarzenberg, München Wien Baltimore

Köther I, Gnamm E (1993) Altenpflege in Ausbildung und Praxis. Thieme, Stuttgart

Sachsenmaier B (1991) Inkontinenz. Schlütersche, Hannover

Schaeffer S (1991) Pflege in der Gynäkologie. RECOM, Basel

Sitzmann F (1996) Mit wachen Sinnen wahrnehmen und beobachten. Teil 2. RECOM, Baunatal, S 7 (geändert entnommen)

Zu 3.6.1.7: Intermittierender Katheterismus

Stöhrer M (1994) Neurogene Blasenfunktionsstörungen aus urologischer Sicht. Dtsch Ärztebl 91(31/32): A-2102–2113

Zu 3.6.2.3: Patienten mit künstlichem Darmausgang ...

Kirsch JJ (1980) Stoma-Träger: „Nachsorge". Die Schwester/Der Pfleger 9: 670–672

Senffleben M (1996) Die Stomatherapie. Pflege Aktuell 11: 750–753

Zu 3.7.1: Sich kleiden

Köther I, Gnamm E (1993) Altenpflege in Ausbildung und Praxis, 2. Aufl. Thieme, Stuttgart New York, S 322, 351

Sitzmann (1996) Mit wachen Sinnen wahrnehmen und beobachten. Teil 2. RECOM, Baunatal, Übungseinheit 7.1, S 245f.

Eine Pflege-Forschungsarbeit mit Verbesserungsvorschlägen und Schnittmustern von pflegegeeigneten und menschenwürdigen Patientenhemden ist über die Kursleiterin, Frau Angelika Zegelin, beim Bildungszentrum des DBfK zu erhalten: Öffentliche Vorstellung am 1.12.1994

Zu 3.8.1: Ruhen und Schlafen

Goethe JW (1975) Dichtung und Wahrheit, Bd. I. Insel, Frankfurt/Main, S 220 (Die Zitatstelle lautet vollständig:: So saß ich nun allein, wachend, in der wunderlichsten Lage, in der auch mich der freundliche Bruder des Todes zu beruhigen wußte.")

Sitzmann F (1996) Mit wachen Sinnen wahrnehmen und beobachten. Teil 2. RECOM, Baunatal, Übungseinheit 8.2, S 257

Wolff O (1990) Anthroposophisch orientierte Medizin und ihre Heilmittel. Verlag Freies Geistesleben, Stuttgart

Zu 3.9: Sich beschäftigen

Sitzmann F (1996) Mit wachen Sinnen wahrnehmen und beobachten. Teil 2. RECOM, Baunatal (Auszug aus ÜE 9.1)

Zu 3.10: Sich als Frau/Mann fühlen und verhalten

Sitzmann F (1996) Mit wachen Sinnen wahrnehmen und beobachten. Teil 2. RECOM, Baunatal (Auszug aus ÜE 10.6)

Vincent et al. (1975), zitiert in: Zettl S (1992) Patienten im Krankenhaus-Menschen ohne Geschlecht? Dtsch Krankenpflege Z 3: 169–172

Zu 3.11.2.1: Pflege bei Zytostatikatherapie

Fitzel E (1992) Behandlung von Zytostatikaparavasaten. Krankenhauspharmazie 7: 344–346

Glaubitz M (1996) Übelkeit und Erbrechen bei zytostatischer Tumortherapie. Die Schwester/Der Pfleger 1: 36–41

Zu 3.11.2: Fixierung von Patienten

Kampmann A (1995) Unterbringung und Fixierung. Pflege aktuell 10: 674–675

Kexel A (1994) Bettentest. Die Schwester/Der Pfleger 6: 474–478

Schilder E J (1988) Patienten anbinden? Eine Untersuchung über die Anwendung von Fixationsmitteln in der Pflege. Pflege 2: 112–119

Zu 3.12.2: „Pflegeüberleitung" am GKH

Joosten M (1997) Die Pflege-Überleitung vom Krankenhaus in die ambulante Betreuung und Altenheimpflege – Von der Lücke zur Brücke. Altera, Bremen

Zu 3.13.1: Einige Gesichtspunkte zum Verständnis des Schmerzes aus anthroposophischer Sicht

Simon L (1991) Schmerz, Vergessen, Schlaf und Tod. Gesichtspunkte zum anthroposophisch-menschenkundlichen Verständnis von Narkose und apparativer Intensivmedizin. Merkurstab 44: 417–442

Simon L (1992) Narkose und Intensivmedizin im Spiegel der menschlichen Embryonalentwicklung. Merkurstab 45: 9–23

Steiner, R (1979) Heilpädagogischer Kurs (GA 317), 2. Vortrag vom 26. 6. 1924. Rudolf Steiner-Verlag Dornach (Das Phänomen der Selbsterziehung am Beispiel des Erziehers im heilpädagogischen Kurs)

Zu 3.12.3: Die Situation des verwirrten Menschen

Buijssen H (1994) Senile Demenz-Eine praktische Anleitung für den Umgang mit Alzheimer-Patienten. Beltz, Weinheim

Fuhrmann I et al. (Hrsg) Abschied vom Ich, Stationen der Alzheimer-Krankheit. Herder, Freiburg

Gehrs M (1996) Altersverwirrtheit (k)ein Thema für die Krankenpflege? Die Schwester/Der Pfleger 1: 42–48

Grond E (1991) Altersverwirrte Menschen begleiten. Referat vom 12.3.91 beim Diakoniewerk Ruhr, Witten

Zu 3.13.3: Können Sie wirklich dicht halten?

Sitzmann F (1986) Recht in Pflege und Betreuung. Bibliomed Melsungen, S 33f. (überarbeitete Fassung)

Zu 3.13.5: Versorgung und Betreuung Verstorbener – Verabschiedung

Handlungsleitlinie für die Sterbebegleitung im Haus Aja Textor-Goethe, Frankfurt/Main, Mai 1996

Ordnungsbehördliche Verordnung über das Leichenwesen des Landes NW v. 7. 8. 1980

Zu 3.13.7: Thesen zum Abschied und zur Aufbahrung Verstorbener

Archiati Pietro auf dem Kongreß: „Sterben, Tod und Leben" München, November 1996

Bauer I (1985) Der Todesaugenblick ist der größte im Leben. Flensburger Hefte. Heft November 1985 und weitere Auflagen

Buchholz G, Zinck C (1995) Versorgung der Verstorbenen in einem anthroposophischen Krankenhaus. In: Heine R, Bay F (Hrsg) Pflege als Gestaltungsaufgabe. Hippokrates, Stuttgart

Dörner K (1993) Wie kann ich heute und morgen: Helfer" sein? Prüf-Fragen zu Krankentötungen -Mögliche Gründe und Maßnahmen. In: Kürten C, Dörner K (Hrsg) Erfolgreich behandeln – armselig sterben. Verlag Jacob van Hoddis, Gütersloh, S 94

Huber E (1993) Liebe statt Valium. Argon, Berlin, S 89

Sitzmann F (1989) Notstand einer Pflegenden. RECOM Monitor 2: 26–28 mit dem Abdruck eines Berichtes von Gerhard Mauz: Der Spiegel 2/89, S 52f.

Sitzmann F (1996) Mit wachen Sinnen wahrnehmen und beobachten. Teil 2. RECOM, Baunatal (Auszug aus Übungseinheit 13.31)

Sitzmann F (1997) Aufbahrung und Abschiednehmen. Die Schwester/Der Pfleger 2: 157–162 (Überarbeitete Fassung)

Steiger W (1996) Auch Pflegende brauchen Pflege. Die Schwester/Der Pfleger 2: 182–184

Timmermanns P (1996) Abschied und Verabschiedung von Verstorbenen – Dokumentation eines Werkstattgespräches am 23.2.96 im Auftrag des Ministeriums für Arbeit, Gesundheit und Soziales des Landes Nordrhein-Westfalen

Vogt W (1989) Arm. Krank. Tot. Europa, Wien

Zu 3.13.9: Praktiken der Behandlung Verstorbener

Willems P (1997) Pro und contra Embalming - Ein Thema das Gefühle wachrüttelt. VDT 4: 28–30

Zu 4.2.11: Kock-Pouch

Kock N, Myrvold H, Parselius I (1983) Die kontinente Ileostomie. Idd, Göteborg

Zu 4.6: Vorbeugung von Wundinfektionen

Alexander WJ et al. (1983) The influence of hair-removal methods on wound infections. Arch Surg 118: 347–352
Christiansen B et al. (1995) Arbeitsbuch der Hygiene. Fischer, Stuttgart Jena
Cruse P, Foord R (1980) The epidemiology of wound infection: a 10 year prospective study of 62939 wounds. Surg Clin N Am 60: 27–40
Hartenauer U et al. (1993) Hygienebewußte Intensivpflege. München, Bern, S 41f.
Kappstein I (1993) Chirurgische Waschzeremonie und Patientenvorbereitung. In: Schweins M et al. (Hrsg) Hygiene im chirurgischen Alltag. de Gruyter, Berlin
Sitzmann F (1998) God shave the Queen... oder kritische Betrachtungen zur präoperativen Körperrasur. In: Bienstein C, Zegelin A (Hrsg) Pflegekalender 1998. Ullstein-Mosby, Wiesbaden
Walsh/Ford (1996) Pflegerituale. Ullstein-Mosby, Wiesbaden

Zu 5: Äußere Anwendungen

Eichler E (1982) Wickel und Auflagen. Verein für ein erweitertes Heilwesen, Bad Liebenzell
Weber G (1995) Wickel und Auflagen in der anthroposophisch erweiterten Praxis. In: Heine R, Bay F (Hrsg) Pflege als Gestaltungsaufgabe. Hippokrates, Stuttgart, S 166ff. (Eine Einführung in das menschenkundliche Verständnis der äußeren Anwendungen)

Zu 5.3.1.2: Erfahrungen mit dem Rosmarin-Öldispersionsbad bei schmerzhaften Neuropathien

Ammon HPT (1989) Möglichkeiten und Grenzen der Selbstmedikation mit Phytopharmaka. Z Phytotherap 10: 167–174
Dyck PJ, Thomas PK (1993) Peripheral neuropathy, 3rd edn. Philadelphia, Saunders (Grundlage für wissenschaftliche Fragestellungen)
Junge F (1990) So entstand das Öldispersionsbad. Der Merkurstab -Beiträge zu einer Erweiterung der Heilkunst
Junge W (1990) Wie kann das Immunsystem durch Wasser und Öl aktiviert werden? Eigenverlag, Birnbach
Junge W (1994) Die therapeutischen Beziehungen der Pflanze zum Menschen. Der Merkurstab-Beiträge zu einer Erweiterung der Heilkunst
Ludin HP(1984) Polyneuropathie. Thieme, Stuttgart
Meier C, Moser H, Mumenthaler M (1992) Neuromuskuläre Erkrankungen. Thieme, Stuttgart, TRIAS (Allgemeine Einführung)
Poeck K (1994) Neurologie, 9. Aufl. Springer, Berlin HeidelbergNew York Tokyo
Steiner R (1937) Geisteswissenschaft und Medizin. XV. Vortrag. Zbinden & Hügin, Basel
Tabernaemontanus Jacobus Theodorus (1731, Reprint 1993) Kräuterbuch, Kap. VIII: Von der Rosmarin. Kölbl,München („Das Oel ist nützlich den Gliedern, die lahm oder verhärtet sind.")
Wagner H, Wiesenauer P (1995) Phytotherapie. Fischer, Stuttgart
Wyers W, Brodbeck R (1989) Hautdurchdringung ätherischer Öle. Pharmazie in unserer Zeit 18 (3): 82–6

Zu 5.3.12: Lavendelbäder

Simon E (1995) Wärmehaushalt und Temperaturregelung. In: Schmidt R F, Thews G (Hrsg) Phy-

siologie des Menschen. Springer, Berlin Heidelberg, S 656
Smith RM, Hanna JM (1975) Skinfolds and resting heat loss in cold air and water: temperature equivalence. J Appl Physiol 39: 93–102

Zu 5.4: Rhythmische Einreibungen

Große-Brauckmann E (1992) Rhythmische Einreibungen. Dtsch Krankenpflege Z 2: 94–96
Heide U von der (1995) Die Rhythmische Einreibung. In: Heine R, Bay F (1995) Pflege als Gestaltungsaufgabe-Anregungen aus der Anthroposophie für die Praxis. Hippokrates, Stuttgart
Houssaye E de la, Benthem A van, Bos S (1988) Krankenpflege zu Hause auf der Grundlage der anthroposophisch orientierten Medizin, 3. Aufl. Freies Geistesleben, Stuttgart

Zu 5.5.11: Quark-Brustwickel

Zegelin-Abt A (1997) Alles Quark? Erfahrungen eines klinischen Projektes. Die Schwester-Der Pfleger 3: 188–194

Zu 5.5.25: Wadenwickel mit Zitrone

Faschingbauer C (1996) Fiebersenkung mit Zitronenwickel. Heilberufe 8: 54–55
Samson, E von (1995) Schonende Fiebersenkung durch Zitronenwickel. Pflegezeitschrift 5: 252–254
Sitzmann F (1996) Mit wachen Sinnen wahrnehmen und beobachten. Teil 2. RECOM, Baunatal (UE 3.3.3)

Zu 5.6.1: Kohlblatt-Auflagen

Muck H (1994) Der Kohl in der äußeren Anwendung. Rundbrief Ostern Verband anthroposophisch orientierter Pflegeberufe, S 5–15

Zu 6: Allgemeine Hygienemaßnahmen, Umweltschutz und Umgang mit Abfall

Sitzmann F (1998) Hygiene – Ein Lehrbuch für die Fachberufe im Gesundheitswesen. Springer Berlin, Heidelberg

Zu 6.2: Persönliche Hygiene

EURIDIKI (1996) Meine Hände sind sauber. Warum soll ich sie desinfizieren. mhp, Wiesbaden
Haley RW et al. (1981) Nosocomial infections in U. S. hospitals 1975–1976. Am J Med 70: 947–959
Neuhold G et al. (1996) Hat das Tragen von Ringen einen negativen Einfluß auf die Wirksamkeit der hygienischen Händedesinfektion? Hyg+Med [Suppl 2]: 115
Rimpau W (1996) Medizinethik – Vitzthum'sche Familienblätter. Eigenverlag Herdecke
Sitzmann F (1994) Editorial: Beherrsche Deine Hände. Die Schwester/Der Pfleger 2: 83
Sitzmann F (1995) Mit wachen Sinnen wahrnehmen und beobachten. Teil 1. RECOM Basel/Eberswalde, S 119 (Folie 14)
Sitzmann F (1997) Der dauerhafte Konflikt Händehygiene – Ethisch verantwortliches Handeln in einem wichtigen Bereich der Krankenhaushygiene. Die Schwester/Der Pfleger 5: 362–368
SPIEGEL-Titel 12/1988: Die Pest ist besiegt, die Sepsis nicht. Die Untersuchung beruht auf Prof. Dr. F. Daschner, Freiburg

Zu 6.5: Isolierung von Patienten

Aspöck Ch, Breuer M, Koller W et al. (1996) Diarrhöen im Krankenhaus – auch ein krankenhaushygienisches Problem. Hyg Med [Suppl 2]: 65
Benz R, Döblin D et al. (1994) Handbuch der Infektionskrankheiten für den Stationsalltag, 2. Aufl. Eigenverlag, Bremen
Hospital Infection Society + British Society for Antimicrobial Chemotherapy (1990) J Hosp Infect 16: 351 (weitergegeben von F. Daschner)

Isolierung bei Enteritis: verändert entnommen aus dem Hygiene-Standard der Kinderklinik Datteln 5/96
Schwarzkopf A, Karch H (1994) Ein zweistufiges Isolierungssystem zur Bekämpfung nosokomialer Infektionen mit Oxacillinresistenten Staphylococcus aureus und anderen multiresistenten Erregern. Hyg Med 11: 595–601

Zu 6.6.1: Abfall im Krankenhaus

Sitzmann F (1996) Abfallhandling im Klinikalltag. In: Bazan M, Biedermann H (Hrsg) Müll im Krankenhaus. Fischer, Stuttgart, S 13f.

Zu 7.11.7.1: Alles ist Bewegung – Heileurythmie

Specht MJ, Tautz C, Rehm C (1986) Heileurythmie und Medizin. Urachhaus, Stuttgart

Zu 7.11.7.4: Musiktherapie

Ansdell G (1995) Music for Life. London
Nordoff P, Robbins C (1983) Musik als Therapie für behinderte Kinder. Stuttgart
Nordoff P, Robbins C (1986) Schöpferische Musiktherapie. Stuttgart

Aktuelle Veröffentlichungen bitte beim Institut für Musiktherapie anfordern (s. Anhang A)

Zu 8.2: Krankenpflegeausbildung in unserem Hause

Bertram M (1996) Die Bedeutung der Entwicklung einer Pflegeprofession für die Berufsbildung. PflegePädagogik 3: 40 (Vergleiche auch die Ergänzung gleichen Titels in Heft 5/1996, S 58)
Krause-Kümmell D (1992) Anthroposophisch orientierte Krankenpflegeausbildung. Dtsch Krankenpflege Z 2: 97f.
Mertens D (1974) Schlüsselqualifikationen. Thesen zur Schulung für eine moderne Gesellschaft. Mitteilungen aus der Arbeitsmarkt- und Berufsforschung, S 36–43
Weber G (1995) Schöpferische Kraft; Anthroposophie und Krankenpflege. Dr. med. Mabuse 98, S 30ff.

Zu 10.12: Brand-aktuelle Aktivitäten

Zusammengestellt unter Verwendung von Auszügen aus dem Ausbildungsleitfaden des Landesfeuerwehrverbandes NW

Literatur zur Anthroposophie

Einführende Schriften

Fintelmann V (1995) Intuitive Medizin -Einführung in die anthroposophisch ergänzte Medizin. Hippokrtes,Stuttgart
Glöckler M, Schürholz I, Walker M (1992) Anthroposophische Medizin – ein Weg zum Patienten. Verlag Freies Geistesleben, Stuttgart
Schöffler HH (1986) Anthroposophische Medizin -Eine Erstinformation. Steiner, Dornach
Wolff O (1996)Anthroposophisch orientierte Medizin und ihre Heilmittel. Verlag Freies Geistesleben, Stuttgart

Umfassende Darstellungen

Bühler W (1976) Der Leib als Instrument der Seele.V.erlag Freies Geistesleben, Stuttgart
Fränke-Lundberg O (1972) Was ist Anthroposophie. Steiner, Dornach
Husemann F, Wolff O (1986) Das Bild des Menschen als Grundlage der Heilkunst, Bd I–III. Verlag Freies Geistesleben, Stuttgart
Sieweke H (1967) Anthroposophische Medizin, Bd I. Steiner, Dornach
Sieweke H (1982) Anthroposophische Medizin, Bd II. Steiner, Dornach

Krankenpflege

Benthem B van, de la Houssaye I (1982) Krankenpflege zu Hause.V.erlag Freies Geistesleben, Stuttgart

Simonis Chr (1963) Taschenbuch der häuslichen Krankenpflege. Verlg Freies Geistesleben, Stuttgart

Kinderheilkunde und Geburtshilfe

Bauer D et al. (1988) Gespräche mit Ungeborenen. Urachhaus, Stuttgart

Glöckler M (1989) Elternsprechstunde. Urachhaus, Stuttgart

Goebel W, Glöckler M(1997) Kindersprechstunde, 12. Aufl. Urachhaus, Stuttgart

Hassauer W (1984) Die Geburt der Individualität, Menschwerdung und moderne Geburtshilfe. Urachhaus, Stuttgart

Stellmann HM (1983) Kinderkrankheiten natürlich behandeln. Gräfe & Unzer, München (inzwischen mehrere Auflagen)

Zur Linden W (1982) Geburt und Kindheit, 11. Aufl. Urachhaus, Stuttgart

Psychiatrie

Treichler R (1984) Erweiterung d. Psych. durch Anthroposophie. Dornach

Treichler R (1990) Die Entwicklung der Seele im Lebenslauf. Verlag Freies Geistesleben, Stuttgart

Werke Rudolf Steiners

Sie sind fast vollständig erschienen im Rudolf Steiner Verlag, Dornach; zitiert wird nach dieser Gesamtausgabe (GA) mit der entsprechenden Bibliographie-Nr

Sachverzeichnis

A

B

C

D

G

H

L

M

N

O

P

Q

R

W

Z

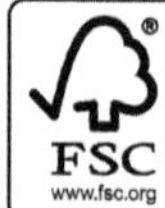

MIX
Papier aus verantwortungsvollen Quellen
Paper from responsible sources
FSC® C105338

If you have any concerns about our products, you can contact us on
ProductSafety@springernature.com

In case Publisher is established outside the EU, the EU authorized representative is:
Springer Nature Customer Service Center GmbH
Europaplatz 3, 69115 Heidelberg, Germany

Printed by Libri Plureos GmbH
in Hamburg, Germany